U0227013

心血管病理生理学
Cardiovascular Pathophysiology

主　编　姜志胜

副主编　刘录山　谭红梅

编　委（以姓氏笔画为序）

王　佐	南华大学	张国刚	中南大学
韦　星	南华大学	陈临溪	南华大学
尹　凯	广西糖尿病系统医学重点实验室	易光辉	南华大学
		周智广	中南大学
邓　平	南华大学	屈顺林	南华大学
田国平	南华大学	胡恒境	南华大学
危当恒	南华大学	胡德胜	华中科技大学
刘录山	南华大学	姜志胜	南华大学
齐永芬	北京大学	袁中华	南华大学
阮雄中	重庆医科大学	莫中成	南华大学
李　丽	北京大学	徐仓宝	西安医学院
李兰芳	南华大学	郭　芳	南华大学
李国华	南华大学	唐志晗	南华大学
李朝红	中山大学	唐朝克	南华大学
杨毅宁	新疆医科大学	黄文晖	广东省人民医院
肖云彬	湖南省儿童医院	常　林	美国密歇根大学
肖献忠	中南大学	曾晓荣	西南医科大学
张　弛	南华大学	谭红梅	中山大学
张　敏	南华大学		

人民卫生出版社

图书在版编目（CIP）数据

心血管病理生理学／姜志胜主编. — 北京：人民
卫生出版社，2020

ISBN 978-7-117-29509-3

Ⅰ. ①心… Ⅱ. ①姜… Ⅲ. ①心脏血管疾病–病理生
理学 Ⅳ. ①R540.2

中国版本图书馆 CIP 数据核字（2020）第 080956 号

人卫智网	www.ipmph.com	医学教育、学术、考试、健康，购书智慧智能综合服务平台
人卫官网	www.pmph.com	人卫官方资讯发布平台

版权所有，侵权必究！

心血管病理生理学

主　　编：姜志胜
出版发行：人民卫生出版社（中继线 010-59780011）
地　　址：北京市朝阳区潘家园南里 19 号
邮　　编：100021
E - mail：pmph @ pmph.com
购书热线：010-59787592　010-59787584　010-65264830
印　　刷：人卫印务（北京）有限公司
经　　销：新华书店
开　　本：787×1092　1/16　印张：43　插页：4
字　　数：1073 千字
版　　次：2020 年 8 月第 1 版　2020 年 8 月第 1 版第 1 次印刷
标准书号：ISBN 978-7-117-29509-3
定　　价：124.00 元

打击盗版举报电话：010-59787491　E-mail：WQ @ pmph.com
质量问题联系电话：010-59787234　E-mail：zhiliang @ pmph.com

序 言

　　心血管疾病已成为人类健康的最大威胁。全球每年有约 1 750 万人死于心血管疾病,占全球死亡总数的 31%。为控制心血管疾病的流行,世界卫生组织已经制定了降低心血管疾病发病率、患病率和死亡率的全球战略。《中国心血管病报告 2018》也指出,中国心血管疾病患病率及死亡率仍处于上升阶段。《中国心血管病报告 2018》指出,我国心血管疾病现患人数为 2.9 亿,死亡率居首位,占居民疾病死亡构成的 40% 以上;农村心血管疾病死亡率持续高于城市。心血管疾病的个体、医疗和社会负担日益加重,加强心血管疾病的防治工作任重道远。

　　病理生理学是联系医学基础与临床的桥梁科学,通过研究疾病发生的原因和条件,研究疾病过程中机体的功能、代谢的动态变化及其发生机制,从而揭示疾病发生、发展和转归的规律,阐明疾病的本质,为疾病的防治提供理论基础。近年来,随着经济社会的发展和科学技术的进步,心血管病理生理学研究更是飞速发展,不断取得新成果。

　　为了传播心血管系统常见病的病因、发病机制、临床表现、预防、诊断、治疗、康复等基本知识和基本理论,归纳总结心血管疾病基础研究常用、重要及新出现的技术方法与实验模型,追踪心血管疾病研究和防治的热点问题和前沿领域,中国病理生理学会动脉粥样硬化专业委员会主任委员、南华大学衡阳医学院心血管病研究所(动脉硬化学湖南省重点实验室、湖南省动脉硬化性疾病国际科技创新合作基地)姜志胜教授组织了国内外十余所高等院校、科研院所及临床医院的近 40 位专家学者共同编写了这本《心血管病理生理学》,这些作者都是活跃在心血管基础研究与临床医疗的中青年专家、学者和教师。全书分为 3 篇,共 28 章。在内容和结构上兼顾了基础与临床,既有基础知识与经典理论,又有心血管疾病防治研究的新进展。全书结构脉络清晰、逻辑严密、内容丰富、图文并茂,注重理论与实际结合、基础与临床结合。为进一步提升实用性,本书还总结了心血管基础研究的常用实验技术和实验模型的制备方法。

　　《心血管病理生理学》的付梓出版,凝结了全体作者的智慧与心血,是一本介绍心血管病理生理学相关新理论、新方法和新技术的好书,既可作为心血管疾病研究领域的科研人员、临床工作者、研究生的重要参考书,也可作为医学本科生课外阅读的推荐书目。

张幼怡

2020 年 6 月

前　言

　　世界卫生组织发布的数据显示,心血管疾病已成为人类头号死因。《"健康中国2030"规划纲要》和《国务院关于实施健康中国行动的意见》中明确指出,心脑血管疾病、癌症、慢性呼吸系统疾病、糖尿病等慢性非传染性疾病导致的死亡人数占总死亡人数的88%,导致的疾病负担占疾病总负担的70%以上。因此,在国家层面要实施慢性病综合防控战略,对包括冠心病、高血压和脑卒中等心血管疾病在内的重大疾病实现早防、早诊和早治的全流程覆盖和干预,因重大慢性病导致的过早死亡率要明显降低,到2022年和2030年,心脑血管疾病死亡率分别下降到209.7/10万及以下和190.7/10万及以下。要实现上述目标,全面认识心血管疾病病因、发病机制、对机体的影响和防治原则至关重要。因此,我们组织国内外十余所高等院校、科研院所及临床医院的近40位专家学者共同编写了《心血管病理生理学》一书,以更好地为广大从事心血管疾病防治的基础研究工作者和临床医生提供参考,为实现"健康中国"的伟大目标加油助力。

　　《心血管病理生理学》在内容和结构上兼顾基础与临床,既有基础知识与经典理论,又有心血管疾病防治研究的进展和发展方向,还总结了相关的研究方法与实验模型,重点介绍和归纳了相关的新理论、新方法和新技术。全书分为3篇,共28章。其中,第一篇"总论篇"分为13章,包括离子通道异常与心血管疾病、凋亡异常与心血管疾病、自噬异常与心血管疾病、细胞焦亡与心血管疾病、非编码RNA与心血管疾病、血管新生与心血管疾病、代谢性炎症与心血管疾病、凝血及抗凝血平衡功能紊乱与心血管疾病、气体信号分子与心血管疾病、细胞因子与心血管疾病、血管周围脂肪与心血管病理生理、血管内皮细胞及其功能障碍、血管平滑肌细胞及其功能障碍;第二篇"各论篇"分为13章,包括心肌缺血及缺血-再灌注损伤、心肌肥厚、心力衰竭、心律失常、动脉粥样硬化、高血压、糖尿病性心血管疾病、冠心病、遗传性心血管疾病、主动脉瘤、血管成形术后再狭窄、干细胞在心血管疾病治疗中的应用、心血管疾病的基因治疗;第三篇"实验篇"分为2章,包括心血管研究的常用实验技术与方法、心血管疾病研究的实验模型。

　　本书是全体编写人员集体智慧的结晶,凝聚了多位专家、学者、教师的心血和汗水。在本书编写工作中,我们参阅和吸收了国内外有关专家、学者大量的文献资料和研究成果,由于篇幅限制,不能在书中一一列出;同时,得到了国内心血管疾病研究领域前辈的无私指导和大力支持,还得到了许多青年教师、研究生的积极帮助,在此谨表诚挚的感谢!

　　尽管本书在确定内容后,通过交叉审稿、编委修改、副主编和主编再审稿和定稿等环节,力求精益求精。然而,由于编委水平有限,加之学科领域发展迅速,遗漏及不足之处在所难免。欢迎各位同仁和广大读者多提宝贵意见,以便再版时完善。

姜志胜

2020年6月

目 录

第一篇 总 论 篇

第二篇　各　论　篇

第三篇　实　验　篇

第一篇　总　论　篇

第一章

离子通道异常与心血管疾病

离子通道(ion channel)是细胞膜和细胞器上的一类特殊亲水性跨膜蛋白质微孔道,是神经、肌肉、腺体细胞电活动的物质基础。生命活动的基础是组织细胞在各种刺激作用下产生电兴奋,这种电兴奋是细胞膜上的通道对各种离子通透性变化的结果。只有在此基础上才可能有冲动传导、心脏搏动、腺体分泌、肌肉收缩、感官活动、学习记忆、基因表达、新陈代谢、内环境稳定等生命活动。细胞膜离子通道结构和功能正常,是细胞进行生理活动、维持生命过程的基础。离子通道中具有决定意义的特定位点突变,可导致其激活、失活,功能异常,引起组织功能紊乱,形成各种疾病。

离子通道病(ionic channelpathies)是指离子通道结构缺陷或功能异常所引起的疾病。具体表现:编码离子通道亚单位的基因发生突变或表达异常,或体内出现针对通道的致病性物质时,离子通道的功能出现不同程度的减弱或增强,导致机体整体生理功能紊乱,形成某些先天性或后天性疾病。随着以膜片钳为代表的电生理技术和以分子克隆为代表的分子生物学技术的发展,相继发现多种编码离子通道亚单位的基因可发生突变,出现了大量以分子缺陷点命名的离子通道病。目前已经发现,离子通道病可出现在全身各处,如基因突变致氯通道的缺陷影响外分泌腺导管上皮细胞膜对氯离子的通透性减低,从而导致囊性纤维化病的出现。与信号转导相关的离子通道获得性或遗传性的结构和功能改变,均可能导致相应的信号转导异常,引起某种疾病或参与疾病的发病过程。例如,肌肉型 nAch 受体自身免疫性损害致重症肌无力;骨骼肌氯通道 $CIC-1$ 基因缺陷致先天性肌强直;Ryarodine 受体缺陷致恶性高热易感性;中枢神经系统 P 型钙通道缺陷致脊髓小脑共济失调;肾脏氯通道 $CIC-5$ 基因缺陷致先天性钙质沉淀症;中枢神经系统 Q 型钙通道缺陷致家族性半身不遂伴偏头痛。已有的发现表明,许多遗传性疾病实质上就是离子通道疾病。

在心肌细胞上,最主要的离子通道包括钠通道、钾通道、钙通道、氯通道、钠-钙交换体、非选择性阳离子通道等,这些通道的有序开放、关闭、相互影响形成了细胞的动作电位,使心脏能够产生节律性兴奋和传导冲动,心肌细胞能够正常收缩与舒张以保持正常的功能。心脏离子通道电流是离子通道生物物理学(门控和通透)、生物化学(磷酸化等)和生物发生学(合成、加工、转配和降解)特性共同决定。上述特性的任何一个或几个环节的异常都可以导致心脏离子通道病的发生。心肌细胞离子通道改变往往是由于某一疾病或药物引起一种或几种离子通道的数目、功能、结构变化,导致心肌细胞电生理活动改变。

心脏离子通道病是离子通道病的重要组成部分,在心血管疾病中扮演着重要角色,几乎所有的心律失常都由离子通道本身的变化或者调控离子通道的某些因子异常所导致,是心脏猝死的主要原因。随着对各种心脏离子通道的研究逐步深入,钠通道、钾通道、钙通道等多种离子通道的基因被克隆出来,各种亚型的基因不断被明确,基本上形成了较为完整的基因树。同时,与心律失常相关的许多突变基因被发现,其中研究最多的是长 QT 综合征、Brugada 综合征、儿茶酚胺性多形性室性心动过速(家族性多形性室性心动过速)、家族性心房颤动等。对心脏离子通道病的研究已经深入到微观的境界,对突变基因的发现,揭示了遗传性心律失常的机制。随着膜片钳技术、分子克隆技术等在心血管领域的广泛应用,心血管离子通道病的概念已不仅局限于基因水平,还包括各种因素导致的离子通道表达和功能的继发性改变,成为近 30 年来心血管领域的研究热点,开创了心血管疾病尤其是心律失常研究的新纪元。

心脏离子通道病根据离子通道类型可分为:①心脏钠通道病(如长 QT 综合征 3 型、Brugada 综合征);②心脏钾通道病(如大部分的长 QT 综合征);③心脏钙通道病(如儿茶酚胺敏感性多形性室性心动过速、Timothy 综合征)等。根据病因又可将心血管离子通道病分为遗传性离子通道病(genetic channelopathy)和获得性离子通道病(acquired channelopathy)两大类;遗传性离子通道病是特定基因缺陷导致的疾病,如长 QT 综合征、短 QT 综合征、Brugada 综合征、特发性心室纤颤、特发性病态窦房结综合征、特发性房室传导阻滞、婴儿猝死综合征、儿茶酚胺性多形性室性心动过速、致心律失常性右室心肌病、家族性心房颤动等。获得性离子通道病为遗传因素和环境因素共同或相互作用而致的疾病,既可以由基因表达异常引起,也可由出现的抗体等物质导致,如药物引起的长 QT 综合征(drug induced long QT syndrome)、心脏衰竭和电-机械重构诱发长 QT 综合征(heart failure and electro-mechanical remodeling-induced long QT syndrome)。根据离子通道功能的改变不同,其又可分为功能增强性离子通道病和功能减弱性离子通道病。离子通道的分子遗传学改变(突变)和分子生物学异常(重构)均可以导致心律失常的发生。

第一节　钠通道异常与心脏疾病

钠通道是位于细胞膜上的一种跨膜糖蛋白,是引起心肌细胞膜 0 期去极化产生动作电位最主要的阳离子通道。钠通道主要是允许 Na^+ 跨膜通过,维持细胞兴奋性及其传导性,因而在维持细胞兴奋性及正常生理功能上非常重要,钠通道还是药物作用的重要部位。钠通道蛋白结构及其编码基因发生改变,将引起钠通道病。已经发现的心脏钠通道病主要有长 QT 综合征 3 型、Brugada 综合征等。

钠通道基因突变所引起的心律失常,其原因可分为:基于通道活动的失活异常(不完全失活);基于通道激活异常(I_{Na} 降低);基于细胞膜上通道的数量减少(合成、运输及表达障碍)。钠通道分子结构上的有关位点发生突变时,就会严重影响钠通道的正常活动,从而出现致命性心律失常。心肌细胞钠通道由 α 亚单位和 $β_1$ 和 $β_2$ 亚单位组成。大多数钠通道基因突变所引起的疾病主要与 α 亚单位的基因改变有关。

一、钠通道异常与长 QT 综合征

先天性长 QT 综合征(long QT syndrome,LQTS)是一种罕见且致死的心脏电复极化过程异常延长性心律失常,心电图上 QT 间期延长(超过 460ms)、T 波高尖狭窄,出现室性心律失常、晕厥甚至猝死的一种综合征。

LQTS 是第一个被发现的离子通道病,是由于编码心脏离子通道的基因突变导致相应的离子通道功能异常而引起的一组综合征。按病因不同,其可分为遗传性 LQTS 和获得性 LQTS 两种类型。遗传性 LQTS 又可分为常染色体显性遗传(Romano-Ward 综合征,RWS)和常染色体隐性遗传(Jervell-Lange-Nielsen 综合征,JLNS)两种形式。最常见的是 RWS,其突变遗传给后代的概率大约是 50%,这类患者仅表现为心脏的症状。自 1995 年 LQTS 的 3 个致病基因被确认至今,分子遗传学研究共确认了 20 种亚型近千种的突变与 RWS 有关。这些不同亚型分别由编码钠通道、钾通道、钙通道等结构蛋白、相关蛋白(如锚定蛋白、互生蛋白)以及膜通道调节蛋白的基因突变造成。其中 KCNQ1、KCNH2 和 SCN5A 为最常见的致病基因,这 3 个基因突变造成的 LQTS1、LQTS2 和 LQTS3 占所有经基因检测确诊患者的 92%。中国 LQTS 研究的数据表明,3 个主要亚型中 2 型(即 LQTS2)最常见。KCNQ1 和 KCNH2 的辅助性 β 亚基(KCNE1—LQT5,KCNE2—LQT6)的突变非常少见,但其临床表型与相关的 α 亚基突变造成的临床表型相似。LQTS4 和 LQTS8 ~ 15 仅在很少家庭或散发患者中发现。LQTS4 不但表现 LQTS 的临床特征,大部分患者还伴有心房颤动。KCNJ2(Kir2.1,LQTS7)突变导致累及神经肌肉骨骼并伴随 QT 延长的 Andersen-Tawil 综合征(即三联征:周期性瘫痪、骨骼发育异常、室性心律失常)。LQTS13 首先在中国发现。JLNS 型较为罕见,约每百万人发生 1.66 例。其遗传方式为常染色体隐性遗传,父母双方各带一个相同或者不同的突变,然后同时把突变传给子代。这类患者除了 QT 延长和致死性心律失常外,还有感觉神经性耳聋症状,称为 JLNS,是以两位最先发现该病的医生命名的。根据遗传缺陷的不同,JLNS 可分为 JLNS1、JLNS2 和 JLNS3 三种亚型。JLNS1 相关基因 KCNQ1 位于染色体 11p15.5,为编码 I_{Ks} α 亚基,其突变使 I 电流减弱;JLNS2 相关基因 KCNE1 位于染色体 21q22,为编码 I_{Ks} 通道 β 亚基,其突变使 I_{Ks} 电流减弱;JLNS3 目前尚不清楚其相关基因。遗传性 LQTS 病死率高,未经治疗的患者 10 年病死率约 50%,是儿童和年轻人发作性晕厥和心源性猝死的主要原因。JLNS 患者由于携带两个突变的累加效应,其临床症状更为严重,发生致命性心脏事件的概率更高。获得性 LQTS 通常与心力衰竭、心室肥大、动脉粥样硬化、心肌缺血、心动过缓、电解质紊乱(低钾血症、低镁血症)、高胆固醇血症、代谢异常以及应用某些药物(抗心律失常药物、抗生素、抗组胺药、麻醉剂)有关。

根据 LQTS 致病基因型的不同,将 LQTS 分为 20 型,其中与钠通道活动异常相关的至少有 4 种表现型。LQTS 的基因型已经成为 LQTS 危险程度分层的主要指标。基因型、性别和 QT 间期是 LQTS 的危险分层和预后的决定因素。

钠通道活动形成是心肌细胞膜去极化的快速内向钠电流(I_{Na})。这种钠通道不仅在正常心律的启动、传播、维持中起重要作用,同时还可产生动作电位晚期的去极化电流,从而延长动作电位时程(APD)。SCN5A 基因编码钠通道(Nav1.5)的 α 亚基,该基因突变通过功能获得突变(gain of function mutation)机制使得 Nav1.5 增强,I_{Na} 增加,导致动作电位延长而发生 LQTS 的第三种类型(LQTS3)。在心肌细胞,位于染色体 3p21-24 上的 SCN5A 基因与钠通道(hH1)的组成有关。该基因突变是造成人类 LQTS3 的根本原因。与正常结构相比,在由 SCN5A 突变形成的钠通道 α 亚单位上,位于第Ⅲ和Ⅳ结构域之间的 4 和 5 号片段有脯氨酸、赖氨酸和谷氨酰胺缺失现象,破坏了通道连接襻与通道的相互作用,使部分通道变为非失活的形式,通道失活的延迟导致持续的 Na^+ 内流,延长心肌复极时间,导致 QT 间期延长。这种突变造成晚钠电流(I_{Na},L)反复开放,膜去极化水平增加,延缓电流衰减,使 APD 平台期延长。LQTS3 的心脏事件多发生在睡眠或安静状态下。

LQTS9 是位于染色体 3p25 上的 caveolin 基因突变所致,其中的 caveolin-3 基因编码细胞膜上的隐窝蛋白(又称小凹蛋白),是参与细胞信号转导和胞内吞噬作用的蛋白。在心脏中,caveolin-3 与钠通道蛋白相互作用。LQTS9 基因突变引起 *SCN5A* 相关的钠通道延迟失活,钠通道持续开放,晚钠电流增加,QT 间期延长,引起 LQTS。

LQTS10 在目前所有检出突变的致病基因中约占 1%。LQTS10 非常罕见,是位于染色体 11q23.3 上的 *SCN4B* 基因突变所致。*SCN4B* 基因编码心脏钠通道的 β_4 亚单位。β_4 亚基是钠通道的调节单位,此基因突变使得钠通道延迟失活,引起晚钠电流增加,使 QT 间期延长,引起 LQTS。

这些变异均造成钠通道功能获得性突变,使钠通道持续开放,通道关闭延迟,Na^+ 在动作电位后期持续异常进入细胞内,导致细胞膜复极时间延长,所以动作电位时程延长,临床表现为 QT 间期延长。

LQTS12 十分罕见,与 *SNTA1* 基因突变有关。*SNTA1* 基因定位于染色体 20q11.2,编码心脏 α_1-互生蛋白(α_1-syntropin)。这种蛋白是通过大分子复合物连接细胞外基质和细胞内骨架类蛋白。*SNTA1* 基因突变通过细胞膜的 Ca^{2+}-ATP 酶(PMCA4b)释放了抑制物—氧化氮合酶,通过心脏钠通道亚硝基化导致钾电流峰值增加和后移,晚钠电流增加,细胞膜复极时间延长,导致 QT 间期延长。遗传性 LQTS 的分型及致病基因小结如表 1-1。

表 1-1 长 QT 综合征的分子遗传学

亚型	染色体位点	突变基因	影响蛋白和亚基	影响的离子电流	占目前所有检出突变的百分数
LQTS1、SIDS	11p15.5	*KCNQ1*	Kv7.1,α	$I_{ks} \downarrow$ KvLQT1	34.0%
LQTS2、SIDS	7q35	*KCNH2*	Kv11.1,α	$I_{kr} \downarrow$ HERG	40.0%
LQTS3、SIDS	3p21	*SCN5A*	Nav1.5,α	$I_{Na} \uparrow$	11.0%
LQTS4	4q25	*ANK2*	锚定蛋白—B	$I_{Na,K} \downarrow I_{NCX} \downarrow$	3.0%
LQTS5	21q22.1	*KCNE1*	Mink,β	$I_{Ks} \downarrow$	5.0%
LQTS6、SIDS	21q22.1	*KCNE2*	MiRP1,β	$I_{Kr} \downarrow$	1.6%
LQTS7、ATS	17q23	*KCNJ2*	Kir2.1,α	$I_{K1} \downarrow$	4.0%
LQTS8(TS)	12p13.3	*CACNA1C*	Cav1.2,α	$I_{Ca-L} \uparrow$	罕见
LQTS9、SIDS	3p25	*CAV3*	小凹蛋白—3	$I_{Na} \uparrow$	1.0%
LQTS10	11q23	*SCN4B*	Nav1.5,β	$I_{Na} \uparrow$	罕见
LQTS11	7q21-q22	*AKAP9*	激酶 A 锚定蛋白	$I_{Ks} \downarrow$	罕见
LQTS12	20q11.2	*SNTA1*	α-互生蛋白(syntrophin)	$I_{Na} \uparrow$	罕见
LQTS13	11q23	*KCNJ5*	Kir3.4	IKAch$\downarrow$	罕见
LQTS14	14q32	*CALM1*	钙调蛋白 1	影响多个通道	罕见
LQTS15(diLQTS)	2p21	*CALM2*	钙调蛋白 2	影响多个通道	罕见
LQTS16	19q13	*CALM3*	钙调蛋白 3	影响多个通道	罕见
LQTS17	6q22	*TRDN*	Triadint		罕见
LQTS18	7q21.3	*CACNA1C*	Cav1.2,α	$I_{Ca-L} \uparrow$	未知

亚型	染色体位点	突变基因	影响蛋白和亚基	影响的离子电流	占目前所有检出突变的百分数
LQTS19(diLQTS)	11q23	ACN9	葡萄糖合成蛋白	$I_{K1}\downarrow$	罕见
LQTS20(ATS)		KCNJ5	Kir3.4/Kir2.1	IKAch↓	
JLNS1	11p15.5	KCNQ1	Kv7.1,α	$I_{Ks}\downarrow$ KvLQT1	罕见
JLNS2	21q22.1	KCNEL	Mink,β	$I_{Ks}\downarrow$	罕见

注:缩写:I_{Ks}:缓慢激活延迟整流钾通道电流;I_{Kr}:快速激活延迟整流钾通道电流;I_{Na}:钠通道电流;I_{Ca-L}:L 型钙通道电流;diLQTS:药物引起的 LQTS;SIDS:婴儿猝死综合征;ATS:Andersen-Tawil 综合征;TS:Timothy 综合征。

心律失常事件的诱因在很大程度上与基因型相关,LQTS1 和 LQTS5 患者约 90%的症状发生在运动或情绪激动时,LQTS2 患者主要发生在睡眠中突然出现声音刺激,LQTS3 患者约90%的猝死发生在休息或睡眠中。心电图是诊断患者 LQTS 的有效工具。心电图上 LQTS的特征表现为 QT 间期延长以及可能存在的 T 波在振幅和形状上变化。LQTS1 患者通常在心电图上有高峰 T 波且 T 波基底部增宽,而 LQTS2 患者表现出 T 波低平而有切迹(或双峰),LQTS3 患者 ST 段延长,T 波延迟出现,长时间窦性停搏较为常见。然而,很多 LQTS 患者可能没有心电图异常,事实上,休息状态下大约 10%的 LQTS3 和 37%的 LQTS1 且基因型阳性患者心电图 QT 间期正常,但存在未来发生心律失常发作的风险。

二、Brugada 综合征

1992 年,西班牙心脏病学家 Josep Brugada 两兄弟首次报道 8 例心脏猝死幸存的患者,这些患者的心电图显示进行性右束支阻滞模式和持续性 $V_1\sim V_3$ 胸导联 ST 段抬高,QT 间期正常,然而这些患者无心肌缺血,无电解质和心脏结构异常。认为这是特发性室性心动过速的一种特殊类型,故命名为 Brugada 综合征(Brugada syndrome,BrS)。

BrS 的临床特征:患者多为男性(目前尚不明确此病患者性别差异的原因),男女比例8:1,发病年龄多在 20~40 岁,以 40 岁为高峰;部分患者有明显的晕厥、致命性多形性室性心动过速、心室纤颤,以及有可疑心源性猝死家族史;其猝死通常发生在休息或睡眠时,大多在 22 时至次晨 8 时;心电图检查:特征性 $V_1\sim V_3$ 导联 ST 段呈穹隆形或马鞍形抬高、伴或不伴右束支传导阻滞。主要在右侧胸前导联($V_1\sim V_3$)出现一个显著的 J 波,伴有 ST 段抬高,紧随一个负向 T 波;常常出现联律间期很短的室性期前收缩和快速的多形性室性心动过速、自发性反复的心室纤颤,而患者心脏结构完全正常。在心脏猝死中占 4%~12%,在无器质性心脏病猝死中占 20%以上。

BrS 是一种编码心肌细胞离子通道基因异常所致的家族性遗传性心电生理疾病,遗传方式为常染色体显性遗传伴不完全外显遗传,亚洲和东南亚国家发病率明显高于其他国家,发病率为(0.5~1.0)/1 000,是 50 岁以下亚洲年轻男性自然死亡的最常见原因。自 1998 年发现编码钠通道的 SCN5A 基因突变与 BrS 有关以来,目前已经证实钠通道、钾通道、钙通道中至少有 19 个基因突变与 BrS 发生有关,其中有 4 个基因与钠通道有关,分别为 BrS1、BrS2、BrS5 和 BrS7。心脏钠通道 SCN5A 基因的突变,是导致 BrS 的基础,因而是 BrS 的主要遗传致病基因。BrS1 是位于染色体 3p21-24 上心脏钠通道 SCN5A 基因突变所致。SCN5A 发生功能丧失性(lose of function mutation)突变时,钠通道功能减弱,导致动作电位 1 期末期 Na^+ 内流减弱,而瞬间外向 K^+ 流(I_{to})显著增强,使得动作电位平台期明显缩短,导致动作电位平台期的不均一性,引起明显的去极化和不应性的离散,形成 2 相折返,诱发多形性室性心动过速或心室纤颤,患者表现为晕厥或猝死。在小鼠模型上已证明 BrS 发病机制既有心肌细胞去极的异常,又有复极的异常。

SCN5A 也参与了 LQTS3 的发生,表明 BrS 虽然为一种独立的疾病,但和 LQTS3 都是带有共同基因基础的等位基因疾病,两者只是在 SCN5A 突变后其功能改变不同而已,在 BrS SCN5A 突变引起钠通道功能的丧失,而在 LQTS3 其 SCN5A 突变后引起过度内向钠电流。

BrS2 型由染色体 3p22.3 上的 GPD1-L 基因突变所致。GPD1-L 是编码甘油-3-磷酸脱氢酶 1 蛋白的基因。虽然 GPD1-L 基因与 SCN5A 基因没有直接关系,但是 GPD1-L 基因的一个杂合错义突变(A280V)会影响 SCN5A 基因的表面膜蛋白密度以及有功能通道的数量,致 Na^+ 内流减少,其电生理学表现类型是 SCN5A 基因表达减少的结果,提示 GPD1-L 基因与 BrS 有关。

BrS5 是位于染色体 19q13.1 上的 SCN1B 基因突变所致。SCN1B 基因编码具有修饰功能的心肌钠通道的 β_1 亚单位。β_1 亚单位在心肌细胞的生物功能是增加 Na^+ 内流来改变 Nav1.5 通道的功能;而 SCN1B 基因突变则会使其功能减低。

染色体 11q23.3 上的 SCN3B 基因突变为 BrS7 型。SCN3B 也属于 SCNB 基因家族,编码心肌钠通道 β_3 亚单位以传导 Na^+ 内流。SCN3B 突变基因与 SCN5A、SCN1B 基因共同在 TSA201 细胞中表达时,发现它会影响 Nav1.5 通道功能,使得 Na^+ 内流减少。

此外,钾通道 KCNE3 突变、L 型钙通道的 α 和 β 亚基(CACNA1C 和 CACNB2B)突变也与 BrS 有关。

三、进行性心脏传导障碍性疾病

进行性心脏传导障碍性疾病(progressive cardiac conduction disease,PCCD)是一种病因不明的以心房和心室内传导系统异常为特征的疾病,心电图表现为房室结及室内传导时间的延长,可致严重的心脏节律异常并危及生命。发病期有 3 个危险阶段:新生儿期、青春期和中年期。发病越早其传导功能障碍越严重,新生儿就已发病者可引起新生儿猝死,随年龄增长而进行性加重。患此病者以男性居多。可有明显的家族史,呈家族聚集性倾向。

遗传性 PCCD 以常染色显性遗传为主。最常见的形式是由于心脏传导组织原发性退行性变引起。常见的相关基因(>5%的患者中出现钙致病基因的突变)是钠通道 SCN5A、TRPM4 钙激活通道基因和 LMNA 基因;NKX2.5、TBX5 和 GATA4 基因突变可伴随着先天性心脏病(如室间隔缺损等);PRKAG2 基因突变的携带者也可能出现糖原贮积病和肥厚型心肌病表现。

四、原发性心室纤颤

原发性心室纤颤患者表现为心跳突然加速(200~400 次/min),且无规律,导致心脏、大脑和整个机体供血障碍。大多数这样的患者在第一次发病时猝死。

钠通道 SCN5A 基因突变是诱发原发性心室纤颤的分子基础。位于第 Ⅲ 结构域 S1 和 S2 片段间胞外连接环上的 R1232W 和位于 IV 结构域 S3 和 S4 片段间胞外连接环上的 T1620M 发生突变;SCN5A 基因的剪接过程遭到破坏;SCN5A 基因的密码子缺失,导致翻译终止。

此外,*SCN5A* 基因缺陷还可导致婴儿猝死综合征(sudden infant death syndrome,SIDS)、药物诱导性尖端扭转型室性心动过速(drug induced torsades de pointes,DITdP)。

第二节　钾通道异常与心脏疾病

钾通道是广泛存在的、种类和亚型最多的、结构最为复杂的一大类离子通道。钾通道在所有可兴奋性和非兴奋性细胞的膜电位产生、兴奋性维持、动作电位复极化过程以及信号转导过程中具有重要作用,其家族成员在调节神经递质释放、心率、胰岛素分泌、上皮细胞电传导、肌肉收缩、细胞容积保持等方面发挥重要作用。钾通道蛋白的异常可导致遗传性和获得性疾病,涉及神经细胞、骨骼肌细胞和心肌细胞的功能改变,从而导致相关系统的疾病。已经发现的钾通道病有 1 型发作性共济失调(episodic ataxia type 1,EA1)、常染色体显性良性家族性新生儿惊厥(benign familial neonatal convulsions,BFNC)、神经性耳聋、1 型和 2 型长QT 综合征、先天性高胰岛素血症和新生儿糖尿病等。心肌细胞钾通道包括延迟整流钾通道、瞬时外向钾通道、内向整流钾通道、ATP 敏感钾通道和乙酰胆碱(ACh)敏感钾通道等多种类型。

一、钾通道与长 QT 综合征

先天性 LQTS 是一种遗传性心脏病,是第一个被肯定的由基因缺陷引起复极化异常的心肌细胞离子通道疾病,也是第一个从分子水平解释心律失常发生机制的疾病。LQTS 患者的心电图表现为心室复极时间延长,QT 间期往往大于 460ms,T 波和 U 波异常。临床特征是反复发作的晕厥(常在运动或情绪紧张时发作),伴有发作性心律失常,产生尖端扭转型室性心动过速,后者可转变为心室纤颤,重者致心源性猝死。

目前发现遗传性 LQTS 中至少有 7 个基因型与钾通道有关,分别为 LQTS1、LQTS2、LQTS5、LQTS6、LQTS7、LQTS11 和 LQTS13,其中 LQTS1 和 LQTS2 是主要的心脏钾通道病。这些钾通道病的共同特点是相关基因突变导致通道功能缺失,使得 K^+ 从细胞内外流减少,导致复极时间延长。在心肌复极化过程过度延长时,心脏可产生早后去极化异常电活动,从而诱发致死性扭转型室性心律失常。LQTS15 和 LQTS19 虽然是药物引起的 LQTS,但影响的却是钾通道的功能,LQTS15 导致 I_{Kr} 功能的下降,LQTS19 则导致内向整流钾电流(I_{K1})的功能下降。

延迟整流钾通道(I_K)在调节心肌细胞动作电位复极化过程中起着非常重要的作用。I_K可以分为超快激活的延迟整流钾电流(I_{Kur})、快速激活的延迟整流钾电流(I_{Kr})和缓慢激活的延迟整流钾电流(I_{Ks})三个成分。I_{Ks} 是心肌细胞复极化 3 期的主要外向离子流,是对抗 L 型钙通道的内向离子流以终止平台期并最终完成复极的重要离子流。1996 年 Wang 等用原位克隆的方法证实了与 LQTS 有关的基因位于染色体 11p15.5 位点,命名为 *KCNQ1*(也被命名*KvLQT1*),至今已在 100 多个家系中确定了 70 多个 *KCNQ1* 突变。在心脏,KCNQ1 与 KCNE1蛋白组合成 Kv7.1,形成 I_{Ks},其突变多为错义突变,有负显性与功能丧失的特点。LQTS1、LQTS5 和 LQTS11 相关的 *KCNQ1*、*KCNE1* 和 *AKAP9* 基因突变导致缓慢延迟整流钾通道功能受损,I_{Ks} 被抑制,心室复极过程减慢,动作电位时程延长,心电图上表现出 QT 间期延长。钾通道失活,心肌细胞复极时间延长,使得原本正常的兴奋传导过程由于部分细胞不应期的延长而出现异常,为心律失常的发生提供了条件。

I_{Kr}是心肌细胞复极化2、3期主要复极电流之一,它在动作电位起始时很小,而在动作电位2、3期时明显增加。I_{Kr}增加,动作电位时程缩短;反之,I_{Kr}减弱,使心肌动作电位平台期延长和产生早后去极,引起心律失常。Jiang 等确定了 LQTS2 的致病基因是 *KCNH2*(亦称 *HERG*)基因,定位于染色体 7q35-36。后来发现了近 300 种 *HERG* 突变。这些突变类型有错义突变、无义突变、缺失/插入突变、移码突变和剪接突变。*KCNH2* 基因编码 HERG 通道,此通道活动产生 I_{Kr},该基因突变通过干扰 HERG 通道运输,导致到达细胞膜的通道蛋白减少,出现 HERG 功能障碍而致病。LQTS2 和 LQTS6 中 *KCNH2* 和 *KCNE2* 基因突变导致 I_K 通道蛋白质分子结构异常,结构域跨膜段 S1 和 S3 上多个氨基酸缺失,通道数目减少,复极化电流减弱;同时使通道空间结构变化,复极电流受到抑制。两者均使动作电位时程延长,产生 LQTS。在 LQTS2 中心律失常事件可能由情绪或听觉触发引起(如振铃闹钟)。由于性激素产生的变化,青春期少女和产后妇女发生心律失常事件的风险较高。

无论何种突变机制都导致 I_K 减小,心肌复极时间延长,发生心律失常的危险性增加。只是不同的基因突变类型导致的 I_K 通道功能异常的程度不同。通常,LQTS1 患者在运动或体力消耗,特别是游泳时会出现心律失常发作,其中青春期男性往往比青春期女性更多发生心脏事件。然而,在成人中,女性比男性发生更多的事件。这种现象的原因可能是睾酮的心脏保护作用,这可能会缩短 QT 间期,而相反,雌激素可能会影响钾通道功能,导致 QT 间期延长,引起成年期女性心律失常风险增加。此外,女性患者的基线 QTc 倾向于比男性患者更长,使女性患者易患药物诱导的 LQTS 心律失常发作。月经和怀孕可能会显著改变女性激素水平,并影响心肌细胞的离子通道功能。

KvLQT1、*HERG*、*SCN5A* 基因突变的分子机制不同,但在心肌细胞上产生的结果是相同的。不适时钠通道再次开放(增强内向电流)和延迟整流钾电流下降都可导致心肌细胞复极化过程延迟。因此,遗传性 LQTS 是多基因突变导致心肌细胞膜离子通道功能障碍而产生的心室复极延长的一组症候群。

Andersen-TawiI 综合征(ATS)是常染色体显性遗传病,以 LQTS 伴室性心动过速、周期性瘫痪和形态学异常为特征。这种疾病的其他表现还有单侧肾脏发育不全、心血管畸形(如主动脉瓣分裂,或伴发主动脉缩窄、肺动脉瓣狭窄)等。心脏节律异常通常是致命的,往往表现为长 QT 间期,也有将这一疾病归类为 LQTS7。研究发现,ATS 的基因变异在常染色体 17q23 处,该病发病主要与编码内向整流钾通道 Kir2.1 的 *KCNJ2* 基因突变有关,包括 *KCNJ2* 基因的错义突变(*R67W*)等 9 个不同位点的突变。LQTS 是最主要的心脏表现,占 *KCNJ2* 变异携带者的 71%,室性心律失常者有 64%。*KCNJ2* 突变通过通道的运输和组装障碍导致 Kir2.1 通道功能异常。此外,Kir2.1 突变体可与 Kir2.2 组装成不同的异源四聚体,这可能是临床表现多样的分子基础。

LQTS13 是通过一个携带 *KNCJ5* 基因突变的中国家族证实的。*KNCJ5* 基因定位于 11q23.3-24.3,编码的是 ACh 敏感的钾通道(I_{KACh})Kir3.4 亚单位,其突变使 I_{KACh} 功能下降,钾电流减小,复极时延长,QT 间期延长。

HERG 通道变异除了会产生 LQTS,还可引起短 QT 综合征,也可致猝死,并降低 HERG 通道阻滞药对通道的亲和力。

I_{Kur} 主要分布在心房肌细胞上。I_{Kur} 的发现虽然较晚,但由于它在心房肌特别是人心房肌细胞上有重要意义,对它的研究已成为一个热点。

二、钾通道与短 QT 综合征

短 QT 综合征(short QT syndrome,SQTS)是指遗传性因素造成基因突变而引起的心电图 QT 间期过短,并伴发恶性心律失常的一组病症。由 Gussak 等在 2000 年首先发现的一种罕见的心脏离子通道疾病,患者心电图 QT 间期缩短,并且伴有室性或房性心律失常、晕厥及猝死。男女均可发病,猝死多见于年轻人。通常表现为特征性的 QT 间期小于 320ms,T 波高尖,短阵晕厥,阵发性房颤及危及生命的心律失常。家族史尤其是猝死家族史为阳性。

SQTS 是一种由单基因突变引起的心肌细胞离子通道功能异常,从而导致恶性心律失常的遗传疾病。它是常染色体显性遗传病,目前已经发现 SQTS 的 7 种基因型(分别为 *KCNH2*、*KCNQ1*、*KCNJ2*、*CACNA1C*、*CACNB2b*、*CACNA2D1* 和 *SCN5A*)。其中有 3 种基因突变导致钾通道的异常,分别为 *KCNH2*、*KCNQ1* 和 *KCNJ2*,与之相对应的分为 SQTS1、SQTS2 和 SQTS3。位于染色体 7q35-36 的 *KCNH2* 基因(HERG)的 *N588K* 突变导致 SQTS1。*KCNH2* 基因的赖氨酸替代了天冬氨酸,导致 *KCNH2* 编码的 HERG 通道功能增强,动作电位平台期 I_{Kr} 明显增加,使动作电位时程缩短,表现为 QT 间期缩短和不应期缩短。位于染色体 11p15.5 上的 *KCNQ1* 基因突变引起 SQTS2。*KCNQ1* 基因的 *V307L* 发生错义突变,导致 *KCNQ1* 编码 KvLQT1 钾通道(I_{Ks})功能增强,动作电位复极期 I_{Ks} 增加,APD 缩短,表现出短 QT 间期。位于染色体 17q23.1-24.2 上的 *KCNJ2* 基因(Kir2.1)突变引起 SQTS3。Kir2.1 通道的天冬氨酸 172 残基突变为天冬酰胺 172 残基,使通道的内向整流功能缺失,产生更强的外向 I_{K1},导致心室肌动作电位后期复极化加速,动作电位时程缩短,QT 间期缩短。动作电位时程缩短、有效不应期缩短与不均匀性增加是心律失常发生的机制。这 3 种致病基因也与 3 种 LQTS 有关(分别是 LQTS1、LQTS2 和 LQTS7),只是突变所产生的钾通道功能不同。与 LQTS 突变抑制钾通道相反,在 SQTS 中,3 种基因的突变均为功能获得性突变,使 K^+ 外流增加,复极时程缩短。

除了 SQTS1、SQTS2、SQTS3 是钾通道基因突变所致外,编码 L 型钙通道 α_1 和 β_2b 亚单位的 *CACNA1C*、*CACNB2b* 和 *CACNA2D1* 基因突变所致的 L 型钙通道功能丧失,也可引起 APD 及 QT 间期缩短,从而导致 SQTS4、SQTS5 和 SQTS6。SQTS7 是 *SCN5A* 基因突变所致。SQTS4-7 常常呈现 Brugada 样心电图表现。

三、钾通道与 Brugada 综合征

BrS 中有 2 个基因型与钾通道有关,分别为 BrS6 和 BrS8。BrS6 是位于染色体 11q13-14 上的 *KCNE3* 基因突变所致。*KCNE3* 基因编码电压门控钾通道 Kv4.3 的 β 亚单位,可调节多种钾通道电流,如 I_{to} 和 I_{Ks} 等。*KCNE3* 基因错义突变 R99H,使 I_{to} 和 I_{Ks} 电流增大。BrS8 是位于染色体 15q24-25 上的 *HCN4* 基因突变所致。HCN4 基因编码的 HCN4 蛋白参与构成超极化激活阳离子电流(I_f)通道,该基因是周期性核苷酸超极化电压依赖钾通道成员,该基因突变可致 I_f 减少。

第三节 钙通道异常与心脏疾病

钙通道几乎存在于所有可兴奋细胞中,主要功能为调节细胞内 Ca^{2+} 浓度,参与神经系统、肌肉、腺体分泌、生殖系统等生理过程。迄今发现的人类遗传性疾病如家族性偏瘫型

偏头痛、低钾型周期性瘫痪、2 型发作性共济失调、6 型脊髓小脑共济失调、不完全性连锁夜盲症、恶性高热和联合免疫缺陷等均与钙通道基因突变有关。

Ca^{2+}参与调控机体许多生物学功能,是维持心脏正常节律及兴奋-收缩耦联的关键离子,心肌细胞存在电压门控型钙通道和钙释放通道。钙通道作为一种重要的阳离子内流通道,其开放可以引起动作电位 2 期(平台期)形成及钙释放通道的激活。心脏钙通道功能直接影响到心肌电兴奋的传导及收缩功能,也往往是抗心律失常及抗心力衰竭药物作用靶点。

钙通道相关蛋白的基因突变可导致严重的心律失常,特别是对 RyR 通道的研究发现,它直接参与许多病理条件下室性心动过速、心房颤动和心力衰竭病理过程的发生与发展。

一、钙通道与长 QT 综合征

LQTS8(Timothy 综合征)是一种罕见的、多系统多器官损害的遗传性 L 型钙通道病,由 Timothy 在 1989 年首先报道而命名为 Timothy 综合征。患者表现为 QT 间期明显延长,伴有并趾、房室传导阻滞、先天性心脏病变、自闭症、免疫缺陷、神经精神障碍和发育迟缓等其他症状。LQTS8 是 CACNA1C 基因发生功能获得性突变所致的疾病。CACNA1C 基因定位于染色体 12q13.3,编码 L 型钙通道(Cav1.2)的 α 亚单位,CACNA1C 基因突变导致电压依赖钙通道时间依赖性失活功能障碍,导致平台期持续钙内流增加,使复极过程延迟,QT 间期显著延长。钙内流的增加又可触发肌质网释放更多的钙,进一步造成细胞内钙超载,从而发生严重心律失常和猝死。这些变异的 L 型钙通道广泛表达在心脏和大脑,导致智力障碍和心脏 QT 延长。L 型钙通道重组基因位于外显子 8a,常在婴幼儿时期发病,故此病为常染色体显性遗传。

近年来发现定位于染色体 7q21.3 的 CACNA1C 基因突变亦导致电压依赖钙通道(Cav1.2)失活功能障碍,引起平台期持续钙内流增加,使复极过程延迟,QT 间期显著延长。该型 LQTS 命名为 LQTS18。

LQTS4 相关基因定位在染色体 4q25-27,为编码 Ankyrin-B 蛋白、锚定蛋白 Ankyrin-B 的 E1245G 突变引起钠-钙交换体和钠-钾泵功能异常,Ca^{2+} 内流增加,心肌细胞复极异常,导致 QT 间期延长。

二、钙通道与先天性短 QT 综合征

已发现 SQTS 有 3 个基因型与钙通道有关。SQTS4 是位于染色体 12q13.3 上的 CACNA1C 基因突变所致,其编码 Cav1.2 通道的 α 亚单位。SQTS5 是位于染色体 10p12 上的 CACNB2b 基因突变所致,其编码 Cav1.2 通道的 β 亚单位。SQTS6 是位于染色体 10p12 上的 CACNA2D1 基因突变所致,其编码 Cav1.2 通道的 α2δ1 亚单位。SQTS4、SQTS5 和 SQTS6 的基因突变均导致 L 型钙通道功能丧失,使内向钙电流减少,动作电位时程缩短,QT 间期缩短。

三、钙通道与 Brugada 综合征

BrS3 由染色体 12q13.3 上的 CACNA1C 基因突变所致。此基因功能丧失性突变,影响电压门控钙通道(Cav1.2),使得 Ca^{2+} 内流减少。位于染色体 10p12 上的 CACNB2b 编码心脏钙通道(Cav1.2)的 β 亚单位,其功能丧失性突变形成 BrS4。基因突变使电压门控钙通道(Cav1.2)功能减弱,Ca^{2+} 内流减少是其发病机制。

此外,编码钙通道的基因突变会既有 BrS 又有 SQTS 的混合型表现。*CACNA2D1* 基因突变导致 BrS9。BrS 与 SQTS6 可能是等位基因突变所致。

四、钙通道与儿茶酚胺敏感性多形性室性心动过速

儿茶酚胺敏感性多形性室性心动过速(catecholaminergic polymorphic ventricular tachycardia,CPVT)是一种心脏结构正常而对儿茶酚胺敏感的严重家族遗传性心律失常疾病。由 Reid 等于 1975 年首次报道。CPVT 以双向或多形性室性心动过速(bVT)为特征,多发于儿童和年轻人,患病儿童首次出现症状的年龄平均为 7.8 岁,未经治疗的患者 80% 在 40 岁之前就发生室性心动过速、心室纤颤、晕厥或猝死,死亡率达 30%~50%,年龄越小,预后越差。这种患者的心肌细胞肌质网易受肾上腺素刺激,尤其是疲劳或情绪激动易引发双向或多形性室性心动过速。

目前发现有 5 种基因变异与 CPVT 有关,其中以心肌细胞肌质网中控制细胞内钙稳态的钙释放通道兰诺定受体 2(RyR2)和肌质网蛋白中集钙蛋白(CASQ2)两个基因变异与 CPVT 最有关。CPVT 中约 65% 的患者以 *RyR2* 突变为主,而以 *CASQ2* 变异的患者占 3%~5%。RyR2 基因突变引起的 CPVT 为常染色体显性遗传,而心肌细胞集钙蛋白(CASQ2)基因突变引起的 CPVT 为罕见的常染色体隐性遗传,这两种突变均与肌质网 Ca^{2+} 释放增多有关。*RyR2* 位于染色体 1q42-43,编码心肌细胞肌质网上的钙释放受体(ryanodine 受体),它是一种 Ca^{2+} 诱导的钙释放受体基因,调节细胞内 Ca^{2+} 水平,维持细胞正常的生理功能。在心脏的兴奋-收缩耦联过程中,肌质网对胞质游离 Ca^{2+} 浓度的调节发挥重要作用。如果 β 受体过度激活,cAMP 增多以致生成过多的 PKA,对 RyR2 造成过度磷酸化状态,此时,稳钙蛋白(FKBP12.6,或称 calstabin)便从 RyR2 大分子上解离而游离到胞质中,使 RyR2 处于不稳定状态,在舒张期内钙释放通道不能紧闭而形成钙渗漏(calcium leak)。RyR2 通道突变或被强心苷作用后,改变了通道钙激活的阈值,通道功能发生异常,舒张期肌质网释放过多的 Ca^{2+},胞质内 Ca^{2+} 浓度增加,诱发迟后去极化(delayed after depolarization,DAD)和触发活动增强,导致恶性心律失常,在心电图上就表现为双向型室性心动过速,所以 RyR2 的 Ca^{2+} 渗漏增加是引起 CPVT 心律失常的机制。*CASQ2* 基因定位于染色体 1p11-13.3,编码 399 个氨基酸的 Ca^{2+} 结合蛋白,是在心肌细胞中唯一表达的 CASQ2 蛋白。CASQ2 蛋白位于心肌细胞肌质网终末池腔内,是心肌细胞内主要的 Ca^{2+} 库。CASQ2 蛋白在肌质网对 Ca^{2+} 的储存、降低肌质网内游离 Ca^{2+} 浓度、易化 Ca^{2+}-ATP 酶向肌质网腔内主动转运 Ca^{2+} 过程中发挥重要的作用。*CASQ2* 基因高度保守区 *D307H* 突变降低了 CASQ2 蛋白结合 Ca^{2+} 的能力,肌质网储存和释放 Ca^{2+} 的能力降低,降低肌质网腔中有效 Ca^{2+} 浓度和/或改变钙释放通道复合物对肌质网腔中 Ca^{2+} 的反应性,破坏 Ca^{2+} 介导的 Ca^{2+} 释放过程,使细胞质内 Ca^{2+} 浓度增加,诱发快速性心律失常发生。当交感神经系统兴奋时,出现了膜电位的剧烈振荡并伴有迟后去极,可导致严重临床表现的 CPVT 发生。研究表明迟后去极化是其发生机制。近年来发现导致 LQTS7 的致病基因 *KCNJ2* 和导致 LQTS4 的致病基因 *Ank2* 存在的患者临床可表现为儿茶酚胺介导的 CPVT。

其他如 CPVT3 是编码钙调蛋白的 *CALM1* 基因突变所致。CPVT4 是编码连接蛋白 triadin 的 *TRDN* 基因突变所致。CPVT5 由编码的 Kir2.1 通道蛋白的 *KCNJ2* 基因突变所致。

五、钙通道与致心律失常型右心室发育不良/心肌病

致心律失常型右心室发育不良/心肌病(arrhythmogenic right ventricular dysplasia/cardio-myopathy,ARVD/C)是罕见的遗传性离子通道病,可导致心脏电传导系统的改变、结构改变和扩张的心肌病。ARVD/C 因结构异常和脂肪浸润而闻名,心律失常是 ARVD/C 最重要的临床表现,通常在右心室内,是 35 岁以下患者发生室性心律失常的主要原因。机制在于结构异常导致功能改变和右心室变薄,导致心脏内的异常活动。随着时间的推移,右心室壁运动异常扩张、室性动脉瘤等,ARVD/C 可能导致炎症和心肌细胞凋亡,影响正常的传导。在疾病进展之前,ARVD/C 可能没有初始症状或没有心电图或超声心动图的异常。Hallmark研究结果为右心室扩张伴右心室壁逐渐变薄,可能导致心房颤动、心脏壁异常、心室功能完全丧失、室性心律失常和心源性猝死。

在 ARVD/C 患者中,*RyR2* 基因多样性(polnorphism)的发生率明显增高。目前已明确 ARVD/C 的致病基因为位于染色体 1q42-43 的 *RyR2*,导致 KBP12 蛋白抑制,活性减弱,RyR2 通道开放增强,Ca^{2+} 外漏增加。其结果是肌质网 Ca^{2+} 耗竭,最终引起心脏扩大、心力衰竭。

目前发现 12 个致病基因与 ARVD/C 发病有关,其中 4 个主要基因是 *PKP2*、*DSG2*、*DSP* 和 *DSC2*,这 4 种基因都编码桥粒蛋白,它们负责细胞内结构和黏附功能。研究发现,大约 70% 的 ARVD/C 家族存在 *PKP2* 基因突变。但是 ARVD/C 的诊断并非仅仅基于基因检测,研究发现,*PKP2* 和 *DSG2* 基因的突变可能不一定会导致 ARVD/C 的症状,所以环境因素在 ARVD/C 发生发展中起重要作用,运动可加剧疾病的进程,控制环境因素有减缓疾病进展的作用。

第四节 获得性心脏离子通道病

获得性心脏离子通道病较多见,是离子通道异常与遗传因素、环境因素共同作用而导致的疾病,其病因多种多样,包括药物、电解质紊乱、缺血性心脏病、结构性心脏发育不全、心力衰竭、代谢异常等。在获得性心脏离子通道病发生和发展过程中,离子通道往往受累,并可能是心脏离子通道病最终发病的关键环节。

一、获得性长 QT 综合征

获得性 LQTS 与遗传性 LQTS 有相同的发病机制,即由任何导致外向延迟钾电流减小和/或内向钠电流增强的因素所致。其临床案例也与遗传性 LQTS 十分相似,可见于心力衰竭、心室肥大、心肌缺血、动脉粥样硬化、心动过缓、电解质紊乱(如低钾血症、低钙血症、低镁血症)、高胆固醇血症及应用某些药物(抗心律失常药物、抗生素、抗组胺药、麻醉剂)治疗的疾病。

药物引起的 LQTS 是临床上最常见的获得性 LQTS,有研究表明 LQTS 患者中有 5% ~ 15% 的受累个体首次发病是由于服用了某些药物而出现的。通常与抗心律失常药、抗组胺药和抗精神病药有关。许多药物包括抗心律失常药都有致心律失常作用,药物通过阻滞 HERG 通道,导致心肌细胞动作电位复极过程延迟,QT 间期延长,诱发心律失常。少数人群对药物特别敏感,更容易发生 QT 间期延长,可能与基因遗传易感性有关。特别是阻断 I_{Kr} 通

道的药物,如 4031、dofetilide 等与通道的结合点位于通道前庭的内侧,只有通道开启后药物才能进入通道而起到阻滞作用,是开放通道阻滞药。但当通道关闭时,药物分子仍陷在通道内不能释放,使通道的复活速度明显减慢而诱发 LQTS。某些非心血管类药物如抗精神病药、抗菌药及一些无机化合物等也可引起获得性 LQTS。临床上,Ⅲ类抗心律失常药物索他洛尔、E-4031、Ⅰ类抗心律失常药物(奎尼丁、普鲁卡因胺),其主要心肌不良反应是可能导致获得性 LQTS。药物诱发的 LQTS 的主要易患因素包括年龄增长、女性、心室肥大、心力衰竭、持续性心律失常病史、低钾血症、低镁血症、隐性长 QT 间期、猝死家族史及药物剂量过大等。

二、钾通道与心力衰竭

心力衰竭是多种心血管疾病的终末期表现,大多数患者死于恶性心律失常。心力衰竭时既存在心脏器官水平的结构重构,也存在心肌细胞离子通道的电学重构,两者互为因果。心力衰竭时心肌细胞的电生理特性改变包括动作电位时程延长、复极离散度增加、易诱发早后去极或迟后去极、出现异常自律性等。

心力衰竭患者超过 50% 的死亡原因是室性心动过速和心室纤颤,严重时可引起猝死,因此研究心力衰竭时心肌细胞电生理的变化具有十分重要的临床意义。心力衰竭时心肌多种离子通道表达和功能发生改变,其中包括瞬时外向钾电流(I_{to})的改变。I_{to} 主要参与心肌细胞动作电位复极化 1 期,其电流的大小决定了动作电位 1 期的电位幅度,是影响心肌细胞复极的重要因素。I_{to} 通道是一个大分子蛋白复合物,包括 α 亚单位、β 亚单位和其他调节蛋白,其中 Kv1.4 和 Kv4(如 Kv4.2、Kv4.3 等)构成通道孔道的 α 亚单位。Kaab 等在犬心力衰竭模型中发现心力衰竭环境下瞬时外向钾电流(I_{to})密度显著下调(I_K、I_{K1} 也降低),复极化过程减慢,从而延长动作电位时程,引起心肌细胞复极异常和早后去极化。Beuckelmann 发现心力衰竭时 I_{to} 的电流密度显著降低,动作电位时程延长,容易发生室性心律失常,导致心脏性猝死的发生。此外,有人发现人和犬心室中 I_{to} 的 mRNA 表达和蛋白表达都显著下降,钾电流下调,导致衰竭心脏复极过程中不稳定性增加,出现早后去极化及室性心律失常,也增加衰竭心脏对缺血、低钾血症及Ⅲ类抗心律失常药物的敏感性。

心力衰竭时 I_{K1} 的下调可导致静息膜电位不稳定,从而引起迟后去极化、自发去极化(I_f 加强)等异常电活动,诱发室性心律失常。心力衰竭时常伴有 I_{Ca-L} 密度下降,致明显的钙稳态异常及收缩障碍。还有研究发现心力衰竭时 I_K 密度也降低。心肌细胞反映 I_{to}、I_{K1}、I_K 相关基因表达下调,I_{to}、I_{K1}、I_K 电流减弱,结果出现 QT 间期延长,诱发早后去极化,导致获得性 LQTS。心力衰竭时多种离子通道的电重构引起多种室性心律失常。心力衰竭时以所有离子通道稳态调节为靶点的整体调节,可望改善心力衰竭时的电重构。

三、钾通道与心肌缺血和梗死

急性心肌梗死后可发生各种心律失常,特别是恶性室性心律失常,为急性心肌梗死早期最严重的并发症之一,也是急性心肌梗死发生心脏性猝死的主要原因。研究表明,多种离子通道参与了心肌缺血的病理生理过程,其中 ATP 敏感的钾通道(K_{ATP})是对心肌缺血最具影响的离子通道。心肌缺血时发生能量供应障碍,ATP 减少,激活细胞膜上 K_{ATP},导致外向钾电流,动作电位时程随之缩短,同时膜超极化程度增高,致使钙内流减少,减轻了细胞的钙负荷,起到保护心肌的作用。对心肌梗死的大鼠模型研究发现,梗死区 I_{K1} 减少了 20%。在对心肌缺血的犬模型研究发现,I_{K1} 减小还可诱发心内膜下浦肯野纤维静息电位降低。梗死周边区存活心肌的 I_{Na}、I_{Ca-L}、I_{to} 和 I_{K1} 下降,引起膜电位降低,动作电位 0 期上升速率下降,早后去极化及复极化异常,这些均是急性心肌梗死后发生室性心律失常可能的离子通道机制。有研究显示慢性心肌梗死的大鼠模型,造模后 3d 内左心室的非梗死心肌细胞的 I_{to} 下调,Kv4.2 和/或 Kv4.3 蛋白水平也下调,同时动作电位延长,梗死后 3~8 周左心室和右心室的非梗死区的 I_{to} 表达水平进一步下调且一直持续到梗死后 4~6 个月,与对照组相比有显著降低。亦有研究发现,缺氧可使犬心室肌细胞 I_{to} 下调 30%。当细胞的微环境恢复正常后,微环境失调诱发的 I_{to} 失调便可纠正,表明心肌梗死后出现的缺氧、酸中毒等不同微环境改变,可诱导 I_{to} 下调,这种下调也是急性心肌梗死后发生心律失常的重要危险因素。强心苷可通过对 RyR2 的直接作用导致通道的开放概率增加和舒张期肌质网释放过多的 Ca^{2+},引起迟后去极化,这可能是再灌注心律失常离子通道机制之一。

四、离子通道与心肌肥厚

心肌肥厚是心肌细胞对压力和容量负荷的增加所产生的代偿反应,并伴有 APD 的延长,最终引起心肌不应期离散度增加,诱发多种心律失常。Lee 等在右心肥大的大鼠模型,观察到 I_{to} 通道的变化随心肌肥厚的进展而不同,表现为早期代偿阶段 I_{to} 通道密度增加,心力衰竭时反而减少,这一结果提示心肌细胞 I_{to} 通道在心肌肥大的不同阶段变化不尽一致,其中晚期 APD 的延长与 I_{to} 通道密度下降直接关联。中等程度的心肌肥厚就有 I_{to} 下降,严重时该电流几乎完全消失,主要表现在 Kv4.2 和 Kv4.3 表达下降。

肥厚型心肌病及心力衰竭时心肌 I_{K1} 密度减少,线粒体功能障碍会导致细胞 pH 下降及 Kir2.1 电流的 pH 依赖性上调,从而导致 I_{K1} 抑制。

ABCC9 突变破坏心肌细胞 K_{ATP} 通道,改变 K_{ATP} 通道的调节亚单位 SUR2A,通过 SUR2A 水解,造成代谢信号解码,从而破坏心脏耐受应激的能力。

随着心肌肥厚的进展,会伴随有 L 型钙通道的数量和功能下调。L 型钙通道功能影响更多的是电流水平的调节。当心肌肥厚和心力衰竭进展伴随有肾上腺素受体信号转导通路中特定组成部分的异常,这可能使肾上腺素受体介导 I_{Ca} 的增加受到抑制,同时 L 型钙通道本身磷酸化过程的内在缺陷不能排除。

第五节 心脏离子通道重构与心房颤动

心房颤动(atrial fibrillation, AF)简称房颤,是临床上最常见的心律失常。胡大一等的流行病学调查显示,中国人的房颤总体患病率为 0.87%,且房颤的患病率随着年龄的增加而增加,75 岁以上房颤患病率可达到 12%。房颤已成为全球关注的热点和最活跃的研究领域之一,被喻为 21 世纪最难治的心律失常。房颤的发生机制复杂,目前存在多种学说,包括异位冲动学说、兴奋折返学说、异位局灶学说、多发子波折返学说等。但是无论哪一种学说,均不能完整地解释房颤发生的所有现象。

心房电重构(atrial electrical remodeling, AER)或称电重塑,是指房颤的反复发作所导致的心房肌有效不应期(ERP)进行性缩短、离散度增加及频率适应性下降、消失或反向变化等。心房电重构的后果使房颤趋向于一种自我维持的状态,即所谓的“房颤致房颤”理论。

电重构的基础是离子通道重构,因此离子通道的功能活动与房颤存在密切的关系。房颤时心房肌多种离子通道发生重构,包括 L 型钙通道(I_{Ca-L})和瞬时外向钾通道(I_{to})下调、内向整流钾通道(I_{K1})上调等。

房颤既有先天性(遗传性)的,也有后天性(获得性)的。家族性房颤是一种遗传性疾病。研究表明,原因不明的房颤占全部房颤的 36%,具有家族遗传背景的房颤占各种房颤的 5%。所以,遗传因素在房颤发生中起着重要的作用。陈义汉等在心脏钾通道基因 *KCNQ1* 中发现了一个改变氨基酸编码的错义突变,并证明该变异体是致病突变,*KCNQ1* 基因为房颤致病基因。他们随后又发现在房颤家系患者 21 号染色体上的 *KCNQ2* 发生了错义突变,该突变体对背景钾电流具有功能放大性效应。这种功能放大性突变最终缩短心房肌细胞动作电位时程和有效不应期,启动和维持房颤。

一、钠通道与房颤

钠通道电流是快反应心肌细胞 0 期除极的主要离子通道电流。钠电流与房颤的关系目前尚无定论。Bosch 等发现慢性房颤患者的钠电流没有明显改变。而钠通道与房颤的关系主要表现在钠通道基因突变导致的房颤中,但钠通道突变占遗传性房颤的比例较小。钠通道包括两种成分即快钠电流($I_{Na-fast}$)和晚钠电流($I_{Na-late}$)。其中 $I_{Na-fast}$ 重塑在房颤的发生和维持中并未发现明显的改变。针对 I_{Na} 与房颤有关的观点主要基于,Nav1.5 功能缺失突变可导致减慢传导和促进折返。近年来,针对 $I_{Na-late}$ 在房颤中的作用逐渐被认识。$I_{Na-late}$ 是在 $I_{Na-fast}$ 后仍有少数钠通道不完全失活,呈部分开放状态,形成一个很小的内向电流,这种峰钠电流后的持续性内向钠电流为 $I_{Na-late}$。$I_{Na-late}$ 具有缓慢失活的特征,$I_{Na-late}$ 增加导致的 APD 延长在心率减慢时更为明显,提示 $I_{Na-late}$ 增加可能通过促进早后去极化(EAD)的产生而具有潜在的致心律失常作用。某些病理情况下(长 QT 综合征等)会引起心肌的 $I_{Na-late}$ 增强,导致内向电流增大,APD 延长,进而出现早后去极,诱发心律失常。有研究提示 $I_{Na-late}$ 抑制剂能够减少房颤包括术后房颤的发生率。而选择性的晚钠通道阻滞药对峰钠电流、钾电流无明显影响,因此减少了致心律失常作用,提示晚钠通道阻滞药在抗心律失常中具有重要的潜在应用价值。

二、钾通道与房颤

迄今为止,在心肌细胞上已经发现了十余种钾通道。研究证实,多种钾通道在房颤时发生重塑,参与了房颤的发生和维持。

(一)内向整流钾电流

内向整流钾电流(I_{K1})是维持心肌细胞静息电位水平的主要离子通道电流。I_{K1} 的反转电位决定了快反应心肌细胞的静息电位水平(接近 $-90mV$)。但是 I_{K1} 在窦房结细胞和房室结细胞等慢反应细胞上表达极少,所以这些细胞的静息电位不是由 I_{K1} 所决定的(在 $-40mV$ 左右)。此外,I_{K1} 的内向整流特性还在维持心肌细胞的平台期(2 期)和动作电位复极化 3 期时发挥了重要作用。该通道的内向整流特性与细胞内 Mg^{2+}、多胺等有关。研究发现,I_{K1} 在房颤时表现为明显的上调,与其编码的基因和蛋白(Kir2.1)上调一致。夏等在一个房颤家系的所有患者中均发现 *KCNJ2* 基因第 277 位鸟嘌呤核苷酸变为腺嘌呤核苷酸,相应地,其所编码的内向整流钾通道 Kir2.1 的第 93 位缬氨酸被异亮氨酸所替代(*V93I*),家系中正常人及其他正常对照组中则不存在这一突变。功能研究发现 Kir2.1 的 *V93I* 突变使得通道功能增强。提示 *KCNJ2* 是家族性房颤的致病基因,内向整流钾通道的功能获得性突变可能是家族性房颤发生的细胞电生理基础。I_{K1} 通道电流加强,加快心房肌细胞动作电位 3 期复极化,可使心肌细胞动作电位复极时程缩短,从而导致心肌有效不应期和动作电位时程缩短,使得心房更易导致折返,进而诱导房颤的发生。研究表明,房颤时 I_{K1} 的表达上调与 Kir2.1 通道 Cys76 巯基亚硝基化和调控 Kir2.1 的 miR-1 表达下调有关。钡离子(Ba^{2+})是 I_{K1} 通道的阻断剂,而临床上使用的抗房颤药物如胺碘酮对 I_{K1} 也具有一定的阻滞作用。

(二) 乙酰胆碱敏感钾电流

乙酰胆碱敏感钾电流(I_{K-ACh})在窦房结、心房肌及房室结细胞上表达最为明显。因此,只有在房室结及以上的细胞才对 ACh 刺激产生明显的钾电流。I_{K-ACh} 的活动是乙酰胆碱作用于细胞膜的 M2 受体,进而通过激活 G 蛋白的 βγ 亚单位,从而与 I_{K-ACh} 通道结合导致通道的开放。

有关 I_{K-ACh} 在房颤时的变化和重塑机制有不同的报道。有人报道在动物房颤模型实验中,房颤 I_{K-ACh} 增加,同时也有报道房颤患者的 I_{K-ACh} 密度增加,但是也有研究报道房颤患者 I_{K-ACh} 减少。综合文献报道的结果,倾向于房颤情况下 I_{K-ACh} 的增强,表现为动作电位时程和不应期的缩短,有利于折返的形成和维持。而 I_{K-ACh} 作为相对于心室肌而言在心房肌表达更为特异的离子通道,被认为可以作为房性心律失常的治疗靶点。针对 I_{K-ACh} 通道药物(AVE0118 和 AVE1231)的临床前研究提示可能具有抗房颤作用。然而,迄今为止,没有一个以针对 I_{K-ACh} 为靶点的药物表现出对房颤等明显的治疗效果。因此,I_{K-ACh} 是否能够作为房性心律失常的靶点还存疑和有待进一步的研究。

(三) 瞬时外向钾电流

瞬时外向钾电流(I_{to})是动作电位复极化 1 期的主要离子流,包括 $I_{to.f}$ 和 $I_{to.s}$ 两种成分。瞬时外向钾通道在心肌各处分布的不均一性是心脏不同部位动作电位形态、时程不同的原因之一。针对房颤时瞬时外向钾通道重塑的研究发现,快速起搏诱发的房颤犬模型和慢性房颤患者心房肌 I_{to} 密度均明显下调。房颤时,编码 I_{to} 的 Kv4.3 通道的 mRNA 和蛋白水平均明显下调,Grammer 等发现房颤患者右心房中 Kv4.3 的 mRNA 表达较正常减少了 61%。I_{to} 的下调导致房颤患者有效不应期和动作电位时程的缩短,是维持房颤的一个重要因素。

(四) 延迟整流钾电流

延迟整流钾电流(I_K)是另一类在心肌细胞复极化发挥重要作用的外向钾电流,包括超快激活的延迟整流钾电流(I_{Kur})、快速激活的延迟整流钾电流(I_{Kr})和缓慢激活的延迟整流钾电流(I_{Ks})。

由于 I_{Kur} 在心房肌中的表达相对特异性,是心房肌细胞动作电位时程较心室肌短的原因之一。同时,近年来针对以 I_{Kur} 为靶点进行房性心律失常的药物治疗筛选一直在进行。研究提示,绝大部分阻断 I_{Kur} 的药物也对 I_{to} 和 I_{K-ACh} 有阻断作用,进而延长心房有效不应期和降低房颤的发生,对 QT 间期没有影响。在房颤患者心房肌研究中发现 I_{Kur} 密度明显减小,而 I_{Kur} 的阻断剂能够抑制房性心律失常,这引起了大家对 I_{Kur} 阻断剂治疗房颤疗效的质疑。因为房颤时,I_{Kur} 减少不足以对抗房颤的发生,继续使用药物,效果是可疑的,因此,有待进一步的研究。

I_{Kr} 与其他电压依赖性离子电流特点表现出明显的差异。在去极化电位下,它很快激活,但是继续增加去极化电压,电流幅度反而下降。由于 I_{Kr} 的特殊性,I_{Kr} 若抑制 50%,则心电图、动作电位和其他离子流都会发生相应的变化,通过延长动作电位时程从而产生抗心律失常的作用。如临床上常用的多非利特、伊布利特等Ⅲ类抗心律失常药物可以通过抑制 I_{Kr} 来预防和终止房颤,但是值得注意的是若过度抑制 I_{Kr},可能使动作电位时程过度延长,从而导致早后去极化的发生,引起尖端扭转型室性心动过速的发生,产生严重心律失常的副作用。目前研究发现,编码 I_{Kr} 的基因 *HERG* 或其辅助亚单位突变与多种心律失常有关,包括 LQTS1、LQTS2、LQTS6 等。

(五) 小电导钙激活钾电流

小电导钙激活钾通道(SK 通道)是近年来才在心肌细胞上发现的钙激活钾通道之一。SK 通道包括 SK1、SK2、SK3 三种亚型,其中心房肌的 SK 通道主要由 SK2 所携带。SK 通道在动作电位复极化过程中发挥重要作用,同时,作为钙激活钾通道,SK 通道偶联胞内钙与膜电位的变化,并且 SK 通道在心房中的表达及功能明显高于心室,预示针对 SK 通道为靶点的药物在房性心律失常(如房颤)治疗中可能具有独特的应用前景。SK 通道活性的过度增加或者抑制都可能通过不同的机制使房颤的易感性增加。于是,推测 SK 通道蛋白的表达量应当趋于一个平衡才是重要的。单纯过度抑制或者促进 SK 通道的功能并非明智之举。

(六) ATP 敏感性钾电流

ATP 敏感性钾通道(I_{K-ATP} 通道)在正常情况下处于关闭状态,而当细胞内 ATP 浓度降低时通道开放,使膜电位复极化,引起 APD 缩短。ATP 敏感性钾电流(I_{K-ATP})对于应激状况下细胞膜内环境稳态起重要作用。电刺激诱导的房颤由于心房耗氧量增加,血流储备减少,心肌缺血而激活 I_{K-ATP} 通道,缩短 APD。但是由于在血管平滑肌等也表达有 I_{K-ATP} 通道,因此,筛选作用于心房肌的 I_{K-ATP} 通道更有意义。

三、钙通道与房颤

钙电流在心肌细胞活动中发挥重要作用,是维持心肌细胞动作电位较长平台的主要内向电流,为心肌细胞动作电位有较长的不应期提供电压条件。钙通道的另一个生理功能是细胞外 Ca^{2+} 的流入,通过一系列的细胞内机制,完成兴奋-收缩耦联。钙电流不仅对动作电位产生重要影响,其对兴奋-收缩耦联过程也发挥至关重要的调节作用。

心肌细胞膜上含有两种功能不同的 L 型和 T 型钙通道。L 型钙通道(I_{Ca-L})属于 Cav1.2,而 T 型钙通道(I_{Ca-T})属于 Cav3.1 及 Cav3.2。

在不同的疾病条件下,I_{Ca-L} 发生不同程度的改变。在房颤时,I_{Ca-L} 下调。房颤时钙电流变化的表现特征:①Ca^{2+} 内流增加导致钙超载是房颤心房肌细胞的主要钙电流变化;②Ca^{2+} 内流增加是诱发房颤的始动因素;③Ca^{2+} 内流增加或钙超载引起 I_{Ca-L} 的适应性变化,房颤时 I_{Ca-L} 密度的下调是抑制 Ca^{2+} 内流和钙超载的代偿机制。因此,钙通道重塑和钙电流的异常是房颤发生和维持的重要电学基础。

另一类在细胞器上表达的钙通道在调控胞内钙掌控中发挥着重要的作用。兴奋-收缩耦联中,细胞内钙稳态的调节称为钙掌控(Ca^{2+} handling)。细胞膜钙通道是钙掌控的第一个环节,而在心肌细胞内,钙掌控中最重要的一环就是肌质网,它是细胞内的主要钙库,储存了大量的 Ca^{2+}。在肌质网上调节钙进出的主要通道是通过 RyR 受体(钙释放通道)和 SERCA2(钙摄取通道)。肌质网上的 RyR2 主要分布在横管系统的浆膜下,与横管上的 L 型钙通道之间距离非常近,约为 12nm。因此,Ca^{2+} 经钙通道进入后所形成的 Ca^{2+} 微区,可以激发偶联的 RyR2 受体,促进肌质网的 Ca^{2+} 释放,呈现钙火花的形式。房颤时,钙掌控的异常表现主要为 RyR2 的 Ca^{2+} 外溢增加,进一步增加细胞内钙水平,造成钙超载,促进房颤的维持和进展。

四、氯通道与房颤

氯通道是分布较为广泛的一种阴离子通道,存在于各种细胞。与其他阳离子通道相比,氯电流对细胞膜电位的影响是相反的。在生理条件下,氯离子的平衡电位为 $-65\sim-40mV$,因此,在动作电位期间,氯电流主要是外向电流。

研究发现,持续性房颤患者的心房肌 CIC-3 mRNA 表达较窦性心律明显增高,并与房颤持续时间呈明显正相关。房颤时容积调节性氯通道(VRCC)电流密度增加使动作电位有效不应期缩短,参与折返性心律失常的发生,从而促进房颤的发生和维持。最新研究发现,CIC-1、CIC-4、CIC-5 表达在房颤时也明显增加,并与 Ⅳ 型胶原蛋白相互作用,促进房颤的发生和维持。

五、钠-钙交换体与房颤

钠-钙交换是维持细胞内钙稳态的主要机制之一,而钠-钙交换并非通过离子通道而实现,而是通过一个载体。钠-钙交换是将细胞外的 3 个 Na^+ 泵入到细胞内并将 1 个 Ca^{2+} 泵出到细胞外,是将细胞内多余的 Ca^{2+} 排出到细胞外的主要机制。每次的钠-钙交换都是产电性的。正常生理情况下,在动作电位期间,除了在 1 期有短暂的外向电流和 Ca^{2+} 内流外,其余均为外向电流和 Ca^{2+} 外流。房颤时,由于胞内钙超载,钠-钙交换体表达增加,旨在泵出更多的 Ca^{2+}。

房颤发生机制复杂,众多离子通道参与了房颤的发生和维持。而房颤与多种离子通道的因果关系还有待深入的研究。房颤电重构机制除离子通道重塑外,还包括自主神经系统重塑、缝隙连接功能异常、肾素-血管紧张素系统异常等。在房颤的进展过程中,心房的电生理特性、解剖结构及收缩功能均发生改变,即发生了电重塑、结构重塑及收缩功能重塑,最终使得房颤得以发展和维持。目前对于离子通道重塑与房颤的关系不仅仅只关注其电流改变,还包括离子通道转运过程调节、离子通道相互偶联等机制的研究。

第六节 血管平滑肌钙激活钾通道功能异常与高血压

小动脉与微动脉壁血管平滑肌细胞(smooth muscle cell,SMC)的收缩活动产生血管张力,它决定循环系统血流阻力和组织血流分布。血管张力受神经、体液及各种刺激因素调节,这些调节信号经 SMC 整合后,通过调控细胞膜钙通道介导的 Ca^{2+} 内流和胞内钙库释放的 Ca^{2+},改变细胞内 Ca^{2+} 水平,调整血管平滑肌的收缩状态,使血管内径和血流阻力改变,以适应组织活动的需要。在这一过程中,细胞膜上的各种离子通道起着重要作用。由于 SMC 的肌质网不发达,平滑肌的收缩主要依赖于经由细胞膜电压门控性钙通道进入细胞内的 Ca^{2+},而作为负反馈调节器的 SMC 上的钾通道则在平滑肌舒张调节中发挥着重要作用。血管 SMC 膜上钾通道开放,K^+ 外流增加,将导致细胞膜电位超极化,关闭电压门控性钙通道,降低 Ca^{2+} 内流,使血管舒张;反之,钾通道关闭将导致细胞膜去极化,使血管收缩,因此钾通道对血管 SMC 膜电位的负反馈调控,在决定血管内径及血管张力中扮演重要角色。许多重要的心血管疾病,如高血压、冠状动脉痉挛、动脉粥样硬化、脑卒中等,血管舒缩障碍都可能与血管平滑肌上钾通道结构与功能缺陷有关。血管 SMC 上分布有多种类型的钾通道,其中大电导钙激活钾通道(large conductance Ca^{2+}-activated K^+ channel,BK_{Ca})至关重要。

一、血管平滑肌钙激活钾通道基本功能及其分子组成

(一) 血管平滑肌钙激活钾通道的分布与基本功能

钙激活钾通道(Ca^{2+}-activated K^+ channel,K_{Ca})自 1981 年发现以来,已知普遍存在于各类细胞膜上,并依电导的不同分为大电导(BK_{Ca})、中电导(IK_{Ca})、小电导(SK_{Ca})三种类型,行使着不同的功能。BK_{Ca} 是 K_{Ca} 家族的主要通道,由于它携带了 70% ~ 80% 的外向电流,因此在血管的舒张机制中起着举足轻重的作用,它的活动的减弱可加重如像血管痉挛和缺血的病理生理状态,活动的加强又可导致血管舒张,痉挛解除。BK_{Ca} 在血管 SMC 上大量分布(10 000 个/细胞),因而其电导值也大(~200ps),相对少的通道激活即可对细胞膜电位发挥较大的影响,因此在对抗血管内压升高或对血管活性物质起反应时,BK_{Ca} 是重要的缓冲机制,它被视为平滑肌上主要的调节血管张力膜蛋白。BK_{Ca} 的基本特征:①有很高的单位电导值(~200ps);②表现出明显的电压依赖性;③通道的开放概率明显依赖于细胞膜电位和胞质中的游离 Ca^{2+} 浓度;④通道活动能被 BK_{Ca} 特异性阻断剂(如IbTX)所阻断。特别值得注意的是 BK_{Ca} 在很大程度上受 Ca^{2+} 的调节,由于 Ca^{2+} 参与了细胞内许多代谢过程,凡影响 Ca^{2+} 代谢的,都影响 BK_{Ca} 的活动,这就决定了 BK_{Ca} 调控机制的复杂性和重要性。

(二) 血管平滑肌 BK_{Ca} 分子组成及胞内功能域的调控作用

BK_{Ca} 由孔道部分 α 亚单位和辅助部分 $β_1$ 亚单位构成。孔道组成部分由 4 个同源 α 亚单位聚集构成,聚集体可独自发挥通道的功能,是通道的功能亚单位。影响 Ca^{2+} 与胞内 Ca^{2+} 结合部位的作用或影响细胞膜跨膜区的电压感受器都可激活 BK_{Ca},因此 BK_{Ca} 被胞内 Ca^{2+} 激活,也被膜电位去极化激活。$β_1$ 亚单位对通道活性有两种不同的却又协同的调控效应,一是使通道对 Ca^{2+} 敏感性大大增高而增加通道的开放时程和开放概率,二是提高通道对电压的敏感性,是通道的调节亚单位。目前认为 BK_{Ca} 拥有多个胞内 Ca^{2+} 调控位点,使得 Ca^{2+} 对 BK_{Ca} 可以在一个大的浓度范围内实现准确调控,通道得以在不同的胞内 Ca^{2+} 浓度时发挥不同的作用。BK_{Ca} 在胞内有 3 个不同的 Ca^{2+} 结合位点。一个是毫摩尔级解离常数的低亲和力位点,另有两个微摩尔级解离常数的高亲和力位点。第一个被确定的高亲和力位点就是胞内 C 端富含天冬氨酸的一个区域,被称作 Ca^{2+} bowl。对 BK_{Ca} 肽链进行突变(D897-901N 或 D898A/D900A),可以获得 Ca^{2+} bowl 的突变体,突变体 Ca^{2+} 敏感性消失。第二个高亲和力位点被称作 RCK1 位点,它的功能域中的氨基酸残基与细菌钾通道和转运体的配体连接 RCK 功能域有相似的结构。对肽链进行突变产生的 D367A 突变体,可以取消通道 Ca^{2+} 敏感性。低亲和力位点(RCK2)也位于 RCK1 功能域,通过 E399N 突变可以取消通道 Ca^{2+} 敏感性。另外,RCK 功能域含有多种调控配体的结合位点,包括核苷酸和阳离子。

(三) 血管平滑肌细胞的 Ca^{2+} 火花与 BK_{Ca} 的偶联

在 SMC Ca^{2+} 可以通过从细胞膜上电压门控性钙通道(voltage dependent calcium channel,

VDCC)流入细胞或通过胞内钙库释放而传递到 Ca^{2+} 敏感效应分子。近年来,人们发现了一种新的 BK_{Ca} 动力学调控方式。即膜去极化引起细胞膜 VDCC 开放,胞外 Ca^{2+} 内流,胞质一过性 Ca^{2+} 浓度升高,会触发肌质网(SR)释放 Ca^{2+}(rynanodine 敏感的 Ca^{2+} 释放,Ca^{2+} 火花),但与膜去极化胞外内流产生的 Ca^{2+} 浓度增高不同,由 SR 上 rynanodine 敏感的通道(RyRs)产生的 Ca^{2+} 火花,导致的局部 Ca^{2+} 浓度增加并不改变全胞性 Ca^{2+} 浓度,不引起平滑肌收缩,相反,Ca^{2+} 火花可通过激活与之邻近的 BK_{Ca},产生自发性瞬时外向钾电流(spontaneous transient outward current,STOC,或称瞬时 BK_{Ca})而对抗膜电位的增加。这一发现使得传统认为的 Ca^{2+} 信号会在空间上均一升高的概念被根本改变。Ca^{2+} 火花和 STOC 相关的直接证据来自膜片钳电生理与激光共聚焦扫描实验的同步研究结果。因此,目前认为 Ca^{2+} 火花对 BK_{Ca} 活性的动力学调节是动脉张力和血压调控最重要的决定因素之一。

血管平滑肌 BK_{Ca} 与非选择性阳离子通道的偶联调控近来受到重视。有研究表明,激活一些非选择性阳离子通道,包括 TRPV4、TRPC1、ORAI 等,内流 Ca^{2+} 引起附近的 RyRs 激活,导致其释放 Ca^{2+} 而形成 Ca^{2+} 火花,局部 Ca^{2+} 火花则激活临近的 BK_{Ca} 从而引起血管舒张,这种 Ca^{2+} 火花对 BK_{Ca} 活性的动力学调节也是动脉张力和血压调控的最重要途径。

二、BK_{Ca} 在高血压时的功能异常

(一)BK_{Ca} 的 $β_1$ 亚单位与血管张力调控

BK_{Ca} 调节亚单位 $β_1$ 与功能亚单位 $α$(孔道组成部分)共同影响 BK_{Ca} 的功能,包括影响 BK_{Ca} 的 Ca^{2+} 敏感性。近年来,$β_1$ 亚单位在 Ca^{2+} 火花与 BK_{Ca} 偶联中的生理学作用受到密切关注,该作用通过 $β_1$ 亚单位缺损小鼠($β_1$ 敲除小鼠)的实验而得到揭示。与正常对照相比,当将血管 SMC 置于一定 Ca^{2+} 浓度环境(3~10μmol/L)中产生 Ca^{2+} 火花,$β_1$ 敲除动物的 BK_{Ca} 开放概率仅为原来的 1%。表明 Ca^{2+} 火花增加 BK_{Ca} 活性和调节血管内径的能力在 $β_1$ 敲除小鼠降低。同样在 $β_1$ 敲除小鼠,Ca^{2+} 火花诱导的 STOC 电流幅值是正常动物的 1/6,在对照组动物,每一次 Ca^{2+} 火花都可以引起一次 STOC 电流,而在 $β_1$ 敲除小鼠 1/3 以上的 Ca^{2+} 火花不能引起 STOC。另外,Ca^{2+} 火花与 BK_{Ca} 的偶联降低也反映在 $β_1$ 敲除动物的整体血压调节功能下降上,$β_1$ 敲除动物的平均动脉压升高,并伴血压缓慢增高,且这些动物有左室压升高。

(二)钙激活钾通道在高血压发病中的改变

病理状态下,血管出现收缩或舒张的反应能力下降都可能因为血管上 BK_{Ca} 功能缺陷、通道数量、电导和/或开放概率的变化或通道亚单位间的时空调控发生变化而引起;还可能是 SMC 的 Ca^{2+} 火花/STOC 的偶联失调导致。在血管平滑肌钾通道功能与疾病相关性的研究中,高血压是最广泛研究的一种疾病。研究发现,与正常动物相比,来自高血压动物的血管平滑肌的静息膜电位有更大的去极化,说明高血压动物的肌张力更高。在这种血管出现收缩或舒张的缓冲能力下降的可能原因中,对作为维持血管张力的 BK_{Ca} 变化已进行了许多研究。由于 $α$ 亚单位是 BK_{Ca} 的孔道组成,对 $α$ 亚单位的研究通常从 BK_{Ca} 电流及通道密度变化上反映。Yangping LIU 等用全细胞膜片钳实验证实在生理膜电位下,自发性高血压大鼠(SHR)脑动脉 BK_{Ca} 电流密度要比正常血压的大鼠高 4.7 倍,然而单通道分析显示两组 BK_{Ca} 的电导、电压及钙敏感性相似。用抗体进行 Western 分析,$α$ 亚单位在脑血管 SMC 膜相应的

125-KD 的免疫活性信号,SHR 比正常大鼠(WSK)增加 4.1 倍,提示在体血压增高诱发脑动脉血管膜上 BK$_{Ca}$ 表达增强。他们认为高血压 BK$_{Ca}$ 的上调可能作为一种适应性机制缓冲血管兴奋性,以便灵敏地调节脑动脉的静息张力。Asano M 的实验也表明 SHR 大鼠在出现高血压症状前,股动脉上的 L 型钙通道和 BK$_{Ca}$ 静息状态时的功能增强。还有证据表明,高血压中血管 SMC 的 BK$_{Ca}$ 功能增强,而当使用抗高血压药治疗后,这些改变又可以反转,因此可以认为血管平滑肌上 BK$_{Ca}$ 功能的增强是作为一种对抗血压进行性增加的保护机制,这样的负反馈机制可以帮助限制血压的升高和血管张力的过大,由此阻止血压升高诱导的血管收缩,并保证局部血流量。有关 β$_1$ 亚单位在高血压发病中重要性的研究结果一致表明,β$_1$ 亚单位功能正常与否直接关系到血管张力的调控程度。研究表明阻止编码 β$_1$ 亚单位的基因表达,将功能性地使 Ca^{2+} 火花/STOC 脱偶联,导致膜去极化、血管收缩、血压升高、左心室肥大等。对高血压大鼠模型,包括自发性高血压大鼠,或通过用血管紧张素 II 长时间灌注引起高血压的大鼠进行研究,表明都有 β$_1$ 亚单位的下调,而没有 α 亚单位的变化,并且在这些模型中,对 BK$_{Ca}$ 阻断只产生较小的血管收缩反应,说明 β$_1$ 亚单位表达下调与表现出来的功能变化有关联,并认为高血压时 β$_1$ 亚单位下调是引起血管功能失调的原因。已有实验证实 β$_1$ 亚单位基因表达的差异明显地影响心血管系统活动。Gollasch 等研究人类 β$_1$ 亚单位基因(*KCNMβ1*)编码差异与不同的血压反射功能,结果表明人体在表达 *KCNMβ1* 时表型有差异,这在高血压的形成中有重要作用。由 Fernández 等进行的基因流行病学研究,也给出了确定的结果。在人类已知 BK$_{Ca}$ 的 β$_1$ 亚单位基因图谱定位于染色体 5q34。研究表明人类野生型 β$_1$ 亚单位基因变异,即第三个外显子上的单一核苷酸被替代后形成的产物 G352A,其翻译后的突变蛋白质为 β$_1$E65K,这是一种 β$_1$ 亚单位 65 位点上的谷氨酸替换为赖氨酸的产物,此种 β$_1$ 亚单位变异体在独自或与野生型 β$_1$ 亚单位混合与 α 亚单位共同表达时能进一步增加 α 亚单位的钙和电压敏感性,并且证明变异体 β$_1$E65K 若与野生型 β$_1$ 亚单位一起表达时,β$_1$E65K 有优势作用。而人体高血压流行病学研究结果表明有 β$_1$E65K 的人群发生舒张压高的情况要少些,这表明 β$_1$E65K 使人类有了在获得这样的变异体后高血压发病率和危害性降低的可能,即变异体 β$_1$E65K 使 BK$_{Ca}$ 有了获得性功能,使血管平滑肌舒缩活动有了更有效的负反馈调节,从而更有效地对抗动脉阻力血管收缩。Yang Y 等采用全细胞、单通道膜片及巨膜片等膜片钳技术,以中国汉族人高血压和正常血压患者为研究对象,研究人体肠系膜动脉平滑肌上 BK$_{Ca}$ 的电流改变,同时采用 RT-PCR 和 Western blot 技术检测 BK$_{Ca}$ 的 α 和 β$_1$ 亚单位基因和蛋白表达的改变情况,首次证实在人体高血压时血管平滑肌细胞 BK$_{Ca}$ 活性有降低,并与通道 β$_1$ 亚单位基因和蛋白表达下调相关,这些改变至少是中国汉族人高血压动脉血管功能改变的部分原因。是否 BK$_{Ca}$ 与其他相关通道的偶联,如与 TRPV4、TRPC1、ORAI 等的偶联在高血压时有所改变有待于进一步研究。

心脏离子通道病是一类基因型和表型多样化的疾病,可由单基因单个突变或多个基因突变引起。表型和基因型并非一一对应,一部分突变基因携带者心电图可表现正常,同样的表型可由多种基因突变引起,而同一种基因的不同突变或同一突变又可导致不同的临床表型。此外,修饰基因、环境因素、心脏结构改变均参与基因型与表型间关系,而离子通道表达自身稳定性调节(正、负反馈机制)在生长过程、病理环境及药物作用下维持心肌细胞稳定电生理表型中起重要作用。随着离子通道病致病基因越来越多地被发现,一因多病、一病多因、离子通道结构-功能关系、复合离子通道的生物物理学特性、离子通道模式生物学、离子通道分子药理学等的研究正在成为新的研究生长点。

对于离子通道病的研究为揭示一些疾病的发病机制和开展早期诊断与治疗提供了基础。研究发现隐性遗传多导致离子通道功能削弱,而显性遗传既可导致离子通道功能削弱又可导致离子通道功能增强。因此,通过基因干预等方法,将合成的通道蛋白质分子接种入机体以替换有缺陷和异常的通道而达到治疗的目的,可成为离子通道病极具潜力的治疗方法。对于离子通道病的研究还有助于对某些离子通道功能的进一步认识和了解。离子通道病在某种意义上正是某一种或一类离子通道的天然病理模型,通过对其功能缺失的研究,不仅能进一步验证通道已知的功能,还能帮助发现一些尚不为人知的功能,从而更好地深入了解离子通道的功能。

人是一个复杂整体,离子通道病的研究涉及分子、细胞、整体等多个层次,上一层次是以下一层次结构为单元所组成的系统,下一层次又是上一层次的基础。只有整合所有层次的特点才能更全面具体了解系统的特点,因此整合不同层次、多学科交叉并进的思路已成为离子通道病研究的方向。

自1995年Keating研究组确定了长QT综合征与心脏离子通道基因突变有关以来,离子通道异常与心血管疾病的关系无论是在深度还是广度都取得了令人鼓舞的进展,不仅阐明了离子通道的分子结构突变可导致某种疾病,而且还明确了某些疾病可影响某种离子通道的功能与结构。进一步加强分子生物学、生物物理学、遗传学、药理学等多学科交叉深入研究离子通道的结构和功能,探讨离子通道病的基因结构和功能,加强特异性离子通道协同或拮抗药物开发和特异性离子通道亚基基因干预治疗研究,将对探讨离子通道病及与离子通道调节缺陷有关疾病的病理生理机制、早期诊断及发现特异性治疗药物或措施具有十分重要的理论和实际意义,可从根本上阐明包括离子通道在内的心律失常的发生机制,为临床药物防治提供新的理念和靶点,促进向临床医学转化,实现心律失常治疗策略的转变,大大提高预防和诊疗水平。

(曾晓荣)

参 考 文 献

[1] SCHWARTZ P J,SPAZZOLINI C,CROTTI L,et al. The Jervell and Lange-Nielsen syndrome:natural history,molecular basis,and clinical outcome. Circulation,2006,113(6):783-790.

[2] SCHWARTZ P J,CROTTI L,INSOLIA R,et al. Long-QT syndrome:from genetics to management. Circ Arrhythm Electrophysiol,2012,5(4):868-877.

[3] KAPPLINGER J D,TESTER D J,SALISBURY B A,et al. Spectrum and prevalence of mutations from the first 2 500 consecutive unrelated patients referred for the FAMILION long QT syndrome genetic test. Heart Rhythm,2009,6(4):1297-1303.

[4] VANDENBERG J I,PERRY M D,PERRIN M J,et al. hERG K(+)channels:structure,function,and clinical significance. Physiol Rev,2012,92(3):1393-1478.

[5] ZHANG X D,LIEU D K,CHIAMVIMONVAT N,et al. Small-conductance Ca^{2+}-activated K^+ channels and cardiac arrhythmias. Heart Rhythm,2015,12(8):1845-1851.

[6] JIANG Y Y,HOU H T,YANG Q,et al. Chloride Channels are Involved in the Development of Atrial Fibrillation-A Transcriptomic and proteomic Study. Sci Rep,2017,7(1):10215.

[7] ZHANG Y,LIAO J,ZHANG L,et al. BK(Ca)channel activity and vascular contractility alterations with hypertension and aging via β1 subunit promoter methylation in mesenteric arteries. Hypertens Res,2018,41(2):96-103.

［8］ NATTEL S,BURSTEIN B,DOBREV D,et al. Atrial remodeling and atrial fibrillation:mechanisms and impli-cations. Circ Arrhythm Electrophysiol,2008,1(1):62-73.

［9］ TEMPLIN C,GHADRI J R,ROUGIER J S,et al. Identification of a novel loss-of-functioncalcium channel gene mutation in short QT syndrome(SQTS6). Eur Heart J,2011,32(9):1077-1088.

［10］ KANG G,GIOVANNONE S F,LIU N,et al. Purkinje cells from RyR2 mutant mice are highly arrhythmogenic but responsiwe to targeted therapy. Circ Res,2010,107(4):512-519.

第二章

凋亡异常与心血管疾病

第一节　细胞凋亡概述

在细胞的生命周期中,死亡是不可避免而又非常重要的环节。细胞死亡可分程序性死亡和非程序性死亡两大类,前者包括细胞自噬(autography)、凋亡(apoptosis)、焦亡(pyroptosis)和坏死性凋亡,后者包括细胞坏死(necrosis)。其中细胞凋亡是由 Kerr 等于1972 年提出,其形态学上的特征表现为细胞核的浓缩、细胞膜的皱缩、染色体的断裂、胞体的缩小,继而出现凋亡小体,并最终被巨噬细胞或其他邻近细胞所吞噬。细胞凋亡涉及一系列基因的激活、表达以及多个信号通路转导的作用,为机体更好地适应生存环境而发生的程序性死亡(programmed cell death)的一种。随着细胞生物学和分子生物学的发展,科学界对细胞凋亡的各个过程有了更加深入的认识,凋亡的分子生物学机制正不断被认识,而凋亡过程的紊乱与许多临床疾病的发生有直接或间接的关系,目前正成为生物学和医学领域内的研究热点之一。

一、细胞凋亡的概念

细胞凋亡是指在一定的生理或病理条件下,受内在基因遗传机制的控制,机体为维持内环境稳定,出现的以细胞固缩为形态学改变的程序性细胞死亡形式。细胞凋亡是一种主动的过程,受相关基因的激活及表达等调控作用,使机体更好地适应生存环境而主动采取的一种死亡过程,与病理条件下自体损伤是完全不同的过程。

Apoptosis 一词由希腊词 apo(离去)和 ptose(掉落)共同组成,指的是当细胞凋亡时,出现的像花或树叶一样自然凋落的状态。Apoptosis 的概念是在 1972 年由美国病理学家 Kerr等首次提出,指出它是一种生理性的自我死亡模式。后续的研究表明,凋亡的细胞都经历过细胞形态学的变化,如细胞膜发生凹陷、皱缩,染色质变致密、断裂,后期细胞膜将细胞质包围分割而形成多个凋亡小体的泡状结构。细胞凋亡的发生发展受两类基因的调控,一类是能促进细胞凋亡的基因,如增殖抑制基因和凋亡促进基因,另一类是抑制细胞凋亡的基因,如增殖促进基因和凋亡抑制基因。这些基因的表达在细胞凋亡的整个过程中发挥着至关重要的作用。

细胞凋亡和细胞坏死、自噬、焦亡和坏死性凋亡又存在着某些不同。细胞坏死是在病理条件下而产生的被动性细胞死亡,伴随细胞膜通透性增高而致使细胞肿胀,并引起炎症反应;细胞自噬是近年生物医学领域中备受关注的研究热点,意思是"吃掉自己",指的是细胞在受到一定的刺激后吞噬自身的细胞器或细胞质,最终将吞噬物在溶酶体内降解的过程;细胞焦亡又称为细胞炎性坏死,表现为细胞不断肿胀直至细胞膜破裂,导致细胞内容物的释放并激发强烈的炎症反应,在抗击感染中发挥着重要作用;细胞坏死性凋亡是一种不同于凋亡和坏死的,由死亡受体(death receptor,DR)信号通路引发的一种非依赖 caspase 的新型细胞坏死途径。其在细胞形态学变化、是否有程序化变化、炎症反应和细胞碎片等方面的比较见表 2-1。

表 2-1　细胞凋亡与细胞坏死、自噬、焦亡、坏死性凋亡的比较

项目	凋亡	坏死	自噬	焦亡	坏死性凋亡
定义时间	1972 年	1900 年	1963 年	2001 年	2005 年
死亡方式	程序化	非程序化	程序化	程序化	程序化
形态学	细胞皱缩 分裂、形成凋亡小体 细胞核的染色质边聚 细胞膜完整 线粒体超微结构正常	细胞肿胀 细胞溶解 细胞核固缩 细胞膜早期破损 线粒体肿胀	溶酶体膜凹陷,直接吞噬细胞质、细胞器或细胞核,形成自噬体	细胞肿胀 与邻近细胞分离 细胞核浓缩 细胞膜溶解 线粒体肿胀	具有凋亡和坏死的混合特征 细胞核凝聚 细胞膜丧失 线粒体肿胀
炎症反应	没有	有	没有	有	有
细胞碎片	没有	有	没有	有	有
caspase	caspase-3、caspase-8	不依赖	不依赖	caspase-1、caspase-4、caspase-5、caspase-11	不依赖

二、细胞凋亡的研究历史

对于细胞凋亡的研究最早可追溯到 150 多年前,但是细胞凋亡作为一种有别于其他种类的细胞死亡类型,受到人们重视且其机制得到深入研究却是近 30 年的事情。从对其研究历史过程来划分,可以将其分为细胞凋亡的描述和概念形成阶段、细胞凋亡的生物化学研究阶段、细胞凋亡的分子生物学研究阶段和细胞凋亡的临床研究阶段,其实每个阶段并无严格的时间界限之分。

(一)细胞凋亡的描述和概念形成阶段

1842 年,Vogt 在研究蝌蚪发育时第一次观察到一种不同于细胞坏死的细胞死亡现象。1887 年,Flemming 再次发现该现象并将这种细胞死亡命名为染色质溶解死亡,认为其是生物体生理功能的一部分,然而当时人们并没有意识到该发现的重要性。直至 1965 年,发育生物学家 Lockshin 等在研究蛾的变态发育中观察到一种现象,即幼虫的死亡是受到发育调控的一个死亡过程,它不引起炎症,是机体维护内环境的稳定、由基因调控的细胞自动死亡过程,这是程序化细胞死亡的首次提出。细胞凋亡理论的升华是在 1971 年,当时美国病理学家 Kerr 发现与细胞坏死有着明显不同的细胞死亡现象,当时称之为"皱缩坏死"。Kerr 等首先结扎大鼠肝门脉左支,肝脏出现缺血性坏死,10 余天后肝细胞仍有坏死,但此时的肝细

胞死亡与缺血性坏死不相同,见到细胞逐渐变圆、变小,细胞膜皱缩凹陷,染色质变致密,但未见到缺血性坏死时的细胞肿胀和溶解。据此,Kerr 等科学家认为,这是一种特殊类型的细胞死亡方式。在这一阶段,对细胞凋亡的研究还处于观察和描述状态,可能由于实验条件和技术等多方面的限制,其概念没有被正式提出来。

(二) 细胞凋亡的生物化学研究阶段

1972 年,Kerr 等三位科学家在电镜下再次观察到,有些细胞死亡时,并不表现出细胞膨胀等细胞坏死的典型表现,而是出现细胞自身 DNA 断裂和核浓缩等现象。因此,Kerr 等推测,该细胞死亡机制与生理机制也不一样,因此考虑该现象为自身基因程序启动引起的主动性自身破坏过程,据此将细胞的这种死亡方式命名为“细胞凋亡”,并首次将该概念引入到生物学界。后来人们继续进行相应的研究,研究者在光学显微镜、电子显微镜下对细胞凋亡的形态学特征改变、细胞凋亡的生化改变及其机制进行了详细研究。该领域的研究主要在以下几个方面,①形态学特征的深入研究:借助光镜和电镜技术,研究表明,细胞凋亡时细胞微绒毛消失,包膜出现皱缩及胞质密度增加,而核质出现浓缩并裂解,之后细胞被分割成多个凋亡小体,其很快吸引免疫细胞,如单核巨噬细胞的靠近并吞噬凋亡小体。②染色质 DNA的裂解:研究发现,凋亡早期由于内源性核酸内切酶基因的活化和表达增高而致细胞染色质DNA 降解,其常在核小体间的连接部位上出现单链 DNA 的断裂,断裂后的 DNA 片段可被包膜所包裹。③RNA/蛋白质大分子的合成:细胞凋亡过程中基因的激活及表达可导致一系列生物大分子如 RNA/蛋白质的合成。④Ca^{2+} 浓度升高:发生凋亡的细胞中,常可检测到细胞内持续的、快速的 Ca^{2+} 浓度升高。实验证实,若抑制培养液中 Ca^{2+} 浓度的升高,则可有效抑制细胞凋亡的发生。

(三) 细胞凋亡的分子生物学研究阶段

随着分子技术水平的发展,细胞凋亡研究也进入到了分子水平。1987 年 Fesus 等首先利用分子生物学技术研究表明,谷氨酰转肽酶的基因表达在细胞凋亡过程中发挥着非常重要的作用,后续其他研究也进一步证实细胞凋亡是一种基因调控的细胞自主性死亡过程。该阶段的研究主要集中在细胞凋亡的相关基因及其调控中。

细胞凋亡的调控涉及许多基因,其中包括一些与细胞增殖有关的抑癌基因和原癌基因,如 p53、Bcl-2 及同源基因,caspase 家族相关基因,c-myc,Fas/Apo-1 等。p53 基因可促进细胞周期蛋白依赖激酶相互作用蛋白 1(CDK-interacting protein 1,Cip1)基因编码的 21kDa 蛋白表达,从而抑制细胞周期蛋白依赖性蛋白激酶 2(cyclin-dependent protein kinases 2,CDK2)的表达,导致细胞不能进入 DNA 合成期,停滞于 G1 期,从而诱导细胞凋亡。因此,p53 是典型的肿瘤抑制基因。Bcl-2 基因是细胞凋亡研究中重要的癌基因之一,其表达的 Bcl-2 蛋白与线虫的 Ced-9 基因表达的 Ced-9 分子在结构上有同源性,具有抗凋亡作用,其高表达可抑制细胞凋亡。caspase 属于可引起细胞凋亡的半胱氨酸蛋白酶,一旦被激活,其能将细胞内的蛋白质降解,使细胞不可逆地走向死亡,如家族中的 caspase-3、caspase-6、caspase-7。大量的研究表明,与细胞凋亡有关的基因不限于上面所列,大量新的基因正被不断发现。

(四) 细胞凋亡的临床研究阶段

细胞凋亡是一种正常的生理活动,但是凋亡过多或过少都可引起疾病。因此,对细胞凋亡的深入研究,有利于阐明疾病发病机制,并制订新的疾病治疗措施。例如,对病毒感染或变异的细胞,可通过诱导细胞的凋亡来得以清除;而对于与细胞凋亡有关的疾病,如神经系统退行性疾病,可通过干预或抑制细胞凋亡来抑制或治疗疾病。从 20 世纪 90 年代中期到现在,细胞凋亡的临床研究取得了举世瞩目的成就,并大大促进临床医学的发展。

临床研究方面主要分为以下两个方面,①凋亡不足相关疾病研究:凋亡的紊乱与临床肿瘤的发生和发展关系尤为密切,临床肿瘤的发生就是变异细胞的快速过度生长,细胞生长与凋亡失去原有的平衡,其发病的主要原因是生长基因激活过表达而抑制基因失活。对肿瘤研究发现,凋亡抑制基因 *Bcl-2* 过度表达,而促凋亡的 *p53* 基因突变或缺失,均可促使肿瘤的发生。因此,许多抗肿瘤的药物都通过启动细胞凋亡来发挥临床疗效。另外,细胞凋亡在自身免疫性疾病的发病中也发挥着重要的作用,研究表明,红斑狼疮疾病过程中 Fas 及 Fas 配体表达升高,导致淋巴细胞正常凋亡过程受到抑制。②凋亡过度所致疾病研究:因各种因素导致的细胞凋亡信号转导增强,造成细胞死亡而影响正常的机体功能,在临床疾病中有很好的体现。如阿尔茨海默病中,因与 β 淀粉样蛋白合成有关基因表达升高,大量 β 淀粉样蛋白沉积于神经元,促使细胞因子和炎性介质释放而导致细胞凋亡的发生。另外,在心血管疾病中,如心肌梗死患者,因心肌持续缺血缺氧,心肌中抗凋亡基因 *Bcl-2* 的表达降低,最终引起细胞凋亡和坏死。另外,在充血性心力衰竭发病过程中,Fas 表达增多,因心肌凋亡细胞比增生细胞数量大得多,最终导致心肌细胞大量丢失而影响心脏功能。

三、细胞凋亡与现代生物医学

细胞凋亡理论的形成离不开现代生物医学学科,如生命科学、生物学和医学理论和技术的发展和推动,它们都为细胞凋亡概念形成和理论体系的建立提供了全新的认识视角。而对细胞凋亡的深入研究也同时为其他学科发展注入了新的活力,特别是从细胞凋亡的角度重新认识临床疾病的发病机制,为临床疾病的治疗提供新的视野并取得了较好的临床疗效。下面以细胞凋亡与免疫学及现代临床医学为例做阐述。

细胞凋亡和既古老又新兴的免疫学有着非常密切的关系。例如,在胸腺 T 细胞的发育过程中,都会经历阳性和阴性选择的过程,都伴随有细胞凋亡。阳性选择针对 T 细胞表面的 T 细胞抗原受体(T cell receptor,TCR)与抗原肽-MHC 分子复合物结合能力的筛选过程,表面 TCR 未能与抗原肽-MHC 分子复合物有效结合的双阳性细胞会在胸腺皮质中发生凋亡。在经历了阳性选择后,T 细胞还将经历阴性选择,T 细胞表面的 TCR 会与胸腺髓质上皮细胞上的自身抗原肽-MHC 分子复合物相互作用,如果表达的 TCR 与自身抗原肽-MHC 分子复合物以过高亲和力结合,则 T 细胞会被诱导凋亡。阴性选择的意义在于保证进入外周的 T 细胞不含针对自身抗原成分的 T 细胞,此中枢免疫耐受对机体有着重要的意义。活化诱导的细胞凋亡是 T 细胞凋亡的另一个例子,在这个过程中,机体为了阻止免疫应答的持续发展而损害机体,而通过诱导细胞死亡的方式来控制激活的 T 细胞。研究表明,Fas-FasL 信号通路在活化诱导的细胞凋亡过程中发挥着非常重要的作用。

细胞凋亡和现代临床医学也有着密切的关系,在众多临床疾病的发病过程中发挥重要作用,以细胞凋亡调控作为临床治疗靶点的新疗法引起了国内外科研工作者的高度重视,取得了显著效果。如果从细胞凋亡理论的角度来解释,肿瘤的发生与细胞凋亡的过程受到明显的抑制,从而使肿瘤细胞过度生长,而凋亡减少。因此,在肿瘤的诊治中重新构建肿瘤细胞的细胞凋亡信号通路,同时抑制肿瘤细胞的原癌基因,并激活死亡基因成为重要策略选择。近年来,基于此设计思路的临床新药研究也取得了较大的突破。自身免疫性疾病的发生是由自身反应性的 T、B 细胞攻击自身细胞组织而产生。其发病可从细胞凋亡的角度予以阐释,一般认为是具有自身反应性的细胞凋亡受限所致,研究表明,*Fas/Apo-1* 基因表达异常造成细胞凋亡的抑制,从而促使自身免疫性疾病的发生。

第二节 细胞凋亡与动脉粥样硬化

动脉粥样硬化(atherosclerosis)是一种慢性的、渐进性发展的以动脉血管壁病变为主的血管炎症性病变,它是冠心病、脑梗死、外周血管病的主要发病原因。脂质代谢障碍为动脉粥样硬化病变基础,其特点为受累的血管内膜脂质和复合糖类沉积、免疫细胞的集聚和管腔的增厚。研究表明细胞凋亡伴随着整个动脉粥样硬化的进程,巨噬细胞、平滑肌细胞和内皮细胞的凋亡占据着主导地位。

一、巨噬细胞凋亡与动脉粥样硬化

在动脉粥样硬化的早期,血管内皮细胞的通透性增强,大量低密度脂蛋白通过内皮细胞层并集聚于血管的内膜,受到刺激的内皮细胞表达血管细胞黏附分子 1(vascular cell adhesion molecule-1, VCAM-1),在此黏附分子和单核细胞趋化蛋白 1(monocyte chemotactic protein-1,MCP-1)的作用下,血液中的单核细胞进入血管内膜。同时在巨噬细胞集落刺激因子(macrophage colony stimulating factor,M-CSF)和其他细胞分化因子的作用下,进入内膜的单核细胞可分化成巨噬细胞,并上调 Toll 样受体(Toll-like receptor, TLR)及清道夫受体(scavenger receptor,SR)。巨噬细胞通过 SR 吞噬氧化低密度脂蛋白(oxidized low density lipoprotein,ox-LDL)并变为泡沫细胞——动脉粥样硬化形成过程中的标志性病理成分。泡沫细胞在内膜中可分泌促炎因子、活性氧(reactive oxygen species,ROS)等,可促进斑块内局部的炎症反应,加速斑块的形成。在动脉粥样硬化形成过程中,斑块的肩部纤维帽薄弱,含有大量的凋亡残体,凋亡的巨噬细胞和淋巴细胞均可激活巨噬细胞,使其活化而分泌炎症因子。动脉粥样硬化斑块以脂质的浸润,T 细胞、巨噬细胞为代表的免疫细胞的参与并集聚在动脉壁为特征。免疫细胞迁移至动脉损伤部位的程度由血液中单核细胞的黏附集聚、巨噬细胞和T 细胞的斑块内参与,以及处于动脉壁内这些免疫细胞增殖、存活和凋亡之间的平衡所决定,因此,免疫细胞特别是巨噬细胞在动脉粥样硬化发展过程中发挥着促进斑块形成、纤维帽变薄弱,同时导致炎症反应增加和斑块内血管平滑肌细胞、白细胞等凋亡信号增强的作用。在斑块内,巨噬细胞可分泌转化生长因子 β(transforming growth factor-β,TGF-β),在炎症部位可抑制巨噬细胞的活性,因而发挥调节动脉粥样硬化进程的作用。临床上,动脉粥样硬化患者血清中及斑块 TGF-β1 表达量升高有利于减少冠心病的发生。在动脉粥样硬化斑块内,由巨噬细胞产生的泡沫细胞可分泌基质金属蛋白酶 9(matrix metalloproteinase-9,MMP-9),促进细胞外基质降解,使斑块纤维帽变得薄弱而易于破裂。因此,对从巨噬细胞到泡沫细胞参与动脉粥样硬化病理进程的多个环节的调控,已成为临床防治动脉粥样硬化的一个重要干预策略。

二、内皮细胞凋亡与动脉粥样硬化

血管内膜层表面覆盖了一薄层内皮细胞,内皮细胞代谢活跃,它们紧密连接形成一道屏障,阻挡管腔内的血液并限制大分子物质从循环系统进入内皮下间隙。当血液通过树状结构的血管网时,会遇到正常内皮产生的抗凝血因子,防止血液凝固,但在应激状态下内皮组织可产生促血栓形成因子。另外,内皮细胞也可调节免疫反应,在缺乏病理刺激时,内皮细胞层可抗白细胞黏附,进而阻止局部炎症的发生。然而,在病理情况下血管内皮细胞发生凋亡,其数量减少使内膜的完整性减低,并使血管内膜通透性增强,可引起脂质沉积,大量免疫细胞浸润进入内膜,如 T 细胞及单核细胞,进一步促进内膜的炎症反应。因此,内皮细胞的凋亡是发生动脉粥样硬化的早期事件。研究表明,内皮细胞凋亡活跃区域恰好是动脉粥样硬化的易发区域,且该区域内皮细胞增殖也随之增加,血管舒张收缩功能调节失调,血液凝固性发生异常,进而促进动脉粥样硬化的发生。实验表明,内皮细胞可以分泌肿瘤坏死因子(tumor necrosis factor,TNF),该因子可抑制血管内皮细胞增殖,促进凋亡,并可引起免疫细胞在内皮细胞表面的黏附,诱导 VCAM-1 高表达。因此,TNF 可促进动脉粥样硬化的发生发展。另一项研究显示,血管紧张素Ⅱ(angiotensin Ⅱ,AngⅡ)与血管内皮细胞体外共培养,可降低后者的增殖,增加内皮细胞的凋亡。在动脉粥样硬化的后期,AngⅡ还可促进斑块的破裂,形成高凝血栓,并增加动脉粥样硬化的并发症。ox-LDL 在血管内皮细胞的凋亡中也发挥着重要的作用,研究表明,ox-LDL 可使血管内皮细胞对 Fas 调节的凋亡通路敏感性增加,刺激内皮细胞的凋亡并抑制其增殖,这与共培养后血管内皮细胞高表达 caspase-2、caspase-3、caspase-6、caspase-8,降低 Bcl-2 表达有关。此外,ox-LDL 还可增加细胞膜的离子通透性,如对钙通透性增加,引起钙超载而损伤血管内皮细胞。

三、平滑肌细胞凋亡与动脉粥样硬化

血管平滑肌细胞是组成血管壁中层的主要细胞,它通过收缩和舒张调节管腔的大小,进而维持合适的血管压力,对维持血管的功能起着非常重要的作用。另外,血管平滑肌细胞还具有其他重要功能,如在一些生理或血管损伤情况下,血管平滑肌细胞合成大量细胞外基质成分来增加其增殖和迁移功能,此过程在血管重塑过程中发挥着重要的作用。根据形态和功能来分,平滑肌细胞分为收缩型和合成型平滑肌细胞两类,前者呈细长梭形,具有收缩和舒张功能;后者呈现扁圆菱形,细胞内大量的细胞器参与蛋白质的合成,并具有较强的生长和迁移能力。常用的平滑肌细胞标志性检测蛋白有:平滑肌肌动蛋白(smooth muscle actin,SMA)、平滑肌肌球蛋白重链(smooth muscle myosin heavy chain,SM-MHC)、平滑肌 22α(α-smooth muscle 22,SM22)、平滑肌细胞分化特异性抗原 Smoothelin A/B,细胞视黄醇结合蛋白 1(cellular retinol binding protein-1,CRBP-1)等。SM-MHC 和 Smoothelin 是目前已知的合成型平滑肌细胞特异性蛋白标志物,两者都不在动脉损伤过程中形成的心肌成纤维细胞上表达,且 SM-MHC 又是胚胎期平滑肌细胞特异性标志物。

在动脉粥样硬化病变过程早期,脂质的浸润及免疫细胞的集聚可刺激中膜平滑肌细胞的增殖和迁移,而在病变的晚期,中膜平滑肌细胞出现大量的细胞凋亡。平滑肌细胞凋亡失控或凋亡小体的生成过多与动脉粥样硬化的发生发展有着密切的关系。体外培养实验表明,正常的血管平滑肌细胞发生凋亡的概率比较低,但在动脉粥样硬化病变中血管平滑肌细胞的凋亡率大大提高,揭示了平滑肌细胞凋亡的斑块内易感性。研究已经证实,在动脉粥样硬化的整个过程中平滑肌细胞都发生凋亡,动脉粥样硬化早期平滑肌细胞增殖占优势,其凋亡相对较少,而后期斑块内的平滑肌细胞凋亡显著增加,致使斑块容易发生破裂并引发急性心血管事件。Graebner 等在研究老年的 ApoE$^{-/-}$ 小鼠动脉时发现,中膜平滑肌细胞出现大面积的凋亡,其中膜的边沿呈现出不规则的形状,并有免疫细胞的侵蚀,而低龄小鼠中膜平滑肌层不出现此表型。

四、血管细胞凋亡的基因调控

基因编码调控参与了血管细胞凋亡的过程,许多家族成员在其中发挥着重要影响。已经证实,*Bcl-xL*、*Bcl-2* 为抗凋亡基因,而 *Bax*、*p53*、*Fas*、*Bcl-xS* 为促凋亡基因。干预抗凋亡基因 *Bcl-xL* 在血管内膜的表达,可使内膜细胞选择性发生凋亡,减少血管内膜厚度。编码核酶的腺病毒作用于 Bcl-2 mRNA,可使其表达降低,促使血管内皮细胞发生凋亡。凋亡率高的动脉粥样硬化斑块内大量表达 Bax 蛋白,Bax 可能参与了内膜血管平滑肌细胞的凋亡。P53 可通过正向调控 Bax 和负向调控 Bcl-2 的表达,同时增加细胞表面的 Fas 配体表达来发挥其促进细胞凋亡的作用。P53 缺失的小鼠动脉粥样硬化斑块扩大,这与 P53 促凋亡作用的缺失,致使血管细胞增殖而导致动脉粥样硬化病变的扩展有关。Bcl-2 蛋白可与其他蛋白结合,发挥出不同的效应,如 Bad 可与 Bcl-xL、Bcl-2 形成异构体而促进凋亡,Bax 与 Bcl-xL 或 Bcl-2 结合形成异源双体而促进凋亡。但是,当 Bcl-xL 或 Bcl-2 过量存在时,可阻止 Bax 同源双体的形成而抑制凋亡,或者其与 Bcl-xL 或 Bcl-2 形成异源双体而抑制凋亡的发生与发展。所以,内源性 Bcl-2 和 Bcl-xL 的水平调控着血管平滑肌细胞的成活,而可引起两者表达改变的外界刺激都可影响血管壁平滑肌细胞的存活。Fas 和 FasL 都存在于血管壁上,其信号通路介导着细胞凋亡的过程,可下调炎症反应。Fas 广泛表达于细胞上,而其配体主要表达在炎症细胞表面,如 T 细胞和巨噬细胞。Fas 受体与配体结合后,可引起细胞内 Ca^{2+} 浓度升高,进一步介导 DNA 降解和细胞凋亡的发生。研究显示,血管平滑肌细胞表达 Fas 而免疫细胞表达 FasL,其信号通路可致使不稳定斑块的破裂。

第三节　细胞凋亡与缺血性心肌病

1772 年英国 William Heberden 医师报道了 1 例患者行走时出现胸前不适的症状,将其命名为"心绞痛",发现这种不适症状在休息后症状瞬间消失,再次活动后会复发。这可能是缺血性心肌病的最早报道。缺血性心肌病缘于心肌供氧和耗氧失衡,导致心肌细胞缺氧和代谢物集聚,引起心前区疼痛不适等或轻或重的临床症状,有的不伴有临床症状。在缺血性心肌病的发病过程中常伴有心肌细胞的凋亡,这是多种心血管疾病发病的基础。抑制心肌细胞凋亡可发挥心脏保护作用,并可能逆转早期的心血管疾病。

一、心肌的供、需、耗氧决定因素

生理情况下,心肌耗氧和冠状动脉的供血存在着一定的平衡,运动或其他因素可致心脏代谢增加,心肌细胞供氧也随之增加,以满足机体的需求。以下将从心肌供氧和心肌耗氧两方面阐述其决定因素。

(一) 心肌供氧

心肌供氧由血液的携氧能力和冠状动脉的血流量两者决定,前者的决定因素在于血液中血红蛋白的量及其氧合状态。生理状态下,血液的携氧能力是相对恒定的,但在病理状态下,如贫血或肺部疾病时,冠状动脉血流则发生较大变化,可直接影响供氧和代谢需求之间的动态平衡,因此血流量的改变在此动态平衡中扮演着重要角色。冠状动脉因其所处位置的特殊性,在心肌的供氧中发挥重要作用。不同于其他动脉系统的最大血流量发生在收缩期,冠状动脉血液灌注的高峰发生于舒张期。若主动脉舒张压下降,则可直接影响冠状动脉灌注压,引起心肌供血供氧减少。

冠状动脉血管的阻力是影响其动脉血流的一个主要因素。其调控可通过非冠状动脉的外源性压力和冠状动脉的内源性压力来实现。外源性压力的产生是由于心肌收缩时,冠状动脉壁受到心肌的压迫,其压迫的强度与心肌压力呈正相关,心内膜下心肌受到的压力比心外膜下受到的压力更大,因此临床上心内膜下心肌发生缺血性损伤的概率高于心外膜下发生的概率。而冠状动脉内源性压力的调节主要受以下几个方面的影响,①代谢因素:局部的代谢产物可通过不同的方式影响冠状动脉的张力,进而调节心肌的氧供。在缺氧的情况下,线粒体的有氧代谢和氧化磷酸化过程受到抑制,三磷酸腺苷合成受到抑制,因此二磷酸腺苷及一磷酸腺苷集聚并随后分解成腺苷。腺苷可通过与血管平滑肌细胞的受体结合而减少 Ca^{2+} 内流,引起血管平滑肌细胞舒张,从而起到扩张血管、增加冠状动脉血流的作用。②内皮因子:血管内皮细胞可产生多种扩张或收缩血管的因子,如血管内皮细胞释放一氧化氮(NO),引起胞质中的 Ca^{2+} 外流,使细胞内游离的 Ca^{2+} 减少,抑制钙调蛋白介导的肌球蛋白轻链磷酸化,使肌球蛋白与肌动蛋白的结合发生抑制,从而发挥舒张血管的作用。发挥舒张血管作用的内皮因子还包括前列环素、内皮细胞衍生超极化物。而具有收缩血管功能的内皮因子包括内皮素 1(endothelin-1, ET-1)和尾升压素Ⅱ(urotensin-Ⅱ, UT-Ⅱ)等因子,特别是 ET-1 可与组织中相应的受体结合,激活第二信使 cGMP,从而继发三磷酸肌醇水平增高并诱导细胞内 Ca^{2+} 浓度增高,从而发挥着收缩血管的作用。③神经因素:交感和副交感神经也参与到血管的收缩与舒张,尤以交感神经作用最大,如冠状动脉含有 α 肾上腺素受体与 α、β2 肾上腺素受体,刺激前者则会引起血管收缩,而刺激后者则可引起血管舒张。

(二)心肌耗氧

心肌氧耗量由多种因素决定,主要决定因素包括心室壁张力、心率、心肌收缩力。

1. 心室壁张力　心室壁张力是指向心肌纤维细胞的一种切线力,是心室壁被拉伸所产生的回缩力。该张力与心室收缩压成正比,当收缩压增加时,心室壁张力和心肌耗氧量就增加。另外,心室壁张力也与心室半径成正比,与心室厚度成反比,心室充盈状态时,其心室壁张力与氧耗量增加。与正常心肌厚度的心肌相比,肥厚的心室壁张力每单位组织的耗氧量较小。

2. 心率　心率加快时,每分钟心肌收缩频率增加,能量消耗随之增加,耗氧量也因而上升,相反,心率减慢时,耗氧量就会下降。

3. 心肌收缩力　一些使心肌收缩力增加的因素如儿茶酚胺等正性肌力药物,都可直接增加心肌收缩力,增加心肌耗氧量。

二、缺血性心肌病的病理生理学

研究表明,造成心肌缺血的主要原因在于动脉粥样硬化斑块所致的血管狭窄与内皮细胞功能障碍导致的血管张力异常。

(一)血管狭窄

支配心肌的冠状动脉由近端的大血管和位于远端的阻力血管构成,研究表明,位于近端的大血管容易发生动脉粥样硬化,使血管变狭窄,而远端血管不易产生限制血流的斑块,并且可以调整血管的紧张度以适应机体需求。这些位于远端的阻力血管可作为一个血液储备库,机体运动量较大时,其血管内径增加进而供血供氧增加。冠状动脉的狭窄程度和远端阻力血管的代偿扩张能力决定着冠状动脉狭窄的血流动力学。如果狭窄程度小于管腔的 70%

时,血供可通过血流的加速以及储备和阻力血管的扩张来代偿,若狭窄程度大于70%时,休息时血液的供应尚够,而当运动量增加等一些因素所致的耗氧量增加时,冠状动脉血流储备会显得不足,供氧量将不足以满足耗氧量,将发生心肌缺血。当狭窄程度达到90%时,即使在静息状态下冠状动脉血流量仍不足,心肌缺血可随时发生。

(二)血管张力异常

除了上述血管狭窄以外,内皮细胞功能障碍是另一个引起心肌缺血的重要因素,主要由冠状动脉不适时收缩和抗血栓形成特性的丧失所致。正常情况下血管的收缩/舒张由扩血管物质(如NO)及缩血管物质(如α-肾上腺素)所控制,因两者分泌量的不同而产生不同的血管效应。生理情况下,NO等舒血管物质的血管扩张作用超过儿茶酚胺等缩血管物质的血管收缩作用,因此血管扩张。而当内皮细胞功能障碍时,内皮细胞的扩血管物质分泌减少,儿茶酚胺等缩血管物质的作用相对占优势,出现缩血管效应。研究表明,具有冠心病相关危险因素的患者,在动脉粥样硬化斑块形成之前,即可出现与内皮细胞相关的血管舒张功能受损。在动脉粥样硬化过程中,血管收缩可造成严重的临床病理及症状的出现,如冠状动脉粥样硬化斑块破裂或侵袭,继发完全性或不完全闭塞性血栓形成的一组临床综合征,称为急性冠状动脉综合征。正常情况下,血凝块形成中血小板集聚所产生的产物,如5-羟色胺,可促进内皮细胞释放NO,从而引起血管的舒张。然而,当内皮细胞功能障碍时,血小板产物的直接缩血管作用占主导位置,使血管收缩,加重病情的发展。

另外,其他情况也可引起心肌缺血,包括由于血容量不足或休克时低血压引起的灌注压减少、贫血及缺氧所致的血液携氧能力的下降等,都是非冠状动脉粥样硬化心脏病所引起的心肌缺血,在临床上也是比较常见的。

三、心肌细胞凋亡途径

通常认为心肌细胞是不可再生的终末分化细胞,若发生心肌细胞的坏死或凋亡,心肌细胞的自律性、兴奋性及传导性将会受到抑制,最终会影响心脏的生理功能,导致心脏的泵血功能丧失。研究表明,半胱氨酸蛋白酶家族细胞凋亡蛋白酶(caspase)是启动凋亡程序的重要关键蛋白酶,在正常情况下,其处于无活性的沉默状态,凋亡刺激相应的基因启动并转录成凋亡信号,对下游蛋白的分解、激活和合成发挥着重要的作用。细胞凋亡是个复杂的过程,受机体多基因的严格调控,以维持机体的自稳态。在心肌细胞的凋亡过程中,主要有四种蛋白质分子发挥重要作用:caspase、Bcl-2、凋亡抑制蛋白和衔接蛋白。

(一)caspase

caspase属于半胱氨酸蛋白酶,能够对其下游蛋白质天冬氨酸残基上的肽键进行特异性的切割。该酶受到激活后可以引发下游相关蛋白质的裂解,因此在细胞凋亡过程中起着关键性的作用。根据其在凋亡过程中发挥作用的不同,该酶可分为起始凋亡蛋白酶和效应凋亡蛋白酶两类。前者包括caspase-2、caspase-8、caspase-9、caspase-10,它们以无活性的单链酶原的形式存在于细胞内部,在相关因子的持续作用下,caspase酶原亚基结合部位受到酶的切割,形成二聚体,该二聚体再进一步整合,从而形成caspase的活性位点、具有蛋白酶活性。而效应凋亡蛋白酶包括caspase-3、caspase-6、caspase-7,该蛋白酶通常在受到起始凋亡蛋白酶的切割后才会被完全激活,活化后的效应凋亡蛋白酶可通过对维持细胞结构及生命活动所需的蛋白进行裂解,从而导致细胞结构的破坏及DNA损伤断裂,最终使细胞出现死亡。在其成员中,与心血管疾病中的心肌细胞凋亡关系较为密切的caspase-3属于秀丽隐杆线虫细胞死亡基因 3(CED3)蛋白家族,其处于 caspase 级联反应的下游,是在细胞凋亡的过程中发挥重要作用的蛋白,与染色质的结构变异、蛋白共轭键的解离及细胞核膜蛋白的分解等关系密切。

(二) Bcl-2

细胞线粒体途径的凋亡在复杂的细胞凋亡过程中发挥着重要的作用,在此过程中,细胞色素 c 首先需要由线粒体释放到胞质中,而在线粒体的膜上形成允许细胞色素 c 自由通过的通道,即线粒体外膜透化(mitochondrial outer membrane permeabilization,MOMP)。Bcl-2 基因是一种癌基因,具有抑制凋亡的作用。研究显示,Bcl-2 在 MOMP 过程中发挥着重要的调控作用。在 Bcl-2 家族成员中,有一个或多个 Bcl-2 同源结构域:BH 结构域。根据 Bcl-2 家族各个分子结构和功能的不同,其家族成员可分为 3 组。第一组成员包括 Mcl-1、Bcl-xL、Bcl-2 等具有抗细胞凋亡效应的分子,研究显示这些分子通过抑制促凋亡蛋白 Bax 和 Bak 对线粒体膜的透化作用来阻滞细胞的凋亡;第二组成员包括 Bax 和 Bak 促凋亡的蛋白质分子,它们可促进蛋白质,如细胞色素 c 穿过线粒体膜进入胞质中,从而激活胞质内的凋亡蛋白酶激活因子 1(apoptotic protease activating factor-1,Apaf-1),为起始凋亡蛋白酶原提供结合位点,激发后续细胞凋亡的级联反应,最终引起细胞凋亡;第三组成员包括 Bid、Bim 和 Bad 等蛋白质分子,这些蛋白通过直接结合并激活 Bax 或 Bak,促进 MOMP 的进程,同时还可以抑制第一组 Bcl-2 蛋白的作用,最终促进细胞凋亡的发生。

(三) 凋亡抑制蛋白

研究显示,凋亡抑制蛋白(inhibitor of apoptosis protein,IAP)是一类高度保守的内源性抗细胞凋亡因子家族,其能够与 caspase 或其他参与细胞凋亡过程的蛋白质分子结合,抑制 caspase 活性并促进其降解,从而对细胞凋亡过程进行有效调控的蛋白质分子家族。Roy 和其同事于 1995 年从脊髓性肌萎缩症的研究中发现神经元性凋亡抑制蛋白(neuronal apoptosis inhibitor protein,NAIP)。除此之外,目前已经发现的 IAP 成员还包括 X 连锁凋亡抑制蛋白(X-linked inhibitor of apoptosis protein,XIAP)、c-IAP1、c-IAP2 和黑色素细胞凋亡抑制蛋白(melanoma-IAP,ML-IAP/livin)等 8 个 IAP 成员。IAP 通过 BIR 结构域与 caspase 的 IBM 结构域结合,从而发挥抑制 caspase-3、caspase-7、caspase-9 的催化活性,阻滞细胞的凋亡进程。另外,受 IAP 调控的下游蛋白还包括 Smac/DIABLO 分子氨基端存在着与 IAP 结合的模块,IAP 可以通过 BIR 相关序列与靶蛋白的 IBM 相结合,从而抑制这些蛋白的相关催化活性,然而研究显示不同的 BIR 结构域产生的蛋白抑制效应具有一定的选择性。新近研究还表明,IAP 可导致肿瘤坏死因子(TNF)信号途径中的受体相互作用蛋白 1(RIP1)发生泛素化,泛素化后的 RIP1 可通过抑制 TNF-TNFR1-TRADD 复合物与 caspase-8 的结合,从而发挥抑制细胞外部凋亡的途径。在 IAP 对细胞凋亡的调控中,Smac 可通过与 IAP 相互作用影响 IAP 对细胞凋亡的抑制作用。

(四) 衔接蛋白

衔接蛋白(adapter protein,AP),以胞膜结合蛋白和胞质蛋白两种形式参与相关信号转导过程中蛋白质之间的反应。在凋亡过程中,AP 可以作为凋亡刺激因子和 caspase 之间的信号转导媒介,AP 的氨基端其中一段结构与 caspase 分子结构存在一段同源的结构域。AP 可参与细胞线粒体凋亡途径过程中相关蛋白的活动,如 Apaf-1、RIP-相关死亡结构域相关蛋白(RIP-associated ICH1/CED3-homologous protein with death domain,RAIDD)、外部凋亡途径的 Fas 相关死亡结构域蛋白(Fas-associated death domain,FADD)及肿瘤坏死因子受体 1 相关死亡蛋白（TNFR1-associated death domain，TRADD）等。在细胞受到凋亡刺激因素信号作用下，AP 发生蛋白集聚和构象变化，从而为起始凋亡蛋白酶发挥作用提供结合点，从而使 caspase 发生寡聚化的改变并被激活，最后阶段形成由凋亡刺激因子-AP-活化的起始 caspase 组成的蛋白复合物，而形成的蛋白复合物具备裂解 caspase 的活性，诱发下游酶反应，进而出现细胞凋亡。

四、心肌细胞凋亡与缺血-再灌注

研究显示，心肌缺血-再灌注的过程中可造成心肌细胞的凋亡，而心肌细胞凋亡是心肌缺血-再灌注损伤的表现形式之一，心肌细胞凋亡的数目多少决定了缺血-再灌注损伤的严重程度。大鼠离体缺血-再灌注心脏模型证实，若对缺血 15min 的心肌进行再灌注 90min 及 120min 后，检测到心肌细胞凋亡的出现，且随着心肌缺血与心肌再灌注时间的延长而明显增加。出现该现象的原因，可能是在再灌注的过程中，氧自由基的产生明显增多，同时心肌细胞内 Ca^{2+} 增加，因而推动了缺血心肌细胞发生凋亡。

（一）线粒体与心肌细胞凋亡

1. 活性氧及 mPTP 开放与心肌缺血-再灌注　ROS 是需氧细胞在代谢过程中产生的，是许多生化反应的调节剂，研究表明，适度水平的 ROS 在机体细胞代谢过程中发挥着重要的作用。在氧化应激的状态下，抗氧化是机体清除氧自由基造成损害的主要方式之一。缺血-再灌注发生时，随着冠状动脉血流迅速恢复，氧气供应量也迅速增加，对机体造成一次强的氧化应激损伤过程，线粒体会生成大量的 ROS 而导致线粒体通透转换孔（mitochondrial permeablity transition pore，mPTP）的开放。mPTP 的大量开放可使线粒体上膜电位丧失，并使细胞内容物如细胞色素 c 的大量释放，从而激活细胞凋亡的级联程序，最终细胞将进入不可逆的凋亡过程，从而形成恶性循环。

2. 线粒体分裂与细胞凋亡　线粒体随着机体环境的变化而出现不同的动态变化，如在应激状态下，线粒体的分裂比率增加。有报道认为，Dpr-1 在凋亡早期与促凋亡蛋白 Bax 结合，负性结构域可抑制线粒体分裂和细胞凋亡。新近研究揭示，线粒体分裂增加在心肌缺血-再灌注损伤过程中起着重要的作用，Dpr-1 抑制剂可减少缺血-再灌注损伤。另有研究显示，HL-1 在心脏细胞中通过增强与线粒体的融合或通过 Dpr-1 的负性结构域来抑制线粒体分裂而发挥保护模拟的心肌缺血-再灌注介导的细胞凋亡。因此，维持和保存心肌细胞线粒体功能在干预心肌梗死后心肌细胞死亡过程中具有重要的临床意义，也是心肌梗死治疗的新思路。

（二）离子通道与心肌细胞凋亡

1. 钙超载与心肌细胞凋亡　在一些有害因素的作用下，Ca^{2+} 在细胞内分布紊乱，导致细胞内 Ca^{2+} 浓度升高，即为钙超载。研究显示，钙超载是心肌缺血-再灌注条件下心肌细胞发生凋亡的主要原因之一。缺血心肌再灌注后，血供恢复，心肌细胞内 Ca^{2+} 含量显著提高，可引起细胞膜的损伤，细胞膜通透性会明显增加，进而引起 Ca^{2+} 的内流，导致钙超载。钙超载发生后可进一步激活 Ca^{2+} 依赖性的蛋白酶，并催化黄嘌呤脱氧酶转化成为黄嘌呤氧化酶，而氧化应激条件可促进黄嘌呤分解成为尿酸，并形成大量的 ROS。因此，钙超载和 ROS 在心肌缺血-再灌注损伤过程中互为因果关系，共同造成心肌细胞凋亡。

2. 氯通道与心肌细胞凋亡　氯通道是机体内含量最多、最具有生理意义的氯离子的主要转运通道。氯通道存在于心脏各类细胞膜上，在维系心肌细胞功能方面发挥着重要的作用。然而,在凋亡发生的过程中,细胞内增加的氯电流可促使细胞形态及细胞稳定性变差,造成代谢物质生成紊乱,线粒体上的电子链完整性缺失,最终细胞发生皱缩,凋亡加速。Okada 及其同事进行的电生理实验研究显示,在细胞体积变小时,膜片钳可检测到外向性氯电流,而阻断氯通道可使内质网中的应激蛋白及细胞凋亡明显减少。另一项研究也证实,通过经典的线粒体诱导剂的方法开展的细胞凋亡实验中,检测氯电流明显上升,并出现caspase-3 蛋白酶活化的增加,从而验证了氯通道变化在凋亡发生过程中的重要角色。因此,在临床工作中,应用氯电流抑制剂能有效抑制细胞凋亡的发生,维持细胞正常功能。

3. 铁超载与心肌细胞凋亡　铁超载又称铁负荷,是在病理条件下或遗传因素作用下,铁过多的摄入,导致机体出现一系列的病理变化。铁离子在机体器官组织中广泛存在,其可参与到电子氧化还原反应过程中,所以当过多铁离子集聚在机体时,可引起氧化应激反应。所以,氧化应激是铁超载的一种病理,在心肌缺血-再灌注损伤、高血压、心房颤动等许多心血管疾病的发病过程中发挥重要的作用。铁超载发生时,细胞内活性氧的存在不仅可以造成细胞内的氧化损伤,同时还可改变细胞内信号转导途径。研究证实,作为调节细胞因子、生长因子和癌基因 Ras 激活的细胞生存信号,Akt 的激活可对心肌保护起到部分作用,能有效减少心肌细胞凋亡。mTOR 是 Akt 下游的主要信号分子,在分化成熟的血管内皮细胞和心肌细胞中,mTOR 可以被蛋白 Akt 磷酸化而发生激活。体外研究也证实,细胞内 ROS 介导的 Akt/mTOR 信号通路的激活可以有效抑制细胞凋亡并促进细胞的增殖,该信号通路的抑制是造成铁超载所致心肌细胞凋亡的重要机制之一。

(三) 内质网应激与心肌细胞凋亡

内质网应激是指在缺氧、氧化应激、异常糖基化反应及 Ca^{2+} 稳态失衡的条件下,内质网未折叠的蛋白会明显增多,超出内质网处理能力时,细胞会激活一些相关信号级联反应。心肌细胞中新生蛋白质的翻译合成后修饰是在内质网中产生的,内质网的高效工作是心肌细胞维持正常功能的重要保障。在心肌缺血缺氧、低氧负荷、Ca^{2+} 转运失衡、超负荷刺激时,就会造成内质网应激反应。一旦形成错误折叠蛋白质,内质网腔内肌醇依赖酶 1α(inositol-requiring enzyme-1,IRE-1α)就过度激活并发生同源寡聚化。在持续的聚集下,IRE-1α 的核糖核酸内切酶可以有效降解含有 N 端的信号序列,进行 mRNA 的可变剪切修饰,可最终耗尽内质网中的蛋白质折叠组件。研究表明,过表达的 Bcl-2 或者 Bax/Bak 的缺失在内质网应激中起到细胞保护作用,持续不断的内质网应激可以有效激活 caspase-12 前体,使其裂解成有活性的 caspase-12。内质网发生应激时,未折叠蛋白反应三个效应激酶都通过不同方式抑制核因子-κB(nuclear factor-κB,NF-κB)信号通路,蛋白激酶 R 样内质网激酶(PERK)是通过磷酸化 eLF2a 来抑制 IκBa 的表达,调低 NF-κB 的活化阈值;而 IRE-1 激活后可导致肿瘤坏死因子受体相关因子 2(tumor necrosis factor receptor-associated factor-2,TRAF-2)激活 NF-KB 激酶抑制剂(IKK),进而激活 NF-κB 信号通路。NF-κB 激活后可通过转录上调内质网相关蛋白的表达,从而参与内质网应激的缓解调节。

第四节　细胞凋亡与糖尿病心肌病

糖尿病是由遗传和环境因素共同作用引起的一组以慢性高血糖为主要特征的临床综合征。胰岛素分泌的缺乏或胰岛素功能的障碍可单独或同时引起糖类、脂肪、蛋白质、水和电解质等代谢紊乱。临床上糖尿病可分为 1 型糖尿病、2 型糖尿病、其他特殊类型糖尿病和妊

第二章　凋亡异常与心血管疾病

37

娠糖尿病四种。全世界糖尿病患病率迅速增加,发展中国家尤为明显,成为临床上最重要的内分泌代谢病。

糖尿病发病过程中常伴随着高血糖造成的血管和神经病变,可累及心脏、肾脏、皮肤、视网膜等脏器和组织。大量的临床资料显示,糖尿病也可引起扩张型心肌病,而心肌细胞凋亡是糖尿病扩张型心肌病的一个重要发病机制,其可导致心脏功能下降,并最终发生心力衰竭。导致心肌细胞凋亡的潜在机制包括心肌细胞中活性氧的产生及激活心肌细胞凋亡的信号通路等。

一、糖尿病心肌细胞中活性氧的产生

(一) 线粒体与活性氧

机体细胞内绝大多数的活性氧簇(ROS)来自于线粒体氧化磷酸化的过程。糖尿病情况下,患者心肌细胞中氧化应激水平增加,机体产生的 ROS 很难被自身的抗氧化机制消除,因此,ROS 水平明显升高。动物实验表明,与健康大鼠相比,胰岛素抵抗大鼠心肌细胞中线粒体的氧化磷酸化程度明显降低,同时出现氧化应激水平的提升,揭示了线粒体中能量产生的下降,而机体消耗的氧气被用于产生 ROS。线粒体是氧化应激的场所和产生 ROS 的主要部位。研究显示,氧化应激过程中导致线粒体功能受损,线粒体内的蛋白质发生硝基化,产生大量机体无法清除的自由基,如 ROS、一氧化氮(NO)、氧化亚硝酸阴离子(ONOO$^-$)等自由基;同时,机体抗氧化蛋白质表达的下降将进一步削弱 ROS 在机体内的清除率。

(二) NADH 氧化酶与 ROS

NADH(nicotinamide adenine dinucleotide)是一种化学物质,是烟酰胺腺嘌呤二核苷酸的还原态,还原型辅酶 Ⅰ。NADH 分子是线粒体中能量产生链中的控制标准物,而 NADH 水平的上升提示体内代谢失衡。监测 NADH 的氧化还原状态可以评估细胞内线粒体功能。机体内产生的 ROS 的一个重要途径来源是在 NADPH 氧化酶和 NADH 氧化酶的共同作用下产生。NADPH 氧化酶在有氧的条件下,可将 NADPH 转化成 NADP$^+$、H_2O_2 和 H_2O。酶活性的调节因素来自于体内细胞因子、组织因子、激素和细胞局部代谢物质等。糖尿病患者心肌细胞中,细胞因子和细胞局部代谢产物都对 NADPH 氧化酶的活性起着直接的调控作用。研究显示,血管紧张素 Ⅱ(Ang Ⅱ)在激活 NADH 氧化酶过程中发挥着重要的作用。Ang Ⅱ 可使 NADH 氧化酶亚基 mRNA 表达水平增高,同时还可激活 NADH 氧化酶的活性。临床上应用 Ang Ⅱ 受体拮抗剂可明显降低糖尿病患者体内细胞的氧化应激水平。研究还发现,不但 Ang Ⅱ,肿瘤坏死因子 α(TNF-α)、TGF-β、血小板源性生长因子也具有激活 NADH 氧化酶的功能。

(三) 糖基化终末产物与 ROS

糖基化终末产物(advanced glycation end products,AGEs)是指在非酶促条件下,氨基酸、蛋白质、脂质或核酸等大分子物质的游离氨基与还原糖的醛基经过缩合、重排、裂解和氧化修饰后产生的终末产物。在这个糖基化的过程中可以产生高活性的分子,从而造成机体的氧化应激,同时产生的 AGEs 在机体内的堆积又可进一步地使细胞内的 ROS 量增加。在糖尿病患者机体内,AGEs 在体内的大量聚积很难被快速清除,因此可通过氧化应激等手段进一步加剧糖尿病并发症的发生。研究显示,AGEs 修饰的蛋白质和脂类物质可以与机体内的细胞(如平滑肌细胞、内皮细胞、单核细胞等)表面的 AGEs 受体结合,促使 NF-κB 和 *AP-1* 基因的表达增高,导致 ROS 的大量产生。

二、促进心肌细胞凋亡的信号通路

细胞的凋亡信号通路有两条：一条信号通路为内源性的，又称为线粒体途径，线粒体通过释放凋亡蛋白来控制细胞凋亡；另一条为外源性的，又称死亡受体途径，细胞外的配体一旦与死亡受体在细胞膜结合，便激活受体并将凋亡信号传递到细胞内，并通过激活 caspase 级联反应将凋亡信号传递到细胞内。

（一）细胞凋亡的 P53 通路

P53 蛋白质在细胞应激过程中发挥着重要的作用，其机制主要是通过调控一些凋亡基因的表达来实现的。在糖尿病患者的心肌细胞中，P53 的表达量明显增高并与心脏病并发症的发生率呈正相关。P53 的多种化学修饰方式中，只有其被磷酸化修饰后才显示出促使凋亡基因表达的作用。动物实验结果显示，氧化应激可明显增加 P53 的磷酸化并促进细胞的凋亡，其主要是通过启动内源性途径来实现的。P53 可以调节线粒体上下游分子的表达，如 Bax、Bcl-2 和 Apaf-1 等。Bcl-2 和 Bax 可以调节线粒体膜的通透性，控制细胞内凋亡蛋白的表达和释放，如 Apaf-1。而 Apaf-1 是 caspase-9 的共刺激因子，因而可启动 caspase 的级联反应。另有研究报告，P53 可以调控一些凋亡基因的表达，还可以调节其他一些基因的大量表达，从而减弱抗凋亡信号通路。例如，P53 可以调节磷脂酰肌醇 3-激酶（phosphatidylinositol 3-hydroxy kinase，PI3K）的负调控因子 *PTEN* 基因的表达，进而影响其下游通路的信号转导。若 *PTEN* 基因被敲除，细胞对氧化应激的抵抗能力显示出下降趋势，因而更加易于发生 P53 依赖性的细胞凋亡。

（二）细胞凋亡的线粒体信号转导通路

在糖尿病患者的心肌中，氧化应激反应所导致的心肌细胞的凋亡是通过线粒体途径来实现的。在心肌细胞中，氧化应激过程中产生的大量 ROS 可以直接或间接地损伤线粒体膜，造成线粒体膜电位的下降，并且 Bax 表达的增高及 Bcl-2 表达的下降，最终使线粒体膜的通透性明显增高，最终促使线粒体内的凋亡蛋白释放到胞质中并激发细胞凋亡的相关程序。另外，ROS 所引起的心肌细胞内 Ca^{2+} 浓度的紊乱也是心肌细胞凋亡的重要原因，如细胞膜上脂质过氧化过程导致细胞外 Ca^{2+} 内流，并且肌质网对心肌内 Ca^{2+} 的清除降低，细胞内 Ca^{2+} 浓度的增加致使线粒体膜上 Ca^{2+} 浓度依赖转化孔的大量开放，最终造成线粒体内含物释放到细胞质中引起内源性的细胞凋亡。糖尿病大鼠实验模型揭示，高血糖可抑制心肌细胞的 Na^+/H^+ 交换和 T 型钙通道的开放，心肌细胞内 Ca^{2+} 的增高，同时出现心肌细胞凋亡和细胞色素 c 的有效释放，而 Ca^{2+} 阻断剂或者血管紧张素受体阻滞剂可有效减少这种情况下心肌细胞的凋亡。

（三）丝裂原活化蛋白激酶信号转导途径

丝裂原活化蛋白激酶（mitogen-activated protein kinase，MAPK）是一组能被不同的细胞外刺激激活的丝氨酸-苏氨酸蛋白激酶，该信号转导途径在细胞增殖分化过程中发挥着重要的作用。研究表明，c-Jun 氨基端激酶 JNK 和 p38MAPK 都参与到调节心肌细胞的凋亡过程中。正常情况下，氧化还原调节蛋白巯基还原酶（thioredoxin，Trx）与凋亡信号调节激酶 1（apoptosis signal regulating kinase 1，ASK1）结合可抑制 ASK1 的活性，但是，氧化应激过程可引起 Trx-ASK1 复合物解离并造成下游的 JNK 和 P38 被激活。活化的 JNK 和 p38MAPK 可以激活 MAPK 的激酶 2 和激酶 3，最终造成低分子质量的热休克蛋白磷酸化。后者能够激活 caspase，导致细胞的凋亡。临床上，在 1 型糖尿病的发病过程中，p38MAPK 通路活性显著提高,并且伴随有心肌细胞凋亡的增加。因此,糖尿病过程中高血糖所导致的氧化应激可能是通过 MAPK 信号通路引起细胞的凋亡。

(四) TNF-α 信号通路

当细胞受到应激、感染、免疫刺激等变化时,细胞内 TNF-α 表达将增多,与细胞表面的 TNF-α 受体(TNFR)结合,通过外源性途径导致细胞凋亡。动物实验结果显示,在氧化应激的刺激下,糖尿病大鼠心肌细胞表达大量的 TNF-α。在心肌细胞中 TNFR1 蛋白的死亡结构域与 TNF-α 介导的细胞凋亡密切相关,进一步证实了 TNF-α 可通过 TNF-R1 介导心肌细胞凋亡,其可能是通过诱导产生鞘磷脂而发挥致心肌细胞凋亡的效应,因为神经鞘磷脂信号转导系统与 TNF-1R 联系密切。但其具体的机制尚不明确,可能与下调 Bcl-2 的表达相关。

除了上述的糖尿病心肌细胞中活性氧的产生和促进心肌细胞凋亡的信号通路外,还存在着促进心肌细胞凋亡的其他机制,如内质网应激、肾素-血管紧张素系统和 miRNA 表达异常等。在糖尿病发病过程中,这些因素作用在一起,共同促进了心肌细胞的凋亡。

第五节 细胞凋亡与心力衰竭

心肌细胞是一种终末期分化细胞,心肌细胞的凋亡可引起心脏泵血功能的降低。生理情况下,心脏的收缩和舒张维持着机体血液的正常供应。心力衰竭时,心脏的泵血不能满足机体代谢需求而出现一系列的症候群。心肌细胞的凋亡和其形态及数量的改变在心力衰竭的发生发展过程中起着重要的作用。

一、心力衰竭与心肌细胞凋亡

近年来的研究显示,心肌细胞凋亡是代偿性心肌肥厚转向失代偿性心力衰竭的关键因素。在心力衰竭的动物模型中发现,肿瘤抑制蛋白 P53 的表达是对照组的 4.8 倍,其 DNA 结合域与 Bax 启动子的结合活性升高;另外,心肌中 Bax 蛋白表达增高,Bcl-2 表达降低,结果提示 P53 及其依赖基因的激活在诱导的心力衰竭过程中对凋亡调节起着关键作用。Sharoy 及其同事在冠状动脉栓塞所致心力衰竭动物模型中观察到典型的心肌细胞凋亡的形态学变化,心肌细胞出现皱缩、起泡,核染色体浓缩、碎裂及凋亡小体等细胞凋亡的特征性变化,并且细胞凋亡多出现在心肌梗死的边缘位置。另一研究揭示,心肌肥厚的高血压大鼠向心力衰竭转变过程中,凋亡的心肌细胞数较非心力衰竭的大鼠明显增高,最高可达 4 倍之多。另一项压力负荷过重诱导的小鼠心脏肥厚模型结果显示,心肌细胞增生的同时伴随着心肌细胞凋亡的增多。其凋亡增加可能与左室重构有关,因为心肌梗死边缘区凋亡心肌细胞数和左室重构随时间变化而呈正相关。

(一) 炎症因子与心肌细胞凋亡

炎症因子在心肌细胞凋亡过程中起重要作用,如 TNF-α、IL-6 等。有研究发现,TNF-α 可诱导体外培养的小鼠心肌细胞发生凋亡,且其诱导的凋亡与 TNF-α 的用量和诱导的时间存在正相关。在心力衰竭发生时,体内细胞特别是巨噬细胞可大量产生 TNF-α,后者是强大的心肌细胞凋亡诱导因子,使心肌细胞凋亡增多,并可使心肌呈现负性肌力作用,加重心力衰竭的症状。临床观察发现,心力衰竭的末期血液中 TNF-α 水平明显升高。另一项研究显示,IL-6 通过诱导细胞间黏附分子 1(intercellular cell adhesion molecule-1,ICAM-1)的表达在心肌细胞凋亡过程中发挥重要影响。缺血-再灌注 1h 后在心肌梗死区即可检测到升高的

IL-6 和ICAM-1 mRNA 的表达,此后的72h 呈现递增的趋势。ICAM-1 升高后,可增强白细胞和心肌细胞的黏附性,在心肌缺血-再灌注的过程中发挥着细胞毒作用。有报道,体内 IL-6 的水平与原发疾病的关联性较小,但是与心功能的受损程度呈正相关,IL-6 水平增高的患者表现出心室的充盈压升高,而左心室功能与心排血量下降。因此,血液中 IL-6 的水平常用来衡量心力衰竭患者的心脏功能。

(二) 肾素-血管紧张素-醛固酮系统与心肌细胞凋亡

心力衰竭发生时,机体交感神经兴奋性增加,肾素-血管紧张素-醛固酮系统处于激活状态,对心血管系统产生非常重要的影响。血液循环中升高的 Ang Ⅱ 水平,可使肌小节的牵引力增高,同时也可导致心肌细胞大量分泌 Ang Ⅱ,而 Ang Ⅱ 的分泌可进一步加速心肌细胞的凋亡。血管紧张素转化酶抑制剂(angiotensin converting enzyme inhibitor,ACEI)可以抑制血液循环中和肾内 Ang Ⅰ 转化为 Ang Ⅱ,并可抑制激肽酶,减慢具有扩张血管作用的缓激肽的降解,同时增加前列腺素的合成。研究表明,血管紧张素转化酶抑制剂作用于血管,可使动脉顺应性大大增加并提高大动脉的缓冲作用,减轻长期高血压对血管的损害;作用于心脏可激活血管前列腺素的合成,使心脏血管扩张,减缓心肌肥厚的进程,从而防止心室扩大。

二、心肌细胞凋亡的临床防治

细胞凋亡既是机体的一种生理反应,也可以是一种病理变化,发生于整个生命过程中,心肌细胞的凋亡则直接影响着心脏的泵血功能。阻断心肌细胞凋亡的信号通路有助于增强细胞抵御凋亡的能力,防止心肌细胞的大量死亡和丢失。动物实验研究表明,CT-1 (cardiotrophin 1)是一种强大的心肌生存因子,通过激活心肌细胞的丝裂原活化蛋白激酶的抗凋亡信号通路,从而减少心肌细胞的凋亡。胰岛素样生长因子 1 也可通过增强细胞生存力,诱导 Mdm-2 生成及其与 P53 形成的复合物,使 P53 产生减少,从而发挥抑制心肌细胞的凋亡效应;而降低 P53 的水平亦可导致血管紧张素原、血管紧张素受体和 Bax 的合成减少,从而发挥抑制凋亡的作用。Moissac 等团队研究发现,caspase 抑制剂处理过的心肌细胞,可以降低低氧状态下心肌细胞 caspase-3 的活性,减少细胞色素 c 释放及细胞凋亡的发生。另有报道显示,心肌细胞缺血-再灌注后细胞内丝裂酶原活化蛋白激酶、细胞外信号调节酶、TNK2 和 P38 活性增加,同时出现心肌细胞凋亡的上升,说明 TNK2 和 P38 等抑制剂可能在心肌缺血-再灌注条件下心肌细胞凋亡防止方面发挥着重要的作用。

(一) 他汀类药物

他汀类药物在临床降脂方面应用十分广泛,除此之外,还具有逆转心肌肥大、抑制心肌细胞凋亡的作用。其抑制心肌细胞凋亡的机制如下:

1. 他汀类药物通过激活 PI3K/eNOS/NO 信号通路抑制心肌细胞凋亡 近年来的研究证实 NO 可抑制心肌细胞凋亡,其机制可能是 NO 通过 S-亚硝基促凋亡蛋白 caspase-3 的半胱氨酸残基,产生一个亚硝基硫醇键而抑制其活性,减少凋亡。而内源性一氧化氮合酶(endothelial cell nitric oxide synthas,eNOS)可产生基础水平的 NO,发挥着抑制凋亡的作用。研究显示,他汀类药物正是通过提高 NO 的生物活性和增加内源性 eNOS mRNA 的稳定性,从而减少心肌梗死面积,同时减少丝裂原活化蛋白(MAP)。这些结果显示他汀类药物通过对 NO 和 eNOS 的作用来发挥其抗心肌细胞凋亡的效应。临床研究还显示,他汀类药物数分钟内可减少心肌梗死面积中 PI3K 和丝氨酸-苏氨酸激酶(Akt)的信号,增加 eNOS 和 NO 的效应,可被 PI3K 抑制剂抑制,而心肌梗死面积增加,说明了他汀类药物通过激活 PI3K/eNOS/

NO 信号通路抑制心肌细胞凋亡,其具体机制尚不是特别明确,但其效应明显独立于降脂作用。

2. 他汀类药物通过使 GSK3β 失活抑制心肌梗死　研究证实,他汀类药物可使糖原合成激酶 3β(GSK3)失活、稳定 Catenin 而抑制心肌细胞凋亡。而他汀类药物可以通过激活 PI3K/Akt 信号通路使 GSK3β 第 133 位丝氨酸弱磷酸化而失活,Catenin 是 GSK3β 调控的一个转录因子,具有细胞稳定和防止凋亡的作用,而 GSK3β 的失活使 Catenin 得以稳定存在,从而抑制心肌细胞凋亡。

3. 他汀类药物通过抗氧化作用抑制心肌细胞凋亡　研究显示,大鼠主动脉瓣狭窄术后 12 周出现左室肥大,并有超氧化及心肌细胞凋亡的增加,而他汀类药物处理组大鼠超氧化及心肌细胞凋亡减少。进一步研究表明,他汀类药物通过抑制 rac1、nox-1 和激活过氧化氢酶(CAT)而减少 ROS 的生成,减少氧化应激,防止心肌细胞凋亡;同时他汀类药物还可抑制 JNK 激活,减少心肌细胞凋亡;他汀类药物通过抑制氧化应激诱导的损伤来保护线粒体功能,发挥抑制心肌细胞凋亡的效应。这些结果表明,他汀类药物可通过发挥抗氧化的作用来减少心肌细胞的凋亡。

(二)降压药物的抗心肌细胞凋亡作用

高血压是临床上常见的独立疾病,同时又是临床上冠心病、心力衰竭等心血管疾病的致病因素之一。在长期的高血压过程中,心肌发生重构并出现心肌细胞的凋亡,进一步加重心血管疾病的发生。在众多种类的抗高血压药物中,研究已经证实,肾上腺素受体拮抗药和血管紧张素 Ⅱ 受体阻滞剂具有较好的抗心肌细胞凋亡功效。

卡维地洛是肾上腺素受体拮抗药中的代表,其具有较强的抗氧化活性。在急性心肌梗死实验模型中,卡维地洛具有减少梗死范围的功效,可减少心力衰竭患者的发病率、住院率及病死率,延缓心力衰竭进程。在心肌缺血-再灌注实验研究显示,卡维地洛可通过下调缺血区应激活化蛋白激酶(stress-activated protein kinase,SAPK)的活性,抑制 Fas 受体表达和肾上腺素受体拮抗作用,具有抑制由于缺血-再灌注引起的心肌细胞的凋亡作用。氯沙坦是一类新型的抗高血压药物,具有选择性地与血管紧张素 Ⅱ 亚型 1(AT1)受体结合,阻滞血管紧张素 Ⅱ 与受体结合,从而阻断所有与血管紧张素 Ⅱ 有关的生理作用,具有显著抑制心肌细胞凋亡的作用。已有研究表明,氯沙坦对心肌细胞凋亡的保护机制可能是氯沙坦抑制了血管紧张素 Ⅱ 与细胞膜上的 AT1 受体的结合,从而抑制了 PKC 介导的 Ca^{2+} 浓度增加引起的心肌细胞凋亡作用。

第六节　细胞凋亡与血管成形术后再狭窄

血管成形术后再狭窄是影响外周动脉闭塞性疾病治疗效果的主要因素之一,其机制至今尚未完全阐明。研究表明它是一个多因素参与的复杂过程,血管内膜增生、血栓形成和血管重塑是其主要的病理过程。随着对血管成形术后再狭窄研究的不断深入,现在认为细胞凋亡在此过程中发挥着非常重要的作用。在血管成形术后再狭窄发生的机制中,血管平滑肌细胞的迁移、过度的增殖和合成大量的细胞外基质是导致血管内膜增厚、管腔狭窄的主要原因。Edward 等发现血管平滑肌细胞在经皮穿刺冠状动脉成形术(percutaneous transluminal coronary angioplasty,PTCA)术后 1d 开始增殖至第 4d,中膜处于增殖状态的平滑肌细胞部分向内膜迁移,其增殖高峰期多发生于 PTCA 后的 1~2 周,后期则增殖减缓,可持续数周至数月之久。

一、血管平滑肌细胞的凋亡基因

血管平滑肌细胞的凋亡与增殖受许多基因的调控,包括 *Bcl-2*、*p53* 和 *c-myc* 等。*Bcl-2* 基因定位于 14 号染色体上,全长 4.2~7.1kb,其主要的功能是促进细胞存活,抑制细胞的凋亡,延长细胞的寿命,故有"存活"基因的称号。*p53* 基因全长 16~20kb,包含 5 个高度保守的蛋白质编码区,其编码的 P53 蛋白质氨基端有转录激活的功能,而中间部分包含高度保守的蛋白序列。*p53* 基因可通过调控细胞周期及诱导凋亡来实现其促进凋亡的作用,被誉为"分子警察"。*c-myc* 可在具体的疾病环境中受不同外来信号的刺激显示出不同的效应,具有双向调节作用,研究显示其能刺激细胞增生,同时又可刺激细胞凋亡。当细胞接受存活信号刺激时,在 *c-myc* 的作用下细胞可出现增殖,但当细胞接受凋亡信号刺激时该基因的作用使细胞发生凋亡。其引起的凋亡多出现在细胞周期的 G1 和 S 期。

二、血管平滑肌细胞增殖、凋亡与血管成形术后再狭窄

有研究报道,球囊损伤后半小时即可出现细胞凋亡,Bcl-2 蛋白表达明显降低。进一步研究发现,血管平滑肌细胞凋亡与增殖在血管损伤模型中同时并存,并呈线性关系,在此过程中,c-fos 及 c-myc 水平在损伤后半小时就可出现高表达,2h 后达到高峰。而 c-fos 的表达可诱导 c-myc 的表达,进而调控血管平滑肌细胞增殖与凋亡,两者处于动态的平衡状态。PTCA 术后发生再狭窄可能是由于该平衡的失调,即增殖大于凋亡,促进凋亡的 *p53* 基因表达受到抑制,而抑制凋亡的 *Bcl-2* 基因的表达过度。血管细胞增殖与凋亡的失衡是决定再狭窄的主要因素,两者的变化趋势并不同步,凋亡高峰在前 7d,增殖高峰相对滞后且持续时间更长,这说明早期细胞凋亡的急剧增加可能导致了一个更大的创伤愈合过程,并由此触发细胞的增殖效应。

三、*p53* 抑制平滑肌细胞增殖、诱导凋亡的机制

作为分子警察的凋亡基因 *p53* 在细胞凋亡过程中的作用非常重要,当细胞受到损伤后,*p53* 基因调控机制启动,参与细胞周期的调控,可通过结合 cyclin-CDK 影响细胞周期依赖性蛋白激酶(cyclin-dependent protein kinase,CDK)复合物,影响细胞周期 G1 期,使其处于停滞阶段。P53 蛋白表达量增高,阻止 DNA 的合成和细胞分裂,导致细胞出现 G1 期停滞状态,从而发挥促进血管平滑肌细胞凋亡、抑制增殖的作用。

血管成形术后再狭窄的发生是一个复杂的过程,涉及内皮细胞的损伤、血小板的黏附、局部组织的炎症反应和细胞因子的异常表达等。使用抗炎、抗血栓、抗细胞增殖、钙阻断等药物可防止或减轻血管成形术后再狭窄的发生,具有一定的临床效果。近年来,基因治疗得到了飞速发展,为疾病的治疗开辟了新途径。已有报道,*p53* 基因反转录病毒载体导入内皮剥脱损伤引起再狭窄组织中,取得了令人满意的效果。

（胡德胜）

参 考 文 献

[1] WANG S,TONG M,HU S,et,al The Bioactive Substance Secreted by MSC Retards Mouse Aortic Vascular Smooth Muscle CellsCalcification. Biomed Res Int,2018,6053567.

［2］AZZOPARDI M,FARRUGIA G,BALZAN R,et al. Cell-cycle involvement in autophagy and apoptosis in yeast. Mech Ageing Dev,2017,161:211-224.

［3］YE G,FU Q,JIANG L,et al. Vascular smooth muscle cells activate PI3K/Akt pathway to attenuate myocardial ischemia/reperfusion-induced apoptosis and autophagy by secreting bFGF. Biomed Pharmacother,2018,107: 1779-1785.

［4］LINTON M F,BABAEV V R,HUANG J,et al. Tao H and Yancey PG. Macrophage Apoptosis and Efferocytosis in the Pathogenesis of Atherosclerosis. Circ J,2016,80:2259-2268.

［5］ZHANG B,ZHANG G,WEI T, et al. MicroRNA-25 Protects smooth muscle cells against corticosterone-induced Apoptosis. Oxid Med Cell Longev,2019,7:2691514.

［6］MISRA A,RAI S,MISRA D,et al. Functional role of apoptosis in oral diseases:An update. J Oral Maxillofac Pathol,2016,20:491-496.

［7］VANDEN BERGHE T,KAISER W J,Bertrand M J,et al. Molecular crosstalk between apoptosis,necroptosis, and survival signaling. Mol Cell Oncol,2015,2:e975093.

［8］TOTINO P R,DANIEL-RIBEIRO C T,FERREIRA-DA-CRUZ M F,et al. Evidencing the Role of Erythrocytic Apoptosis in Malarial Anemia. Front Cell Infect Microbiol,2016,6:176.

［9］WANG Y,HU Z,LIU Z,et al. MTOR inhibition attenuates DNA damage and apoptosis through autophagy-mediated suppression of CREB1. Autophagy,2013,9:2069-2086.

［10］TOEDEBUSCH R,BELENCHIA A,PULAKAT L,et al. Cell-Specific Protective Signaling Induced by the Novel AT2R-Agonist NP-6A4 on Human Endothelial and Smooth Muscle Cells. Front Pharmacol,2018,9:928.

第三章

自噬异常与心血管疾病

自噬去除衰老的蛋白质、损伤的细胞器(如损伤的线粒体)和细胞内病原体(如细菌和病毒),对细胞内稳态维持起着重要的调节作用;此外,自噬参与细胞内组分(如氨基酸、脂质/脂滴和碳水化合物)的调节和再循环并调节细胞能量代谢。近来的研究表明,自噬与心血管疾病的发生发展密切相关,深入探讨自噬与心血管疾病之间的关系及其调控机制,将有可能为心血管疾病的有效防治提供新的靶点和策略。

第一节 自 噬 概 述

"自噬"(autophagy,auto:self;phagein:eating)一词来源于 Christian De Duve 观察到胰高血糖素处理的大鼠肝脏中形成的自噬泡。自噬是一种在真核生物普遍存在的生物学过程,一种进化上保守的细胞内自我消化机制,通过溶酶体降解细胞内病原体、错误折叠的蛋白质以及功能失调的细胞器或衰老的细胞器、蛋白质,从而调节长寿蛋白、大分子(包括脂质)、细胞器以及细胞的稳态。在自噬过程中,这些物质被自噬体的双膜囊泡包裹,最终与溶酶体融合形成自噬溶酶体,降解产物如氨基酸、脂质、碳水化合物等被再循环利用。

目前认为自噬有三种主要类型:巨自噬(macroautophagy)、微自噬(microautophagy)和分子伴侣介导自噬(chaperone-mediated autophagy,CMA)。巨自噬指双膜囊泡吞噬蛋白质、细胞器并运送至溶酶体降解的生物学过程。巨自噬过程中,自噬体沿微管移动,然后与溶酶体融合,形成自噬溶酶体,溶酶体降解产物(包括氨基酸、脂质等)被循环利用,从而减少蛋白质以及细胞器合成中对能量以及底物的需求。因此,巨自噬有助于维持细胞能量平衡以及细胞内组分的代谢与更新。而微自噬不需要形成自噬体,而是通过溶酶体膜的内陷直接吞噬。而 CMA 是哺乳动物细胞独有的,由分子伴侣热休克同源物 70(70kDa heat shock cognate,HSC70)引导,选择性识别并结合含有 KFERQ 五肽序列的胞质蛋白,然后将伴侣结合的蛋白质转运至溶酶体,被溶酶体相关膜蛋白 2a 型(lysosome-associated membrane protein 2a,LAMP2a)受体识别,LAMP2a 蛋白质寡聚化并发生膜转位,底物分子内化并在溶酶体腔内降解。CMA 与巨自噬、微自噬之间的关键区别在于 CMA 有底物特异性。除了这三种经典自噬外,还有一些特殊形式的选择性自噬,包括线粒体自噬、铁自噬和分泌性自噬等。

采用酵母突变体技术已发现超过 30 个自噬相关基因(autophagy related gene,Atg),并且已在高等真核生物中鉴定出多个 Atg 同源基因。研究表明酵母中存在 6 个 Atg 蛋白复合物:Atg1 蛋白激酶复合物、Atg-PE、Atg2-Atg18、Atg16-Atg5-Atg12 复合物,Atg14 磷脂酰肌醇 3-激酶(PtdIns3K)复合物和 ATG9 及相关蛋白,这些复合物分别参与囊泡激活、成核、延伸和成熟,介导自噬体的形成。其中 Atg1 蛋白激酶复合物与 Atg13、Atg101 及 200kDa 的黏着斑激酶家族(focal adhesion kinase family interacting protein of 200kDa,FIP200)相互作用,PtdIns3K 复合物募集自噬特异性蛋白 Beclin 1(哺乳动物中酵母 Atg6 的同源物)、P150/Vps15、Atg14L 或 Ambra1。Atg1 蛋白激酶复合物和 PtdIns3K 复合物介导特定蛋白质募集形成新的自噬体膜,在自噬体的形成过程中起着关键作用;Atg16-Atg5-Atg12 的泛素样系统和涉及微管相关蛋白 1 轻链 3(microtubule-associated protein 1 light chain3,MAP1LC3/Atg8/LC3)的泛素样系统介导自噬体膜的延伸,然后成熟的自噬体在动力蛋白复合物的作用下沿着微管运动并与溶酶体融合。早期自噬障碍表现为 LC3-Ⅱ减少,细胞内 P62 水平升高。晚期自噬障碍由于自噬体-溶酶体融合或内含物不能被溶酶体内的酸性蛋白酶降解,无法清除自噬体并降解 P62,表现为细胞中 LC3-Ⅱ和 P62 均增加。

在哺乳动物中,高度保守的哺乳动物西罗莫司靶蛋白(mammalian target of rapamycin,mTOR)信号对氨基酸、应激、氧气、能量水平和生长因子的变化敏感,在维持细胞稳态中起着重要的作用。mTOR 复合物 1(mTORC1)与 ULK1-Atg13-FIP200 三聚体复合物直接作用,对巨自噬的调节起着关键作用。mTORC1 还通过直接调节 P73 和转录因子 EB(transcription factors EB,TFEB)转录,抑制 Atg7 等自噬蛋白的表达。mTORC1 还可通过调节 TFE3 和 ZKSCAN3 转录因子抑制溶酶体生物发生。此外,mTORC1 直接损害溶酶体腔酸化所需的溶酶体蛋白的活性,如质子泵 vATPase65,从而影响溶酶体功能和自噬溶酶体的融合过程,即自噬流。在营养丰富的条件下,激活 mTORC1 并通过磷酸化修饰 unc-51 样激酶 1(ULK1)的 Ser757,阻止其与 AMP 活化蛋白激酶(adenosine 5′-monophosphate-activated protein kinase,AMPK)的相互作用而抑制巨自噬。此外,死亡相关蛋白激酶(death associated protein,DAPK)(一种受钙调蛋白调节的 Ser/Thr 激酶也是巨自噬的一个重要调节蛋白,DAPK 通过磷酸化修饰 Beclin 1 的 Thr119,从而阻止 Beclin 1 与 Bcl-2 的结合,激活巨自噬;DAPK shRNA 降低 LC3-Ⅱ/LC3-Ⅰ值,抑制氧化应激诱导的巨自噬。

CMA 的一个显著特征是选择性地识别底物、降解单个胞质蛋白,CMA 特异性降解具有独特五肽基序(KFERQ 样)的靶蛋白。CMA 另一个独特方面是溶酶体内的 LAMP2a 和腔 HSC70 组成的易位复合物(lys-HSC70),通过 LAMP2a 受体将底物蛋白直接转移到溶酶体腔中,而不需要任何细胞溶质囊泡(自噬体)。CMA 活性的限速步骤是底物与 LAMP2a 的结合;HSC70 中的赖氨酸(lysine,Lys)是维持 CMA 活性的必需氨基酸残基,Lys 缺失或突变抑制 CMA 功能。CMA 主要通过回收受损蛋白质来维持细胞质量稳态,并通过回收由多余蛋白质降解产生的氨基酸来维持细胞能量稳态。研究表明,与巨自噬相似,营养压力可导致 CMA 活性增加,这与 Lys-HSC70 和 LAMP2a 水平升高有关。巨自噬在饥饿 4~6h 内被激活,然后逐渐减少。巨自噬的减少与 CMA 活化增加同时发生,CMA 活化仅在长时间饥饿后发生,在 24h 达到最大活性。研究认为,长时间饥饿期间产生的酮体可能是 CMA 活化所需信号。

线粒体自噬是一种选择性的巨自噬形式,自噬体选择性地靶向降解受损的线粒体,从而维持细胞稳态。全基因组筛选的结果表明 Atg32 是线粒体自噬的关键调节因子,Atg32 缺失导致线粒体自噬丧失,而对巨自噬没有明显影响。另一个与线粒体自噬密切相关的途径包括线粒体蛋白 *PTEN* 基因诱导的假定激酶 1（PTEN induced putative kinase 1,PINK1）及其 E3 连接酶 Parkin。在正常情况下,PINK1 迅速降解;然而,在受损或去极化的线粒体上 PINK1 稳定,从而有利于 Parkin 的活化。除 PINK1-Parkin 信号通路外,其他一些调节因子,如线粒体膜蛋白 FUNDC1（FUN14 domain containing 1），促凋亡蛋白如 NIX 和 Bcl-2/腺病毒 E1B 相互作用蛋白 3（Bcl-2/adenovirus E1B 19kDa protein-interacting protein 3，BNIP3），以及巨自噬蛋白 ULK1 和 Atg7，也介导线粒体降解。

第二节　自噬与动脉粥样硬化

动脉粥样硬化（atherosclerosis，As）为慢性炎性病理过程，是心血管疾病的病理生理学基础。易损斑块的破裂以及血栓/栓塞闭塞和动脉狭窄可能是致死性缺血性疾病的原因，全球每年死于心血管疾病的人数占总死亡人数的 31%。最近的研究表明，自噬在调节 As 进程中起重要作用，并可能是有效防治 As 病变新的切入点。

一、血管内皮细胞自噬

血管内皮细胞（endothelial cell，EC）功能障碍是 As 发生、发展的重要环节。内皮细胞功能障碍导致内膜屏障功能削弱或丧失，低密度脂蛋白（low density lipoprotein，LDL）跨内膜迁移，并在内膜下积蓄、氧化修饰为氧化低密度脂蛋白（ox-LDL）。ox-LDL 进一步激活 EC，增强细胞黏附分子如细胞黏附分子 1 和细胞间黏附分子 1 的表达，从而介导炎症细胞如单核细胞和淋巴细胞的跨内皮迁移。近年来的研究表明自噬障碍促进 EC 中炎症细胞的凋亡和衰老，加速 As 病变的发生和发展。

研究表明 EC 自噬诱导内皮型一氧化氮合酶（eNOS）表达，NO 降低氧化应激并抑制炎症细胞因子的产生。自噬障碍 EC 的 NO 水平降低，ROS 和炎症细胞因子产生增加。

最近的研究表明，一些微量营养素通过增强 EC 中的自噬活性而起到心血管保护作用。白藜芦醇和维生素 D 可上调自噬，增加脂质分解代谢，减少棕榈酸诱导的脂滴聚集。白藜芦醇通过促进自噬来减轻 EC 的炎症。姜黄素也可上调 EC 的自噬，降低氧化应激反应而发挥细胞保护作用。

二、平滑肌细胞自噬

As 斑块的纤维帽主要由血管平滑肌细胞（vascular smooth muscle cell，VSMC）产生的细胞外基质（包括胶原、弹力蛋白以及蛋白多糖）组成。在晚期 As 斑块中，自噬主要发生在纤维帽以及靠近坏死核心的区域。研究表明，相对于正常的 VSMC，来自 As 斑块中的 VSMC 线粒体自噬（mitophagy）水平明显增加，PINK1 表达水平明显上调。ox-LDL 促进 PINK1 以及 Parkin 在受损线粒体外膜上的聚集，诱发 VSMC 线粒体自噬。脂质过氧化产物 4-羟基壬烯酸（4-hydroxynonenal，4-HNE）通过内质网应激途径激活 VSMC 自噬，从而促进 4-HNE 修饰蛋白的清除，抑制 4-HNE 诱导的 VSMC 死亡。

近来的研究发现，VSMC 自噬具有抗 As 的作用，同时也具有抗衰老效应。但在 As 晚期，粥样斑块中 VSMC 的过度自噬引起自噬性细胞死亡，纤维帽中 VSMC 死亡会造成斑块不稳定及破裂，从而引起一系列临床心血管事件。此外，As 晚期 VSMC 蜡样质形成，蜡样质是 As 病变中晚期的特征性产物，由变性的蛋白质和氧化脂质混合形成。蜡样质的聚集阻碍了溶酶体与自噬小体融合，导致自噬溶酶体形成障碍，降解下游有害物质、加速物质循环的保护效应被完全阻断，加重细胞功能障碍，导致细胞凋亡或其他非程序性细胞死亡。这说明 VSMC 自噬在 As 不同时期起着不同的作用。

肿瘤坏死因子-α(tumor necrosis factor-α,TNF-α)通过 Akt/PKB/c-Jun 信号通路,诱导过度自噬,导致 VSMC 自噬性死亡。7-酮胆固醇(一种主要存在于 As 斑块中的氧固醇)培养 VSMC 不仅触发氧化损伤也引起广泛空泡化、强烈的蛋白质泛素化及细胞自噬。

VSMC 的迁移和增殖是 As 病变形成和发展的重要环节,表型转变是 VSMC 迁移和增殖的基础。VSMC 表型转变即在促 As 危险因素的作用下,血管中膜平滑肌细胞去分化,收缩能力下降,而具有高增殖、高迁移、高细胞外基质合成的特性,即由收缩型向合成型转变。PDGF-BB 促进 VSMC 的增殖和迁移,而自噬抑制剂 3-MA(选择性 PI3K 抑制剂,作用于 Vps34 和 PI3Kγ)及 Spautin-1(抑制 USP10 和 USP13 的去泛素化活性)则明显抑制 PDGF-BB 诱导的 VSMC 增殖和迁移。近来的研究表明,炎症因子 TNF-α 通过依赖 NF-κB 机制上调大鼠胸大动脉平滑肌细胞 A7r5 自噬,自噬抑制剂氯喹二磷酸盐(chloroquine diphosphate salt,CQ)明显抑制 TNF-α 诱导的 VSMC 增殖、迁移,表明自噬途径调节 TNF-α 诱导的 VSMC 表型转变。对大鼠的研究表明,自噬抑制剂 CQ 也能明显改善大鼠肺动脉高压。这些结果均表明,自噬途径参与并调节 VSMC 的表型转变过程,干预自噬途径可能是抑制 VSMC 表型转变的新策略。

VSMC 特异性敲除 Atg7 的 ApoE$^{-/-}$ 小鼠 As 病变较野生型小鼠严重。值得注意的是,基因敲除 Atg7 的小鼠 VSMC 并没有出现明显的凋亡,但表现出应激诱导的早衰(一种不可逆的生长抑制状态,细胞依然保持代谢活性,但细胞的形态和功能发生明显的改变)。Atg7$^{-/-}$ VSMC 表现出早衰的相关特征,如细胞肥大、P16/RB 介导的细胞周期阻滞及衰老相关的 β-半乳糖苷酶活化、细胞迁移能力增强、细胞外胶原沉积,细胞因子转化生长因子 β(transforming growth factor beta,TGF-β)以及基质细胞衍生因子 1(stromal cell-derived factor 1,SDF-1)表达增加。然而,Atg7 缺失的 VSMC 并没有引起未折叠蛋白反应(unfolded protein respone,UPR)活化,表明 Atg7 缺失并没有引发内质网应激。Atg7 缺失的 VSMC 通过上调 P62 mRNA 的表达以及抑制 P62 的降解从而促进 P62 的积聚。进一步的研究发现,过表达 P62 诱导 P16/RB 介导的 VSMC 衰老。这些结果表明,自噬障碍诱导的 VSMC 衰老加速 As 病变。

三、巨噬细胞自噬

巨噬细胞是参与 As 病变进程的重要细胞类型。循环的单核细胞进入血管壁的内皮下并转化为巨噬细胞,随后摄取 ox-LDL 形成巨噬细胞源性泡沫细胞,巨噬细胞源性泡沫细胞是早期 As 病变的主要标志。在 As 病变早期,巨噬细胞可以通过促进细胞外基质合成和 VSMC 增殖来增强组织修复,从而增强斑块稳定性。在晚期斑块,巨噬细胞分泌基质降解酶,导致斑块不稳定、斑块破裂和血栓形成。巨噬细胞死亡是晚期斑块的一个突出特征,是坏死核心形成和斑块不稳定的主要原因。

研究表明,巨噬细胞自噬不仅可以防止巨噬细胞凋亡,还可以通过细胞吞噬作用清除凋亡细胞,在延缓 As 病变进程以及维持斑块的稳定性中起着非常重要的作用。巨噬细胞 Atg5 特异性敲除的 ApoE$^{-/-}$ 小鼠 As 斑块中大量的受损线粒体以及胆固醇结晶蓄积、炎症小体激活、凋亡增加,坏死核心更大,因此提示自噬不足可能会降低 As 斑块的稳定性、增加其致病性。细胞学实验表明,巨噬细胞自噬促进胆固醇逆向转运并调节脂滴向巨噬细胞源性泡沫细胞的溶酶体转运,通过溶酶体酸性脂肪酶介导脂肪水解以及游离胆固醇的外排。大量研究认为他汀类药物通过自噬依赖性信号通路减弱巨噬细胞的促炎作用和胆固醇积聚。

研究发现,通过增加 TFEB 的活性可以维持高水平的巨噬细胞自噬。TFEB 是自噬活性和溶酶体生物发生的主要调节因子,通过结合于自噬相关基因的启动子区域,从而调节自噬的发生以及自噬体与溶酶体的融合。在巨噬细胞中过表达 TFEB,可以恢复功能障碍的自噬溶酶体的生物学功能。此外,核因子 E2 相关因子 2(nuclear factor-E2 related factor2, Nrf2)激活 Atg5 等自噬相关基因从而激活自噬。动物学实验表明, Nrf2 诱导剂叔丁基氢醌(tBHQ)通过抗氧化、抗炎以及增强血管壁中的自噬流,从而起到抗 As 作用。此外,研究发现 miR-33 拮抗剂促进 LDLR$^{-/-}$ 小鼠 As 斑块中巨噬细胞中溶酶体生物合成,恢复巨噬细胞的自噬能力,并通过自噬依赖性机制引发胞葬作用。

目前,尽管采用了降胆固醇治疗(他汀类药物)、手术干预(球囊扩张及支架植入术)、以及改变生活方式(饮食及运动)、预防和治疗 As 性心脑血管疾病,但 As 性心脑血管疾病依然是发达国家及我国死亡人数的头号死因。因此,深入探讨 As 的发病机制,了解 As 斑块失稳以及破裂的机制,寻找有效防治和干预 As 的策略,依然是当前医学科学工作者以及生命科学工作者重要的课题和紧迫的任务。

自噬障碍可导致 EC 功能受损, VSMC 表型转化异常,巨噬细胞炎症活化以及吞噬异常,从而加速 As 病变的发生和发展。因此,改善自噬活性可能是有效防治 As 病变的新策略。mTOR 抑制剂上调自噬,口服 mTOR 抑制剂西罗莫司明显抑制高胆固醇饮食兔及 ApoE$^{-/-}$、LDLR$^{-/-}$ 小鼠的 As 病变。西罗莫司衍生物(西罗莫司类)如依维莫司的支架选择性诱导斑块内巨噬细胞自噬,导致巨噬细胞显著减少而不改变斑块 VSMC 含量,提示 mTOR 抑制剂将有益于治疗心血管疾病。但值得注意的是,长期使用依维莫司可能导致 mTOR 信号的过度激活及耐受,反而导致自噬障碍。因此,在实际应用时建议使用中等剂量的依维莫司,从而充分发挥其改善自噬的作用。

第三节　自噬与血管新生

血管新生是在先前存在的血管基础上形成新血管的过程。生理性血管新生是一个多步骤的生物学过程,涉及内皮细胞的迁移和增殖,细胞外基质的重塑和新生血管的功能成熟。生理性血管新生对胚胎发育以及维持正常组织生理功能起着至关重要的作用。相反,病理性血管新生(结构上不完整及功能上不成熟的血管系统)是肿瘤的一个标记,病理条件下血管新生可以增强肿瘤的进展和转移。

血管新生是局部微环境与多种细胞类型间相互作用的结果。研究表明,血管内皮生长因子(vascular endothelial growth factor, VEGF)促进血管内皮细胞分裂、增殖、增加血管通透性,是促进血管新生的关键细胞因子。内皮细胞表面存在 VEGF 高亲和力结合位点, VEGF 直接作用于血管内皮细胞并促进血管内皮细胞的有丝分裂。研究发现, VEGF 可上调自噬相关蛋白 Beclin 1 和 LC3B 的表达,提示 VEGF 可激活细胞自噬。

VEGF-A/VEGF 受体 2(vascular endothelial growth factor receptor-2, VEGFR-2)轴在肿瘤血管新生中起着重要作用。VEGF-A 可以结合 VEGFR-1 和 VEGFR-2, VEGF-A 导致 VEGFR-2 二聚化和随后的自身磷酸化,导致内皮细胞的活化,异向 VEGF-A 梯度迁移以引导出芽。在肿瘤中, VEGF-A/VEGFR 信号转导促进病理性的血管出芽。近来的研究认为促使新生血管恢复正常的血管结构和功能可能更有利于肿瘤的治疗。目前临床上针对抗血管新生的治疗策略中,主要靶向 VEGF。但有研究认为自噬性细胞死亡抑制血管新生,从而抑制肿瘤的生长,通过自噬性死亡途径抑制血管新生亦可能为未来抗肿瘤治疗的策略。值得注意的是,自噬在肿瘤中可能具有双刃剑的作用:肿瘤组织自噬水平的提高,一方面导致肿瘤细胞的死亡,另外也可能通过自噬途径导致耐药。因此,对于靶向自噬途径诱导血管新生在肿瘤防治中的作用及效果还有待进一步深入研究。

病理性血管生成,如增生性视网膜病变期间旺盛的视网膜新血管形成,涉及内皮对缺血缺氧和氧化应激的反应。对早产儿视网膜病变小鼠模型中病理性缺血相关血管新生的研究表明,在早产小鼠病变视网膜的新生血管丛中自噬上调。内皮特异性 Atg5 缺失不影响早产小鼠模型生理性视网膜血管形成,但抑制视网膜病变中的病理性新生血管形成。与正常内皮细胞相比,Atg5 缺陷血管内皮细胞线粒体呼吸活动受损,线粒体活性氧产生减少,VEGFR-2 磷酸化减少。表明在病理性缺氧/复氧相关情况下,Atg5 对内皮细胞的线粒体功能和促血管生成信号转导起着重要的生物学作用,提示 Atg5 可能是治疗病理性血管新生相关疾病的潜在靶标。

研究表明,在热变性内皮细胞恢复过程中血管新生增加。对重度烧伤大鼠模型和热变性人脐静脉内皮细胞(HUVEC)模型(52℃持续35s)的研究发现,在热变性和恢复 2~5d 后,真皮和 HUVEC 中的自噬以时间依赖性方式显著增加。自噬激动剂西罗莫司促 HUVEC 的增殖和迁移,以及管状结构血管生成,提示自噬促进血管新生。自噬抑制剂 3-甲基腺嘌呤(3-MA)抑制热变性 HUVEC 恢复过程中的血管新生。动物实验表明,自噬抑制剂巴弗洛霉素 A1 可以抑制血管新生和热变性真皮的恢复。这些结果表明自噬在热恢复过程中促进血管新生,从而有利于热变性真皮的恢复。

总体而言,自噬和血管新生的研究近年来取得了一些进展。然而,大多数关于自噬和血管新生间的研究仍处于初级研究阶段,需要进一步深入研究。

第四节 自噬与急性心肌梗死

急性心肌梗死是由于冠状动脉主支的突然阻塞或闭塞导致心肌细胞缺血坏死的急性心脏病,是最常见心脏病之一。急性心肌梗死将导致以心腔扩张和心脏性能降低为特征的左心室重塑。人们普遍认为,急性心肌梗死发生在不可逆性缺血后 12h 或稍晚于 12h,形态上最早表现为心肌细胞缺血导致的心肌苍白。不可逆性缺血应激下心肌损伤的机制包括 Na^+/K^+-ATP 酶及线粒体紊乱引起细胞内 Ca^{2+} 增加,导致蛋白酶激活、细胞骨架蛋白裂解及细胞膜通透性增加。保护心肌细胞免受缺血性损伤是有效防治急性心肌梗死的重要策略。

研究表明,患有冠状动脉疾病或急性心肌梗死的患者中自噬上调,在冠状动脉结扎后 30min 内心肌细胞自噬快速激活,并且在与梗死区域及邻近区域心肌细胞中自噬活性增加特别明显。自噬抑制剂巴弗洛霉素 A1 明显增加梗死面积。有研究发现饥饿激活自噬,饥饿小鼠的急性梗死面积明显减少。自噬抑制剂巴弗洛霉素 A1 降低梗死后心肌 ATP 含量,而饥饿可增加心肌细胞氨基酸和 ATP 水平,这些结果表明,自噬保护心肌细胞免于急性心肌梗死时的缺血性死亡。Atg5 siRNA 或 Lamp-2 siRNA 特异性地抑制自噬,降低缺氧条件下培养的心肌细胞存活率,并显著降低 ATP 含量,进一步证实自噬介导对缺氧心肌细胞的保护作用。

研究表明,自噬障碍导致心肌细胞对缺氧缺血性损伤的反应受损,产生对心肌细胞的不利影响。自噬激动剂西罗莫司减轻急性心肌梗死后的心脏重塑和功能障碍,而自噬抑制剂3-MA加重急性心肌梗死后的心脏重塑和功能障碍。糖尿病药物二甲双胍通过激活AMPK信号通路激活自噬,从而保护急性心肌梗死后的左心室功能。小檗碱通过磷酸化Akt激活自噬,减轻急性心肌梗死动物模型中的左心室重塑,改善心脏功能。

也有研究表明,在心肌缺血或梗死中,缺氧诱导的细胞凋亡和过度自噬是心脏损伤的主要因素之一。外泌体转运的miR-93-5p通过靶向抑制Atg7,从而抑制缺氧诱导的自噬和炎症细胞因子表达,改善急性心肌梗死的动物模型及缺氧诱导的H9C2细胞模型的心肌损伤。miRNA-223通过靶向PARP-1抑制缺氧诱导的细胞凋亡和过量自噬,减轻缺氧诱导的新生大鼠心肌细胞和H9C2细胞损伤。敲除miRNA-122上调PTEN-PI3K-Akt信号介导的自噬,保护缺氧环境下心肌细胞损伤。

总体而言,适度的自噬通过降解衰老的细胞器或错误折叠的蛋白质维持细胞稳态,在缺血性损伤中产生保护作用。然而,在严重缺血的情况下,过度自噬可能促进细胞死亡并加剧心脏功能损伤。

第五节 自噬与缺血-再灌注损伤

缺血为由于败血症、急性冠状动脉综合征、器官移植和肢体损伤等导致组织灌注不足引起的组织低灌注。动脉粥样硬化和急性心肌梗死等促进组织缺血并导致缺氧和低灌注。缺血-再灌注(ischemia-reperfusion,I/R)是指器官或组织的血液供应中断(缺血),然后恢复灌注或再氧合(再灌注)。最近的研究证明,再灌注有可能诱导缺血组织的损伤及细胞的死亡,这种现象称为I/R损伤。I/R损伤包括缺血性损伤和再灌注损伤。缺血性损伤最初可能导致缺氧和营养不良;在长时间缺血后,细胞的代谢产物堆积并引起代谢性酸中毒,当重新供血时,局部炎症和活性氧增加,导致继发性损伤。严重的I/R损伤将导致心肌冬眠、急性心力衰竭、脑功能障碍、胃肠功能障碍、全身炎症反应综合征和多器官功能障碍综合征。

I/R损伤是心肌梗死、缺血性卒中、肾损伤和肠缺血发病和死亡的主要原因。研究表明,I/R期间心脏巨自噬上调。研究表明,短暂暴露于缺氧(20min)并未激活巨自噬;然而,复氧30min自噬泡数量增加;将缺氧时间延长至40min则自噬体的数量增加,再灌注30min后自噬泡数量进一步增加,敲除心肌细胞Beclin 1抑制I/R诱导的自噬。对新生儿心肌细胞I/R的证实,I/R期间再灌注导致Beclin 1水平增加和溶酶体相关膜蛋白2减少,伴随着ROS产生增加,表明再灌注导致自噬流受损,伴随着氧化应激和细胞死亡增加。进一步的研究发现,氧化应激在小鼠心脏I/R期间诱导巨自噬。H_2O_2处理的心肌细胞自噬体-溶酶体融合增加,表明氧化应激诱导心肌细胞中自噬体降解。抗氧化剂N-2-巯基丙酰甘氨酸(MPG)完全逆转了H_2O_2诱导的变化,减少因I/R损伤导致的梗死。

在心肌梗死后左心室重塑期间,免疫荧光标记显示巨自噬标志物LC3-Ⅱ和P62水平升高,电子显微镜显示存活心肌中自噬体数量高于梗死区域,提示在心肌梗死后心脏重塑过程中,巨自噬上调,拮抗缺血的不利作用。慢性缺血性心肌细胞由于血流减少而收缩功能受损,可通过再灌注部分或完全恢复。在长期缺血区域,溶酶体蛋白水平、组织蛋白酶B和D的活性及LC3-Ⅱ/LC3-Ⅰ值增加。心脏特异性缺失Atg7的小鼠I/R治疗后心肌细胞LC3-Ⅱ降低和P62累积增加,同时伴有心肌肥厚、收缩功能障碍、严重的心脏纤维化及负性细胞骨架组织调节因子CLP36的增加,提示自噬障碍与心功能不全密切相关。研究证实,纳米粒子包裹的天然化合物 visnagin 通过诱导自噬抑制 I/R 损伤后的细胞凋亡,减少急性心肌梗死的面积,改善心功能不全。

灌注过程中心肌细胞线粒体通透性发生转变,导致不可逆的氧化磷酸化去偶联,ATP 形成不足,能量衰竭,线粒体钙超载和过量的 ROS 超过了自噬清除能力,最终导致心肌细胞死亡。线粒体自噬通过维持线粒体稳态,以满足代谢或发育需求,对于心脏稳态至关重要。线粒体自噬与 BNIP3、FUNDC1、Parkin、PINK 1 及 mitofusin 2(MFN2)等分子密切相关。有研究表明 miRNA 对心肌细胞线粒体自噬也有重要的调节作用。miR-410 通过与高迁移率族蛋白 1 的 3′非翻译区直接相互作用调节热休克蛋白 B1 活性,从而抑制心肌 I/R 损伤的过度线粒体自噬。

有研究表明,与野生型糖尿病小鼠相比,Beclin 1 加重糖尿病性心脏损伤,表明减少巨自噬可改善糖尿病引起的心脏功能障碍。另一项研究显示,心脏 Beclin 1 缺失可减少心脏中血流动力学应激诱导的巨自噬,降低病理性重塑。相反,过表达 Beclin 1 小鼠受压力超负荷应激的心脏自噬增加。在 I/R 之后,与野生型小鼠相比,Beclin 1$^{+/-}$小鼠及 Beclin 1$^{-/-}$小鼠自噬减少,心脏损伤明显减少。

近年来的研究发现,miRNA 对 I/R 过程中的心肌细胞自噬起着重要的调节作用。miR-34a 可通过调节 TNF-α 抑制 I/R 心脏中的自噬性细胞死亡,从而减少心肌损伤。miR-145 模拟物靶向成纤维细胞生长因子受体底物 2(FRS2)mRNA,促进心肌细胞自噬,减轻 I/R 兔子的心肌梗死面积、改善心脏功能。miR-223 在冠状动脉结扎的大鼠心脏中上调,通过靶向多聚(ADP-核糖)聚合酶 1(PARP-1)/Akt/mTOR 途径保护心肌细胞免于过度自噬。

总体而言,目前对于 I/R 期间的自噬激活是心脏的保护性应答还是促心脏损伤仍存在争议。如催化醛氧化的线粒体醛脱氢酶 2(aldehyde dehydrogenase 2,ALDH2)可以通过激活 AMPK 和下调 mTOR 来促进局部缺血期间的自噬过程,从而产生心脏保护作用。但在再灌注过程中,ALDH2 可通过激活 Akt 和 mTOR 来抑制自噬过程,抑制缺氧和复氧中的心肌细胞死亡。但比较公认的是维持基础水平自噬,减少 I/R 损伤过程中的过度巨自噬在临床上可能有益于治疗 I/R 引起的心力衰竭。深入了解自噬的分子机制及其在 I/R 中的作用可为 I/R 的有效防治提供新的思路和策略。

第六节 自噬与心肌肥大

心脏对压力超负荷的初始反应是肥大性增长,持续的压力超负荷迫使扩张发生变化,导致收缩功能障碍和心力衰竭。尽管心肌肥大是心脏的应激代偿性反应,在短期内有益,然而长时间将导致心力衰竭。心肌肥大过程伴随着 LC3-Ⅱ/LC3-Ⅰ值和 P62 水平的增加,表明自噬在心肌肥大中增强。

在正常生理条件下,心脏维持基础水平的自噬对维持心脏稳态至关重要。研究表明,诱导自噬可逆转老年小鼠的年龄依赖性心肌肥大和舒张功能障碍。在该过程中,AMPK 强烈促进自噬流,上调 ULK 1、Beclin 1 和磷脂酰肌醇 3-激酶催化亚基 3 型(PIK3C3)。

研究发现,早期心脏发生过程中,抑制 Atg5 未诱导任何心脏异常,提示机体可能通过补偿机制以拮抗自噬受抑导致的不良反应。然而,经受压力超负荷应激的 Atg5 缺陷小鼠在 4 周时心力衰竭期间表现出 LC3-Ⅱ水平升高,提示心脏自噬在压力超负荷的心脏中增加。心脏特异性缺失 Atg5 的成年小鼠中表现出以心肌肥大、收缩功能障碍和左心室扩张为特征的心肌病及泛素化蛋白的累积增加，小鼠会发生心肌肥大、左心室扩张、收缩功能障碍和早产死亡，伴随着无序的肌节结构、线粒体错位和聚集。

研究表明，cAMP 1 直接激活的交换蛋白（exchange protein directly activated by cAMP 1，EPAC1）调节的信号转导事件包括心脏收缩性和通过钙动员刺激细胞生长，研究表明 EPAC1 诱导的心肌肥大与 Ca^{2+}/CaMKKβ/AMPK 途径巨自噬相关。抑制 EPAC1 可预防 β 肾上腺素诱导的心脏重塑，与野生型小鼠相比，EPAC1 缺失导致异丙肾上腺素处理的 $EPAC1^{-/-}$ 小鼠中 LC3-Ⅱ 和 Beclin 1 水平降低，自噬激活抑制心肌肥大，$Beclin 1^{-/-}$ 降低由压力超负荷引起的病理性重塑。有研究发现，自噬反应取决于心肌肥大的阶段、严重程度及类型。在横向主动脉缩窄（TAC）诱导的心肌肥大的小鼠模型中，在心肌肥大的早期阶段，自噬的标志物 LC3-Ⅱ 水平降低；然而，随着心肌肥大严重程度的增加，LC3-Ⅱ 水平也随之明显增加。

mTORC1 响应于压力超负荷、β 肾上腺素能刺激、血管紧张素 Ⅱ 和 IGF-1 等心肌肥大信号而被激活，并且 mTORC1 激活是压力超负荷诱导的代偿性心肌肥大和维持心脏功能所必需。mTOR 的抑制剂西罗莫司抑制与年龄相关的心脏炎症和纤维化，并改善能量代谢。有趣的是，短期热量限制和西罗莫司可逆转老年心脏的心肌肥大和舒张功能障碍，蛋白质组学分析显示，短期热量限制和西罗莫司抑制年龄依赖性蛋白质氧化和泛素化，伴随着参与电子传递链、柠檬酸循环和脂肪酸代谢的线粒体蛋白质上调。

线粒体自噬是心脏中线粒体质量控制的重要方式，功能障碍线粒体的累积增加与心肌肥大的进展相关。过表达线粒体自噬调节因子 Parkin 的转基因小鼠在老年心脏线粒体增加，伴随着心脏功能的改善。相应的，缺乏 Parkin 小鼠由于线粒体自噬受损表现出更严重的表型，表明增强线粒体自噬有助于改善心脏功能。线粒体蛋白 PINK1 在维持心肌细胞线粒体稳态中也起着重要作用，PINK1 缺失的小鼠导致进行性心肌肥大，PINK1 缺乏伴有线粒体功能障碍和氧化应激增加，进一步加剧了心肌肥大。此外，压力负荷激活线粒体自噬与线粒体 Drp1 的 Ser616 磷酸化和 Ser637 去磷酸化，以及 Drp1 易位相关，$Drp^{-/-}$ 小鼠线粒体自噬消失，表明 Drp1 亦是线粒体自噬的重要调节蛋白。

miRNA 调控自噬过程，并在心肌肥大中起着重要的调节作用。miR-451 过表达减弱心肌肥大，而 miR-451 敲低加速了肥大。心脏特异性 miR-199a 转基因小鼠患有心肌肥大，伴随着自噬水平降低；过表达 Atg5 增强自噬减弱了 miR-199a 过表达对心肌细胞肥大的作用；miR-199a 靶向糖原合成酶激酶 3β（GSK3β）/mTOR 复合物信号通路调节自噬与心肌肥大；miR-212 和 miR-132 通过负调节前自噬转录因子叉头框 O3（FOXO3）来抑制自噬。过度表达 miR-212 和 miR-132 小鼠由于病理性心肌肥大和心力衰竭而过早死亡。另一种调节心脏自噬的关键 miRNA 是 miR-199a，miR-199a 通过抑制自噬，导致心肌肥大。

第七节　自噬与其他心血管疾病

研究表明，miR-325 在缺氧/复氧处理的心肌细胞中表达上调，心肌细胞特异性过表达 miR-325 表现出过度自噬和增大的心肌梗死面积，敲除心肌细胞的 miR-325 抑制了自噬性细胞死亡，进一步的研究发现转录因子 E2F1、miR-325 及具有半胱天冬酶募集结构域（ARC）的细胞凋亡抑制因子协同调节心肌细胞的自噬。miR-30e 在心肌梗死的动物模型中表达下调,沉默 miR-30e 抑制凋亡的相关基因 Bax 和 caspase-3,同时激活自噬和 Notch1/Hes1/Akt 信号通路,自噬抑制剂 3-甲基腺嘌呤可显著逆转 miR-30e 敲低对细胞凋亡和氧化应激损伤的影响。miR-99a 通过 mTOR/p70/S6K 途径增加自噬而抑制细胞凋亡,在心肌梗死后左心室重塑中发挥心脏保护作用,改善心肌梗死小鼠模型的心脏功能和存活率。

一、自噬和高血压性心脏病

高血压是心血管疾病和卒中的主要危险因素。在美国,成年人的高血压患病率约为34%。尽管代偿性肥大抵消了压力超负荷的不利影响,但慢性肥厚性压力最终会导致收缩功能障碍和心力衰竭。一氧化氮(NO)抑制剂[Nω-硝基-1-精氨酸甲酯(L-NAME)]诱导高血压会引起肾素-血管紧张素-醛固酮系统激活引起的心肌肥大和纤维化。L-NAME 诱导的高血压小鼠 LC3-Ⅱ/LC3-Ⅰ 值降低和 P62 水平增加,表明巨自噬受到抑制,其机制与 AMPKα和 ULK1 的磷酸化降低及氧化应激相关的 mTOR 活化有关。

二、自噬和糖尿病心肌病

糖尿病心肌病的特征是代谢功能、左心室肥厚和舒张功能障碍。研究表明,在缺乏胰岛素受体底物的小鼠心脏中观察到自噬体形成及 LC3-Ⅱ/LC3-Ⅰ 值增加,提示巨自噬增强。研究表明,2 型糖尿病患者心脏中 LC3-Ⅱ 和 Beclin 1 水平显著增加,自噬上调是为了抵消胰岛素抵抗/缺乏的不良后果、维持正常细胞稳态的代偿反应。但有研究比较了 1 型和 2 型糖尿病小鼠糖尿病心肌病自噬反应,结果发现 1 型糖尿病小鼠心脏中 P62、LC3-Ⅱ/LC3-Ⅰ 值及AMPK 活化增加,溶酶体和自噬体增加,巨自噬增强。相反,在 2 型糖尿病小鼠心脏中巨自噬减少,未观察到成熟的自溶酶体或溶酶体。当前巨自噬在糖尿病心肌病中的作用尚不清楚,需要进一步研究以确定巨自噬在糖尿病诱导的心脏病理学中的作用及其调控机制,从而确定调控自噬是否能作为防治糖尿病心肌病的策略和靶点。

(危当恒)

参 考 文 献

[1] NASSOUR J,RADFORD R,CORREIA A,et al. Autophagic cell death restricts chromosomal instability during replicative crisis. Nature,2019,565(7741):659-663.

[2] HASSANPOUR M,RAHBARGHAZI R,NOURI M,et al. Role of autophagy in atherosclerosis:foe or friend? J Inflamm(Lond),2019,16:8.

[3] MARTINET W,COORNAERT I,PUYLAERT P,et al. Macrophage Death as a Pharmacological Target in Atherosclerosis. Front Pharmacol,2019,10:306.

[4] LIANG P,JIANG B,LI Y,et al. Autophagy promotes angiogenesis via AMPK/Akt/mTOR signaling during the recovery of heat-denatured endothelial cells. Cell Death Dis,2018,9(12):1152.

[5] SPROTT D,POITZ D M,KOROVINA I,et al. Endothelial-Specific Deficiency of ATG5(Autophagy Protein 5) Attenuates Ischemia-Related Angiogenesis. Arterioscler Thromb Vasc Biol,2019,39(6):1137-1148.

[6] SCHAAF M B,HOUBAERT D,ME E O,et al. Autophagy in endothelial cells and tumor angiogenesis. Cell Death Differ,2019,26(4):665-679.

[7] PENG C,RAO W,ZHANG L,et al. Mitofusin 2 Exerts a Protective Role in Ischemia Reperfusion Injury Through Increasing Autophagy. Cell Physiol Biochem,2018,46(6):2311-2324.

［8］WU M Y, YIANG G T, LIAO W T, et al. Current Mechanistic Concepts in Ischemia and Reperfusion Injury. Cell Physiol Biochem,2018,46(4):1650-1667.

［9］SCIARRETTA S,FORTE M,FRATI G,et al. New Insights Into the Role of mTOR Signaling in the Cardiovascular System. Circ Res,2018,122(3):489-505.

［10］SCIARRETTA S,FORTE M,FRATI G,et al. New Insights Into the Role of mTOR Signaling in the Cardiovascular System. Circ Res,2018,122(3):489-505.

第四章

细胞焦亡与心血管疾病

细胞焦亡(pyroptosis)是近年来新发现的一种依赖于炎性半胱天冬酶(caspase-1 或 caspase-4、caspase-5、caspase-11)的程序性细胞死亡(programmed cell death,PCD)模式,其特征为快速的质膜孔隙形成及炎性内容物的释放,伴随炎症反应发生。细胞焦亡的发生与炎症小体(inflammasome)的激活关系密切,炎症小体激活介导的炎性 caspase 活化是细胞焦亡的关键,炎性 caspase 通过切割 gasdermin D 蛋白(GSDMD)生成 N 端片段(GSDMD-NT),介导质膜孔隙的形成,诱导细胞焦亡。细胞焦亡是一把双刃剑,既能抵御病原体及内在危险因素的伤害,也会对机体造成损伤,在机体免疫炎症反应和疾病发生发展中发挥重要作用。研究表明,细胞焦亡广泛参与感染性疾病、自身免疫性疾病、糖尿病、神经系统相关疾病和心血管疾病等的发生发展。深入研究细胞焦亡在相关疾病发生、发展及转归中的作用,对疾病的防治有着重要意义。

第一节　细胞焦亡概述

一、细胞焦亡的发现

对细胞焦亡的认识经历了一个相对漫长的过程。早在 1992 年,法国巴斯德研究所的 Zychlinsky 等就发现弗氏志贺杆菌可以诱导巨噬细胞发生程序性死亡,由于当时的认识局限将程序性细胞死亡等同于凋亡,因此研究者认为这种细胞死亡就是凋亡。进一步研究发现,caspase-1 特异性阻断剂及 caspase-1 基因敲除均可阻止弗氏志贺杆菌诱导的"凋亡";相反,caspase-3 特异性阻断剂及 caspase-3 基因敲除则无此能力,表明这种细胞死亡方式并非由传统的凋亡执行分子 caspase-3 介导,而是由 caspase-1 介导。此后,研究发现在沙门杆菌感染的巨噬细胞中也存在 caspase-1 依赖的程序性细胞死亡方式,并伴有大量促炎因子的激活,不伴随 caspase-3、caspase-6、caspase-7 的激活。2001 年,美国学者 Cookson 和 Brennan 首次使用"pyroptosis"来命名这种在巨噬细胞中发现的依赖于 caspase-1 的程序性细胞死亡方式。"Pyroptosis"一词源于希腊文,pyro 意为"火",借指这种细胞死亡方式能促进炎症反应,我国学者将其翻译为细胞焦亡。

对细胞焦亡的研究最早集中在病原体(尤其是细菌)感染模型上。迄今为止,已经证实弗氏志贺杆菌、沙门杆菌、李斯特杆菌、弗朗西斯菌属、铜绿假单胞菌、嗜肺性军团杆菌及叶尔森杆菌等众多细菌均可诱导巨噬细胞焦亡。除病原生物外,研究还发现组织或细胞在应激、缺氧、损伤等因素刺激后释放到细胞间隙或血液循环中的一些物质,如高迁移率族蛋白 1

（high mobility group box protein 1，HMGB1）、热休克蛋白（heat shock proteins，HSP）、三磷酸腺苷（adenosine triphosphate，ATP）、尿酸等，可也诱导细胞焦亡。此外，研究还发现，caspase-1依赖的细胞焦亡不仅存在于单核巨噬细胞系，还存在于树突状细胞、肝脏细胞、内皮细胞等其他多种细胞中。

二、细胞焦亡的形态学特征

细胞焦亡在形态上同时具有坏死和凋亡的特征。细胞焦亡初期，细胞膜会形成 10～15nm 的孔隙，质膜的完整性遭到破坏，细胞膜通透性增加，细胞内外离子平衡失调，大量促炎介质如白细胞介素 1β（interleukin 1β，IL-1β）和 IL-18 等也能通过细胞膜上的孔隙分泌至细胞外；随着细胞内渗透压增加，水分内流导致细胞肿胀，最终细胞发生裂解，表现出与坏死相似的形态学特征。此时，包含促炎介质 IL-1β 和 IL-18 在内的细胞内容物大量被动释放，从而诱发级联放大性的炎症反应，因此细胞焦亡也被称为促炎性的程序性细胞死亡。

与细胞焦亡不同，凋亡细胞呈皱缩状态，胞质浓缩，细胞内容物被双层膜包裹形成凋亡小体，最终被邻近细胞或巨噬细胞所吞噬，不伴随炎症反应。但是细胞焦亡与凋亡也存在一些相似的形态学特征，如胞膜空泡化、染色质浓缩、凝集，并且出现一些共同的生化特征如染色质 DNA 片段化、TUNEL 检测阳性及 Annexin V 染色阳性等（见细胞焦亡的生化特征），因此，早期的研究一度把细胞焦亡误认为是细胞凋亡。

三、细胞焦亡的生化特征

（一）DNA 片段化

染色体 DNA 片段化降解是细胞凋亡的一个重要生化事件。细胞凋亡时，内源性核酸内切酶作用于染色体 DNA 核小体间的连接区，将其降解为 180～200bp 或其整数倍长度的片段，脱氧核苷酸末端转移酶介导的 dUTP 缺口末端标记（terminal deoxynucleotidyl transferase-mediated dUTP nick end labeling，TUNEL）检测阳性。细胞焦亡时也会出现 DNA 片段化降解现象，TUNEL 检测也呈阳性。细胞凋亡时，染色质 DNA 片段化是由于内源性核酸内切酶被激活所致；细胞焦亡时 DNA 片段化的具体机制尚不清楚，可能由 caspase-1 激活的未知核酸酶所介导。

（二）磷脂酰丝氨酸染色阳性

正常细胞的磷脂酰丝氨酸只分布在细胞膜磷脂双分子层的内侧，细胞发生凋亡早期，磷脂酰丝氨酸由细胞膜内侧翻向外侧。Annexin V 是一种磷脂结合蛋白，与磷脂酰丝氨酸有高度亲和力，它结合细胞外侧暴露的磷脂酰丝氨酸，是检测细胞早期凋亡的灵敏指标。尽管细胞焦亡并不出现膜磷脂酰丝氨酸外翻的现象，但由于焦亡细胞膜孔隙的形成，Annexin V 可穿透细胞膜进入细胞内与膜内侧的磷脂酰丝氨酸结合，因此焦亡与凋亡细胞 Annexin V 染色均呈阳性。

此外，非渗透性荧光染料，如 7-氨基放线菌素 D（7-aminoactinomycin D，7-AAD）或碘化丙啶（propidium iodide，PI）不能通过活细胞膜，却可以通过焦亡细胞的膜孔进入细胞，对细胞核染色。这类 DNA 染料并不能进入早期凋亡的细胞，因此，可用于细胞焦亡和凋亡的鉴别。

（三）炎性 caspase 激活

细胞焦亡与凋亡都是由 caspase 介导的程序性细胞死亡形式。细胞凋亡相关 caspase 包括启动型 caspase（caspase-8、caspase-9、caspase-10，主要为 caspase-8）和效应型 caspase

（caspase-3、caspase-6、caspase-7，主要为 caspase-3）；而细胞焦亡主要由炎性相关的 caspase-1 介导，此外最新研究表明，细胞焦亡的发生也可以由人 caspase-4、caspase-5 或鼠 caspase-11 介导。

总之，细胞焦亡与细胞凋亡及坏死在形态学及生化改变上既有相似之处，又存在显著差别（表 4-1）。

表 4-1 细胞焦亡与凋亡及坏死的联系与区别

特征		凋亡	焦亡	坏死
性质	生理性/病理性	生理性/病理性	病理性	病理性
	特异性/非特异性	特异性	特异性	非特异性
	主动过程/被动过程	主动过程	主动过程	被动过程
形态改变	质膜孔隙形成	×	√	√
	细胞肿胀,裂解	×	√	√
	染色质凝集	√	√	×
	凋亡小体	√	×	×
生化特点	新蛋白合成	√	√	×
	耗能	√	√	×
	DNA	片段化	片段化	随机降解
机制	caspase	caspase-3、caspase-6、caspase-7	caspase-1 或 caspase-4、caspase-5、caspase-11	non-caspase
	细胞色素 c 释放	√	×	×
	程序性细胞死亡	√	√	×
后果	炎症反应	×	√	√

四、细胞焦亡的意义

细胞焦亡的发生与炎症小体的激活关系密切,炎症小体激活及其介导的细胞焦亡作为固有免疫的重要效应机制,在机体免疫炎症反应和疾病发生发展中发挥重要作用。一方面,细胞焦亡可以破坏病原体赖以生存的环境、限制病原体的复制,焦亡细胞释放的促炎介质 IL-1β、IL-18 及其他细胞内容物可吸引更多的中性粒细胞等到炎症部位,从而将细菌杀死,因此,细胞焦亡可看作宿主细胞固有免疫系统的重要组成部分。另一方面,过度的或不恰当的细胞焦亡对机体是有害的,炎症小体产生过多、存在时间过长,炎症和细胞因子的过量表达和持续作用,细胞焦亡时释放的 IL-1β 和 IL-18 等炎性内容物,募集激活更多的炎症细胞,进一步促进了炎症小体的组装,引起炎症反应的加剧和扩散,参与疾病的发生发展。

由于细胞焦亡对机体免疫应答与炎症反应调控的重要性,以及其分子机制的独特性,它逐渐成为目前国际上的研究热点。研究表明,细胞焦亡广泛参与感染性疾病、自身免疫性疾病、糖尿病、神经系统相关疾病和心血管疾病等的发生发展,并发挥重要作用。对细胞焦亡形态学特征、生化改变、发生机制及其分子调控的深入研究,将有助于认识其在相关疾病发生发展和转归中的作用,为临床防治提供新思路。

第二节　细胞焦亡的分子机制

细胞焦亡是一种不同于坏死、凋亡和自噬的新型细胞死亡模式,对其机制的深入研究将有助于对其进行调控,为疾病防治提供新思路。细胞焦亡的机制目前尚不完全清楚,研究表明炎症小体组装激活在细胞焦亡中发挥关键性作用。

炎症小体的概念于 2002 年由 Tschopp 团队首次提出,是指由胞质型模式识别受体(pattern recognition receptors,PRRs)参与组装的多蛋白复合物,其受体能够通过病原体相关分子模式(pathogen-associated molecular patterns,PAMPs)或者宿主来源的危险/损伤相关分子模式(danger/damage-associated molecular patterns,DAMPs),招募和激活炎性 caspase。目前认为,炎症小体的激活包括经典和非经典两条途径,它们分别活化炎性 caspase-1 或 caspase-4、caspase-5、caspase-11,炎性 caspase 可直接剪切激活 GSDMD 生成 N 端片段,介导质膜孔隙的形成,诱导细胞发生焦亡。已有研究表明,细胞焦亡的发生主要有 caspase-1 依赖及 caspase-1 非依赖两种途径,caspase-1 非依赖的细胞焦亡主要由人 caspase-4、caspase-5 或鼠 caspase-11 介导。

一、caspase-1 依赖的经典焦亡途径

炎症小体依据受体的种类进行命名,迄今为止,人们已经发现多种类型的炎症小体,常见的有核苷酸结合寡聚化结构域(nucleotide-binding oligomerization domain,NOD)样受体(NOD-like receptor,NLR)家族炎症小体及黑素瘤缺乏因子 2(absent in melanoma 2,AIM2)炎症小体。

NLR 家族是一类进化上比较保守的蛋白质,对免疫功能的调节发挥起着重要作用,已发现人类 NLR 家族至少有 22 种成员。NLR 家族炎症小体的感受器(受体)可接收 PAMPs 或 DAMPs 等不同的刺激信号,通过衔接蛋白凋亡相关斑点样蛋白(apoptosis-associated speck-like protein containing caspase recruitment domain,ASC)募集效应蛋白前体(pro-caspase-1),组装形成炎症小体。也有的炎症小体(如 NLRP1 和 NLRC4)组装可不需要衔接蛋白 ASC,其受体本身就具有半胱天冬酶募集结构域(caspase recruitment domain,CARD),可直接募集 pro-caspase-1。炎症小体组装完成后具有自我激活作用,使 pro-caspase-1(45kDa)发生水解,生成 20kDa、10kDa 两个片段,形成具有活性的 P10/P20 四聚体。caspase-1 也称为白细胞介素 1β 转换酶(interleukin-1β converting enzyme,ICE),可促进 pro-IL-1β 和 pro-IL-18 的切割成熟,生成具有活性的 IL-1β 和 IL-18 等促进炎症级联反应。此外,caspase-1 还可直接剪切激活 GSDMD 蛋白,介导质膜孔隙的形成,诱导细胞在炎性和应激的病理条件下发生焦亡,这是细胞焦亡发生的经典途径。

AIM2 炎症小体由受体 AIM2、衔接蛋白 ASC 和效应蛋白 caspase-1 组成。AIM2 蛋白具有一个 C 端 HIN200 结构域和一个 N 端热蛋白结构域(pyrin domain,PYD),可通过 HIN200 结构域特异性识别细胞质中的双链 DNA,诱导自身寡聚化,然后通过 PYD-PYD 相互作用而与 ASC 结合,并募集效应蛋白前体 pro-caspase-1 组装形成炎症小体,促进 caspase-1 的激活以及 IL-1β 和 IL-18 的成熟。AIM2 炎症小体在对抗细菌和 DNA 病毒感染时发挥着重要

作用。

　　目前研究较多且与细胞焦亡相关的有 NLR 家族炎症小体中的 NLRP1、NLRP3、NLRC4（又名 IPAF）炎症小体以及 AIM2 炎症小体，其中 NLRP3 炎症小体又是目前研究最为广泛的炎症小体，对其机制相对了解得比较清楚，因此本章以 NLRP3 炎症小体的激活为例重点阐述细胞焦亡过程中炎症小体组装、caspase-1 激活、下游炎症因子产生和其他后续事件的发生机制（图 4-1）。

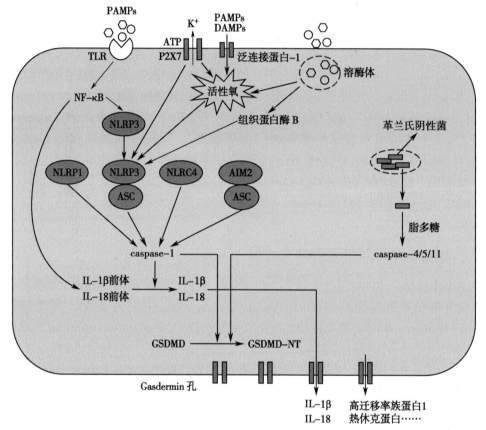

图 4-1　细胞焦亡发生的主要机制

注：PAMPs，pathogen-associated molecular patterns（病原体相关分子模式）；DAMPs，danger/damage-associated molecular patterns（危险/损伤相关分子模式）；TLR，toll-like receptor（Toll 样受体）；P2X7，ATP-gated ionotropic P2X7（ATP 门控离子通道 P2X7）；ASC，apoptosis-associated speck-like protein containing caspase recruitment domain（凋亡相关斑点样蛋白）；IL-1β，interleukin-1β（白细胞介素 1β）；IL-18，interleukin-18（白细胞介素 18）；GSDMD，gasdermin D（gasdermin D 蛋白）；GSDMD-NT，N-terminal cleavage fragments of GSDMD（gasdermin D 蛋白 N 端片段）

（一）NLRP3 炎症小体及其诱导信号

　　NLRP3 炎症小体的受体为核苷酸结合寡聚化结构域样受体家族热蛋白结构域蛋白 3（nucleotide-binding and oligomerization domain（NOD）-like receptors family，pyrin domain containing 3，NLRP3，又称 NALP3）。NLRP3 蛋白由三个基本结构域组成：①C 端的富含亮氨酸重复（leucine-rich repeat，LRR）结构域，具有识别配体的功能；②中心区的核苷酸结合寡聚化结构域（nucleotide-binding and oligomerization domain，NACHT），对于受体自身的寡聚化和活化非常重要；③N 端的 PYD，能通过 PYD-PYD 相互作用与 ASC 结合。ASC 的分子质量为

21.5kDa,有 195 个氨基酸残基,包含 PYD 和 CARD 两个结构域,分别通过 PYD 结构域连接上游的 NLRP3 和 CARD 结构域连接下游的 pro-caspase-1。

多种病原体及细胞内外刺激物可被 LRR 识别,使 NLRP3 蛋白结构发生变化,暴露出 NACHT 结构域,进而聚合形成高度有序的 NLRP3 蛋白寡聚体,并通过 PYD-PYD 结构域募集 ASC,形成分子平台;再通过 CARD-CARD 结构域招募 pro-caspase-1,完成炎症小体的组装。如前所述,NLRP3 炎症小体组装完成后具有自我激活作用,使 pro-caspase-1 水解生成活性形式的 caspase-1,并进一步促进 IL-1β 和 IL-18 成熟,启动炎症级联反应,剪切 GSDMD 蛋白,诱导细胞焦亡。NLRP3 炎症小体活化的刺激信号包括以下两大类:

1. 病原体相关分子模式　PAMPs 主要是指病原微生物共有的某些高度保守的分子结构,包括①细菌胞壁成分,如 G⁻ 菌的脂多糖(lipopolysaccharide,LPS)、G⁺ 菌的寡肽糖和真菌的酵母多糖等;②病毒产物及细菌胞核成分,如非甲基化寡核苷酸 CpGDNA、单链 RNA、双链 RNA 等。PAMPs 种类有限,但在病原微生物中分布广泛,为病原微生物所特有,且宿主细胞不产生,是宿主固有免疫细胞泛特异性识别的分子基础。固有免疫识别的 PAMPs,往往是病原体赖以生存、变化较少的主要部分,如细菌的脂多糖和病毒的双链 RNA,对此,病原体很难产生突变而逃脱固有免疫的作用。

2. 危险/损伤相关分子模式　DAMPs 是组织或细胞受到损伤、缺氧、应激等因素刺激后释放到细胞间隙或血液循环中的一类具有免疫调节活性的物质。目前已证实许多 DAMPs 可激活 NLRP3 炎症小体,主要包括以下几类:

(1)高迁移率族蛋白1(HMGB1):于 1973 年首次在牛胸腺中被提取和鉴定,因其在聚丙烯酰胺凝胶电泳中的高迁移能力而得名。高迁移率族蛋白是一种高度保守的、分子质量为 30kDa 的核蛋白,广泛分布于哺乳动物细胞。细胞外 HGMB1 有两种来源:一是坏死细胞被动释放,二是细胞受到炎症刺激(包括 DAMPs 刺激)后主动分泌。近年的研究发现,HMGB1 一旦分泌到细胞外,即可发挥致炎作用。现在认为,HMGB1 是一种重要的晚期致炎因子,近年来已成为危重医学研究的热点之一,其在全身炎症反应综合征(systemic inflammatory response syndrome,SIRS)中的作用广受关注。当组织缺血或其他原因导致无菌性细胞损伤时,HMGB1 作为调节介质释放至细胞外,细胞凋亡时 HMGB1 则与染色体不可逆结合而不被释放到细胞外。

(2)热休克蛋白(HSP):是一种保护性蛋白,作为分子伴侣参与细胞内蛋白质折叠、转运和组装;当受到高温等恶劣环境袭击时,HSP 就会被大量合成,以提高细胞的应激能力。细胞损伤和坏死可将 HSP 主动或被动释放至细胞外,而胞外 HSP 可被包括 TLR 在内的多种受体识别,进而激活炎症小体,诱导促炎介质的合成和分泌,参与炎症及其调节过程。

(3)S100 蛋白:是一组分子质量较小(9~13kDa)的钙结合蛋白,因其在中性饱和硫酸铵中 100% 的溶解而得名,目前已发现 20 个 S100 蛋白家族成员,其中 S100A8、A9 和 A12 由吞噬细胞合成并在炎症部位释放。S100 蛋白对中性粒细胞有趋化作用,能与 TLR4 结合,从而介导细胞内的炎症信号转导,在感染、类风湿关节炎、肠道及肾脏等炎症反应中发挥重要作用。

(4)嘌呤分子及其降解产物:如 ATP、尿酸等。生理状态下,ATP 是维持细胞正常代谢功能的主要能量物质。当细胞应激、缺氧、受损等情况下,ATP 及其代谢产物 ADP、腺苷等可作为 DAMPs,通过主动或被动方式释放至胞外。嘌呤受体是细胞外 ATP 及其代谢产物的结合受体,高浓度 ATP 可在短时间内通过细胞表面 P2X7 受体,激活 NLRP3 炎症小体。

（5）晶体或颗粒性物质：细胞受损后可释放出大量尿酸，使受损组织周围环境中尿酸处于超饱和状态，形成结晶体。尿酸结晶被细胞吞噬后形成吞噬溶酶体，可致溶酶体的肿胀和破坏，使溶酶体内的组织蛋白酶 B（cathepsin B）释放出来，诱导 NLRP3 炎症小体激活。胆固醇结晶和尿酸盐结晶一样，可被细胞吞噬后形成吞噬溶酶体，可致溶酶体的肿胀和破坏，组织蛋白酶 B 释放，诱导 NLRP3 炎症小体激活。此外，β 淀粉样蛋白、二氧化硅、明矾、石棉等晶体或颗粒性物质也可作为 DAMPs，通过相同的机制诱导 NLRP3 炎症小体激活。

（6）细胞外基质降解产物：细胞外基质是由细胞合成并分泌到胞外，分布在细胞表面或细胞间的大分子，主要包括透明质酸、硫酸肝素、胶原蛋白及弹性蛋白等成分。正常状态下，这些大分子在细胞间交织连接形成网状结构，一方面维持细胞形态结构，另一方面可调节一些免疫细胞和上皮细胞活性，发挥免疫调节功能。在微生物感染、缺血、缺氧或炎症所致组织损伤过程中，受损/坏死组织释放大量蛋白酶，导致细胞外基质迅速降解，积聚于组织间隙。这些降解的细胞外基质成分也可作为 DAMPs，激活炎症小体。

（二）NLRP3 炎症小体的激活过程

NLRP3 炎症小体的激活过程分为两个阶段：①第一阶段为预激（prime）阶段。一般认为，此阶段信号主要与细胞膜上的 TLR 等结合，激活核转录因子 NF-κB，转录合成炎症小体组分及多种炎症因子前体如 NLRP3、pro-caspase-1 和 pro-IL-1β，为后续炎症反应提供物质基础。②第二阶段为组装（assembly）阶段，亦即激活阶段。此阶段，各种 NLRP3 激动信号与 NLRP3 受体结合，通过衔接蛋白 ASC 招募 pro-caspase-1，组装成大分子复合物即炎症小体，通过自我激活作用水解产生具有活性的 caspase-1，并进一步促进下游更多种促炎介质（如 IL-1β、IL-18 等）及趋化因子的合成分泌。caspase-1 的激活，还能介导细胞焦亡，焦亡细胞释放大量促炎内容物，反过来再促进炎症小体的组装激活，恶性循环引起炎症反应扩散、放大。

（三）NLRP3 炎症小体的组装激活模式

NLRP3 炎症小体组装激活的具体分子机制还不完全清楚，目前认为，NLPR3 炎症小体的组装主要有以下三种模式：

1. 离子通道模式　细胞损伤或坏死时释放至胞外的 ATP 激活细胞表面的 ATP 门控的离子通道 P2X7，触发 K^+ 外流，同时招募半通道蛋白 pannexin-1 在细胞膜上形成孔隙，从而容许 NLRP3 炎症小体的激活物进入细胞内激活 NLRP3 炎症小体。此外，胞内 K^+ 浓度远远高于胞外，当细胞膜的稳定性减弱膜通透性增加时，胞内 K^+ 也会被动外流，一些病原体或源自病原体的物质如膜穿孔毒素可通过削弱细胞膜稳定性使 K^+ 外流来激活 NLRP3 炎症小体。提高细胞外 K^+ 浓度来阻止胞内 K^+ 外流时，许多激活剂对 NLRP3 炎症小体的激活受到了抑制，这也从侧面证实了 K^+ 外流对 NLRP3 炎症小体激活的作用。

2. 溶酶体模式　细胞吞噬胞外环境刺激物如尿酸、胆固醇、铝、硅石等晶体或颗粒性物质，形成吞噬体，后者与溶酶体融合，引起溶酶体的肿胀和破坏，使溶酶体内的组织蛋白酶 B 等释放出来，进而激活 NLRP3 炎症小体。至于组织蛋白酶 B 通过什么机制激活 NLRP3 炎症小体，目前仍不清楚。

3. 活性氧模式　许多 NLRP3 炎症小体激活剂在激活 NLRP3 炎症小体时都能够引起细胞内 ROS 升高，但是关于 ROS 的来源目前尚不十分明确。一种目前普遍认可的观点认为线粒体是 NLRP3 炎症小体激活过程中 ROS 的主要来源。在吞噬细胞吞噬病原体的过程中，为了满足大量能量的需求，线粒体会通过增加呼吸来实现能量的供给，与此同时，呼吸的增加导致了大量 ROS 的产生。另一种观点认为，还原型辅酶Ⅱ（nicotinamide-adenine dinucleotide

phosphate,NADPH)氧化酶复合体是颗粒性物质激活 NLRP3 炎症小体过程中 ROS 的主要来源。硫氧还蛋白相互作用蛋白(thioredoxin-interacting protein,TXNIP)及硫氧还蛋白(thioredoxin,Trx)系统的失衡被认为与 ROS 所致的 NLRP3 炎症小体激活密切相关。研究表明,TXNIP 可直接与 NLRP3 结合,进而激活 NLRP3 炎症小体;此外 TXNIP 也可与 Trx 结合,封闭其抗氧化活性。

上述 NLRP3 组装激活的三种模式并不是独立的,而是存在非常紧密的关系,可单独或共同作用激活 NLRP3 炎症小体。几乎所有 PAMPs 或 DAMPs 均能刺激 ROS 的生成,因此 ROS 模式在 NLRP3 炎症小体激活的作用尤为受到关注。

二、caspase-1 非依赖的焦亡途径

caspase-1 非依赖的焦亡途径,主要由鼠 caspase-11 或人类同源基因 caspase-4、caspase-5 介导。caspase-4、caspase-5、caspase-11 的活化由非经典的炎症小体激活介导。

非经典的炎症小体激活由胞质内 LPS 感受器感受胞质中的 LPS,并募集 pro-caspase-11 形成分子平台,pro-caspase-11 自我激活生成活性形式的 caspase-11。近期研究发现,小鼠 caspase-11 和人 caspase-4、caspase-5 自身就是 LPS 的细胞内受体。caspase-11 的 CARD 结构域特异地、高度亲和地结合 LPS 的类脂质 A 结构,这种结合使 caspase-11 自身发生寡聚化,并持续激活其自身的酶活性。此外,在某些特定条件下,caspase-11 激活可介导经典的 NLRP3 炎症小体激活及 caspase-1 活化。人类没有 caspase-11,但其同源 caspase-4、caspase-5 具有与 caspase-11 相同的功能和激活方式。

caspase-4、caspase-5、caspase-11 识别胞内 LPS 需要细菌从胞内液泡中逃逸,这个过程可被干扰素诱导的 GTP 酶介导的含菌液泡裂解所促进。炎性 caspase-4、caspase-5、caspase-11 被 LPS 激活的非经典途径不仅代表了先天免疫的新模式,而且研究发现其在 LPS 诱导的脓毒性休克中发挥独特的作用,研究发现,caspase-11$^{-/-}$ 小鼠能抵抗致死剂量的 LPS,而 caspase-1$^{-/-}$ 小鼠无此作用。

caspase-1 非依赖的细胞焦亡与 caspase-1 依赖的经典细胞焦亡的不同在于,caspase-4、caspase-5、caspase-11 不能直接剪切炎症因子前体 pro-IL-1β 和 pro-IL-18,因此不能促进 IL-1β 和 IL-18 的成熟。虽然近期有研究报道 caspase-4 具备剪切 pro-IL-1β 和 pro-IL-18 的能力,但仍需进一步证实。

三、细胞焦亡的执行

GSDMD 被认为是细胞焦亡的执行者。研究人员通过构建 *GSDMD* 基因敲除(GSDMD$^{-/-}$)的细胞模型,发现 GSDMD 是细胞焦亡发生的必要条件,GSDMD 缺失可以抑制所有已知经典及非经典炎症小体引起的细胞焦亡,而在 GSDMD$^{-/-}$ 细胞中外源表达 GSDMD 可恢复细胞焦亡的发生。进一步研究发现在 GSDMD$^{-/-}$ 小鼠身上,由 NLRP3、NLRC4 及 AIM2 等炎症小体所介导的经典焦亡进程均无法启动。这些研究结果说明了 GSDMD 蛋白在 caspase-1 或 caspase-4、caspase-5、caspase-11 诱导的细胞焦亡中不可或缺的作用。此外,研究发现,GSDMD 的缺失并不抑制 caspase-1 本身的活化和对下游 IL-1β 的切割,但却能阻止成熟的 IL-1β 分泌到细胞外。

GSDMD 存在于细胞质中,在稳定的内环境中,GSDMD 处于自身抑制的状态。目前多数学者认为,细胞焦亡相关的炎性 caspase(caspase-1 或 caspase-4、caspase-5、caspase-11)都可以

直接剪切 GSDMD。GSDMD 的剪切位点为 Asp276(鼠)或 Asp275(人),使其水解生成一个 N 端 P30 片段(GSDMD-NT)和一个亲水的 C 端 P20 片段(GSDMD-C)。GSDMD-NT 与相应的 GSDMD-C 分离后,能特异性地结合于细胞膜的脂质双分子层,组成环状低聚物,从而在细胞膜上形成直径为 10~15nm 的小孔(gasdermin 孔),破坏细胞膜的完整性,使膜内外离子梯度遭到破坏,K^+外流、Na^+内流,大量促炎介质 IL-1β 和 IL-18 也能通过膜孔主动分泌至细胞外;随着细胞内渗透压增加,水通过渗透作用进入细胞,造成细胞肿胀、裂解,诱导细胞焦亡。促炎介质 IL-1β、IL-18 及细胞内其他内容物大量被动释放,启动炎症级联反应,放大局部和全身炎症。GSDMS-C 同样也有相当重要的作用,能抑制 GSDMD-NT 的细胞毒性,增加 GSDMD-NT 的水溶性,当它与 GSDMD-NT 结合时则发挥了结构自抑制的作用。

GSDMD 是 gasdermin 蛋白家族中的一员,该家族成员包括 gasdermin A、B、C、D、E(亦称为 DFNA5)及 DFNB59。最新研究表明,gasdermin E(GSDME),可以被 caspase-3 切割,且切割的位置、效率及结果和 caspase-1 切割 GSDMD 非常类似,即释放出具有膜成孔活性的 N 端结构域并诱导细胞焦亡,这一发现不但提示 GSDMD 不是细胞焦亡的唯一执行者,GSDME 也可执行细胞焦亡的功能,而且打破了 caspase-3 导致细胞凋亡的经典概念,首次展示了 caspase-3 活化也可以导致细胞焦亡。值得注意的是,GSDME 被 caspase-3 切割后虽然可以诱导细胞焦亡,但是癌症细胞由于 DNA 甲基化介导的表观遗传沉默导致 GSDME 不表达,而很多正常组织高表达 GSDME,因此在化疗药物处理激活 caspase-3 后,这些正常细胞会发生 GSDME 的活化并以焦亡的方式死去,而癌细胞由于不表达 GSDME,caspase-3 活化则诱导细胞以凋亡的方式死去。对 GSDME$^{-/-}$小鼠的研究发现,化疗药物导致的多种组织损伤和体重下降等副作用都得到了明显的缓解,提示传统化疗药物有很大的毒副作用,很可能是因为这些药物导致正常组织发生了细胞焦亡。

虽然 gasdermin 蛋白家族成员共享具有膜成孔活性的 N 端结构域,但是 gasdermin 蛋白家族的其他分子是否也具有执行细胞焦亡的效应有待进一步研究。鉴于 GSDMD 被 caspase-1 或 caspase-4、caspase-5、caspase-11 切割而活化,而 GSDME 可被 caspase-3 切割而活化,其他的 gasdermin 家族蛋白并不能被 caspase-1 或 caspase-4、caspase-5、caspase-11 切割而活化,因此有学者建议将细胞焦亡的概念重新定义为"由 gasdermin 家族蛋白介导的程序性细胞死亡"。

第三节 细胞焦亡与心血管疾病

心血管疾病是一类复杂的常伴有慢性炎症反应的疾病,具有长期渐进性发展的特点,其复杂的病理生理过程中既有各种内在、适应和自身的免疫反应,又有炎症损伤修复反应;不仅有心血管自身的细胞增殖、迁移、凋亡和自噬,亦有多种免疫细胞的增殖、迁移和作用,其机制还远未阐明。炎症小体激活及其介导的细胞焦亡在机体免疫炎症反应和疾病发生发展中发挥重要作用,其在动脉粥样硬化、心肌缺血-再灌注损伤及心肌梗死、原发和继发的心肌病变及心力衰竭等疾病发生发展中的作用相继被研究人员所发现,其在心血管疾病发生发展中的作用日益受到关注。

一、细胞焦亡与动脉粥样硬化

动脉粥样硬化的发病机制至今尚未完全明了,其发病机制有以下几种学说:脂质浸润学说、平滑肌细胞增生学说、血小板聚集和血栓形成学说、免疫学说和损伤-反应学说等,其中损伤-反应学说和由此发展而来的炎症理论,较为全面地解释了动脉粥样硬化的形成发展过程。目前认为,动脉粥样硬化从发生发展到转归的全过程就是一个慢性的炎症过程,众多炎症细胞和炎症介质参与其中,但炎症参与动脉粥样硬化过程的作用机制至今尚未完全阐明。

越来越多的研究发现,动脉粥样硬化的多种危险因素在体外巨噬细胞和内皮细胞模型中能激活 NLRP3 炎症小体、促进 caspase-1 活化。在人类和小鼠的动脉粥样硬化斑块中,作为诱导细胞焦亡的 NLRP3 炎症小体及 caspase-1 均存在显著激活的现象,并与血管炎症及动脉粥样硬化斑块的不稳定性密切相关,caspase-1 介导的血管炎症主要与 IL-1β 和 IL-18 等促炎介质有关,而 IL-1β 抗体被证实具有减轻动脉粥样硬化的作用。

研究发现动脉粥样斑块中 caspase-1 活化常伴随 TUNEL 染色阳性,早期的研究一直认为这种 TUNEL 阳性的细胞是凋亡细胞,直到最近随着细胞焦亡研究的进展,研究人员才意识到动脉粥样斑块中的这种细胞的死亡也可能是焦亡。最新研究还发现斑块内巨噬细胞焦亡的直接证据,表明细胞焦亡的发生可能在炎症诱导动脉粥样硬化的过程中扮演着重要的角色。

(一) 细胞焦亡与脂代谢紊乱

Duewell 等于 2010 年首次报道,胆固醇晶体可以通过溶酶体模式激活单核巨噬细胞 NLRP3 炎症小体,促进 caspase-1 和 IL-1β 的切割以及 IL-1β 分泌;高胆固醇饮食诱导 LDLR$^{-/-}$ 小鼠动脉粥样硬化模型中胆固醇晶体在动脉壁的沉积与炎性巨噬细胞的招募呈正相关,进一步敲除 NLRP3、ASC 基因或 IL-1α/β 双基因敲除可显著降低血中 IL-1β 和 IL-18 水平,减轻高胆固醇饮食诱导的动脉粥样硬化。上述研究揭示了巨噬细胞 NLRP3 炎症小体在动脉粥样硬化发生发展中的重要作用。由于 NLRP3 炎症小体组装及其介导的 caspase-1 激活是细胞焦亡发生的主要机制,该研究也进一步提示巨噬细胞焦亡可能参与了动脉粥样硬化的发生发展。

氧化低密度脂蛋白(ox-LDL)是动脉粥样硬化的首要危险因素。研究表明,ox-LDL 能激活巨噬细胞 NLRP3 炎症小体,促进 caspase-1 切割及 IL-1β 的分泌。研究进一步发现,ox-LDL 处理人外周血来源的巨噬细胞可诱导 caspase-1 依赖的细胞焦亡。此外,甘油三酯也可引起 caspase-1 介导的巨噬细胞焦亡,而 caspase-1 的抑制剂 Z-YVAD-FMK 能抑制甘油三酯引起的巨噬细胞焦亡。在人类晚期的动脉粥样硬化斑块中,caspase-1 及 IL-1β、IL-18 的表达切割均显著高于早期斑块及非斑块区,且高表达的 caspase-1 与巨噬细胞标志共定位,并伴随着 TUNEL 染色的阳性反应,提示晚期斑块中存在明显的巨噬细胞焦亡。

巨噬细胞在动脉粥样斑块形成的起始和发展中起着关键作用。动脉粥样硬化早期,血管内皮受损,单核细胞跨内皮迁移在内皮下分化成为巨噬细胞,巨噬细胞通过细胞膜表面的清道夫受体 A1 吞噬大量 ox-LDL,使脂质在细胞内堆积,最终形成泡沫细胞,是动脉粥样硬化斑块的主要特征之一。巨噬细胞 NLRP3 炎症小体激活及细胞焦亡会释放大量包括 IL-1β 和 IL-18 在内的促炎介质、细胞因子及其他细胞内容物,可以募集更多的炎症细胞,加重血管炎症反应。持续的炎症能加剧斑块的不稳定性,最终导致斑块的破裂及心血管事件的发生。

此外,Yin 等于 2015 年报道了高脂饲料喂食 ApoE$^{-/-}$ 小鼠 3 周主动脉即出现明显的 caspase-1 切割激活,并伴随细胞间黏附分子(ICAM)、血管细胞黏附分子(VCAM)、E-选择素等表达增强及单核巨噬细胞的募集增多,且 caspase-1 活性与血脂水平呈显著正相关;而高脂饲料诱导的黏附分子表达及单核巨噬细胞募集可被 caspase-1$^{-/-}$ 所抑制,并且 caspase-1$^{-/-}$

进一步减少动脉粥样硬化斑块的面积。该研究还在细胞模型上发现在 ox-LDL 的刺激下人主动脉内皮细胞产生大量的 ROS 并发生焦亡,而 caspase-1$^{-/-}$ 可显著抑制这种 ox-LDL 诱导的人主动脉内皮细胞焦亡。该研究将血管内皮细胞的焦亡与动脉粥样硬化的发生发展联系起来。此外,Zhang 等在小鼠高胆固醇血症模型中发现冠状动脉内皮 caspase-1 的活性增强且与 NLRP3 蛋白出现共定位现象,并引起冠状动脉内皮细胞功能的紊乱,表明高胆固醇血症能激活冠状动脉内皮的 NLRP3 炎症小体。该研究进一步在原代冠状动脉内皮细胞中,发现胆固醇晶体可能通过促进内皮细胞溶酶体的损伤,提高细胞内 ROS 水平,激活 NLRP3 炎症小体,诱导内皮细胞焦亡。此外,棕榈酸也被报道可以通过 ROS 依赖的通路激活血管内皮细胞 NLRP3 炎症小体,诱导内皮细胞发生焦亡。

在心血管系统中,血管内皮不仅具有屏障功能,而且具有重要的内分泌功能,血管内皮损伤和/或功能障碍是动脉粥样硬化始动及发展加重的主要因素。血流动力学异常、感染、机械性损伤、高脂血症等因素均可引起内皮的损伤和功能障碍,诱导炎症反应的发生。血管炎症反应是一个涉及不同细胞、细胞因子和细胞黏附分子相互作用的复杂病理过程,其关键步骤是炎症细胞沿内皮细胞滚动、黏附和迁移。内皮细胞表达的 ICAM、VCAM、血小板内皮细胞黏附分子(platelet-endethelial cell adhension molecule,PECAM),是整合素(炎症细胞表达)的配体,介导炎症细胞与内皮细胞的紧密黏附和迁移过程。由此可见,内皮细胞是血管炎症反应的始动者,内皮细胞焦亡可募集血液中的单核细胞等炎症细胞,在血管炎症反应中有着举足轻重的地位。

(二) 细胞焦亡与高同型半胱氨酸血症

高同型半胱氨酸血症(hyperhomocysteinemia,HHcy)是指血浆同型半胱氨酸(homocysteine,Hcy)水平高于 15μmol/L(正常 5～10μmol/L),是动脉粥样硬化的独立危险因素。研究报道,Hcy 可升高血浆 TNF-α、IL-6 及 MCP-1 水平,增加血管壁单核细胞募集数量并促进巨噬细胞成熟,促进动脉粥样硬化斑块形成。Hcy 高活性巯基自氧化产生大量 ROS,而 ROS 是 NLRP3 炎症小体激活的关键因素。近期研究表明 HHcy 可激活巨噬细胞 NLRP3 炎症小体,诱导巨噬细胞在主动脉斑块的募集,促进动脉粥样硬化,而 ROS 清除剂则能显著改善上述 NLRP3 炎症小体激活的表现,减轻动脉粥样硬化。研究还发现,Hcy 和 LPS 共同作用,可以激活内皮细胞 NLRP3 炎症小体,诱导内皮细胞焦亡;Hcy 介导的内皮细胞死亡模式与细胞内 ROS 水平相关:ROS 中等程度升高促进内皮细胞发生焦亡,而高浓度的 ROS 则导致细胞凋亡。这一结果提示 Hcy 诱导动脉粥样硬化的作用不仅与细胞凋亡相关,细胞焦亡及其介导的炎症反应可能也在其中发挥重要作用。

(三) 细胞焦亡与肥胖、糖尿病及代谢综合征

肥胖是动脉粥样硬化的危险因素。肥胖及由它引起的各种代谢疾病已成为威胁人类健康的重要原因之一。脂肪组织的炎症现象是最近关于肥胖及相关代谢疾病研究的重点。脂肪组织慢性炎症主要表现为脂肪组织中大量巨噬细胞浸润、促炎细胞因子大量表达。肥胖常伴随着胰岛素抵抗、糖尿病及代谢综合征的发生,这些病理改变都可促进动脉粥样硬化。在高脂诱导的肥胖小鼠模型中,脂肪组织 NLRP3、ASC 和 caspase-1 表达上调,IL-1β 的成熟体增多,NLRP3$^{-/-}$ 和 caspase-1$^{-/-}$ 可改善脂肪组织炎症,减轻高脂诱导的胰岛素抵抗。研究还发现,db/db 小鼠肥大的脂肪细胞,伴随氧化应激、caspase-1 活化出现了细胞焦亡的超微结构变化;Konene 等观察到腹型肥胖患者腹部脂肪较皮下脂肪有更高水平的 caspase-1 表达,提示腹内脂肪组织中可能存在细胞焦亡。NLRP3 炎症小体不仅在脂肪组织炎症发展中发挥

重要作用,同时参与肥胖诱导的胰岛素抵抗。

文献报道,高糖引起胰岛 B 细胞大量产生 IL-1β 导致胰岛 B 细胞死亡,进一步研究表明高糖诱导的内质网应激可激活 NLRP3 炎症小体、提高 IL-1β 水平,是胰岛 B 细胞损伤的重要机制。高糖可以上调巨噬细胞、脂肪细胞、内皮细胞、胰岛 B 细胞、心肌细胞等多种细胞 TXNIP 的表达;TXNIP 不仅可以与 Trx 结合,封闭 Trx 抗氧化活性,还可直接与 NLRP3 结合,进而促进 NLRP3 炎症小体激活和 caspase-1 活化,促进 IL-1β 的分泌。有文献报道,γ-生育三烯酚能抑制巨噬细胞 NLRP3 炎症小体、caspase-1 切割及 IL-1β 分泌,减少炎症细胞在脂肪组织的浸润、保护胰岛 B 细胞,改善胰岛素抵抗等。NLRP3 炎症小体的小分子抑制剂可治疗 2 型糖尿病和动脉粥样硬化等炎症性病变。此外,临床研究发现 2 型糖尿病患者外周血来源的巨噬细胞 NLRP3 和 ASC 表达增强,活性形式(切割)的 caspase-1 和 IL-1β 增多。以上研究提示 NLRP3 炎症小体激活及其介导的细胞焦亡,不但参与胰岛 B 细胞损伤和糖尿病发病,而且可能参与促进糖尿病动脉粥样硬化等血管并发症。

(四) 细胞焦亡与高血压

高血压和动脉粥样硬化常同时存在,互为因果。高血压是促进动脉粥样硬化发生和发展的重要危险因素,在心血管疾病和心血管事件中发挥着极其关键的作用。高血压发病与肾素-血管紧张素-醛固酮系统失衡、交感神经过度兴奋、Ca^{2+} 超载以及水钠潴留等相关。此外,最近有研究者提出免疫炎症反应可能也参与了高血压的发病过程。

目前尚无细胞焦亡参与高血压发病的直接证据,但 Dalekos 等发现原发性高血压患者血清 IL-1β 水平显著升高,而 pro-IL-1β 由活化的 caspase-1 切割成熟,提示 caspase-1 与高血压存在一定相关关系。在高盐摄入诱导大鼠或小鼠高血压模型中分别发现下丘脑室旁核或肾脏组织炎症小体成分 NLRP3、ASC 及 pro-caspase-1 的高表达,IL-1β 的成熟及分泌增加;而抑制 NLRP3 及 caspase-1 能阻断上述改变,提示 NLRP3 炎症小体及其介导 caspase-1 活化可能成为高血压治疗中的潜在靶点。此外,在肺动脉高压的大鼠模型上也观察到 NLRP3 炎症小体的激活,而鞣花酸抑制 NLRP3 炎症小体的激活可以发挥改善肺动脉高压的作用。以上研究提示,NLRP3 炎症小体激活在高血压发生发展中发挥作用,而高血压能造成血管内皮的损害和促进动脉粥样硬化形成,在动脉粥样硬化及心血管事件中发挥着极其重要的作用。

以上研究表明,多种心血管危险因素可激活炎症小体诱导巨噬细胞和内皮细胞焦亡,作为一种促炎性的程序性细胞死亡形式,细胞焦亡及其引发的血管炎症反应可能是动脉粥样硬化发生发展的共同通路,并进一步参与冠心病、脑卒中等心脑血管疾病的发病。

二、细胞焦亡与缺血性心脏病

(一) 细胞焦亡与冠心病

缺血性心脏病是由于冠状动脉血流供应与心肌需求不平衡而导致的心肌缺血性损伤,其本质是冠状动脉粥样硬化。冠状动脉粥样硬化病变引起血管腔狭窄或阻塞,造成心肌缺血、缺氧或坏死而导致冠心病的发生。如上所述,NLRP3 炎症小体激活及其介导的细胞焦亡在动脉粥样硬化发生发展中发挥重要作用,并与动脉粥样硬化斑块的不稳定性密切相关。

(二) 细胞焦亡与心肌缺血-再灌注损伤及心肌梗死

心肌缺血后,有效的再灌注和血管重建可以减少心肌梗死面积和改善临床症状。然而,再灌注本身也可引起和加重心肌损伤,称为心肌缺血-再灌注损伤(myocardial ischemia-reperfusion injury,MIRI)。MIRI 的机制与自由基爆发生成增多、钙超载及白细胞激活引发的炎症反应相关。心肌梗死(myocardial infarction,MI)是由于心肌长期而严重的缺血造成的心肌细胞死亡所引起的。心肌梗死最根本的原因是冠状动脉粥样斑块的不稳定性导致血栓的形成,血流中断最终导致心肌的死亡。炎性反应参与介导心肌梗死后的急性损伤和心肌修复过程。已知心肌梗死后有大量的炎症细胞聚集,这些炎症细胞释放多种细胞因子、趋化因子和蛋白酶,加重了心肌的损伤,抑制炎症反应可以缩小心肌梗死面积。

近年来的研究发现,炎症小体激活、caspase-1 活化及其介导的细胞焦亡在 MIRI 及 MI 的病理生理过程中发挥着重要的作用。NLRP3 炎症小体激活及其介导的细胞焦亡与动脉粥样硬化斑块的不稳定性密切相关,且 IL-1β 被认为是心肌梗死早期突出的炎性介质,参与急性心肌梗死发生和发展中细胞的损伤过程。

研究人员用 NLRP3$^{-/-}$、ASC$^{-/-}$ 和 caspase-1$^{-/-}$ 小鼠建立心肌缺血-再灌注模型,发现与野生型小鼠相比,敲除鼠的炎症反应大幅下降,心肌梗死面积缩小,心肌纤维化程度减轻,左心室功能显著改善。此外在小鼠心肌缺血-再灌注模型上,观察到缺血心肌内微血管内皮细胞 NLRP3 的表达量上调,caspase-1 的活性增加以及 IL-1β 和 IL-18 的分泌增多,缺血-再灌注区域出现明显的中性粒细胞及巨噬细胞浸润;心内注射 NLRP3 siRNA 或腹腔注射炎症小体抑制剂可降低 caspase-1 的活性和 IL-1β 的分泌,减少炎症细胞的浸润,减轻缺血-再灌注损伤,同时心肌组织中 TUNEL 阳性细胞也随之减少。在大鼠心肌缺血-再灌注模型中发现,caspase-1 抑制剂可抑制 caspase-1 途径导致的 90% 炎症反应,并且心肌梗死面积明显缩小。此外,在糖尿病大鼠心肌缺血-再灌注模型中,心肌 NLRP3、caspase-1、ASC 和 IL-1β 蛋白表达增强,血清 CK-MB 和 LDH 的活性升高,心脏病理学损伤加重,心肌梗死面积增大,提示糖尿病大鼠心肌对缺血-再灌注敏感性增加,缺血-再灌注损伤加重,其机制可能与糖尿病促进 NLRP3 炎症小体激活及其介导的 caspase-1 依赖性细胞焦亡的作用相关。在冠状动脉结扎的小鼠心肌梗死模型中,siRNA 沉默 NLRP3 和 P2X7 可阻断梗死边缘区域心肌炎症小体激活,caspase-1 活化被抑制,心肌细胞死亡明显减少并最终减轻心肌梗死后心肌的重构。以上研究表明,炎症小体激活是心肌缺血-再灌注损伤及其心肌梗死的重要机制之一,也提示炎症小体介导的细胞焦亡在心肌梗死中可能发挥着重要的作用。

三、细胞焦亡与心肌病变

(一)细胞焦亡与糖尿病心肌病

糖尿病除可引起大血管及微血管病变外,还可引起心肌细胞的损伤。糖尿病心肌病(diabetic cardiomyopathy,DCM)是指发生于糖尿病患者不能用高血压性心脏病、冠状动脉粥样硬化性心脏病、心脏瓣膜病及其他心脏病变来解释的心肌疾病。心肌肥大及死亡与 DCM 的发生密切相关,可使心肌纤维分布紊乱、间质纤维化增多,促进心室重塑从代偿转变为失代偿。心肌组织结构的病理改变是 DCM 出现心力衰竭、心律失常等临床症状的必要条件。既往认为细胞凋亡是糖尿病心肌细胞死亡的主要形式,而近期的研究结果显示,细胞焦亡也参与了的糖尿病心肌病的病理生理过程,并且可能在其中发挥重要作用。

早期研究发现,在糖尿病小鼠及大鼠模型中,心肌细胞的电镜结果常呈现线粒体肿胀空泡化、肌纤维紊乱溶解、细胞肿胀及细胞膜模糊不清等改变,而这些超微结构的变化与焦亡细胞的形态特征相似。此后,研究发现糖尿病心肌组织内 NLRP3 炎症小体激活,caspase-1 及 IL-1β 活化显著增强,TUNEL 阳性细胞显著增多,并伴随明显的心肌肥大和纤维化,心功能显著下降;而 NLRP3 siRNA 沉默或 NLRP3$^{-/-}$ 抑制 NLRP3 炎症小体激活,可减少 TUNEL

阳性细胞,显著改善糖尿病诱导的心肌重塑和心功能。体外高糖培养的 H9C2 心肌细胞同样出现 NLRP3 炎症小体激活,caspase-1 及 IL-1β 活化显著增强,TUNEL 阳性细胞显著增多的现象;高糖诱导的这些改变均可被 NLRP3 siRNA 沉默其表达所阻断。由于焦亡细胞和凋亡细胞一样 TUNEL 染色呈现阳性,且糖尿病心肌组织和高糖处理的 H9C2 心肌细胞 NLRP3 炎症小体激活及 caspase-1 活化,因此,这些 TUNEL 阳性细胞死亡可能更符合细胞焦亡的特点。

miRNAs 在糖尿病心肌细胞焦亡调控中的作用受到关注。研究发现糖尿病心肌组织中及高糖处理的心肌细胞中 miR-30d 表达均增强,并通过抑制转录因子 Foxo3a 及其下游蛋白表达,增加 caspase-1 活性及 IL-1β 和 IL-18 表达水平,促进细胞焦亡。此外,高糖可诱导体外培养的人原代心室肌细胞焦亡,而该作用可被 miR-9 所抑制,提示 miR-9 可能通过调控细胞焦亡而对糖尿病心肌发挥保护作用。

(二) 细胞焦亡与病毒性心肌炎

病毒性心肌炎是指病毒感染引起的心肌非特异性间质性炎症,可呈局限性或弥漫性。多种病毒可引起心肌炎,其中以引起肠道和上呼吸道感染的病毒感染最多见。柯萨奇病毒 A/B 组、艾可病毒、脊髓灰质炎病毒为常见致心肌炎病毒,其中柯萨奇病毒 B 组为人体心肌炎最主要的病毒。一般认为,病毒性心肌炎发病的早期以病毒的直接作用为主,此后心肌炎的持续发展与机体的免疫反应密切相关。

2014 年 Wang 等首次报道柯萨奇病毒 B3(coxsackievirus B3, CVB3)所致的心肌炎与 NLRP3 炎症小体激活密切相关。该研究小组发现 CVB3 在体内外均能激活 NLRP3 炎症小体,而抑制 NLRP3 炎症小体的激活能降低血清 CK、CK-MB 酶活性,减轻 CVB3 引起的心肌炎,改善左室收缩功能和射血分数;而 CVB3 诱导的 NLRP3 炎症小体激活与 ROS 及 K^+ 外流模式密切相关。CVB3 属于单链 RNA 病毒,最新研究进一步发现,胞质内识别单链 RNA 的模式识别受体核苷酸结合寡聚化结构域 2(nucleotide-binding oligomerization domain 2, NOD2),参与调控 CVB3 诱导的 NLRP3 炎症小体激活。心内膜心肌活检发现 CVB3 阳性患者 NOD2 mRNA 表达较没有 CVB3 感染的心肌炎患者升高;CVB3 诱导的病毒性心肌炎小鼠左心室 NOD2 mRNA 表达较健康对照组小鼠升高,$NOD2^{-/-}$ 可以减轻 CVB3 诱导的 NLRP3 炎症小体及其介导的 caspase-1 活化,并减轻小鼠的心脏炎症及心肌纤维化病理改变,改善左心室功能。在其他病毒所致的心肌炎病变中,炎症小体及其介导的细胞焦亡是否参与其中,目前尚未可知。

四、细胞焦亡与心力衰竭

在各种致病因素作用下,心脏的舒缩功能发生障碍,泵血功能降低,使心排血量(cardiac output)绝对或相对减少,以致不能满足组织代谢需求的病理生理过程或临床综合征称为心力衰竭(heart failure)。心力衰竭是各种心血管疾病的最终归宿,各种原发性和继发性心肌结构或代谢性损伤是心力衰竭的最主要原因。常见病因包括心肌梗死、心肌炎、心肌病等直接造成心肌细胞的变性、坏死,使心肌的收缩功能严重受损;冠状动脉粥样硬化导致心肌缺血和糖尿病引起心肌代谢改变和结构破坏,影响心肌的收缩和舒张功能。此外,心室负荷过度尤其是压力负荷过度(高血压)也是心力衰竭最常见的病因之一。高血压所致的心室肥厚、纤维化等使心肌的顺应性减退,引起心室舒张功能障碍。

心肌损伤后的病理性重构是心力衰竭发生的主要机制之一,心肌病理性重构与神经内分泌系统过度激活及心肌细胞死亡有关。炎性反应有助于受损心肌的修复,但是过度的炎性反应将导致不良的心室重构而引发心力衰竭。在心肌特异性过表达钙依赖磷酸酶的转基因(calcineurin transgene,CNTg)心力衰竭小鼠模型中,研究人员观察到 CNTg 小鼠心肌 NLRP3 mRNA 表达增强,NLRP3 炎症小体激活,pro-caspase-1 切割激活增加,血清 IL-1β 水平升高;NLRP3$^{-/-}$可抑制 CNTg 小鼠促炎介质的成熟,减轻心肌炎症,改善心肌收缩功能,从而表明 NLRP3 炎症小体激活在 CNTg 心力衰竭小鼠心肌炎症及收缩功能障碍中发挥重要作用。此外,研究发现主动脉弓缩窄术后压力负荷升高所致的左室重构伴随 NLRP3 炎症小体激活及心功能的受损。抑制 NLRP3 炎症小体激活不仅可以减轻主动脉弓缩窄术后左心室重构,改善心肌的收缩和舒张功能,而且还可以减轻血管紧张素 II 诱导的心脏炎症和纤维化。糖尿病促进心肌梗死后心力衰竭的发生也与炎症小体激活、caspase-1 过度活化、IL-18 分泌及心肌细胞死亡有关。在采用 LPS 处理成纤维细胞和心肌成纤维细胞的模型中(模仿细菌性心肌炎),可诱导 NLRP3 及 ASC 的表达,LPS+ATP 可激活细胞内 NLRP3 炎症小体组装,促进 caspase-1 切割活化及 IL-1β 分泌,提示心肌成纤维细胞及成纤维细胞 NLRP3 炎症小体激活均可参与心肌的炎症及重塑。

此外,如前所述,越来越多的证据表明炎症小体及其介导的细胞焦亡参与心力衰竭多种原发病的发生发展。从冠状动脉粥样硬化到冠心病、心肌梗死,从高血压心室重构代偿到失代偿;从心肌炎/心肌病细胞损伤到心力衰竭的病理生理过程中,受损细胞释放的 DAMPs 可激活炎症小体组装,使 caspase-1 切割活化,介导细胞焦亡及 IL-1β 成熟、释放;大量释放的含 IL-1β 等促炎因子的细胞内容物可募集激活更多的炎症细胞,进一步促进其他细胞炎症小体的组装,启动新一轮的细胞焦亡,引起炎症反应的加剧和扩散,参与心肌的损伤。

综上所述,越来越多的研究表明炎症小体激活及其介导的 caspase-1 活化参与了多种心血管疾病的发生发展过程,而炎症小体的激活及 caspase-1 活化是细胞焦亡发生的重要机制,近期的研究也已经发现了心血管疾病过程中细胞焦亡的直接证据,因此细胞焦亡在心血管疾病发生发展中的作用越来越受到关注。在心血管疾病不同发展阶段、不同危险因素的作用下,细胞焦亡发生的具体信号机制及其确切作用还有待进一步研究的阐明;而干预炎症小体的生成、活化,阻断细胞焦亡促炎作用的恶性循环,毫无疑问将成为心血管疾病防治的重要靶点。

(谭红梅)

参 考 文 献

[1] MAN S M,KARKI R,KANNEGANTI T D,et al. Molecular mechanisms and functions of pyroptosis,inflammatory caspases and inflammasomes in infectious diseases. Immunological Reviews,2017,277(1):61-75.

[2] YUAN J,NAJAFOV A,Py BF,et al. Roles of caspases in Necrotic Cell Death. Cell,2016,167(7):1693-1704.

[3] SHI J,ZHAO Y,WANG K,et al. Cleavage of GSDMD by inflammatory caspases determines pyroptotic cell death. Nature,2015,526(7575):660-665.

[4] HE W T,WAN H,HU L,et al. Gasdermin D is an executor of pyroptosis and required for interleukin-1β secretion. Cell Research,2015,25(12):1285-1298.

[5] DING J,WANG K,LIU W,et al. Pore-forming activity and structural autoinhibition of the gasdermin family. Nature,2016,535(7610):111-116.

[6] LIU X,ZHANG Z,RUAN J,et al. Inflammasome-activated gasdermin D causes pyroptosis by forming membrane pores. Nature,2016,535(7610):153-158.

［7］ WANG Y,GAO W,SHI X,et al. Chemotherapy drugs induce pyroptosis through caspase-3 cleavage of a gasdermin. Nature,2017,547(7661):99-103.

［8］ NAZIR S,GADI I,Al-DABET M M,et al. Cytoprotective activated protein C averts Nlrp3 inflammasome-induced ischemia-reperfusion injury via mTORC1 inhibition. Blood,2017,130(24):2664-2677.

［9］ TOLDO S,MAURO A G,CUTTER Z S,et al. Inflammasome,pyroptosis,and cytokines in myocardial ischemia-reperfusion injury. Am J Physiol Heart Circ Physiol,2018,315:H1553-H1568.

［10］ ZENG C,WANG R,TAN H. Role of pyroptosis in cardiovascular diseases and its therapeutic implications. International Journal of Biological Sciences,2019,15(7):1345-1357.

［11］ COOKSON BT,BRENNAN MA. Pro-inflammatory programmed cell death. Trends in Microbiology,2001,9(3):113-114

［12］ DUEWELL P,KONO H,RAYNER KJ,et al. NLRP3 inflammasomes are required for atherogenesis and activated by cholesterol crystals. Nature,2010,464(7293):1357-1361

［13］ XI H,ZHANG Y,XU Y,et al. Caspase-1 Inflammasome Activation Mediates Homocysteine-Induced Pyrop-Apoptosis in Endothelial Cells. Circulation Research,2016,118(10):1525-1539

第五章

非编码RNA与心血管疾病

第一节　非编码 RNA 概述

中心法则是分子生物学的重要原理,揭示了从 DNA 到蛋白质的遗传信息流。DNA 是遗传信息的储存场所,蛋白质是生物学功能的主要执行者,RNA 是联系两者的纽带。传统观点认为大部分 DNA 都能编码蛋白质。随着人类基因组计划的完成和 DNA 组件百科全书(ENCyclopedia of DNA elements,ENCODE)计划的实施,发现 DNA 上编码蛋白质的区域仅占人类和其他高等动植物基因组的极小部分,在人类不超过整个基因组的 3%,其余部分不能编码蛋白质或多肽。然而,这些为数众多的 DNA 并不是所谓的“垃圾 DNA”,因为它们中的绝大部分可以转录成 RNA,在 RNA 水平直接发挥功能,因而统称为非编码 RNA(non-coding RNA,ncRNA),即不编码蛋白质的 RNA。近年来 ncRNA 的研究持续升温。在 2010 年 12 月 17 日出版的 *Science* 杂志中,将 ncRNA 评为 21 世纪前 10 年十大科学突破的首位。因此,作为生命中的暗物质,ncRNA 是亟待挖掘的生物宝库。

ncRNA 种类繁多,主要依据其位置、功能和特征进行命名。根据 ncRNA 功能的差异,分为管家 ncRNA(housekeeping non-coding RNA)和调节性 ncRNA(regulatory non-coding RNA)两个大类(图 5-1)。管家 ncRNA 仅占很小的比例,为组成性表达的 RNA 分子,直接或间接参与蛋白质编码基因的表达,是蛋白质生物合成所必需的因子,包括转运 RNA(transfer RNA,tRNA)、核糖体 RNA(ribosome RNA,rRNA)、胞质小 RNA(small cytoplAsmic RNA,scRNA)、核内小 RNA(small nuclear RNA,snRNA)、核仁小 RNA(small nucleolar RNA,snoRNA)、核酶(ribozyme)等。大部分 ncRNA 为调节性 ncRNA,在一定条件下诱导表达,其功能是调节蛋白质编码基因的表达。依据核苷酸(nucleotide,nt)的长度不同,可将调节性 ncRNA 分为短链非编码 RNA 和长链非编码 RNA(long non-coding RNA,lncRNA)两种类型。短链非编码 RNA 小于 50nt,主要包括小干扰 RNA(smallinterfering RNA,siRNA)、微小 RNA(miRNA)和 PIWI 蛋白相互作用 RNA(piwi-interacting RNA,piRNA)。lncRNA 是长度大于 200nt 的调节性 ncRNA 的总称,与其他 ncRNA 相比,lncRNA 种类最多,功能也更为复杂。本节对这些 ncRNA 进行逐一介绍。

一、管家 ncRNA

(一) tRNA

大多数 tRNA 由 70~90nt 组成,折叠成三叶草形的短链结构。tRNA 的主要功能是携带氨基酸进入核糖体,并与核糖体的氨基酰位结合,在多肽链生成的延伸阶段发挥重要作用。

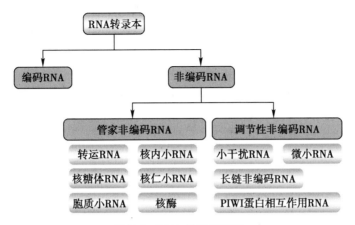

图 5-1　RNA 分类示意图

当肽链形成后,tRNA 即从核糖体释放出来,重新利用,整个过程称为"tRNA 循环"。

（二）rRNA

rRNA 是细胞内含量最多的一类 RNA 分子,约占 RNA 总量的 82%。原核生物的 rRNA 分为 5SrRNA、16SrRNA 和 23SrRNA,真核生物的 rRNA 则分为 5SrRNA、5.8SrRNA、18SrRNA 和 28SrRNA。rRNA 单独存在时不具有生物学功能,但与核糖体蛋白质结合后,形成核糖体,从而作为蛋白质生物合成的"装配机"。RNA 分子中含有许多特殊的核苷酸序列,分别介导其与 mRNA、tRNA、核糖体蛋白质的结合。

（三）scRNA

scRNA 存在于细胞质中,长度约为 300nt,又称为 7SL-RNA。这类 RNA 分子能与特异蛋白质结合,形成信号识别颗粒(signal recognition particle,SRP)。SRP 最重要的生物学功能为识别信号肽,但也可与核糖体结合,暂时阻断多肽链的合成。SRP 受体/码头蛋白位于粗面内质网膜上,SRP 与其受体结合后,介导核糖体和信号肽与膜上的核糖体结合蛋白及蛋白通道结合,使核糖体定位于粗面内质网,SRP 随后与其受体解离,并进入新的循环,而信号肽引导继续合成的蛋白序列进入内质网内腔。因此,scRNA 主要参与蛋白质向内质网的转运。

（四）snRNA

snRNA 位于细胞核内,共包括 5 种类型:U1、U2、U4、U5 和 U6,其主要功能是与蛋白因子结合形成小核糖核蛋白颗粒(small nuclear ribonucleo-protein partcle,snRNP),对转录生成的不均一核 RNA(heterogeneous nuclear RNA,hnRNA)进行加工剪接,使 hnRNA 转变为成熟的 mRNA。存在于 snRNP 中的蛋白为通用蛋白,也称为 sm 蛋白。目前,通用蛋白与 snRNA 之间的结合位点已经被鉴定。除 U6 外,通用蛋白可以结合到其他 4 种 snRNA 的保守序列 AAU4-5GGA 上,这段序列可作为判断 snRNA 的结构特征。

（五）snoRNA

snoRNA 是一类广泛分布于真核生物细胞核仁的 RNA 小分子,长度为 60~200nt,具有保守的结构组件,据此分为两大类:box C/D snoRNA 和 box H/ACA snoRNA。box C/D snoRNA 含有两个短的序列组件,包括位于 5′-端的 box C(RUGAUGA)和 3′-端的 box D(CUGA),这类 snoRNA 的主要功能为指导 rRNA 特定位点的 2′-O-甲基化修饰。box H/ACA snoRNA 具有保守的"发夹-铰链-发夹-尾"(hairpin-hinge-hairpin-tail)的二级结构,box H(ANANNA,N 代表任一核苷酸)位于单链形式的铰链区,ACA 则一般位于 3′-端上游 3 个核苷酸处,主要指导

rRNA 分子上特殊位置的尿苷向假尿苷的转换,即假尿苷化修饰。此外,snoRNA 也参与 tRNA、snRNA、mRNA 的转录后修饰及端粒酶稳定性与活性的维持等生物学过程。

(六) 核酶

核酶亦被称为催化性小 RNA,是细胞内具有催化功能的 RNA 分子,可降解特异的 mRNA 序列,在 RNA 的剪接修饰中发挥重要作用。它的发现颠覆了酶必须是蛋白质的传统观念,但与蛋白质酶相比,其催化效率较低,是一种较为原始的催化酶。

二、调节性 ncRNA

(一) miRNA

miRNA 是一类长度在 22(19~25)nt 的内源性 ncRNA,广泛存在于动物、植物、病毒及微生物体内。迄今为止,已经有 20 000 多个 miRNA 分子被发现和鉴定。这类 ncRNA 通过碱基互补配对的方式与靶 mRNA 的 3′-端非翻译区(3′-untranslated region,3′-UTR)结合,导致 mRNA 的降解或翻译抑制,从而在转录后水平调控基因表达。

1. miRNA 的生物学特征 作为序列上高度保守的小 RNA 分子,miRNA 有以下几个明显的生物学特征:①与 mRNA 不同,不含有开放阅读框,因而无编码蛋白质功能;②虽然 miRNA 的长度一般为 19~25nt,但在 3′-端可以出现 1~2nt 的长度变化,对 miRNA 的具体长度范围目前无统一标准,如在拟南芥和烟草中发现的 26nt RNA 以及在四膜虫属中发现的能使大部分 DNA 失活的 28nt RNA 也属于 miRNA;③成熟 miRNA 的 5′-端有一磷酸基团,3′-端为羟基,这一结构特点使它们能与大多数寡核苷酸和功能 RNA 的降解片段区别开来;④miRNA 基因在基因组上不是随机排列的,其中一些通常形成基因簇,来自同一个基因簇的 miRNA 具有较强的同源性,而不同基因簇的 miRNA 同源性相对较弱;⑤miRNA 的表达在不同组织及不同发育过程中呈现出时空特异性;⑥一个 miRNA 可能有多个靶基因,而多个 miRNA 可以作用于同一个靶基因,这体现了 miRNA 调控基因表达的复杂性。

2. miRNA 的生物合成 miRNA 来自于基因组的基因间隔区或者编码基因的内含子中,但是不论其来自何处,加工成熟机制基本相同(图 5-2)。在细胞核内,编码 miRNA 的基因首先通过 RNA 聚合酶(RNA polymerase,RNA pol)Ⅱ 或 RNA pol Ⅲ 转录生成初级 miRNA(primary miRNA,pri-miRNA),这些 pri-miRNA 与来自蛋白质编码基因的 mRNA 有相似的结构,存在 5′-端帽子和 3′-端多聚腺苷酸尾巴,长度可达数千个碱基。然后,pri-miRNA 经 Drosha 酶/DGCR8(DiGeorge syndrome critical region gene 8)复合物剪切成 70~80nt、具有茎环结构的前体 miRNA(precursor-miRNA,pre-miRNA)。在输出蛋白 5(exportin 5,Exp5)的作用下,pre-miRNA 从细胞核转出。在细胞质内,pre-miRNA 被 Dicer 酶/反式启动 RNA 结合蛋白(trans-activating response RNA-binding protein,TRBP)复合物剪切掉茎环结构,释放出由成熟 miRNA 与 miRNA* 组成的二聚体,miRNA* 是 pre-miRNA 中的一段,其位置恰好与成熟的 miRNA 相对应。最后,RNA 解旋酶解开双链,释放出 miRNA 和 miRNA*,后者随后被降解。miRNA 结合到 Argonaute(Ago)蛋白上形成 RISC,从而引起靶 mRNA 的降解或翻译抑制。哺乳动物细胞中存在 4 种 Ago 蛋白(Ago1~4),大多数 miRNA 与 Ago1 蛋白结合,少数与 Ago2 蛋白结合。由 Ago1 蛋白形成的 RISC 主要抑制 mRNA 的翻译过程,而由 Ago2 蛋白形成的 RISC 则可剪切靶 mRNA,导致基因表达沉默。

大部分 miRNA 经上述经典途径合成,但最近在果蝇和线虫体内发现一种非经典的合成方式,命名为 mirtron 途径(图 5-2)。mirtron 是基因的内含子,通过 RNA pol Ⅱ 与编码基因共同转录为前体 mRNA (precursor-mRNA , pre-mRNA) ,在套索分支酶 (lariat-debranching enzyme , LDBR) 的作用下,这些 pre-mRNA 中的内含子被剪接,形成 pre-miRNA,随后的过程与经典的 miRNA 合成途径一致。

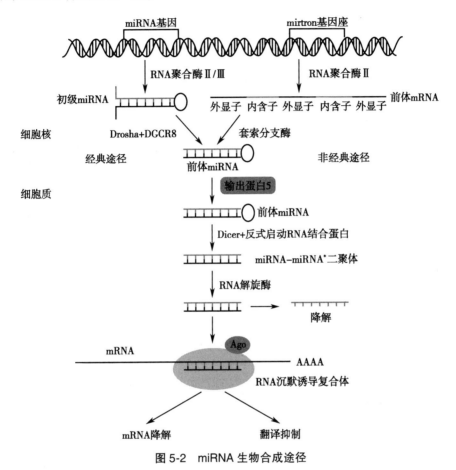

图 5-2　miRNA 生物合成途径

3. miRNA 的生物学功能　在植物体中,miRNA 一般以完全互补或者几乎完全互补的方式识别并结合靶 mRNA,引起靶 mRNA 的降解,类似于 RNA 干扰(RNA interference , RNAi)的作用。miRNA 所调控的靶基因控制着植物的根、叶、花等形态发生、细胞分化、输导组织形成等植物生长发育的各个方面,大多数 miRNA 通过调控转录因子影响细胞分化和器官发生。与植物相反,动物细胞中的 miRNA 主要以不完全互补的方式与靶 mRNA 结合,导致翻译抑制,对 mRNA 的稳定性影响较小。生物信息学分析表明,人类 1/3 的基因都受到 miRNA调控。miRNA 几乎参与了细胞增殖、分化、凋亡、自噬及新陈代谢、免疫反应、生长发育、衰老等所有生物学过程,其失调与众多疾病的发生发展密切相关。

（二）lncRNA

lncRNA 是 RNA 聚合酶Ⅱ 转录的副产物,经剪接、5′-端加帽和 3′-端加多聚腺苷酸尾巴之后成熟,位于细胞核或细胞质中。虽然 lncRNA 的结构与 mRNA 相似,但缺乏 mRNA 所具有的开放阅读框架。在 2014 年更新的 lncRNA 数据库中,共收录了 210 831 种 lncRNA。

1. lncRNA 的分类与来源　lncRNA 的分类尚无统一规则,通常根据其编码序列与蛋白质编码基因的相对位置分为以下 5 种类型(图 5-3)。①正义 lncRNA:其转录方向与邻近蛋白质编码基因转录方向相同;②反义 lncRNA:其转录方向与邻近蛋白质编码基因转录方向相反;③双向 lncRNA:lncRNA 同时从邻近的蛋白编码基因分别向相反 2 个方向进行转录,且转录起始位点间的距离小于 1 000nt;④基因间 lncRNA:从 2 个蛋白质编码基因的基因间隔区转录得到,大部分 lncRNA 属于此类;⑤内含子 lncRNA:来源于另一个蛋白质编码基因的内含子序列。尽管目前对 lncRNA 的认识还处于早期阶段,但其来源具有多样性:①由编码蛋白质的基因结构中断而成,进而转变为有功能的 lncRNA;②染色质重组的结果,即两个未转录的基因与另一个独立的基因并列,从而形成具有多个外显子的 lncRNA;③非编码基因复制过程中的反移位产物;④局部的串联复制子产生邻近的 lncRNA;⑤基因中间插入一个转座成分而产生有功能的 lncRNA。

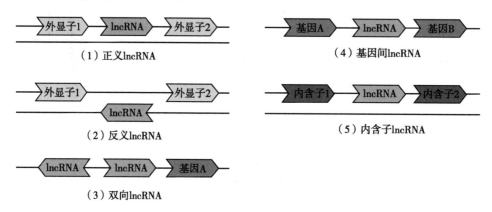

图 5-3　lncRNA 的分类

2. lncRNA 的作用机制　lncRNA 具有复杂的作用方式,主要包括以下 9 种类型(图 5-4):①通过在蛋白质编码基因的上游启动子区转录,干扰下游基因的表达;②通过抑制 RNA 聚合酶Ⅱ或介导染色质重构与组蛋白修饰影响下游基因的表达;③通过与蛋白编码基因的转录本形成互补双链,进而干扰 mRNA 的剪切,产生不同的剪切形式;④通过与蛋白编码基因的转录本形成互补双链,在 Dicer 酶作用下产生内源性的 siRNA,进而调控基因的表达;⑤通过与特定蛋白质结合调控相应蛋白的活性;⑥结合到特定蛋白质上,从而改变该蛋白质在细胞内的定位情况;⑦作为结构组分与蛋白质形成核酸蛋白质复合体;⑧作为 miRNA 和 piRNA 等 ncRNA 的前体分子;⑨竞争性内源 RNA(competitive endogenous RNA,ceRNA):哈佛大学医学院 Salmena 教授 2011 年 8 月在 *Cell* 杂志首次提出“ceRNA 假说”,认为具有相同 miRNA 应答组件(miRNA response element,MRE)的 mRNA、假基因转录物、lncRNA 等通过竞争性结合同种 miRNA 来调控各自的表达水平,从而影响各自功能的发挥,当 lncRNA 表达水平低时,它只能结合少量的 miRNA,因而有较多的 miRNA 结合到靶 mRNA,这时靶 mRNA 的表达在转录后水平受到抑制;相反,当前者表达水平高时,靶 mRNA 的转录后水平将受到较少的抑制,即以 miRNA 为桥梁,lncRNA 正性调控靶 mRNA 表达,两者呈现出一致的变化趋势,这代表了一种全新的基因表达调控模式(图 5-5)。

3. lncRNA 的主要生物学功能　lncRNA 在染色质重构、转录调控、转录后调控及蛋白质代谢等方面均发挥着重要的作用,参与细胞分化、功能性蛋白质转运、器官发育等多个生物学过程。染色质重构和组蛋白修饰是表观遗传学的主要内容,表观遗传学指在 DNA 序列不

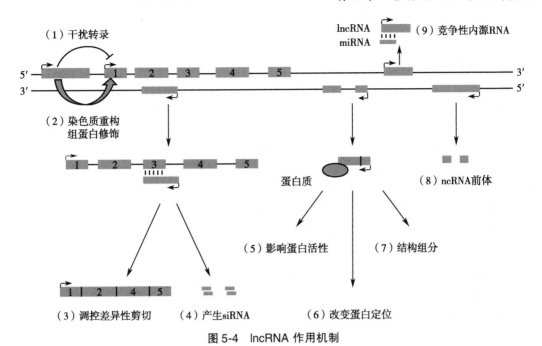

图 5-4 lncRNA 作用机制

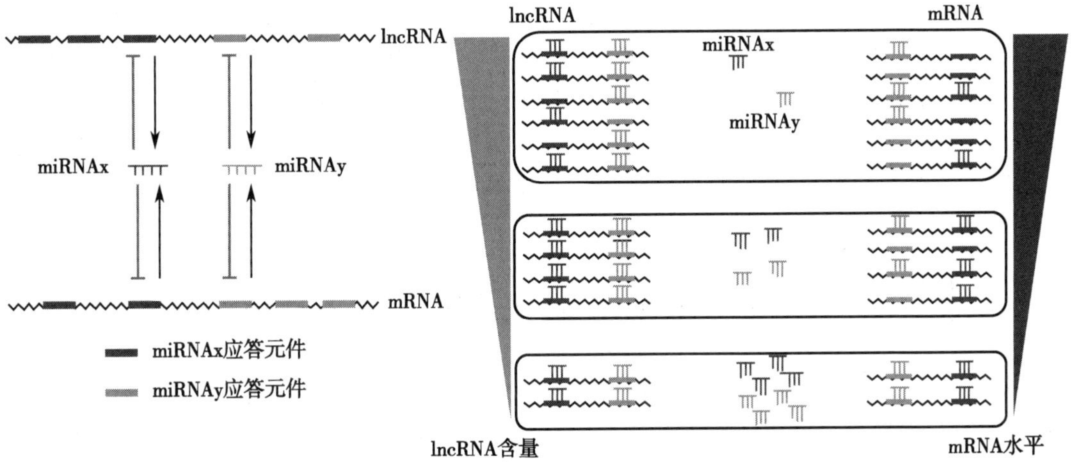

图 5-5 lncRNA 作为 ceRNA 参与 lncRNA-miRNA-mRNA 调控网络的机制

发生改变的情况下,基因的表达水平与功能却发生了改变,其特征可概括为 DNA 序列不变、可遗传、具有可逆性。lncRNA 既能与染色质修饰复合物结合并募集作用因子到特定位点发挥作用,又可以通过组蛋白修饰达到基因沉默的目的,还能通过募集染色质修饰抑制因子来参与等位基因的特异性沉默。此外,lncRNA 可通过改变染色质结构来调节基因的表达,通过顺式或反式方式来激活或沉默单个基因。除了 DNA 水平外,lncRNA 也可在转录水平、转录后水平调控基因表达。基因转录指以 DNA 的一条链为模板,按照碱基互补配对原则合成RNA 的过程。lncRNA 对基因转录可发挥正性、负性调控作用,一方面使转录因子、增强子活性增加,刺激靶基因转录;另一方面通过转录干扰、改变转录因子的亚细胞定位或者增加转录因子竞争底物活性等方式抑制靶基因转录。转录后水平的调控对于 mRNA 的加工成熟非常重要。研究发现,lncRNA 通过影响 mRNA 前体剪接、5′-端加帽、3′-端加尾、转运及稳定性等因素参与基因表达的转录后调控。随着研究的深入,lncRNA 更多的生物学功能将不断被发现。

(三) siRNA

siRNA 是具有特定长度(19~25nt)和特定序列的双链 RNA 片段,是 RNAi 中的效应分子。当病毒基因、人工转入基因、转座子等外源性基因随机整合到宿主细胞基因组内,利用宿主细胞进行转录时,可产生与外源基因互补的双链 RNA(double-strand RNA,dsRNA),Dicer 酶随后将 dsRNA 切割成 siRNA。在解旋酶的作用下,siRNA 被解链为正义链和反义链,其中反义链与含 Ago 蛋白的核酶复合物结合,形成 RNA 诱导沉默复合体(RNA-induced silencing complex,RISC),随后 RISC 中的 siRNA 反义链与靶 mRNA 特异性地结合,Ago 蛋白对 mRNA 进行切割,导致靶基因沉默。此外,在 RNA 依赖性 RNA 聚合酶的作用下,以 siRNA 的反义链为引物、宿主细胞的 mRNA 为模板,扩增产生足够数量的 dsRNA 作为底物提供给 Dicer 酶,从而产生大量的 siRNA,形成级联放大效应,实现高效的沉默效果。由于 siRNA 具有稳定性好、特异性强、细胞毒性低及作用持久、强大等优点,目前已成为基因功能研究的强大工具。

(四) piRNA

piRNA 是 2006 年在雄性小鼠睾丸中分离得到的一种新型小分子 RNA,长度为 24~31nt,绝大多数在 29~30nt,因其必须与 Ago 家族中 PIWI 蛋白结合才能发挥生物学效应而得名。piRNA 几乎遍布于整个基因组,但呈高度不连续性分布,大部分定位于 20~90kb 的染色体基因簇上,与来自于双链 RNA 的 siRNA 和茎环结构 miRNA 不同之处在于 piRNA 来自长单链 RNA 前体,或者是两股非重叠的反向转录前体,其生成与 Dicer 酶无关。这类小 RNA 的表达具有高度组织特异性,主要存在于哺乳动物的生殖细胞和干细胞中,与 PIWI 蛋白结合形成复合体而沉默基因表达,在维持生殖细胞基因组结构的稳定性及确保干细胞定向分化中起重要作用。

第二节 非编码 RNA 与原发性高血压

原发性高血压是一种常见的心血管疾病,其发病率较高,预计在 2025 年患病人数将达到 15.6 亿。原发性高血压的发生发展是一个复杂的过程,涉及多种危险因素,除高钠低钾饮食、过量饮酒、吸烟和长期精神紧张等环境因素外,遗传因素也扮演着重要的角色。近年来,随着二代高通量测序以及生物信息学技术的不断发展,疾病发病过程中的分子机制研究逐渐占据主导地位。大量研究表明,miRNA、lncRNA 的异常表达与原发性高血压的发生发展密切相关。本节主要介绍这两种 ncRNA 在原发性高血压发病机制中的作用。

一、miRNA

(一) miR-155

血管紧张素 Ⅱ 是由血管紧张素 Ⅰ 在血管紧张素转化酶的作用下,水解产生的多肽物质,与 1 型受体(angiotensin type 1 receptor,AT1R)结合后,具有强烈收缩血管的作用。miR-155 位于人染色体 21q21.3,在各种组织中均有表达,是一种多功能的 miRNA,参与多种病理生理学过程。在 21 三体综合征患者的成纤维细胞中,miR-155 的表达水平升高,而 AT1R 的表达水平显著降低,两者呈负相关。此外,在自发性高血压大鼠模型中,随着鼠龄的增加和高血压的加重,主动脉 miR-155 表达水平逐渐降低,提示 miR-155 表达水平与血压呈负相关。进一步研究发现,miR-155 通过靶向沉默 AT1R,阻断血管紧张素 Ⅱ 的升压作用,发挥降血压的功能。因此,刺激内源性的 miR-155 表达或者外源性输入这种 miRNA 的模拟物能成为原发性高血压防治的新策略。

(二) miR-124 和 miR-135a

盐皮质激素是由肾上腺皮质球状带细胞分泌的类固醇激素,与其受体 NR3C2(nuclear receptor subfamily 3,group C,member 2)结合后,可引起水钠潴留,进而引发高血压的发生。miR-124 和 miR-135a 在大多数组织器官中都能表达,尤其在肾脏中的表达水平最高。miR-124 包括 3 个亚型:miR-124-1、miR-124-2、miR-124-3,其基因分别位于人染色体 8p23.1、8q12.3、20q13.33。miR-135a 则位于人染色体 3p21.1。研究发现,NR3C2 是 miR-124 和 miR-135a 的靶基因。因此,这两种 miRNAs 通过抑制盐皮质激素的作用,减少水钠潴留,达到降低血压的目的。

(三) miR-143/145 基因簇

miR-143 和 miR-145 是两种共转录的 miRNA,两者构成 miR-143/145 基因簇,位于人染色体 5q32,在血管中有丰富的表达。新近研究表明,miR-143、miR-145 在小鼠主动脉中呈高表达,而且敲除这两种 miRNA 后,注射 α 肾上腺素受体激动剂,小鼠血管收缩能力明显减弱,收缩压和舒张压降低。进一步研究发现,miR-143、miR-145 过表达促进 VSMC 由合成表型转变为收缩表型,这可能是它们升高血压的重要机制。

(四) Hcmv-miR-UL112

干扰素调节因子 1(interferon regulatory factor-1,IRF-1)一方面抑制内皮型一氧化氮合酶(eNOS)的活性,减少一氧化氮(NO)生成;另一方面作用于 AT1R,使血压升高,从而增加原发性高血压的患病风险。Hcmv-miR-UL112 是一种新发现的由人类巨细胞病毒编码的血浆 miRNA,长度为 19nt。对 231 例高血压患者和 124 例健康人血浆中 miRNA 表达谱进行对比,发现 27 个表达差异的 miRNA,荧光实时定量 PCR 验证结果表明,Hcmv-miR-UL112 在高血压患者的血浆中表达明显上调。生物信息学和荧光素酶报告基因显示,IRF-1 是 Hcmv-miR-UL112 的靶基因。因此,Hcmv-miR-UL112 可能通过与 IRF-1 的 3′-UTR 结合,促进 NO 生成,阻断 AT1R 作用,导致血压降低。

二、lncRNA

(一) AK094457

除了 miRNA 外,lncRNA 也与原发性高血压的发生发展密切相关。利用三七皂苷 R1 处理原发性高血压大鼠,发现三七皂苷 R1 明显增加主动脉中 AK094457 表达及 NO 水平。与健康受试者比较,原发性高血压患者血浆 AK094457 水平明显降低,在服用三七皂苷 R1 后,原发性高血压患者血压降低,血浆 AK094457 水平升高。这些结果提示,AK094457 具有降低血压作用,但其机制仍需进一步研究。

(二) sONE

sONE 是一种最近发现的 lncRNA,来源于 eNOS 互补 DNA 链上的转录单位 NOS3-AS。在盐敏感型临界高血压大鼠模型中,发现 sONE 的表达丰度与高血压的发生有关。在高盐处理的人脐静脉内皮细胞也发现,sONE 表达水平明显增加,推测 sONE 可能参与盐敏感型高血压的发生发展。枸杞有较强的心血管保护作用。文献报道,枸杞通过降低 sONE 表达增加 eNOS 活性,从而促进 NO 产生,达到降低血压的效果。

(三) lncVSM

lncVSM 是在人体血液中发现的一种 lncRNA,能够调控 VSMC 表型转换。这种 lncRNA 由人 VSMC 特异表达,并在高血压患者的外周血中表达上调,推测其作用机制为 lncVSM 与纤维连接蛋白 1 和肌球蛋白重链 11 重组蛋白相互作用,或直接与平滑肌收缩蛋白结合,促进收缩蛋白降解,抑制收缩蛋白转录,提高细胞增殖、迁移和分泌细胞外基质的能力来调节 VSMC 表型的转换,最终参与高血压的发病。

三、展望

miRNA、lncRNA 参与原发性高血压的发病过程,随着研究的深入,某些 ncRNA 可能成为原发性高血压的分子标志物和治疗的候选靶点。由于目前的研究大部分局限于体外实验和动物模型上,缺乏大样本临床研究,而且大量数据是在描述性研究和分析性研究的基础上获得的,部分仅仅是研究者对 miRNA、lncRNA 功能与分子机制的推测,因此,需要更多的实验证实它们在原发性高血压发病机制中的作用,从而为这种疾病的预防、诊断及治疗开辟一条新途径。

第三节　非编码 RNA 与扩张型心肌病

扩张型心肌病(dilated cardiomyopathy,DCM)是一种原因未明的原发性心肌疾病,对人类健康危害极大,主要特征为左、右心室或双侧心室扩大,进行性心室收缩功能减退,最终发展为心力衰竭。作为非缺血性心肌病中最常见的类型,我国 DCM 年发病率为 $(13 \sim 84)/10$ 万,5 年死亡率约为 25%。由于发病机制不完全清楚,DCM 目前尚无特效治疗方法。常规治疗主要包括血管紧张素转换酶抑制剂、β 受体阻滞剂、利尿剂及醛固酮拮抗剂等。虽然心脏移植的开展已为该类患者提供了较大的生存机会,但受供体短缺、费用大、排异反应等问题的限制,并不能使更多的患者受益。同样,左室辅助装置、心脏再同步治疗、植入性心脏复律除颤器的广泛应用,也解决了部分临床问题,但这些方法仍然存在诸多缺陷。因此,进一步明确 DCM 的发病机制,采用分子生物学手段治疗 DCM 是今后努力的方向。近年来的研究发现,ncRNA 与 DCM 的病程密切相关。本节主要介绍 ncRNA 在 DCM 中的作用。

一、miRNA

(一) miR-21

病毒性心肌炎(viral myocarditis,VMC)是由柯萨奇病毒 B_3、腺病毒等引起的心肌炎症性疾病,一部分患者可转变为 DCM。虽然 VMC 发展为 DCM 的机制尚未完全阐明,但目前认为主要与病毒在心肌细胞内大量复制造成的直接损伤及继发于心肌损伤后自身抗原暴露而诱发的自身免疫机制和炎症因子对心肌的损伤有关。miR-21 是一种由单个基因编码的 miRNA,其基因定位于染色体 17q23.2,与蛋白编码基因空泡膜蛋白 1(vacuole membrane protein 1,VMP1)重叠。在正常的心肌组织中,miR-21 呈低表达,但其在 VMC 和 DCM 患者的心肌中表达水平显著增加。此外,压力负荷下心肌组织 miR-21 表达持续升高,并鉴定 sprouty 同族体 1(sprouty homologue 1,SPRY1)为 miR-21 的靶基因。Thum 等研究发现,miR-21 通过靶向沉默 SPRY1 抑制细胞外信号调节激酶(extracellular signal-regulated kinase,ERK)/

MAPK 信号通路,促进成纤维细胞增殖,并抑制其凋亡,进而增加心肌胶原蛋白分泌,诱导心肌纤维化和心肌肥大。在 VMC 所致的小鼠 DCM 模型中,尾静脉注射 miR-21 拮抗剂后,SPRY1 表达上调,ERK/MAPK 信号通路启动,抑制了心肌间质纤维化,并改善心功能。这些结果表明,miR-21 在促进 VMC 转变为 DCM 中发挥重要作用,抑制其表达对于 VMC 所致的 DCM 防治有重要价值。

(二) miR-30

miR-30 家族包括 5 个成员:miR-30a、miR-30b、miR-30c、miR-30d 和 miR-30e,这些成员在心血管疾病、代谢性疾病的发生发展中扮演重要角色。相对于健康受试者,DCM 患者心肌组织 miR-30a 表达水平明显增加。体内研究发现,miR-30a 与结缔组织生长因子(connective tissue growth factor, CTGF) mRNA 的 3′-UTR 结合,抑制 CTGF 表达,加重小鼠 DCM。敲除 miR-30a 后,CTGF 表达上调,DCM 缓解。此外,miR-30c 在 DCM 患者的心肌组织中也呈高表达,尽管 miR-30c 转基因小鼠在出生后 6 周与正常小鼠相似,但随后发展为严重的 DCM,这可能与 miR-30c 过表达所致的心肌线粒体受损有关。线粒体是细胞内产生 ATP 的场所,被称为"能量工厂",其氧化呼吸主要发生在线粒体氧化磷酸化(mitochondrial oxidative phosphorylation, OXPHOS)复合物。当编码 OXPHOS 复合物的基因发生突变时,OXPHOS 复合物的功能受损,ATP 产生减少,促进 DCM 发展。因此,miR-30c 表达水平可作为评估线粒体功能的分子标志物。

(三) miR-669

肌肉营养不良(muscular dystrophy, MD)为一种原发于肌肉的 X 连锁隐性遗传病,主要临床特征为慢性进行性加重的对称性肌肉萎缩和无力。当 MD 累及心肌后,可表现为心律失常、心肌缺血坏死和纤维化,心肌产生肥厚性重塑和心室扩张,最终发展为 DCM。在 MD 所致的 DCM 患者心肌组织中,miR-669 表达水平降低。长期 miR-669 过表达可抑制心肌的不良重塑,提高左室射血分数(ejection fraction, EF)。应用腺相关病毒载体介导 miR-669 治疗小鼠 DCM,发现 miR-669 过表达能减少心室心房钠尿肽水平,改善心功能,增加生存率。

(四) 其他 miRNA

地尔硫䓬是一种钙通道阻滞药,可以选择性抑制 Ca^{2+} 经细胞膜上的钙通道进入细胞内,具有扩张血管、负性肌力和负性传导作用,已广泛用于缺血性心脏病及高血压的治疗。研究发现,地尔硫䓬能明显减少 DCM 患者左室舒张末期内径、左室后壁厚度及增加左室 EF,并降低血浆 miR-1、miR-135、miR-499 和 miR-208 水平,尤其以 miR-208 最为显著,这为进一步了解地尔硫䓬发挥功能的分子生物学机制提供了实验依据。心肌纤维化是引起 DCM 的重要机制,而成纤维细胞过度增殖是导致纤维化的主要原因。在进行心脏移植的 DCM 患者心肌组织中,出现严重的心肌纤维化和心肌细胞凋亡,miR-133 表达上调。应用 miR-133 mimic 转染人心肌成纤维细胞后,其靶基因 *Bcl-2* 表达明显下调,进而抑制细胞病理性增殖,减轻心肌纤维化,提示这种 miRNA 可作为 DCM 防治的新靶点。

二、lncRNA

除了 miRNA 外,lncRNA 也参与了 DCM 的进程。一项最近的研究发现,与健康受试者比较,DCM 患者心肌组织 3 758 个 lncRNA 呈差异性表达,其中 1 269 个 lncRNA 表达上调,2 489 个 lncRNA 表达下调。恰加斯病(Chagas disease)是由克氏锥虫引起的一种热带寄生虫病,多发于美洲,侵犯心肌后可发展为 DCM。在这些患者的心肌组织中,心肌梗死相关转录物(myocardial infarction-associated transcript,MIAT)水平明显升高,小鼠模型中也得到同样的结果,表明这种 lncRNA 可作为恰加斯病相关 DCM 的特异生物标志物。lncRNA H19 全长为 2.3kb,位于染色体 11p15.5,从它的第 1 个外显子区域能够转录生成高度保守的 miR-675。在阿霉素诱导的大鼠 DCM 模型中,心肌组织 lncRNA H19 呈高表达,敲除 lncRNA H19 抑制心肌细胞凋亡,并改善左心室的结构和功能。体外研究发现,lncRNA H19 过表达通过激活 miR-675/增殖相关蛋白 2G4(proliferation-associated protein 2G4,PA2G4)信号通路促进心肌细胞凋亡。这些结果表明,lncRNA H19 发挥促 DCM 作用,靶向这种 lncRNA 可能是一种新的 DCM 治疗策略。

三、展望

DCM 目前缺乏特异性的治疗方法,如何进行有效防治是目前亟待解决的临床难题。miRNA、lncRNA 失调不仅在 DCM 的发病机制中发挥重要作用,而且其中的一些 ncRNA 可作为 DCM 诊断和预后评估的分子标志物。深入研究这些 ncRNA 的调控功能,将为深入阐明 DCM 的发病机制提供新思路和新策略。此外,针对特异 miRNA、lncRNA 开展的基因治疗可能为 DCM 防治带来新的希望。这些均是今后需要深入探讨的问题。

第四节 非编码 RNA 与缺血性心肌病

缺血性心肌病(ischemic cardiomyopathy,ICM)指由于长期心肌缺血导致心肌局限性或弥漫性纤维化,从而产生心脏收缩和/或舒张功能受损,引起心脏扩大或僵硬、充血性心力衰竭、心律失常等一系列临床表现的临床综合征。根据患者的不同临床表现,将 ICM 划分为充血型和限制型两大类,其中充血型 ICM 包括不稳定型心绞痛(unstable angina,UA)、心肌梗死(myocardial infarction,MI)、心律失常、心力衰竭、血栓和栓塞等。流行病学调查显示,在美国约 500 万心力衰竭患者中,至少有 350 万左心室收缩、舒张功能不全者系 ICM 所致,已经造成严重的社会经济负担。随着我国人口老龄化程度增加,ICM 的发病率、死亡率也急剧上升。目前,ICM 缺乏特异性的治疗手段,其防治一直是医学研究的热点领域。尽管 ICM 发病机制尚未完全明确,越来越多的证据表明 ncRNA 与 ICM 的发生发展密切相关,靶向 ncRNA 已经显示出治疗潜力。本节主要介绍 miRNA 和 lncRNA 在 UA、MI 中的作用。

一、ncRNA 与不稳定型心绞痛

(一) miRNA

不稳定型心绞痛(unstable angina,UA)是介于稳定型心绞痛和 MI 之间的一种不稳定的心肌缺血综合征,可逆转为稳定型心绞痛,也可能迅速进展为 MI 甚或猝死。近年来,miRNA 与 UA 的关系逐渐受到重视。Li 等通过基因芯片技术检测 UA 患者血浆 miRNA 表达谱,发现 212 个 miRNA 呈差异性表达,其中 80 个上调,130 个下调。荧光实时定量 PCR 显示,UA 患者血浆 miR-499 和 miR-210 水平较非胸痛患者明显升高,它们在 ROC(receiver operating characteristic)曲线下面积分别为 0.98 和 0.86,表明这两种 miRNA 可作为 UA 诊断的分子标志物。

炎症反应有助于 UA 进展。Chen 等研究发现,相对于健康受试者,UA 患者外周血单核细胞 miR-22 表达降低,MCP-1 表达升高。生物信息学和双荧光素酶报告基因分析显示

MCP-1 为 miR-22 的靶基因,miR-22 通过减少 MCP-1 分泌抑制炎症反应,发挥抗 UA 作用。用 TNF-α 处理内皮细胞后,miR-19b 表达和释放增加,后者能与组织因子(tissue factor,TF) mRNA 的 3′-UTR 结合,降低 TF 水平,产生抗血栓作用,从而改善 UA 病情。

(二) lncRNA

除了 miRNA 外,lncRNA 也参与 UA 发病过程。一项最近的研究表明,UA 患者血浆肺腺癌转移相关转录本 1(metastasis-associated lung adenocarcinoma transcript 1,MALAT1)水平较健康受试者增加,MALAT1 沉默通过上调 miR-22-3p 表达,使其靶基因 *CXCR2* 水平降低,从而加重 ox-LDL 诱导的内皮损伤,表明这种 lncRNA 作为 ceRNA 吸附 miR-22-3p 发挥抗 UA 作用。作为数量最多的 ncRNA,lncRNA 与 UA 关系的研究仍处在早期阶段,这是一个值得深入探索的领域。随着研究的深入,更多与 UA 相关的 lncRNA 将被发现。阐明 lncRNA 在 UA 发病机制中的作用,将为这种疾病的防治提供新的干预途径和药物作用靶点。

二、ncRNA 与心肌梗死

(一) miRNA

1. miR-1　主要表达于骨骼肌和心肌组织中,在心肌形成与发育过程中发挥重要作用。血浆 miR-1 水平在大鼠心肌梗死(myocardial infarction,MI)后迅速上升,6h 达高峰,3d 后降至正常,并与心肌损伤的标志物肌酸激酶同工酶呈正相关。在急性 MI 患者中,血浆 miR-1 水平也明显增加,与心肌肌钙蛋白 I 相关,血浆 miR-1 较心肌肌钙蛋白 I 升高更早,并且研究还发现 miR-1 在急性 MI 后 4h 至 2 周有较高的敏感性和特异性。因此,这种 miRNA 可作为早期诊断 MI 的生物标志物。在 miR-1 转基因小鼠,miR-1 通过干扰细胞内传导系统引起心律失常。在小鼠 I/R 损伤模型中,miR-1 直接抑制热休克蛋白(heat shock protein,HSP)60,进而促进心肌细胞凋亡,增加梗死面积。丹参酮ⅡA 是从唇形科植物丹参的干燥根中提取的单体活性成分,有较强的心血管保护作用。一项最近的研究表明,丹参酮ⅡA 通过 p38MAPK 途径抑制 miR-1 表达,抑制梗死后大鼠心肌细胞凋亡。

2. miR-21　是一种由单个基因编码并在进化上高度保守的 miRNA,与心血管疾病密切相关。近年来研究发现,小鼠 MI 后 24h 内,MI 区 miR-21 表达水平明显升高,上调 miR-21 表达可增加梗死面积,降低心功能。在冠状动脉结扎的小鼠,miR-21 通过靶向沉默 Smad7 促进胶原分泌,进而加重梗死后心肌纤维化。另一方面,Gu 等报道,miR-21 过表达能抑制 MI 小鼠心肌细胞凋亡及纤维化。此外,用外源性硫化氢诱导 miR-21 表达可减少 MI 小鼠心肌细胞凋亡,抑制炎性损伤,减少梗死面积。因此,miR-21 可能在 MI 进展中发挥双重作用。

3. miR-24　研究证实,miR-24 在大鼠 MI 后表达下调,它通过靶向沉默 eNOS 和 HSP70 减小梗死灶面积。此外,在小鼠急性 MI 后 24h 内,梗死边缘区 miR-24 水平降低,上调 miR-24 表达可明显减少梗死边缘区心肌细胞凋亡,缩小梗死范围,改善心功能。进一步研究发现,miR-24 通过减少 Bax/Bcl-2 比例及活化的 caspase-3 水平发挥对心肌细胞凋亡的抑制作用。

4. miR-208　作为一种肌源性的 miRNA,miR-208 高表达于心肌组织中,包括 miR-208a 和 miR-208b 两个亚型。研究发现,miR-208 参与了心肌肥大、心肌纤维化过程,并调控其他心肌基因的表达和功能。在大鼠 MI 模型中,血浆 miR-208a 水平在结扎冠状动脉 1h 后升高,3h 达峰值,随后逐渐下降,24h 达到基线水平。在急性 MI 患者中,miR-208a 具有 90.9% 的敏感性和 100% 的特异性,且在症状出现的最初 4h 内敏感性更高。miR-208a 较 miR-1、

miR-133、miR-499 对 MI 的诊断更灵敏、更具有特异性。

5. miR-133 miR-133 表达于平滑肌、骨骼肌和心肌组织中。与健康受试者相比,MI 患者心肌组织 miR-133 表达显著下调,相似的结果也出现于大鼠 MI 模型。心肌细胞凋亡是导致 MI 的重要机制。研究发现,miR-133 通过靶向沉默 caspase-9 抑制心肌细胞凋亡。卡维地洛为 β 受体阻滞剂,有较强的心脏和神经保护作用。Xu 等报道,卡维地洛可改善 MI 大鼠心功能,并增加心肌组织 miR-133 表达。体外研究发现,卡维地洛通过上调 miR-133 表达抑制过氧化氢诱导的心肌细胞凋亡。同时,miR-133 还能够减少心肌细胞和成纤维细胞结缔组织生长因子表达,抑制心肌纤维化,增加左心室 EF。这些结果表明,miR-133 通过降低心肌细胞凋亡和抑制心肌纤维化发挥抗 MI 作用。

6. 其他 miRNA 心肌肥大和纤维化是 MI 后重要的病理生理改变。研究发现,miR-29 在小鼠梗死边缘区的表达水平较正常心肌低 2 倍,抑制 miR-29 能够促进胶原纤维蛋白及弹力蛋白产生,从而促进心肌纤维化,而 miR-29 过表达的作用则相反。Port 等也证实 miR-29 具有调控胶原蛋白表达的功能。miR-101 包括 miR-101a 和 miR-101b 两个亚型。在大鼠冠状动脉结扎后 4 周,梗死周边区域心肌组织内 miR-101a/b 表达明显下调。miR-101a/b 过表达明显减少新生大鼠心肌成纤维细胞增殖和胶原产生,抑制其表达则表现出一个相反的作用。c-fos 被鉴定为 miR-101a 的靶基因。在大鼠慢性 MI 模型中,miR-101a 通过 c-fos/TGF-β_1 信号通路抑制心肌纤维化,并改善心功能,发挥抗 MI 作用。

(二) lncRNA

近年来,lncRNA 与 MI 的关系逐渐受到重视。Vausort 等通过基因芯片技术分析急性 MI 患者和健康受试者外周血 lncRNA 表达,发现多种差异性表达的 lncRNA,其中 HIF1A-AS2 (hypoxia inducible factor 1A-antisense RNA 2)、KCNQ1OT1(KQT-like subfamily,member 1 opposite strand/antisense transcript 1) 和 MALAT1 表达上调,ANRIL(cyclin-dependent kinase inhibitor 2B antisense RNA 1)表达下调,且这些 lncRNA 表达不受肝素影响。与非 ST 段抬高型 MI 患者相比,发生 ST 段抬高型 MI 患者 ANRIL、KCNQ1OT1、MIAT 和 MALAT1 表达均显著降低。在随访 4 个月后,发现 ANRIL、KCNQ1OT1、MIAT 和 MALAT1 是 EF≤40% 患者出现左心室功能不全的单变量预测因子。结合多变量和分类分析还发现,ANRIL、KCNQ1OT1 有助于预测左心室功能不全程度。另一项研究表明,在 C57BL6 小鼠行冠状动脉结扎术后所致的急性 MI 模型中,心肌组织 MIAT1 和 MIAT2 升高最显著,分别为对照组的 5 倍和 13 倍,两种 lncRNA 在梗死后 24h 达峰值,2d 后恢复正常,且发现 MIAT1 在梗死后边缘残留健康心肌细胞中表达上调。

在冠状动脉结扎所致的大鼠急性 MI 模型中,心肌组织 MDRL(mitochondrial dynamic related lncRNA)表达明显增加。进一步研究表明,MDRL 可与 miR-361 结合,使 miR-361 活性下降,降低 miR-361 与 pri-miR-484 结合能力,从而减弱 miR-361 对 pri-miR-484 剪切生成 pre-miR-484 的抑制作用,使 miR-484 生成增加,而 miR-484 通过结合到 Fis1 的氨基酸编码序列上抑制 Fis1 翻译,从而抑制心肌细胞中 Fis1 介导的线粒体分裂,最终抑制线粒体裂解和心肌细胞凋亡,缩小梗死面积。

自噬促进因子(autophagy promoting factor,APF)是一种位于细胞质内的 lncRNA。Wang 等研究发现,MI 大鼠心肌组织 APF 表达水平明显升高,约为对照组的 3 倍,而且 APF 作为 ceRNA 竞争性结合 miR-188-3p,使其靶基因 Atg7 表达上调,从而促进自噬性细胞死亡,增加梗死面积。此外,UCA1(urothelial carcinoma-associated 1)是一个在膀胱癌、肺癌中高表达的

lncRNA。UCA1 过表达可加重心肌细胞氧化应激损伤。一项最近的研究表明,急性 MI 患者血浆 UCA1 水平升高,且其与患者是否有高血压、糖尿病无关,构建 ROC 曲线后,曲线下面积为 0.757,提示其可作为急性 MI 的独立预测因子。动物实验显示,UCA1 通过抑制 P27 表达刺激 MI 小鼠心肌细胞凋亡,发挥促 MI 作用。

三、展望

ncRNA 特别是 miRNA、lncRNA 为近年来心血管领域的研究热点,这两种 ncRNA 在 UA、MI 等缺血性心肌病发生发展过程中扮演着重要角色。深入研究它们在缺血性心肌病发病机制中的作用,将丰富对缺血性心肌病的认识,拓宽缺血性心肌病诊断、治疗的思路与方法,从而为缺血性心肌病的防治提供新的靶点和分子标志物。然而,这一领域的研究尚处于起步阶段,研究结果多来源于细胞和动物实验,它们在人类心血管疾病中的变化及调控机制还有待进一步研究。

第五节　非编码 RNA 与动脉粥样硬化

动脉粥样硬化(atherosclerosis,As)是冠心病、缺血性脑卒中和外周血管疾病等的共同病理基础,主要累及大、中动脉,以脂质沉积于血管内壁并形成粥样斑块为特征,由其引起的心脑血管疾病已成为世界人口首位死亡原因,对人类健康危害极大。As 是一个多因素参与、多基因异常调控的复杂病理过程,其发病因素包括感染、遗传、糖尿病、高血压、高血脂、吸烟、精神压力等,主要发病机制包括内皮损伤、巨噬细胞吞噬脂质转变为泡沫细胞、炎症介质的过度释放及 VSMC 的浸润、迁移、增殖等。近年研究表明,ncRNA 特别是 miRNA 和 lncRNA 与 As 密切相关。本节主要介绍这两类 ncRNA 在 As 发生发展中的作用。

一、miRNA 与动脉粥样硬化

巨噬细胞、内皮细胞(EC)和 VSMC 是动脉粥样硬化(atherosclerosis,As)最重要的 3 种效应细胞。近年研究发现,miRNA 主要通过调控这些效应细胞的功能参与 As 的发生、发展过程(表 5-1)。

(一) miRNA 对巨噬细胞的调控作用

1. miR-33a　巨噬细胞吞噬脂质转变为泡沫细胞是 As 的早期事件,这由于脂质摄入过多和/或流出减少所致。三磷酸腺苷结合盒转运体 A1(ATP binding cassette transporter A1,ABCA1)是一种整合膜蛋白,介导细胞内胆固醇流出到贫脂的载脂蛋白 A-I(apolipoproteinA-I,ApoA-I)上,形成新生的高密度脂蛋白(high density lipoprotein,HDL),被认为是胆固醇逆向转运(reverse cholesterol transport,RCT)的第一步。miR-33a 定位于固醇调节组件结合蛋白(sterol-regulatory element binding protein-2,SREBP-2)的第 16 号内含子区域,其宿主基因控制着细胞内的胆固醇合成与摄取。ABCA1 已经被证实为 miR-33a 的靶基因,在巨噬细胞中,沉默 miR-33a 表达,明显增加 ApoA-I 介导的胆固醇流出,而用反义寡核苷酸干扰 miR-33a 后则出现相反的结果。此外,给非洲绿猴体内注射 miR-33a 拮抗剂,12 周后发现血浆 HDL 水平持续上升,As 病变缓解,表明这种 miRNA 在脂质代谢方面有重要的调节作用。

2. miR-486　组蛋白指真核生物染色质中一类能与 DNA 结合的小分子碱性蛋白,是真核生物染色体的基本结构蛋白。作为表观遗传学修饰的主要方式之一,组蛋白乙酰化修饰在基因表达调控中起关键作用。组蛋白乙酰基转移酶(histone acetyltransferase 1,HAT1)是进行组蛋白乙酰化修饰的主要酶,当其表达增加时,能够促进转录因子与 DNA 结合,启动基因转录。miR-486 是一种新发现的 miRNA。与稳定型心绞痛患者比较,急性冠状动脉综合征患者血浆 miR-486 水平明显升高。相关研究报道,miR-486 通过靶向沉默 HAT1 降低核心组蛋白乙酰化水平,使 ABCA1 表达下调,导致巨噬细胞内胆固醇流出减少,发挥促 As 作用。

3. miR-148a-3p 巨噬细胞主要分为 M1 型和 M2 型,其中 M1 型巨噬细胞分泌 IL-1β、IL-6、TNF-α 等促炎介质,M2 型巨噬细胞分泌 IL-10、TGF-β 等抑炎介质,不稳定斑块中以 M1 型巨噬细胞为主。Huang 等研究发现,miR-148a-3p 与 PTEN 3′-UTR 结合,启动 Akt 信号通路,促进单核细胞分化为 M1 型巨噬细胞,使 IL-1β、IL-6、TNF-α 等促炎介质的分泌增加。

4. 其他 miRNA 除了 miR-33a 外,*ABCA1* 也被认为是 miR-20a/b、miR-101、miR-302a、miR-19b、miR-27a/b 和 miR-26 的靶基因。巨噬细胞主要通过位于膜上的 CD36 和 A 型清道夫受体(scavenger receptor class A,SR-A)摄取 ox-LDL。研究发现,miR-758-5p 通过靶向沉默 CD36 减少巨噬细胞对 ox-LDL 的摄取,从而抑制泡沫细胞形成。随着研究的进一步深入,更多的调控巨噬细胞功能的 miRNA 将被发现。

(二) miRNA 对 EC 的调控作用

1. miR-126 miR-126 是一种特异性表达于 EC 的 miRNA。敲除小鼠体内 miR-126 后,血管的完整性受损,内皮细胞的增殖、迁移能力下降。miR-126 与 ICAM-1 的 3′-UTR 结合,减少白细胞黏附于 EC,从而减轻血管炎症。趋化因子受体(C-X-C chemokine receptor,CXCR)4 是基质细胞源性因子 12 的受体,被重组人 G 蛋白信号转导调控因子 16(recombinant human regulator of G-protein signaling 16,RGS16)负性调节。miR-126 通过靶向沉默 RGS16 上调 EC 的 CXCR4 表达,减少炎症细胞募集和 VSMC 增殖,有助于增加斑块的稳定性。

2. miR-21 内皮祖细胞(endothelial progenitor cells,EPC)能够分化为成熟的 EC,具有促进缺血组织新血管生成及损伤血管修复功能,有抗 As 作用。Zuo 等研究发现,miR-21 通过靶向结合 WWP1(WW domain-containing protein 1)的 3′-UTR,从而抑制 WWP1 的表达,进而启动 TGF-β 信号通路,抑制 EPC 增殖,发挥促 As 作用。此外,Zhou 等通过振动剪切应力诱导 miR-21 在人脐静脉 EC 表达上调,发现 miR-21 能增加 VCAM-1、MCP-1 等黏附分子的表达,促进单核细胞与内皮细胞之间的黏附。

3. miR-92a 与健康受试者比较,急性冠状动脉综合征患者血浆 miR-92a 水平明显升高。在低剪切力条件下,miR-92a 过表达能够加剧 ox-LDL 对内皮细胞的损伤。另一研究发现,生理情况下层流产生的剪切力抑制 EC miR-92a 表达,但震荡产生的异常剪切力促进 miR-92a 表达。体内研究表明,miR-92a 通过靶向沉默 Kruppel 样因子(Kruppel-like factor,KLF)2 减少球囊损伤的颈动脉新生内膜形成。这些结果提示 miR-92a 是一种促 As 因子,抑制内源性的 miR-92a 表达或者外源性输入 miR-92a 拮抗剂可能是一个防治 As 的有效途径。

4. miR-155 miR-155 的序列为 5′-UUAAUGCUAAUCGUGAUAGGGG-3′,是位于 21 号染色体的癌基因 BIC/MIR155HG 的转录产物。这种 miRNA 与内皮细胞功能关系密切,但其在 As 中的作用尚存在争议。miR-155 mimic 转染 EC 后,其靶基因 *NF-κB p65* 表达下降,进而抑制 TNF-α 诱导的炎症介质产生,发挥抗 As 作用。另一方面,miR-155 通过靶向沉默 eNOS

减少 EC 中 NO 的生成,使内皮舒张功能受损,促进 As 发展。

(三) miRNA 对 VSMC 的调控作用

1. miR-143/145　miR-143/145 基因簇位于 5q32 位点上,是目前发现的一对具有重要生物学功能的 miRNA 基因簇。在 miR-143/145 基因缺失的小鼠中,血管收缩功能减弱,并且促进了血管内膜病变的发展。Cheng 等发现 miR-145 是正常大鼠颈动脉中表达最丰富的miRNA,且选择性表达于 VSMC,而且在用血小板衍生生长因子(platelet derived growth factor,PDGF)诱导的 VSMC 去分化模型及球囊扩张损伤的大鼠颈动脉模型中,发现 miR-145 通过KLF5/心肌素(myocardin)途径稳定 VSMC 在收缩表型。另有研究显示,miR-143/145 敲除的大鼠动脉平滑肌细胞平滑肌 α-肌动蛋白和肌球蛋白重链表达明显下调,导致伪足小体形成,促进 VSMC 增殖和移行。这些结果表明 miR-143/145 通过调控 VSMC 表型转换及增殖发挥抗 As 作用。

2. miR-221/222　在从损伤的小鼠颈动脉分离的 VSMC 中,miR-221/222 表达水平明显增加,而且 miR-221/222 通过靶向沉默 P27、P57 促进 VSMC 增殖与迁移,进而发挥促 As 作用。此外,miR-221/222 过表达促进 VSMC 从收缩型向合成型转换,而拮抗 miR-221/222 的作用则相反。

3. 其他 miRNA　除了巨噬细胞外,VSMC 摄取过多脂质后也能转变为泡沫细胞,导致斑块面积增大和稳定性降低。Gabunia 等研究发现,相对于健康受试者,高脂血症患者血浆miR-133a 水平明显降低,而且 miR-133a 过表达可直接抑制低密度脂蛋白受体衔接蛋白 1(low-density lipoprotein receptor adaptor protein 1,LDLRAP1)介导的 ox-LDL 摄取,从而减少VSMC 源性泡沫细胞的形成,发挥抗 As 作用。miR-18a 是一种多效性的因子。一项最近的研究表明,缺氧可促进 VSMC 增殖,使 miR-18a 表达减少,而 miR-18a 过表达后,其靶基因缺氧诱导因子 1(hypoxia inducible factor-1,HIF-1)水平降低,进而抑制 VSMC 增殖。此外,miR-124 在冠心病患者 As 斑块中呈高表达,体外实验发现,这种 miRNA 通过靶向沉默 Sp1(specificity protein 1)促进 VSMC 增殖、迁移与表型转换。

表 5-1　与 As 相关的 miRNA

miRNA	靶基因	作用	与 As 的关系
miR-33a、miR-20a/b、miR-101、miR-302a、miR-19b、miR-27a/b 和 miR-26	*ABCA1*	抑制巨噬细胞胆固醇流出	促 As
miR-486	*HAT1*	抑制巨噬细胞胆固醇流出	促 As
miR-148a-3p	*PTEN*	促巨噬细胞炎症介质分泌	促 As
miR-758-5p	*CD36*	抑制巨噬细胞摄取 ox-LDL	抗 As
miR-126	*ICAM-1、RGS16*	减轻血管炎症	抗 As
miR-21	*WWP1*	抑制 EPC 增殖	促 As
miR-92a	*KLF2*	抑制新生内膜形成	抗 As
miR-155	*NF-κB p65、eNOS*	抑制 EC 炎症介质、NO 产生	抗/促 As
miR-143/145	*KLF5*	稳定 VSMC 在收缩表型	抗 As
miR-221/222	*p27、p57*	促进 VSMC 增殖与迁移	促 As

续表

miRNA	靶基因	作用	与 As 的关系
miR-133a	*LDLRAP1*	抑制 VSMC 摄取 ox-LDL	抗 As
miR-18a	*HIF-1*	抑制 VSMC 增殖	抗 As
miR-124	*Sp1*	促进 VSMC 增殖、迁移与表型转换	促 As

二、lncRNA 与动脉粥样硬化

尽管 lncRNA 的研究仍处于早期阶段,但目前研究显示,lncRNA 可从多个层面影响 As 进程,包括 EC 的损伤与修复、调控 VSMC 增殖与迁移、巨噬细胞脂质蓄积、炎症反应等(表5-2)。

表 5-2 与 As 相关的 lncRNA

lncRNA	基因位置	作用	与 As 的关系
ANRIL	9p21.3	促单核细胞增殖、黏附,促 EC 炎症介质产生	促 As
lncRNA-p21	6p21.2	抑制 VSMC 增殖及内膜增厚	抗 As
lncRNA-Ang362	Xp11.3	促 VSMC 增殖	促 As
MALAT1	11q13.1	促 EC 炎症介质产生及内皮损伤	促 As
SENCR	11q24.3	调控 VSMC 表型转换,促 VSMC 增殖、迁移	抗 As
RP5-833A20.1	1p31.3	抑制巨噬细胞胆固醇流出,促炎症介质分泌	促 As
DYNLRB2-2	16q23.2	抑制泡沫细胞形成	抗 As

(一) ANRIL

INK4 基因座中的反义非编码 RNA(antisense noncoding RNA in the INK4 locus,ANRIL)是一条由 19 个外显子组成的 lncRNA,定位于 9p21.3。冠心病患者 As 斑块中 ANRIL 表达明显上调,且与疾病严重程度呈正相关。在单核细胞中,ANRIL 通过招募多梳抑制复合物 2(polycomb repressive complex 2,PRC2)到靶基因的启动子上,反式调节相关基因的表达,从而增加细胞增殖、黏附能力,并抑制其凋亡。在 EC 中,ANRIL 能够促进转录因子 Yin Yang 1(YY1)结合到 IL-6、IL-8 基因的启动子上,刺激这些基因转录。这些结果表明 ANRIL 可能是一种促 As 因子。

(二) lncRNA-p21

lncRNA-p21 又称为肿瘤蛋白 P53 通路共抑制剂 1(tumor protein p53 pathway corepressor 1,TP-53COR1),定位于染色体 6p21.2。与野生型小鼠相比,ApoE$^{-/-}$ 小鼠斑块中 lncRNA-p21 表达水平明显降低。应用 siRNA 干扰 lncRNA-p21 表达后,P53 活性降低,导致 VSMC 增殖加快。在小鼠颈动脉损伤模型中,lncRNA-p21 敲除引起新生内膜增多及内膜-中膜厚度增加。

(三) lncRNA-Ang362

血管紧张素Ⅱ(angiotensinⅡ,AngⅡ)有强烈的促 As 作用,不仅可引起血管收缩,导致血压增高,还能促进炎症介质的分泌和细胞外基质降解。lncRNA-Ang362 是一种与 AngⅡ相关的 lncRNA。Leung 等报道,用 AngⅡ刺激 VSMC 后,lncRNA-Ang362 表达升高,细胞增殖加快,而干扰 lncRNA-Ang362 可阻断 Ang Ⅱ 对细胞的促增殖作用。这些作者还发现 lncRNA-Ang362 是 miR-222 和 miR-221 的前体,而 miR-222 和 miR-221 已被证实能够促进 VSMC 增殖。因此,Ang Ⅱ 可能通过上调 lncRNA-Ang362 表达,增加 miR-222 和 miR-221 水平,进而发挥促 VSMCs 增殖作用。

(四) MALAT1

肺腺癌转移相关转录本 1(MALAT1)最先在非小细胞肺癌被发现,定位于 11q13.1,具有高度保守性。以往的研究主要聚焦于 MALAT1 在肿瘤进展中的作用,近来研究发现这种 lncRNA 也与 As 相关。Puthanveetil 等用高糖刺激人脐静脉 EC,发现 MALAT1、IL-6 和 TNF-α 表达都升高,而干扰 MALAT1 可抑制高糖对 IL-6、TNF-α 表达的上调作用。在不稳定型心绞痛患者中,血浆 MALAT1、CXCR2 水平升高,miR-22-3p 水平降低。ox-LDL 处理 EC 后,MALAT1 和 CXCR2 表达明显升高,而 miR-22-3p 表达则减少。进一步研究发现,MALAT1 作为 ceRNA 竞争性结合 miR-22-3p,使 CXCR2 表达上调,进而加重 ox-LDL 介导的内皮损伤。

(五) SENCR

SENCR 是一种在 VSMC 和 EC 中特异表达的 lncRNA。VSMC 收缩型向合成型转化是 As 发生发展的重要原因。应用 siRNA 干扰 SENCR 表达后,VSMC 收缩相关的基因表达下调,而促迁移相关基因表达上调,迁移能力增加,表明 SENCR 可稳定 VSMC 表型在收缩型。在糖尿病小鼠 VSMC 中,SENCR 表达下调,叉头框蛋白 O1(forkhead box 1,FoxO1)和瞬时受体电位阳离子通道 6(transient receptor potential cation channel 6,TRPC6)表达则上调。进一步研究发现,高糖通过抑制 SENCR 表达增加 FoxO1、TRPC6 水平,从而促进 VSMC 增殖和迁移。上述研究表明 SENCR 可能通过调控 VSMC 表型转换及增殖、迁移发挥抗 As 作用,具体机制仍需进一步探索。

(六) RP5-833A20.1

核因子 IA(nuclear factor IA,NFIA)是专一位点 DNA 结合蛋白,能够促进巨噬细胞中胆固醇流出,并减少 IL-1β、IL-6 和 TNF-α 等炎性介质的分泌。在 NFIA 过表达的 ApoE$^{-/-}$ 小鼠,血浆高密度脂蛋白胆固醇(high-density lipoprotein cholesterol,HDL-C)水平升高,低密度脂蛋白胆固醇(low-density lipoprotein cholesterol,LDL-C)和极低密度脂蛋白胆固醇(very low-density lipoprotein cholesterol,VLDL-C)水平降低,斑块面积减少,提示 NFIA 具有抗 As 作用。*NFIA* 已经被鉴定为 miR-382-5p 的靶基因。一项最近的研究表明,ox-LDL 通过上调 THP-1 巨噬细胞 RP5-833A20.1 的表达来提高 miR-382-5p 水平,进而靶向沉默 NFIA,导致胆固醇流出减少及炎症因子分泌增多,从而发挥促 As 作用。

(七) DYNLRB2-2

DYNLRB2-2 是新近发现的一种 lncRNA,定位于 16q23.2。研究发现,ox-LDL 处理 THP-1 巨噬细胞后,DYNLRB2-2 表达明显上调,进而增加 G 蛋白偶联受体 119(G protein-coupled receptor 119,GPR119)含量,最终导致 ABCA1 表达上调,胆固醇流出增加,泡沫细胞形成减少。

三、展望

近年来对 miRNA、lncRNA 与 As 之间关系的研究逐渐增多,这是一个新兴的领域,以这些 ncRNA 为靶点防治 As 具有相当大的潜力。虽然体外实验表明许多 miRNA、lncRNA 有抗

As 作用,但体内是否有相似的作用,仍需要进一步探讨。此外,miRNA 还存在多细胞、多靶点、代谢不稳定性等问题,lncRNA 与 miRNA 之间如何进行相互调控,哪些 miRNA、lncRNA 在 As 发病机制中起关键作用,其他的 ncRNA 是否参与 As 的发生发展等,对于这些问题的深入研究将为 As 等心脑血管疾病的临床诊断、预防和治疗提供新的策略和药物靶点。

第六节　非编码 RNA 与心力衰竭

心力衰竭是指由各种原因引起的心肌结构和功能变化,导致心室充盈和射血障碍而出现的一组临床综合征。它是冠心病、高血压、心律失常等大多数心血管疾病的最终结局,也是这些患者死亡的主要原因。《中国心血管病报告 2016》指出,2000 年我国 35~74 岁人群慢性心力衰竭患病率为 0.9%,男性 0.7%,女性 1.0%,北方(1.4%)高于南方(0.5%),城市(1.1%)高于农村(0.8%),住院患者死亡率为 5.3%,近年呈上升趋势。除了药物干预、心脏移植外,目前尚缺乏特异性的治疗方法。本节主要阐述 ncRNA 与心力衰竭的关系。

一、miRNA

心力衰竭病理过程中常伴随 miRNA 水平的变化。miRNA 芯片检测发现,心力衰竭患者血浆 miR-1、miR-7、miR-29、miR-30、miR-133、miR-150 和 miR-378 水平下降,而 miR-23a、miR-125、miR-146、miR-195、miR-199、miR-214、miR-181b 水平升高,尤其以 miR-7、miR-378、miR-214 和 miR-181b 的差异性表达最明显。而且 miR-7、miR-378 水平与 EF 呈正相关,miR-214、miR-181b 水平与 EF 呈负相关,提示这 4 种 miRNA 可作为心力衰竭患者心功能判断的分子标志物。此外,在儿茶酚胺敏感性下降的心力衰竭患者中,血浆 miR-10、miR-300 和 miR-302 水平降低,miR-422 水平增加。

心肌细胞数量减少是心力衰竭发生发展的根本原因,而凋亡是导致心肌细胞数量减少的主要原因。持续低氧刺激明显增加心肌细胞凋亡,miR-21 表达水平在凋亡的心肌细胞中下降,其靶基因 Fas 配体(Fas ligand,FasL)表达升高。体内研究发现,用 miR-21 模拟物处理后,心肌细胞 FasL 表达下调,心肌梗死面积缩小,最终延缓心力衰竭进展。此外,心力衰竭患者血浆 miR-320 水平较健康受试者降低。在大鼠心肌梗死模型中,miR-320 过表达通过靶向沉默 HSP20 抑制心肌细胞凋亡,减少梗死面积,增加 EF,表明 miR-320 有抗心力衰竭作用,但其详细的作用机制仍需进一步研究。

心肌纤维化由成纤维细胞异常增殖和细胞外基质过度沉积所致,与心力衰竭的发展密切相关。结缔组织生长因子(connective tissue growth factor,CTGF)是一种重要的促纤维化因子。在大鼠心力衰竭模型中,miR-30、miR-133 通过靶向沉默 CTGF 抑制胶原合成,进而减少心肌纤维化。miR-29 负性调控胶原蛋白、微纤维蛋白、层粘连蛋白、整合蛋白和弹性蛋白等促纤维化蛋白的基因表达。van Rooij 等报道,miR-29 在心肌梗死后表达水平降低,其抑制可引起胶原分泌增加,从而介导心肌纤维化过程。相反,miR-29 过表达通过阻滞心肌纤维化,改善梗死后心肌重塑,维持心功能。Thum 等在构建的小鼠心力衰竭模型和心力衰竭患者中,发现心肌成纤维细胞 miR-21 表达水平显著升高。miR-21 与 Spry1 的 3′-UTR 结合后,启动胞外信号调节激酶/促分裂原活化蛋白激酶信号通路而导致成纤维细胞增殖和心肌纤维化。

二、lncRNA

除了 miRNA 外,lncRNA 也与心力衰竭发生发展密切相关。一项关于心肌梗死后心力衰竭的全基因组关联分析发现,多种 lncRNA 在心脏组织中呈差异性表达,它们不仅在心肌重塑过程中发挥重要作用,而且可作为患者预后的分子标志物。进一步研究表明,2831 个 lncRNA 分子中,有许多不同种类的 lncRNA 参与心肌重塑的过程,其中最主要的为心肌梗死相关转录因子(myocardial infarction-related transcriptional factor,MIRTF)1 和 MIRTF2,这两种 lncRNA 不仅能调控多种与心肌重塑相关的基因,还与 EF 呈正相关。另一项关于缺血性心力衰竭心肌组织 lncRNA 的研究发现,与 mRNA 或 miRNA 相比,lncRNA 对血流动力学变化更为敏感,且顺式作用元件调控基因表达是心脏 lncRNA 启动的主要方式,与反式作用因子无关。

心肌肥大是心力衰竭的一个重要特征,主要由于压力负荷过大或 Ang Ⅱ 分泌增加所致。在主动脉缩窄诱导的小鼠压力负荷模型中,Han 等揭示了一种全新的心力衰竭相关 lncRNA-染色质相互作用机制,发现在心脏收缩相关分子发动机蛋白的编码基因位点,即肌球蛋白重链 7(myosin heavy chain 7,Myh7)基因座转录本中,存在一系列的 lncRNA,这些转录本被命名为肌球蛋白重链相关 RNA 转录本(myosin heavy chain-associated RNA transcripts,Myheart 或 Mhrt),Mhrt 表达下调是病理性压力负荷导致肥厚型心肌病的关键机制,恢复其表达水平可使心脏免于过度肥厚及心力衰竭的发生。在 Ang Ⅱ 诱导的小鼠心肌肥厚模型中,心肌肥厚相关因子(cardiac hypertrophy related factor,CHRF)作为 ceRNA 竞争性结合 miR-489,上调其靶基因髓样分化因子 88(myeloid differentiation factor 88,Myd88)的表达,进而促进心肌肥厚。因此,抑制 CHRF 可能有助于缓解心力衰竭。

三、展望

ncRNA 作为疾病发生过程中复杂分子网络相互作用的一部分,在心力衰竭发病机制中起着重要的作用,主要涉及心肌细胞凋亡、心肌纤维化和心肌肥大的调控。由于 miRNA、lncRNA 的研究处于早期阶段,它们在心力衰竭中的作用仍需要进一步阐明。随着研究的深入,一些 miRNA、lncRNA 可能成为未来治疗心力衰竭的新靶点,这对于改善患者的预后具有重要的意义。

(于小华 唐朝克)

参 考 文 献

[1] HOU J,LONG H,ZHOU C,et al. Long noncoding RNA Braveheart promotes cardiogenic differentiation of mesenchymal stem cells in vitro. Stem Cell Res Ther,2017,8(1):4.

[2] ZANGRANDO J,ZHANG L,VAUSORT M,et al. Identification of candidate long non-coding RNAs in response to myocardial infarction. BMC Genomics,2014,15(1):359-367.

[3] WANG K,LIU C Y,ZHOU L Y,et al. APF lncRNA regulates autophagy and myocardial infarction by targeting miR-188-3p. Nat Commun,2015,6:6779.

[4] LV Y C,TANG Y Y,PENG J,et al. MicroRNA-19b promotes macrophage cholesterol accumulation and aortic atherosclerosis by targeting ATP-binding cassette transporter A1. Atherosclerosis,2014,236(1):215-222.

[5] ZUO K,LI M,ZHANG X,et al. miR-21 suppresses endothelial progenitor cell proliferation by activating the TGF-β signaling pathway via downregulation of WWP1. Int J Clin Exp Pathol,2015,8(1):414-422.

［6］MEILER S,BAUMER Y,TOULMIN E,et al. MicroRNA 302a is a novel modulator of cholesterol homeostasis and atherosclerosis. Arterioscler Thromb Vasc Biol,2015,35(2):323-331.

［7］GABUNIA K,HERMAN A B,RAY M,et al. Induction of MiR133a expression by IL-19 targets LDLRAP1 and reduces ox-LDL uptake in VSMC. J Mol Cell Cardiol,2017,105:38-48.

［8］BELL R D,LONG X,LIN M,et al. Identification and initial functional characterization of a human vascular cell-enriched long noncoding RNA. Arterioscler Thromb Vasc Biol,2014,34(6):1249-1259.

［9］HU Y W,ZHAO J Y,LI S F,et al. RP5-833A20. 1/miR-382-5p/NFIA-dependent signal transduction pathway contributes to the regulation of cholesterol homeostasis and inflammatory reaction. Arterioscler Thromb Vasc Biol,2015,35(1):87-101.

第六章

血管新生与心血管疾病

血管是多细胞动物向组织、器官提供氧气和营养物质的主要通路。血管的生成决定了胚胎期器官的生长，同时与组织损伤后的修复关系密切。血管生成的方式主要分为三种，即血管新生(angiogenesis)、血管发生(vasculogenesis)和动脉生成(arteriogenesis)：血管新生是指血管以出芽或非芽生的生长方式，从已有的血管生长出新的毛细血管分支，形成新生血管的过程；血管发生指在胚胎期，由血管细胞分化成内皮细胞最后生成血管的过程，也是血管从无到有的过程；动脉生成则是指在现有的动脉上，通过血流的增加使血管管径扩张，从而重塑血管形成新的动脉。

第一节　血管新生的分期与生长方式

一、血管新生的分期

血管新生是组织的损伤修复、肿瘤形成、缺血组织侧支循环建立的关键病理过程。由于血管新生在不同疾病病理中扮演着不同角色，抑制或加强血管生成都可作为针对不同疾病病理环节的治疗手段。血管新生是一个动态的病理过程，根据其不同时期的典型病理特征，可分为以下三期。

(一) 初期

多种体内、外的刺激因素导致促血管生成因子分泌增加，同时血管内皮细胞局部积聚，诱导血管内皮新生，以及进一步血管新生。能引起这一过程的刺激因素包括血管损伤、肿瘤生长、局部炎症反应、缺氧及某些细胞因子等，其中主要的影响因素有缺氧、缺氧诱导因子1(hypoxia inducible factor-1,HIF-1)和一氧化氮(NO)。低氧状态存在于胚胎时期和发育中的组织，也存在于创伤修复、炎症和肿瘤组织。在体内外损伤环境下，组织细胞易发生缺氧。缺氧可上调HIF-1的表达水平，HIF-1作为调节氧稳态的核心转录因子，可结合多种促血管生成因子及其受体的启动子中的缺氧反应元件，从而增强相应蛋白的表达并启动血管新生。HIF-1参与转录的因子包括血管内皮生长因子(VEGF)、VEGF的受体(VEGFR：VEGFR-1、VEGFR-2、VEGFR-3)、血管生成素2(angiogenin-2,Ang-2)、转化生长因子β(TGF-β)等。此外，NO也可作为一种有效的血管新生介质，调节血管新生因子的作用。该气体分子在血管新生中参与调节的环节包括内皮细胞的存活、增殖、迁移，以及内皮细胞与细胞外基质之间的黏附等。已有研究表明，NO能与VEGF、基础成纤维细胞生长因子(basic fibroblast growth factor,bFGF)、基质金属蛋白酶(matrix metalloproteinases,MMPs)等相互作用在血管新生中发挥作用。简而言之,NO 主要通过以下三方面影响血管新生:①促进 VEGF 的表达,刺激内皮细胞的增殖;②上调 MMPs 的表达并抑制 MMPs 抑制剂金属蛋白酶组织抑制因子 1(tissue inhibitor of metalloproteinase,TIMP-1)的表达,促进细胞外基质的降解;③介导 bFGF 影响血管新生。

(二) 增生侵入期

在各种促血管生成因子的作用下,蛋白酶降解细胞外基质(extracellular matrix,ECM),使内皮细胞与周围组织的黏附松脱,导致周围细胞及内皮细胞增生、迁移和浸润。具体过程是:VEGF 结合内皮细胞表面的 VEGFR-2,促进内皮细胞形成质膜囊泡,并逐步融合成内皮穿孔、跨内皮通道,最后形成细胞间隙,使血管通透性增加。因此,血浆蛋白易渗出并沉积于血管外,为内皮细胞的黏附提供了蛋白支架,有利于内皮细胞沿着 VEGF 浓度梯度方向的迁移。

(三) 成熟分化期

血管成熟分化期包括血管管腔形成、内皮细胞分化、血管结构的修整和改建。血管平滑肌细胞和血管周围细胞被招募至局部促使微血管构建成形,细胞外基质重新塑形,毛细血管网可根据组织需要进一步增生变密或退化变疏,使得成熟的血管最终形成。

关于血管生成的调控机制,近年来一些学者提出血管生成的诱导剂与抑制剂处于平衡状态的学说,这种学说认为:一旦诱导剂与抑制剂平衡被破坏就会引起血管出芽或者血管退化。当前研究主要集中在血管新生机制上,并对各种促血管生成因子的研究比较深入。在血管出芽形成过程中,VEGFR-1(又称 FLT-1)可调节 VEGF 信号产生的空间位置及 VEGF-A 生物活性的精确水平,从而确保出芽的形成。缺氧诱导产生的钙调蛋白对血管新生中内皮细胞的活动有重要作用,抑制该活动阻滞了内皮细胞迁移、黏附与胶原蛋白的形成。

二、血管新生的生长方式

(一) 出芽式血管新生

出芽式(sprouting)血管新生是最先观察到的血管新生方式。典型的出芽式血管新生方式与上述血管新生的分期基本一致,即在促进血管生成的信号分子的刺激下(如 VEGF 等),刺激内皮细胞产生蛋白酶分解周围的基膜并使内皮细胞摆脱细胞外基质的约束,内皮细胞以出芽生长的方式向外生长并连接邻近的血管。新生的血管会朝着促血管生成物刺激的方向生长,内皮细胞以串联的方式生长。出芽式血管新生(图 6-1)的速度较快,以每天几毫米的速度生长。具体过程:组织局部增高的 NO 和 VEGF 渗入导致血管呈现舒张状态。血管表面的周细胞与血管分离。内皮细胞朝着损伤的组织迁徙。后面的内皮细胞跟随前面的细胞继续增殖。从原有血管募集血管周围细胞迁徙到新生内皮细胞外表面,周围细胞来源于小的毛细血管,平滑肌细胞来源于大的血管。内皮细胞的增殖和迁徙受到抑制,血管基膜开始形成。

出芽式血管新生涉及多种促血管生长因子、细胞之间的相互作用及细胞与基质之间的相互作用,该过程是一个复杂的病理生理过程,各个环节之间有着精细的调控。

(二) 套叠式血管新生

套叠式(intussusceptive)血管新生又叫非芽生式血管新生或分裂式血管新生。这种血管

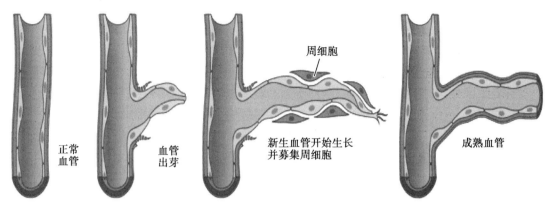

图6-1　出芽式血管新生

新生方式第一次在大鼠体内被发现,是指原有的毛细血管被横贯血管的间质突起纵向一分为二,形成两条新的毛细血管。在此之前,被分割的毛细血管常发生内皮细胞增生、管腔变大。套叠式血管新生分为四个阶段:

第一阶段:一个毛细血管中两面相对的管壁建立一个连接区域。此阶段的典型特是,两面相对的管壁内表面上的内皮细胞直接建立连接。这种连接是由血管管壁突入到管腔产生的,标志着内皮间经血管管腔的桥接形成(半径约 1μm)(图 6-2a)。同时,在这一连接区域也能观察到沿着细胞膜排列的密集斑点,这被看作内皮细胞间的黏附点。

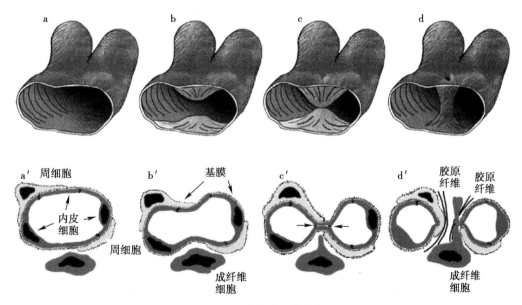

图6-2　套叠式血管新生

第二阶段:内皮细胞之间的连接点被重新组织,血管上出现小孔并允许生长因子和细胞渗入到血管管腔。相连的两层内皮细胞上的穿孔是血管形成的新阶段。本阶段的特点是内皮包裹的圆柱形组织穿越管腔,形成桥接(图 6-2b)。这一时期的形态特点比第一阶段更容易观察到。在桥接的圆柱形组织的中间,包含由肌成纤维细胞的胞质及其微丝延伸所形成的间质组织,是本阶段的典型形态特点。

第三阶段:连接两个血管管腔的圆柱形组织在中间会形成一个内核,内核中间有周细胞和肌成纤维细胞填充,这些细胞产生的胶原纤维成为血管管腔生长所需的细胞外基质(图6-2c)。第三阶段和第二阶段较为相似,主要区别是在本阶段中周细胞会在圆柱旁边的毛细血管管壁外侧部生长。此外,这些周细胞会覆盖内皮细胞连接处。

第四阶段:在不改变基本结构的情况下,内核被填充(图6-2d)。本阶段典型的结构是毛细血管间出现半径小于2.5μm的网眼。它们的内核与第三阶段的几乎完全一样,只是增加了一些胶原纤维。

因此,血管新生的四个阶段是按形态学发生的次序划分的。其中,第一阶段最为关键,内面相对的血管管壁建立持续的连接区域是血管形成的条件,而圆柱形组织的生成是套叠式血管新生的结构基础。对于毛细血管来说,套叠式血管新生是对毛细血管管床在大小和复杂性上的拓展,是出芽式血管新生的一种替代的血管生长方式。圆柱形组织在毛细血管网中次序生成最终促使毛细血管树形成。在小的动、静脉血管分支中,圆柱形组织的形成能重塑血管分支的几何结构,或是对血管进行修剪。综上所述,在涉及血管生成的研究中应该对出芽式和套叠式这两种生长方式都予以重视。由于组织、器官及肿瘤中的血管生成对这两种方式都有依赖,忽略其中任何一个都会对血管生成的理解产生偏差。

第二节　血管新生的调控机制

血管为身体各个器官、组织输送氧气和营养物质,同时也与癌症、心血管疾病等多种疾病息息相关。在过去的10年中,人们对血管新生分子调控机制的认识快速增长,将抗血管生成的药物用于治疗癌症、眼底疾病等。迄今为止,已有成千上万的患者受益于血管生成蛋白-血管内皮生长因子的阻滞剂,但其有效性和抗药性仍是突出的问题。目前的临床研究已经找出了新的治疗靶点和策略,为进一步提高抗血管生成治疗的临床效果奠定了基础。

血管的形成,能够给周围组织提供氧气和营养物质、带走废物,也可通过循环中的免疫细胞对机体进行免疫监视,还能诱导一些促使器官形成的信号因子分泌。虽然血管新生对组织修复和再生有益,但异常的血管生长会导致许多疾病。过度的血管新生会引发炎症,而某些新生的血管也能成为肿瘤细胞扩散的途径。例如,不充分的血管生长会导致卒中、心肌梗死、溃疡性疾病和神经退化,而异常血管生长或重塑可导致癌症、炎性疾病、肺动脉高压和盲眼病等。

一、血管在分支产生、成熟和静止期的调控

在健康的成年人身上,静止的内皮细胞通过自分泌的方式产生 VEGF、Notch、血管生成素1(angiopoietin-1,Ang-1)和成纤维细胞生长因子(fibroblast growth factor,FGF)等信号因子,来维持自身较长的寿命和抵抗有害刺激。血管为组织供应氧气,内皮细胞能感受氧气并在低氧诱导因子如脯氨酰羟化酶2(prolyl hydroxylase domain 2,PHD2)、低氧诱导因子2α(hypoxia-inducible factor-2α,HIF-2α)作用下,通过调整自己的形状来改善血液的流动。静止期内皮细胞排列形成一层具有流线型表面的单层方阵,细胞之间通过连接的分子(如钙粘连

蛋白和闭合蛋白)相互连接。这些内皮细胞外表面被周细胞包裹,周细胞可以抑制内皮细胞的增殖并释放维持细胞生存的信号,如 VEGF、Ang-1 等。内皮细胞和周细胞在静止时共同形成血管基膜。

在缺氧、炎症或肿瘤细胞的作用下,处于静止期的血管感受到周围组织释放入血管的信号因子,如 VEGF、Ang-2、FGF 或一些趋化因子等,周细胞脱离周围的血管壁并从基膜中分离出来,这个过程是通过 MMPs 水解基膜蛋白完成的。随后,内皮细胞之间的连接变疏松,新生血管开始扩张。VEGF 增加内皮细胞的通透性,导致血浆蛋白渗出,形成一个临时的细胞外基质(extracellular matrix,ECM)支架。整合素刺激能使内皮细胞迁移到 ECM 表面。在蛋白酶的作用下,ECM 中的促血管生成因子开始释放,并重塑ECM 使其成为适应血管新生的微环境。内皮细胞为了能够形成管状结构并且避免大量的内皮细胞向血管新生的信号分子趋化,由一个内皮细胞(也被称为端内皮细胞)形成新生血管的顶端,同时表达 VEGF 受体、神经毡蛋白(neuropilin,NRP)和 Notch 配体、DLL4 和 JAGGED1 等因子。在 Notch、Notch 调控的锚蛋白重复蛋白(Notch-regulated ankyrin repeat protein,NRARP)、WNT、胎盘生长因子(placental growth factor,PlGF)和FGF 的刺激下,与端内皮细胞相邻的内皮细胞随之拉长膨出形成茎内皮细胞;并在 VE-cadherin、CD34、唾液黏蛋白(sialomucins)、VEGF 等因子作用下,这些内皮细胞(茎内皮细胞)建立新的管腔。

端内皮细胞有丝状伪足,可以感知受体酪氨酸激酶配体和信号素等信号分子;而茎内皮细胞则通过释放 EGFL7 分子进入 ECM 来传递关于其邻近位置的空间信息,从而使血管新膨出的茎得到延伸。同时,由 HIF-1α 驱动的低氧诱导程序开始启动,使内皮细胞对血管生成信号产生反应。髓样细胞协助新生的血管与另一血管融合,使得血流能够通过。内皮细胞恢复成为静止期的方阵状态。同时,在血小板衍生生长因子 B(PDGF-B)、Ang-1,TGF-β、肝配蛋白 B2 和 Notch 等信号因子的作用下,周细胞可覆盖新生血管的内皮细胞。新生血管的蛋白酶被金属蛋白酶组织抑制因子(TIMP)和纤溶酶原激活物抑制因子 1(plasminogen activator inhibitor-1,PAI-1)所抑制,使血管基膜得以沉积,导致细胞连接重新建立,以确保最优的血流动力分配。

二、调控血管新生的信号因子

(一) VEGF 家族

VEGF 是一个家族,包括 VEGF-A、VEGF-B、VEGF-C、VEGF-D、VEGF-E 和 PIGF。通常VEGF-A 和 PIGF 可促进新生血管形成和增加血管通透性,VEGF-B 在非新生血管形成的肿瘤中起作用,VEGF-C 和 VEGF-D 在癌组织的新生血管和新生淋巴管的形成过程中发挥作用,VEGF-E 也是一种潜在的调控新生血管形成因子。与血管内皮生长因子进行特异性结合的高亲和力受体称为血管内皮生长因子受体(VEGFR),主要分为 3 类 VEGFR-1、VEGFR-2、VEGFR-3。VEGFR-1 主要在造血干细胞、单核细胞和血管内皮细胞表达,VEGFR-2 在血管内皮细胞和淋巴内皮细胞表达。在肿瘤形成中,VEGFR-1 和 VEGFR-2 可调节肿瘤血管的新生;VEGFR-3 调节肿瘤淋巴管的生成。

VEGF 作为一个主要调控血管生成的生长因子,在血管新生的过程中扮演重要的角色。在血管新生中,VEGF-A 是首要的因子,它通过 VEGFR-2(也称 FLK-1)来调节血管的新生。此外,神经毡蛋白(NRP1 和 NRP2)也是 VEGF 的受体。不论 VEGF-A 还是其受体 VEGFR-2

缺乏都会导致血管发育不良。端内皮细胞 DLL4 的表达上调可激活茎内皮细胞的 Notch 信号通路,引起茎内皮细胞 VEGFR-2 的表达下降,使得茎内皮细胞对 VEGF 敏感性相比端内皮细胞较差,从而保证了端内皮细胞的生长处于领先地位,以及对血管新生的调控。此外,可溶性 VEGF 异构体促进血管扩张,而与基质结合的 VEGF 异构体促使血管出现分支。肿瘤细胞、髓样细胞和其他间充质细胞通过旁分泌的方式释放 VEGF,能诱导血管产生分支并且导致异常的肿瘤血管形成;而由内皮细胞通过自分泌方式产生的 VEGF 可以维持血管内环境的稳定。研究表明,VEGFR-2 信号的生物学效应取决于其在亚细胞的定位。例如,激活 VEGFR-2,诱导动脉形态发生的 VEGF 必须来自内皮细胞。VEGFR-2 突变会导致血管肿瘤,VEGF 和其受体的遗传多样性共同决定病理性的血管新生。此外,VEGF 信号的阻断可以抑制恶性肿瘤和眼病中的血管新生,达到治疗的效果。VEGF 蛋白或基因也与血管功能异常和渗血相关。

VEGF-C 作为 VEGFR-2 和 VEGFR-3 受体的配体,可以通过作用于受体来激活端内皮细胞。VEGFR-3 是早期胚胎形成时血管生成的必要因子,但后来成为淋巴管生成的重要调控因子,可以使已存在的淋巴管中形成新的淋巴管。斑马鱼体内的第一个产生的胚胎静脉是由共同的前体血管分离出的内皮细胞产生的,激活 VEGFR-2 可抑制静脉内皮细胞的萌发,而激活 VEGFR-3 的作用则相反。在动脉干上产生的静脉衍生血管也依赖于 VEGFR-3 信号。抗 VEGFR-3 的抗体可以协同抑制受体二聚体化或阻断配体与受体的结合,从而减缓肿瘤生长。VEGFR 能够拮抗 VEGFR-2 作用,因此 VEGFR-3 可作为新的抗血管新生的药物靶点。

PIGF 最初被认为是一种与 VEGF 的作用相同的血管生长因子。然而,PIGF 只在特定疾病中与血管新生相关。PIGF 作为一种多效应的细胞因子能直接或间接地刺激血管生成。同时,PIGF 激活骨-骨髓来源的内皮祖细胞、骨髓细胞及基质细胞,为肿瘤细胞创造生长的微环境。抑制 PIGF 将影响肿瘤相关巨噬细胞的极化,从而改善血管的灌注和成熟,并且增强了血管对化疗的敏感性;但也有研究发现阻断 PIGF 不能抑制移植瘤模型中肿瘤的生长。因此,PIGF 阻断对癌症患者的潜在疗效仍有待进一步研究。

VEGF 家族成员 VEGF-B 缺陷不影响小鼠正常发育中的血管新生,但是再出生后会表现 VEGF 水平下降。VEGF-B 只在某些特定组织(如心脏)中抑制血管新生活动,但它促进神经元的存活并对新陈代谢有影响。VEGF-B 对病理性血管生成的不同影响已得到证实,它可以促进心脏血管的生长且不会引起如渗透率增加、血液渗漏等不良反应。

VEGFR-1(FLT-1)在血管生成中的确切作用仍未阐明。它可在细胞膜上作为锚定信号的受体,又可作为一种可溶性分泌蛋白(也称 sFLT-1)。sFLT-1 可以与它的配体结合,能协助血管分支形成或抑制血管出芽。由于其酪氨酸激酶活性较弱,VEGF 与 VEGFR-1 结合后会降低激活 VEGFR-2 所需的游离 VEGF 的数量,VEGFR-1 通过这种竞争结合的方式抑制了 VEGFR-2 的活性。然而,在血管新生的内皮、基质和髓样细胞胞内激动 VEGFR-1,产生的信号可以刺激血管病理性新生。VEGFR-1 信号也促进高表达 VEGFR-1 的肿瘤细胞生长,这些肿瘤细胞通过不依赖血管新生的方式自分泌 VEGF,并在转移前的内皮细胞中上调 MMP9。

(二) PDGF 家族

血管的正常功能取决于血管的成熟。一些生长因子家族成员,如 PDGF、血管生成素和 TGF-β 能促进这一过程。为了稳定内皮细胞通道,血管内皮细胞释放 PDGF-B 与表达 PDGF 受体-β(PDGF receptor-β,PDGFR-β)的周细胞结合。因此,敲除 *PDGF-B* 基因后引起周细胞缺陷会导致血管渗漏、扭曲、微瘤形成和出血。敲除小鼠体内编码 PDGF-B 蛋白滞留基序(周细胞黏附的必需基因)会导致肿瘤血管脆弱和过度扩张,而带有 PDGFR-β 亚效等位基因的小鼠大脑血管周细胞不足,因此会产生血-脑屏障缺陷以及有毒物质泄漏所导致的神经退行性损伤。肿瘤来源的 PDGF-B 可通过上调间充质细胞来源因子 1α(SDF-1α)间接增加周细胞的生成。此外,血管周围的 PDGFR-β 阳性的前体周细胞产生促进周细胞形成。VEGF 通过抑制血管壁细胞中 PDGFR-β 信号,从而减少了周细胞的覆盖,使肿瘤血管发生异常。

抑制 PDGFR 能引起周细胞解离从而减缓肿瘤生长,也导致相应位置的血管难以成熟且易于退化。缺乏蛋白多糖 NG2 的周细胞缺陷小鼠也会形成异常的肿瘤血管和较小的肿瘤。然而,PDGF-B 在小鼠体内的过表达能通过促进周细胞的募集和诱导内皮细胞生长抑制肿瘤生长。由于内皮细胞的生存依赖于周细胞产生 VEGF,所以周细胞可以保护内皮细胞不受 VEGF 降低的影响,并对抗 VEGF 抑制剂的作用。阻断 PDGF-B 减少周细胞,可使成熟的血管对 VEGF 阻滞剂更敏感。但联合使用多种抑制剂的疗法并不优于单独抗 VEGF 的疗法。此外,PDGFR-β 阳性周细胞在肿瘤转移中也具有双重作用。在原发性肿瘤中,周细胞可以限制肿瘤细胞进入血管内渗,由于周细胞减少,松散的血管壁不再是肿瘤细胞扩散的屏障。临床上血管周围的周细胞缺失也与患者肿瘤的转移相关。因此,阻碍血管的成熟可以促进恶性肿瘤的发生。

PDGF-B 阻断可用于治疗其他非肿瘤性的血管疾病,如肺动脉高压。而对 PDGF-B 的激活可能成为治疗血管畸形的一种方法。PDGF-CC 是另一个生长因子家族成员,它由成纤维细胞释放而来,能刺激血管生长和成熟,并减弱抗 VEGF 治疗的反应。PDGF-CC 通过阻止血管周围 PDGFR-α 阳性星形胶质细胞的激活,使得胶质细胞与周细胞共同构成血-脑屏障,并在卒中中保持了血-脑屏障的完整性。PDGF-DD 抑制了眼球新生血管的形成,而 PDGF-DD 的过度表达则使肿瘤血管正常化,并改善了药物的传递。

(三) TGF-β 信号

人类遗传性出血性毛细血管扩张症的特点是血管畸形,是由编码内聚糖(ENG)或激活素受体激酶(ALK1)的基因突变引起的,它们都属于 TGF-β 家族中的受体。动物实验证实,TGF-β 受体 ALK-1、TGFR-1、TGFR-2 或 ENG 的缺失导致动静脉畸形,这些异常类似于遗传性出血性毛细血管扩张症患者。然而,目前对于 TGF-β 信号通路的研究结果尚未统一,这可能源于 TGF 家族成员具有促进血管生成和抗血管生成的双重作用。此外,虽然 TGF-β 促进血管平滑肌细胞分化,但 ENG 或 ALK-1 的缺乏最终损害血管壁中细胞的发展,目前尚不清楚其他 TGF-β 组成分子是否也通过内皮细胞或血管平滑肌细胞调节它们在体内对血管的影响。临床前研究表明,ENG 或 ALK-1 的抗体可以抑制肿瘤血管生成和生长。

(四) FGF 超家族

FGF 超家族及其受体具有广泛的生物学功能。bFGF 是最早发现的血管生成因子之一,具有促血管新生和动脉新生的功能,FGF9 刺激骨修复中的血管新生。FGF 激活受体

（FGFR）后通过诱导其他细胞释放血管生成因子,作用于内皮细胞上或间接刺激血管生成。例如,在心脏中,FGF 介导的信号通过刺激 hedgehog、Ang-2 和 VEGF-B 的释放以刺激血管的生长。由于抑制 FGFR 信号在静止的内皮细胞中会导致低水平的血管分裂,低水平的 FGF 可维持血管的完整性,而在静止期的内皮细胞上抑制 FGF 受体信号能引起血管的不完整。异常 FGF 信号促进肿瘤血管生成,并促进肿瘤血管抵抗 VEGF 或表皮生长因子受体抑制剂的治疗。目前,血管再生的特异性 FGF 或 FGFR 抑制剂发展受阻,部分原因在于小鼠 FGF-1 或 FGF-2 缺失并不能产生血管缺陷,并且 FGF 超家族也过于庞大。

（五）Ang 和 TIE 信号转导

健康血管具备维持自身功能机制,同时还能对促血管生成的刺激作出反应,Ang 和 TIE 家族在其中具有重要影响。人类 Ang 家族蛋白包括两个受体,TIE-1 和 TIE-2,以及 3 个配体,即 Ang-1、Ang-2 和 Ang-4。Ang-1 作为 TIE-2 的激动剂发挥作用,而 Ang-2 以环境依赖的方式作为一个竞争性的 Ang-1 拮抗剂发挥作用。而 TIE-1 作为孤核受体可能是 TIE-2 的负调节因子,但其确切作用仍不清楚。Ang-1 可在血管壁中的细胞和肿瘤细胞中表达,而 Ang-2 则由血管生成的端内皮细胞释放。在融合的内皮细胞中,Ang-1 通过诱导细胞连接中的 TIE-2 信号,以维持内皮细胞的静止状态。Ang-1 也可以刺激血管壁生成和基膜的沉积,从而促进血管的紧密性。在血管生成刺激因子的作用下,血管内皮细胞释放出 Ang-2 可以拮抗 Ang-1 和 TIE-2 信号,以增强壁细胞分离、血管的渗透性和内皮细胞的生长。小鼠中 TIE-2 的缺陷可以引起血管缺陷;而人类的生殖细胞和体细胞 TIE-2 突变可导致静脉畸形。肿瘤细胞源性的 Ang-2 也能促进血管生成,其促进血管生成的作用是通过招募表达 TIE-2 的单核细胞（TIE-2-expressing monocyte, TEM）实现的。

Ang-TIE 信号转导对肿瘤的整体影响是环境依赖的。Ang-1 通过促进内皮细胞的存活和血管的成熟来刺激肿瘤生长,但也抑制肿瘤细胞转移并且维持肿瘤外健康血管的完整性。相反,Ang-2 能刺激肿瘤血管新生,招募促血管新生的 TEM,且 Ang-2 的抑制能促进血管的恢复和正常化。鉴于 Ang-2 和 VEGF 协同增加血管生成,VEGF 和 Ang 的联合阻断在抑制肿瘤血管生成、转移和渗漏方面具有优势。

（六）Notch 和 WNT 信号通路

一般来说,血管分支模型要求端内皮细胞迁移和茎内皮细胞增殖,最近的研究表明 Notch 信号参与该过程中。已知 VEGFR-2 的活化上调端内皮细胞中 DLL4 的表达。在邻近的茎内皮细胞中,DLL4 激活可以下调 VEGFR-2,但上调 VEGFR-1 激活的 Notch 信号,因此,茎内皮细胞对 VEGF 信号的促萌芽活性的响应较弱,但对 PIGF 等分子敏感。总的来说,DLL4 和 Notch 信号限制了血管产生分支,但有助于形成灌注血管。内皮细胞中的 DLL4 通过上调血管壁中 Notch 阳性细胞的 PDGFR-β 信号,可刺激血管成熟。JAGGED1 是另一种由茎内皮细胞表达的 Notch 配体,通过干扰茎内皮细胞到端内皮细胞的相互作用来促进细胞的选择。茎内皮细胞中的 Notch 信号是处于动态平衡的,源于它上调了自身的抑制剂 NRARP,形成负反馈的调节。

内皮细胞通过精确调控 VEGFR-1 和 VEGFR-2 的表达,持续竞争着端内皮细胞的位置。抑制 DLL4 和 Notch 的信号诱导了更多的低灌注血管的形成,导致肿瘤缺氧和生长抑制。然而,健康动物的 DLL4 下调会导致血管新生物的产生,并且使内皮细胞上

Notch 下游的转录因子 RBP-J 失活,最终使血管新生失控。这些数据表明,静止期的内皮细胞需要低水平的 Notch 信号,但使用 DLL4 和 Notch 抑制剂来治疗癌症还需要进一步探讨。Hedgehog 家族成员的信号通过调节 Notch 的表达,也参与了胚胎血管生成、血管形态形成以及动脉的分化。

内皮细胞表达不同类型的 WNT 配体和它们的卷曲(frizzled,FZD)受体,其中一些可刺激内皮细胞增殖。在血管分支过程中,Notch 在茎内皮细胞增殖中激活 WNT 信号,促进茎内皮细胞增殖中发挥作用。WNT 也会在反馈系统中激活 Notch,因为在内皮细胞中 WNT 信号会诱发一种类似于 Notch 的表型,其特征是血管分支缺陷、静脉特性的丧失和异常的血管重建。在小鼠中部分 WNT 和 FZD 成员(*Wnt2*、*Wnt5a*、*Fzd4* 和 *Fzd5*)基因的失活引起血管缺陷,而 *Wnt7a* 和 *Wnt7b* 的联合缺失则损害了脑血管生成和血-脑屏障的形成。因为一些 WNT 成员抑制血管生成,因此需要这些蛋白质的特异性阻滞剂。

第三节　心肌缺血与血管新生

缺血性心脏病是由于冠状动脉循环改变引起冠状动脉血流和心肌需求之间不平衡而导致的心肌损害。最常见的原因是冠状动脉粥样硬化引起的冠状动脉狭窄和闭塞,占缺血性心脏病患者的 90% 左右。据世界卫生组织预测,随着世界人口老龄化趋势的加剧,截至 2020 年,缺血性心脏病将占全球总患病人口的 5.9%,发达国家这一比例将上升到 11.2%。缺血性心脏病是全球最常见的致死性疾病之一,在我国的发病率和死亡率也呈明显上升趋势。近年来,有关血管生成的基础研究取得了重要进展,为缺血性心脏病的治疗带来了新思路。尝试用促进血管生长因子诱导心肌形成新生血管、提高心肌侧支循环的代偿能力、实现内源性心肌再血管化,有望解决缺血性心肌的再灌注问题。

血管新生涉及内皮细胞的增殖、蛋白水解酶的可调控性表达、细胞外基质的降解和再聚集、内皮管层的形成等一系列过程。各种病理状态中,如伤口愈合、骨折修复、卵泡生成、排卵和妊娠等都存在血管新生的现象。心肌缺血时,新生血管明显增多。持续冠状动脉阻塞的患者,10~14d 后侧支循环的发生率由原来的 33% 上升至 90%,而通过冠状动脉旁路移植术(coronary artery bypass graft,CABG)和经皮冠状动脉腔内血管成形术(percutaneous transluminal coronary angioplasty,PTCA)术后持续再通的患者中,侧支循环的发生率由 38% 下降至 7%。

缺血时内源性促血管生成物质增多,但不足以建立丰富的侧支动脉和毛细血管网来代偿血供,造成心脏缺血的状态不能及时改善,因此需利用外源性血管生长因子来促进侧支血管的生成,即通过不同途径导入含有血管生长因子的重组蛋白或基因来促进缺血区建立侧支循环。通常,在没有人工干预的情况下,当组织发生缺血缺氧时,也会建立一定程度的血管新生和小动脉侧支循环。例如,临床病例研究发现,局部组织缺氧诱导细胞内 HIF-a 蛋白和 VEGF 及其受体表达上调;在冠状动脉进行性狭窄患者的心脏局部,VEGF 及其受体的表达水平显著增高,同时伴随 FGF 的表达上调,从而使得心脏缺血区毛细血管密度增加、原来功能上无意义的侧支血管增粗增多和开放、缺血心肌的侧支供血增加,以及在预先存在的侧支小动脉上,剪切应力增加触发巨噬细胞引导的向外重塑,恢复部分灌注,达到治疗的目的(图 6-3)。

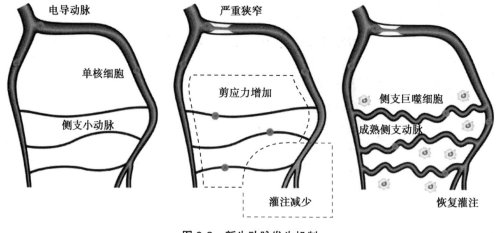

图 6-3 新生动脉发生机制

一、治疗性血管新生

治疗性血管新生指通过诱导、增强和控制宿主血管生成反应,使缺血组织重新血管化,通常涉及生长因子或干细胞大输送。生长因子可能以蛋白质或编码靶蛋白基因的形式传递。这种方法的前提是在缺血组织中应用生长因子如 VEGF、FGF 等来调控血管生成细胞和组织的行为。细胞疗法的两种可能机制是,通过释放旁分泌因子来诱导血管生成反应,或者通过传递细胞促进血管供应增加,在细胞输送到缺血组织的过程中这两种机制可能都发挥了重要作用。

二、生长因子治疗的血管新生

各种生长因子已被应用于治疗性血管生成,包括 VEGF、FGF、HGF、PDGF、Ang-1 和 IGF-1。其中 VEGF 和 FGF 的研究最为完善,已进入人类临床试验阶段。VEGF 是生长、愈合和缺氧反应过程中最重要的血管生成调节因子。HIF-a 可将 VEGF 水平上调 30 倍,高于其他任何诱导血管生成因子。然而,当单独使用 VEGF 时,可能导致毛细血管渗漏或不稳定。PDGF-BB 通过招募间充质祖细胞稳定新生血管,VEGF 和 PDGF 已被证明可导致成熟血管的早期形成。FGF 是最早发现的具有血管生成和动脉生成特性的血管生成因子之一,在内皮细胞和平滑肌细胞都表达 FGF 受体,有助于形成成熟的血管网络。

临床研究评估了生长因子诱导缺血性心脏病和外周动脉疾病血管生成的安全性和有效性。早期的 I 期和 II 期人用 VEGF、FGF 和 HGF 的临床试验有望完成,但仍无法证实这是生长因子的有效作用。FGF 或 VEGF 的释放导致肿瘤血管系统不稳定血管生长,并且生长因子的释放通常受到快速扩散、生物稳定性差和体内半衰期短等因素影响。此外,生长因子需要超生理剂量或多次注射才能发挥作用,这可能导致血管形成不受控制。

转基因干细胞移植和缺血组织中可促进旁分泌和原位血管生成(图 6-4)。在小鼠后肢缺血模型中,使用可降解聚合物纳米材料支架与干细胞过表达 VEGF 可促进血管生成和肢体修复。

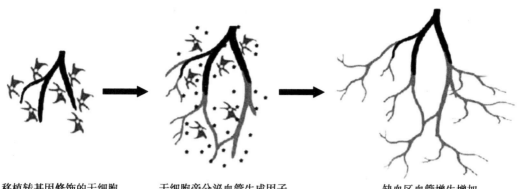

| 移植转基因修饰的干细胞 | 干细胞旁分泌血管生成因子 | 缺血区血管增生增加 |

图 6-4　干细胞与基因联合治疗血管新生

三、血管新生的细胞疗法

细胞疗法是迄今为止研究较为广泛的一种治疗血管生成的方法,它可能通过自分泌或旁分泌的形式参与新生血管的形成。细胞因子含量而有可能作为低氧反应性旁分泌释放载体。随着细胞的迁移和对环境的反应,细胞疗法可诱导其产生更活跃的旁分泌、释放细胞因子。研究发现,内皮细胞响应缺血状态的反应,可与生长中的血管系统结合。有些细胞群可分化为内皮细胞、周细胞或平滑肌细胞,作为血管生成的基石,通过旁分泌机制促进血管生长。例如,骨髓间充质干细胞有分化成血管细胞的潜力,通过释放促血管生成因子促进血管生成,由于脂肪源干细胞具有相似的分化潜能和旁分泌释放特性,目前也在临床前血管生成治疗试验中进一步评估。

第四节　动脉粥样硬化与血管新生

一、斑块内血管新生与动脉粥样硬化

血管壁的病理性血管生成是动脉粥样硬化斑块发展和疾病进展的诱因,但斑块新生血管的来源尚未完全确定。一般认为,内皮细胞是由血管内皮生长因子的梯度触发现有外模血管生长而来的。外模血管生成被认为是新生血管的主要来源,此外,还观察到管腔侧也有血管生成。

由于血管在动脉粥样硬化斑块中的重要作用,血管已成为治疗靶点。对人类血管的横断面进行切片研究,新生血管的密度与动脉粥样硬化进展和易损性之间存在明显的关联。动脉粥样硬化生物信息学分析显示,在临床随访期间,斑块新生血管化与不良血管结构显著相关。

二、炎症细胞与斑块内血管新生

炎症是动脉粥样硬化进展中所有阶段的关键因素。在动脉粥样硬化的初始阶段,主动脉壁中 ox-LDL 的累积触发了黏附分子的表达,促进单核细胞向主动脉壁迁移,单核细胞分化为巨噬细胞,并吞噬 ox-LDL 转化为泡沫细胞。巨噬细胞对修饰的低密度脂蛋白的累积激活了细胞因子的产生,进而促进其他炎症细胞的流入和活化,并导致其在斑块中滞留。斑块

中大多数炎症细胞,尤其是巨噬细胞,是代谢非常活跃的细胞,表现出高耗氧量,导致斑块内缺氧。此外,单核巨噬细胞释放 VEGF 等促血管生成因子,通过与 VSMC 的相互作用,巨噬细胞诱导 VSMC 对细胞外基质合成,导致 VSMC 分泌 VEGF。

在晚期病变中,新生血管渗漏是炎症细胞的主要入口。一方面,红细胞通过增加滚动和黏附单核细胞的数量,以及增强单核细胞与内皮细胞的接触,促进循环炎症细胞的渗出。不仅在新生血管周围发现越来越多的单核细胞,还发现中性粒细胞和肥大细胞与新生血管有关。这些细胞可以释放富含丝氨酸蛋白酶和基质金属蛋白酶,同时消化弹性纤维和基膜,导致纤维帽变薄和斑块侵蚀。另一方面,红细胞大量流入,巨噬细胞吞噬红细胞。同时,动脉粥样硬化阻碍细胞传出,导致这些凋亡的细胞被巨噬细胞清除受损,导致巨噬细胞在动脉粥样硬化坏死核心聚集,加剧血管炎症。其次,细胞传出能力受限,这种缺失增加炎症,并且导致胆固醇外流减少,坏死核心进一步扩张,最终增加斑块破裂的风险。在手术期间获取动脉内膜切除术样本中,在动脉粥样硬化斑块新生血管丰富区域观察到肥大细胞的积聚,在动物实验中,证明新生血管附件的肥大细胞含有有效的促血管生成因子 FGF。根据这些报道,观察 ApoE 基因敲除小鼠动脉粥样硬化病变中的血管密度与炎症细胞病灶形成高度相关。

如图 6-5 所示,静脉移植病变可见广泛的新生血管,红细胞分散在新生血管外的细胞外

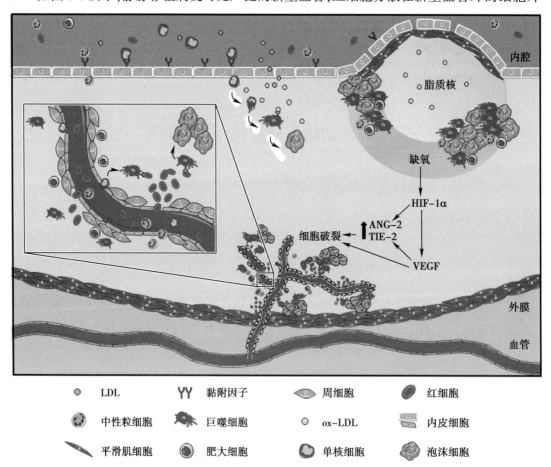

图 6-5　高胆固醇饲喂 ApoE 小鼠静脉移植损伤

基质中,在静脉移植损伤中显示斑块内出血(箭头)。CD31 阳性内皮细胞(红色),Ter119 阳性红细胞(绿色)。外膜(adventitia),官腔(lumen)。

三、斑块内血管新生对斑块带来的影响

斑块组成的许多细胞和分子基础来自于急性冠状动脉综合征的研究,常见的形态包括纤维帽内巨噬细胞的密集浸润,覆盖在脂质核上,闭塞性血栓通过一个断裂的、薄的纤维帽与直至核心物质直接相连,形成了第一种血管阻塞模式。第二种血管阻塞模式是急性血栓,位于富含 SMC 和蛋白聚糖的斑块组织的侵蚀区域,累积的脂质池可能由于 SMC 的损失,脂质池中的蛋白聚糖基质保持完整,游离胆固醇缺乏,局部斑点钙化。而巨噬细胞浸润恰恰是导致动脉粥样硬化斑块的第一步,诱导内膜病理性增厚。随着斑块的扩大,缺氧和炎症细胞浸润导致血管新生,从而进一步促进坏死核心扩大。

另外,新生的未成熟血管易渗漏,允许红细胞外渗到斑块中。坏死核心的形成主要归因于巨噬细胞的死亡,通常坏死核心占斑块面积的 25% 以上,而与急性破裂相关的斑块显示横截面血管面积缩小了 50% 以上。坏死核心的大小和斑块体积相互作用,增加斑块破裂的概率,发展中的坏死核心不仅从循环脂蛋白中累积脂质,斑块内出血时红细胞膜富含胆固醇脂质,沉积的红细胞膜也是累积脂质的另一个来源,而斑块不稳定的重要因素主要包括斑块大小、脂质含量、炎症、钙化和斑块内出血等多种因素。

动脉粥样硬化易损斑块的特征是易发生物理性破坏及急性冠状动脉综合征的血栓形成,包括急性心肌梗死,斑块易损最初被定义为高风险斑块,大多数易损斑块相对较小,钙化较少。动脉粥样硬化斑块中有一个坏死核心、纤维帽较薄,并且严重渗透巨噬细胞和 T 细胞的斑块易发生破裂。一般情况下,纤维帽变薄是动脉硬化斑块破裂的前奏,大约有 80% 的急性心肌梗死发生在动脉粥样硬化斑块的保护性纤维帽断裂后。斑块破裂往往发生在肩部区域,与纤维帽变薄和巨噬细胞浸润相关。肩部区域是暴露在最大剪切应力下的斑块区域,血压升高、血管痉挛、情绪压力和体力活动也会使斑块破裂。

(徐仓宝　余　琦　关　华)

参 考 文 献

[1] BIANCONI V,SAHEBKAR A,KOVANEN P,et al. Endothelial and cardiac progenitor cells for cardiovascular repair:A controversial paradigm in cell therapy. Pharmacol Ther,2018,181:156-168.

[2] JAIPERSAD A S,LIP G Y,SILVERMAN S,et al. The role of monocytes in angiogenesis and atherosclerosis. J Am Coll Cardiol,2014,63:1-11.

[3] JEONG G J,OH J Y,KIM Y J,et al. Therapeutic Angiogenesis via Solar Cell-Facilitated Electrical Stimulation. ACS Appl Mater Interfaces,2017,9:38344-38355.

[4] LORENZO D,JEFFREY C,FAN Y,et al. Therapeutic angiogenesis for treating cardiovascular diseases. Theranostics,2012,2(8):801-814.

[5] PARMA L,BAGANHA F,QUAX P H A,et al. Plaque angiogenesis and intraplaque hemorrhage in atherosclerosis. Eur J Pharmacol,2017,816:107-115.

［6］ CARMELIET P,JAIN R K. Molecular mechanisms and clinical applications of angiogenesis. Nature,2011,19, 473(7347):298-307.

［7］ RIBATTI D,CRIVELLATO E. "Sprouting angiogenesis",a reappraisal. Developmental biology,2012,15,372 (2):157-165.

［8］ KUMAR V,COTRAN R S. Robbins basic pathology. 7th ed. Philadelphia:Elsevier,2003.

第七章

代谢性炎症与心血管疾病

炎症通常是机体对有害刺激(包括物理性、化学性以及生物性刺激)的生理性应答反应,它可以使机体逐步恢复到新的稳态平衡,是对机体有利的保护性反应。炎症是由多种细胞和细胞因子参与的复杂过程,当发生炎症反应时,机体分泌大量的炎症因子,如肿瘤坏死因子 α(TNF-α)、白细胞介素 6(IL-6)和 C 反应蛋白(C-reaction protein,CRP)等,实现对自身的保护。当清除失败或修复能力不足,将会导致持续的慢性炎症过程,影响机体的正常功能。炎性反应是内皮损伤和动脉粥样硬化发生发展的重要机制,同时在心血管疾病的病理过程中具有重要的作用。

除了各类病原微生物(细菌和病毒等)感染引发的机体炎症反应,各种营养素如蛋白质、脂肪、碳水化合物及其代谢产物过剩等均能诱发炎症反应。2006 年,Hotamisligil 首次提出了代谢性炎症的概念,主要指营养素及其代谢产物通过诱导脂肪细胞、巨噬细胞等多种细胞分泌脂肪因子和炎症因子所触发的炎症过程。代谢性炎症和传统的感染性炎症是有区别的,但从生物进化角度讲,感染源(细菌和病毒等)和过多的营养物对细胞来讲都是"外来物",它们可以使用相同的信号通路,因此从发生机制上有它们非常类似的细胞内信号通路,代谢性炎症产生的分子机制和信号通路类似于传统的慢性低程度的炎症反应。代谢性炎症概念的提出开启了慢性代谢性疾病研究中的一个新领域,深入研究其病理生理过程对于进一步阐明心血管疾病的发病机制,寻找有效的治疗靶点具有十分重要的生理和临床意义。

第一节　代谢性炎症及其原因与分子机制

一、代谢性炎症的概念及特征

早期的研究发现,2 型糖尿病患者应用水杨酸钠后出现血糖水平下降,这提示炎症与代谢性疾病的发展可能存在一定的关联。自从 1995 年首次在肥胖患者的脂肪组织中检测到 TNF-α 的表达以来,慢性炎症在肥胖、胰岛素抵抗和 2 型糖尿病中的作用受到高度重视。在肥胖患者的血液循环中可见炎性介质如唾液酸、淀粉样多肽、CRP、IL-1、IL-6 和 TNF-α 水平的增高。在高脂肪饮食引起的肥胖小鼠模型中也发现存在系统性的炎症特征。因此,肥胖导致的慢性炎症是连接并发症如胰岛素抵抗和其他代谢性疾病的重要桥梁和病理生理学基础。为区别于由感染或创伤等引起的、以"红、肿、热、痛"为特征的传统急性炎症反应,2006 年 Hotamisligil 首次提出了"代谢性炎症"(metabolic inflammation,meta-inflammation)的概念。

代谢性炎症是由脂肪细胞、巨噬细胞等启动和维持的,不仅参与了代谢产物的输出,而且还介导了炎症因子的释放。白色脂肪组织很可能是代谢性炎症起源的主要场所,但是在某种程度上,其他代谢组织,如肝脏、胰腺和肠道微生物也是代谢性炎症的重要来源。代谢性炎症的主要特征:①代谢性,即营养物质及其代谢产物诱导的代谢细胞相互作用而产生的炎症反应;②系统性,即多器官组织参与,通过改变局部免疫细胞的构成,促进炎症细胞的聚集,形成多种组织的促炎环境;③温和性,与急性炎症反应相比,代谢性炎症是慢性的低峰度炎症反应,即炎症信号通路激活后诱导机体产生低峰度的炎性介质;④持续性,即持续性存在的细胞因子表达和免疫细胞的浸润,维持长期慢性炎性状态;⑤低代谢率,即在慢性炎症状态下,机体代谢速率降低。因此,代谢性炎症可以定义为:营养素及其代谢产物过剩导致的、由多种器官组织(主要是脂肪组织、肝脏等)、细胞和细胞因子参与的慢性系统性低峰度炎症。

二、代谢性炎症发生的原因

代谢系统和免疫系统是人类生存最基本的要素系统。在长期的进化过程中,各种生物都形成了代谢和免疫反应的公共通路。机体对最原始的病原体和营养物质的感应系统是统一的,所以营养物质的摄入除了可引起代谢系统的反应外,还可像病原体一样诱发免疫系统的紊乱。同样,病原体的入侵不但会诱发免疫系统的紊乱,也会导致代谢系统的失衡。因此,免疫反应与代谢调节是高度整合、相互依赖的两个系统,它们之间的相互作用可以被看作机体稳态调节的核心机制,一旦出现功能紊乱,将会引发一些慢性疾病如肥胖、脂质异常、脂肪肝、糖尿病和高血压。

在生物进化的早期,生存能力的高低和是否会被淘汰取决于是否有足够的忍受饥饿的能力和对病原体强大的免疫力。因此,生物体必须使机体合理地分配和有效地利用能量,并把多余的热量储存起来,以应对食物缺乏。由于营养物质的长期匮乏,机体内与合成代谢信号通路有关的关键分子如胰岛素/胰岛素生长因子等被阻滞,用于合成代谢的能量减少,随着社会的进步和经济的发展,营养物质不再匮乏甚至过剩时,人类的进化还未来得及适应这种营养过剩的状态,代谢系统尤其是胰岛的功能将难以应对,胰岛素出现缺乏或相对缺乏。此时,机体大量的能量被用于合成代谢,而保障供给免疫和炎症的活化的能量减少,免疫应激和炎症系统被活化,导致代谢性炎症。因此,代谢性炎症发生的原因就是营养物质过度摄入诱发的代谢和免疫紊乱,其本质是代谢状态与炎症和免疫反应信号转导通路不相适应。这种在营养物质匮乏时期曾经是优点的代谢方式在营养物质过剩时却成了肥胖以及糖脂代谢紊乱相关疾病发生的基础。

代谢性炎症产生的炎性介质可以触发细胞、实验动物和人体发生胰岛素抵抗,引起代谢综合征,即使在没有肥胖等其他因素的情况下也可发生。在营养物质和代谢过剩时,更多的代谢性炎症发生,又进一步破坏了代谢功能,进而导致更加严重的应激和炎症,形成恶性循环,导致代谢紊乱的进一步恶化。

三、代谢性炎症发生的分子和细胞机制

(一) 代谢性炎症发生的分子机制

代谢性炎症发生的分子机制目前还不十分清楚。Wellen 等发现在小鼠脂肪细胞中存在着六次跨膜蛋白 STAMP2(six-tram-membrane protein of prostate 2,STAMP2),STAMP2 是协调营养物和炎症反应、使代谢达到动态平衡的重要因素。在 ob/ob 小鼠内脏脂肪组织中

STAMP2 显著减少。STAMP2 敲除小鼠的内脏脂肪组织中炎症因子表达增加,产生胰岛素抵抗、葡萄糖耐量降低、脂质异常、脂肪肝、炎症和氧化应激,造成自发性代谢综合征。由此可见,机体在进化过程中产生 STAMP2 参与的代谢和炎症反应共同的整合作用,使内环境趋于稳定。

近来研究认为,模式识别受体(PRRs)也参与代谢性炎症过程,这与肠道细菌代谢产物入血后作用于单核巨噬细胞有关。PRRs 包括 Toll 样受体(TLR)和其他识别内毒素等细胞代谢产物的受体。TLR 活化后通过 NF-κB 促进炎症因子和致纤维化因子的分泌。现有的证据提示以清道夫受体 A(scavenger receptor A,SR-A)、清道夫受体 B(scavenger receptor B,SR-B,即 CD36)、TLR3 和 Ⅱ型反式作用因子(major histocompatibility class Ⅱ transactivator,C Ⅱ TA)等模式识别受体介导的慢性炎症,可能在脂肪、肌肉和肝脏等外周组织胰岛素抵抗的发生中有重要作用。研究揭示,SR-A 胞质域双亮氨酸结构基序以及与其结合的多肽 H11 在 SR-A 介导胞吞中起重要作用。内质网应激关键蛋白葡萄糖调节蛋白 78(glucose regulated protein 78,GRP78)可以和 SR-A 胞质域相偶联,明显抑制受体内吞和 SR-A 参与的炎症因子分泌,这一作用可能与 SR-A 下游 MAPK 分子调控相关。这一研究结果表明 SR-A 可能参与代谢性炎症和胰岛素抵抗的发生。

CD36 是部分 TLR 配体的共同受体,包括革兰氏阳性菌、葡萄球菌、分枝杆菌和真菌细胞壁的部分特定的脂质和脂蛋白;CD36 可以通过识别这些配体并引发炎症免疫反应。CD36 和配体结合后可以激活经典的 TLR 信号级联,导致 NF-κB 激活和促炎细胞因子的分泌。高脂肪酸血症通过诱导 CD36 表达,并通过棕榈酰化修饰使 CD36 进入细胞膜和脂阀,在增加脂肪酸摄取的同时募集 TLR4/6 受体形成 CD36/Lyn/TLR 多聚体,激活 TLR4/6 受体信号通路,产生代谢性炎症。ox-LDL 抑制葡萄糖摄取和脂肪细胞质膜 GLUT4 的招募;但是在加入 CD36 单克隆抗体预处理后,这些症状都得到了改善。CD36 特异性敲除后,可以预防和改善代谢综合征。研究表明,脂肪组织巨噬细胞在肥胖患者胰岛素抵抗的发展中是必不可少的。CD36 介导了巨噬细胞和脂肪细胞之间的炎症旁分泌循环,加速了高脂血症时胰岛素抵抗的发生发展。小鼠特异性 CD36 敲除,可以明显抑制 c-Jun 氨基端激酶(c-jun-N-terminal kinase,JNK)活化和巨噬细胞迁移,降低炎症反应和改善胰岛素抵抗。

在炎症和代谢的交互作用中,TLR4 及其下游信号通路起着关键性的调节作用,并在胰岛素抵抗及其并发症的发生中起着重要的作用。研究证实,TLR4 是机体启动炎症反应的重要模式识别受体,广泛表达于各种胰岛素敏感性组织和单核细胞、巨噬细胞等,与多种炎症性疾病的发生发展息息相关。最近研究表明,TLR4 是胰岛素抵抗及其并发症的重要介质,特异性敲除 TLR4 可以明显改善小鼠肝脏和脂肪组织的胰岛素敏感性。胰岛素敏感性组织(脂肪、肝脏、骨骼肌)的细胞膜受体 TLR4 与各种外源性配体(如膳食脂肪酸和肠源性脂多糖)和内源性配体(FFA 等)结合而被激活,JNK、IκB 激酶抑制剂(inhibitor of IκB kinase,IKK)和 p38MAPK,增强胰岛素受体底物 1(insulin receptor substrate-1,IRS-1)丝/苏氨酸残基磷酸化,通过抑制 IRS 酪氨酸残基的磷酸化、干扰 IRS 与胰岛素受体的结合等途径影响胰岛素信号转导;TLR4 激活还可增强炎性基因的转录,从而导致细胞因子、趋化因子、活性氧簇和类花生酸的产生增加,促进靶细胞本身胰岛素脱敏,或通过旁分泌和内分泌作用于其他细胞导致胰岛素抵抗,最终导致代谢性疾病的发生。

NF-κB 提取自 B 淋巴细胞一种能与免疫球蛋白 κB 轻链基因增强子特异结合的核蛋白因子。NF-κB 在感染、免疫反应以及控制细胞分化和凋亡有着广泛的作用。在炎症反应的复杂细胞因子网络中,NF-κB 的激活是一个中心环节。当细胞受到代谢性产物刺激后激活 NF-κB,活化的 NF-κB 进入细胞核调控炎症细胞因子如 TNF-α、IL-6 等的表达,启动代谢性炎症。TNF-α 作为炎症反应的起始因子,引起一系列炎症因子的基因表达,此过程的失控将加剧炎症反应,导致组织损伤。在病程的发展期,NF-κB 的激活对炎症的加重和扩散以及肝脏损伤具有重要意义。在非酒精性脂肪肝动物模型和患者中,肝脏 NF-κB 的表达显著增加,活化的 NF-κB 通过信号转导通路介导肝脏炎症、脂肪变性和胰岛素抵抗。由代谢性炎症所致的肥胖或糖尿病患者,NF-κB 的表达和活性也往往增高。不良的生活习惯,如高脂饮食、运动缺乏不仅导致营养和能量过剩,促使游离脂肪酸(free fatty acid,FFA)等代谢产物在体内的堆积和异常分布;还可以致使肠道菌群失调,尤其是革兰氏阴性菌的异位和增多,使脂多糖(lipopolysaccharide,LPS)和氧化三甲胺(trimetlyamine oxide,TMAO)等细菌代谢产物分泌增加。增多的 FFA、LPS、TMAO 等代谢产物分别与巨噬细胞的 TLR 结合,激活 NF-κB 炎症信号通路,导致炎症因子的慢性持续释放,使血管、脂肪和肝脏等机体代谢相关组织产生炎症损伤,从而参与肥胖、糖尿病、动脉粥样硬化等心血管相关疾病的病理生理过程。

JNK 是炎症反应的另一个关键介质,营养过剩造成的肥胖可能通过改变 JNK 通路而影响代谢性炎症。肥胖时脂肪组织来源的 FFA 和 TNF-α 增加,可强力激活 JNK,导致胰岛素抵抗。在动物实验中发现,饮食诱导的小鼠肝脏、肌肉和脂肪组织 JNK 的活性均异常升高,主要是 JNK1 活性异常增高及 IRS-1 Ser307 磷酸化增加。而 JNK 缺乏对肥胖引起的胰岛素抵抗有明显保护作用,可以减少脂肪沉积、改善胰岛素敏感性和提高胰岛素受体信号转导能力。JNK 激活后通过多种途径抑制胰岛素信号转导,其中也包含 NF-κB 的激活。JNK 对胰岛素作用的抑制,也是整合应激和炎症反应分子信号通道的结果。因此,在代谢综合征及相关疾病的发生中,JNK 通路的调节作用是炎症反应途径的中心环节。

内质网是真核细胞中蛋白质翻译后修饰和细胞内 Ca^{2+} 的储存场所,对细胞应激反应起重要的调节作用。内质网应激是内质网功能紊乱的一种亚细胞器病理状态,其在代谢性炎症和代谢综合征中也起着重要作用。多种因素如缺氧、高血糖和化学毒物等可使内质网内钙耗竭、蛋白质糖基化抑制、二硫键错配、蛋白质向高尔基体转运减少,导致未折叠或错误折叠蛋白质在内质网中蓄积等,使其功能发生改变,诱发内质网应激。肝细胞具有高度发达的内质网,过度的内质网应激可能导致肝细胞功能受损或凋亡,是导致脂肪肝发生的重要机制。近年来的研究表明:高 FFA 在内质网的聚集会直接影响内质网膜的形态和结构,并激活 JNK 信号通路,导致胰岛素抵抗和内质网应激。在肥胖模型小鼠肝脏与脂肪组织都可以观察到内质网应激现象。在 2 型糖尿病模型中发现,葡萄糖可以通过增加抑制物 IRE-1 的表达和激活 JNK,加重软脂酸诱导内质网应激的发生。而内质网应激反过来又可激活 JNK 和 NF-κB 抑制激酶/NF-κB(IKK/NF-κB)通路,促进炎症应答和抑制胰岛素信号通路中胰岛素受体底物蛋白 1(IRS1)的磷酸化和降解。因此,内质网应激可能也是代谢性炎症发生的一个重要原因。内质网应激与代谢系统损伤相互作用,代谢负担的加重使胰岛素的合成过多,超过了内质网折叠蛋白质的能力,加剧了内质网负荷,使内质网过载而引发长期内质网应激,导致肝细胞破坏或功能降低,从而加剧糖脂代谢紊乱。

最近的研究发现,Nod 样受体蛋白 3(NLRP3)炎性体具有调控机体慢性炎症反应的功能,是内源性或外源性危险信号的胞质内感受器,可以通过 caspase-1 的活化,促进 IL-1β 和 IL-18 等炎症因子的成熟和分泌。体内氨基酸、葡萄糖和脂质代谢紊乱可通过激活 NLRP3

炎性体促进 IL-1β 成熟与分泌,活化的 IL-1β 激活 IL-1 信号通路和髓样分化因子(myeloid differentiation factor,MyD88)依赖的 NF-κB 通路,促进 IL-1 等促炎因子的转录,诱导机体慢性炎症反应。在高脂诱导的肥胖小鼠模型中,脂肪组织 NLRP3、含 CARD 结构域的凋亡相关颗粒样蛋白(apoptosis-associated speck-like protein containing CARD,ASC)和 caspase-1 表达上调,IL-1β 的成熟体增多,敲除 NLRP3 和 caspase-1 基因可改善脂肪组织炎症,减轻高脂诱导的胰岛素抵抗。腹型肥胖患者腹部脂肪较皮下脂肪有更高水平的 caspase-1 表达,提示腹部脂肪组织中可能存在 NLPR3 炎症小体的活化;而肥胖的 2 型糖尿病患者在体重减轻后,血清中 NLPR3 和 IL-1β 的表达量减少。因此,NLRP3 炎性体活化是机体营养过剩促进代谢性疾病发生发展的重要环节,干预炎性体相关通路为治疗代谢相关心血管疾病提供新的理论依据和防治靶点(图 7-1)。

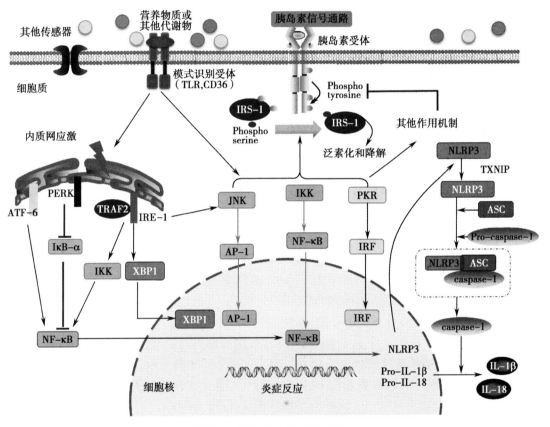

图 7-1　代谢性炎症的分子机制

TLR,Toll 样受体;CD36,清道夫受体 B;AP-1,活化蛋白 1;IKK,κ 激酶的抑制剂;IRF,干扰素调节因子;IRS-1,胰岛素受体底物 1;JNK,c-Jun 氨基端激酶;PKR,蛋白激酶 R;ATF-6,激活转录因子 6;IRE-1,肌醇酶 1α;PERK,RNA 依赖的蛋白激酶样激酶;TRAF2,肿瘤坏死因子受体相关因子 2;XBP1,X 盒结合蛋白 1;NLRP3,Nod 样受体蛋白 3;ASC,含 CARD 结构域的凋亡相关颗粒样蛋白;caspase-1,含半胱氨酸的天冬氨酸蛋白水解酶 1;TXNIP,硫氧还蛋白相互作用蛋白

营养物质或其他代谢物可通过 PRRs 或内质网应激,从而直接影响细胞内相关炎症信号通路。TLR 受体下游的三个重要激酶是 JNK、IKK 和蛋白激酶 R(PKR),它们在细胞应激和代谢过程中起着重要的作用。这三种激酶可以通过激活转录因子 AP-1、NF-κB 和 IRF,从而导致炎症相关基因的表达,促进炎症反应。此外,这三种激酶都可以通过磷酸化 IRS-1 的丝氨酸抑制胰岛素信号转导。这种磷酸化修饰导致 IRS-1 的泛素化降解,使胰岛

素受体去磷酸化,阻断下游信号途径。内质网未折叠蛋白反应的三个分支均参与了炎症反应。IRE-1 与 TRAF2 相结合后,激活炎性激酶 JNK 和 IKK,分别通过转录因子 AP-1 和 NF-κB 促进炎症因子的生成。IRE-1 还可以通过 XBP1 调控炎症细胞因子的生成。此外,活化的 PERK 可以减少 NF-κB 抑制剂 IκBα 的表达,从而增加了 NF-κB 的转录活性。最后,ATF-6 也可以增加 NF-κB 的转录活性。NF-κB 转入细胞核内,还能通过调节 *NLRP3* 编码基因,促进 NLRP3 的表达,导致 NLRP3 炎症小体的活化。NLRP3 炎症小体与 ASC 相结合,进一步募集 pro-caspase-1 形成复合物,并诱导 pro-caspase-1 进行自我剪切生成活化的 caspase-1。活化后的 caspase-1 对 pro-IL-1β 和 pro-IL-18 等底物进行切割,促进 IL-1β 和 IL-18 的成熟及分泌。

(二) 代谢性炎症发生的细胞机制

肥胖是由不同炎症因子诱导产生的一种全身性的慢性、低度炎症状态。肥胖常伴随着胰岛素抵抗、糖尿病及代谢综合征的发生,这些病理改变都可促进动脉粥样硬化,是心血管疾病的重要危险因素。脂肪组织作为储能与分泌的器官,同时还与免疫系统存在错综复杂的相互作用。脂肪组织分泌的脂肪细胞因子可以影响机体的炎症反应及免疫功能。脂联素和瘦素是由脂肪细胞分泌的脂肪细胞因子,它们在调控炎症反应的方面具有不同的作用。瘦素具有促炎作用,可诱导单核细胞和巨噬细胞产生 TNF-α 和 IL-6 等炎症因子;脂联素则通过激活脂联素受体 1 和 2 发挥降血糖和抗炎作用。许多人类和动物实验都证实肥胖情况下脂肪组织中大量巨噬细胞浸润,肥胖时脂肪组织中有超过 40% 的细胞为巨噬细胞;同时巨噬细胞对于脂肪组织中炎症基因的表达也起着重要的调控作用,过多的营养素和病原体一样,在被机体巨噬细胞摄取后,产生炎症反应。此外,肥胖者脂肪组织中巨噬细胞表型的转变(从 M2 到 M1),可加速脂肪组织慢性炎症的发生。正常个体中,脂肪组织内除了脂肪细胞之外,还包括多种免疫细胞的驻存,其中 M2 型巨噬细胞具有抑制炎症并改善脂肪组织胰岛素敏感性的功能特性。然而,当长期营养过剩导致人体脂肪细胞出现异常后,脂肪组织巨噬细胞会由抑炎的 M2 型巨噬细胞向促炎的 M1 型巨噬细胞极化,同时坏死的脂肪细胞可通过类似于内源性炎症的通路,招募 M1 型极性活化的巨噬细胞,可以使 M1 巨噬细胞比例上升。M1 型巨噬细胞自身分泌 TNF-α、IL-6、IL-1β 和 iNOS 等炎症因子,促进脂肪组织的炎性浸润,维持脂肪组织内的炎症水平。在此过程中,脂肪细胞与巨噬细胞都会由于蛋白质与脂肪的代谢异常,导致内质网的功能障碍,进而引发细胞的内质网应激;而内质网应激现象又会继续加重细胞的胰岛素抵抗和炎症反应,从而导致慢性炎症和代谢紊乱的发生发展。

第二节　代谢性炎症与心血管疾病

心血管疾病是涉及循环系统的一系列相关疾病统称,包括心脏、动静脉血管、微血管疾病,如高血压、冠心病、动脉硬化、心功能不全等。心血管疾病是一种严重危害人类健康的常见病,心血管疾病死亡占居民疾病死亡构成 40% 以上,已成为危害我国居民健康的首要疾病。心血管疾病具有"发病率高、致残率高、死亡率高、复发率高、并发症多"即"四高一多"的特点。其病因主要有以下 4 个方面:①动脉粥样硬化、高血压性小动脉硬化、动脉炎等血管性因素;②高血压等血流动力学因素;③高脂血症、糖尿病等引起的血液流变学异常;④白血病、贫血、血小板增多等血液成分因素。目前的研究显示,营养素及其代谢产物诱导的代谢性炎症是导致代谢紊乱和心血管疾病风险增加的一个至关重要的因素。事实上,肥胖和胰岛素抵抗等心血管危险因素促进心血管疾病的经典机制,包括血脂紊乱、高血压和葡萄糖代谢障碍等都涉及代谢性炎症。血液循环中脂肪酸和甘油三酯的持续增加和心外膜脂肪组织的累积,均能促进炎症细胞的浸润和炎症因子的持续分泌,进而触发心脏功能障碍、加速心血管疾病的发生。另外,代谢性炎症可以促进血管内皮细胞功能紊乱,后者是高血压和动脉粥样硬化等心血管疾病发生发展的病理生理基础。

血管内皮细胞功能紊乱不仅在动脉粥样硬化的发生中发挥重要作用,而且还是猝死、急性心肌梗死和不稳定型心绞痛等心血管事件发生的预测因子。它是指内皮细胞丧失其生理特性,向促进血管收缩、促血栓和促炎的状态转变,被认为是导致糖尿病相关微血管疾病的主要因素,如视网膜病、肾病、神经病变和创伤愈合等。血管内皮细胞功能障碍一般先于大血管并发症的发生,主要表现为动脉粥样硬化;在糖尿病患者中,动脉粥样硬化的发生尤为迅速和严重。不良的生活方式使得能量过剩,致使肥胖的发病率增高,尤其是中心性肥胖。脂肪组织来源的炎症是肥胖患者炎性反应中的一个重要始动环节,营养和能量过剩使脂肪组织中凋亡、坏死的脂肪细胞合成和释放炎症介质,促进代谢性炎症的发生,进而导致内皮细胞功能紊乱。高脂血症可以促进血小板-白细胞聚集和血管渗透性增加;下调内皮表面炎症因子 ICAM-1 表达进而降低血管渗透性和脂肪组织炎症。此外,高脂饮食还能促进循环血液中凝血因子的增加。干扰凝血因子或血小板配体的活化可以改善高脂诱导的炎症和胰岛素抵抗。n-3 脂肪酸和前列腺素合成酶抑制剂阿司匹林或双水杨酸酯,具有抗炎和抗凝效果,有助于改善内皮细胞功能和肥胖。此外,脂肪细胞源性慢性炎症,可以促进巨噬细胞在脂肪组织的分布和聚集,从而进一步增加炎症因子的分泌。在转基因动物模型中,抑制内皮细胞 NF-κB 亚基 IκB 的表达,可以减少脂肪组织中的巨噬细胞浸润,抑制氧化应激和炎症。

代谢性炎症参与心血管疾病发生发展的多种病理生理过程,诱发高血压、动脉粥样硬化、心脏缺血-再灌注损伤和心力衰竭等多种心血管疾病。

一、代谢性炎症与高血压

高血压是心血管疾病引起死亡的主要原因之一。它是以炎症细胞激活为特征的慢性炎症过程。原发性高血压及妊娠高血压均与内皮细胞功能障碍相关。炎症可以减少内皮依赖的血管舒张,炎症与高血压相互影响,互为诱因。高血压通过增加如细胞黏附因子、趋化因子、生长因子、心脏休克蛋白、内皮素-1 及血管紧张素 Ⅱ 等因子的表达而激活炎症;而炎症反应亦促进高血压的进展,加剧高血压心肌纤维化及高血压血管重构,增加动脉粥样硬化的风险。大规模人群调查研究发现,在高血压前期,即血压处于(120~139)/(80~89)mmHg 的人群中,有 31% 人群血清 CRP 增高,32% 人群血清 TNF-α 增高,10% 人群白细胞计数增高,表明高血压前期可能就已经开始了慢性炎症状态。增高的 CRP 可以进一步抑制血管内皮细胞 NO 的生成,促进血管收缩和加剧炎症细胞的活化,参与高血压的发生发展。在动物实验中发现,自发性高血压大鼠存在着炎症细胞的激活,且成年大鼠的炎症细胞激活较幼年大鼠更加明显。高血压小鼠血管周围脂肪中的淋巴细胞激活后,可产生 TNF-α 等炎症介质,而抑制 TNF-α 产生可以降低血压。

研究显示高血压引起的靶器官损害,均与淋巴细胞浸润有关;同时使用血管紧张素转换酶抑制剂(ACEI)或血管紧张素 Ⅱ 受体拮抗剂(ARB)药物可以减少淋巴细胞的浸润,这些都表明高血压的发生与炎症密切相关。免疫调节剂霉酚酸酯可以通过抑制淋巴细胞和单核细胞在肾小管间质的沉积，抑制 NF-κB 活化和降低血压，同时减轻肾损害和肾小球硬化。脂肪细胞也可分泌血管紧张素原，且随着肥胖程度的增加而升高。高水平的 CRP 可以上调血管紧张素受体的表达，增强 PAI-1 的生成，激活血管平滑肌细胞释放 IL-1、MCP-1 等，从而升高血压和促进动脉粥样硬化。原发性高血压患者血清 IL-1β 水平显著升高，提示细胞因子 IL-1β 与高血压存在一定的关联。高盐诱导的高血压中，NLRP3 和 IL-1β 水平会有所上升，这些研究都提示 NLRP3 炎性体与高血压的发生发展密切相关。最新研究发现，高盐摄入诱导高血压模型中，伴随着炎症小体成分 NLRP3、ASC 及 pro-caspase-1 的高表达，IL-1β 的成熟及分泌增加；而敲除 ASC 基因能抑制上述改变，提示 NLRP3 炎性体/IL-1β 信号通路可成为高血压治疗中的潜在靶点。此外，IL-6 同样与高血压靶器官损伤密切相关。在健康人群，急性输注血管紧张素可提高血压和 IL-6 水平，且循环 IL-6 水平与血压呈强正相关。在敲除 IL-6 基因的小鼠模型，血管紧张素诱导的升压效应减弱。虽然敲除 IL-6 基因并不改变血管紧张素引起的高血压和心肌肥厚的进展，但是能阻止心肌炎症纤维化和心脏功能不全的发展。因此，常规检测高血压患者血中慢性炎症相关介质的水平，对于高血压的预防、诊断和治疗有着重要的临床意义。

二、代谢性炎症与动脉粥样硬化

目前认为动脉粥样硬化是一个大量炎症细胞和炎症因子参与的慢性炎症过程。细菌脂多糖（内毒素）、木糖醇、游离脂肪酸和胆固醇等代谢产物通过激活 TLR 通路诱发炎症，随后 NF-κB 介导释放多种细胞因子和趋化因子，包括 TNF-α、IL-1β、MCP-1，促进各种炎症细胞向心脏和动脉血管中趋化、沉积。在动脉粥样硬化的发展过程中，不断聚集的巨噬细胞和中性粒细胞持续合成大量的 IL-6 和 TNF-α。IL-6 和 TNF-α 是重要的炎症因子，两者在炎症反应中联系紧密。一方面，TNF-α 迅速上调内皮细胞间黏附因子，使内皮细胞进入活化状态，加速炎症细胞聚集和炎症因子的释放。另一方面，TNF-α 可诱导 IL-6 生成。当内皮细胞受到 IL-1β、IL-6、TNF-α 等细胞因子刺激，或通过 ox-LDL 受体 1（LOX-1）摄取 ox-LDL 从而激活炎症时，将导致选择素和黏附分子的表达，促进单核细胞的黏附。相反，细胞因子的持续释放，如 MCP-1，会激活内皮细胞发生慢性炎症，导致内皮细胞的功能紊乱。

在动脉粥样硬化斑块的发展进程中，单核细胞在黏附分子和趋化因子的介导下，黏附于内皮细胞，并迁移入内皮下形成巨噬细胞源性泡沫细胞。为了阻止斑块形成，巨噬细胞吞噬更多的 ox-LDL 颗粒，导致更多的泡沫细胞形成，分泌炎症细胞因子，导致炎症和泡沫细胞生成的循环。巨噬细胞分泌的细胞因子主要有 IL-1、TNF-α、IL-10、IL-12 和 TGF-β 等；生长因子有 PDGF 和 M-SF 等。巨噬细胞分泌的炎症因子在泡沫细胞形成和斑块发展中起着重要的作用。例如，炎症因子 TNF-α 和 IL-1 可以通过增强固醇调节元件结合蛋白裂解激活蛋白（SREBP cleavage-activating protein，SCAP）的表达，即使在细胞内胆固醇浓度较高的情况下，SCAP 仍然能从内质网逃逸，运载胆固醇调节元件结合蛋白（SREBP）到高尔基体加工为具有转录活性的 N 端片段；后者进入细胞核内，进一步促进 LDLR 的表达，从而破坏了细胞内胆固醇对 LDLR 的反馈调节；最后导致胆固醇流出功能紊乱和大量被修饰的 LDL 在细胞内聚积，形成泡沫细胞，进一步促进动脉粥样硬化斑块的发展。

NLRP3 炎性体是一个重要的炎症信号通路，在内皮细胞的功能紊乱和动脉粥样硬化发生发展中发挥重要作用。NLRP3 炎性体可能通过其自分泌或旁分泌作用增强内皮细胞的通透性,激活的 NLRP3 炎性体主要是通过诱导 IL-1β 和 IL-18 的表达,破坏内皮间的连接,增加内皮细胞间隙,从而促进代谢紊乱的早期内皮损伤。而内皮细胞的功能紊乱可以进一步增加白细胞黏附和炎症细胞的释放,促进脂质沉积,进一步加速动脉粥样硬化斑块的形成。在 ApoE$^{-/-}$ 小鼠动脉粥样硬化模型基础上敲除 *NLRP3*、*ASC* 基因或 *IL-1α/β* 双基因,均可显著抑制主动脉中多种炎症因子的表达,减少动脉粥样硬化斑块面积。在高脂饮食喂养的 ApoE$^{-/-}$ 和 IL-1$^{-/-}$ 双敲除小鼠中,针对性地抑制 IL-1β 的活性可以显著抑制动脉粥样硬化的进展。此外,高脂饲料喂食 ApoE$^{-/-}$ 小鼠 3 周即可出现明显的 caspase-1 激活,且 caspase-1 活性与血脂水平呈显著正相关;敲除 caspase-1 可显著抑制主动脉巨噬细胞浸润,减少动脉粥样硬化斑块面积。NLRP3 炎性体在促使斑块不稳定的过程中也发挥重要的作用,IL-1β 还参与了动脉血栓和斑块破裂。研究发现,冠状动脉粥样硬化患者的主动脉组织中检测到 NLRP3 大量表达,与冠状动脉狭窄的严重程度密切关系。NLRP3 炎性体各成分 NLRP3、ASC、caspase-1 及 IL-1β 和 IL-18 在不稳定性斑块中的表达要显著高于稳定性斑块。动物实验证实,敲低 NLRP3 可以显著减少 ApoE$^{-/-}$ 小鼠动脉粥样硬化斑块面积,并增加斑块内的胶原比例及纤维帽的厚度,增加斑块的稳定性。

慢性炎症在动脉粥样硬化斑块破裂中也发挥着重要的作用。IL-6 可以促进动脉粥样硬化斑块的形成和破裂。IL-6 主要负责调节脂质代谢和炎症细胞浸润,具体表现:降低血浆脂蛋白脂酶(LPL)活性,促进巨噬细胞摄取脂质;增加 MMPs 的合成,降解细胞外基质,使斑块易于破裂;增加血管细胞黏附分子 1 的表达,促进白细胞聚集;促进幼稚 T 淋巴细胞分化为辅助性 T 细胞(helper lymphocyte T,Th),使炎症持续扩散。IL-17 是由 Th17 等细胞亚群分泌的特征性细胞因子。研究表明,Th17/IL-17 通路在临床冠心病患者和动物动脉粥样硬化模型中都显著升高。在 ApoE$^{-/-}$ 小鼠动脉粥样硬化时 Th17/Treg 存在功能失衡,提示 Th17/IL-17 失衡具有促进动脉粥样硬化斑块易损性的潜在作用。IL-17 参与活化巨噬细胞,促进释放蛋白水解酶,与 TNF-α 的协同作用可诱导炎症介质导致炎性损伤,从而促进动脉粥样硬化的发生发展。IL-17 在稳定型斑块较少表达,其主要表达于不稳定型斑块的炎性反应区域。研究显示,急性冠状动脉综合征患者的促炎因子 IL-17、IL-6、IL-8 和 CRP 水平升高,冠状动脉复杂病变患者的血清 IL-17 水平高于简单病变者,提示血清中 IL-17 的水平对稳定型心绞痛患者进展为急性冠状动脉综合征具有一定的预测作用。IL-6 和 IL-17 可以作为不稳定型斑块的标志物。综上所述,代谢性炎症参与动脉粥样硬化的发生发展过程,是动脉粥样硬化的促进因素。因此,靶向调控代谢性炎症可用于预防和治疗动脉粥样硬化。

三、代谢性炎症与心脏缺血-再灌注损伤

心肌缺血-再灌注损伤指缺血心肌在恢复血流再灌注后,反而加重心肌组织损伤,引起心肌细胞的凋亡和死亡,导致心肌梗死的面积扩大,严重影响心肌梗死患者的预后。关于心肌缺血-再灌流损伤的机制,目前主要有钙超载学说、自由基学说和炎症反应学说等。这几个机制之间相互作用,共同导致了心肌的再灌注损伤。代谢性炎症所致的炎症因子产生和炎症细胞在心肌局部组织的慢性持续浸润是造成心肌再灌注损伤的重要机制之一,越来越受到广泛的关注。临床研究检测到心肌梗死后患者血清内包括 TNF-α、IL-1、IL-6、IL-17 和 CRP 等炎症因子升高,且这些炎症因子直接参与了心肌缺血-再灌流损伤的发生。在心肌缺血-再灌注早期,缺血缺氧的心肌细胞释放 IL-6,诱导中性粒细胞表达 ICAM-1,从而损伤心肌。在心肌缺血-再灌注早期,缺血边缘区和非缺血区的 IL-6/sIL-6R 复合物与 gp130 结合,通过

Janus 激酶激活转录因子 STAT1 和 STAT3,激活细胞信号过程,减少心肌细胞凋亡并缩小梗死面积。IL-6 预处理可通过磷脂酰肌醇 3-激酶/蛋白激酶 B 通路促进一氧化氮的产生,从而保护心肌细胞。而在 *IL-6* 基因敲除小鼠模型中,预适应介导的心肌保护作用消失。此外,IL-17 不但参与宿主防御及炎症组织的破坏,也在动脉粥样硬化等慢性血管性疾病中发挥重要作用。在心肌缺血-再灌注中,IL-17 及其受体的表达升高,并参与心肌梗死后炎症和凋亡过程。

在心脏缺血-再灌注损伤模型中,心脏缺血后胞质 IκBα 水平下降,通过负反馈调节导致 NF-κB 活性显著增高,促进炎症因子生成,加剧心肌细胞凋亡和心肌损伤。在小鼠模型中,胰岛素可通过上调 NF-κB 的活性,减少缺血所致的心肌细胞死亡。而抑制 NF-κB 的活性,则可以显著降低 IL-8 的生成,减轻心肌损伤,缩小心肌的坏死面积。NLRP3 炎性体是 NF-κB 下游的信号分子,IL-1β 和 IL-18 在缺血心肌中表达显著增加,这表明炎性体的激活和心脏缺血-再灌注损伤的发展密切相关。心脏缺血-再灌注损伤可导致心肌组织中 IL-1β 和 IL-18 表达增加,抑制 caspase-1 活性可使 IL-1β 和 IL-18 分泌明显受限,进而延缓缺血引发的心力衰竭。NLRP3 炎性体的激活参与了心脏缺血-再灌注损伤过程中心肌细胞的凋亡和心肌组织的坏死。不仅在心脏成纤维细胞和炎症细胞中发现炎性体表达升高,而且在缺血后心肌梗死边缘区的心肌细胞中同样表达升高。在糖尿病或代谢综合征时,高血糖可以促进心肌缺血-再灌注后心脏微血管内皮细胞 NLRP3 炎性体的活化。心脏缺血-再灌注损伤时,活性氧的生成和 K$^+$ 外流增加可引起 NLRP3 炎性体的激活及其下游炎症因子的释放,且这种效应能反过来加重已有的缺血-再灌注损伤。研究显示 NLRP3$^{-/-}$ 小鼠的心肌损伤程度明显低于野生型小鼠,且心功能的改善程度明显优于野生型小鼠。上述结果提示,代谢性炎症可能是心脏缺血-再灌注损伤的一个新的潜在干预靶点。

四、代谢性炎症与心房颤动

心房颤动是临床最常见的持续性心律失常,能显著增加心力衰竭、脑卒中的发生率和病死率。慢性心房颤动是老年人最常见的心律失常之一,现在认为心房颤动的发生和维持不仅与心房重构及电重构有关,而且和慢性炎症的持续浸润密切相关。人类在进入老年期以后,循环、消化、呼吸、泌尿等各个系统的生理功能都开始逐渐减弱。基础代谢率降低,蛋白质合成速度降低,脂肪蓄积,血脂增加,糖耐量降低。这些生理改变所导致的一个重要后果就是打破促炎因子和抑制因子的平衡,使机体循环系统发生局部的慢性低度炎症,促进慢性心房颤动的发生。慢性炎症参与了心房颤动发生和发展的关键环节:如氧化应激、纤维化和血栓形成过程。炎症的低峰度持续浸润可以通过改变心房的电生理特性,形成心房颤动的触发因素;还可以激活纤维化通路,使心脏产生结构重构,形成心房颤动持续的结构基础。在心力衰竭和心肌病患者中,心房颤动发生的概率可以增加 6 倍,其机制主要是慢性炎症通过激活相关信号通路,介导心肌细胞的凋亡、肥厚和纤维化。通过比较 305 例心房颤动患者(其中有 68 例孤立性心房颤动)与 150 例对照组的血清炎症因子水平,发现房颤患者血清 IL-6、IL-8、IL-10、TNF-α 和 MCP-1 较对照组显著升高,且慢性心房颤动患者 TNF-α 水平有显著升高。另一项荟萃分析显示,经电复律和射频消融治疗后,血浆 IL-6 水平升高也与心房颤动复发风险增加相关。在心房颤动患者中,IL-6 高水平与血栓栓塞和大出血的高风险相关,是血栓栓塞事件的独立危险因素。此外,IL-6 可促进 MMP-2 分泌,与左心房增大有关,且左心房增大是心房颤动已知的危险因素,因此推测可能是 IL-6 通过促进左心房重构而引起心房颤动。在对一项有 5 806 例人群(其中 315 例心房颤动)的横断面研究中,根据人群血清

CRP波动水平做四分位数分析,发现上四分位数人群中患有心房颤动的人数比下四分位数人群的比例显著升高;并对剩下的5 491例非心房颤动患者进行7~8年的随诊研究结果分析,发现在CRP水平相对高的人群中发生心房颤动的概率显著升高,提示CRP不仅与持续存在的心房颤动有紧密关系,而且还可能是未来发生心房颤动的预测指标。这些研究均提示代谢性炎症可能参与了心房颤动的病理过程。

五、代谢性炎症与心力衰竭

心力衰竭是各种心脏疾病终末期的共同表现,病理表现为心脏结构重塑和功能减退。肥胖人群血液中游离脂肪酸水平的升高可导致心肌结构改变,并增加发生心血管疾病的风险。临床研究表明,脂肪酸结合蛋白4(fatty acid binding protein 4,FABP4)的血浆浓度与心力衰竭的心功能及病情程度密切相关,FABP4的浓度越高,心脏功能越差,病情越严重。小鼠心脏过表达FABP4可加剧心脏压力负荷增加导致的心肌肥厚。此外,脂联素水平低下也可能与心力衰竭的发生发展密切相关。脂联素水平低下可加剧高血压诱导的左心室肥厚、舒张功能障碍,高表达脂联素则可改善小鼠心脏的舒张功能和心肌肥厚。考虑到FABP4和脂联素与代谢性炎症的密切相关,可推测代谢性炎症与心力衰竭的发生发展密切相关。

大量的临床研究和实验均支持年龄的增长本身是心脏结构改变、功能减退的独立危险因素,在健康人群中,随着年龄的增加可出现左心室壁肥厚及舒张功能的减退。此外,随着年龄增加,各种应激原包括缺血缺氧、营养素及其代谢产物过剩等通过多种信号转导途径,最终激活NF-κB和炎性体等,导致炎症因子IL-6、IL-1β和TNF-α等大量产生,抗炎症因子IL-10等生成减少。炎症因子也能诱导氧自由基的产生,并通过正反馈环路发挥自我放大的作用,从而使心血管系统处于慢性持续炎症状态,最终加重心脏组织损伤。在心肌重塑及心肌纤维化的过程中,NF-κB可能发挥关键性作用。在心肌肥厚模型中可以观察到NF-κB活性显著增加,应用NF-κB抑制剂吡咯烷二硫代氨基甲酸盐(PDTC)后,NF-κB活化显著降低,心肌肥厚也得到了改善。利伐沙班通过调节NF-κB途径,抑制血管紧张素Ⅱ的活性,从而可以减轻心肌细胞纤维化。在心肌细胞衰老的进程中,淫羊藿可以通过降低NF-κB靶基因,如*TNF-α*、*ICAM-1*、*IL-2*和*IL-6*等的转录水平,从而抑制NF-κB介导的炎症反应,延缓心肌细胞衰老。在早期心室重构过程中,中性粒细胞通过吞噬死亡细胞和组织碎片启动慢性炎症,促进心肌梗死后心肌重塑;然而,过多的中性粒细胞浸润将进一步加重组织损伤。IL-6调节CXC和CC类趋化因子表达,抑制中性粒细胞的聚集,并且协同吸引单核细胞迁移。IL-6/IL-6R复合物在内皮细胞上和gp130结合,上调趋化因子配体2和ICAM-1的表达,从而引发单核细胞黏附和迁移。成纤维细胞是细胞外基质的重要组成分。已知IL-6可促使心脏成纤维细胞向肌成纤维细胞表型转化。巨噬细胞刺激心脏成纤维细胞产生IL-6,促进TGF-1的表达和其下游信号Smad3磷酸化,从而导致心脏纤维化。这些研究说明慢性低度炎症参与了心力衰竭的发生发展,也提示特异性干预代谢性炎症能防治或逆转心肌肥厚和心肌纤维化的发生。

总之,高脂饮食、缺乏运动等所导致的蛋白质、葡萄糖和脂类的代谢异常均可以激活代谢性炎症,促进炎性介质的表达、释放,促进动脉粥样硬化发生发展,这提示代谢性炎症在心血管疾病发病机制中有重要作用。非甾体抗炎药物水杨酸钠和阿司匹林最早用于糖尿病的治疗,大剂量的水杨酸钠可降低脂肪组织NF-κB的活性,下调MCP-1、TNF-α等炎症因子的表达,使糖化血红蛋白和空腹血糖均较基础水平降低。2型糖尿病患者使用阿司匹林治疗2

周后,CRP 降低 15%,空腹血糖降低 25%,甘油三酯降低接近 50%,并且以上变化与血浆胰岛素水平无关。曲格列酮和二甲双胍能降低血清 CRP、TNF-α 等炎症标志物的水平,进而减少糖尿病的发生。普伐他汀治疗后,糖尿病发病的风险降低了 30%,且血液循环中 CRP、TNF-α 和 IL-6 水平降低,这些作用独立于其调脂作用。噻唑烷二酮类药物是过氧化物酶体增殖物激活受体的激动剂,其抗炎的机制是抑制 TNF-α 和其他多种促炎症细胞因子活性,同时能增加脂联素的表达和分泌。目前临床研究显示,TNF-α 和 IL-1 拮抗剂对治疗胰岛素抵抗有一定的作用,可以改善血糖水平。鉴于代谢性炎症在心血管疾病发生中的重要作用,特异性干预代谢性炎症信号通路,可望为心血管疾病的防治提供新的思路和作用靶点。同时,更多的抗炎药物在代谢紊乱相关性心血管疾病治疗中的作用仍在不断探索中,炎症相关信号分子如 IL-1、MCP-1 和 TNF-α 等作为抗炎治疗的重要靶点,可能是未来该领域的重要突破口。

(阮雄中　刘米华　陈压西)

参 考 文 献

[1] ZHAO L,VARGHESE Z,MOORHEAD J F,et al. Cd36 and lipid metabolism in the evolution of atherosclerosis. Br Med Bull,2018,126:101-112.

[2] ZHAO L,ZHANG C,LUO X,et al. Cd36 palmitoylation disrupts free fatty acid metabolism and promotes tissue inflammation in non-alcoholic steatohepatitis. J Hepatol,2018,69:705-717.

[3] CLEUREN A C,BLANKEVOORT V T,van DIEPEN J A,et al. Changes in dietary fat content rapidly alters the mouse plasma coagulation profile without affecting relative transcript levels of coagulation factors. PLoS One,2015,10:e0131859.

[4] KRISHNAN S M,DOWLING J K,LING Y H,et al. Inflammasome activity is essential for one kidney/deoxycorticosterone acetate/salt-induced hypertension in mice. Br J Pharmacol,2016,173:752-765.

[5] GONZALEZ GE,RHALEB N E,D'AMBROSIO M A,et al. Deletion of interleukin-6 prevents cardiac inflammation,fibrosis and dysfunction without affecting blood pressure in angiotensin ii-high salt-induced hypertension. J Hypertens,2015,33:144-152.

[6] CHEN Y,KU H,ZHAO L,et al. Inflammatory stress induces statin resistance by disrupting 3-hydroxy-3-methylglutaryl-coa reductase feedback regulation. Arteriosclerosis, thrombosis, and vascular biology, 2014, 34: 365-376.

[7] SHI X,XIE W L,KONG W W,et al. Expression of the nlrp3 inflammasome in carotid atherosclerosis. J Stroke Cerebrovasc Dis,2015,24:2455-2466.

[8] HUANG M,YANG D,XIANG M,et al. Role of interleukin-6 in regulation of immune responses to remodeling after myocardial infarction. Heart Fail Rev,2015,20:25-38.

第八章
凝血及抗凝血平衡功能紊乱与心血管疾病

第一节　正常机体的凝血与抗凝血平衡

正常机体的血液之所以在血管内循环,是因为其凝血及抗凝血功能处于动态平衡,从而确保机体各器官组织新陈代谢和生命活动的正常。机体血管受损后,血小板会因受损部位激活因素的刺激而出现聚集,继而凝集成块,即形成血小板凝块。损伤较轻时,受损局部的血液凝固而迅速止血;与此同时,抗凝血功能使血液凝固和血栓形成局限在一定范围内,以保持正常的血液循环。一般条件下,血液凝固包括:①激活内源性和/或外源性凝血途径,凝血酶形成;②纤维蛋白凝血块形成。当上述凝固环节被致病因素广泛作用而激活时,便可触发广泛的微血栓形成,并导致一系列复杂的临床合并症。

一、机体的止血与凝血过程

(一) 止血过程

小血管损伤时,神经反射可迅速引起血管收缩,并可持续 20~30min,血管收缩一方面可以使血流减慢,减少失血;另一方面可使凝血因子活化和血小板聚集于损伤部位而促进凝血块的形成。止血的具体过程如下:

(1)血小板聚集:机体血管受损后,血小板会因受损部位激活因素的刺激而出现聚集,继而凝集成块,起到初步止血作用,即一期止血。

(2)血栓形成:血小板凝块形成后可间接使凝血酶原活化形成凝血酶,将邻近血浆中的可溶性的纤维蛋白原变为不溶性的纤维蛋白,并交织成网,使血细胞与血小板凝块缠结成血凝块,即血栓。伸入纤维蛋白网内的血小板突起中的微丝(肌动蛋白)和肌球蛋白会通过收缩使血凝块收紧,使血栓变得更坚实,从而加固止血栓,即二期止血。

(3)止血加强:最后,局部纤维组织增生,并长入血凝块,达到永久性止血。

(二) 凝血过程

机体正常的止血、凝血过程依赖于血管壁的完整结构及功能、正常的血浆凝血因子活性与有效的血小板数量和质量。

凝血是止血功能的重要组成部分,它是指血液由流动状态变为凝胶状态的过程。它是一系列凝血因子相继被酶解激活的过程,最终生成凝血酶,继而将纤维蛋白原降解成纤维蛋白。凝血系统由多种凝血因子组成,迄今为止,参与凝血的因子共有 12 个。其中用罗马数字编号的有 12 个(从 I~XIII,其中因子VI并不存在)。凝血过程分内源性凝血途径和外源性凝血途径。

1. 内源性凝血途径 内源性凝血途径是指血液中的凝血因子从Ⅻ激活开始,一直到因子Ⅹ(FⅩ)被激活的过程。当血管壁发生损伤致使内皮下组织暴露,带负电荷的内皮下胶原与血液中的FⅫ接触并结合后,随即在激肽释放酶和前激肽释放酶的参与下被活化为Ⅻa(即活化的FⅫ)。继而FⅫa将FⅪ激活成FⅪa,在Ca^{2+}的参与下,FⅪa又激活了FⅨ成Ⅸa。在Ca^{2+}和磷脂(phospholipid,PL)共同参与下,FⅨa与FⅧa结合形成1:1的复合物,激活FⅩ成为FⅩa,即凝血活酶(图8-1)。临床上常通过检测活化部分凝血活酶时间(APTT)来反映体内内源性凝血途径的状况。

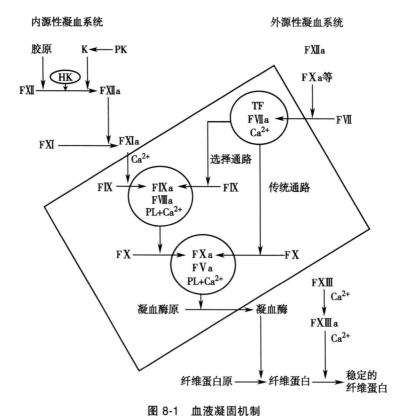

图 8-1 血液凝固机制

TF,组织因子;PK,激肽释放酶原;K,激肽释放酶;PL,细胞膜磷脂;

HK,高分子激肽原;○,分子复合物;□,细胞膜磷脂相活化反应

2. 外源性凝血途径 外源性凝血途径有血液以外的凝血因子参与止血,它是从组织因子(FⅢ)进入血液后开始启动,直至FⅩ被激活成凝血活酶的凝血过程。组织因子是存在于多种细胞质膜中的一种特异性跨膜蛋白。当组织细胞损伤后该因子被释放,通过Ca^{2+}的参与,它与FⅦ形成1:1的复合物,其中的FⅦ很快被FⅩa激活为FⅦa。相对于内源性凝血途径,外源性凝血反应迅速,所需时间短。外源性凝血途径主要受组织因子途径抑制物(tissue factor pathway inhibitor,TFPI)调节。TFPI是一种糖蛋白,正常存在于血浆、血小板和血管内皮细胞中,它通过与Ⅹa或Ⅶa-Ⅲ-Ⅹa结合形成复合物来抑制它们的活性。临床上以凝血酶原时间测定来反映外源性凝血途径的状况。

血管外层的平滑肌细胞、成纤维细胞、星形细胞、足状突细胞、周细胞等虽然不与血液直接接触,但可恒定表达组织因子,因此当血管壁一旦受损,组织因子会被释放入血,可立即启动外源性凝血过程而产生止血效应。血液中的单核细胞、中性粒细胞以及与血浆直接接触的血管内皮细胞,以及有可能接触血液的组织巨噬细胞等,并不表达组织因子。因此,虽然血液中可能有少量FⅦa,但由于血管内没有组织因子释放,凝血过程并不能启动。

内源凝血途径和外源凝血途径互相密切配合,也可相互活化。外源性凝血系统激活而启动的凝血阶段只有少量的凝血酶产生,其浓度不足以维持整个凝血过程。维持凝血过程所需高浓度凝血酶的产生主要与下列因素有关:①Ⅶa-TF除激活FX以外,还可激活FⅨ,使FⅨa与FⅧa、PL-Ca²⁺形成因子X激活物,从而产生更多的凝血酶,起放大效应;②外源性凝血系统启动后产生的少量凝血酶可激活FⅪ,也可激活FⅧ和FⅤ,这些凝血因子的激活,可通过内源性凝血系统产生高浓度凝血酶;③凝血过程中形成的纤维蛋白可包绕、结合凝血酶,防止凝血酶被血液中存在的抗凝血酶Ⅲ所抑制。由此可见,内源性凝血系统和外源性凝血系统的互相密切配合,在启动并维持凝血过程中具有十分重要的作用(图8-1)。

3. 凝血的共同途径

从因子X被激活至纤维蛋白形成,是内源、外源凝血的共同凝血途径,主要包括凝血酶生成和纤维蛋白生成两个阶段。

(1)凝血酶生成:即FXa、FVa在Ca²⁺和磷脂膜的存在下组成凝血酶原复合物,即凝血活酶,将凝血酶原转变为凝血酶。

(2)纤维蛋白生成:纤维蛋白原被凝血酶降解为纤维蛋白单体,并交联形成稳定的纤维蛋白凝块,这一过程可分为三个阶段,即纤维蛋白单体的生成,纤维蛋白单体的聚合,纤维蛋白的交联。纤维蛋白原含有三对多肽链,其中纤维蛋白肽A(fibrin peptide A,FPA)和纤维蛋白肽B(fibrin peptide B,FPB)带较多负电荷,凝血酶将带负电荷多的FPA和FPB水解后除去,转变成纤维蛋白单体。从纤维蛋白质分子中释放出的FPA和FPB可以反映凝血酶的活化程度,因此FPA和FPB的浓度测定也可用于临床高凝状态的预测。纤维蛋白单体生成后即以非共价键结合,形成能溶于尿素或氯乙酸中的纤维蛋白多聚体,又称为可溶性纤维蛋白。纤维蛋白生成后,可促使凝血酶对FXⅢ的激活,在FXⅢa与Ca²⁺的参与下,相邻的纤维蛋白发生快速共价交联,形成不溶的稳定的纤维蛋白凝块。纤维蛋白与凝血酶有高亲和力,因此纤维蛋白生成后即能吸附凝血酶,这样不仅有助于局部血凝块的形成,而且可以避免凝血酶向循环中扩散。

二、机体的抗凝血功能

机体的抗凝系统包括细胞抗凝系统和体液抗凝系统。两者相辅相成,共同承担机体在生理条件下的抗凝效应或病理状态下的抗血栓作用,从而维持血液的流动性。正常时,凝血系统一旦被激活,抗凝和纤溶系统也相继激活,这既可保证有效止血,又可防止凝血的扩大化和血液的正常流动。

(一)细胞抗凝系统

单核吞噬细胞系统和肝细胞具有非特异性抗凝作用。前者指单核吞噬细胞系统对凝血因子及其激活动,以及可溶性纤维蛋白单体等的吞噬、清除作用。而后者则指肝细胞摄取并灭活已活化的凝血因子。

(二)体液抗凝系统

生理情况下机体的抗凝系统及其功能如下:

(1)丝氨酸蛋白酶抑制物和肝素的作用:血浆中丝氨酸蛋白酶抑制物类物质,如抗凝血酶Ⅲ(antithrombin-Ⅲ,AT-Ⅲ)、补体C1抑制物、α₁抗胰蛋白酶、α₂抗纤溶酶、α₂巨球蛋白、肝素辅因子Ⅱ等。由于诸多凝血因子(FⅡ、FⅦ、FⅧ、FⅩ、FⅪ、FⅫ、FⅩⅢ)的活性中心均含有丝氨酸残基,即均属丝氨酸蛋白酶,故丝氨酸蛋白酶抑制物可抑制其活性,产生抗凝作用。AT-Ⅲ是分子量为60 000的单链糖蛋白,主要由肝脏和血管内皮细胞产生,可使FⅦa、FⅪa、FⅩa等灭活。但其单独灭活作用很慢,如与肝素或血管内皮表达的硫酸乙酰肝素结合,则使灭活速度加快约1 000倍。目前认为,在体内,首先是凝血酶与血管内皮细胞表面的肝素样物质结合为一复合物,然后AT-Ⅲ再与该复合物反应并灭活凝血酶等。此外,肝素也可刺激血管内皮细胞释放组织因子途径抑制物(TFPI)等抗凝物质,从而抑制凝血过程。

(2)凝血调节蛋白-蛋白C系统:蛋白C(protein C,PC)是由肝脏合成并以酶原形式存在于血液中的蛋白酶类物质。凝血酶可特定地从蛋白C高分子链的N端将其分解成为一个由12个氨基酸组成的活性多肽,即激活的蛋白C(activated protein C,APC)。APC可水解FⅤa和FⅧa,既阻碍了FⅩ激活物(由FⅧa和FⅨa构成)的形成,又可抑制由FⅤa和FⅩa构成的FⅡ激活物的形成。此外,APC可在血管内皮细胞上完成以下作用:①限制FⅩa与血小板的结合;②使PAI灭活;③使纤溶酶原激活物释放,起到抗凝作用。血管内皮细胞或血小板膜上有另一种蛋白质——蛋白S作为细胞膜上APC受体与APC协同,促进APC清除FⅡ激活物中的FⅩa等。目前认为蛋白S是作为APC的辅酶而发挥作用的。

凝血调节蛋白(thrombomodulin,TM)是内皮细胞膜上凝血酶受体之一,与凝血酶结合后可降低其凝血活性,同时却大大加强了其激活PC的作用。因此,TM是使凝血酶由促凝转向抗凝的重要的血管内凝血抑制因子(图8-2)。

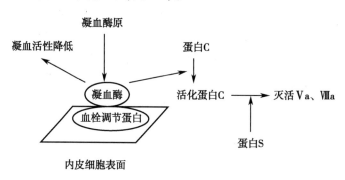

图8-2 蛋白C、蛋白S及凝血调节蛋白的作用

(3)TFPI:是一种糖蛋白,主要由血管内皮细胞合成。血浆中TFPI包括游离型和结合型两种。一般认为体内起抗凝作用的是游离型TFPI。TFPI主要通过与FⅩa结合成FⅩa-TFPI复合物,并抑制FⅩa的活性;在Ca^{2+}的作用下,与FⅦa-TF结合从而使FⅦa-TF失去活性。肝素可使血浆中TFPI明显增多,可能与肝素刺激血管内皮细胞表达肝素样物质并释放TFPI有关。

(三) 纤溶系统功能

生理情况下纤溶系统及其功能:纤溶系统主要包括纤溶酶原激活物(plasminogen activator,PA)、纤溶酶原(plasminogen,PLG)、纤溶酶(plasmin)、纤溶酶原激活物抑制因子(plasminogen activator inhibitor,PAI)成分。纤溶酶是活性很强的蛋白酶,其主要功能是使纤维蛋白凝块溶解,保持血流通畅;另外,也参与组织的修复和血管的再生等。纤溶酶原主要在肝、骨髓、嗜酸性粒细胞和肾脏合成,可被纤溶酶原激活物水解为纤溶酶。纤溶酶原激活物的形成有两条途径:内源性激活途径和外源性激活途径。①内源性激活途径:可产生血浆激肽释放酶原(prekallikrein,PK)-FⅪ-高分子激肽原-FⅫa复合物,其中PK被FⅫa分解为激肽释放酶。激肽释放酶、FⅫa、FⅪa以及产生的凝血酶均可使纤溶酶原转变为纤溶酶;②外源性激活途径:组织和内皮细胞合成的组织型纤溶酶原激活物(tissue plasminogen activator,t-PA)和肾合成的尿激酶(urokinase plasminogen activator,u-PA)也可使纤溶酶原转变为纤溶酶。

纤溶系统激活而生成的纤溶酶,不仅可使纤维蛋白(原)分解为纤维蛋白(原)降解产物,还能水解凝血酶、FⅤ、FⅧ和FⅫ而具有抗凝作用。体内还存在抑制纤溶系统活性的物质,主要有:①PAI-1,可抑制t-PA和u-PA,主要由内皮细胞和血小板产生;②补体C1抑制物,抑制激肽释放酶和FⅫa对纤溶酶原的激活;③α_2抗纤溶酶(α_2纤溶酶抑制物),抑制纤溶酶活性;④α_2巨球蛋白,抑制纤溶酶,也可抑制FⅡa、激肽释放酶等。

三、血管与血细胞在凝血中的作用

(一) 血管内皮细胞在凝血、抗凝及纤溶过程中的作用

血管内皮细胞是覆盖在全身血管内腔表面的连续单层扁平细胞,其主要功能是屏障作用,同时具有重要的内分泌功能,可合成和释放多种血管活性因子。

1. 抗凝与促纤溶作用 抗凝和促凝是血管内皮细胞具有的两种特性。在生理情况下,内皮细胞的功能以抗凝作用为主、促纤溶为辅,其作用具体体现如下。①屏障作用:完整的单层内皮细胞可把血液中的血小板、凝血因子与内皮下有促凝作用的胶原纤维分隔开来。②抗血小板黏附、聚集作用:通过合成前列环素(PGI_2)、NO和ADP酶等物质,抑制血小板的黏附、聚集。③合成抗凝物质:内皮细胞合成的凝血调节蛋白(TM)与凝血酶结合,变成蛋白C活化因子,继而与由内皮细胞合成的蛋白S协同作用,灭活凝血因子Ⅴ和Ⅷ;内皮细胞还合成肝素样分子,可与抗凝血酶Ⅲ结合,灭活凝血酶、凝血因子Ⅹ和Ⅸ等。④溶解纤维蛋白:内皮细胞合成t-PA,可促使纤维蛋白溶解,清除沉着于内皮细胞表面的纤维蛋白。

2. 促凝作用 当内皮细胞的结构一旦被破坏,则上述的抗凝作用无法正常发挥,从而表现出明显的促凝作用;此外,还可通过暴露内皮细胞下的胶原,或释放TF而启动内源性或外源性凝血系统。

(二) 血细胞与凝血

1. 血小板与凝血过程 血小板直接参与凝血过程,发挥重要的凝血作用。其参与凝血的过程分黏附与聚集、活化与释放。

(1)血小板的黏附与聚集:当细菌毒素、创伤等原因使血管内皮细胞受损而暴露内皮下胶原后,血小板膜上的糖蛋白GPⅠb/Ⅸ通过血管性假血友病因子与胶原结合,使血小板黏附于血管内皮细胞。同时胶原作为血小板的激活剂使黏附的血小板激活。活化的糖蛋白GPⅡb/Ⅲa是血小板膜上的纤维蛋白原受体,纤维蛋白原为二聚体可与两个相邻的血小板膜上GPⅡb/Ⅲa相结合产生"搭桥"作用,使血小板聚集(图8-3)。

能诱导血小板聚集的激活剂除胶原纤维以外,还有凝血酶、肾上腺素、ADP、血栓素A_2(thromboxane A_2,TXA_2)、PAF等,其中PAF为迄今发现的最强的血小板聚集因子。

(2)血小板的活化与释放:激活剂与血小板表面相应的受体结合可发生血小板释放反应。不同激活剂激活血小板的途径可能不同。例如,TXA_2、凝血酶等可通过G蛋白介导激活磷脂酶C,分解质膜中的磷脂酰肌醇-4,5-二磷酸(PIP2),生成二酰甘油(DG)及三磷酸肌醇(IP3)。其中IP3使内质网中储存的Ca^{2+}释放,通过钙调蛋白的作用使肌球蛋白收缩。肌

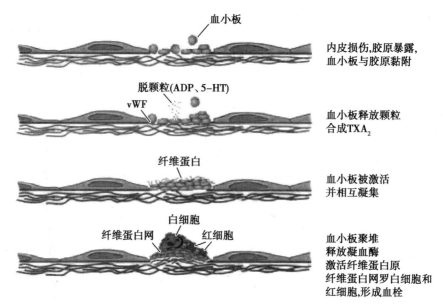

图 8-3 心血管内皮损伤、血小板黏附聚集示意图

球蛋白的收缩一方面可使血小板伸出伪足,另一方面可引起血小板的释放反应。其中可释放致密颗粒中的 ADP、5-羟色胺等,α 颗粒中的纤维蛋白原、凝血酶敏感蛋白(thrombospondin)、纤维连接蛋白等黏附性蛋白,并进一步激活血小板,产生黏附作用。

在 IP3 产生上述变化的同时,血小板膜中的 PIP2 被分解产生的 DG,则可激活血小板中的蛋白激酶 C,进一步使蛋白磷酸化,调节血小板功能。

此外,血小板激活也可使血小板的磷脂酶 A2 激活,可使血小板膜磷脂裂解产生花生四烯酸,再经环加氧酶作用生成 PGG2/PGH2,进一步生成 TXA_2。TXA_2 有较强的促进血小板聚集作用(图 8-4)。

总之,凝血酶、胶原等作为激活剂,与血小板膜相应受体结合后,通过 G 蛋白介导作用,血小板内产生第二信使(cAMP、IP3、DG 等)发挥生理效应,产生一系列变化,其中包括使血小板膜糖蛋白 GP Ⅱ b/Ⅲ a 复合物激活,从而使血小板聚集。GP Ⅱ b/Ⅲ a 是黏附分子中的整合素家族中的一种,是止血或血栓形成中具有重要作用的黏附分子之一。GP Ⅱ b/Ⅲ a 在与纤维蛋白原结合后,可进一步引起血小板结构变化,实现血小板细胞骨架蛋白的再构筑,引起血小板的扁平及伸展和血小板聚集等。活化后的血小板表面会出现磷脂酰丝氨酸或肌醇磷脂等带负电荷的磷脂,通过与带正电荷的 Ca^{2+} 的凝血因子Ⅶ、Ⅸ、Ⅹ及凝血酶原等(都含有 Ca^{2+} 结合氨基酸)结合,使这些凝血因子在血小板磷脂表面浓缩、局限、激活,导致大量凝血酶产生。继而形成纤维蛋白网,网罗其他血细胞形成凝血块。其中血小板有伪足伸入网中,借助于血小板中肌球蛋白的收缩,使凝血块回缩,逐渐形成较坚固的止血栓(图 8-4)。

在表面接触激活血小板和凝血系统的同时,纤溶系统也被激活。血小板所含纤溶酶及其激活物将被释放出来,且血小板释放的 5-羟色胺等也能促使内皮细胞释放激活物。但是由于血小板解体,同时释放出 PF6 和另一些抑制蛋白酶的物质,所以在形成血栓时,不致受到纤溶活动的干扰。

2. 白细胞与凝血过程 白细胞内富含促凝物质,当各种病因引起白细胞增多并伴随破坏时,其释放入血的促凝物质生成增多;同时由于白细胞增多可使血流阻力增加,血液黏度

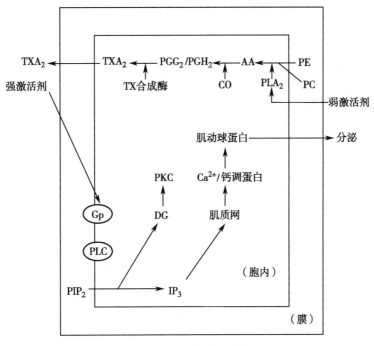

图 8-4 血小板激活过程

随之升高;活化的白细胞可释放多种细胞因子损伤血管并导致血管壁通透性增加,使血浆外渗、血液浓缩进而处于高凝状态。能够引起白细胞增多或者激活的情况多见于感染、白血病等。

3. 红细胞与凝血过程 红细胞膜富含磷脂,是凝血因子激活过程中不可缺少的介质。当红细胞破坏增多时可使血液中红细胞碎片增加,从而提供丰富的磷脂造成大量凝血因子被激活,导致血液高凝。与此同时,血液中因此而增多的 ADP 可诱导血小板大量聚集从而促使血栓形成。红细胞增多常见于真性红细胞增多症,红细胞大量破坏常见于急、慢性溶血,其中急性溶血常导致弥散性血管内凝血发生。

第二节 血浆成分改变对凝血与抗凝血功能的影响

血浆中各种凝血因子、抗凝因子、纤溶因子的数量发生变化或功能障碍,均可造成凝血与抗凝血功能紊乱,在临床上出现出血倾向或血栓形成倾向,甚至发生出血或血栓形成性疾病。

一、凝血因子的异常

(一)与出血倾向有关的凝血因子异常

引起机体产生出血倾向的原因通常为各种凝血因子的减少,上述在启动和维持凝血过程中起重要作用的各种凝血因子的数量不足,无疑可导致机体的凝血功能障碍,而产生出血倾向。此外,少数凝血因子结构的异常也可使其参与凝血的功能障碍而影响机体的凝血功能,使机体产生出血倾向。凝血因子减少的原因主要有遗传性血浆凝血因子缺乏和获得性血浆凝血因子减少。

1. 遗传性血浆凝血因子缺乏 虽然各种凝血因子都可能存在遗传性缺乏,但除血友病和血管性假性血友病之外,其他情况甚为少见。凝血过程的关键是凝血酶的产生,凝血酶原激活物可分解凝血酶原产生凝血酶。因此,参与凝血酶原激活物形成的各种凝血因子生成障碍均可使凝血功能障碍,导致出血倾向。

血友病是一组由于遗传性凝血酶原激活物生成障碍引起的,临床上较常见的出血性疾病,包括血友病 A(FⅧ缺乏症)、血友病 B(FⅨ缺乏症)、血友病 C(FⅪ缺乏症)。其中,血友病 A、B 为 X 连锁隐性遗传病;血友病 C 属常染色体显性或不完全性隐性遗传。血友病患者由于 FⅧ、FⅨ、FⅪ缺乏,使凝血酶原激活物的形成障碍,导致凝血功能障碍,产生出血倾向。

除血友病外,血管性假血友病因子(vWF)遗传性缺乏时,可引起血管性假血友病。vWF 可与血小板膜受体(GPIb-Ⅸ-Ⅴ、GPⅡb/Ⅲa)及胶原结合,引起血小板的黏附、聚集。同时也可与因子Ⅷ结合,使其免受灭活。vWF 发生质和量的异常,可导致血小板的黏附、聚集障碍和因子Ⅷ促凝活性的降低,引起出血倾向。

2. 获得性血浆凝血因子减少 获得性血浆凝血因子减少所致出血倾向为临床所常见。主要有以下原因:

(1)凝血因子的生成障碍:①维生素 K(Vit K)缺乏。FⅡ、FⅦ、FⅨ及 FX 的生成需 Vit K 参与。Vit K 缺乏可导致这些凝血因子生成减少,引起出血倾向。这是临床上多见的原因。Vit K 约一半来自食物,如绿色蔬菜和豆类等。一半由肠内细菌产生。因此,Vit K 缺乏常见于经口摄取不足、肠吸收不良、肠内菌群受抑制和口服抗生素以及服用 Vit K 拮抗剂香豆素等情况。②肝功能严重障碍。多数凝血因子在肝脏合成,肝功能严重障碍时,凝血因子合成减少,血中凝血因子浓度降低,可导致出血倾向。严重肝病还可影响抗凝、纤溶等功能,引起出血倾向。

(2)凝血因子的消耗增多:弥散性血管内凝血时大量微血栓形成消耗了大量凝血因子,这是弥散性血管内凝血导致出血的重要原因之一。

(二) 与血栓形成倾向有关的凝血因子异常

心、脑血管血栓性疾病的发病率逐年增高。血栓形成的机制很复杂,一般认为,遗传因素和环境因素均可能参与血栓形成。虽然近年来对凝血、抗凝、纤溶因子异常与血栓形成倾向之间的关系研究颇多,但结论多不一致。因此,关于影响血栓形成的因素,迄今尚不十分清楚。

血栓形成既可发生在低血流量和低压力的静脉系统,又可发生在高流量、高压力的动脉系统。其特点是:前者血栓成分中纤维蛋白较丰富,而后者血栓成分中则以血小板为主。

与血栓形成倾向有关的凝血因子异常既可由遗传因素引起,也可由环境因素引起,常见于:

1. 遗传性因素 血浆凝血因子数量增多和活性增高可与凝血因子基因的改变相关。很多研究证实,凝血因子、抗凝因子、纤溶因子以及血小板膜受体的各种基因的改变均与血栓形成倾向有关,某些特定基因的特异突变易促进血栓形成。例如抗凝血酶、蛋白 C 和蛋白 S 基因等发生某些突变时,均可增加血栓形成倾向。

尽管每种凝血因子基因均可能发生改变,但迄今较为肯定的与血栓形成倾向相关的基因改变有:因子Ⅶ多态性基因 *R353Q* 突变是缺血性心脏病的危险因素;FⅤ的变异 *R506Q*、*R306T* 可产生 APC 抵抗,促进血栓的形成。凝血酶原 G20210A、FⅩⅢ多态性基因 *V34L* 突变也与血栓形成倾向相关。此外,有证据认为因子Ⅷ数量可由遗传性因素来决定,但迄今尚未证实因子Ⅷ的变异可导致其数量变化。而纤维蛋白原基因多态性与血栓形成倾向之间的关系目前也仍不清楚。

关于遗传性因素与血栓形成之间的关系，虽然研究资料很多，但彼此常有矛盾结果。例如，关于先天性FⅫ缺乏症与血栓形成间的关系，即存在"有关"和"无关"两种相反的看法。因此，在血栓形成的发生机制中，基因的变化不可能是唯一的决定因素，基因-环境的相互作用，在血栓形成的发生机制中可能是更重要的。

2. 环境因素　大多数情况下，血栓形成与环境因素有关。例如，分娩、摄取激素、外科手术、节食和吸烟、糖尿病、高血压、血脂异常和血管壁的局部变化等均与血栓形成密切相关。

获得性血浆凝血因子的增多可提高血栓发生的危险。某些病理性因素可使血浆凝血因子增多，如肥胖、糖尿病、高血压、高脂血症、吸烟等可使纤维蛋白原浓度增高；恶性肿瘤、吸烟、酗酒及口服避孕药等则可使FⅦ增高。而肾病综合征患者血中可有FⅡ、FⅤ、FⅦ和FⅧ等浓度的增高。这些病理性因素所引起的凝血因子的增多，特别是纤维蛋白原量的增加，常与心肌梗死、缺血性心脏病等关系密切。

二、抗凝系统功能异常

当机体由于某些原因导致抗凝系统功能异常时，可使凝血与抗凝血平衡紊乱。临床上多表现为血栓形成倾向。

（一）抗凝血酶-Ⅲ减少或缺乏与血栓形成倾向

血浆中丝氨酸蛋白酶抑制物类抗凝物质以抗凝血酶-Ⅲ为代表。一般认为，AT-Ⅲ可能与凝血酶以及其他丝氨酸蛋白酶，如FⅫa、FⅪa、FⅨa、FⅩa等形成1:1共价复合物使其灭活。AT-Ⅲ数量的不足和/或功能的异常，可使抗凝作用低下而导致血栓形成倾向。引起AT-Ⅲ减少或缺乏的原因主要包括获得性缺乏和遗传性缺乏。

1. 获得性缺乏

（1）AT-Ⅲ合成减少：肠消化吸收蛋白质功能障碍时，由于AT-Ⅲ合成的底物不足，使AT-Ⅲ合成减少；AT-Ⅲ合成主要在肝脏进行，因此，肝脏功能严重障碍也可导致AT-Ⅲ合成减少。此外，口服避孕药时，雌激素等成分不但可增加凝血因子（如FⅦ、FⅩ及纤维蛋白原等）；还可使AT-Ⅲ与蛋白S等抗凝成分减少，因而也易导致静脉血栓形成。

（2）AT-Ⅲ丢失和消耗增多：肾病综合征患者，一方面可由于从肾脏丢失大量AT-Ⅲ等，导致AT-Ⅲ等抗凝物质的缺乏；另一方面，此类患者往往伴有肝脏合成纤维蛋白原等促凝物质的增加，因而易并发血栓形成。大面积烧伤患者，AT-Ⅲ等可随血浆丢失，使血浆AT-Ⅲ减少。此外，弥散性血管内凝血时也可有AT-Ⅲ消耗性增多。

2. 遗传性缺乏　AT-Ⅲ基因位于1号染色体，约19kb。由于遗传因素引起的AT-Ⅲ基因变异，可导致AT-Ⅲ缺乏、异常症的发生。AT-Ⅲ缺乏、异常症可分为Ⅰ型和Ⅱ型。Ⅰ型为AT-Ⅲ的生物活性和数量均减少。此型按AT-Ⅲ与肝素结合情况又分为两个亚型：①与肝素结合无异常者为Ⅰa型；②与肝素结合异常者为Ⅰb型。Ⅱ型只有AT-Ⅲ活性的异常，也称AT-Ⅲ异常症，可分为三个亚型：①AT-Ⅲ的活性部位及其与肝素结合部位均产生功能异常者为Ⅱa型；②仅为活性部位异常者为Ⅱb型；③仅为与肝素结合部位异常者为Ⅱc型。AT-Ⅲ缺乏、异常症通常可产生反复性、家族性深部静脉血栓症。

(二) 蛋白 C 和蛋白 S 缺乏与血栓形成倾向

凝血调节蛋白(TM)-蛋白 C(PC)系统是属于蛋白酶类的抗凝系统。蛋白 C 和蛋白 S 缺乏常见于:

1. 获得性缺乏　蛋白 C 和蛋白 S 均属 Vit K 依赖性的抗凝血因子。Vit K 缺乏或应用 Vit K 拮抗剂等,可使 PC 和 PS 合成障碍而引起 PC 和 PS 缺乏。严重肝病、肝硬化等也可使 PC、PS 合成减少而缺乏。此外,口服避孕药、妊娠等情况也可引起 PS 减少。

2. 遗传性缺乏和 APC 抵抗

(1)蛋白 C 缺乏、异常症:PC 基因位于第二号染色体,约 11kb。PC 缺乏、异常症属常染色体显性遗传,包括数量缺乏和结构异常。通常分为两型:Ⅰ型为 PC 的生物活性和数量均减少。Ⅱ型抗原量虽正常,但由于分子结构异常使其活性降低。PC 缺乏、异常症时,临床上多发生深部静脉血栓症。另有报告,年轻患者也可有动脉性血管障碍。

(2)蛋白 S 缺乏、异常症:PS 是 APC 分解 FⅤa、FⅧa 的辅助因子。PS 基因位于第 3 号染色体上。PS 缺乏、异常症属常染色体显性遗传。PS 在血中有两种形式存在,即结合型和游离型,其中结合型主要与补体 C4b 结合蛋白结合,此型约占 60%。游离型约占总量的 40%,具有生物学活性。

PS 缺乏、异常症分为三型:Ⅰ型表现为血中结合型 PS 量正常或增加,而游离型显著减少,此型发病率最高。Ⅰ型时,游离型 PS 减少的原因可有两种情况:一是 PS 本身异常引起游离型 PS 减少;二是由于 C4b 的异常而引起。例如,当 C4b 与 C4b 结合蛋白结合减少时,可促使 C4b 结合蛋白与 PS 结合增多,此时血中游离型 PS 即减少。Ⅱ型表现为游离型和结合型均显著减少。Ⅲ型表现为游离型和结合型抗原量均正常,但其对 APC 的辅助活性显著低下,可能是 PS 的结构异常所引起。PS 缺乏、异常症往往可导致深部静脉的血栓形成倾向。

(3)APC 抵抗(activated protein C resistance,APCR):正常情况下,若在血浆中加入 APC,由于 APC 可使 FⅤa 和 FⅧa 失活,可使部分凝血激酶时间(APTT)延长。但一部分静脉血栓形成患者的血浆标本,若想获得同样的 APTT,则必须加入比正常时更多的 APC,通常将这一现象称为 APC 抵抗。产生 APC 抵抗的原因有抗 PC 抗体、PS 缺乏和抗磷脂抗体以及 FⅤ或 FⅧ基因突变等。①抗磷脂综合征(antiphospholipid syndrome,APS)是一种自身免疫性疾病,血清中有高滴度抗磷脂抗体(antiphospholipid antibody,APA)。APA 有抑制蛋白 C 的活化或抑制 APC 的活性及使蛋白 S 减少等的作用,可产生 APCR。此外,APA 还有抑制 AT-Ⅲ活性、激活血小板及抑制 t-PA 等的作用,因此,APS 时血液处于高凝状态,易引起血栓形成。②FⅤ基因突变产生的 APCR。现认为,APC 与 FⅤa 轻链结合,分解 FⅤa 重链的 506、306、679 三个位点上的精氨酸(Arg),而使其灭活。同时,被 APC 分解的 FⅤa 作为一种辅助因子也参与 APC 对 FⅧa 的分解。因此,FⅤ具有凝血作用的同时,由于促进了 APC 分解 FⅧa,也发挥着抗凝作用。

FⅤ基因的一种突变 *R506Q*,即基因序列中第 1 691 位上的鸟嘌呤(G)变为腺嘌呤(A)时,则所编码的蛋白质 506 位上的精氨酸被置换为谷氨酰胺,这种突变称为 FⅤ Leiden 突变。这一变化不仅使 FⅤa 对 APC 的分解产生抵抗,也同时使 FⅧa 对 APC 的分解产生抵抗。同样,FⅤ基因的另一种突变 *R306T*,即编码的蛋白质分子 306 位上的精氨酸被置换为苏氨酸也可产生 APC 抵抗。APC 抵抗可使抗凝活性明显降低,而 FⅤa、FⅧa 的促凝活性明显增强,促进血栓形成倾向。

三、纤溶因子的异常

如上所述,调节纤维蛋白溶解系统的各种因子发生异常时,均可由于纤溶系统功能障碍,而产生出血倾向或血栓形成倾向。较常见的情况有:

（一）纤溶功能亢进引起的出血倾向

1. 获得性纤溶功能亢进

（1）富含纤溶酶原激活物器官,如子宫、卵巢、前列腺、心、肺、脑等脏器大手术或严重损伤时,可释放大量纤溶酶原激活物入血,引起纤溶亢进。

（2）某些恶性肿瘤（如白血病等）也可释放大量 t-PA 入血,引起纤溶亢进。

（3）肝脏功能的严重障碍,如肝硬化、肝癌、肝叶切除等,可因肝合成 PAI 减少及 t-PA 灭活减少而引起纤溶亢进。

（4）弥散性血管内凝血时可产生继发性纤溶亢进（见弥散性血管内凝血）。

（5）溶栓疗法时,溶栓药物等可引起纤溶亢进,甚至引起出血。

2. 遗传性纤溶亢进　目前已发现存在先天性 α_2 抗纤溶酶缺乏症和 PAI-1 缺乏症,并可出现出血倾向,但临床上甚为罕见。

（二）纤溶功能降低与血栓形成倾向

前已述及,影响血栓形成的因素颇多,其中纤溶功能低下与血栓病或血栓形成倾向明显相关。

1. 遗传性原因所致纤溶功能低下　主要有:① PAI-1 基因多态性改变。已证明,*PAI-1*基因启动子区等位基因与血清 PAI-1 水平相关。如 4G/4G 可高水平表达 PAI-1,并可增强 PAI-1 活性;而 5G/5G 则低水平表达 PAI-1,4G/5G 则中等水平表达 PAI-1。其中 4G/4G 基因型被认为与心肌梗死或血栓性疾病的发生有一定关系。②先天性 PLG 异常症。PLG 基因的突变可能与血栓形成倾向有关,患者血浆纤溶酶原活性（PLG:A）可降低。

2. 获得性血浆纤溶活性降低　临床上常见于血栓前状态、动静脉血栓形成性疾病、高脂血症、缺血性卒中及口服避孕药等。这类患者的血浆中,往往有 t-PA 降低及 PAI-1 增高等纤溶功能降低的变化,且这一变化被认为可能与血栓形成密切相关。但是,这类疾病的发病机制通常较为复杂,因此,此类患者的血栓形成与纤溶功能降低之间的关系等,还有待进一步研究确定。

总之,血栓性疾病的发生既与遗传因素有关,也与环境因素有关,是一种多因素疾病。其中血液的凝血因子、抗凝因子及纤溶因子的某些基因变异可能与血栓形成相关。

第三节　血细胞异常对凝血与抗凝血功能的影响

一、血小板异常对凝血与抗凝血功能的影响

（一）血小板数量异常

1. 血小板数量减少　血小板数量减少一般是指血液中的血小板数量少于 $100 \times 10^9/L$,可引起出血倾向。血小板数量减少常见的原因:①血小板生成减少,常见于各种原因所致骨髓功能障碍,如再生障碍性贫血、骨髓纤维化晚期、药物造成的骨髓抑制、急性白血病、巨幼细胞贫血等。②血小板破坏或消耗增多,常见于系统性红斑狼疮、特发性血小板减少性紫

癜、血栓性血小板减少性紫癜、新生儿血小板减少症、弥散性血管内凝血等。③血小板分布异常,常见于脾功能亢进,如肝硬化、慢性充血性脾大症等,以及输入大量库存血或血浆等情况。

2. 血小板数量增多 血小板数量增多一般是指血液中的血小板数量超过 $400 \times 10^9/L$。血小板数量增多常见的原因:①血小板原发性增多,见于多种血液病,如原发性血小板增多症、骨髓纤维化早期、慢性粒细胞性白血病、真性红细胞增多症等。原发性血小板增多时,可能伴随出现血小板功能减弱或血小板功能增强。若伴有血小板功能减弱,则可因凝血功能障碍而出现出血;若伴有血小板活化功能增强,则易发生血栓形成。②血小板继发性增多,常见于急性感染、溶血等,某些癌症患者也可有轻度增多。

(二) 血小板质和功能的异常

血小板质的异常可引起血小板的黏附、聚集、活化和释放等功能缺陷,常与血小板膜上的糖蛋白改变密切相关。

血小板功能异常包括遗传性及获得性功能异常。①遗传性血小板功能异常:多见于血小板膜上的糖蛋白异常,常属于常染色体隐性遗传,临床表现为出血倾向。例如,巨大血小板综合征(亦称 Bernard-Soulier 综合征)时的 GP Ⅰb/Ⅸ 先天性缺乏;Glanzmann 血小板无力症时的 GP Ⅱb/Ⅲa 先天性缺乏。②获得性血小板功能异常。获得性血小板功能降低常见于尿毒症晚期、肝硬化、骨髓增生性疾病、急性白血病,以及服用抗血小板药物和低(无)纤维蛋白原血症等;获得性血小板功能增强常见于血栓前状态、血栓性疾病、糖尿病、妊娠期高血压综合征、口服避孕药、妊娠晚期、高脂血症,以及人工瓣膜移植术等。

二、白细胞异常对凝血与抗凝血功能的影响

白细胞是体积较大的血细胞,富含促凝物质和溶酶体酶。当各种病因引起血液内白细胞增多时,可使毛细血管血流受阻,导致微循环障碍,严重的可能诱发微血栓。白细胞增多的同时可伴随白细胞破坏增多,从而使胞内的促凝物质入血,血液黏度升高而处于高凝状态。激活的白细胞一方面可释放溶酶体酶、胶原酶,损伤血管基膜和基质等,暴露内皮下胶原,促进血小板黏附,从而使得血液高凝;另一方面还可以通过自分泌和/或旁分泌产生很多炎症细胞因子,如肿瘤坏死因子和白细胞介素等,使内皮细胞、单核细胞等释放大量组织因子,启动凝血系统。此外,一些炎症因子还可使血管壁通透性增高、血浆外渗、血液浓缩,也有利于血栓形成。

此外,白细胞的异常有时也可引起出血倾向,如急性白血病早期 40% 患者可有出血倾向,其原因主要与该病引起的血小板减少及释放大量纤溶酶原激活物等有关。

三、红细胞异常对凝血与抗凝血功能的影响

红细胞膜富含磷脂,是凝血因子激活过程中不可缺少的介质。当红细胞数量增多、红细胞破坏增多时,可导致血液中红细胞碎片增加,使得凝血因子激活增多,从而导致血液高凝。此外,红细胞内含的 ADP 属血小板诱导因子,可导致血小板聚集能力增强,容易形成血栓。红细胞增多常见于真性红细胞增多症,红细胞大量破坏常见于急、慢性溶血,其中急性溶血常引起弥散性血管内凝血发生。

第四节 血管壁异常对凝血与抗凝血功能的影响

血管完整性及构成血管的内皮细胞的功能均在凝血-抗凝-纤溶中发挥着重要作用,它们的损伤将导致机体凝血-抗凝-纤溶系统功能紊乱,具体表现:①血液凝固性增高和/或抗凝血功能减弱,而导致血栓形成;②血液凝固性降低和/或抗凝血功能增强,易发生出血倾向。

一、血管内皮细胞的损伤:促凝与抗纤溶

多种病理情况可导致血管内皮细胞损伤:①生化性因素,内毒素、细胞因子、缺血缺氧、酸中毒等均可直接造成血管内皮细胞损伤;②机械性因素,血液中血流压力、切应力、张力的改变可导致血管内皮细胞损伤;③免疫学因素,血管内皮细胞上有很多趋化因子受体和细胞因子受体,因而能够参与免疫反应。当机体免疫系统因炎症等因素出现活化,血液中的补体、活化的白细胞、体内异物(如氧化变性的低密度脂蛋白、糖化蛋白等)均可刺激血管内皮细胞,使其受损。受损的血管内皮细胞将失去其抗凝和促进纤溶的作用,表现出促凝和抗纤溶的特点,血液出现明显的出血倾向。

血管内皮的损伤是血栓形成的最重要和最常见的原因。即使这一原因单独存在,也可以导致血栓形成。其促凝作用具体体现为:①释放组织因子。内皮细胞损伤时组织因子被释出,激活外源性的凝血过程。②释放血管性假血友病因子(vWF)。内皮损伤时释出,促使血小板黏附于血管内皮细胞下胶原。③分泌 PAI,抑制纤维蛋白溶解。正常情况下,发挥抑制血小板黏集和抗凝血作用的主要依赖于内皮细胞的完整性,任何原因引起的内皮损伤或被激活,都会引起局部凝血。

二、血管壁结构的损伤:出血倾向

(一) 获得性血管损伤

常见的获得性血管损伤主要是免疫性因素造成的。常见于各种致敏原致敏机体后产生的超敏反应,如Ⅰ型超敏反应时由于体内肥大细胞、嗜碱性粒细胞等释放的组胺、5-羟色胺、白三烯和激肽等物质,可造成血管损伤;Ⅲ型超敏反应时,抗原抗体复合物沉积于血管壁,可通过激活补体等作用损伤血管壁。此外,维生素 C 缺乏时,由于血管胶原合成障碍而导致血管壁脆性大而出血。老年人因血管周围支持组织脆性增加,也可出现出血性紫斑等。

(二) 先天性血管壁异常

常见于遗传性出血性毛细血管扩张症。这是一种常染色体显性遗传病,该病发生时由于小血管先天缺乏弹力纤维和平滑肌,使机体的小动脉、小静脉均由单层细胞构成,易产生自发性或轻微外伤后的反复出血。此外,单纯性紫癜也是与遗传相关的血管性出血性疾病。

第五节 血液流变学改变对凝血与抗凝血功能的影响

一、血液流变学与凝血

血液流变学(hemorheology)研究血液及其有形成分的流动性与形变规律,包括宏观流变学与微观流变学。宏观流变学研究全血在各切变率下的表现黏度,如血液黏度、血浆黏度、

红细胞沉降率、血液与管壁应力分布等。而微观流变学则研究血液有形成分的流变学特性，如红细胞聚集性、红细胞变形性、血小板聚集性、血小板黏附性等，又称为细胞流变学。随着生物技术的高速发展，后者又深入到分子水平的研究，包括血浆蛋白成分对血液黏度的影响、介质对细胞膜的影响、受体作用等，故称为分子血液流变学。临床血液流变学(clinical hemorheology)研究血液的流动性、血液的有形成分、血管和心脏的黏弹性在各种疾病时的改变，了解这些变化的病理生理意义，有利于相关疾病的诊断、治疗和预防。

血液黏度常被用来定量地描述血液流变学的改变。血液的黏度会随所加的切应力的改变而变化。在给定的切应力下，血液的黏度大小主要取决于红细胞比容、红细胞的流变学特性和血浆黏度。血液黏度越高，血液的流动性越差，凝血功能越强，越有利于形成血栓。

二、血液流变学异常

临床和实验资料表明，血液流变学异常是出血性心脑血管疾病和缺血性心脑血管疾病共同的病理生理基础，并与其严重程度密切相关。血液黏度增高，血流缓慢、红细胞变形能力降低，以及血小板、纤维蛋白原等诸因素的参与，易使血液凝固性升高并形成血栓。

（一）红细胞比容的异常

相对其他的血细胞而言，血液中红细胞的浓度最高，因而红细胞比容对血液黏度的影响最大。而白细胞和血小板的数目相对很少，仅在研究微循环时才去考虑它们对血液黏度的影响。

1. 红细胞比容增高 红细胞比容，即红细胞在血液中所占容量的比值。当血液中红细胞的浓度增高时，红细胞比容增大，血液变得黏稠，容易因血栓而引发心脑血管疾病。红细胞比容增高多见于：①真性红细胞增多。如真性红细胞增多症，是一种造血干细胞的克隆性慢性骨髓增殖性疾病。出血和血栓是该病的两个主要临床表现。②继发性红细胞增多。多由于机体慢性缺氧或肾脏病变所致，如慢性肺部疾病、慢性充血性心力衰竭、法洛四联症、慢性肺部疾病、高原性红细胞增多症、动-静脉瘘等；或慢性肾脏疾病如肾脏肿瘤、肾囊肿、肾盂积水等，造成血液促红细胞生成素增多。③相对性红细胞增多。常发生于大量失水或失液时，由于脱水导致血液浓缩，如严重腹泻呕吐、大面积烧伤和烫伤、高热等。

2. 红细胞比容降低 红细胞比容偏低就是指红细胞在全血中所占的容积百分比偏低，说明血液中的红细胞数量不够。导致红细胞比容偏低的原因：①贫血，如红细胞生成减少性贫血、溶血性贫血、失血性贫血等；②血液稀释；③血液渗透压升高，可引起红细胞皱缩。

（二）红细胞流变学特性的异常

红细胞的变形性和聚集性决定红细胞的流变学特性。红细胞的变形性是指在一定的机械外力作用下红细胞改变形状的能力。红细胞的聚集性是指红细胞与红细胞之间结合在一起的能力。

1. 红细胞变形性异常 红细胞发生变形时所需外力越小，其变形能力越强。正常情况下，红细胞有很强的变形能力，可通过直径比自身小一半的毛细血管。在大血管内，血液的流动性主要取决于红细胞比容；而在小血管内，血液流动性主要取决于红细胞的变形能力。因此，红细胞的变形能力越大，则血液的黏度越小，才能保证微循环的有效灌注。当红细胞的变形能力变小，则血液的黏度会变大，从而影响微循环的有效血液灌注，导致组织缺氧乃至于梗死发生甚至扩散。

影响红细胞变形性的内部因素主要有红细胞膜的黏弹性、红细胞的几何形状与红细胞的胞质黏度;而外部因素则主要有血液的剪切力、渗透压、pH、温度、介质黏度及血管内经和红细胞的浓度等。因而,镰状细胞性贫血、遗传性球形红细胞症、高钠血症、酸中毒和严重缺氧等都可造成红细胞变形性低下而引发小血管血栓形成。

2. 红细胞聚集性异常　红细胞的聚集性对血液黏度的影响与红细胞的变形性对血液黏度的影响相反,红细胞的聚集性越大,血液的黏度也会越大。正常血流中有多种作用力影响红细胞的聚集性,一类是促成聚集的红细胞表面大分子桥接力;另一类是防止聚集的作用力,如电荷斥力、血液剪切力、膜的弯曲力等。正常情况下,防止聚集的力和促进聚集的力处于平衡状态,但当促进聚集的力大于防止聚集的力时,聚集就形成了。

造成红细胞聚集性增强的常见原因有以下几类:①静电排斥力减小。红细胞表面均带负电荷,在正常的红细胞之间,因同性相斥而不易聚集。当病毒感染、缺氧等引起红细胞膜受损,或者红细胞老化造成细胞膜刚化(即细胞膜流动性下降),以及当红细胞膜脂质成分增加时,都可能使红细胞表面的负电荷减少,同性相斥作用减弱,而使红细胞的聚集性增强。②大分子的桥连力增强。血浆中的高分子物质可吸附于细胞表面,通过桥接作用促进红细胞聚集。因此,当血浆中的纤维蛋白原、球蛋白、凝血酶原等含量增加时,红细胞聚集性增强;而当白蛋白增加时却能促进红细胞的解聚。③血液切变率变小。血液切变率直接影响红细胞聚散,流速高时红细胞呈分散状态,血液黏度降低;血流缓慢时,血液切变率变小,红细胞易处于聚集状态,血液黏度较高,有利于血栓形成。

(三) 血浆黏度的异常

血浆黏度是影响全血黏度的重要因素之一,而影响血浆黏度的因素有纤维蛋白原、球蛋白、白蛋白、脂类和血糖等。其中,血浆蛋白是影响血浆黏度最主要的因素。血浆蛋白对血浆黏度的影响取决于血浆蛋白的含量、分子的形状和大小。大分子蛋白的含量越高,血浆黏度则越高;结构呈链状的血浆蛋白增多时易形成网状结构,相对于球状蛋白更容易引起血浆黏度升高。故纤维蛋白原对血浆黏度影响最大,球蛋白次之,白蛋白对血浆黏度影响最小。

许多血浆蛋白异常的疾病都可以表现出明显的高黏滞症状,如巨球蛋白血症、多发性骨髓瘤、先天性高纤维蛋白原血症、某些胶原性疾病等。另外,使血浆黏度增高的血浆蛋白的增加也可以导致红细胞的聚集,特别是在低切变率时表现更为明显,从而造成全血黏度的升高,有利于凝血、形成血栓。

血浆黏度的增加也可使红细胞的沉降率加快。红细胞的沉降是一种血液流变现象,不仅与血浆黏度有关,也与红细胞聚集情况、红细胞比容及红细胞表面电荷有关。因此,在临床工作中红细胞沉降率、血浆黏度及血浆蛋白的常规同时检测,能提高临床诊治疾病的应用价值。

第六节　弥散性血管内凝血

弥散性血管内凝血(disseminated intravascular coagulation,DIC)是指在某些致病因子作用下,凝血系统被激活,形成以微血管内广泛微血栓形成为病理学特征,以凝血功能紊乱为本质的基本病理过程。在该过程中大量凝血因子和血小板被消耗,并由于大量微血栓形成导致继发性纤维蛋白溶解系统功能亢进,以致其凝血系统功能紊乱表现为血液由高凝向低凝状态转变。临床上常合并出血、休克、器官功能障碍和溶血性贫血等表现,是一种危重的全身性临床综合征。

一、病因

引起 DIC 的原因很多,最常见的是细菌、病毒等感染性疾病和败血症。DIC 还可见于产科意外、恶性肿瘤、大手术和创伤、严重的过敏、中毒反应等。此外,如疾病过程中并发严重缺氧、酸中毒等病理过程,亦可相继激活纤溶系统、激肽系统、补体系统,促进 DIC 的发生发展。

二、发生机制

DIC 的发生机制比较复杂,主要有组织因子的大量释放、血管内皮细胞的广泛损伤、血细胞的大量破坏和大量血小板激活及促凝物质大量入血等。

(一) 内皮细胞广泛损伤

缺氧、酸中毒、抗原-抗体复合物、严重感染、内毒素等,都可损伤血管内皮细胞,导致血管内皮细胞:①抗凝作用降低;②纤溶活性降低;③对血小板黏附、聚集的抑制作用降低,而对血小板的黏附功能增强;④释放组织因子,启动外源性凝血途径;⑤内皮损伤后带负电荷的胶原暴露可通过 FⅫa 启动内源性凝血系统;另一方面 PK 可被 FⅫf 分解为激肽释放酶而激活激肽系统,进而激活补体系统。

(二) 组织因子大量释放

当各种原因导致组织细胞被大量破坏、组织因子大量释放入血时启动外源性凝血途径,通过形成Ⅶa-组织因子复合物,迅速使血液凝固性增高而发生 DIC。但是,机体内不同的组织细胞内所含有的组织因子的量不同,所以不同的组织细胞损伤所致 DIC 的发生概率也不一致,如胎盘与子宫蜕膜则富含组织因子。

(三) 血细胞大量破坏,血小板被激活

1. 红细胞的大量破坏 异型输血、恶性疟疾、蚕豆病等,可引起红细胞大量破坏,并释放大量 ADP,促进血小板黏附、聚集而导致凝血;此外,血液中大量的红细胞膜碎片为凝血系统激活提供磷脂,导致大量凝血酶生成,促进 DIC 的发生。

2. 白细胞的破坏 急性早幼粒细胞白血病患者,在化疗、放疗等致白细胞大量破坏时,释放组织因子样物质,可促进 DIC 的发生。血液中的单核细胞、中性粒细胞在内毒素、TNF-α 等刺激下可诱导表达组织因子,从而启动凝血反应。

3. 血小板的激活 在 DIC 的发生发展中,血小板的作用多为继发性作用,只有少数情况如血栓性血小板减少性紫癜时,血小板起原发性作用。

(四) 其他促凝物质进入血液

1. 急性坏死性胰腺炎 急性坏死性胰腺炎时,大量组织因子从腺泡及导管逸出入血,从而激活外源性凝血途径;同时大量胰蛋白酶入血后还可直接激活凝血酶原,促进凝血酶生成,从而触发凝血。

2. 毒蛇咬伤 蛇毒可直接将凝血酶原变成凝血酶,或直接激活 FX 而诱发 DIC。蛇毒还具有去纤酶活性的作用;部分蛇毒可诱发血小板聚集。

多数条件下,DIC 的病因可通过多种途径引起血液高凝,进而导致 DIC 的发生。如严重感染引起的 DIC 与下列因素有关:①内毒素及严重感染时产生的 TNF-α、IL-1 等细胞因子作用于内皮细胞可使组织因子表达增加;而同时又可使内皮细胞上的血栓调节蛋白(thrombo-modulin,TM)、硫酸乙酰肝素(heparan sulfates,HS)的表达明显减少,使血管内皮细胞表面的

抗凝血状态变为促凝血状态。②内毒素可损伤血管内皮细胞,暴露胶原,使血小板黏附、活化、聚集并释放 ADP、TXA_2 等,进一步促进血小板的活化、聚集,促进微血栓的形成。此外,内毒素也可通过激活 PAF,促进血小板的活化、聚集。③严重感染时释放的细胞因子可激活白细胞,激活的白细胞可释放蛋白酶和活性氧等炎症介质,损伤血管内皮细胞,并使其抗凝血功能降低。④产生的细胞因子可使血管内皮细胞产生 t-PA 减少,而 PAI-1 产生增多。使生成的血栓溶解障碍,也与微血栓的形成有关。

三、影响 DIC 发生发展的因素

临床上影响机体凝血与抗凝血平衡的因素有很多,如在同等促凝因子入血时,有的患者发生了 DIC,有的患者却并未发生 DIC,这表明机体本身的状态对凝血与抗凝血紊乱起着很大的影响作用。

(一) 单核巨噬细胞系统功能受损

单核巨噬细胞系统具有吞噬功能,可以吞噬、清除血液中一定量的促凝物质使凝血与抗凝血之间保持动态平衡。单核巨噬细胞可以吞噬、清除细菌内毒素、组织细胞碎片、免疫复合物、细胞因子和 ADP 等促凝物质。另外,在凝血系统被激活过程中,单核巨噬细胞也能对凝血酶、Fbg、Fbn、FM、FDP、Pln、补体等形成的复合物进行吞噬、清除。因此,当单核巨噬细胞系统功能严重障碍(如长期大量应用糖皮质激素、严重肝脏疾病)或由于过量吞噬物质(如细菌、内毒素、脂质、坏死组织)导致细胞功能受"封闭"时,单核巨噬细胞对血液中促凝物质清除减少,大量促凝物质堆积,极易诱发 DIC。

(二) 肝功能严重障碍

肝脏可以合成抗凝物质,也可以灭活活化的凝血因子,来参与凝血与抗凝血之间的平衡调节。当肝功能严重障碍时,会造成:①抗凝物质合成减少。蛋白 C、AT-Ⅲ 和纤溶酶原等主要抗凝物质均由肝脏合成,因此慢性迁移性肝炎和肝硬化时,肝脏合成抗凝物质减少,血液处于高凝状态,易诱发凝血。②活化凝血因子的灭活减少。在凝血系统激活过程中,活化的凝血因子如Ⅸa、Ⅹa、Ⅺa 等均在肝脏被灭活和清除。在急性重症肝炎、肝硬化时,活化的凝血因子被肝脏灭活减少,可使血液呈高凝状态,易诱发 DIC。③释放组织因子。急性重症肝炎时可大量释放组织因子。④激活凝血因子。造成肝功能损伤的某些病因,如病毒、药物等可激活凝血因子,促进血液高凝的发生。

(三) 血液的高凝状态

血液的高凝状态是指在某些生理或病理条件下,血液凝固性增高,有利于血栓形成的一种状态。

1. 原发性高凝状态　原发性高凝状态即先天性血液高凝状态,主要原因有先天性抗凝因子的缺乏、血液纤维蛋白原的异常、纤维蛋白溶解异常等。先天抗凝因子的缺乏常见于遗传性 AT-Ⅲ、蛋白 C 缺乏症等。

2. 继发性高凝状态　继发性高凝状态见于各种血液和非血液病变,如创伤、休克、手术、肿瘤、长期使用雌激素等。各种大型手术后血小板黏聚能力增强;术后血清纤维蛋白原活化剂和纤维蛋白溶酶两者的抑制剂水平均有升高,从而使纤维蛋白溶解减少。大剂量应用止血药物,也可使血液呈高凝状态。脾切除术后由于血小板骤然增加,可增加血液凝固性、烧伤或严重脱水使血液浓缩,也可增加血液凝固性。酸中毒可使凝血因子的酶活性升高、肝素的抗凝活性减弱;还可促使血小板聚集、活化,并释放一系列促凝因子,使血液处于

高凝状态。

妊娠期可有生理性高凝状态,从妊娠3周开始孕妇血液中血小板及凝血因子(Ⅰ、Ⅱ、Ⅴ、Ⅶ、Ⅸ、Ⅹ、Ⅻ等)逐渐增加,而 AT-Ⅲ、t-PA、u-PA 降低;胎盘产生的纤溶酶原激活物抑制物增多,使血液渐趋高凝状态,到妊娠末期最明显。血液中凝血因子会有随年龄的增长而逐渐增多的趋势,因而老年人可出现生理性高凝状态。

(四)微循环障碍

休克导致微循环严重障碍时,微循环内血流缓慢,出现血液淤滞,甚至"泥化",红细胞聚集、白细胞嵌塞,血小板也发生黏附、聚集。微循环障碍所致的缺血、缺氧,可导致酸中毒及内皮损伤等,这都有利于凝血的发生发展。巨大血管瘤时,由于微血管中血流缓慢甚至出现涡流,以及伴有的内皮细胞损伤等都可促进凝血的发生发展。

(五)纤溶系统功能受抑制

当临床上不恰当地应用纤溶系统功能抑制剂时,因机体纤溶功能遭受过度抑制,一旦发生感染、创伤等事件,很容易引起 DIC 的发生。

四、DIC 的分期

根据 DIC 的病理生理特点和发展过程,典型的 DIC 可分为三期。

(一)高凝期

由于各种病因导致凝血系统被激活,结果使凝血酶产生增多,血液中凝血酶含量增高,微循环中形成大量微血栓。此时主要表现为血液的高凝状态。

(二)消耗性低凝期

大量凝血酶的产生、微血栓的形成,使凝血因子和血小板被消耗而减少;此时,由于继发性纤溶系统也被激活,血液处于低凝状态。有出血表现。

(三)继发性纤溶亢进期

凝血酶及 FⅫa 等激活了纤溶系统,产生大量纤溶酶,进而又有 FDP 的形成,使纤溶和抗凝血作用增强,故此期出血表现十分明显。

五、DIC 时机体功能代谢的变化

急性失代偿型 DIC 的临床表现较为复杂,其主要表现为出血、休克、多器官功能衰竭及贫血,尤以出血及微血栓形成最为突出。

(一)出血

出血常为 DIC 患者最初的表现,亦为最常见的临床表现,常呈现出多部位出血、出血不易止住、出血无明显诱因、出血形式多样等特点。出血的机制可能与下列因素有关。

1. 凝血物质被消耗而减少 在 DIC 发生发展过程中,大量凝血因子和血小板被消耗,尤其是纤维蛋白原、凝血酶原、FⅤ、FⅧ、FⅩ和血小板普遍减少,使血液进入低凝状态。

2. 继发性纤溶系统激活 血液中 FⅫ激活的同时,激肽系统也被激活,产生激肽释放酶,使纤溶酶原变成纤溶酶,激活纤溶系统。凝血酶也可激活纤溶酶原成为纤溶酶。过多的纤溶酶一方面使纤维蛋白(原)降解加速;另一方面纤溶酶还可水解多种凝血因子,如 FⅡ、FⅤ、FⅧ、FⅫ及凝血酶等,使血液凝固性进一步降低,引起出血。

3. 纤维蛋白(原)降解产物形成 凝血酶生成后,可使纤维蛋白原分子裂解形成纤维蛋白单体,最终形成交联的纤维蛋白多聚体。纤溶系统激活后,纤溶酶分解纤维蛋白原,裂解出 FPA 和 FPB,余下为 X 片段,继续被分解为 D 片段和 Y 片段,Y 片段可进一步分解为 D 和 E 片段。如果纤维蛋白原先经凝血酶作用为纤维蛋白,纤溶酶再分解纤维蛋白,则可使其分解为 X′、Y′、D′、E′及各种二聚体、多聚体等片段。纤维蛋白(原)产生的片段统称为纤维蛋白(原)降解产物(FgDP 或 FDP)。其中 X、Y、D 片段可抑制 Fm 聚合;Y 和 E 片段具有抗凝血酶作用,多数碎片可与血小板膜结合而抑制血小板的聚集。

4. 微血管损伤　在 DIC 的发生发展过程中,各种原发病因和继发性的缺氧、酸中毒、细胞因子和自由基增多等可引起微血管损伤,导致微血管通透性增强,这也是 DIC 出血的机制之一。

(二) 器官功能障碍

DIC 发生时,可因全身微血管内微血栓形成导致缺血性器官功能障碍。虽然微血栓形成是 DIC 典型的病理变化,但不易被及时发现。若因继发性纤溶激活使血栓溶解,患者虽有典型 DIC 临床表现,但病理检查却可未见阻塞性微血栓。

微血栓主要阻塞局部的微循环,造成器官缺血、局灶性坏死。严重或持续时间较长可导致受累脏器功能减退甚至出现功能衰竭。由于所累及的脏器不同,患者可有不同的临床表现。如栓塞发生在肺,可出现呼吸困难、肺出血,导致呼吸衰竭等。如栓塞在肾,则可累及入球小动脉或肾毛细血管,严重时可导致双侧肾皮质坏死及急性肾衰竭。肝脏受累可出现黄疸、肝衰竭等。消化系统受累则可出现呕吐、腹泻、消化道出血。累及肾上腺时可引起肾上腺出血性坏死,导致华-弗综合征(Waterhouse-Friderichsen syndrome),又称出血性肾上腺综合征。如栓塞累及垂体并发生坏死,可致希恩综合征(Sheehan syndrome)。神经系统受累可出现神志模糊、嗜睡、昏迷、惊厥等非特异症状,可能与微血管阻塞、蛛网膜下腔、脑皮质及脑干等出血有关。

总之,由于 DIC 的累及范围、病程及严重程度等不同,轻者可影响个别器官的部分功能;重者可同时累及一个以上的器官,在短时间内造成多器官功能衰竭,从而导致患者死亡。

(三) 休克

休克与 DIC 的本质均为急性微循环障碍,休克是从血液的量变开始,而 DIC 是从血液的质变开始,两者常相互转化、相互促进,可形成恶性循环。DIC 引起休克的机制主要与 DIC 所致出血、栓塞,进而导致机体出现有效循环血量急剧减少、组织器官微循环血液灌流严重不足有关,其详细机制为:①DIC 发生时微血管内形成广泛微血栓,使得回心血量明显减少;②DIC 所致广泛出血可使血容量减少,加重微循环障碍;③心肌内微血栓形成而导致受累心肌损伤,使心排血量减少;④DIC 过程中,凝血系统的激活可相继激活激肽、补体和纤溶系统,使激肽、补体成分(C3a、C5a)生成增多,它们均可导致微血管平滑肌舒张、血液循环的外周阻力降低、血管壁通透性增高,以及回心血量减少;⑤部分 FDP 可增强组胺、激肽的作用,促进微血管的舒张。这些因素均可造成全身微循环急剧障碍,促进休克的发生与发展。

(四) 贫血

DIC 患者可出现微血管病性溶血性贫血(microangiopathic hemolytic anemia)。该贫血特征为外周血涂片中可见一些外形呈盔形、星形、新月形等形态各异的变形红细胞,即为裂体细胞,或红细胞碎片。

在 DIC 患者出现凝血反应的早期,纤维蛋白丝在微血管腔内形成细网,当血流中的红细胞流过网孔时,可黏着、滞留或挂在纤维蛋白丝上。因血流不断冲击造成的冲击力,可引起红细胞破裂。当微血流通道受阻时,红细胞还可从微血管内皮细胞间的裂隙被挤压出血管外,也可使红细胞扭曲、变形、破碎。除机械作用外,某些 DIC 的病因(如内毒素等)也有可能使红细胞变形性降低,使其容易破碎。但是,某些 DIC 患者也可以见不到裂体细胞。

（韦 星）

参 考 文 献

［1］姜志胜,王万铁.病理生理学.3 版.北京:人民卫生出版社,2019.

［2］王建枝,殷莲华.病理生理学.8 版.北京:人民卫生出版社,2013.

［3］苏海洪.血液流变学的病理生理学意义.中国血液流变学杂志,2005,15(2):329-331.

［4］GORI T. Endothelial function,fluid dynamics,hemorheology implications for clinical and preclinical vascular disease and implications for the ESCHM. Clin Hemorheol Microcirc,2016,64(4):521-524.

［5］HITSUMOTO T. Clinical Impact of Hemorheology on Subclinical Myocardial Injury in Patients with Hypertension. J Clin Med Res,2018,10(12):928-935.

［6］ANTONOVA N. Methods in hemorheology and their clinical applications1. Clin Hemorheol Microcirc,2016,64(4):509-515.

第九章

气体信号分子与心血管疾病

第一节 概 述

长期以来一氧化氮（nitric oxide, NO）、一氧化碳（carbon monoxide, CO）和硫化氢（hydrogen sulfide, H$_2$S）被认为是废气，是空气污染物，大剂量吸入会对人体产生毒害作用。随着科技的进步，科研人员逐步发现机体可以产生内源性 NO、CO 和 H$_2$S，而且能发挥重要的生物学功能，由此开创了"气体信号分子"这一崭新的科学领域，同时也开启了"废气不废"这一新的研究思路。随着研究的不断深入，二氧化硫（sulfur dioxide, SO$_2$）、氢气（hydrogen）也被证实具有信号分子作用。

在生物体及细胞内存在着复杂多样的信号途径，其中气体信号分子以其可连续产生、快速弥散、生理病理意义显著等特点引起科学界的广泛关注。通常将气体信号分子的特征概括为：①分子量小，可以不依赖膜受体自由穿过各种膜结构；②在酶的催化下可以内源性生成，可受代谢途径某些因素的调节；③生理浓度下能产生特定生理功能；④与一些疾病或病变的发生发展具有密切的联系。本章主要就气体信号分子与心血管疾病作一介绍。

第二节 一氧化氮与心血管疾病

一、内源性 NO 发现的历史

1772 年，Priestly 在体内发现 NO 的存在，它是一种无色透明的气体，寿命一般为 6~10s。1980 年，Furchgott 发现在血管内皮完整的情况之下，内皮细胞在乙酰胆碱刺激后能产生一种内皮源性的舒张因子（endothelium-derived relaxing factor, EDRF）。在这项研究中发现，无论是乙酰胆碱还是其他激动剂导致血管舒张作用都依赖于 EDRF。该因子是一种不稳定的具有扩散性的非前列腺素物质，最终作用于血管平滑肌细胞（VSMC）舒张血管。1987 年 Moncada 团队、Ignarro 团队和 Furchgott 团队分别证明了 EDRF 就是 NO。一年后，Moncada 团队进一步证明内源性 NO 是由精氨酸合成，而早在 1977 年 Murad 就已经证实硝基扩血管药（如硝酸甘油、硝普钠）可以刺激可溶性鸟苷酸环化酶（soluble guanylate cyclase, sGC）的生成，从而达到扩张血管的效果。所有这些工作为 NO 在心血管系统作为信号分子的作用研究奠定了基础。

1992 年 *Science* 杂志的封面将 NO 列为"年度明星分子"。1998 年诺贝尔生理学或医学奖授予三位科学家 Furchgott、Ignarro 和 Murad，表彰他们"一氧化氮作为心血管系统信号分子"的发现。1999 年,Moncada 由于对 NO 进行的开创性工作被评为"90 年代最受推崇的英国科学家"。

截至 1993 年,人们认识到 NO 参与发病机制的疾病范围仅仅为高血压、感染性休克和痴呆,到 20 世纪末,发现 NO 的生物学效应几乎覆盖整个生物医学领域,包括心血管功能、神经传递、疼痛、糖尿病、伤口愈合和组织修复、皮肤疾病、癌症、免疫功能、感染、呼吸功能、眼睛疾病和其他疾病。直至今天,研究报道与 NO 稳态改变相关的疾病仍在不断增加。尽管内皮细胞有许多其他的功能,最早出现于 1983 年的术语"内皮细胞功能障碍"已经成为 NO 生物活性减少的代名词。因此,众多与 NO 有关的疾病的治疗方法均通过提高 NO 生物利用率、增强内皮细胞释放 NO 等途径来产生疗效。

二、NO 的代谢与调节

体内 NO 的产生有两种途径,即酶促途径和非酶促途径。在酶促途径中,NO 由底物 L-精氨酸(L-arginine,L-Arg)在一氧化氮合酶(nitric oxide synthase,NOS)的催化及辅助因子黄素单核苷酸(FMN)、黄素腺嘌呤二核苷酸(FAD)和四氢生物蝶呤(BH4)的参与下而产生。酶促途径是最主要的途径,也是主要的研究对象,非酶促途径与 NOS 无关。

1989 年 Casino 等在体内用放射标记法进行光谱分析证实 NO 的氮原子来自 L-Arg,氧原子来自氧气,由 NOS 催化生成(图 9-1)。NO 极不稳定,在有氧和水的环境中仅能存在 6~10s,随即很快与亚铁血红素和—SH 键结合而失活。NO 的最终代谢产物为亚硝酸盐和硝酸盐,两者的量大致相等。NO 少量通过呼吸作用排出体外。

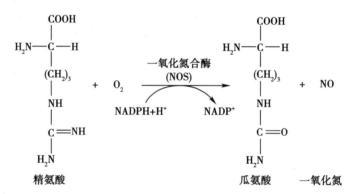

图 9-1 NO 的生成途径

早期阶段所取得的 NO 生物学效应分子机制研究方面的进展都是源于对 NOS 的研究。1987 年,大量文献支持哺乳动物细胞能够合成一氧化氮这一推测。1989 年,有文献报道内皮细胞胞质中含有由 Ca^{2+} 直接或间接调控的酶,能够把 L-Arg 转化成一种化合物从而刺激可溶性鸟苷酸,并表现出类似于 EDRF 的作用。后经证实这一化合物就是 NO。

第一个发现的 NOS 即神经元型 NOS(neuronal NOS,nNOS),来自大脑的内皮细胞和神经元。随后诱导型 NOS(inducible NOS,iNOS)从巨噬细胞中分离出来。诱导型 NOS 在细胞因子和/或微生物刺激几个小时以后产生,多种细胞都有表达。之后内皮型 NOS(endothelial NOS,eNOS)从牛主动脉内皮细胞中分离出来。按照这三种酶(nNOS、iNOS 和 eNOS)的发现顺序依次命名为 NOS1、NOS2 和 NOS3。

NOS 为一含铁的单氧化酶,三种 NOS 分子结构相似,都具有 N 端氧合酶区、钙调蛋白结合区和 C 端还原酶区,其中 C 端还原酶区包含了辅酶因子结合位点,NOS 的酶活性依赖于这些辅酶因子结合位点的存在。

nNOS 和 eNOS 最初被认为是结构型 NOS(constitutive NOS,cNOS),在生理条件下产生极少量的 NO,需要 Ca^{2+} 的调节。iNOS 在病原微生物、毒性产物或者炎症因子的刺激下诱导 NO 大量生成。最近 20 年来的广泛研究证明 nNOS 和 eNOS 也可受到诸多因素的调节,且对各种调节因素反应迅速,而 iNOS 也可在生理条件下持续存在。

eNOS 的活性调控因素包括 Ca^{2+}/钙调素、翻译后修饰(如 Akt1 磷酸化)、蛋白质-蛋白质相互作用(如 caveolin-1 或热休克蛋白 90),以及其他调节因素。NO 的生成量受多种血管活性因子调节,包括儿茶酚胺、5-羟色胺、缓激肽等,以及机械刺激如血管张力、剪切应力和血液脉冲流动等。NO 具有亲脂性,这一特性使得它可自由穿过细胞膜到达血管腔内,接近血细胞如中性粒细胞和血小板从而在生理水平缓冲活性氧(ROS)的作用,同时也可以使之进入血管平滑肌细胞调节血管舒张。

在血管平滑肌细胞,NO 与血红素上的铁结合,激活它的主要受体 NO 敏感性鸟苷酸环化酶,产生第二信使 cGMP,从而激活 cGMP 依赖蛋白激酶(PKG),通过各种机制降低细胞内 Ca^{2+} 浓度,抑制肌凝蛋白轻链去磷酸化,导致血管平滑肌细胞松弛、血管扩张。NO 还可以直接作用于大电导 Ca^{2+} 激活钾通道(BK_{ca})和 ATP 敏感的钾通道(K_{ATP})等离子通道从而舒张血管。

三、NO 在心血管疾病中的生物学效应

在心血管系统中 NO 主要由 eNOS 催化 L-Arg 生成,血管内皮细胞、平滑肌细胞等均可以产生。一般情况下动脉产生 NO 的量较静脉多。NO 作为一种可溶性气体信号分子对维护心血管系统的正常功能起着关键作用。该气体分子作用广泛,包括调节血管通透性、维持血管张力、调节血管舒缩、抑制平滑肌细胞的增殖、抑制血小板聚集、抑制血小板或单核细胞黏附于内皮细胞、抑制 LDL 氧化、抑制黏附分子表达和内皮素的产生等。

NO 的合成障碍导致血管内皮细胞功能紊乱是心血管系统多种疾病发生发展的关键步骤。内皮细胞中的 L-Arg/NOS/NO 通路紊乱导致 NO 生成减少有各种原因:缺乏底物 L-Arg;缺乏辅助因子如 BH4;酶的表达减少;内源性一氧化氮合酶抑制物非对称二甲基精氨酸(ADMA)增加。NO 生物利用率下降会导致内皮依赖性的心血管系统功能紊乱,通常是氧化应激或硝化应激增加,抗氧化酶活性减少,从而引起一系列疾病或病变,如高血压、动脉粥样硬化(atherosclerosis,As)、冠心病、糖尿病、高胆固醇血症、血管再狭窄等。

(一) 一氧化氮与高血压

高血压(hypertension)严重威胁人类健康,是脑血管疾病、缺血性心脏病、心力衰竭和肾衰竭的重要始动因素,其发病原因不明,最基本的病理改变为全身细小动脉硬化,主要病理生理学变化包括血管舒缩功能异常和血管重构等。高血压导致的血管重构最典型的特征包括血管中膜增厚、内径缩小及细胞外基质(extracellular matrix,ECM)的沉积。

高血压的发病机制非常复杂,内源性 NO 生成不足和生物利用度下降是高血压及血管重构的重要发病机制之一。一般情况下,NO 在血管内皮细胞中不断产生,调控血压和血管通透性;调节血小板和单核细胞与血管内皮细胞的黏附;参与血管成形术后的血管重塑;与硫醇基团相互作用,后者携带了内皮细胞的关键酶,如超氧化物歧化酶(抗氧化酶)、半胱天冬酶(细胞凋亡重要的酶)、细胞色素氧化酶(线粒体呼吸链重要的酶)。

NO 参与了血流动力至关重要的三种调节机制,由此调节正常人和高血压患者的血压:①对血管静息张力的调节;②调节血流以适应组织代谢的需求;③调节血管直径以适应血流量。

原发性高血压患者的血清 NO 及 NOS 均低于正常人,表明高血压患者有内皮细胞功能受损,存在内皮依赖性血管舒张功能缺陷。同时发现原发性高血压患者血液内皮素(ET)水平明显高于正常人,NO/ET 比例下降,血管舒缩功能失调,血压升高。

研究发现,在原发性高血压患者的冠状动脉中,无论是化学刺激(如乙酰胆碱、缓激肽等)、机械刺激(如血管张力、剪应力、内皮细胞变形及血液脉冲流动)还是药物刺激都能够检测到 NO 的生物利用率下降,而且内皮细胞功能障碍的程度与冠状动脉硬化程度有关。随着高血压病程的不断进展,左心室肥厚加重,冠状动脉的内皮细胞功能障碍也逐渐加重。

NO 所介导的生理和病理生理效应依其来源和浓度不同而异。生理情况下 NO 可以增加血管舒张程度,但过量的 NO 使 ROS 产生增加反而促进高血压的发展。生理情况下,NO 的浓度一方面取决于 eNOS 的活性,另一方面取决于过氧化物的浓度。在正常条件下,过氧化物的生成与清除由各种抗氧化酶来保持平衡。然而,氧化和抗氧化之间的不平衡造成了氧自由基增加,进而损伤细胞,导致动脉收缩。氧化修饰的重要靶标是 eNOS 的辅酶 BH4,BH4 氧化损伤导致 eNOS 解偶联和持续的氧化应激。在病理情况下,eNOS 出现功能障碍不能够生成 NO,而是产生超氧阴离子(O_2^-),造成 NO 生物利用度降低及氧化应激增加,导致或加重内皮细胞功能障碍,该现象被称为 eNOS 脱偶联。eNOS 脱偶联和氧化应激是导致内皮细胞功能紊乱的根本原因,氧化应激产生的大量 ROS 通过跟 NO、L-Arg 转运蛋白、eNOS 的关键辅酶 BH4 和 eNOS 本身反应造成 eNOS 脱偶联(图 9-2)。越来越多的证据表明,NO 生物利用度下降是由于其与过量 O_2^- 形成 $ONOO^-$,最终导致内皮依赖性的舒张功能受损。

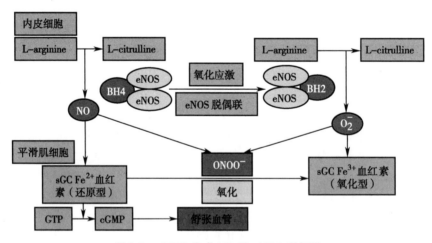

图 9-2 eNOS 生成 NO 及 eNOS 脱偶联

在高血压动物模型中,NOS 的表达和活性在高血压早期增加,晚期减少,应用 ROS 的抑制剂(包括 NADPH 氧化抑制剂、黄嘌呤氧化抑制剂、抗氧化剂)能够抑制血压升高。在 ROS 生成酶敲除的小鼠模型体内,血压相对较野生型低。在自发性高血压大鼠(SHR)体内检测到 $ONOO^-$ 生成增加,导致 NO 减少。

这些研究结果表明血管内皮损伤导致 NO 含量下降及 NO 的生物利用率降低是高血压发病机制中的一个关键的因素。

(二) 一氧化氮与动脉粥样硬化

动脉粥样硬化(As)是目前危害人类健康的重要病变之一,是众多心血管疾病(冠心病、脑卒中、外周血管病等)共同的病理学基础。

As 的各种危险因素会引起内皮细胞损伤,导致血管舒张功能异常。研究发现随着血管舒张功能逐步降低,As 的病变逐步加重,证实内皮细胞功能障碍在 As 发生发展中是一个始动因素。内皮源性 NO 是一种重要的抗 As 分子,它可以减少单核细胞与内皮细胞之间的黏附,促进 VSMC 凋亡,减少 VSMC 的增殖和迁移,抑制血小板黏附、聚集,这在 As 的早期阶段具有重要意义。在 As 发生发展的过程中,由于内皮受到损伤,NO 的释放明显减少。

研究表明 eNOS 源性 NO 能够引起 As 的部分消退,阻止 As 的进展。与野生型小鼠比较,eNOS 转基因小鼠血管 NO 生成明显增加,抑制了 As 的发展。在高脂、高胆固醇饮食诱导的兔血管功能障碍实验中,NO 的生物利用度明显降低,而 eNOS 基因过表达可促进兔主动脉的舒张反应,使血管功能障碍得到部分缓解,同时兔颈动脉黏附分子表达和炎症细胞浸润减少,兔颈动脉 As 病变减轻。NOS 基因疗法可改善内皮依赖性血管舒张,逆转 As 病变内皮氧化还原状态,抑制 VSMC 增殖,稳定易损斑块。有研究报道,内皮细胞特异性 eNOS 转基因小鼠血管 NOS 活性增加 10 倍左右,行颈动脉结扎后发现与对照组比较 eNOS 转基因组小鼠颈动脉新生内膜形成明显减少。

与以上结果一致,eNOS$^{-/-}$ 小鼠行永久的颈总动脉结扎后新生内膜的形成增加,中膜增厚加速。与 ApoE$^{-/-}$ 小鼠相比,eNOS$^{-/-}$/ApoE$^{-/-}$ 小鼠加速血管 As 病变的形成,斑块面积显著增大。长期注射抑制 NO 生成的精氨酸类似物 N-硝基-L-精氨酸甲酯(L-NAME)的大鼠,内皮细胞合成 NO 明显减少,进而诱导血管炎症反应,导致 MCP-1 表达增加,促进 As 的发生。ApoE$^{-/-}$ 小鼠注射 L-NAME 可抑制 NO 介导的内皮舒张反应,也引起小鼠主动脉 As 病变面积增加。这些研究结果表明,体内 eNOS 源性 NO 具有抑制 As 发生发展的作用。

在心血管系统中,ROS 是由膜结合的 NADPH 氧化酶、黄嘌呤氧化酶(XO)、脱偶联的 eNOS 和线粒体电子传递链等多种酶系统产生的。生理浓度的 ROS 起着信号分子的作用,在调控血管张力、氧感受、细胞生长和增殖、细胞凋亡与炎症反应中有重要作用。过度或持续 ROS 的产生,超过了机体清除能力,导致氧化应激。As 形成与发展的"氧化损伤学说"或"自由基理论"认为,氧化应激导致脂蛋白和磷脂的氧化修饰,是 As 的主要潜在机制之一。在机体内血管组织同时受到抗氧化剂的保护,以此解除 ROS 的氧化作用,抗氧化剂包括超氧化物歧化酶(superoxide dismutase,SOD)、过氧化氢酶(catalase,CAT)、谷胱甘肽过氧化物酶(glutathione peroxidase,GSH)等。eNOS 源性 NO 能够减轻 ROS 氧化应激反应,减少脂质和蛋白的氧化反应。此外 ROS 还通过激活不同的激酶对 eNOS 进行磷酸化修饰来改变蛋白质结构、调节 eNOS 活性。动物实验和临床研究都表明补充 L-Arg、BH4 可以改善血管内皮细胞功能,减轻 As 病变。

高胆固醇血症是 As 的危险因素之一,LDL 可被 ROS 氧化生成 ox-LDL,成为重要的促 As 的分子。ox-LDL 由巨噬细胞通过清道夫受体途径摄取,形成巨噬细胞源性泡沫细胞(foam cell),导致 As 病变的形成与发展。ox-LDL 能直接降解和灭活 NO,阻断 NO 受体信号传递,引起局部血管收缩,血管平滑肌细胞异常增殖和血小板黏附、聚集,促使动脉内血栓形成,造成管腔狭窄,导致和加剧 As 的发生发展。NO 能直接灭活氧自由基,阻滞羟自由基的形成,增加细胞内抗氧化物谷胱甘肽的水平,抑制 LDL 的氧化修饰,阻止 ox-LDL 的生成,减轻其对内皮细胞的损伤及泡沫细胞的形成。

（三）一氧化氮与心肌缺血-再灌注损伤

心肌缺血（myocardial ischemia）是指由各种原因引起的冠状动脉血流量降低导致心肌氧供不足和能量代谢不平衡的临床状态，心肌细胞功能受损或坏死，是一个由可逆损伤逐步转化为不可逆损伤的过程。心肌缺血后尽早实施再灌注对于抢救受损心肌非常必要，但再灌注是一把"双刃剑"，由于自由基和 ROS 大量生成，再灌注后细胞质和线粒体内钙超载及炎症细胞大量黏附、聚集进一步加重心肌缺血的程度，造成心肌缺血-再灌注（ischemia-reperfusion，I/R）损伤。

随着动脉旁路移植术、溶栓疗法、经皮腔内冠状动脉血管成形术、心脏外科体外循环、心肺脑复苏等方法的广泛开展运用，一方面使缺血心肌重新得到血液灌注，但同时可造成心肌缺血-再灌注损伤。

NO 在心肌缺血-再灌注损伤中有着十分重要的作用，它通过对冠状动脉血管舒缩的调控来维持有效循环血流，对缺血后心肌功能的恢复也发挥重要影响。研究发现，在高胆固醇血症家兔缺血-再灌注心脏模型中 NO 生成减少，心肌梗死范围增加，而给予外源性 NO 供体 SNAP 后心肌梗死的范围减小。

缺血-再灌注损伤的重要机制之一就是大量自由基及 ROS 的生成，破坏了机体氧化与抗氧化平衡。提高机体的抗氧化能力或减少自由基及 ROS 的过度生成都能有效减少机体的氧化应激损伤。缺血-再灌注损伤降低心肌内源性 NO 含量主要缘于再灌注早期促进 NO 消耗而后期抑制 NO 合成，NO 的合成和释放减少是加重心肌缺血-再灌注损伤的重要原因之一。电子顺磁共振研究发现，在心肌缺血后再灌注的早期阶段（几分钟内）可爆发形成大量自由基及 ROS，可一直持续十几分钟。NO 作为一种自由基清除剂本身可直接与自由基及 ROS 发生反应，从而被大量降解和消耗。内皮细胞功能正常是合成 eNOS 的必要条件，而心肌缺血后再灌注的晚期阶段由于短暂的冠状动脉供血障碍导致血管内皮、心内膜和心肌中的 eNOS 生成减少，导致 NO 合成障碍。同时，缺血-再灌注可诱发内皮细胞损伤和功能紊乱，即发生内皮顿抑现象，激活内源性 NOS 抑制物，降低 eNOS 含量和活性。

（四）一氧化氮与心力衰竭

生理浓度的 NO 可以促进和维持心力衰竭时心肌的收缩功能。有研究报道，在心力衰竭患者及心力衰竭实验模型中心脏 eNOS 表达均减少，NO 生物活性下降，NO 依赖的冠状动脉舒张功能受损，促进了心脏功能不全。心脏特异性 eNOS 转基因小鼠通过结扎冠状动脉模拟心肌梗死模型，研究发现与野生型组相比转基因组小鼠左室收缩功能和舒张功能改善，左室肥厚和心肌肥厚减轻。以上研究表明，NO 在心力衰竭发生中具有心脏保护作用。

第三节　一氧化碳与心血管疾病

一、内源性 CO 发现的历史

内源性一氧化碳（carbon monoxide，CO）是一种新发现的气体信号分子，与一氧化氮类似，也是双原子、小分子气态物质。CO 与体内血红蛋白或某些酶类的含铁血红素结合从而引发 CO 中毒，所以一直被人们视作有毒气体。早在 20 世纪 40 年代初就有研究发现在人类及哺乳动物体内，血红素加氧酶（heme oxygenase，HO）可以催化血红素代谢生成 CO、胆绿素及亚铁离子，但这些产物一直被视为代谢废物。直到内源性 NO 研究的历史性突破，发现小分子气体可作为信使分子在体内发挥重要的作用,CO才作为信号分子受到人们关注。

二、CO 代谢与调节

人类和哺乳动物体内CO主要来源于血红素氧化分解的过程,催化其生成的酶是HO。HO是血红素代谢的起始酶和限速酶,有严格的底物特异性,最适宜的底物游离血红素80%~90%来源于衰老红细胞和无效造血所产生的血红蛋白,10%~20%来源于其他蛋白如肌红蛋白等。HO利用微粒体-NADPH-细胞色素P450还原酶将一个电子从NADPH传到血红素,再利用分子氧从α-亚甲基桥处切开血红素环生成胆绿素、亚铁离子和CO,在胆绿素还原酶作用下胆绿素很快被还原成胆红素(图9-3),CO大部分通过呼吸作用排出体外。

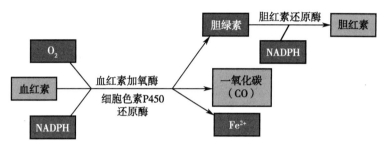

图9-3　一氧化碳、胆红素和胆绿素的生成

在人类和哺乳动物体内HO有三种存在形式HO-1、HO-2和HO-3。HO-1为诱导型,分子质量为31~33kDa,主要分布于单核巨噬细胞,在心血管系统中也有表达。HO-1亦称热应激蛋白32,其基因的启动子区包含热休克因子、NF-κB及金属调节子等结合区域。多种因素都可诱导HO-1的表达,包括低氧、氧化应激、内毒素、热休克、重金属、血红素、ox-LDL等。在正常情况下HO-1主要发挥心血管系统细胞的抗应激能力,保持心血管系统功能的完整性及稳定性。

HO-2为结构型,分子质量为34~36kDa,主要分布于中枢神经系统、血管内皮、血管平滑肌细胞,其表达和活性不受低氧、应激等诱导。生理情况下HO-2是主要存在形式,其催化生成的CO占内源性CO的95%。

HO-3的氨基酸结构与HO-2有90%的相似性,也为结构型,但尚未在心血管系统中发现,其催化血红素氧化作用较弱,据此推测HO-3不是一种催化蛋白而是一种具有血红素黏合能力的调节因子。

三、CO 在心血管疾病中的生物学效应

人类和哺乳动物体内几乎所有的器官、组织、细胞都能合成和释放内源性CO,在体内各系统尤其是心血管系统中发挥重要的调节作用。内源性CO是血管源性的舒血管物质,可以舒张血管平滑肌、调节血管张力和血流;是一种气体小分子神经递质,在中枢及外周神经系统中发挥作用;具有细胞保护作用,适量表达可以减少细胞死亡,减少蛋白质和脂质过氧化;能阻止血小板黏附聚集、抑制血小板活化。

CO发挥生物学效应途径与NO类似,通过扩散以自分泌或旁分泌方式与自身或者邻近细胞胞质中可溶性鸟苷酸环化酶结合,使其构型改变、功能激活并催化GTP转化成cGMP,后者刺激PKG、磷酸二酯酶或通过调节离子通道发挥各种生理效应,如松弛血管平滑肌、抑

制血小板聚集等。CO 还可激活 BK_{ca} 的开放而发挥生物学效应;通过对通道蛋白组氨酸残基的拓扑结构进行化学修饰而直接导致通道开放,使其参与膜电压调节,从而参与血管张力和反应性调节。

HO/CO 体系可以通过以下几方面发挥心血管系统保护作用:促进内皮细胞增殖,抑制内皮细胞炎症反应、氧化应激和凋亡;抑制平滑肌细胞增殖、氧化应激,促进平滑肌细胞凋亡;抑制心肌细胞氧化应激损伤、凋亡;抑制巨噬细胞炎症反应,促进巨噬细胞凋亡等(图9-4)。

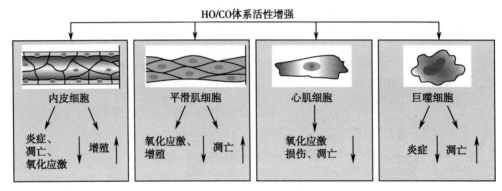

图9-4 HO/CO 体系心血管保护作用的机制

(一) HO/CO 与高血压

CO 与 NO 有许多相似之处。内源性 NO 和 CO 都参与血管张力的调节,两者共同参与高血压的发生发展过程,具有相互代偿的作用。生理情况下,NO 和 CO 对血管内皮细胞具有类似的生理功能,都是通过 sGC-cGMP-PKG 途径起作用,但由于 NO 激活 sGC 的能力是 CO 的 100~400 倍,所以 NO 发挥了更重要的生理作用。高血压重要的病理变化为外周阻力增加、血管平滑肌细胞异常增殖、血管壁增厚。VSMC 内有 HO 的表达,当内皮细胞损伤引起 NO 减少,VSMC 源性 CO 就成为血管内皮细胞和平滑肌细胞内 cGMP 重要调节者,在调节血管张力中发挥重要生物学作用(图9-5)。

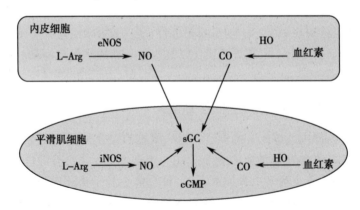

图9-5 内源性 NO 和 CO 参与血管张力调节

血管血红素 HO/CO 系统作为肌紧张性调节的抑制剂可能对血压调节有重要影响。有研究者预先使用 NO 抑制剂处理离体的大、小动脉环(胸主动脉、股动脉)及一级小动脉环,在排除 NO 对血管的舒张作用以后研究 CO 对血管直径改变的作用。该研究应用 HO 抑制剂(铬中卟啉,CrMP)处理离体血管,研究发现 CrMP 引起的血管平滑肌收缩可能以小动脉为主,对大动脉没有影响,未加压的股薄肌小动脉也不收缩,而且 CrMP 对股薄肌小动脉的收缩效应是随压力变化而变化的。该实验还排除了 sGC 及内皮素的影响,揭示了 CrMP 诱导的缩血管作用与 sGC 的激活及内皮素的释放无关。由此推测内源性 CO 促进血管扩张的机制是其能够调节阻力血管肌紧张性,这一作用不依赖于中枢神经系统及循环内分泌激素的调节。

有研究报道,用 HO 诱导剂二氯化锡($SnCl_2$)处理 SHR 后,其血管壁、肾脏 HO-1 mRNA 表达增高 5~8 倍,内源性 CO 产生增多,血压下降 20%。HO 的抑制剂 2,4-二甘油次卟啉锌(ZnDPBG)可成功诱发大鼠产生高血压,给予外源性 CO 可达到降压效果,而血压正常对照组鼠给予外源性 CO 则不能降低血压。

用血红素精氨酸给 SHR 和正常大鼠(WKY)作用一段时间,观察发现血红素精氨酸能够通过增加 HO 选择性使 SHR 血压下降。有报道证实血红素-L-精氨酸盐和血红素-L-赖氨酸盐(两者均为 HO 的作用底物)能够明显降低 SHR 的血压,但不降低 WKY 的血压,而应用 HO 的抑制剂 ZnDPBG 可阻滞此效应。说明此降压作用是通过增加 HO 表达,从而增加内源性 CO 实现的。

CO 是大脑中一种内源性的信号分子,通过作用于孤束核来调节压力感受反射对血压进行调节。研究者利用注射 ZnDPBG 至大鼠孤束核局部,可导致血压明显升高制备高血压鼠模型。在该模型孤束核局部微量注射 CO,大鼠的平均动脉压在 15min 后开始下降,对心率无明显影响,由此可认为孤束核处 HO/CO 系统有潜在的降压作用。研究者再进一步给剥离了颈动脉窦的鼠孤束核局部注射 ZnDPBG 发现仍可复制出高血压模型,证明 HO 阻滞剂造成高血压的主要原因与感受器功能的改变无关,而与孤束核内 CO 的产生减少密切相关。

(二) HO/CO 与动脉粥样硬化

高胆固醇饮食诱导的 As 家兔模型中主动脉 HO-1 活性降低,CO 生成量明显减少,而给予外源性血红素-L-赖氨酸盐则可恢复主动脉 CO 生成量,减少 As 斑块面积。通过构建人 *HO-1* 基因的腺病毒载体,分别将其注入颈动脉血管成形术的兔体内及 ApoE$^{-/-}$ 的小鼠体内,与未转染 *HO-1* 基因组比较,转染组动物血管新生内膜、中膜面积,新生内膜厚度均显著减少,主动脉根和主动脉弓 As 病变范围减小。同样,在 *LDLR* 基因敲除小鼠及 ApoE$^{-/-}$ 小鼠中,抑制 HO-1 活性或敲除 HO-1 后 As 病变加重,HO-1 过表达可缓解 As 病变。这些结果表明 HO-1/CO 系统受损与 As 的发生发展密切相关。

As 是一种伴随有脂质沉积及炎症细胞浸润的慢性炎症性病变。在脂多糖(LPS)诱导的动物和细胞炎症模型中,上调 HO-1 表达或者予以注射 CO 可以减少促炎因子 TNF-α、IL-1、MIP-1β 的表达,增加抗炎因子 IL-10 的表达。*HO-1* 基因敲除小鼠机体呈现慢性炎症状态,表现为外周血白细胞计数增高、肝血管壁炎症细胞浸润、单核细胞黏附至血管壁,腹腔巨噬细胞分泌的促炎因子 MCP-1、IL-6 明显增加。此外,HO-1 代谢产物胆红素和胆绿素能够抑制 E-selectin、VCAM-1、ICAM-1 及 MCP-1 的表达分泌,改善内皮细胞功能紊乱,抑制单核细胞趋化,减少白细胞激活及与内皮细胞的黏附。

研究表明 *HO-1* 基因敲除小鼠肝脏脂质过氧化增加,其腹腔巨噬细胞 ROS 的水平增高。HO-1 表达上调可以促进血红素的降解,生成具有抗氧化作用的胆绿素和胆红素、诱导产生对氧化损伤有保护效应的铁蛋白。

内皮源性的 CO 可弥散至邻近的平滑肌细胞,后者本身也能以自分泌的方式释放 CO,通过变构激活 sGC,使 cGMP 升高,从而抑制平滑肌细胞的增殖。在兔颈总动脉球囊拉伤模型中,实验前 2h 或者实验后 24h 内给予 250mg/kg 的 CO 处理,能够明显减轻内膜增生,这一作用是通过 cGMP 激活 p38MAPK 通路,增加内膜损伤处的 caveolin-1,从而抑制平滑肌细胞增殖。另有报道,兔颈总动脉球囊拉伤模型中,以 875μmol/L 的 CO 溶液灌流 30min 以后,能够减少 G1 期蛋白 cyclin A 和 cyclin E,减少平滑肌细胞增殖、减轻内膜增生。此外,平滑肌细胞释放的 CO 也可通过旁分泌作用抑制内皮细胞合成内皮素 1(ET-1)及血小板衍生生长因子-β(PDGF-β)等促增殖物质的表达,进而抑制平滑肌细胞自身的增殖及迁移。研究表明在正常氧分压状态下 CO 对血管平滑肌细胞增殖无影响,但能够抑制低氧或细胞因子诱导条件下的血管平滑肌细胞增殖。

研究表明从 HO-1 基因敲除小鼠中分离获得的 VSMC 增殖能力和 DNA 的合成效应比野生型更强。通过外源性使用血红素或转基因的方法诱导 HO-1 的表达抑制了猪和大鼠的 VSMC 的增殖。HO-1 源性 CO 可以通过 sGC-cGMP 途径或者通过 MAPK 途径抑制 VSMC 的增殖。

冠心病缘于冠状动脉血管发生 As 病变或血管痉挛而引起血管腔狭窄或阻塞,造成心肌缺血、缺氧或坏死。经皮冠状动脉腔内成型术及冠状动脉内支架术是有效和广泛应用的冠心病介入治疗方法,但此方法引起冠状动脉内膜撕裂,修复过程内膜及中膜增生引起血管再狭窄是临床亟待解决的难题。HO-1 可促进血管内皮细胞增殖,对血管损伤修复起重要保护作用,而且通过抑制血管平滑肌增殖,防止不良性血管重构,有效降低冠脉再狭窄发生率。

(三)HO/CO 与心肌缺血-再灌注损伤

HO/CO 体系在心肌缺血-再灌注损伤中能够抗氧化、清除自由基,抗心律失常,抑制炎症细胞的激活、炎症介质的释放。

HO/CO 对正常情况下心室的舒缩功能影响较小,在缺血-再灌注时能够减轻早期损伤比如心肌顿抑,预防再灌注性心室纤颤的发生,在心肌缺血-再灌注损伤的预处理过程中也起到重要的作用。

有观察发现用 CoPP(内源性 CO 激动剂)在实验前 24h 进行大鼠腹腔注射预处理,心肌缺血-再灌注损伤模型的心功能指标如 LVESP、LVDP 得以改善,而对照组的心功能指标均下降,这说明内源性 CO 对心肌缺血-再灌注损伤具有一定的拮抗作用。

离体小鼠心肌缺血-再灌注模型组与对照组相比较时发现,缺血-再灌注性心室纤颤小鼠体内 HO-1 mRNA 的表达和酶的活性受到抑制,心室纤颤的发生与内源性 CO 的水平呈负相关,缺血-再灌注后没有发生心室纤颤的心肌 HO-1 mRNA 的表达和酶的活性明显升高。HO-1 基因敲除小鼠组与野生型小鼠组比较,缺血-再灌注后发生心室纤颤的野生型小鼠心脏中 HO-1 mRNA、蛋白和酶活性下降,而未发生心室纤颤的心脏无下降,HO-1 基因敲除小鼠组均出现心室纤颤。以上结果提示 HO/CO 系统具有保护缺血-再灌注心肌,使其免于出现心律失常的作用。

利用不同水平 HO-1 过表达大鼠和无 HO-1 表达大鼠行离体心肌缺血-再灌注,结果发现前者能促进再灌注时心肌收缩功能的恢复,使心肌梗死面积明显减少,炎症细胞浸润和氧化损伤程度明显减轻,与 HO-1 表达的水平呈正相关。大鼠腹膜外注射 HO 的诱导剂氯化高铁血红素,2d 后心脏 HO-1 表达升高 2.8 倍,缺血-再灌注后心肌梗死面积较对照组明显缩小。

再灌注时炎症细胞激活、炎症介质大量释放、白细胞与内皮细胞的黏附作用增强,内皮损伤通透性增加,细胞水肿,造成组织损伤。在腹膜外用氯化高铁血红素或外源性胆红素预处理使 HO-1 表达升高,缺血-再灌注后明显减少了白细胞黏附、聚集,P、E 选择素表达减少,而用血红素氧合酶的抑制剂锌原卟啉(ZnPP)处理后可使白细胞黏附、聚集增加,P、E 选择素表达增加。

第四节 硫化氢与心血管疾病

一、内源性硫化氢发现的历史

硫化氢(hydrogen sulfide,H_2S)是一种无色有臭鸡蛋气味的气体,被发现已有三百多年历史,一直被认为是一种有毒气体,其主要毒性机制是阻断细胞色素 c 氧化酶,从而抑制线粒体的氧化呼吸。1989 年 Goodwin 的发现揭示了人类及哺乳动物体内有内源性 H_2S 的存在,并提出 H_2S 可能是生物体内具有生理意义的一种新型气体信号分子。1996 年 Abe 等提出 H_2S 作为一种神经调质而发挥重要作用,这一里程碑式的发现促使 H_2S 成为近 20 年来生物医学领域研究的"明星"分子。

内源性 H_2S 气体可以广泛产生于人类及动物体内,并且在多个器官、组织、细胞及细胞器中检测到,在心血管、神经、呼吸、消化、内分泌、泌尿、血液及免疫系统中具有广泛的生物学效应,是继 NO 和 CO 之后发现的第三种气体信号分子。

二、硫化氢的代谢与调节

在哺乳动物体内,内源性 H_2S 主要通过酶促反应生成,主要的合成酶有三种:胱硫醚-β-合成酶(cystathionine-β-synthase,CBS)、胱硫醚-γ-裂解酶(cystathionine-γ-lyase,CSE)和 3-巯基丙酮酸转硫酶(3-mercaptopyruvate sulfurtransferase,3-MST)(图 9-6)。

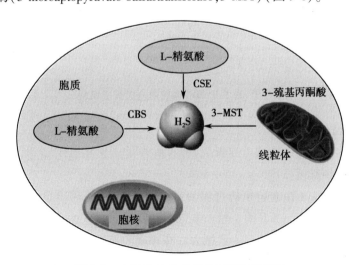

图 9-6 内源性 H_2S 生成的三种主要途径

在三种合成酶中,CBS 和 CSE 都是 5-磷酸吡哆醛(pyridoxal-5,-phosphate,PLP)依赖性的酶,3-MST 是非 5-磷酸吡哆醛依赖性的酶,三种酶的分布具有组织、细胞和亚细胞特异性,它们在含硫氨基酸代谢途径中作用于各自的底物,通过不同的途径合成 H_2S。CBS 表达于大脑、肾脏、肝脏、回肠、子宫、胎盘等。CSE 表达于心血管系统、胃肠道、呼吸系统、子宫、胎盘、绒毛膜等。3-MST 表达于肾上皮细胞、肝细胞、心肌细胞、神经胶质细胞等,该酶在细胞内部存在于胞质和线粒体中,大部分 H_2S 都来源于线粒体。

在哺乳动物体内,H_2S 主要以游离 H_2S 气体、HS^-、S^{2-} 及蛋白结合四种形式存在,各自发挥其生物学效应。

H_2S 在机体内主要存在以下 3 条代谢途径,①线粒体内:硫氢根通过氧化作用生成硫代硫酸根,随之在硫氰酸生成酶作用下生成亚硫酸根,再在亚硫酸氧化酶催化下生成硫酸根。②血液中:H_2S 与高铁血红蛋白反应生成硫血红蛋白。③细胞液中:H_2S 在巯基 S 甲基转移酶作用下甲基化生成甲硫醇,进一步生成硫醚。H_2S 的代谢产物在 24h 内大部分经肾排出,部分从肠道排出,少部分以原形经肺呼出,因此生理条件下内源性 H_2S 极难在体内积聚并产生细胞毒性。

三、硫化氢心血管效应的分子机制

H_2S 广泛的心血管效应涉及许多信号通路。该气体信号分子可调节 miRNA 活性,诱导 S-巯基化(S-sulfhydration),调节自噬,改变离子通道活性、SIRT1 和 Nrf2 活性,交联 NO 和 CO 介导的信号,上调激酶、磷酸酶与转录因子的活性等(图 9-7)。

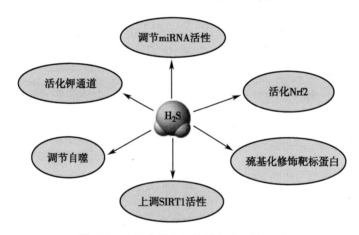

图 9-7 H_2S 介导心血管效应的分子机制

(一) 对 miRNA 的影响

miRNA 参与许多生理与病理生理效应,对心血管疾病如高血压、心肌梗死、心力衰竭和 As 等的发生发展发挥重要作用。

最近的研究表明 H_2S 在上述疾病过程中可以调控 miRNA 的表达。有报道糖尿病心力衰竭患者体内 miR-133a 表达下调。给予新生大鼠心肌细胞 NaHS(100μmol/L)或 Na_2S(30μmol/L)可上调 miR-133a,抑制心肌肥大。在小鼠心肌缺血-再灌注损伤模型中,Na_2S 通过诱导 miR-21 的表达抑制心肌细胞凋亡和坏死,抑制心肌缺血-再灌注损伤后心肌炎症反应、缩小梗死面积。H_2S 预处理下调 miR-1 表达,上调 Bcl-2 表达,减轻缺氧复氧造成的新生大鼠心肌细胞凋亡,提高心肌细胞存活力。在冠状动脉疾病患者体内 miR-122 表达上调,二烯丙基三硫化物(DATS)可呈剂量依赖式下调 miR-122 水平。

病理情况下 miRNA 也可调节 CSE 表达。miR-186 可直接抑制 CSE 蛋白和 mRNA 表达,增加人 THP-1 巨噬细胞脂质蓄积;而 miR-216a 可下调 CSE 和 ATP 结合盒转运体 A1(ATP-binding cassette transporter A1,ABCA1)表达,减少 THP-1 巨噬细胞源性泡沫细胞胆固醇的流出。主动脉平滑肌细胞过表达 miR-21 抑制 CSE 和 SP-1 表达,抑制 H_2S 产生,通过靶向 SP-1 参与 CSE/H_2S 对平滑肌细胞增殖和分化的调节。抑制 miR-30 可上调缺血-再灌注大鼠心肌 CSE 表达和 H_2S 的产生,拮抗心肌损伤。这些研究表明 miRNA 可调节 CSE 表达和 H_2S 的生成。

(二) 对离子通道的影响

H_2S 可通过活化钾通道发挥心血管效应。H_2S 是血管平滑肌细胞 K_{ATP} 通道的活化因子,它可直接增加平滑肌细胞 K_{ATP} 通道电流、使膜超极化,诱导血管舒张。H_2S 也通过活化 K_{ATP} 通道发挥心肌保护效应。H_2S 除了调节细胞膜 K_{ATP} 通道,也调节线粒体膜 K_{ATP} 通道活性。

(三) H_2S 和 Nrf2 及其他信号通路

Nrf2 是一个重要的抗氧化应激转录因子,调节众多抗氧化基因和细胞保护基因的表达。H_2S 可活化 Nrf2 信号抑制氧化应激,从而抑制糖尿病诱导的 As。外源性 H_2S 通过 Nrf2-ROS-AMPK 信号通路抑制氧化应激诱导的内皮细胞自噬。H_2S 预处理可激活心肌缺血小鼠的 Nrf2 信号,上调抗氧化蛋白 HO-1 和硫氧还蛋白 1 的表达,减轻心肌缺血损伤。

(四) S-巯基化修饰

巯基化修饰是 H_2S 将靶蛋白的一个游离半胱氨酸残基(—SH)修饰成—SSH,是蛋白质的一种翻译后修饰,影响蛋白自身功能、在细胞内的定位及对氧化应激的抵抗程度。

大量研究表明,H_2S 巯基化修饰靶蛋白是其发挥心血管保护效应的一个新机制。H_2S 可通过 S-巯基化修饰 SP-1 维持血管内皮细胞功能。H_2S 供体 GYY4137 增加细胞 SP-1 Cys664 位点的 S-巯基化,降低 SP-1 启动子的结合活性,从而抑制心肌肥大。H_2S 增加 ApoE$^{-/-}$ 小鼠 As 模型中主动脉蛋白质 S-巯基化修饰。这些修饰的蛋白质的功能与抗氧化反应、生物调节、代谢尤其是脂代谢等相关。在 70 个 S-巯基化修饰的蛋白质中,谷胱甘肽过氧化物酶 S-巯基化水平显著增加。S-巯基化可提高谷胱甘肽过氧化物酶水平和活性,谷胱甘肽过氧化物酶可拮抗机体氧化损伤。这些结果提示 H_2S 可通过调节脂代谢和抗氧化反应来减轻 As。

(五) 对自噬的影响

自噬是一个细胞内的分解代谢过程,在这个过程中细胞质成分和功能失调的细胞器被一层双重的膜包围,形成自噬体。自噬体被转运到溶酶体降解和再循环利用。各种应激时,自噬成为一种补救机制。自噬功能障碍可以诱发多种人类疾病,而 H_2S 可影响(既可促进又可抑制)自噬的发生。

心肌细胞在缺氧复氧损伤期间发生了自噬,给予 H_2S 可下调自噬相关基因 *Beclin 1* 和 *LC3-Ⅱ*,上调 p-mTOR 水平,通过 H_2S 活化 mTOR、抑制自噬,减轻心肌细胞损伤。H_2S 也可通过 PI3K/SGK1/GSK3β 信号通路抑制自噬、增加心肌细胞的存活力。

也有研究报道 H_2S 可通过激活 AMPK/mTOR 通路、上调自噬,促进缺血后处理对老化心肌的保护作用。外源性 H_2S 可通过 Nrf2-ROS-AMPK 信号通路抑制氧化应激诱导的自噬,保护 db/db 大鼠主动脉和葡萄糖处理的大鼠主动脉内皮细胞。NaHS 可通过上调 PI3K/AKT1 信号通路、减轻自噬而抑制糖尿病诱导的大鼠心肌纤维化。

(六) H₂S 和 SIRT1

SIRT1 是一个组蛋白去乙酰化酶(histone deacetylase),通过使功能蛋白质乙酰化,起抗衰老和抗 As 效应。我们前期研究发现 H₂S 可上调血管内皮细胞 SIRT1 活性,抑制 H₂O₂ 诱导的内皮细胞衰老。另有研究报道 H₂S 供体(NaHS 或 GYY4137)可降低 ApoE⁻/⁻ 小鼠 AS 斑块面积,减少巨噬细胞浸润和主动脉炎症反应,增加主动脉和肝脏 SIRT1 mRNA 的表达;内源性 H₂S 可直接 S-巯基化修饰 SIRT1,增强其与锌离子结合,并提高 SIRT1 的去乙酰活性和稳定性,从而减少 AS 斑块形成。

四、硫化氢在心血管疾病中的生物学效应

内源性 H₂S 作为气体信号分子家族中的一员,在心血管系统主要由 CSE 催化产生,越来越多的研究表明,CSE/H₂S 体系在多种心血管疾病中发挥重要作用。

(一) 硫化氢与高血压

高血压发病机制至今未完全明确,与遗传、膳食结构及肥胖有关,神经、肾性、血管及激素等机制的作用最终导致了高血压的血流动力学变化:①长期交感神经过度兴奋是高血压持续状态的基础之一;②激素机制即肾素-血管紧张素-醛固酮系统(renin-angiotensin-aldosterone system,RAAS)的作用;③肾性机制包括肾脏实质性病变和肾动脉病变;④血管机制包括内皮细胞功能失调和血管重塑。

临床研究表明原发性高血压初诊患者血浆 H₂S 水平低于正常组,且血浆 H₂S 水平与收缩压、舒张压呈负相关,与年龄、高血压病程亦呈负相关,而与性别、体重指数、空腹血糖浓度、血脂水平无关。高血压合并冠心病及糖尿病患者的血浆 H₂S 浓度均明显低于单纯高血压患者,血浆 H₂S 浓度降低程度与患脑卒中的风险成正比。与血压正常的健康儿童比,原发性高血压患儿血浆 H₂S 水平显著降低,收缩压与血浆 H₂S/Hcy(硫化氢/同型半胱氨酸)比值呈负相关。以上研究提示在高血压发生的早期阶段内源性 H₂S 的不足可能成为一个始动因素。血浆 H₂S 浓度在一定程度上反映了血管损伤的程度,有望作为一种血管损伤的标志物应用于临床。

此外,H₂S 在肾性高血压、低氧性肺动脉高压、妊娠期高血压综合征及 H 型(高同型半胱氨酸,Hcy)高血压的发病中起着重要调节作用。这些继发性高血压的发生与 CSE/H₂S 体系的下调有关,给予外源性 H₂S(NaHS)有助于缓解血压升高。

利用动物模型开展 H₂S 在心血管领域生物学效应的研究得到广泛重视。最初人们应用 NOS 阻断剂建立高血压大鼠模型,观察到模型大鼠中内源性 H₂S 降低,而 NaHS(一种公认的外源性 H₂S 供体)干预能够部分缓解血压升高。在 L-NAME 诱导的高血压大鼠和 SHR 亦发现血浆 H₂S 水平降低,主动脉组织中 H₂S 的转化率及 CSE 的表达下降,平均动脉血压较野生型显著增加,而 NaHS 干预能够使血浆 H₂S 水平升高,CSE 的表达和活性增加,血压下降。CSE 基因敲除大鼠血压显著升高,内皮依赖性血管舒张功能减弱。在盐敏感性大鼠,高盐诱导内源性 H₂S 水平降低和高血压,而 H₂S 供体可拮抗盐敏感性高血压的发生,逆转主动脉结构重构。这些证实了 H₂S 是一个生理性的血管舒张因子及血压调节因子。

H₂S 诱导血管舒张效应主要通过非内皮依赖方式,小部分通过内皮依赖机制。内皮依赖机制表现在大鼠主动脉组织去除内皮和阻断一氧化氮合酶均可削弱 H₂S 诱导的血管舒张效应。非内皮依赖方式包括活化血管平滑肌钾通道,降低细胞内 pH 和代谢抑制。该气体分子由血管平滑肌细胞、血管内皮细胞和血管周围脂肪组织分泌,并作为一种内皮依赖的超极

化因子调节血管舒张,从而降低动脉血压。

H_2S 可剂量依赖性地舒张血管平滑肌,并且这种舒张效应并不依赖于内皮细胞。血管去内皮及去神经支配均不影响 H_2S 的血管舒张效应,这表明 H_2S 直接作用于血管平滑肌细胞发挥作用。使用一种特异性的可溶性鸟苷酸环化酶抑制剂(ODQ)来阻断经典的 NO 和 CO 的途径,并不能抑制 H_2S 的舒血管效应,由此推测 H_2S 的舒张血管效应不是由经典的 cGMP 途径所介导。不同浓度氯化钾溶液预先处理使动脉收缩后,H_2S 能产生的最大舒张血管作用呈现很大的差异。这一结果提示 H_2S 可能通过钾通道舒张平滑肌细胞。有报道,H_2S 作用与吡那地尔(一种 K_{ATP} 通道兴奋剂)相似,格列苯脲(一种 K_{ATP} 通道抑制剂)呈剂量依赖性抑制 H_2S 的血管舒张效应。由此确定 H_2S 是血管平滑肌细胞 K_{ATP} 通道的激动剂。活化钾通道尤其是活化 K_{ATP},是 H_2S 诱导血管舒张效应的主要机制之一。

H_2S 介导的血管舒张作用所依赖的离子通道具有物种、血管类型及年龄特异性。H_2S 通过激活血管平滑肌细胞中的 K_{ATP} 通道导致膜电位超级化从而引起血管舒张,也可通过激活或抑制其他离子通道来引起血管舒张,如 H_2S 导致 Sprague-Dawley(SD)大鼠脑动脉平滑肌舒张主要通过抑制 L 型电压敏感钙通道,从而抑制 Ca^{2+} 内流;导致新生幼猪脑动脉平滑肌舒张主要通过激活 K_{ATP} 通道;在大鼠的冠状动脉中依靠激活电压门控钾(voltage-gated potassium channel,K_v)通道来舒张血管。H_2S 还可激活血管内皮细胞中 Ca^{2+} 激活的钾通道(K_{Ca})来促进血管平滑肌舒张。

血管平滑肌细胞作为血管舒缩功能的主要执行者,其正常增殖与凋亡处于平衡状态以确保血管结构的稳定,当这种稳态被破坏即可导致血管舒缩异常和血管结构重构,是高血压发病的重要病理环节。

在 H_2S 对 SHR 增殖与凋亡影响的实验中研究者发现,NaHS 可使 SHR 大鼠主动脉平滑肌细胞增殖指数(PI)降低、凋亡指数(AI)增高,Bcl-2 及 NF-κB 水平降低,caspase-3 水平升高,大鼠胸主动脉的血管内径、外径、中膜面积及壁厚与内径的比均显著高,而使用 CSE 抑制剂 PPG(炔丙基甘氨酸,DL-propargylglycine)则前述各项检测指标呈现相反变化。而对 WKY 应用 NaHS 或 PPG 并未引起上述各项检测指标明显变化。由此可见 SHR 大鼠胸主动脉 CSE/H_2S 体系受到严重抑制,是高血压形成及高血压主动脉结构重构的重要因素。H_2S 能够抑制平滑肌细胞增殖,诱导血管平滑肌细胞凋亡,缓解 SHR 大鼠血管重构,可能的机制为下调凋亡抑制因子 Bcl-2 和 NF-κB 表达,激活 caspase-3。同时有研究报道内源性 H_2S 水平下调可促进正常大鼠及 SHR 的主动脉平滑肌细胞增殖,而补充外源性 H_2S 可抑制其异常增殖,这一作用通过 ERK/MAPK 信号途径介导。

Ⅰ 型胶原蛋白的合成增加或者降解减少是高血压血管重构的主要病理过程之一。外源性 H_2S 可使 SHR 大鼠主动脉中羟脯氨酸和 Ⅰ 型胶原含量减少,TGF-$β_3$ 表达增加,从而抑制 SHR 大鼠血管壁中胶原的堆积,改善血管重构。

除了以上机制,H_2S 还可以促进内皮细胞产生 NO、前列环素(PGI_2)及内皮源性超极化因子(endothelium-dependent hyperpolarizing factor,EDHF)松弛血管平滑肌降低血压;抑制内皮细胞血管紧张素转换酶的活性,降低血浆中肾素水平,起到降低血压、抑制血管重构的作用。

(二) 硫化氢与动脉粥样硬化

As 的病理学改变主要包括内皮细胞功能障碍、炎症细胞在血管壁的募集、血管中膜平滑肌细胞向内膜的迁移增殖、血管壁中脂质氧化与蓄积、基质金属蛋白酶的分泌、胶原的产生增多及血栓形成等。

有研究报道冠心病患者体内血浆 H_2S 浓度明显低于正常人,血浆 H_2S 水平与 HDL/LDL 比值呈正相关。小鼠颈动脉球囊拉伤后颈动脉 CSE 的表达和 H_2S 含量都降低。ApoE 基因敲除小鼠体内血浆和主动脉 H_2S 水平明显降低,促进 As 斑块形成,而给予外源性 H_2S 可以降低斑块面积。这些现象表明内源性 H_2S 在 As 发生发展过程中具有重要调节作用。这一调节作用存在于 As 形成与发展的各个环节,如改善内皮细胞功能,抗氧化应激,抑制炎症因子、黏附分子、趋化因子表达,抑制泡沫细胞形成,抑制平滑肌细胞迁移增殖等。

1. H_2S 改善内皮细胞功能 内皮损伤和功能紊乱是脉粥样硬化病变发生的重要机制之一。ApoE$^{-/-}$ 小鼠 As 模型中显示,主动脉内皮细胞膨胀,胞质内大量线粒体和内质网肿胀,部分内皮细胞脱落,可见大量的细胞碎片和脂滴,也可见迁移至此的平滑肌细胞;观察 H_2S 对内皮细胞作用时发现:正常组小鼠主动脉使用 NaHS 处理,小鼠主动脉超微结构与正常组相似,内皮细胞形态基本正常,细胞间紧密连接清晰;PPG 组主动脉内皮细胞显著破坏、脱落,聚集更多的细胞碎片和脂滴,比模型组病变更为严重。说明 H_2S 可以保护血管内皮完整性。另有报道,大蒜提取物二烯丙基三硫处理的小鼠内皮细胞完整性得到保护,内皮依赖性的血管舒张作用加强。体内外实验均证明低浓度的 NaHS(10~20μmol/L)可通过激活 PI3K/Akt、MAPK 通路及 K_{ATP} 通道促进内皮细胞增殖和血管新生。

2. H_2S 抗氧化应激 氧化应激学说是 As 发病的主要学说之一。病理生理条件下产生的大量 ROS 使机体处于氧化应激状态,核酸、蛋白质及脂质均可被氧化,引起细胞凋亡或坏死,导致机体可逆或不可逆的损伤。H_2S 可以通过 Keap1/Nrf2/ARE 途径生成抗氧化物 GSH、谷氨酰半胱氨酸连接酶(GCL)、硫氧还蛋白及 SOD、CAT 和谷胱甘肽还原酶(glutathione reductase,GR),还可以通过 NF-κB p65 途径生成 SOD、CAT 和谷胱甘肽过氧化物酶(glutathioneperoxidase,Gpx),对机体或细胞产生保护作用。H_2S 可以直接清除自由基,发挥抗氧化作用、保护心肌,能显著缓解阿霉素导致的心功能和心肌结构损伤。

3. H_2S 抑制炎症因子、黏附分子、趋化因子表达 As 是一种慢性炎症性病变,一些炎症因子水平的变化已用于 As 不同阶段的危险性评估、诊断,并被作为干预靶点。目前认为,在 As 发生发展中起主要作用的炎症因子有 TNF-α、IL-1β、IL-6 和 IL-8 等。外源性给予 NaHS 能降低炎症因子表达,抑制炎症反应,减轻 As 病变程度。

研究发现,As 斑块内黏附分子 ICAM-1 表达明显升高,参与了 As 的形成。ox-LDL 处理后的巨噬细胞 CSE mRNA 和蛋白表达降低,H_2S 的产量减少,ICAM-1 表达增加。外源性给予 NaHS 能提高 CSE mRNA 和蛋白表达及 H_2S 的水平,降低 ICAM-1 表达,减少单核巨噬细胞与内皮细胞黏附。这一作用可能与 H_2S 抑制 JNK/NF-κB 信号通路有关。

趋化因子和趋化因子受体表达增多可导致 As 斑块不稳定甚至破裂。ox-LDL 诱导的 THP-1 细胞炎症反应中,细胞内 H_2S 水平下降,MCP-1、TNF-α 表达上升,给予外源性 NaHS 后细胞内 H_2S 浓度增加,MCP-1、TNF-α 表达明显下降。H_2S 通过抑制 P65 磷酸化,抑制核转位,从而减轻 ox-LDL 诱导的 THP-1 细胞的炎症反应。细胞过表达 CSE 或使用 NaHS 对小鼠巨噬细胞进行预孵育,然后再用 IFN-γ 或者 LPS 处理,结果发现 NaHS 呈浓度依赖性地抑制趋化因子 CX3CL1 和趋化因子受体 CX3CR1 的表达。这一抑制作用是通过调节过氧化物酶体增殖物激活受体 γ(peroxisome proliferator-activated receptor gamma,PPAR-γ)和 NF-κB 通路来实现的。在 ApoE$^{-/-}$ 小鼠动物模型中观察到血浆 H_2S 水平与 CCR2 和 CX3CR1 水平呈负相关,并发现增加小鼠体内 H_2S 水平能够抑制 CCR2 和 CX3CR1 表达的升高。

冠心病患者 H_2S 水平明显降低,且与病情程度呈正相关,表明内源性 CSE/H_2S 系统受到抑制。

4. 抑制泡沫细胞形成　泡沫细胞是 As 的特征性病理改变。ox-LDL 处理的巨噬细胞,出现脂质蓄积、泡沫细胞形成,用 CSE 抑制剂 PPG 处理会进一步加重细胞脂质的蓄积,NaHS 处理后脂质蓄积减轻,清道夫受体水平降低。提示 H_2S 参与调节巨噬细胞荷脂,其抑制巨噬细胞摄取 ox-LDL 可能是通过激活 $K_{ATP}/ERK1/2$ 途径实现的。

5. 抑制平滑肌细胞迁移增殖　血管平滑肌细胞在正常情况下主要表现为收缩舒张功能,增殖分化活性低,而在血管壁受损的情况下,平滑肌细胞从分化型(收缩表型)转变成去分化型(合成分泌表型)。在多种损伤因素的作用下平滑肌细胞发生迁移和增殖,吞噬大量脂质变成泡沫细胞,聚集在斑块内,成为 As 特征性的病理变化。H_2S 可拮抗血管平滑肌细胞的迁移增殖,促进平滑肌细胞凋亡,减轻血管钙化。外源性 H_2S 和 CSE 过表达诱导人主动脉平滑肌细胞凋亡的机制与 ERK 和 p38MAPK 的激活、P21 的表达上调及 cyclin D1 表达下调有关。

(三) 硫化氢与心肌缺血-再灌注损伤

在各种重要器官组织如心、脑、肺和肝脏等缺血-再灌注损伤的治疗中,发挥 H_2S 的作用被认为是一种潜在有效的干预方法。但研究表明缺血-再灌注应用的有效剂量范围相对狭窄,超过生理和药理水平的剂量不但没有保护作用甚至可能加剧缺血-再灌注损伤。

H_2S 对心肌缺血-再灌注损伤的拮抗作用机制主要包括抗凋亡、抗炎、抗氧化、保护线粒体功能等。

H_2S 预处理可显著拮抗心肌缺血损伤、减少心肌梗死面积、抑制心肌细胞凋亡、降低循环肌钙蛋白(troponin)和氧化应激水平。研究发现缺血-再灌注损伤早期大鼠心肌发生很明显的细胞凋亡。使用外源性 H_2S 能抑制大鼠心肌缺血-再灌注损伤后心肌细胞 caspase-3 的表达,减少凋亡的发生。进一步研究发现,在预处理早期 H_2S 可增加 Nrf2 核转位,上调 PKC_ε 和 STAT-3 磷酸化;在预处理后期可增加 HO-1、硫氧还蛋白 1 、热休克蛋白 90 等的表达,降低促凋亡因子活性。再灌注期给予 H_2S 供体也可显著拮抗心肌缺血-再灌注损伤,减少心肌梗死面积,保护左心室功能。其机制与抑制心肌炎症、保护线粒体结构和功能相关。

在体大鼠心肌缺血-再灌注模型中,观察到 H_2S 预处理可通过激活 Keap1/Nrf2 信号通路增加大鼠心肌缺血-再灌注损伤后体内抗氧化酶的活性,清除自由基,拮抗脂质过氧化引起的心肌损害。H_2S 还通过阻碍 NF-κB 核转位从而抑制心肌缺血-再灌注损伤大鼠体内促炎因子 IL-1β、IL-6、IL-18、TNF-α 的分泌。H_2S 也可通过抑制心肌 S-腺苷蛋氨酸合成酶的表达,减少氧自由基的生成,增强心肌抗氧化能力。

糖尿病小鼠给予 H_2S 预处理能够预防心肌缺血-再灌注损伤,这一作用通过激活抗氧化信号分子 Nrf2。DATS(一种稳定的 H_2S 供体)处理后对小鼠急性心肌缺血有明显的保护作用,显著减少了心肌梗死面积和肌钙蛋白 I 水平,改善线粒体内氧化磷酸化水平。

外源性 NaHS 后处理可以减轻离体大鼠心肌缺血-再灌注损伤,使心肌梗死面积减少,心肌组织形态学损伤降低,其机制可能与激活 MAPK,上调 PGC-1α 的表达有关。缺血后处理增加 H_2S 产率和 CSE 表达,减轻低龄大鼠心脏缺血-再灌注损伤;NaHS 可抑制氧化应激,上调 PI3K-Akt-GSK-3β 通路,增强缺血后处理对高龄大鼠心脏的保护作用。

H$_2$S 也被认为是一种强效的神经保护剂。有研究报道体外实验中硫化氢通过增加谷胱甘肽水平来保护神经元免受氧化应激损伤。在采用双侧颈总动脉夹闭合并低血压方法建立全脑缺血-再灌注损伤大鼠模型中,H$_2$S 可显著提高脑缺血-再灌注损伤大鼠脑组织中 SOD 活性,减少脂质过氧化产物 MDA 的生成,保护细胞膜免受自由基的损害,对脑缺血有明显的保护作用。缺血-再灌注小鼠模型中用 NaHS 后处理,促炎标志物 TNF-α 和 MCP-1 明显降低,而抗炎标志物 Bcl-2 明显增加。在另一项脑缺血研究中发现 H$_2$S 可激活 caspase-3,抑制神经元凋亡,减少脑梗死面积。

这些结果表明,无论给予外源性 H$_2$S 或上调内源性 H$_2$S 水平均可减轻心肌缺血-再灌注损伤。

(四) 硫化氢与心力衰竭

心力衰竭患者体内内源性 H$_2$S 水平明显低于正常人水平,且与美国纽约心脏病协会(New York Heart Association,NYHA)心功能分级呈负相关,心功能Ⅳ级患者血清内源性 H$_2$S 水平最低,与反映心脏功能的左室射血分数、左室短轴缩短率呈正相关。H$_2$S 有望作为评估心力衰竭的严重程度及预后判断的参考指标。

哺乳动物体内硫化氢水平与心力衰竭关系密切。通过动静脉分流术建立容量负荷增加致心力衰竭大鼠模型,发现心力衰竭大鼠的血浆及心肌组织中 H$_2$S 水平较假手术组明显降低,而外源性给予 NaHS 后心功能明显改善。主动脉缩窄术导致压力超负荷心力衰竭模型中,心肌和血管组织的 H$_2$S 水平明显降低;与野生型小鼠相比,CSE$^{-/-}$ 小鼠在主动脉缩窄后表现出更严重的心脏扩大和心功能障碍。而心肌特异性 CSE 转基因小鼠在主动脉缩窄后可保护心脏结构和功能。这些结果表明,H$_2$S 可能为心力衰竭的一种保护因子,上调 CSE、增加 H$_2$S 水平可保护心功能。对慢性心力衰竭小鼠给予外源性 H$_2$S 干预,可明显改善心脏功能及缓解心肌重塑。

H$_2$S 改善心力衰竭的机制:①抑制多种促炎因子的表达,拮抗炎症反应,延缓心力衰竭的发展;②清除心肌 ROS,发挥抗氧化应激作用;③抑制细胞凋亡;④促进血管内皮细胞增殖、血管新生,促进心肌的修复;⑤通过上调 Trx1,抑制 ASK1-JNK/P38 信号通路,减少 HDAC4 的出核转运,抑制心室重构。

第五节　二氧化硫与心血管疾病

SO$_2$ 是一种无色透明、有气味、水溶性的气体,是一种有毒气体和环境污染物,其对人类、动物和植物的有害影响已有广泛报道。近来研究发现,SO$_2$ 可以通过哺乳动物中含硫氨基酸 L-半胱氨酸的代谢内源性地产生。它具有分子量低、连续生产和快速扩散的特点,并且能独立于膜受体发挥广泛的生物学作用。SO$_2$ 在体内可以气态形式存在或与水合成亚硫酸盐,随后通过亚硫酸盐氧化酶氧化成硫酸盐,后者通过肾脏随尿液排出。

内源性二氧化硫气体能在心血管系统中产生。低浓度的二氧化硫具有内皮依赖性的血管舒张作用,此效应与 3′,5′-环磷酸鸟苷信号途径、钙激活钾通道及内源性 NO 有关。高浓度时为非内皮依赖性的血管舒张作用,效应与其抑制 L 型钙通道及钙激活钾通道有关,高浓度时对心脏具有负性肌力作用。在病理生理条件下,二氧化硫增强肺动脉高压大鼠的抗炎能力和抗氧化能力,减弱自发性高血压和缺氧性肺动脉高压大鼠的血压升高和血管重塑。

最近的研究表明内源性二氧化硫参与了心肌缺血-再灌注损伤和脂质代谢的过程。大量证据表明内源性二氧化硫可能是心血管系统中的一种新的气体信号分子,能够调节血压、肺动脉高压、拮抗 As 形成及缺血-再灌注损伤。

一、SO_2 与高血压

已有研究提示 SO_2 可能是一种内皮源性超极化因子,可作为生物活性分子调节机体的生理活动。有研究显示 SO_2 通过扩张血管和抑制血管平滑肌细胞增殖,参与缓解自发性高血压的形成及主动脉结构重塑。另有研究表明内源性 SO_2 有舒血管效应,此效应与 ATP 敏感的钾通道和钙通道有关。

据报道,SO_2 处理(50mg/kg,每天 6h,每周 5d,共 31 周)可使盐诱导高血压大鼠血压轻微但持续下降,提示 SO_2 可能调节血压。另有研究表明,SHR 血清 SO_2 含量及血清和主动脉中天冬氨酸转氨酶(aspartate aminotransferase,AAT)活性均明显下降。众所周知,在重度高血压发病机制中动脉重塑起到主导作用。研究发现 SHR 经 SO_2 处理以后胸主动脉中膜与管腔半径的比值及胸主动脉平滑肌细胞增殖指数均降低。这些结果证实内源性 SO_2/AAT 通路的抑制参与了高血压的发生发展。血管舒张功能障碍是高血压发病的重要机制,SO_2 可增加 NO 对 SHR 离体主动脉环的舒张功能,促进主动脉 NO 的生成。SO_2 和 NO 之间的相互作用是 SO_2 调节高血压的机制之一。

SO_2 衍生物($NaHSO_3$/Na_2SO_3 为 1∶3)可浓度依赖性地舒张离体大鼠主动脉环,反之,应用 AAT 抑制剂异羟肟酸(L-aspartate-β-hydroxamate,HDX)抑制内源性 SO_2 后可引发明显的血管收缩反应。SO_2 气体和 SO_2 气体溶液同样具有血管舒张效应。

异常增加的 VSMC 增殖可诱导血管重构,加速高血压的发生。有研究发现无论是外源性 SO_2 衍生物还是通过 AAT 生成的内源性 SO_2 过表达均能明显抑制血清诱导的 VSMC 增殖,阻止细胞周期从 G1 期向 S 期发展,抑制 DNA 合成。其机制是 SO_2 增加 cAMP 的产生,激活 PKA,在 Ser259 位点磷酸化 c-Raf,阻断 c-Raf 表达活化,抑制 ERK/MAPK 信号转导,最终阻止了细胞周期的进展,抑制了 VSMC 的增殖。

二、SO_2 与动脉粥样硬化

环境毒理学研究表明,长期暴露于 SO_2、NO 或 CO 等气态空气污染环境可能促进 As 发生,越来越多的证据表明内源性 NO、CO 和 H_2S 能够减轻 As 病变。

有研究报道,As 组大鼠血浆和主动脉组织中 SO_2 的含量均明显低于对照组大鼠,这说明 SO_2/AAT 通路可能参与了 As 的发生发展。经 SO_2 衍生物处理 8 周后的大鼠主动脉根部和冠状动脉的粥样硬化斑块面积明显减小。此外,用 SO_2 衍生物可以使血浆和主动脉组织中 SO_2 含量增加,可以缓解主动脉的超微结构障碍。同时,SO_2 供体可显著降低血清总胆固醇(total cholesterol,TC)和 LDL-C 水平。SO_2 作为 As 的原因之一,其对 As 的保护作用在一定程度上是由于其降低血脂的作用。

SO_2 衍生物处理后能够缩小冠状动脉粥样硬化斑块面积,不仅通过增加 H_2S/CSE 和 NO/NOS 通路活性,而且增加了 GSH-Px 和 SOD 活性,降低了 MDA 水平。研究发现,SO_2 可抑制 As 大鼠主动脉内皮细胞中 ICAM-1 的表达,发挥抗炎效应。此外 SO_2 还可通过 cAMP/PKA 信号介导的 ERK/MAPK 通路减轻平滑肌细胞增殖。

三、SO_2 与心肌缺血-再灌注损伤

SO_2 在心肌缺血-再灌注损伤中介导的心肌保护机制可能与其上调 PI3K/AKT 信号通路、抑制 ERK-MAPK 通路、增强 ERS、增强抗氧化能力、减弱心肌细胞凋亡有关。

在结扎左冠状动脉 30min 再灌注 120min 的大鼠心肌缺血-再灌注模型中,与假手术组相比,AAT 蛋白表达明显下降。缺血前 10min 经 SO_2 衍生物(含低浓度二氧化硫 1~10μmol/kg 体重)预处理可显著降低缺血-再灌注损伤大鼠心肌梗死面积,降低血浆中心肌肌酸激酶(CK)和乳酸脱氢酶(LDH)水平。SO_2 预处理也增强了心功能,减少了缺血-再灌注诱导的心肌细胞凋亡。缺血预处理诱导的内质网应激(endoplasmic reticulum stress,ERS)在缺血损伤中起保护作用。心肌 ERS 的标志物有糖调节蛋白 78(glucose-regulated protein78,GRP78)、C/EBP 同源蛋白(C/EBP homologous protein,CHOP)、磷酸化真核生物起始因子 2α 亚基(phosphorylated eukaryotic initiation of the factor 2α-subunit,p-eIF2α)。缺血-再灌注损伤会导致大鼠心肌 GRP78、CHOP、p-eIF2α 下降,而 SO_2 预处理可以增加大鼠心肌 GRP78、CHOP、p-eIF2α 的表达。ERS 激活剂二硫苏糖醇(dithiothreitol)能够促进 SO_2 的心脏保护作用,而其抑制剂 4-苯基丁酸酯(4-phenylbutyrate)则作用相反。心肌缺血-再灌注之前用 SO_2 预处理能够增加 ERS,有助于预防致命性心肌梗死。

氧化应激是心肌缺血-再灌注损伤的机制之一。缺血前低剂量 SO_2(1μmol/kg 体重和 5μmol/kg 体重)预处理显著升高血浆 SOD、GSH、GSH-Px 水平,降低 MDA 水平,说明 SO_2 预处理增强了心肌缺血-再灌注大鼠的抗氧化能力。

SO_2 预处理显著改善心功能,因其减少缺血-再灌注离体大鼠心肌磷酸化的 ERK1/2 蛋白表达,而 ERK1/2 抑制剂 PD98059 的使用则抑制了 SO_2 改善心功能的作用。

第六节 气体信号分子药物研发及研究展望

NO 相关药物在心血管疾病治疗中的应用历史悠久。从最开始的单一结构药物到现在多种功能成分的 NO 药物产品相继投入临床使用。

通过对 NO 生化和药理知识的深入了解,人们设计出了外源性 NO 供体型心血管药物。NO 供体(nitric oxide donor)一般是指在体内经酶或非酶作用释放 NO 的化合物,它可作为一种 NO 在体内的运输形式,又可作为一种储存形式,延长 NO 半衰期,克服吸入 NO 所引起的诸多不便及难以控制的缺点。目前 NO 供体主要用于心肌局部缺血-再灌注、冠心病、血管成形术后再狭窄、高血压、大脑损伤或卒中等。硝酸甘油和硝酸异山梨酯是有机硝酸酯类 NO 供体的代表性药物,是临床最常用的血管扩张剂,主要适应证是急性心绞痛、心肌梗死、慢性心功能不全。硝普钠(SNP)是直接作用于血管平滑肌、引起动静脉扩张的硝酸盐类药物,可降低周围血管阻力、减轻心脏前后负荷、增加心肌收缩力、减轻心肌损伤,适应证是高血压、心力衰竭。

降脂药物辛伐他汀、阿托伐他汀也是 NOS 诱导剂,通过激活 PI3K/Akt 通路,增加转录后 eNOS mRNA 的稳定性,使 eNOS 表达上调。应用于炎症、冠心病、高胆固醇血症治疗的 L-NAME、罗伐他汀为 NOS 抑制剂,通过抑制 iNOS 和环氧合酶-2(cyclooxygease-2,COX-2)的表达而发挥心肌保护作用。

H_2S 具有广泛的生物学效应,在机体生理及病理过程中起着重要的调节作用。可对高

血压、As、缺血性心脏病、心力衰竭等心血管疾病的发生发展产生重要的影响,是心血管疾病防治极具前景的干预靶点。近十余年来,H_2S 供体的药物研究引起了众多学者的关注。NaHS 是目前用于研究的主要 H_2S 供体,由于其有难闻刺鼻气味、性质极不稳定而且在体内迅速释放 H_2S,使得体内血药浓度迅速达到峰值、易导致中毒剂量等特点在临床应用上受到了很大的限制,因此需要寻找缓释 H_2S 供体。

众多研究者对大蒜含硫化合物开发为 H_2S 供体药物的可行性进行了深入研究。大蒜含有多种化学成分,主要包括有机含硫化合物和皂苷类,而有机含硫化合物如二硫化二烯丙基(DADS)、DATS 是目前公认的主要活性成分。大蒜中有机含硫化合物可以提供安全、稳定和可控的 H_2S,可以作为 H_2S 供体的候选药物,具有开发治疗心血管疾病药物的潜能。

2008 年英国学者研究出一种 H_2S 缓释剂 GYY4137,其性质较稳定,毒副作用相对较低;2010 年我国科研人员也自行合成 GYY4137。在进一步研究中发现了大量衍生物,如 ATB-337、ATB-343、ACS67 均可作为内源性 H_2S 的供体,且部分药物已进入临床试验阶段。

对体内新的气体分子生物学效应及其机制的探索一直得到高度关注。近年来,氢气在医学领域的研究日益受到重视。早在 1975 年,*Science* 杂志曾经报道连续吸入氢气(8 个大气压)14d 能够治疗小鼠鳞状细胞癌。2001 年,有实验证实连续吸入氢气(8 个大气压)能够治疗肝吸虫引起的小鼠慢性肝炎,引起了人们对氢气生物学效应的高度重视,后续研究迅速开展起来。临床研究发现饱和氢气生理盐水可以抑制脑、心、肝、肾、肺等多器官的缺血-再灌注损伤,对神经退行性疾病如帕金森病也有一定的治疗作用。氢气具有选择性清除羟自由基和过氧亚硝酸阴离子,从而产生抗氧化应激及抗细胞凋亡作用。在动脉粥样硬化、2 型糖尿病,代谢综合征、血液透析、急性脑干梗死等疾病中运用氢气治疗也有一定的缓解作用。氢分子具有分子量小、穿透性好、扩散速度快、无毒等理化特性,以吸入作为干预途径可在最短时间通过血液循环送到全身各处,具有一定的优势。

随着研究的不断深入,气体信号分子新的生物学效应及其机制,乃至新的气体信号分子可望得到进一步阐明,从而为心血管疾病的发病机制提供新的认识,为其防治带来新的策略,具有重要的理论与应用价值。

(姜志胜　彭　娟)

参 考 文 献

[1] AYER A,ZARJOU A,AGARWAL A,et al. Heme Oxygenases in Cardiovascular Health and Disease. Physiol Rev,2016,96(4):1449-1508.

[2] LEE FY,CHEN WK,LIN CL,et al. Carbon monoxide poisoning and subsequent cardiovascular disease risk:a nationwide population-based cohort study. Medicine (Baltimore),2015,94(10).

[3] WANG ZJ,WU J,GUO W,et al. Atherosclerosis and the Hydrogen Sulfide Signaling Pathway-Therapeutic Approaches to Disease Prevention. Cell Physiol Biochem,2017,42(3):859-875.

[4] HUANG Y,TANG C,DU J,et al. Endogenous Sulfur Dioxide:A New Member of Gasotransmitter Family in the Cardiovascular System. Oxid Med Cell Longev,2016,2016.

[5] BARTON M,MEYER MR. HuR-ry Up:How Hydrogen Sulfide Protects Against Atherosclerosis. Circulation,2019,139(1):115-118.

[6] ZHANG Q,BAI Y,YANG Z,et al. Effect of sulfur dioxide inhalation on the expression of KATP and L-Ca(2+) channels in rat hearts. Environ Toxicol Pharmacol,2015,39(3):1132-1138.

［7］ ZHANG L, WANG Y, LI Y, et al. Hydrogen Sulfide (H2S)-Releasing Compounds: Therapeutic Potential in Cardiovascular Diseases. Front Pharmacol, 2018, 21; 9: 1066.

［8］ CAO X, WU Z, XIONG S, et al. The role of hydrogen sulfide in cyclic nucleotide signaling[J]. Biochem Pharmacol, 2018, 149: 20-28.

［9］ WU D, HU Q, XIONG Y, et al. Novel H2S-NO hybrid molecule (ZYZ-803) promoted synergistic effects against heart failure[J]. Redox Biol, 2018, 15: 243-252.

第十章

细胞因子与心血管疾病

第一节　细胞因子的特点与分类

一、细胞因子的概念

细胞因子(cytokine,CK)是单核-巨噬细胞、T 细胞、B 细胞、NK 细胞等免疫细胞和内皮细胞、表皮细胞、成纤维细胞等非免疫细胞在生理或病理刺激下合成和分泌的一类小分子蛋白质。这类蛋白质具有广泛的生物学活性,能够参与固有免疫应答和适应性免疫应答,促进造血及刺激细胞活化、增殖分化等。

细胞因子大多是由约 100 个氨基酸组成的小分子多肽,其生物学效应的发挥是通过与靶细胞表面的细胞因子受体特异结合,进而能够促进靶细胞的增殖和分化,增强抗感染和杀伤肿瘤细胞效应,促进或抑制其他细胞因子的合成,促进炎症过程,影响细胞代谢等。研究发现,细胞因子的作用具有复杂性及网络性特点,即每种细胞因子可作用于多种细胞,每种细胞又可受多种细胞因子的调节,不同细胞因子之间具有相互协同或相互制约的作用,由此构成了复杂的细胞因子免疫调节网络。

二、细胞因子的特点

细胞因子大多是以单体形式存在且其分子质量多小于 25kDa 的糖蛋白,其中 IL-8 的分子量只有 8kDa,但也有以双体形式存在发挥生物学作用的细胞因子。大多数编码细胞因子的基因为单拷贝基因(IFN-α 除外),其中由 4~5 个外显子和 3~4 个内含子组成,主要参与调节机体的免疫应答、造血功能和炎症反应等过程。

(1)高效性:细胞因子一般在 pM(10^{-12}mmol/L)即可对靶细胞产生显著的生物学作用且其与受体有高亲和力。

(2)分泌性:有三种分泌方式,旁分泌、自分泌和内分泌(图 10-1)。其中多以旁分泌、自分泌的形式发挥作用,少数以内分泌的形式,且其有自限性。

(3)多效性:一种细胞因子可同时作用于多种靶细胞,产生多种生物学效应。

(4)重叠性:一个靶细胞可被几种不同的细胞因子同时作用,如 IL-2、IL-4、IL-9 和 IL-12 都能维持和促进 T 淋巴细胞的增殖。

(5)协同性:一种细胞因子加强另一种细胞因子的功能,两者对同一个靶细胞具有协同作用。

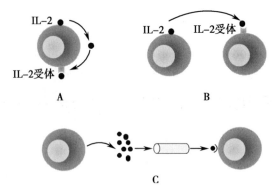

图 10-1 细胞因子的作用方式
A. 自分泌;B. 旁分泌;C. 内分泌

(6)拮抗性:一种细胞因子抑制其他细胞因子的功能,两者对同一个靶细胞具有拮抗作用。

(7)网络性:细胞因子多以网络形式发挥作用,细胞因子的网络作用主要是通过三种方式:一种细胞因子诱导或抑制另一种细胞因子的产生,如 IL-1 和 TGF-β 分别促进或抑制 T 细胞 IL-2 的产生;调节同一种细胞因子受体的表达,如高剂量 IL-2 可诱导 NK 细胞表达高亲和力 IL-2 受体;诱导或抑制其他细胞因子受体的表达,如 TGF-β 可降低 T 细胞 IL-2 受体的数量,而 IL-6 和 IFN-γ 可促进 T 细胞 IL-2 受体的表达。

此外,细胞因子还具有多重的调节作用(multiple regulatory action),这种不同的调节作用与其本身浓度、作用靶细胞的类型及同时存在的其他细胞因子种类有关。同一细胞因子对不同种属动物的生物学作用可有较大的差异,如人 IL-5 主要作用于嗜酸性粒细胞,而鼠 IL-5 还可作用于 B 细胞。细胞因子也可以与激素、神经肽、神经递质共同组成细胞间信号分子系统。

三、细胞因子的分类

(一) 根据产生细胞因子的细胞种类不同分类

(1)淋巴因子(lymphokine):主要由淋巴细胞产生,包括 T 淋巴细胞、B 淋巴细胞和 NK 细胞等。重要的淋巴因子有 IL-2、IL-3、IL-4、IL-5、IL-6、IL-9、IL-10、IL-12、IL-13、IL-14、IFN-γ、TNF-β、GM-CSF 和神经白细胞素等。

(2)核因子(monokine):主要由单核细胞或巨噬细胞产生,如 IL-1、IL-6、IL-8、TNF-α、G-CSF 和 M-CSF 等。

(3)非淋巴细胞、非单核-巨噬细胞产生的细胞因子:主要由骨髓和胸腺中的基质细胞、血管内皮细胞、成纤维细胞等细胞产生,如 EPO、IL-7、IL-11、SCF、内皮细胞源性 IL-8 和 IFN-β 等。

(二) 根据细胞因子主要的功能不同分类

1. 白细胞介素(interleukin, IL) 1979 年开始命名,由淋巴细胞、单核细胞或其他非单个核细胞产生的细胞因子,IL 在细胞间相互作用、免疫调节、造血及炎症过程中起重要调节作用,凡命名的白细胞介素的 cDNA 基因克隆和表达均已成功,已报道有三十余种(表 10-1)。

表 10-1 白细胞介素及其主要生物学作用

白细胞介素	主要产生细胞	主要生物学作用
IL-1	单核巨噬细胞 血管内皮细胞	促进 T、B 细胞活化、增生 增强 NK 细胞和单核巨噬细胞活性 刺激下丘脑提问调节中枢,引起发热 介导炎症反应
IL-2	活化 T 细胞(Th1) NK 细胞	促进 T、B 细胞增殖分化 增强 Tc 细胞、NK 细胞和 NK 巨噬细胞杀伤活性 诱导 LAK 形成,产生抗瘤作用 作用具有沿种系谱向上的约束性
IL-4	活化 T 细胞(Th2) 肥大细胞	促进 T、B 细胞增殖分化 诱导 Ig 类别转换,促进 IgE 或 IgG 类抗体生成 抑制 Th1 分泌 IFN-γ、TNF-β、IL-2 等细胞因子,下调细胞免疫应答 诱导活化 CD4$^+$T 细胞分化为 Th2 细胞
IL-5	活化 T 细胞(Th2) 肥大细胞	促进 B 细胞增殖分化,诱导 Ig 类别转换,产生 IgA 类抗体 促进嗜酸性粒细胞增殖分化
IL-6	单核巨噬细胞 活化 T 细胞	促进 B 细胞增殖分化,合成分泌 Ig 促进 T 细胞增殖分化 参与炎症反应,引起发热
IL-8	单核巨噬细胞 血内皮细胞 活化 T 细胞(Th2)	吸引中性粒细胞、嗜碱性粒细胞和 T 细胞做定向趋势运动 激活中性粒细胞、嗜碱性粒细胞,使之脱颗粒释放生物活性介质,增强炎症和过敏反应
IL-10	单核巨噬细胞	抑制巨噬细胞功能,降低抗原递呈作用,减少单核因子生成 抑制 Th1 细胞分泌 IL-2、IFN-γ、TNF-β 等细胞因子,下调细胞免疫应答 促进 B 细胞增殖和抗体生成,上调体液免疫应答
IL-12	单核巨噬细胞	促进 Tc、NK 细胞增殖分化,增强其杀伤活性 诱导活化 CD4$^+$T 细胞分化为 CD4$^+$Th1 细胞; 作用有种属特异性

2. 集落刺激因子(colony stimulating factor,CSF) 根据不同细胞因子刺激造血干细胞或分化不同阶段的造血细胞在半固体培养基中形成不同的细胞集落,分别命名为 G(粒细胞)-CSF、M(巨噬细胞)-CSF、GM(粒细胞、巨噬细胞)-CSF、Multi(多重)-CSF(IL-3)、干细胞因子(stem cell factors,SCF)、促红细胞生成素(erythropoietin,EPO)等。不同 CSF 不仅可刺激不同发育阶段的造血干细胞和祖细胞增殖的分化,还可促进成熟细胞的功能。

3. 干扰素(interferon,IFN) 1957 年发现的细胞因子,最初的发现为某一种病毒感染的细胞能产生一种物质可干扰另一种病毒的感染和复制,因此而得名。根据干扰素产生的来源和结构不同,可分为 IFN-α、IFN-β 和 IFN-γ,他们分别由白细胞、成纤维细胞和活化 T 细胞所产生。各种不同的 IFN 生物学活性基本相同,具有抗病毒、抗肿瘤和免疫调节等作用。

4. 肿瘤坏死因子(tumor necrosis factor,TNF) 最初发现这种物质能造成肿瘤组织坏死而得名。根据其产生来源和结构不同,可分为 TNF-α 和 TNF-β 两类,前者由单核巨噬细胞产生,后者由活化 T 细胞产生,又名淋巴毒素(lymphotoxin,LT)。两类 TNF 基本的生物学活性相似,除具有杀伤肿瘤细胞外,还有免疫调节、参与发热和炎症的发生。大剂量 TNF-α 可引起恶病质,因而 TNF-α 又称恶病质素(cachectin)。

5. 转化生长因子-β 家族(transforming growth factor-β family,TGF-β family) 由多种细胞产生,主要包括 TGF-β$_1$、TGF-β$_2$、TGF-β$_3$、TGF-β$_1$β$_2$ 及骨形成蛋白(BMP)等。

6. 生长因子(growth factor,GF) 如表皮生长因子(EGF)、血小板衍生生长因子(PDGF)、成纤维细胞生长因子(FGF)、肝细胞生长因子(HGF)、胰岛素样生长因子 1(IGF-1)、IGF-2、白血病抑制因子(LIF)、神经生长因子(NGF)、抑瘤素 M(OSM)、血小板衍生的内皮细胞生长因子(PDECGF)、转化生长因子 α(TGF-α)、血管内皮细胞生长因子(VEGF)等。

7. 趋化因子家族(chemokine family) 包括两个亚族。

(1)C-X-C/α 亚族:主要趋化中性粒细胞,主要的成员有 IL-8、人肿瘤生长相关因子(GRO/MGSA)、血小板因子 4(PF-4)、血小板碱性蛋白、蛋白水解来源的产物 CTAP-Ⅲ 和 β 血小板球蛋白(β-thromboglobulin)、炎症蛋白 10(IP-10)、ENA-78。

(2)C-C/β 亚族:主要趋化单核细胞,这个亚族的成员包括巨噬细胞炎症蛋白 1α(MIP-1α)、MIP-1β、激活分泌调节因子(RANTES)、单核细胞趋化蛋白 1(MCP-1/MCAF)、MCP-2、MCP-3 和 I-309。

第二节 细胞因子受体及其信号转导

一、细胞因子受体概念

细胞因子通过结合细胞表面相应的细胞因子受体而发挥生物学作用。细胞因子和其受体的结合是细胞因子介导的细胞信号转导的启动刺激。已知的细胞因子受体绝大多数是跨膜蛋白,由胞膜外区、跨膜区和胞质区组成。

二、细胞因子受体的种类

(1)Ⅰ型细胞因子受体家族(class Ⅰ cytokine receptor):包含 IL-2、GM-CSF 和 EPO 等受体。

(2)Ⅱ型细胞因子受体家族(class Ⅱ cytokine receptor):包含 IFN-α、IFN-β、IFN-γ 和 IL-10 的受体。

(3)肿瘤坏死因子受体超家族(TNF receptor super family,TNFSF):包含 TNF 受体、神经生长因子受体、CD40 分子和 Fas 分子等。

(4)趋化性细胞因子受体家族(chemokine receptor family):是 G 蛋白偶联受体,为 7 次跨膜的蛋白,与相应配体结合后经偶联 GTP 结合蛋白发挥生物学效应。

三、细胞因子受体的特点

随着越来越多细胞因子受体的基因被克隆,研究发现,大部分细胞因子受体属于造血细胞因子受体超家族,它们具有许多相似的或保守的区域。

(一)结构特点

造血细胞因子受体超家族属于Ⅰ型细胞因子受体,具有一次穿膜结构,膜外是氨基端。保守区域在膜内、膜外部分都存在(图 10-2)。

1. 膜外部分特点

Ⅰ型细胞因子受体膜外部分由约 200 个氨基酸组成,有两个结构特点,一个是有 4 个保

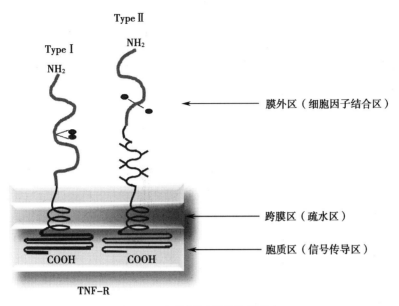

图 10-2 细胞因子受体结构特点

守的半胱氨酸残基,另一个是在近膜区有 1 个 Trp-Ser-X-Trp-Ser 序列（WSXWS 序列,其中 X 为任意氨基酸残基）。在配体与受体相互作用时这两个结构发挥着重要的作用,尤其是 WSXWS 序列,为受体与配体结合的关键序列 。

2. 膜内部分特点

（1）Ⅰ型细胞因子受体膜内部分由于不具有酪氨酸激酶的功能域,所以没有酪氨酸激酶活性,但是它们的保守区可与不同的非受体型的酪氨酸激酶结合,使信号转导途径更具有多样性和灵活性。胞内部分主要的保守区是近膜约 60 个氨基酸残基,包括 Boxl、BoxZ,它们可结合 JAK 酪氨酸激酶家族。此外,有 IL-2 受体 p 亚基的酸性区（在 Boxl、BoxZ 的梭端）,这个区域可结合 Src 家族的激酶,如 Lek、Fyn 等 。

（2）Ⅰ型细胞因子受体包括 IL-2Rβ、IL-2Rγ、IL-3Rα、IL-3Rβ、IL-4R、IL-5R、IL-6R、IL-6Rβ（gp130,一种白细胞抑制因子受体）、IL-7R、IL-11R、IL-12Rβ、IL-13R、EpoR、PRLR、LIFR、GM-CSFR 和 G-CSFRα 等。此外,除了Ⅰ型,还有Ⅱ 型、Ⅲ 型、Ⅵ型细胞因子受体。Ⅰ型细胞因子受体还包括 α-IFNR、β-IFNR、Γ-IFNR、IL-10R 等。ILSR 是一个特例,它有 7 个穿膜结构,属于 G 蛋白偶联受体家族。

（二）作用特点

（1）许多细胞因子受体有游离形式即可溶性细胞因子受体（图 10-3）。可溶性细胞因子受体或作为相应细胞因子的运载体,或与相应膜型受体竞争配体起抑制作用。此外,检测某些可溶性细胞因子的水平有助于一些疾病的诊断,判定病程发展和监测病程转归。

（2）一些细胞因子的受体存在天然拮抗剂。IL-1 受体阻滞剂（IL-1Ra）是一种单核巨噬细胞产生的多肽,可结合 IL-1 受体,抑制 IL-1 的生物学活性。某些病毒产生的细胞因子结合蛋白也是细胞因子的拮抗剂,痘病毒产生的 TNF 结合蛋白可抑制或消除 TNF 的致炎作用。

四、细胞因子信号的转导途径

细胞因子受体介导的信号转导途径主要有 2 条,Ras-MAPK 途径和 JAK/STAT 途径。

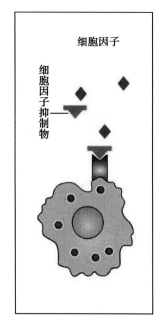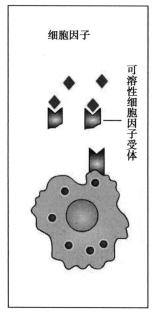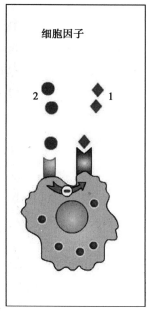

图 10-3 细胞因子生物功能的抑制机制

（一）细胞因子信号转导的一般规律

在细胞因子信号转导过程中分子间的相互识别主要有 2 种：一种是 Src 同源 2 结构域（SH2 结构域）或磷酸酪氨酸结合结构域（PTB 结构域）与磷酸化的酪氨酸残基之间的相互作用，一种是 Src 同源 3 结构域（SH3 结构域）与脯氨酸富集区之间的相互作用。前一种作用在细胞因子信号转导的过程中具有更重要和更为广泛的作用。由于这种作用的存在，蛋白质中酪氨酸残基的磷酸化和去磷酸化成为信号转导的开关，决定了与具有 SH2 结构域或 PTB 结构域的下游信号分子的结合和解离。

（二）信号转导过程

细胞因子与受体结合是信号转导的第一步，结合之后能够触发受体二聚化，这种二聚化是信号转导所必需。受体的二聚化使受体亚基膜内区相互靠近，从而使结合于受体亚基膜内域的非受体型酪氨酸激酶发生相互磷酸化，同时受体的酪氨酸残基也可被磷酸化，从而使相关的胞内信号分子与受体结合，接着再吸引其他信号分子与之结合，包括一些接头分子（只具有 SH2、SH3 结构域的分子），如此往返反复地将信号转导下去。信号分子的这种系列活化可激活一些转录因子，最终影响基因转录。此外，有些信号分子也可影响转录后加工和蛋白质翻译等。

（三）Ras-MAPK 途径

1. Ras-MAPK 途径特点　首先是酪氨酸激酶，然后有 Shc、GrbZ、SOS、Ras、Raf1、MEK、MAPK 及 MAPK 的底物等。其中 GrbZ 是个接头分子，它的分子结构中包含有 SH2 结构域，能够与酪氨酸磷酸化的受体或 Shc 结合，另外还包含有 SH3 结构域，可与具脯氨酸富集区的 SOS 结合。SOS 是鸟氨酸交换因子，可使非活性的 Ras-GDP 转化为活性的 Ras-GTP。Raf1、MEK、MAPK 是下游的丝氨酸/苏氨酸激酶。

2. Ras-MAPK 途径调节　首先，Ras-MAPK 途径的信号分子的表达量不同或表达亚型的不同，可使最终的生物效应也不同。其次，此途径外的其他信号分子或信号途径也可以调节 Ras-MAPK 途径（图 10-4）。最主要的调节方式有下列两个方面。

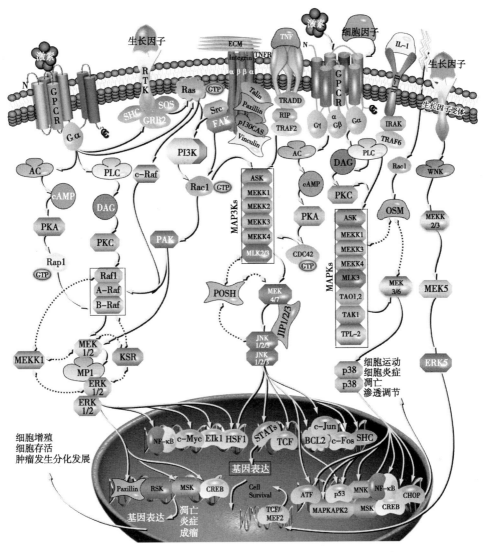

图 10-4　Ras-MAPK 信号途径示意图

（1）PKA 的负调节作用：PKA 可对 Ras-MAPK 起负调节作用。实验发现，Ras-MAPK 途径中的 Raf-1 是 PKA 的直接底物。PKA 可使 Raf-1 的 Ser43 被磷酸化。磷酸化的 Raf-1 与 Ras-GTP 的结合能力显著降低，从而使 Raf-1 不能被 Ras 活化而抑制信号过程。cAMP 的抑制作用就是通过激活 PKA 来实现的。

（2）PKC 的正调节作用：PKC 对 Ras-MAPK 途径的正调节作用表现在 2 个方面，PKC 可抑制 Ras-GTP 向 Ras-GDP 的转化，PKC 可直接活化 Raf-1。除了 PKA 和 PKC 的作用，Ras-MAPK 途径还受到其他因素的调节，如 G 蛋白偶联受体产生的信号，细胞周期中的 P34edcZ 等。另外，Ras-MAPK 途径可诱导酪氨酸激酶受体，对此途径起反馈性的负调控作用。

（四）JAK/STAT 途径

1. JAK/STAT 途径中的信号分子　只有 JAK 和 STAT。JAK 是 just another kinase 或 janus kinase 的简称，是一类酪氨酸激酶。目前，JAK 家族成员有 JAK1、JAK2、JAK3 和 TYK2；

STAT 是 signal transdueer and aetivator of transeription 的简称,它既是信号传递分子,又是转录因子。目前,STAT 家族成员有 STAT1~STAT6S。

2. JAK/STAT 途径配体激活的受体 二聚化使结合于受体亚基上的 JAK 相互靠近,并相互磷酸化而被进一步活化,JAK 同时也磷酸化受体上的酪氨酸残基,吸引有 SH2 结构域的STAT 结合于受体上,此时,JAK 使 STAT 磷酸化,酪氨酸被磷酸化的 STAT 与受体的亲和力降低并与之解离,磷酸化的 STAT 可形成二聚体,并转位到核内,结合于启动子区的干扰素-γ活化序列(GAS)或相关的序列,从而调控基因的表达。JAK/STAT 途径最先在干扰素信号传递研究中发现,研究表明,多种细胞因子均存在 JAK/STAT 途径(图 10-5)。

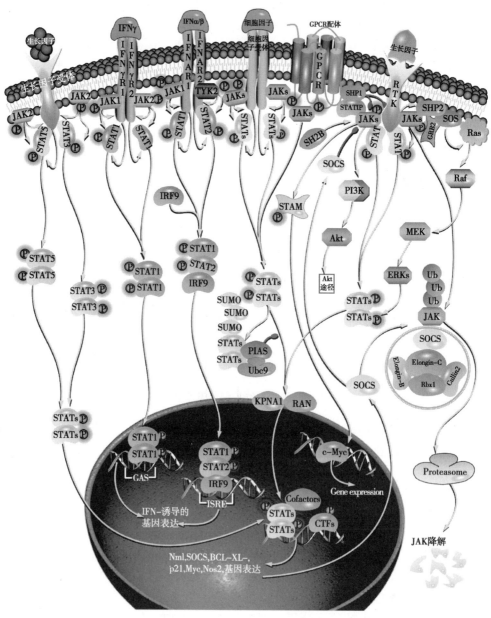

图 10-5 JAK/STAT 信号途径示意图

3. JAK/STAT 途径的调节　JAK/STAT 途径受多种因素调节,主要有以下几个方面。

(1)对干扰素的研究表明,蛋白酪氨酸磷酸酶(protein tyrosine phosphatase,PTPase)家族中 PTPIC 起负调节作用,而 PTPID 有正调节作用。

(2)JAK/STAT 途径能够被 Src 同源胶原蛋白(Src homology collagen protein,SHCP)等家族基因的过量表达活化。

(3)在特定的丝氨酸/苏氨酸部位 STAT 被磷酸化后才能形成二聚体,且其二聚体在该部位被磷酸化后才有转录活性。

4. JAK/STAT 途径的专一性

(1)在不同细胞中表达的细胞因子受体不同,JAK 和 STAT 也不同,此外,表达量也有差异。

(2)与不同受体亚基结合的 JAK 的类型有所不同,不同受体被磷酸化后吸引的 STAT 类型也有差别。

(3)STAT 的二聚化可以是同源二聚体化,也可以是异源二聚体化,不同的 STAT 二聚体有不同的功能。另外,STAT 二聚体也可与其他蛋白质分子形成复合物,共同起调控作用。

(4)不同 STAT 的二聚体复合物对不同的 GAS 序列亲和力不一样。

第三节　细胞因子与动脉粥样硬化

一、常见的细胞因子与动脉粥样硬化的关系

(一) 白细胞介素

与动脉粥样硬化(As)密切相关白细胞介素家族的成员有:

1. IL-6　在 As 斑块的脂质区有大量的 IL-6 表达,表明 IL-6 是促进心血管疾病发生发展的重要炎症因子之一。超生理浓度的 IL-6 能增大 C57BL/6 小鼠体内脂质条纹体积,而用 IL-6 处理 ApoE$^{-/-}$的小鼠后得到同样的结果,说明 IL-6 具有促进 As 的作用。其中的机制之一是 IL-6 可趋化中性粒细胞和单核细胞,促进血管内皮细胞表达黏附分子和其他炎症递质,增强局部的炎症反应,促进血管内皮细胞释放凝血因子Ⅲ,启动凝血过程。IL-6 一方面可以调节人表皮的成纤维细胞释放 MMP-1 和 MMP-2,增加 MMP-9 和 MMP-13 的表达,另一方面还可以调节基质金属蛋白酶的功能,增加胶原的分解代谢,减少胶原含量,致使不稳定斑块破裂。因此,IL-6 不仅参与了 As 的形成,而且通过对细胞外基质的调节,诱发了斑块的不稳定。

2. IL-10　Th2 细胞、B 细胞、单核巨噬细胞分泌产生 IL-10,动物实验显示在 IL-10 缺乏的 ApoE$^{-/-}$的小鼠血清中低密度脂蛋白胆固醇含量增高,Th1 免疫应答增强,As 斑块面积明显增加,且 As 斑块处的蛋白水解酶及促凝血酶活性也显著增强。在斑块的稳定性方面,IL-10 可明显抑制 As 患者外周血单核细胞中 MMP-9 的转录和活性,显著提高其抑制因子组织型基质金属蛋白酶组织抑制因子 1(TIMP-1)的活性及 mRNA 表达,有效抑制胶原分解,增加 As 斑块的稳定性。As 发生的第一步是单核细胞对内皮细胞的黏附,而 IL-10 可通过下调斑块中 CD18、淋巴细胞 L-选择素(CD62-L)在激活免疫细胞上的表达抑制单核细胞对内皮细胞的黏附,同时,IL-10 还可抑制 Th1 细胞因子的产生、抗原呈递和抗原特异性 T 细胞增殖,限制血管壁炎症反应,抑制血管平滑肌细胞增殖,由此说明 IL-10 可以阻止 As 的发生

发展。

3. IL-8 内皮细胞、平滑肌细胞和单核细胞均能够分泌 IL-8,在中性粒细胞的激活、向血管壁聚集迁移中 IL-8 起着关键的作用,同时 IL-8 促进中性粒细胞脱颗粒,通过增加中性粒细胞吞噬功能来增加中性粒细胞受体 1、受体 3 的表达。另外,IL-8 也可以通过动员钙内储,增加钙内流而使细胞内游离钙浓度增加,诱导细胞变形反应,引起细胞呼吸爆发,使活性氧产生的速率及总量均增加。Gerszten 等提出 IL-8 是促进单核细胞与内皮细胞间牢固黏附的关键因子,其在 As 病变中过量表达能够引起单核细胞的趋化。此外,IL-8 还可产生溶酶体、毒性代谢产物并激活花生四烯酸-5-脂氧化酶,产生白三烯,使血管通透性增加,血浆蛋白渗出,从而造成对组织的损伤。

4. IL-12 和 IL-18 在 Apo $E^{-/-}$/LDL $R^{-/-}$ 小鼠中由于缺乏 12/15-脂氧合酶,巨噬细胞合成 IL-12 缺陷,可减少斑块的形成,相反在 Apo $E^{-/-}$ 小鼠中注射 IL-12 则可以促进动脉管壁的损伤,同样地在 Apo $E^{-/-}$ 小鼠中注射 IL-18 也可以增加损伤程度,而 IL-18 缺失或过表达 IL-18 结合蛋白(IL-18BP)则可以减少 As,并且使斑块更加稳定,因此 IL-12 和 IL-18 具有促进 As 发生发展作用。

(二) 肿瘤坏死因子

肿瘤坏死因子(TNF-α)是一种促炎因子,主要由激活的单核巨噬细胞分泌,是一种具有多重效应的细胞因子。TNF-α 的主要作用是促进黏附分子的表达、炎症细胞的募集和激活、影响脂质代谢、促进 As,增加心血管疾病的发病率和死亡率。在 TNF-α 缺失的 ApoE$^{-/-}$ 小鼠的动脉管壁中粥样斑块的大小明显减小,且其斑块内表达的致 As 性细胞因子如 ICAM-1、VCAM-1 和 MCP-1 均减少。此外 TNF-α 还可促进间质性胶原酶和 MMP 的表达,增加间质性胶原与细胞外基质的降解,导致纤维帽变薄,引起斑块的不稳定性。

(三) 干扰素

干扰素是在 IL-12 和 IL-18 协同刺激下,由 T 细胞和 NK 细胞产生的细胞因子,IFN-γ 释放后又可通过增加抗原呈递,间接活化 T 细胞,形成一种正向循环。研究表明,在 IFN-γ 受体缺失的高脂饮食喂养的 ApoE$^{-/-}$ 小鼠体内动脉硬化明显减少,动脉粥样损伤的程度显著降低,而在 ApoE$^{-/-}$ 小鼠腹腔内注射 IFN-γ 则可促进 As 的水平。IFN-γ 通过上调抗原呈递细胞表面 MHC-1,增强细胞毒性 T 细胞对外来肽的识别能力,促进细胞介导免疫反应的发生,增强 As 过程中炎症反应。IFN-γ 还可上调单核细胞、巨噬细胞及泡沫细胞 ACAT-1 mRNA 及蛋白表达,增强巨噬细胞合成胆固醇酯的能力,促进泡沫细胞形成。在牛脐静脉内皮细胞研究中发现,IFN-γ 促炎反应的机制是通过上调内皮细胞中 *VCAM-1*、*ICAM-1*、*CXCL10*、*CCL2* 的基因表达,适度增加细胞内 E-选择素和 P2-选择素及 *CXCL1*、*CXCL8* 基因转录,强烈诱导中性粒细胞和外周血单核细胞向内皮细胞的黏附来完成的。

(四) 集落刺激因子

集落刺激因子(CSF)由动脉管壁中的内皮细胞、平滑肌细胞及渗入的巨噬细胞、淋巴细胞等在感染损伤等应激情况下大量表达。动脉壁内循环单核细胞及其衍化的巨噬细胞是 CSF 的靶细胞,CSF 对单核巨噬细胞有趋化作用,促使单核细胞在局部聚集。Ishiboshi 等发现 CSF 能使单核巨噬细胞摄取和降解 LDL,增加乙酸化的 LDL(AcLDL)和胆固醇酯化过程,导致巨噬细胞内胆固醇酯显著增加,促进泡沫细胞的形成。此外,CSF 还可使血管壁平滑肌细胞结合 AcLDL 增加,诱发内皮细胞迁移和增殖。

（五）转化生长因子

转化生长因子（TGF-β）具有抗炎作用、是一种免疫抑制和促纤维化的细胞因子。Grainger 等发现中晚期 As 患者循环内 TGF-β 水平明显下降，Mallat 等报道对 ApoE$^{-/-}$ 小鼠给予 TGF-β$_1$、TGF-β$_2$、TGF-β$_3$ 抗体后可以加速 As 的发展，表现为病变部位炎症细胞渗出增多和斑块内胶原的减少，可以将能够抑制 TGF-β 活性的可溶性 TGF-β 受体 II 蛋白（TGF-R II：Fc）注射入 ApoE$^{-/-}$ 小鼠，则增加了斑块内巨噬细胞和 T 细胞的数目，斑块中胶原的含量明显减少，斑块易损性增加，由此说明，内源性 TGF-β 具有抗动脉硬化作用。

（六）黏附分子

As 发展过程中，黏附分子能够介导单核细胞和淋巴细胞与内皮细胞的黏附，致使它们穿过内皮细胞进入血管壁，同时通过这些黏附分子可使这些细胞免于凋亡，造成早期血管内皮细胞的损伤。损伤的内皮细胞释放 IL-1、TNF-α 和 IFN-γ 等炎症因子，在这些炎症因子刺激下内皮细胞又会表达 ICAM-1 和 VCAM-1 等细胞黏附因子，其中可溶性细胞间黏附分子 1（sICAM-1）和可溶性血管细胞黏附分子 1（sVCAM-1）的水平能够反映 As 病变的严重程度及粥样斑块的稳定程度，在心血管疾病患者体内这两种黏附分子的水平明显增高。说明黏附分子具有促进 As 的作用。

二、细胞因子相关信号通路在动脉粥样硬化中的作用

介导细胞因子生物学活性的信号通路在 As 的发生发展中具有重要作用，且其通路中的某些信号分子是治疗 As 的靶点。

（一）NF-κB 信号通路

NF-κB 信号通路是促炎细胞因子（TNF-α、IL-1 和 IL-18 等）激活细胞的主要信号通路之一（图 10-6）。该通路的激活能够介导促炎细胞因子、黏附分子、趋化因子、生长因子及环氧合酶 2（COX-2）和诱导型一氧化氮合酶（iNOS）等基因的表达。NF-κB 是一种由 Rel 家族蛋白（包括 P50 和 P65）构成的同源或异源性二聚体转录因子。NF-κB 在没有被活化时是与存在于细胞质中的 κB 抑制子（inhibitor of κB αβ，IκB αβ）结合的。促炎细胞因子通过不同的途径首先激活 IκB 激酶（IκB kinase，IKK）复合体。IKK 包括两种激酶、IKKα、IKKβ 和一种称为 NF-κB 核心调节子（NF-κB essential modifier，NEMO）的调节蛋白（也称 IKKγ）。IKK 活化后可以磷酸化 IκBαβ 氨基端的特异性丝氨酸残基，而后磷酸化的 IκB 发生泛素化，并导致其被蛋白酶所降解。NF-κB 在这之后可以从 NF-κB-IκB 复合体中游离出来，并从细胞质中移位到细胞核，与特异基因的 κB 增强子元件结合促进该基因转录。NF-κB 的靶基因包括编码 IκBα 的基因，而 IκBα 的表达则可以负反馈调节 NF-κB 的活性。研究发现，活化的 NF-κB 存在于动脉粥样硬化病灶的平滑肌细胞、巨噬细胞、内皮细胞等多种细胞中。给予 LDLR$^{-/-}$ 小鼠高脂饮食后早期即可在其主动脉根部发现内皮细胞内 NF-κB 的活化，而该部位将形成动脉粥样斑块。尽管过去的研究表明抑制 NF-κB 的活化可以抑制动脉粥样硬化的发生，但 Kanters 等在 LDLR$^{-/-}$ 小鼠中特异性敲除其巨噬细胞中的 IKK2，抑制 NF-κB 的活化，意外发现这加重了小鼠动脉粥样硬化程度。Kanters 等研究与上述结果相反，他们发现敲除巨噬细胞 NF-κB 后并没有像巨噬细胞内 IKK2 缺失的小鼠那样促进斑块发展，而是减轻了斑块的损伤程度。这种矛盾关系可能与 NF-κB 信号通路参与多种细胞因子的生成相关，包括致动脉粥样硬化细胞因子和抗动脉粥样硬化因子的生成。与 IKK2 缺失相比较，尽管在 NF-κB 缺失的巨噬细胞内 T 核因子 α 的表达增加，但其他主要的致动脉粥样硬化因子如 MCP-1 的表达下调，同时主要的抗动脉粥样硬化

因子如 IL-10 上调。MCP-1 的下调和 IL-10 的上调均可以限制斑块的扩展。另外,在体外实验中用脂多糖(LPS)刺激 NF-κB 缺失的巨噬细胞,其表面的 A 类清道夫受体(SR-A)表达明显减少,因而摄取 ox-LDL 减少,这也可能是其抗动脉粥样硬化的机制之一。目前推测,NF-κB 活性受到抑制后表现出致动脉粥样硬化还是抗动脉粥样硬化的效应可能与其受抑制的程度相关。

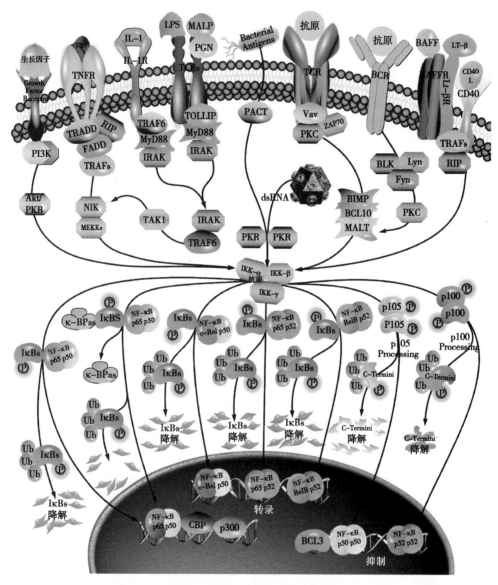

图 10-6 NK-κB 信号途径示意图

(二) c-Jun 氨基端激酶活化子 1 信号通路

活化子蛋白 1(activator protein-1, AP-1)是由 Fos(c-Fos、FosB、Fra-1 和 Fra2)、Jun(c-Jun、JunB、JunD)或激活转录因子 2(activating transcription factor, ATF)亚单位构成的同源或异源二聚体转录因子。AP-1 中的 c-Jun 蛋白可被 c-Jun 氨基端激酶(c-Jun NH_2-terminal kinases, JNK)磷酸化,从而使 AP-1 二聚体的转录活性明显增强。JNK 属于应激活化蛋白激酶家族,由于其 mRNA 的剪接方式不同,可以产生 10 种异构体,其中三种基因产物——JNK1、

JNK2、JNK3 可以被表达。JNK1 和 JNK2 具有广泛的组织分布,而 JNK3 主要表达于神经元细胞、心肌细胞和睾丸内。靶向敲除编码 JNK1 或 JNK2 的基因会导致胸腺细胞选择的异常,并使 T 细胞不能分化及发挥效应。JNK3 敲除的小鼠表现出对神经元细胞凋亡的抵抗,说明 JNK 参与部分特殊情况下的细胞程序性死亡。许多促炎基因包括编码 TNF-α、IL-2、IL-6、E-选择素、ICAM-1、VCAM-1、MCP-1 和 COX-2 等的基因表达均受到 JNK 通路的调节。JNK 首先活化 AP-1,AP-1 再通过与其他结合在上述基因的顺式反应元件上的转录因子的相互作用加强基因的转录表达。近来的研究表明,与 ApoE$^{-/-}$ 小鼠比较,JNK2 缺失的 ApoE$^{-/-}$ 小鼠动脉粥样硬化损害明显减少。介导这种现象的 JNK2 可能是白细胞源性的,而不是血管细胞源性的,因为将 ApoE$^{-/-}$/JNK2$^{-/-}$ 小鼠的骨髓移植到 ApoE$^{-/-}$ 小鼠体内时,该小鼠的动脉粥样硬化损伤将一定程度减轻,而将 ApoE$^{-/-}$ 小鼠的骨髓移植到 ApoE$^{-/-}$/JNK2$^{-/-}$ 小鼠体内,后者动脉粥样硬化损伤的程度与 ApoE$^{-/-}$ 小鼠没有明显差别(图 10-7)。

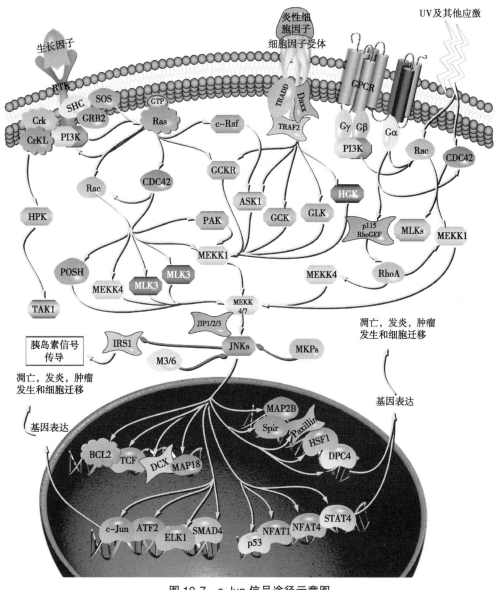

图 10-7　c-Jun 信号途径示意图

（三）Janus 激酶信号转导活化子和转导子信号通路

Janus 激酶（Janus kinases，JAK）包括 JAK1、JAK2、JAK3 和 TYK2。活化的 JAK 可以磷酸化细胞因子受体的胞质内段，从而使其为含有 SH2 结构域的信号蛋白提供停泊位点。JAK 的酪氨酸磷酸化底物是信号转导活化子和转导子（signal trans-duction activator and transducers，STAT）家族成员。STAT 能够在受体存在以及酪氨酸磷酸化后被激活，而后这些分子转移入核，从而开启基因表达的过程。JAK 和 STAT 蛋白能被大量的细胞因子、生长因子和激素激活。IL-6 可以结合 IL-6 受体的 α-链和 gp130，而后激活 JAK1 和 STAT3。IFN-α 先激活 JAK1 和 JAK2 后，再激活 STAT 蛋白。IL-10 可以 IL-10R1 和 IL-10R2 分别激活与它们相连的 JAK1 和 TYK2。在免疫调节方面，STAT4 和 STAT6 在 Th 细胞的分化中具有关键性的作用。IL-4 可以活化 STAT6 并促进 Th 细胞向 Th2 型分化。IL-12 活化 STAT4，并促使 Th 细胞向 Th1 型分化。参与动脉粥样硬化炎症反应的 Th 细胞主要是 Th1，Th1 可分泌大量的致动脉硬化细胞因子 IFN-α，而 Th2 也可能同样具有致动脉粥样硬化作用。因此，STAT4 和 STAT6 均可成为治疗动脉粥样硬化的靶点。

（四）Sma 和 Mad 同源物信号通路

Sma 和 Mad 同源物（Sma and Mad homologue，Smad）家族蛋白的作用是传递 TGF-α 信号分子。Smad 是 TGF-α Ⅰ型和Ⅱ型受体的底物，这两种受体的胞质内段均具有丝/苏氨酸蛋白激酶活性。Ⅰ型受体识别并磷酸化 Smad2 和 Smad3，后两者可以结合 Smad4 从而构成一个复合体参与转录因子的募集和结合 DNA。Smad3 可能具有拮抗炎症的作用，因为它可抑制 AP-1 的活性，从而在 TGF-α 依赖性血管炎症的抑制作用中具有重要作用。细胞内还存在抑制性 Smads（inhibitory Smads，I-Smads），如 Smad6 和 Smad7，它们与活化的 TGF-α 受体结合后可以干扰 Smad2 和 Smad3 的结合。INF-α 可以诱导 Smad7 的表达从而负反馈调节 TGF-α Smad 信号通路。近来有关动脉粥样硬化的研究提示，TGF-α 信号通路在防止斑块内过度的炎症、胶原内容物的丢失及诱导调节免疫反应中均有重要作用。对人类粥样斑块的研究表明，Smad2、Smad3 和 Smad4 在纤维脂质损伤内的巨噬细胞和平滑肌细胞中均有表达。另有研究表明，在 ApoE$^{-/-}$ 小鼠的主动脉窦中探测到磷酸化的 Smad2，这说明 TGF-α 在动脉粥样硬化中被激活。由此也可看出动脉粥样硬化中致病因子与抗病因子同时存在，前者占主导作用，可能是最终发生动脉粥样硬化的原因（图 10-8）。

（五）Toll 样受体髓性分化因子 88 信号通路

至少有 10 种 Toll 样受体——TLR1～10，可以识别不同类型病原体上的病原体相关分子模式。TLR4 可以识别革兰氏阴性菌的脂多糖，TLR2 可以识别革兰氏阳性菌的肽聚糖，TLR3 可以识别在病毒感染过程中产生的双链 RNA。TLR 具有两个特征性的结构，一个是由 150 个氨基酸组成的胞质内结构域，称 TIR（Toll IL-1R）；另一个结构域是其细胞外段的氨基端富含亮氨酸的重复序列（NH$_2$-ter-minal leucine-rich repeats，LRR）。TIR 结构域在传导 TLR 信号通路中具有重要作用。它使 TLR 与胞质内的接头蛋白（adaptor protein）髓性分化因子 88（myeloid differentiation marker88，MyD88）结合，并使其活化（图 10-9）。

MyD88 活化后它可以聚集在受体的胞质内段，与另一种丝/苏氨酸蛋白激酶——IL-1 受体相关激酶 4（IL-1R-associated kinase-4，IRAK-4）结合。IRAK-4 结合 MyD88 后发生自身磷酸化，然后从受体复合体上解离下来，并与 TNF 受体相关因子 6（TNF receptor associated factor-6，TRAF-6）发生相互作用。TRAF-6 一旦被激活，它就将进一步活化转化生长因子 β-激活激酶（transforming growth fac-tor-β activated kinase，TAK）。信号到达 TAK 后又形成了两

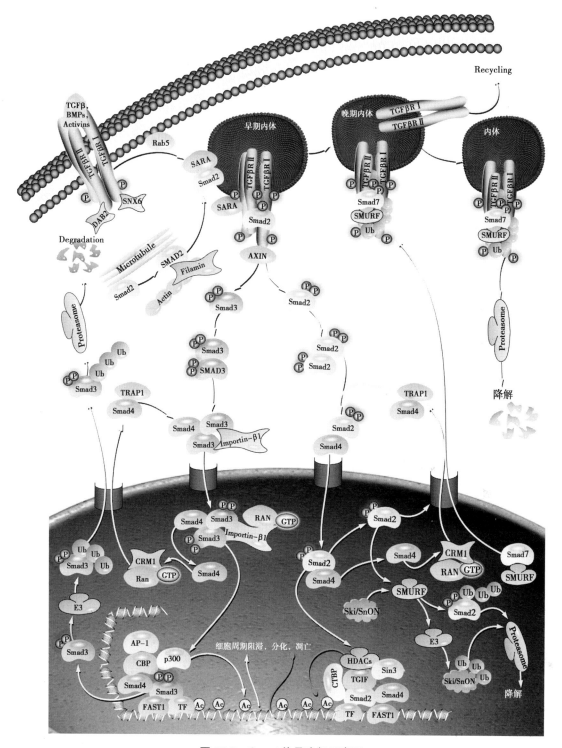

图 10-8 Smad 信号途径示意图

条不同的信号传递通路：一条最终导致 NF-κB 活化，另一条则活化丝裂原活化蛋白激酶（mitogen-activaten protein kinases，MAPK）。当 TLR-MyD88 通路激活后可促进促炎细胞因子的表达。近来在 ApoE⁻/⁻ 小鼠和人类颈动脉及冠状动脉粥样硬化斑块中发现 TLR4 表达增加，

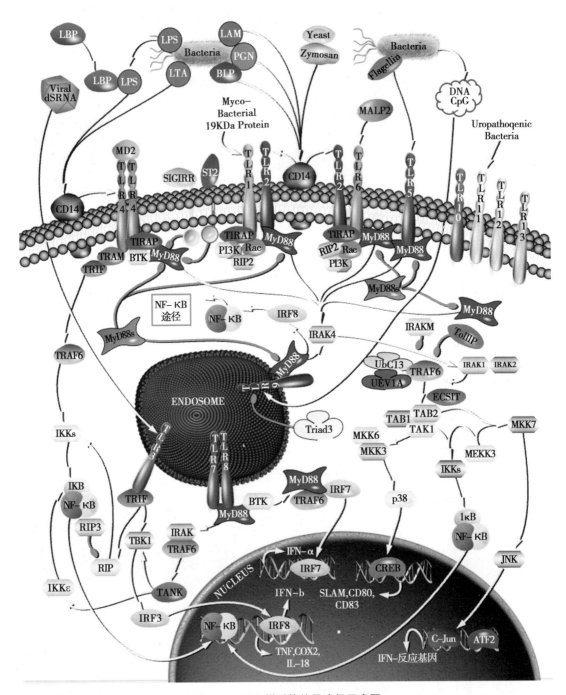

图 10-9 Toll 样受体信号途径示意图

同时在人类颈动脉粥样硬化斑块中发现了 TLR1 和 TLR2 的表达。人类流行病学资料表明，TLR4 的 299 位天冬氨酸突变为甘氨酸(Asp299Gly)后可以减弱细胞因子信号传递，并降低动脉粥样硬化和急性冠状动脉事件的风险。在小鼠动脉粥样硬化模型中，功能性 TLR4 的表达与主动脉内膜增生是一致的，而且脂多糖对 TLR4 的活化增强了动脉粥样硬化斑块的形成。

　　随着人们对动脉粥样硬化病理生理过程的认识逐渐加深,细胞因子及其信号转导系统在动脉粥样硬化中的地位不断提高。细胞因子的作用贯穿整个动脉粥样斑块形成的过程中,它们在早期脂质条纹的形成、典型粥样斑块的形成、斑块破裂及血栓形成等过程中均具有主导作用。由于细胞因子及其信号通路之间存在着"交叉联系",各种细胞因子的生成、生物功能的实现都依赖于相关的细胞因子,并受拮抗性细胞因子的限制,所以我们不能简单地根据体外实验的结果认定在体内某一种细胞因子是致动脉粥样硬化还是抗动脉粥样硬化。随着研究的不断深入,越来越多的细胞因子被发现参与了动脉粥样硬化的发生发展,人们对细胞因子及其信号通路网络在该病理过程发生机制中作用的认识也会越来越清晰。

第四节　细胞因子与心肌细胞分化

　　在缺血缺氧、炎症、免疫反应的刺激下心肌细胞会导致严重损伤或坏死,此时心肌细胞很难修复且被无功能的纤维瘢痕组织所替代,最终造成心脏的结构重构和功能下降。然而,在生理和病理状况下心肌细胞存在细胞增殖的现象。成体干细胞由于没有移植排斥及明显的副作用已进入临床,其中应用较广的是骨髓间充质干细胞（bone mesenchymal stem cell, BMSC）。BMSC 不论是全髓细胞、造血干细胞,还是间充质干细胞（MSC）,其体内移植后都可向心肌样细胞分化,促进心肌再生及血管新生,改善心室重构等。

一、干细胞因子

　　1. 干细胞因子(SCF)　是一种重要的造血细胞因子。有活性的 SCF 是由 164 个或 165 个氨基酸组成的糖蛋白,分子质量约为 18kDa。SCF 有两种形式,即可溶性 SCF(sSCF)和膜性 SCF (mSCF),SCF 在多种组织包括心脏和骨髓均可表达。SCF 作为一种传统的作用于早期造血细胞的细胞因子,也可加速其自身的增殖。SCF 为原癌基因 (c-kit)编码受体的配体蛋白。c-kit 与干细胞密切相关,它可编码一种穿膜酪氨酸激酶受体分子。应用单克隆抗体证明,此分子可存在于干细胞膜上,其后证明其配体分子是 SCF。后者是信号转导分子,对干细胞的分化具有重要作用。机体发育中细胞生长的调控过程中均有 SCF 参与,SCF 是一种多功能的细胞生长因子,在细胞增殖、分化和迁移过程中发挥重要的调控作用。它可动员并促进体内的干细胞(含 MSC)增殖,从而使外周血的干细胞数量扩增。另外,SCF 还可促进移植到心肌的 MSC 向心肌细胞分化。SCF 与 c-Kit 结合组成 Kit-SCF 信号系统,可活化酪氨酸激酶导致一系列磷酸化过程。Kit-SCF 信号系统参与了机体所有 Kit 阳性细胞的发育、分化、增殖等过程。这些信号分子对 MSC 的增殖、迁移、聚集和分化等都有促进作用。而 MSC 在增殖分化的过程中持续表达骨髓基质细胞因子 1(SDF-1)、SCF、巨噬细胞集落刺激因子(M-CSF)及 G-CSF 等细胞因子。因此,可以推测,这些细胞因子对 MSC 的生长具有一定的促进作用。

　　2. SCF 能够高效刺激骨髓干细胞,增加外周血中干细胞的数量　冠状动脉内注射 SCF 能达到改善心功能的目的。心肌内移植骨髓干细胞后,除了在心肌组织局部发挥心肌再生的作用外,在其他组织器官也有作用,移植后可逆转骨髓中的 SCF mRNA 的水平。SCF 在 AMI 后 1 周出现的下调,有可能与骨髓动员及促进移植细胞分化的作用有关。通过对 SCF 蛋白水平的检测结果发现,移植后 SCF 蛋白的变化并不局限于骨髓。移植后骨髓中 SCF mRNA 的表达增加,但其蛋白的水平反而降低,甚至血中 SCF 蛋白的水平也相应降低,而心肌组织中 SCF 蛋白的水平却相对较高,提示 SCF 蛋白由骨髓转移至心肌组织中发挥作用。SCF 除骨髓动员作用外,在干细胞的迁移、定位方面也有作用,因此 SCF 的作用是多方面的。

二、粒细胞集落刺激因子

1. 人类的粒细胞集落刺激因子(G-CSF) 它是大小为 18.8kDa 的一种蛋白,其编码基因位于 17 号染色体 q11 222 区域,长约 213kb,含有 5 个外显子。小鼠与人类的 G-CSF 蛋白序列的同源性高达 73%,因此重组人 G-CSF 可用于小鼠的实验。G-CSF 主要由内毒素、TNF-α 和 IFN-γ 等可活化的单核细胞和巨噬细胞产生,非造血细胞(包括血管内皮细胞、成纤维细胞、间皮细胞、血小板和胎盘绒毛核心细胞等)也有 G-CSF 及其受体的表达。正常状态下,人体血清中 G-CSF 的含量较低,但在应激状态下,血清 G-CSF 水平显著上升。G-CSF 在心肌和神经保护方面发挥作用,能动员骨髓造血干细胞(HSC)和间充质干细胞进入外周血。这两种干细胞都有高度的可塑性,可分化为神经细胞、成骨细胞和心肌细胞,但这两种干细胞形成心肌细胞和血管内皮细胞的能力并不一样。用 G-CSF 动员骨髓干细胞迁移至外周血,再使其募集到梗死区修复心肌,要比移植单一种类的干细胞更为有效。

2. G-CSF 可激活心肌细胞的 JAK/STAT 通路,促进梗死后心肌细胞的成活 G-CSF 与 SCF 的联合应用可通过造血干细胞的横向分化,促进心肌梗死后的心室重构。但新近研究发现,心肌梗死后的造血干细胞没有横向分化为心肌细胞的功能。因此,关于 G-CSF 保护梗死后心肌的作用机制尚待进一步研究。

三、肝细胞生长因子

肝细胞生长因子(HGF)是由 75kDa 的重链和 30kDa 的轻链通过二硫键而构成分子质量为 105kDa 的二聚体。HGF 是一种多效性细胞因子,可由 BMSC、心肌干细胞及脂肪源性间充质干细胞分泌,在这些细胞表面还表达 HGF 相应的受体 C-Met(为一种由 *c-met* 原癌基因编码的蛋白产物)。HGF 与 C-Met 受体结合后具有诱导干细胞分化、迁移、增殖和生存能力,减少急性心肌梗死后的梗死范围,改善心功能。单纯应用外源性 HGF 也可缩小心肌梗死面积,有效地预防心肌梗死后心律失常的发生,抑制心肌肥厚,治疗扩张型心肌病及诱导活化的辅助 T 细胞减缓自身免疫性心肌炎的发展。重组人 HGF 不影响 BMSC 的增殖及向成骨细胞的分化,但可明显促进 BMSC 的迁移并抑制骨肉瘤细胞诱导的细胞凋亡。研究表明,HGF 可诱导 BMSC 分化为心肌细胞。在分化的第 14~20d,BMSC 增殖形成集落,并出现持续节律收缩的细胞群体,节律为 70~90 次/min,心肌肌凝蛋白重链染色呈阳性。Linke 等在犬的心脏中分离出 HGF 的相应受体 C-Met 和胰岛素生长因子 1(IGF-1)的受体系统。HGF 和 IGF-1 分别与其相应受体结合后,可诱导心脏成体干细胞活化、迁移、增殖和生存,心肌梗死局部新生的心肌细胞表达心肌特异性蛋白 MEF2C、MHC、TnI 等,并有新生血管的形成。Urbanek 等研究也发现,心肌干细胞和早期定型细胞(CSC-ECC)表面表达 C-Met 并可合成和分泌其配体 HGF,后者可动员 CSC-ECC。Fraser 等认为,脂肪组织中分离的多能脂肪源性干细胞(adipose-de-rived stem cell, ADSC)能分泌多种细胞因子,包括血管内皮生长因子(VEGF)。Gerritsen 提出,HGF 和 VEGF 可协同发挥更强的化学趋化作用,促进内皮细胞的存活、增殖,以及血管管状结构的形成。Suzuki 等认为,HGF 是通过直接影响锌指转录因子4(GATA-4)的表达而促进心肌细胞的增殖和存活。此外,HGF 能显著减少急性心肌梗死后的梗死范围,抑制心肌细胞凋亡及改善左心室功能,作用途径可能与其促进抗凋亡蛋白 Bcl-

2 的表达有关。HGF 基因治疗能有效地预防心肌梗死后心律失常的发生。HGF 还可抑制心肌纤维化,减少 TGF-β_1 和 N 型胶原酶的表达,抑制心肌肥厚、心肌细胞凋亡,改善心功能,提示内源性 HGF 对扩张型心肌病(包括晚期扩张型心肌病)具有潜在的治疗作用。此外,HGF 可诱导 Th 细胞分泌 IL-4、IL-10,抑制 CD4$^+$T 细胞增殖及产生 IFN-C,发挥对心肌的保护作用,减缓自身免疫性心肌炎的发展。

第五节　细胞因子与心肌肥大

心肌肥大是许多心血管疾病发生发展过程中共有的病理过程,是一种强有力的代偿形式,主要是心肌肥大伴随细胞外基质增加,这是心肌细胞和间质细胞对生长因子和激素所做出的一种基本应答反应,然而它不是无限度的,如果病因历久而不能被消除,则肥大心肌的功能便不能长期维持正常而转向心力衰竭。

一、IL-21β 介导的心肌肥大及其机制

IL-21β 是免疫反应中起重要作用的炎症介质,在体外培养的心肌细胞中,高表达 IL-21β 可诱发特征性的心肌肥大。Saklatvala 等证实 IL-21β 可活化 JNK/SAPK 及 MAPK 级联反应,但对 IL-21β 与受体结合后触发的信号机制仍不甚清楚。细胞因子受体(CR)本身不是酪氨酸激酶,但配体与受体结合后可与 JAK 相互作用,JAK 是一种非受体酪氨酸激酶,可使其本身及受体上的酪氨酸残基磷酸化,从而为下游效应分子提供了很多锚定位点。Yamauchi 等报道,心肌细胞表达多种 IL-6 家族的细胞因子,这些细胞因子与其受体结合后可引起 gp130 二聚化,导致 JAK 激活和 gp130 酪氨酸残基磷酸化,从而激活 STAT 信号通路导致心肌肥大。

研究发现 JAK/STAT 参与了心肌营养素 1(cardiotrophin-1,CT-1)诱导心肌肥大的信号转导过程。CT-1 是一种 21.5kDa 的蛋白质,属 IL-26 家族成员,在心肌细胞中表达,因而以自分泌的方式起作用。CT-1 活化的心肌肥大的表现是心肌细胞显著伸长,这与容量负荷下观察到的心肌形态改变是相似的。CT-1 的信号是通过 gp130 依赖的信号通路传导的,Hirota 等证实表达 gp130 活化形式的转基因鼠可出现心肌肥大。由此可见,gp130 蛋白在心肌肥大的发生机制中通过 JAK/STAT 信号通路发挥重要作用,预示 gp130-STAT3 信号通路的激活是心肌肥大发生的重要机制之一。

二、TGF-β_1 介导的心肌肥大及其机制

TGF-β_1 是 TGF-β 家族中最重要的成员,由多种细胞以自分泌、旁分泌和内分泌的方式通过多种受体信号转导通路促进蛋白质的合成,参与调节胚胎发育、细胞生长和分化、细胞增殖与凋亡、胞外基质合成、炎症、创伤修复及免疫反应等许多生物学过程。TGF-β_1 能增加以胶原为主的蛋白合成,抑制基质金属蛋白酶分泌并刺激蛋白酶抑制物表达,从而抑制胶原降解,在组织器官纤维化中起重要作用。近年研究发现,TGF-β_1 能刺激心肌肥大,参与或协同其他因素促进心肌肥大的发生发展。心肌肥大的诱导因素有很多,Schultz 等发现在 *TGF-β_1* 基因敲除大鼠体内持续注入血管紧张素 II (Ang II),该组大鼠不发生心肌肥厚,而 Rosen-kranz 等在 TGF-β_1 转染的小鼠发现心肌肥厚明显,这种肥厚与 *ANF* 基因表达相一致,并伴 β 肾上腺素受体表达增加,说明 TGF-β_1 参与了 Ang II 或 β 肾上腺素受体诱导的心肌肥大并起到重要的作用,且 TGF-β_1 引起的心肌肥大的程度是呈剂量依赖性增加。

TGF-β_1 介导心肌肥大的机制是诱导 27kip1 基因的表达,27kip1 基因能够抑制细胞周期蛋白及周期蛋白依赖性激酶从而调节细胞周期,使细胞不能从 G1 期到 S 期,导致 DNA 增殖停止,但是 RNA 合成却增加,最终表现为细胞增殖受抑制但肥大显著。Carlohenrik 等发现了 TGF-β_1 的细胞内信号转导,即 TGF-β_1 刺激信号从细胞膜向细胞核转移的 Smad 信号通路,他认为与 TGF-β_1 刺激相关的 Smad 信号蛋白有 Smad2、Smad3(将 TGF-β_1 刺激信号由细胞膜向细胞核传导),Smad4(协同 Smad2、Smad3 的信号转导)和 Smad7(抑制 TNF-β_1 刺激信号由细胞膜向细胞核传导)。直接用 TGF-β_1 刺激体外培养大鼠心肌细胞,发现 Smad2、Smad3 的 mRNA 表达水平显著上升后又快速下降,主要原因是心肌细胞受 TGF-β_1 刺激后 Smad2、Smad3 的表达快速上升,上升后被磷酸化激活转位到细胞核传导 TGF-β_1 信号,由于 Smad2、Smad3 被快速磷酸化后导致了其表达量的下降。这说明在大鼠心肌细胞受 TGF-β_1 刺激发生肥大的过程中,信号蛋白 Smad2、Smad3 表达变化与心肌肥大的发生有着明显的一致性。

Ang Ⅱ 是血管收缩因子,可在心脏局部产生,亦可在机械应力诱导下释放,可刺激体外培养的心肌细胞发生肥大。类似作用的因子还有 TGF-β_1、TNF-α、CT-1 和内皮素,在众多的调节因素中,Ang Ⅱ 促心肌肥大作用最强,可被 Ang Ⅱ 受体拮抗剂(ARB)抑制,然而在压力负荷小鼠模型中敲除 Ang Ⅱ(AT1a)受体依然观察到明显的心肌肥厚和纤维化,目前发生这种情况的具体机制尚不清楚。TGF-β_1 和 Ang Ⅱ 在功能上密切相关且相互促进,一方面在心肌纤维化病程中 Ang Ⅱ 增加 TGF-β_1 基因的表达,另一方面 TGF-β_1 则诱导心肌细胞中"胎儿"基因表达并增加细胞外基质合成,同时还调节 Ang Ⅱ 对血管平滑肌细胞(VSMC)肥大的影响。Brand 等报道,在腹主动脉狭窄高血压大鼠中 Ang Ⅱ 调节 TGF-β_1 基因的表达使其在左室肥大中显著增加。Ang Ⅱ 引起的肥大过程经 AT1 介导并能被生长因子如 TGF-β_1 调节,AT1 受体拮抗剂 Dup753 能阻滞 TGF-β_1 表达的增加,并能防止心肌肥大;而且体外研究证实 TGF-β_1 抗体能抑制 Ang Ⅱ 诱导的心肌肥大,由此说明 TGF-β_1 参与了 Ang Ⅱ 诱导的心肌肥大并起到重要的作用,Ang Ⅱ 可能作为一种细胞生长和肥大的调节剂发挥作用。

TGF-β_1 调节了 Ang Ⅱ、儿茶酚胺、机械压力负荷等多种因素诱导的心肌肥大,对心肌肥大的发生机制提供了进一步的认识。因此,利用 TGF-β_1 的阻滞剂和抗体良好地抗心肌肥大和抗纤维化作用,可望为将来高血压左室重构的治疗提供新的策略和措施。

第六节 细胞因子与心肌缺血

一、心肌缺血后细胞因子释放的促发因素

心肌损伤时释放炎症细胞因子,如肿瘤坏死因子-α(TNF-α)、白细胞介素-1β(IL-1β)、白细胞介素-6(IL-6)等,这些因子在正常心脏组织中持续表达,是心肌损伤的一种内源性应激反应。

1. 机械应力促发细胞因子生成 急性心肌梗死(AMI)时在梗死区和梗死边缘区会发生机械应力改变,改变的中心缺血区会迅速释放 TNF-α、IL-6 等炎症因子。这些机械应力通过潜在的应力感受器(整合素、细胞骨架和肌蛋白),将感受到的应力通过细胞内跨膜信号转导途径、丝裂素激活的蛋白激酶途径、JAK-信号转换器、转录激活因子途径及神经激活受体配体途径传导,传导后激活同源下游核转录因子,如 NF-κB、AF-1 等,这些因子再诱导大部分细

胞因子的释放。

2. 干扰素(IFN)　心肌缺血后炎症因子增加的同时机体会产生相应的应激反应,此时CCATT 增强子结合蛋白(CCAAT enhancer binding protein,C/EBP)短期内转录和 STAT3 短期内磷酸化,局部 IL-6 和 gp130 也同时增多。最终,这些信号通过整合致使炎症细胞因子释放增多,而且这些应激信号因出现低氧血症、氧自由基、渗透性失调、细胞膜的早期受损而不断增强。

3. 炎症细胞因子的自我放大途径　正反馈途径是炎症细胞因子的一大特性,可实现自我放大目的。例如,起初 TNF 的增加仅出现在心肌缺血区,而后 TNF 的增加将发生在周围区域,这就是所谓的"自我放大途径"。Irwin 等研究发现,在 AMI 的急性期,在梗死区和梗死边缘区 TNF-α mRNA 的表达浓度最高,而 AMI 后 35d,TNF-α mRNA 表达水平在梗死区对侧的正常心肌中最高。

二、心肌缺血-再灌注后细胞因子的释放

1. IL-1　动物实验表明,在缺血组无论是 IL-1β mRNA 还是 IL-1β 蛋白质的表达在心肌缺血 1h,均显著增高,再灌注后增高更为明显,至一定峰度后逐渐下降。

IL-1 引起再灌注心肌损伤的机制可能为:IL-1 可直接上调细胞间 ICAM-1 和内皮-白细胞黏附分子 1(ELAM-1)表达,ICAM-1 和 ELAM-1 诱导中性粒细胞黏附在内皮细胞和内皮下基质并穿过内皮迁移流入缺血区,通过阻塞微血管、释放氧自由基等机制导致心肌细胞损伤,使梗死过程加剧。另外,还可通过激活 Bax 和 Bcl-2,促进包括心肌细胞在内的多种细胞凋亡,导致心肌细胞损伤。Suzuki 等应用转 IL-1 受体拮抗剂(IL-1ra)基因方法,证明 IL-1ra 的过表达能够减轻大鼠心肌缺血-再灌注的心肌组织的炎症反应,降低心肌细胞的凋亡程度。其机制是一方面,IL-1ra 能竞争性结合 IL-1 的受体,阻断 IL-1 介导的炎症级联反应,间接地降低血浆激活因子 IL-1、TNF-α 等的水平,从而减轻炎症介导的心肌细胞凋亡,起到保护心肌作用,另一方面,IL-1ra 也能直接抑制心肌细胞凋亡的发生。

2. IL-6　研究表明,心肌梗死患者血液中 IL-6 水平在缺血-再灌注后的 24h 内升高,其主要来源于心脏冠状动脉血管内皮细胞。IL-6 处于炎症调控的枢纽位置,对心肌有损伤作用,它可诱导中性粒细胞内流入缺血心肌组织,促进心肌细胞间 ICAM-1 的合成表达成倍地增加,ICAM-1 可以与分布在中性粒细胞表面的配体淋巴细胞相关功能抗原(LFA-1-CD11/CD18)结合,这一对黏附分子的结合促进了心肌血管内皮细胞与中性粒细胞的黏附,继而中性粒细胞释放超氧阴离子、穿孔素及抑制内皮细胞合成、释放 NO 等细胞毒性物质,引起或加重心肌细胞损伤。另外,IL-6 可以促进诱导型 NO 合成增加,使心肌环磷酸鸟苷(cGMP)水平升高,Ca^{2+} 内流减少,并且通过抑制对 β_2 肾上腺素能刺激,降低心肌细胞环磷酸腺苷(cAMP)水平,造成心肌损伤。然而近期发现,IL-6 具有保护心肌的作用,其机制是通过诱导产生磷脂酰肌醇 3-激酶和 NO,调节线粒体钙通道,抵制心肌缺血-再灌注损伤引起的心肌细胞线粒体破裂和 Ca^{2+} 内流,从而起到保护心肌细胞的作用。显然,IL-6 对于心肌缺血-再灌注损伤的促进作用是占主导地位的,但这一机制比较复杂,有待进一步深入研究。

3. IL-8　在缺血心肌中释放,是中性粒细胞趋化因子,在促进中性粒细胞的局部聚集中起重要作用。在缺血-再灌注过程中 IL-8 受多种细胞因子调节,其中 TNF-α 能够刺激内皮细胞分泌 IL-8,而 IL-8 又促进中性粒细胞、巨噬细胞在损伤部位聚集,这些激活的吞噬细胞再直接分泌 IL-8,血清中增加的 IL-8 进一步加重组织损伤。IL-8 对心肌产生损害的机制包括

引起超氧化物歧化酶(SOD)显著减少、死亡受体 Fas 上调、$p53$ 基因转录增加、心肌细胞凋亡,这些因素是引起心肌收缩功能降低和早期心肌重塑的重要原因。抑制局部的免疫反应,可望减轻心肌组织的损害和增加损伤组织的愈合。

4. TNF-α　心肌巨噬细胞和心肌细胞都可以合成 TNF-α,TNF-α 受体分为 55kDa 的受体 1(TNFR1)和 75kDa 的受体 2(TNFR2),两者在心肌缺血-再灌注损伤中都被激活,其中 TNFR1 激活导致心脏收缩功能不全和心肌细胞凋亡。关于 TNFR1 对心肌作用的信号传递途径尚有争议。TNF-α 可诱导 IL-1β 和 IL-6 的产生,一般认为心肌缺血-再灌注损伤使 TNF-α 受体 1 激活,使局部 TNF-α 水平升高,同时 TNF-α 激活心肌丝裂素活化蛋白激酶(p38MAPK)导致 IL-1β 和 IL-6 表达增高,而 IL-1β 和 TNF-α 又反作用于局部心肌促进 TNF-α 水平进一步升高。不过近期也有研究认为,TNFR1 对心肌的损害作用是通过细胞因子信号 3(SOCS3)和 IL-6 途径而不是通过 p38MAPK 或 IL-1β 途径。Schulz 认为在心肌缺血-再灌注损伤的组织和血清中 TNF-α 快速增高,这与心肌损害程度相关。TNF-α 参与了心肌缺血-再灌注损伤的形成和发展,其表达水平在缺血-再灌注时增高,促进了白细胞和内皮细胞的黏附和相互作用,使粒细胞向缺血-再灌注区域的浸润大大增加,从而导致心肌损害,典型表现为心肌功能障碍和心肌细胞死亡。通过抗 TNF-α 治疗可能成为一种新的拮抗心肌缺血-再灌注损伤的有效方法。

5. IL-10　TNF-α 和 NO 的产生可被内源性 IL-10 抑制,IL-10 通过抑制中性粒细胞聚集而保护缺血和再灌注的心肌。关于 IL-10 的产生和作用机制尚未完全阐明。目前认为多种细胞均可产生 IL-10,IL-10 是炎症抑制因子,在下调炎症反应中发挥关键作用。心肌缺血-再灌注时产生大量的 IL-6、TNF-α 等促炎因子,可诱导 Th2 细胞、单核细胞分泌 IL-10。后者作为 Th2 型细胞因子,不但能下调引起急性炎症反应的 Ⅰ 类细胞因子,如 TNF-α、IL-1β、IL-6、IL-8、IL-12、IL-18 及黏附分子表达并拮抗其相关作用,抑制白细胞的炎症趋化及生长因子的合成,同时还能刺激 IL-4、IL-13 等其他抗炎因子的表达,通过多途径、多环节对缺血-再灌注损伤的心肌发挥保护作用。

6. TGF-β　TGF-β 是由淋巴细胞和单核细胞产生、可以调节细胞生长和分化的超家族分子,可受多种因子调节。心脏中的 TGF-β₁ 主要由心肌细胞和成纤维细胞产生,正常心肌组织 TGF-β₁ 及 Ⅰ、Ⅲ 型胶原纤维表达很低,当缺血损伤发生时 TGF-β₁ 表达开始升高,心肌自身诱导产生的 TGF-β₁ 和外源性 TGF-β₁ 对缺血-再灌注损伤心肌起保护作用。

研究发现,TGF-β₁ 可以介导许多介质(如 NO)保护再灌注损伤心肌,并在组织修复的促进中起关键性作用。研究表明缺血-再灌注损伤时,炎症细胞因子在心肌坏死区域能刺激心肌肥大生长,诱发心肌细胞凋亡,并通过改变细胞外基质削弱心肌完整性,引起心肌重塑。而胶原在细胞外基质的作用是保持心肌细胞结构的完整性,胶原网的丢失是心肌细胞损伤引起心肌扩张的重要发病机制。心肌胶原的调节包括胶原蛋白的合成和降解之间的动态平衡。心肌成纤维细胞是心肌合成胶原,同时也是基质金属蛋白酶(MMP)降解的主要场所,当 TNF-α 和 IL-1β 等炎症因子大量表达时可使 MMP-1、MMP-9、MMP-12 表达及活性均上调,引起心肌重塑,而 TGF-β₁ 则可通过抑制 MMP 上调来实现心肌保护作用。

第七节　细胞因子与心力衰竭

心力衰竭(heart failure,HF)是指由各种心脏疾病导致心功能不全的一种复杂的临床症候群,绝大多数情况下是指心肌收缩力下降使心排血量(CO)不能满足机体代谢需要,器官、组织灌流不足,同时出现体循环和/或肺循环淤血的表现。心力衰竭是各种心脏病的严重阶段和终末阶段,是导致心脏病患者死亡的主要原因之一。慢性充血性心力衰竭(CHF)是心力衰竭最常见的一种。目前国内外的研究表明在心力衰竭的过程中,存在细胞因子网络调节紊乱,细胞因子在心力衰竭的发生发展中有着不可忽视的作用。

一、细胞因子在心力衰竭发生中的作用

1. 肿瘤坏死因子(TNF)　正常情况下,心脏不表达 TNF 或表达量极少,但在病理状态下,如心肌梗死后组织缺血缺氧、血流动力学改变、室壁张力增加及神经内分泌异常等均可促使心肌组织合成 TNF。TNF-α 主要通过两种病理生理改变对心脏发挥作用,一种为负性肌力作用,Adams 等通过动物实验证实 TNF-α 可通过雌三醇泛肽连接酶(MAFbx/Murf-1)依赖途径导致肌钙蛋白脱偶联、降解,导致心肌收缩力下降。给小鼠注射 TNF-α 后 4h 将心室分离,并予 NF-κB 和 AP-1 阻断剂,发现虽然 Na^+/K^+-ATP 酶表达未增加,但活性增强。同时将心室肌用吲哚美辛干预,然后用前列腺素 2(PGE_2)处理,心肌细胞呈剂量依赖性功能恢复,表明 TNF-α 通过激活 NF-κB 和 AP-1,降低 PGE_2 的释放来干扰钠钾泵活性,降低心肌收缩能力;另一种为左室重构,TNF-α 可通过激活 MMP 和抑制基质金属蛋白酶抑制剂(WIMP)表达、参与细胞外基质重塑,导致渐进性的左室扩张、左室泵衰竭和心肌细胞收缩功能障碍。另外,近年发现,心力衰竭时 TNF 的受体系统(sTNF-R)亦有明显变化,心功能越差,sTNF-R 水平越高,心力衰竭进行治疗好转后,sTNF-R 水平也明显下降,提示 sTNF-R 也可反映心力衰竭的严重程度,可以作为判断心功能及观察心力衰竭疗效的一项有价值的指标。

2. 转化生长因子(TGF)　在胚胎发育期,TGF-β 家族参与了早期心前体细胞特化、环状心形成、心内膜表皮向间充质转化、心外膜表皮向间充质转化等过程。应用免疫荧光和原位杂交技术发现,在压力超负荷大鼠左心室的冷冻切片中 TGF-$β_1$ 表达增加,且染色显示 TGF-$β_1$ 从胞质及肌纤维膜向胞核转移,TGF-$β_2$ 表达无明显变化,TGF-$β_3$ 在 T 管、胞质、胞核中的表达均显著下降,提示 TGF-β 对心脏存在着不同的调控作用。TGF-$β_1$ 促进左心室肥厚发展,TGF-$β_3$ 抑制左心室肥厚。在各种病理生理过程均有 TGF-$β_1$ 参与,TGF-$β_1$ 可以影响细胞的增殖和分化,与局部肾素-血管紧张素系统改变密切相关。TGF-$β_1$ 介导心肌肥厚的机制主要有两方面,一方面,当心脏受压力超负荷刺激时产生 Ang Ⅱ,刺激心肌细胞表达 TGF-$β_1$,从而介导 c-fos、c-jun 等原癌基因表达,致心脏收缩蛋白 β 肌球蛋白重链表达;另一方面,通过与膜受体结合,激活细胞生长信号传递的第二信使,如蛋白激酶 C、有丝分裂蛋白激酶,诱导 RNA 和蛋白质合成,从而致心肌肥厚。

3. 白细胞介素(IL)　IL-1β 是一种敏感和特异的急性期炎症因子,能诱导胚胎基因再表达,引起心肌肥大,促进心肌纤维化导致间质重塑,上调一氧化氮合酶(iNOS)表达和抑制钙电流及心肌细胞代谢途径引起负性变力作用等机制来作用于心脏。IL-6 也具有介导细胞增殖、负性肌力和心肌肥大的效应,它还能通过其受体偶联蛋白 gp130 导致心肌肥厚。在高血压早期出现的心肌肥厚、舒张功能障碍、原发性非阻塞性肥厚型心肌病及扩张型心肌病患者血清中 IL-6 mRNA 表达均显著增加。IL-6 可作为急性冠状动脉综合征患者血清中的炎性标志物,在患病的第 1d 就达到峰值,其升高水平与疾病的严重程度、心肌损害程度和射血分数减低密切相关。IL-6 家族成员之一 CT-1 可诱导心肌肥大,其机制是与 gp130 受体连接,

形成 gp130/LIF 受体异源二聚体后发生酪氨酸磷酸化,随后通过 JAK/STAT3 途径将信号转导到细胞内,并通过丝裂素依赖激酶途径阻止心肌细胞的凋亡。此外,CT-1 也可调节血管内皮细胞功能,诱导 MCP-1 的生成,MCP-1 是趋化和激活单核巨噬细胞最重要的趋化因子,在动脉粥样硬化、心肌梗死和重构、充血性心力衰竭患者表达增强,MCP-1 可通过趋化因子吸引白细胞定向移动到炎症部位,直接(调节细胞凋亡、心肌纤维化、血管再生)和间接(白细胞浸润、激活)地促进心肌的衰竭。心肌细胞中 MCP-1 的高表达也可通过刺激单核细胞广泛凋亡增强心肌的炎症,触发血管细胞和心肌细胞的凋亡,促进心力衰竭的进程。但是,MCP-1 诱导的慢性炎症引起的心力衰竭机制尚不清楚,可能与 Fas 配体产生有关。有报道,CHF 患者血浆 IL-6 水平的增加被认为是死亡、再发心力衰竭和需要心脏移植的一个强有力的心力衰竭患者预后的独立预测因子。细胞因子对心力衰竭的发生发展过程具有重要意义,故对细胞因子及其受体激动剂或阻断剂的研究将为心力衰竭治疗药物的研制开辟新的领域。

二、JAK/STAT 信号通路和心力衰竭

JAK/STAT 信号转导通路对心力衰竭的影响与年龄相关,那么影响心力衰竭的机制是什么?

1. Ang Ⅱ可调节 JAK/STAT 信号通路活化　Ang Ⅱ可通过结合 Ang Ⅰ受体磷酸化 JAK2 使其激活,另外,JAK2 的激活也可通过 PI3-Ca^{2+} 与二醋酰甘油-PKC 轴激活血管平滑肌中的 G 蛋白,G 蛋白再活化 JAK2。尽管 JAK2 并无 SH2 结构域,但其存在另外的蛋白质,如含有 Src 同源区 2 的酪氨酸蛋白磷酸酶 2(Src homology 2 domain-containing tyrosine phosphatase, SHP2),可连接 JAK2 和 G 蛋白,进一步验证了 Ang Ⅱ是通过 G 蛋白激活 JAK2 的。近年来,有研究表明,磷脂酶 C(PLC)的特异性抑制剂可减弱 JAK2 的激活,同时减弱 STAT 的磷酸化,PKC 的抑制剂也有同样的作用,这就表明除了 G 蛋白外,尚存在另外一条信号通路轴可激活 JAK2,即 G(aq)-PLC-PKC 调节的通路,因此有两条通路可激活 JAK2,最终激活 STAT 发挥作用(图 10-10)。

2. Ang Ⅱ通过 JAK/STAT 通道上调心肌细胞内脂素表达　内脂素是一种新近发现的脂肪细胞因子,主要由内脏脂肪组织分泌,越来越多的研究认为,内脂素在糖脂代谢异常、心肌炎症反应、冠心病和高脂血症中发挥重要作用。实验已证实 Ang Ⅱ可上调心肌细胞内脂素的表达,且其是通过 JAK/STAT 通道上调心肌细胞内脂素的表达,从而引起心肌肥大。在 JAK/STAT 通路中,抑制任意一个阶段都可使内脂素水平降低。Ang Ⅱ引起心肌重塑是通过作用在心肌上的 Ang Ⅰ受体和 Ang Ⅱ受体实现的,这两种受体都属于 G 蛋白偶联受体家族。而 Ang Ⅱ对内脂素表达上调的作用是通过 Ang Ⅰ受体实现的,而并非 Ang Ⅱ受体。活化的 Ang Ⅰ受体可诱导某些特定的酪氨酸激酶活化及磷酸化,一些信号通路(如 JAK/STAT、胞外信号调节激酶等)被激活,其中 JAK/STAT 信号通路较为显著,活化的 Ang Ⅰ受体可诱导 JAK/STAT 的有丝分裂(图 10-10)。在 JAK 活化作用的基础上,STAT 蛋白经过巯基和磷酸酪氨酸的相互作用称为二聚体,进入细胞核,调节早期生长基因应答的基因转录,从而上调内脂素的表达,但具体机制目前仍不清楚,需进一步研究。

3. 干预 JAK/STAT 信号通路对心力衰竭治疗的研究　心肌肥大和心力衰竭的分子生物学机制之一是 JAK/STAT 的异常表达,尤其是 STAT3 发挥了重要的作用。因此,靶向治疗 JAK/STAT 的异常表达,可作为治疗心力衰竭的可行方法之一。药物干预 JAK/STAT 信号转

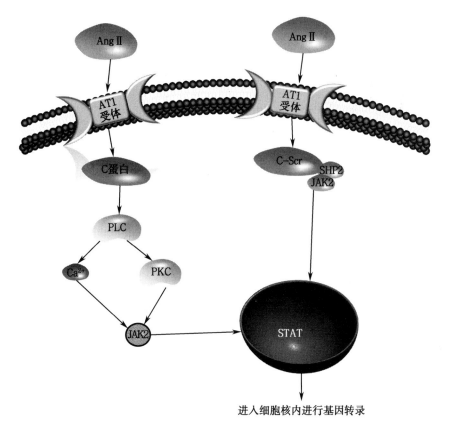

图 10-10 Ang Ⅱ 可调节 JAK/STAT 信号通路活化

导通路,JAK/STAT 的激活过程是需要磷酸酶去催化,其中激活 STAT 转录活性的抑制蛋白 (PIAS)和蛋白酪氨酸磷酸酶就是最重要的两个磷酸酶之一,PIAS 是一个庞大的蛋白家族, 家族中的 PIAS3 对 JAK/STAT 的激活过程起抑制作用,由此设想过度表达 PIAS3 可抑制 JAK/STAT 信号转导通路的激活。小分子 JAK/STAT 信号转导通路抑制剂的使用,国内外研 究显示,来氟米特可以通过抑制 STAT 自身二聚化抑制 JAK/STAT 的磷酸化,阻止信号转导 通路的激活,为心力衰竭治疗领域的新发现。

4. 抑制 JAK/STAT 信号转导通路的新方向 在 JAK/STAT 信号转导通路中存在以下几 个潜在的治疗靶点,可作为心力衰竭治疗的新靶点:①抑制 STAT 蛋白的 SH2 结构域发生同 源二聚化,使其不能转移到细胞核内将有效信息传入核内;②阻断活化的 STAT 蛋白与核内 靶序列结合,从而抑制 JAK/STAT 发挥作用;③细胞因子信号转导抑制蛋白(suppressor of cytokine signaling,SOCS)是 JAK/STAT 信号转导通路的负性调控因子,SOCS 可抑制上游的 细胞因子,从而使 JAK/STAT 难以磷酸化被激活,抑制 SOCS 的表达可使心肌肥大明显集中, 相反,过表达 SOCS 可明显延缓心肌肥大的发展进程;④基因治疗抑制 JAK/STAT 信号转导 通路。

JAK/STAT 信号转导通路与心肌肥大和心力衰竭密切相关,在心力衰竭的发病机制中起 着至关重要的作用。研究及开发 JAK/STAT 信号通路抑制剂将为心力衰竭的治疗提供新的 途径。

(袁中华 郭东铭)

参 考 文 献

［1］ TAKEDA K,AKIRA S. Toll-like receptors. Curr Protoc Immunol,2015,1-10.

［2］ DILSHARA M G,JAYASOORIYA R G P T,KARUNARATHNE W A H M,et al. Camptothecin induces mitotic arrest through Mad2-Cdc20 complex by activating the JNK-mediated Sp1 pathway. Food Chem Toxicol, 2019,143-155.

［3］ LI T,ZHAO J,CE J,et al. Particulate matter facilitates C6 glioma cells activation and the release of inflammatory factors through MAPK and JAK2/STAT3 pathways. Neurochem Res,2016,1969-1981.   .

［4］ STANIFER M L,PERVOLARAKI K,BOULANT S. Differential Regulation of Type I and Type Ⅲ Interferon Signaling. Int J Mol Sci,2019,20-21.

［5］ DORRINGTON M G,FRASER I D C. NF-κB Signaling in Macrophages:Dynamics,Crosstalk,and Signal Integration. Front Immunol,2019,1-10.

［6］ SOKOLOVA O,NAUMANN M. NF-κB Signaling in Gastric Cancer. Toxins,2017,28-29.

第十一章

血管周围脂肪与心血管病理生理

    血管周围脂肪组织(perivascular adipose tissue,PVAT)是指围绕在血管外膜层外面的脂肪组织,全身除脑血管外,其余各部位的血管周围均有脂肪组织包裹。长期以来,在各种版本的解剖学图谱及教学过程中均没有明确标示或提及PVAT的存在和结构特征。20世纪50年代,欧洲的科学家在解剖中发现人主动脉周围有大量的脂肪组织,1991年时就已观察到血管周围脂肪具有收缩血管的作用。尽管PVAT在血管周围客观存在,但PVAT的生理学作用和病理生理学意义长期被忽略,直到21世纪初对PVAT的科学研究才得以重视,然而现有的解剖学教科书和其他生命科学相关书籍中仍然缺乏关于PVAT的详尽介绍。实际上,从本质上来看,PVAT就是脂肪组织,其细胞成分和组织结构与人们熟知的脂肪组织也没有区别,而与此形成鲜明对比的是,肥胖(主要是脂肪组织的改变)与多种代谢性和心血管疾病之间的相关性已得到广泛关注和研究。近20年的研究结果表明,PVAT同身体其他部位的脂肪类似,具有参与能量代谢、维持体温、支持填充和保护相邻血管等生理作用。同时,PVAT也是功能活跃的内分泌器官,能够释放多种生物活性分子,影响着整个心血管系统的生理功能,与心血管疾病的发生和发展高度相关。本章节将阐述PVAT的生理学功能及其在常见心血管疾病中的病理生理学意义。

第一节　PVAT的生物学特性

一、脂肪组织的分类

    脂肪组织广泛分布于机体的不同部位,有多种命名方式。根据所含脂肪细胞的结构不同,脂肪组织被分为三个大的类别:白色脂肪组织(white adipose tissue,WAT)、棕色脂肪组织(brown adipose tissue,BAT)和最近发现的米色脂肪组织(beige adipose tissue,BeAT)(图11-1,见文末彩插)。这三种脂肪组织在机体内的分布、细胞来源及生物学特性等方面均有很大的差异。

(一)白色脂肪组织

    白色脂肪组织是人体内数量最多的脂肪组织,人类的白色脂肪肉眼观呈现黄色,而小型哺乳动物的白色脂肪呈白色,主要分布在皮下、大网膜、肠系膜、肾脏和心包周围等部位。白色脂肪组织内的脂肪细胞通常只含有一个脂滴,几乎占了整个脂肪细胞,胞质呈薄层,位于脂肪细胞的边缘并包绕脂滴。胞核呈扁圆形,被脂滴推挤到脂肪细胞一侧,连同部分胞质呈

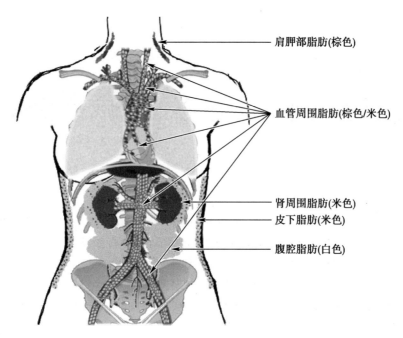

肩胛部脂肪(棕色)

血管周围脂肪(棕色/米色)

肾周围脂肪(米色)
皮下脂肪(米色)
腹腔脂肪(白色)

图 11-1 人体内脂肪的分布和类型

新月形,在常规苏木精-伊红组织学染色切片上可观察到其脂滴部位呈现一大空泡。白色脂肪的主要功能是能量储备与能量动员,同时它能分泌多种脂肪因子调节其他组织和器官的生理功能,是机体重要的内分泌器官之一。

（二）棕色脂肪组织

棕色脂肪组织主要存在于体格较小的哺乳动物体内,在人类婴儿的肩胛区、腋窝及颈后部等部位存在棕色脂肪组织。以前认为,人类婴儿体内的棕色脂肪组织随着成长而逐渐褪化转变成白色脂肪组织。然而,最近的研究显示,棕色脂肪组织在成人体内并没有消失,在冷刺激后可在锁骨上、脊柱旁及肾上腺周围发现活跃的棕色脂肪组织。棕色脂肪组织的特点是组织中具有丰富的毛细血管,受交感神经支配,呈浅棕色。棕色脂肪细胞内散在有许多小脂滴,呈多室结构,核呈圆形,位于细胞中央,线粒体大而丰富,富含解偶联蛋白 1（uncoupling protein-1,UCP-1）,能够使线粒体氧化呼吸链的氧化和磷酸化过程解偶联,阻断ATP 合成,使能量以热能的形式释放出来。

（三）米色脂肪组织

1992 年,Cousin 等发现小鼠经低温刺激或长期使用 β 肾上腺素后,皮下白色脂肪组织中会出现棕色化（browning）的脂肪细胞。尽管这种脂肪细胞近似典型的棕色脂肪细胞形态和功能,高表达 UCP-1 并呈现多室结构,但这种棕色样脂肪细胞具有不同于典型棕色脂肪细胞的基因表达谱,介于白色脂肪细胞和棕色脂肪细胞之间。因此,这种细胞被归类为一种既不同于白色脂肪细胞,也不同于棕色脂肪细胞的特殊类型的脂肪细胞,被命名为米色脂肪细胞,而将含有米色脂肪细胞的脂肪组织称作米色脂肪组织。米色脂肪细胞主要分布于皮下、肾脏和心包周围的白色脂肪组织中,相应地,现在把这些部位的脂肪组织称作为米色脂肪组织。米色脂肪细胞最大的功能特点是在静息状态下,UCP-1、细胞色素 c 氧化酶蛋白（cytochrome C oxidase polypeptide,COX）、诱导细胞死亡 DNA 断裂

因子 α 样效应因子(cell death inducing DNA fragmentation factor α like effector, CIDEa)等经典棕色脂肪细胞特异性标志基因的基础表达水平很低,但在冷刺激或其他刺激因素作用下被激活后,米色脂肪细胞中 UCP-1 基因表达上调达到与经典棕色脂肪细胞相当的水平,获得明显消耗能量的能力。目前还不明确米色脂肪细胞是固有存在的脂肪细胞,还是由白色脂肪细胞转分化演变而来。米色细胞兼具白色脂肪细胞和棕色脂肪细胞的功能,既能够储存能量,又能够产热及消耗能量。它的出现通常伴随着机体的产热作用增强、脂肪代谢增加、脂肪组织对葡萄糖的摄取增加、血糖降低、胰岛素敏感性增加等现象。这一新的发现意味着米色脂肪可能成为治疗肥胖和肥胖相关代谢性和心血管疾病的潜在靶点。

除按照功能命名外,还可以根据分布部位不同而将脂肪组织分别命名为皮下脂肪组织、内脏脂肪组织、大网膜脂肪组织、肩胛区/下脂肪组织、肾周脂肪组织、心包周围脂肪组织和PVAT 等。这些部位的脂肪组织可分别归类于白色脂肪组织、棕色脂肪组织和米色脂肪组织。一般认为,内脏脂肪组织和大网膜脂肪组织是白色脂肪组织,肩胛区/下脂肪组织是棕色脂肪组织,而位于皮下、肾周、心包和血管周围等部位的脂肪可能是米色脂肪组织。小鼠的PVAT 在表型上更接近于棕色脂肪组织,而大动物和人的 PVAT 则更接近于米色脂肪组织。

二、PVAT 的特征

(一) PVAT 的分布和细胞特征

PVAT 的分布与血管系统的分布大体一致,几乎各级血管都被脂肪组织包裹,甚至在皮肤真皮层的血管周围也可观察到脂肪细胞,但在脑血管周围没有脂肪细胞。不同部位血管周围的脂肪组织在表型上也不相同。啮齿类动物如小鼠和大鼠的胸主动脉周围的脂肪呈现棕色脂肪的表型,腹主动脉周围的脂肪呈现米色脂肪的表型,肠系膜血管周围的脂肪是典型的白色脂肪,而在中小型血管周围的脂肪虽然也是米色脂肪,但更偏向于白色脂肪表型。因此,不同部位的 PVAT 具有不同的生理学功能和病理生理学意义。尽管 PVAT 在细胞组成及基本功能等方面与其他部位的脂肪组织类似,但与其他脂肪组织不同的是,PVAT 紧紧围绕在血管壁的外层,大血管和 PVAT 之间的间隙非常小,而中小血管的血管壁与 PVAT 之间没有间隙。PVAT 的颜色与动物种属的体格大小有关系,小鼠主动脉 PVAT 为棕色脂肪,家兔和猪等动物体内的大血管周围的 PVAT 在表型上更类似于白色脂肪,而其他部位的PVAT 在大体上观察同白色脂肪相同。相应地,如果血管周围脂肪偏向于白色脂肪,则其中的脂肪细胞以白色脂肪细胞为主,而偏向于棕色脂肪的 PVAT 里的脂肪细胞以棕色脂肪细胞为主。目前尚不明确人类的大血管周围脂肪的表型。现有的资料表明,包括人在内的大血管周围脂肪均表达棕色/米色脂肪特有的 UCP-1,因此可以认为大血管周围的 PVAT 是米色脂肪,只是在不同的动物种属其米色化的程度不同,体格越大的动物种属的 PVAT 可能更偏向于白色脂肪,相反,动物种属的体格越小,它们的 PVAT 越类似于棕色脂肪。

(二) PVAT 的来源

以往认为白色脂肪细胞和棕色脂肪细胞的起源相同,均来自轴旁中胚层间充质干细胞,在不同的条件下分化为祖细胞或脂肪前体细胞,进而分化为成熟的脂肪细胞。但现有的研究资料证实,不同类型的脂肪细胞具有不同分化来源。尽管所有类型的脂肪细胞在分化过程中均需要激活转录因子 PPAR-γ,但不同类型的脂肪细胞的前体细胞可能不同。肩胛间部位的棕色脂肪细胞可能来自于轴旁中胚层的生肌因子 5(myogenic factor 5,Myf 5)阳性的祖细胞,Myf 5 被认为是骨骼肌祖系细胞的分子标志,因而棕色脂肪细胞可能与骨骼肌细胞共享相同的细胞来源。在其分化的特定阶段,PR/SET 域转录因子 16(PR domain containing 16,PRDM16)的开启和关闭决定了 Myf5 阳性祖细胞的分化方向,PPAR-γ 转录并开启 PRDM16 的表达后,与 PPAR-γ 共激活子 1α(PPAR-γ coactivator-1α,PGC-1α)形成转录复合物,诱导表达 UCP-1 及棕色/米色化特征基因,Myf 5 阳性祖细胞向棕色脂肪细胞方向分化,反之,没有启动 PRDM16 表达的细胞则分化成骨骼肌细胞。目前尚不明确其他部位的棕色脂肪细胞(如肾脏周围的棕色/米色脂肪细胞)与肩胛间棕色脂肪细胞的分化来源是否类似。虽然小鼠胸主动脉周围脂肪组织与肩胛间部位的棕色脂肪组织高度相似,但在血管平滑肌细胞特异性敲除脂肪细胞分化的关键转录因子 PPAR-γ 后,大动脉和肠系膜动脉周围的 PVAT 完全消失,而其他部位脂肪分化和发育完全正常,这一现象说明小鼠胸主动脉周围脂肪组织可能与血管平滑肌细胞具有相同的祖细胞来源,但脂肪细胞的祖细胞是否具有平滑肌细胞的"特有"标志分子仍需进一步明确。米色脂肪细胞和白色脂肪细胞的分化来源尚不明确,前者是夹杂在白色脂肪组织或棕色脂肪组织中的脂肪细胞,对其来源尚没有明确的研究资料。目前认为白色脂肪细胞的祖细胞分布在脂肪组织内的血管周围。这些细胞表面均存在血小板衍生生长因子受体(platelet derived growth factor receptor,PDGFR)。由此可见,不同部位的脂肪细胞可能具有不同的细胞来源。由于 PVAT 的异质性,推测不同部位的血管周围脂肪细胞也具有不同的细胞分化来源。

第二节 PVAT 的生理学功能

长期以来,相较于对其他部位的脂肪组织的关注,PVAT 的生理学作用及病理生理学意义被忽略,人们一直认为 PVAT 仅仅是支撑血管的结缔组织,只在邻近的组织器官收缩时充当保护血管的缓冲层。事实上,尽管人们早已明确脂肪组织具有白色和棕色两种类型,但由于人类婴儿体内的棕色脂肪组织在成年后"转变"成白色脂肪组织,因而认为在成年人体内并不存在棕色脂肪组织,只存在均一的白色脂肪组织。因此,对脂肪组织的生理学和病理生理学研究一直集中在以皮下脂肪和内脏脂肪为代表的白色脂肪组织。在人们认识米色脂肪组织前,大量的临床和基础研究资料显示皮下脂肪和内脏脂肪的功能有可能并不一样,如内脏脂肪与心血管疾病发生高度相关,而皮下脂肪有可能抑制心血管疾病发展,此即所谓的肥胖"矛盾现象"。同皮下和内脏白色脂肪组织相比,成年人体内的棕色脂肪组织的质量相对较少,一个 60kg 体重的成年人体内的棕色脂肪组织为 50～100g,但目前还没有 PVAT 相对质量的报道。与内脏或皮下白色脂肪相比,血管周围脂肪与血管外膜之间没有明显的组织屏障或分层结构。一方面,同其他部位的脂肪组织一样,PVAT 能够合成和分泌大量的脂肪因子、趋化因子及激素样因子及其他尚不明确的血管活性因子。这些因子作用于与其毗邻血管壁中的内皮细胞和平滑肌细胞,调节这些细胞收缩/舒张、增殖和迁移等,进而调控血管稳态及其功能;另一方面,来源于血管内皮和血管平滑肌的信号也可作用于 PVAT,影响着 PVAT 的内分泌和/或旁分泌功能。这表明血管壁与 PVAT 之间存在着双向交流及调节,PVAT 活跃参与血管的生理学功能和病理生理学变化。

一、PVAT 对血管的绝缘和机械保护作用

所有脂肪组织的基本作用可能是绝缘和机械保护作用。从解剖部位看,除脑血管周围没有脂肪组织外,大多数血管的周围都有脂肪组织,但因血管直径及解剖位置的不同其质量有所变化,如主动脉等大血管周围的脂肪组织最多,小血管周围的脂肪组织相对较少。本质上来看,PVAT 是一种疏松的结缔组织,对其包裹的血管能够起到支撑及固定作用,并在邻近组织或器官收缩或运动期间对血管进行机械性保护。而大量堆积的 PVAT 同样会压迫邻近血管,对局部血液供应造成机械性影响。

二、PVAT 的内分泌功能

尽管 PVAT 里的脂肪细胞有其特有的基因表达谱,但绝大部分脂肪细胞所共有的基因表达量同其他部位的脂肪细胞一样。因此,PVAT 的脂肪细胞也一样具有内分泌功能,其他脂肪细胞合成和分泌的脂肪因子,如瘦素和脂联素、炎症因子如白细胞介素和肿瘤坏死因子等,均可以由 PVAT 的脂肪细胞合成和分泌。另外,除成熟脂肪细胞外,PVAT 还包含有脂肪前体细胞、巨噬细胞、滋养细胞和间充质细胞等。这些不同类型的细胞也可以释放多种具有不同生物活性的因子,对 PVAT 内部及其围绕的血管产生直接或间接的影响。其他部位的脂肪合成和以旁分泌/自分泌的形式释放的生物活性物质,不仅可以作用于自身及邻近细胞,还能够通过循环血液中抵达较远部位的组织或器官,进一步发挥其功能。由于 PVAT 和血管壁之间的距离小于 $100\mu m$,PVAT 脂肪细胞合成的生物活性物质可通过旁分泌方式直接作用于邻近的血管壁,因此 PVAT 对心血管功能的影响可能大于其他部位的脂肪组织。

PVAT 释放的最重要的物质是脂肪因子,其中的脂联素和瘦素已得到广泛研究。脂联素是脂肪细胞的特异性产物,通过 AMPK 介导的内皮细胞 NO 合酶(endothelial nitric oxide synthase,eNOS)激活而诱导血管舒张,并保护内皮免受损伤,具有抗炎作用。瘦素是另一种重要的脂肪细胞特异性激素,主要由白色脂肪组织的脂肪细胞分泌,通过下丘脑瘦素受体信号转导发出生物信息,调节能量状态和食欲。其循环水平与脂肪组织质量呈正相关,因此大多数肥胖类型的主要特征是高瘦素血症。然而,由于复杂的机制,在人类肥胖症中观察到的高瘦素血症与外周瘦素抗性相关,类似于糖尿病时的高胰岛素血症和胰岛素抵抗状态。瘦素在全身系统还起着其他重要作用,如调节内分泌下丘脑-垂体信号到性腺、甲状腺和肾上腺,以及调节胰岛素敏感性、骨代谢和免疫系统功能。瘦素的心血管系统作用通常是舒张血管,急性体内输注时产生低血压,并对各种血管壁产生直接的血管舒张作用。PVAT 脂肪细胞释放的各种脂肪酸棕榈酸甲酯也可作为独立的信号分子作用于血管壁。

PVAT 能够分泌大量细胞因子,包括多种白细胞介素和肿瘤坏死因子 α(tumor necrosis factor-α,TNF-α),以及各种血管生成因子和趋化因子。此外,PVAT 表达 NADPH,能够产生 ROS,如超氧化物和过氧化氢(H_2O_2)。

血管周围脂肪细胞还合成和释放气体信号分子 NO 和 H_2S,两者均能够扩张血管。另外,PVAT 有完整的肾素-血管紧张素系统,可以生成血管紧张素 Ⅱ 和血管紧张素 1~7(Ang 1~7)。与脂肪因子不同,绝大多数这些分子的分泌是从整个 PVAT 组织水平测定的,不能归因于 PVAT 里任何特定的细胞类型。

三、PVAT 的抗血管收缩作用

在进行体外血管功能研究时,附着于血管环上的脂肪组织当然不是被研究的主要对象,

所以常规地被剔除。Lisa Cassis 和她的同事 Soltis E. 是最早关注附着于血管环上的脂肪组织生理功能的科学家,于 1991 年首次报道了 PVAT 影响血管环的收缩能力。她们在做离体血管环实验时发现附着 PVAT 的大鼠离体血管环对去甲肾上腺素诱导的血管环收缩反应明显降低。之后利用多个物种不同部位的离体血管环包括主动脉等大血管和肠系膜动脉等阻力血管研究,进一步证实离体血管环在保留 PVAT 的情况下,可以减弱 5-羟色胺、血管紧张素 Ⅱ 和去甲肾上腺素等诱导的血管环收缩作用。目前学术界把这种作用称作 PVAT 的抗收缩作用(anti-contractile effect)。由此提出假说认为在 PVAT 中存在影响血管舒张的因子,称为 PVAT 源性血管舒张因子(PVAT-derived vaso-relaxing factor, PDRF)(图 11-2,见文末彩插),但 PDRF 为何种物质尚不明确。通常认为脂肪因子如脂联素、气体信号分子如 H_2S 和 NO、某些小分子血管活性肽如 Ang 1~7 或脂肪酸如棕榈酸甲酯(methyl palmitate, PAME)等均可能是 PDRF。随着研究的不断深入,越来越多的 PDRF 可望被发现。到目前为止,尚没有发现 PVAT 特异性分泌的血管舒张因子,其他部位的脂肪组织均可以分泌这些 PDRF。

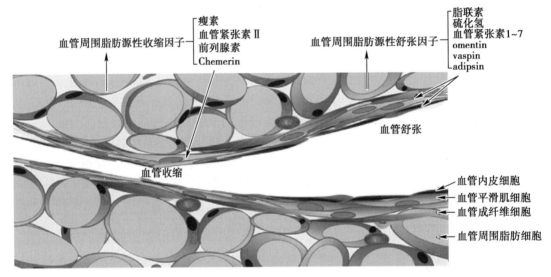

图 11-2　血管周围脂肪与血管收缩/舒张的关系

利用孵育液转移实验(把孵育完整 PVAT 后的溶液或培养的脂肪细胞的上清液转移到剔除 PVAT 的血管环的张力实验)证明了化学门控钾通道、电压门控钾通道、钙激活通道、延迟整流和内向整流通道介导了 PVAT 抗收缩作用。PDRF 抗血管收缩的作用通过两种途径实现:一是通过血管内皮依赖性的 NO 途径;二是通过非血管内皮依赖性的活性氧途径。已知重组脂联素可降低血清素诱导的大鼠主动脉收缩,类似地,脂联素受体片段可阻断 PVAT 介导的人类小动脉舒张。然而,与这些报道相反,脂联素敲除小鼠的 PVAT 仍然具有对抗 5-羟色胺诱导的主动脉和肠系膜血管环收缩作用,但其对抗去甲肾上腺素诱导的肠系膜动脉收缩的效应则消失了。PVAT 还可:①释放瘦素介导 PVAT 的抗血管收缩作用;②分泌其他脂肪因子如抵抗素,通过直接扩张血管或其他机制参与 PVAT 的抗血管收缩作用;③表达并释放 Ang 1~7,参与 PVAT 的抗血管收缩作用,因为阻断它的受体 Mas 可以部分抵消这种抗收缩作用;④以 Ca^{2+} 依赖性方式释放棕榈酸甲酯并通过电压门控钾通道诱导血管舒张;⑤通过胱硫醚-γ 裂解酶产生 H_2S,后者经电压门控钾通道参与介导 PVAT 对血管的反应性。另外,PVAT 也可以诱导血管平滑肌细胞和内皮细胞合成并释放 NO,进而激活 ATP 依赖性及

Ca^{2+}依赖性钾通道开放及酪氨酸激酶等途径参与调节血管壁张力,引起内皮依赖性血管舒张效应。去除血管环的内皮层后,H_2O_2酶或鸟苷酸环化酶(sGC)抑制剂能够明显增加具有完整 PVAT 附着的血管环对去甲肾上腺素的血管收缩反应,说明除了激活内皮和/或平滑肌细胞上钾通道外,PDRF 还可通过 H_2O_2 或 sGC 的活化引起非内皮依赖性血管舒张反应。不同部位 PVAT 来源的 PDRF 所激活的平滑肌细胞膜钾通道各有不同,说明 PDRF 可能存在血管区域的差异性。然而,这些研究大多数是在将胸主动脉或啮齿动物的肠系膜动脉的血管周围脂肪去除,以模拟体内环境的离体实验条件下进行的,存在一定的局限性。因此,PVAT 对血管的抗收缩作用的结论仍需要使用更完善的实验来进行验证。

四、PVAT 的血管收缩作用

PVAT 除分泌 PDRF 外,也分泌血管收缩因子,称为 PVAT 源性血管收缩因子(PVAT-derived vaso-contracting factor,PDCF)(图 11-2)。主动脉周围的 PVAT 在生理特征上更接近棕色脂肪,具有密集的神经支配,交感神经系统及其神经递质效应物无疑对血管反应性的调控很重要。PVAT 释放的肾上腺素和前列腺素有助于血管收缩,用 α 肾上腺素受体拮抗药或 COX 抑制剂预孵育血管环可以部分阻断 PVAT 诱导的血管收缩。进一步的研究表明,肥胖小鼠的 PVAT 以 COX 依赖性方式增强 5-羟色胺和去甲肾上腺素诱导的血管收缩性。另外,PVAT 也释放血管收缩刺激剂如 PGE_2、血栓素 A_2 和前列环素等。前列腺素 $F_2\alpha$($PGF_2\alpha$)诱导的血管收缩反应与 Cav1.2 通道有关,抑制 Cav1.2 通道后消除了 PVAT 的收缩血管效应。在 PVAT 中存在完整肾素-血管紧张素-醛固酮系统以及表达血管紧张素 1 型受体 AT1a 的三种亚型,同时血管紧张素 1 型受体 AT1b 也有低水平的表达。外源性应用血管紧张素 II 可使电刺激引起的去除 PVAT 后的动脉血管的收缩反应明显增强。而具有完整 PVAT 层的血管环经血管紧张素 II 拮抗剂 SarI-Ile8-AII65 预先处理后,其对电刺激引起的反应显著减弱。阻断血管环上的血管紧张素 II 受体可以部分地抑制 PVAT 粗提取物诱导的血管环收缩。上述实验结果均表明由 PVAT 产生的血管紧张素 II 参与了 PVAT 介导的动脉血管收缩作用。Chemerin 是一种在 PVAT 中大量表达的肽,可以收缩分离的大鼠胸主动脉、肠系膜上动脉和肠系膜阻力动脉。其主要受体 ChemR23 在内皮和内侧动脉层均有表达,用 CCX832 阻断 ChemR23 后,显著降低了去甲肾上腺素或 $PGF_2\alpha$ 诱导的血管收缩。PDCF 的组成及引起的血管收缩效应的机制尚不明确,可能与激活 Rho 或抑制 NO 和内皮 caveolin 有关,因为抑制 Rho 激酶或抑制内皮 NO 和增加 caveolin-1 蛋白表达显著减弱了 PVAT 诱导的动脉收缩,并且用 PVAT 处理后,主动脉 NO 产生减少,而 caveolin-1 蛋白表达显著增加。

五、PVAT 的温度调节作用

ATP 是生物细胞最重要的生命直接能源物质,由碳水化合物、脂类及蛋白质的代谢产物经过线粒体呼吸链氧化磷酸化的偶联过程合成并释放。棕色脂肪细胞和米色脂肪细胞里的线粒体数量比白色脂肪细胞丰富很多,并表达特有的 UCP-1,能够把线粒体呼吸链的脂质氧化和磷酸化过程解偶联,阻断 ATP 的合成,把能量以"热"的形式释放出来。这就是棕色脂肪细胞和米色脂肪细胞特有的产热能力,对维持体温特别重要,如果阻断小鼠棕色脂肪的产热功能,动物在寒冷的环境下不能保持体温衡定。如前所述,大动物和人类的主动脉周围的脂肪是偏向白色脂肪的米色脂肪,而小鼠等啮齿类动物的主动脉周围的脂肪是倾向于棕色脂肪的米色脂肪。由于米色脂肪细胞具有较高表达水平的 UCP-1,因而产热是血管周围脂肪的主要功能之一。实验证明,在缺乏 PVAT 的小鼠模型中,可观察到小鼠体内的产热能力下降,寒冷环境下体温维持能力降低。处于低温环境下 2h 后,通过氟脱氧葡萄糖-正电子发射体层摄影技术可检测到健康成年人锁骨上和脊柱旁的脂肪组织内氟脱氧葡萄糖的含量明显增加,棕色脂肪的氧化代谢能力、体表温度和线粒体及 UCP-1 等产热相关基因表达水平均升高。这说明寒冷刺激能够促进棕色脂肪的代谢活性及产热能力,诱导和激活脂肪组织的棕色化。人体的深部温度主要集中在头部与胸腹内脏,心脏和主动脉周围的温度比人体表层温度高。在不同温度环境中,深部温度和表层温度的分布会发生相对改变。以上发现进一步明确了 PVAT 产热的重要功能,证实血管内温度确实受到 PVAT 调节,说明 PVAT 在稳定人体深部温度,维持人体表层与深部温度梯度中发挥重要作用。

第三节　PVAT 与高血压

血压的调节是一个非常复杂的过程,机体内多种器官通过神经-体液机制协同参与血压的调节,使得血压维持在正常水平。如果神经-体液机制失调,血压的稳态随之发生紊乱,可引起高血压发生。目前已知肥胖是高血压发生的重要危险因素,高血压的发病率在肥胖人群中显著高于非肥胖人群。研究表明,肥胖时所有部位的脂肪包括 PVAT 质量均增多,脂肪细胞的内分泌功能失调,导致合成和释放用以舒张血管的活性因子减少,而促进血管收缩的活性因子增加,使得维持血管壁紧张度的活性因子之间失去平衡,从而影响高血压的发生和发展。由于血管壁是血压调节的最终效应部位,来源于其他部位脂肪组织的血管活性分子通过血液循环抵达并作用于内皮细胞或平滑肌细胞而调节血管壁的张力。值得注意的是,PVAT 的功能障碍在肥胖引起的高血压发生和发展中的作用更为突出,因为 PVAT 直接同血管壁接触,它所产生的血管舒张因子和收缩因子通过旁分泌的形式调节血管壁的张力,因而 PVAT 在血管稳态特别是血压调节过程中发挥重要的作用。

一、PVAT 来源的血管活性物质在高血压发生中的作用及机制

如前所述,PVAT 可以分泌多种血管活性物质,包括血管紧张素 1~7、H_2S、脂联素及其他尚未鉴定的脂肪细胞衍生的舒张因子。血管紧张素 1~7 可通过内皮 NO 合成与释放和/或通过激活血管平滑肌钾通道诱导抗收缩作用。最近,还证实了来自胸主动脉的 PVAT 表达 NO 合酶的内皮同种型(eNOS)并且直接产生 NO。PVAT 衍生的 NO 介导邻近胸主动脉壁的松弛。H_2S 引起血管舒张的机制在另外章节中有详细介绍。血管周围脂肪细胞内存在完整的 H_2S 生成体系,CSE 和 CBS 是合成 H_2S 的关键酶,在所有脂肪细胞包括血管周围脂肪细胞内表达水平很高,且与年龄和脂肪量的增加呈正相关。在正常情况下,H_2S 可以通过胰岛素受体信号调节脂肪细胞的糖摄取能力。在肥胖初期,脂肪细胞的炎症应答反应如 TNF-α 等炎症介质的合成和释放增加,可以代偿性地诱导 CSE 表达,促进 H_2S 生成而纠正因肥胖引起的胰岛素信号功能障碍。因为 H_2S 可以抑制同源性磷酸酶-张力蛋白(phosphatase and tensinhomolog,PTEN)磷酸化 Akt-PKCζ/λ 信号,诱导脂肪细胞表达葡萄糖转运体,从而增加脂肪细胞转运和摄取循环中的葡萄糖,尽管改善了高糖血症,但是这将导致更多的能量以脂

滴的形式储存在脂肪细胞里面,引起脂肪组织肥厚性扩张,加重胰岛素抵抗,从而引起更严重的高血糖反应并抑制 CSE 表达及酶活性,减少了脂肪细胞内 H_2S 生成。在肥胖时,脂肪细胞内 H_2S 和糖代谢之间的这些级联反应也会在 PVAT 内发生,引起 PVAT 功能障碍,减少 PVAT 来源的 H_2S 生成。另外,H_2S 能够抑制肾素-血管紧张素-醛固酮系统。肥胖时,一方面 PVAT 内 H_2S 生成减少,另一方面,PVAT 对肾素-血管紧张素-醛固酮系统的抑制作用减弱,舒张血管的能力降低,促进高血压发生和发展。脂联素是脂肪细胞分泌最多的脂肪细胞因子,肥胖时水平下降,高血压患者的血清脂联素水平与血压呈负相关,血压越高,血清脂联素水平越低。血浆和脂肪组织中脂联素水平在醋酸脱氧皮质酮(deoxycorticosterone acetate,DOCA)-盐诱导的高血压大鼠也显著下降。另据报道,外源性给予脂联素具有抗高血压作用,提示肥胖时脂联素合成和分泌下降与高血压发生存在密切联系。一些研究表明,脂联素作为血管扩张剂可通过激活 eNOS,从而增加 NO 的产生。脂联素还具有抑制巨噬细胞活化、减少血管平滑肌细胞增殖、改善胰岛素信号通路和降低 ROS 水平的能力。低脂联素血症与内皮细胞功能障碍、肥胖和高血压密切有关。最近的研究证明了脂联素介导的 PVAT 在人类小动脉中的具有抗收缩特性,是血管外周阻力和血压的主要调节因子之一。在健康人动脉中 PVAT 的抗收缩功能在阻断脂联素受体 1 后消失。另外,由补体介导的血管周围巨噬细胞和脂肪细胞之间的相互作用可能在高血压相关的血管损伤过程中发挥重要的病理作用。利用 DOCA-盐诱导的高血压小鼠研究证实,在高血压时血浆脂联素水平的下降与 PVAT 中的补体激活有关。补体 3 缺陷型高血压小鼠的血压不受 PVAT 中脂联素水平下降的影响,而脂联素缺乏可以阻断补体抑制对高血压血管损伤的保护作用。PVAT 内的补体系统可以通过刺激巨噬细胞产生 TNF-α,进而抑制脂联素表达。耗尽巨噬细胞后,再用补体因子处理不会降低 PVAT 脂联素表达,因此,PVAT 内巨噬细胞在补体介导的抑制脂联素表达并诱发高血压发生发展中具有非常重要的作用。C5a 诱导的巨噬细胞可能与脂肪细胞相互作用以抑制血管周围微环境中的脂联素表达,促进高血压性血管损伤。因此,C5a 肽拮抗剂可能导致巨噬细胞浸润和 TNF-α 释放减少,并促进 PVAT 中脂联素的表达。这些作用共同对高血压引起的血管损伤具有拮抗效应。此外,脂联素可以抑制激活的巨噬细胞中 C3 的表达,并且脂联素缺陷型高血压小鼠体内巨噬细胞浸润和 C3 表达显著增加。

如前所述,正常的 PVAT 具有抗血管收缩作用,但这种作用对高血压大鼠的动脉效应减弱。导致 PVAT 的抗收缩作用减弱的机制尚不清楚,可能与 PVAT 或血管平滑肌中钾通道的表达和功能降低或收缩因子产生增加导致的 PDRF 释放受损有关。高血压时,PVAT 中的瘦素和棕榈酸甲酯释放减少,同时瘦素对血管紧张素 Ⅱ 诱导的高血压大鼠动脉血管收缩的抑制作用也明显减弱。其原因除了存在高血压本身导致的血管舒缩功能障碍之外,还包括高血压时瘦素对 PVAT 和血管平滑肌的抗收缩作用受到影响。PVAT 抗收缩作用的减弱也可能与血管平滑肌 K_v 通道的功能受损有关。高血压大鼠血管中 K_v 通道的表达显著降低,经 5-羟色胺刺激后,钾通道开放剂 4-AP 仅对具有完整 PVAT 的动脉血管收缩产生抑制作用。另外,高血压时 PVAT 释放收缩因子增加,这可能是其抗血管收缩作用减弱的原因之一。除舒张因子外,PVAT 还能够产生包括血管紧张素 Ⅱ 和超氧化物离子在内的血管收缩因子。在肥胖、炎症、缺氧和高血压等多种病理状态下均可观察到巨噬细胞激活并向 PVAT 浸润,高血压时 PVAT 的抗收缩作用的减弱也与巨噬细胞释放促炎因子如 TNF-α 增多有关,并通过产生 ROS 和血管紧张素 Ⅱ 等机制引起血管收缩。TNF-α 由巨噬细胞产生,能够促进血管收缩因子诱导的血管平滑肌收缩,高血压时其水平升高。另外,TNF-α 分泌增加也可导致 PVAT 分泌血管舒张细胞因子。

二、PVAT 来源的血管活性物质损伤血管内皮细胞功能及其与高血压的关系

实验证明,多种脂肪因子可明显损害血管内皮的功能,如抵抗素可以通过增强氧化应激、P38 和 JNK/MAPK 活化而显著降低 eNOS 表达和 NO 产生,从而诱导内皮细胞功能障碍。而抗氧化剂硒蛋氨酸、人参皂苷 Rb1 和锰卟啉(MnTBAP)则有抑制抵抗素诱导的内皮细胞功能障碍的作用。血浆 A 型脂肪酸的水平与血管内皮细胞功能障碍呈正相关,可能是通过脂质损伤 eNOS 激活从而加重血管内皮细胞功能障碍。而另一些脂肪因子,如脂联素对血管内皮则具有保护作用,可减少 TNF-α 刺激表达的内皮细胞黏附分子与单核细胞的黏附,抑制血管内皮细胞中由高糖、氧化低密度脂蛋白(ox-LDL)和棕榈酸等诱导产生的 ROS,促进血管内皮细胞 eNOS 磷酸化;还能刺激血管内皮细胞迁移和分化形成毛细管状结构,并防止血管内皮细胞凋亡。脂联素能够增强肥胖大鼠 eNOS 活性、NO 分泌和内皮依赖性血管舒张剂对主动脉的舒张作用。脂联素基因敲除小鼠主动脉血管内皮依赖性的血管舒张功能下降明显。

肥胖状态下的 PVAT 炎症和氧化应激可能参与调节血管内皮细胞功能。小鼠经高脂喂养 32 周后,肠系膜脂肪量明显增加,并且出现肠系膜血管内皮依赖性舒张功能受损。目前还不清楚是否因高脂饮食诱导的 PVAT 功能障碍而导致了内皮细胞功能障碍,或反之亦然。高脂喂养小鼠的肠系膜动脉中 NO 的生物利用度明显降低,而 PVAT 中的超氧化物水平升高,超氧化物歧化酶(SOD)活性降低。家兔高脂喂养 6 周后出现颈动脉区域明显的内皮细胞功能障碍及 PVAT 中巨噬细胞浸润增加。经 C 反应蛋白(CRP)处理后,PVAT 中的巨噬细胞浸润使内皮细胞功能障碍进一步加重。在肥胖人群体内同样出现血管内超氧化物累积,以及血管/血管周围炎症细胞因子如 TNF-α 的高表达,而将肥胖患者微动脉周围的脂肪去除则能够改善内皮细胞功能障碍。在对卵巢切除大鼠进行抗氧化预防及治疗时发现,内皮细胞功能障碍恢复的同时,抗氧化剂能够增强血管周围脂肪在乙酰胆碱引起的肠系膜动脉舒张中的作用。将小鼠体内脂肪的甘油三酯脂肪酶(ATGL)基因敲除后,胸主动脉周围脂肪的质量增加明显并出现明显的内皮细胞功能障碍,这些均与内皮细胞中 NOS 的表达和活性降低有关。尽管 ATGL 基因敲除小鼠的 PVAT 出现炎症,但是中膜层的平滑肌细胞却仍能保持功能的完整性。

三、PVAT 中的外周生物钟节律与血压调控的关系

尽管导管动脉和阻力动脉均参与了高血压的发生和进展,但是围绕在导管动脉和阻力动脉周围的 PVAT 并不相同,属于不同的脂肪组织。小鼠的肠系膜周围的 PVAT 是白色脂肪,而主动脉周围的 PVAT 是棕色脂肪。肥胖时肠系膜附近的白色脂肪有严重的炎症反应,而主动脉周围的棕色脂肪的炎症反应相对较轻。就目前的动物模型研究来说,还缺乏 PVAT 能够通过抗收缩或收缩作用进而调控血压的直接证据。PPAR-γ 是脂肪细胞分化发育的关键转录因子,将小鼠血管平滑肌细胞中的 PPAR-γ 基因敲除后,其主动脉周围的棕色脂肪完全消失。这种小鼠的血压在睡眠期间显著下降,然而尚不清楚这一现象是因 PVAT 缺失还是血管平滑肌中 PPAR-γ 基因敲除引起的。尽管有证据表明 PVAT 在高血压发生中发挥着重要作用,但仍然不确定 PVAT 变化与高血压之间是否存在因果关系。人类和啮齿动物的

血压均呈昼夜节律性,人的血压白天清醒时高,夜晚睡眠时低,而小鼠的生理习性是昼伏夜出,其血压的昼夜节律变化与人类刚好相反。血压的这种昼夜节律变化是由位于视交叉上核中的"生物钟"基因调控臂的负反馈控制,对心血管稳态至关重要。虽然睡眠期间血压生理性下降的生理作用尚不清楚,但睡眠期间血压下降的幅度增加或不能下降均是诱导心血管事件的危险因素,与心血管疾病的发病率和死亡率的风险密切相关。基于人和动物模型的多项研究已表明,生物钟的关键基因 Bmal1 与高血压发生发展有关。Bmal1 基因位于大鼠的高血压易感位点内,并且位于自发性高血压大鼠和正常血压大鼠之间的遗传分化区域附近。遗传关联研究表明两种 Bmal1 单倍型与高血压相关,而 Bmal1 中的 rs3816358 单核苷酸多态性与年轻高血压患者的非双峰表型呈明显相关性,提示原发性高血压患者的血压昼夜变化与遗传相关。事实上,主生物钟基因可以调节血压并改变血压的昼夜节律。Bmal1 缺失的小鼠同样出现血压下降及昼夜节律丧失。然而,除了在视交叉上核中存在生物钟基因集团外,在 PVAT 中也存在生物钟基因集团。在正常生理睡眠状态下,Bmal1 转录调控 PVAT 中的血管紧张素原,保证了 PVAT 中血管紧张素 II 的分泌,从而在睡眠期间维持血管张力,确保血压的下降幅度不会增加。如果将血管周围脂肪中的 Bmal1 或血管紧张素原基因敲除,都将导致小鼠在睡眠期间的血压下降幅度增加。实际上,肥胖时会出现全身的生物钟节律改变及 PVAT 功能障碍,但目前尚不清楚 PVAT 中的生物钟节律改变是否与肥胖相关的高血压发生有关。

第四节　PVAT 与动脉粥样硬化

脂质代谢异常是动脉粥样硬化发生的主要的独立危险因素,也是引起肥胖的重要原因。肥胖导致的心血管事件增加与动脉粥样硬化密切相关。如前文所述,脂肪细胞是能量储存和代谢的主要部位,白色、米色和棕色脂肪细胞在能量代谢中的分工各不相同,白色脂肪细胞负责储存能量,棕色脂肪细胞负责消耗能量,而米色脂肪细胞则两者兼具。脂肪细胞具有高度可塑性,在肥胖时,过多的能量以甘油三酯的形式储存在所有类型的脂肪细胞的脂滴内,因而棕色脂肪细胞变成接近白色脂肪的表型,米色脂肪细胞变得同白色脂肪细胞高度相似,而白色脂肪细胞则出现肥厚性增大。这些白色化的脂肪细胞与正常的脂肪细胞功能不同,或称之为脂肪细胞功能障碍,它们的内分泌功能也发生改变。肥胖时 PVAT 内的棕色和米色脂肪细胞发生白色化,出现 PVAT 功能障碍,导致血管周围脂肪细胞缺氧、细胞形态改变、巨噬细胞和 T 细胞等炎性浸润增加,同时血管周围脂肪细胞分泌的保护性脂肪因子减少,而相应的致病性脂肪因子分泌增加,并扩散进入血管壁,影响血管的内稳态,加重血管的功能障碍并加速动脉粥样硬化的形成与进展(图 11-3,见文末彩插),即由血管壁外的诱发因素导致血管壁内的粥样硬化斑块形成。这一 PVAT"由外而内"影响着动脉粥样硬化进展的新理论是对动脉粥样硬化发病学的进一步补充和完善。

(一) PVAT 内氧化应激与动脉粥样硬化发展

当过多甘油三酯在血管周围脂肪细胞内聚积时,脂肪细胞内缺氧而导致脂肪细胞发生内质网应激,ROS 生成增加,进而引起氧化应激。血管周围脂肪源性的超氧阴离子,通过激活酪氨酸激酶和 MAPK/ERK 通路,增强血管周围神经刺激的动脉收缩反应。NADPH 氧化酶(NOX)是超氧阴离子在血管系统的主要来源。而过氧化氢具有舒张血管的生理作用。因

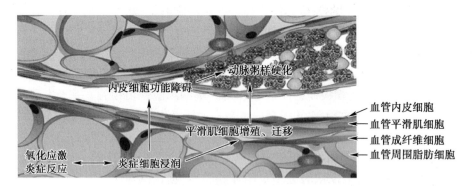

图 11-3 血管周围脂肪与动脉粥样硬化的关系

此,PVAT 对血管张力产生双重影响,而其最终的结果则取决于血管周围脂肪产生与释放活性氧簇的相对平衡。

(二) PVAT 炎症与动脉粥样硬化发展

肥胖时 PVAT 呈白色化,脂肪细胞出现肥大,表型上更加接近白色脂肪。这时的 PVAT 对胰岛素敏感性下降,但对儿茶酚胺敏感性增加,并因脂解作用增强而释放更多的脂肪酸,使血管壁局部的游离脂肪酸水平升高。与动脉粥样硬化相关的多种炎症信号转导途径都参与了这一过程。例如,脂肪酸可以激活 Toll 样受体 TLR2 和 TLR4 及巨噬细胞中的 NF-κB。除了释放脂肪酸外,白色化的血管周围脂肪细胞还分泌多种促炎因子,激活 NF-κB 信号转导途径,引起氧化应激、内质网应激及促炎性脂肪因子和趋化因子的释放,并使促炎性免疫细胞聚集到 PVAT 和血管壁局部,进而分泌更多的炎症因子。肥胖不仅能够引起 PVAT 体积和质量的增加,而且在 PVAT 内部多种炎症细胞的数量也随之增加,如 M1 型巨噬细胞、细胞毒性 T 细胞、Th1 细胞、B 细胞和肥大细胞,但抗炎性的 M2 型巨噬细胞和调节性 T 细胞的数量却在减少。肥胖时,循环中的免疫细胞数量也在增加,同时促炎性脂肪因子(如瘦素)、细胞因子(如 TNF-α、IL-1α 和 IL-6)和急性期反应蛋白水平出现升高,因此 PVAT 中的炎性反应也可能是肥胖导致的全身性炎症的间接效应。然而 PVAT 局部释放的诸多脂肪因子具有免疫调节特性,并对血管壁产生直接作用。例如,瘦素可促进平滑肌细胞迁移,并诱导内皮细胞中 ROS 和 MCP-1 表达;抵抗素和内脂素则是刺激动脉粥样硬化斑块形成的促炎性脂肪因子;而另外一些在动脉粥样硬化发展中具有保护作用的脂肪因子,如脂联素则生成减少。因此,血管周围脂肪细胞是通过促炎性脂肪因子分泌增加或抗炎性脂肪因子分泌减少等途径参与肥胖时动脉粥样硬化的进展。从另一方面来看,PVAT 与血管炎症间存在相互作用,血管中的炎症反应对 PVAT 也产生影响。血管内皮的损伤亦可迅速引起 PVAT 的炎性浸润,造成 PVAT 中的炎症因子包括 MCP-1、TNF-α、IL-1β 等表达增高。PVAT 中的这些炎症信号反过来传递至血管壁,并伴随血管新生、凝血和血管形态相关的基因表达水平的升高,致使血管炎症反应加重。PVAT 内出现的高氧化应激同样使炎症信号进一步增强。因此,肥胖时血管壁和 PVAT 之间的这种相互作用,促进血管局部炎症状态的恶性循环,最终加速动脉粥样硬化的发展。但是,如果血管周围的棕色脂肪完全缺失,则会加重血管壁局部的炎症反应,从而促进动脉粥样硬化进展。

(三) PVAT 产热与动脉粥样硬化发展

棕色或米色脂肪细胞具有独特的产热特性,能够消耗大量脂肪酸,因此棕色化的 PVAT

对动脉粥样硬化具有抑制作用,相反,PVAT 的白色化则可能会加重动脉粥样硬化。当自身储存的脂滴耗尽时,棕色或米色脂肪细胞可以从血液中摄取葡萄糖及脂肪酸用于脂滴再生,使脂肪酸再次以甘油三酯的形式储存在脂滴中。这一过程多在冷刺激时或交感神经兴奋诱导的脂解作用加强时出现。动物实验发现,当过冷暴露刺激时,棕色脂肪中的 β_3 肾上腺素受体激活,棕色脂肪细胞吸收血浆甘油三酯能力增强,使小鼠血中甘油三酯水平降低,动脉粥样硬化程度减轻。在 PVAT 缺失的小鼠模型体内发现,PVAT 的缺失使得产热能力受损,脂质清除减少,动脉粥样硬化程度加重。而在 PVAT 脂肪细胞中过表达促进产热的基因如 mitoNEET,则可以防止动脉粥样硬化的发生发展。虽然大多数关于棕色脂肪细胞在动脉粥样硬化中作用的数据是在啮齿动物模型中获得的,但是也有一些证据表明人体内的棕色脂肪细胞激活同样具有类似的有益作用。例如,每天 20min冷刺激 90d,高胆固醇血症患者体内的总胆固醇和低密度脂蛋白胆固醇水平出现明显下降。除了通过增强脂质清除而降低血脂之外,活化的棕色化脂肪细胞还能够改变脂肪组织储存库之间的脂质分布。在冷刺激期间,脂肪酸在棕色脂肪细胞和白色脂肪细胞之间的分布情况取决于 Angptl4 对 LPL 活性的调节。有研究表明,棕色脂肪细胞激活的同时,白色脂肪细胞对脂肪酸的吸收减少,降低了白色脂肪细胞中的脂质储存,从而间接地改善了 PVAT 的功能。

(四) PVAT 对血管平滑肌细胞表型的影响与动脉粥样硬化发展

在各种始动因素的刺激下,增殖的平滑肌细胞从血管中膜层向内膜层迁移,其表型由收缩型转变为分泌型,其分泌的多种细胞因子致使血管中膜炎症增加,进而导致泡沫细胞的形成。这一过程对动脉粥样硬化的发生发展有着重要影响。PVAT 分泌的脂肪因子,如脂联素、抵抗素和内脂素等,以及其他脂肪源性的因子,对血管平滑肌细胞的增殖和迁移产生影响。在体外实验中发现,脂联素可通过 AMPK 抑制西罗莫司靶蛋白复合物 1(mTOR C1),及反馈活化丝/苏氨酸蛋白激酶 2(Akt2)和叉头转录因子 4 (FoxO4)的抑制作用,促进冠状动脉血管平滑肌细胞分化。内脂素在 PVAT 中的表达明显高于皮下脂肪及内脏脂肪组织,并且通过激活 ERK1/2 和 p38MAPK 通路,可呈剂量及时间依赖性的促进血管血管平滑肌细胞增殖。内脂素不能和胰岛素受体结合,也不能激活 PI3K/Akt 通路。抵抗素能够促进血管平滑肌细胞的增殖和迁移,并且其在颈动脉损伤后表达增加。另外,PVAT 分泌的游离脂肪酸及其他 PVAT 产物如 ROS、血管紧张肽和类固醇激素等,也可诱导血管平滑肌细胞在体外增殖和迁移。

(五) PVAT 对内皮细胞功能的影响与动脉粥样硬化发展

多种动脉粥样硬化的危险因素反复作用于血管内膜,使血管内皮通透性增加甚至脱落,使其失去屏障功能,导致脂质进入内皮下间隙,同时炎症细胞浸润黏附增加。内膜下脂质氧化后被巨噬细胞或平滑肌细胞吞噬,进而形成泡沫细胞,促进凝血及炎症,加速动脉粥样硬化的形成。PVAT 有可能通过改善内皮细胞功能而抑制动脉粥样硬化发展。有关 PVAT 与内皮细胞功能的关系在前文已有详细描述。简而言之,在肥胖的初始阶段,PVAT 可以适应性产生过量 NO,作用于血管内皮而有助于 PVAT 的抗收缩作用。低密度脂蛋白(LDL)受体基因敲除小鼠会出现明显的高脂血症,其血管内皮中 eNOS 表达降低,NO 产生减少,出现内皮细胞功能障碍,然而这种小鼠主动脉周围脂肪中的 eNOS 表达和 NO 水平却是增加的。胰岛素是内皮细胞中刺激 eNOS 催化 NO 生成的重要因子,可以通过上调诱导内皮依赖性舒张的 PI3K/Akt 途径来增强内皮细胞中 eNOS 的表达和活性。在致动脉粥样硬化因子存在时,如果能维持 PVAT 的棕色化状态,一方面可以改善高脂血症时的胰岛素抵抗,从而延缓内皮细胞功能受损,抑制动脉粥样硬化进展;另一方面,具有产热功能的 PVAT 可以通过释放前列环素改善内皮细胞功能。在衰老过程中前列环素生成减少,PVAT 保护内皮细胞功能的能力下降,可加速动脉粥样硬化的进展。此外,血管周围脂肪来源的脂联素具有抗动脉粥样硬化作用,其作用机制与脂联素通过内皮细胞 PI3K/Akt 磷酸化和 eNOS 偶联,促进 eNOS 活化并增加 NO 产生有关。

(六) PVAT 对血管顺应性的影响与动脉粥样硬化发展

血管顺应性降低导致的动脉硬化是人类血管老化过程的血管病理变化之一,动脉硬化被认为是因动脉老化导致的心血管危险因素之一。研究表明老龄化相关疾病的早期往往都会出现心脏、脑和肾脏的血管硬化,并且与微血管损伤之间存在密切关系。动脉血管的硬化程度作为心血管疾病风险的预测指标之一,可提示患者是否处于低度或中度心血管风险。与非肥胖人群相比,肥胖人群动脉的硬化程度较高,而减轻体重能够改善动脉的顺应性。最新研究表明,皮下脂肪厚度可作为高血压患者动脉硬化的预测指标,肥胖与血管硬化程度加重有关。在肥胖状态下随着脂肪组织的扩张,PVAT 质量也在增加。然而,目前尚不清楚肥胖患者的动脉硬化程度是否伴随 PVAT 增加而增加。Framingham 人群研究显示,经年龄、性别和心血管危险因素(包括 BMI 和内脏脂肪组织体积)等指标校正后发现,PVAT 的体积与胸主动脉和腹主动脉的大小有关。这一结论说明人 PVAT 与血管相关疾病呈正相关。实验发现,血管壁的压力会随着外周组织的硬化程度而发生变化,而将 PVAT 去除能够使血管壁的顺应性和圆周应力增加。另外,在肥胖和糖尿病的人类和动物模型中均可观察到肾素-血管紧张素-醛固酮系统的激活,并且与血管组织中氧化应激和炎症增强有关。大部分的肾素-血管紧张素-醛固酮系统成员均存在于 PVAT 中,而不是在血管壁中。PVAT 中的局部肾素-血管紧张素-醛固酮系统激活可能通过超氧化物信号诱导外膜胶原 I 的表达而加重动脉硬化的程度。然而,如果能维持 PVAT 的棕色特性,则可以抑制血管壁局部的炎症反应,从而减轻动脉粥样硬化与血管硬化的程度。

(七) PVAT 对内膜新生的影响与动脉粥样硬化发展

PVAT 衍生因子可能有助于血管内损伤后新内膜形成的发展。将高脂喂养小鼠的胸主动脉周围脂肪通过手术方式移植到 LDL 受体基因敲除小鼠的颈动脉周围,术后 2 周发现 LDL 受体基因敲除小鼠胸主动脉内膜增生明显加速,血管外膜出现新生血管及巨噬细胞浸润。这一表型可能与损伤区域的炎症反应有关。而移植源自 MCP-1 基因敲除小鼠的 PVAT 后,LDL 受体基因敲除小鼠颈动脉的外膜血管和新生内膜形成减少,但外膜中的巨噬细胞浸润仍然明显。经 TNF-α 注射后的小鼠腹主动脉内膜增厚明显,提示新生内膜形成与炎症引起的血管平滑肌细胞增殖相关。同时,小鼠 PVAT 匀浆粗提液可显著促进体外培养的血管平滑肌细胞增殖,并伴有 TGF-β$_1$ 信号上调,而 TGF-β$_1$ 抑制剂处理血管平滑肌细胞可减少炎性 PVAT 诱导的平滑肌细胞增殖。以上结果提示炎性 PVAT 可通过 TGF-β$_1$ 通路介导而增加血管平滑肌细胞增殖。利用腺相关病毒使瘦素在小鼠血管周围区域过表达能够促进新内膜形成,但将小鼠瘦素受体敲除后这一现象则消失。另外,将高脂饮食诱导的肥胖小鼠的内脏脂肪移植在免疫缺陷小鼠的颈动脉区域,可使颈动脉的内膜新生明显增加,但对全身瘦素水平不产生影响。然而,源自瘦素缺陷型 ob/ob 小鼠的内脏脂肪则没有这一作用。这说明瘦素作为重要的脂肪因子也可能有助于新生内膜的形成。血管生成素样蛋白 2(Angptl2)是另一种血管周围脂肪衍生的促炎因子,同样可促进脂肪组织的炎症。高胆固醇血症小鼠的 PVAT 中 Angptl2 表达较高。类似于瘦素，*Angptl2* 转基因小鼠的 PVAT 可加速血管内皮损伤后的新生内膜形成，相反，*Angptl2* 基因敲除小鼠的 PVAT 则可使血管炎症减轻及新生内膜形成减少。由此可见，炎性 PVAT 能够促使新生内膜的形成。

（八）PVAT 对血管钙化的影响与动脉粥样硬化发展

血管钙化是血管壁的异位矿物沉积过程，通常发生在出现动脉粥样硬化的血管壁中层和新生内膜斑块，具有心血管疾病协同作用，与心血管事件的风险呈正相关。在血管钙化的发展过程中，血管壁中的血管平滑肌细胞失去正常的收缩表型。从临床的角度来看，胸腹主动脉和 PVAT 与冠状动脉的钙化程度有相关性。最近有临床研究表明，PVAT 可能参与血管钙化的发展。与健康女性相比，系统性红斑狼疮（SLE）的女性患者胸主动脉周围脂肪较多，动脉钙化程度更为严重。此外，经性别、年龄等因素校正后发现，胸主动脉周围脂肪的体积与冠状动脉钙化程度呈独立相关性。但是这些研究并不能明确 PVAT 与血管钙化的因果关系。需要更多进一步的研究来阐明 PVAT 源性的因素对血管平滑肌细胞表型改变的影响，从而阐明其与血管钙化的关系。

第五节　PVAT 与主动脉瘤

动脉瘤（aortic aneurysm）是一种复杂的血管结缔组织病，血管壁中的炎症信号增强可能促进动脉瘤的产生。一半以上的动脉瘤患者伴发高血压和/或动脉粥样硬化。肥胖是动脉粥样硬化的潜在的危险因素，尽管主动脉瘤的发病机制与动脉粥样化不同，而且目前仍缺乏能够证明肥胖与动脉瘤的发病相关的直接证据，但有些研究表明肥胖与主动瘤的确存在某种相关性。小样本的临床研究显示体重指数（BMI）或腰围/臀围比例与存在动脉瘤或主动脉直径增加呈正相关，约 1/4 的腹主动脉瘤手术患者属于中度和病态肥胖。主动脉瘤是以主动脉壁的局部结构破坏及进行性主动脉扩张和破裂为特征，其主要病理特征包括明显的炎症细胞浸润、氧化应激、MMP 激活、平滑肌细胞凋亡和表型转换，细胞外基质降解，血管结构完整性丧失以及部分主动脉壁逐渐变薄。主动脉瘤中的炎症反应贯穿整个血管壁，并延伸至外膜。

肥大细胞是一种促炎细胞，虽然它们在动脉粥样硬化病变中的作用和功能已在人类标本、原代培养血管细胞和动脉粥样硬化动物模型中得到较为详尽的研究，但它们在动脉瘤发展中的作用仅在最近才得到重视。肥大细胞激活后释放的一系列介质（包括组胺、炎症细胞因子、趋化因子、生长因子、蛋白多糖和蛋白酶）能够刺激邻近细胞，使细胞外基质蛋白降解，促进血管生成，并募集炎症细胞，最终可导致血管细胞凋亡。而这一过程与血管内皮损伤，血管中膜的平滑肌细胞凋亡、弹力板分解、血管外膜炎症、主动脉壁扩张及最终的血栓形成和破裂密切相关。采用各种实验手段对肥大细胞的活性或功能进行抑制，都可有效地减缓实验性动脉瘤的生长。多项病例对照研究显示，循环中肥大细胞特异性糜蛋白酶和类胰蛋白酶的水平与动脉瘤的生长率、动脉瘤修复手术预后及整体死亡率有关。腹主动脉瘤修复术患者的主动脉周围脂肪质量增加，并伴有大量中性粒细胞、巨噬细胞与肥大细胞、坏死脂肪细胞周围的 T 细胞浸润明显和蛋白酶（组织蛋白酶 K 和 S）表达增高。CT 结果显示动脉瘤患者胸主动脉和腹主动脉周围脂肪的质量与动脉瘤的直径呈正相关，这一发现支持 PVAT 可能与主动脉瘤相关的观点。另外，吸烟是动脉瘤发生重要的危险因素之一。用尼古丁刺激培养的血管周围脂肪细胞时,可降低脂联素分泌,同时激活 NF-κB 和促炎细胞因子表达。这些临床病例和临床样本研究提示 PVAT 内肥大细胞和其他炎症细胞可能与主动脉瘤高度相关。炎症细胞和血管平滑肌细胞产生细胞外基质蛋白组分改变是动脉瘤的重要病理基础。在弹性蛋白酶诱导的大鼠主动脉瘤模型中,可观察到血管平滑肌细胞的表型发生转变,增殖增加,分化标志物的表达降低和细胞外基质组分合成失调。瘦素可通过 p38MAPK 依赖性途径促进平滑肌细胞表型转换,提示 PVAT 来源的脂肪因子可能通过旁分泌作用促进平滑肌细胞表型转换来调节主动脉瘤发生。

腹主动脉瘤患者血浆中可溶性 CD14 浓度较高,而当 CD14 缺失时,小鼠腹主动脉瘤形成减少。而与 PVAT 的条件培养基共同孵育后,THP-1 单核细胞中 CD14 表达上调和迁移增强。在 AngⅡ诱导的小鼠腹主动脉瘤模型中也发现,腹主动脉周围脂肪中的 F4/80 阳性的巨噬细胞浸润、MCP-1 及其受体 CCR2 的表达明显增加。由此推测,PVAT 的炎症反应能够加速单核细胞向外膜聚集,并通过 IL-6 分化为表达 CD14 的巨噬细胞,从而在主动脉瘤发病中起到关键作用。另外,生长因子诱导的炎症反应和 ROS 生成引起的血管壁重塑,参与动脉瘤形成。在内皮细胞中过表达内皮素 1 可增加 PVAT 中 ROS 累积和炎症细胞浸润。血小板衍生生长因子 D(PDGF-D)可以促进血管外膜成纤维细胞的增殖和迁移,并介导血管外膜的炎症反应,而且 PDGF-D 的表达水平在瘦素缺乏的肥胖小鼠(ob/ob 小鼠)的 PVAT 显著增加。AngⅡ灌注能够显著增加 ob/ob 小鼠和高脂肪饮食诱导肥胖小鼠的外膜炎症及腹主动脉瘤发生率。而在腹主动脉周围移植源自缺失 AngⅡ 1 型受体(AT1α receptor)小鼠的白色脂肪组织,可明显减弱 AngⅡ诱导的动脉瘤的小鼠 MMP-2 及 MMP-9 的活性,F4/80 阳性巨噬细胞的浸润也明显降低。采用类似的方法,移植源自缺失 Angptl2 小鼠的脂肪组织能够降低了 AngⅡ动脉瘤小鼠血管 MMP-2 活性和细胞外基质降解程度。利用选择性盐皮质激素受体拮抗剂依普利酮进行全身治疗,可显著降低 PVAT 中 MMP-2 的表达,同时抑制腹主动脉瘤形成。以上这些研究结果表明,PVAT 在动脉瘤的发病和进展中可能发挥一定作用,但具体机制仍然需要进一步的阐明。

(熊文昊 姜志胜 常 林)

参考文献

[1] XIONG W,ZHAO X,VILLACORTA L,et al. Brown Adipocyte-Specific Peroxisome Proliferator-Activated Receptor γ Deletion Impairs Perivascular Adipose Tissue Development and Enhances Atherosclerosis in Mice. Arterioscler Thromb Vasc Biol,2018,38(8):1738-1747.

[2] CHANG L,XIONG W,ZHAO X,et al. Bmal1 in Perivascular Adipose Tissue Regulates Resting-Phase Blood Pressure Through Transcriptional Regulation of Angiotensinogen. Circulation,2018,138(1):67-79.

[3] XIONG W,ZHAO X,GARCIA-BARRIO M T,et al. MitoNEET in Perivascular Adipose Tissue Blunts Atherosclerosis under Mild Cold Condition in Mice. Front Physiol,2017,8:1032.

[4] VILLACORTA L,CHANG L. The role of perivascular adipose tissue in vasoconstriction,arterial stiffness,and aneurysm. Horm Mol Biol Clin Investig,2015,21(2):137-147.

[5] ZHANG Z B,RUAN C C,LIN J R,et al. Perivascular Adipose Tissue-Derived PDGF-D Contributes to Aortic Aneurysm Formation during Obesity. Diabetes,2018,67(8):1549-1560.

[6] KONG L R,ZHOU Y P,CHEN D R,et al. Decrease of Perivascular Adipose Tissue Browning Is Associated With Vascular Dysfunction in Spontaneous Hypertensive Rats During Aging. Front Physiol,2018,9:400.

［7］ RUAN CC,M A Y,GE Q,et al. Complement-mediated inhibition of adiponectin regulates perivascular inflammation and vascular injury in hypertension. FASEB J,2017,31（3）:1120-1129.

［8］ van DAM A D,BOON M R,BERB E J F P,et al. Targeting white,brown and perivascular adipose tissue in atherosclerosis development. Eur J Pharmacol,2017,816:82-92.

［9］ RAMIREZ J G,O'MALLEY E J,HO W S V. Pro-contractile effects of perivascular fat in health and disease. Br J Pharmacol,2017,174（20）:3482-3495.

第十二章

血管内皮细胞及其功能障碍

第一节　血管内皮细胞概述

血管内皮细胞(vascular endothelial cell,VEC)属内皮细胞的一种,通常位于血管壁内皮组织、循环血液之间,具有多种重要生理作用。血管内皮细胞出现结构异常,会直接影响其功能的发挥。内皮细胞功能障碍会导致病理生理等变化。早在20世纪,血管内皮细胞的研究已经较为系统化,本节以此前学者研究成果为支持,对血管内皮细胞结构及其功能做一概述。

一、血管内皮细胞的结构

结构上看,血管内皮细胞与机体其他细胞具有明显的相似性,属于一种典型的单层细胞,广泛存在于机体血管各处。血管内皮细胞紧密排列于血管腔表面位置,显微镜下外观为扁状多角形,略长。在血管内皮细胞的中心位置,可发现鹅卵石状凸起,该处为细胞核。此外,也有学者发现血管内皮细胞内,存在较多的吞饮小泡,这些吞饮小泡与细胞膜可共同发挥作用,借助内皮小管进行代谢、物质交换等活动。与其他体细胞不同的是,血管内皮细胞存在棒杆状小体(Weibel-Palade 小体),其本质上是特异性细胞器,目前学术界认为这种棒杆状小体是血管内皮细胞形态学的主要特征。

二、血管内皮细胞的生理作用

(一) 维持血管壁完整性

血管内皮细胞是构成血管壁的三种细胞类型之一,另外两种细胞是成纤维细胞和平滑肌细胞。血管内皮细胞完整与否,直接影响着血管壁的功能。已有研究证实,血管内皮细胞一般会与纤维蛋白原等物质共同存在,且在不发生反应的情况下附着于内皮各处。其中部分微纤维是由血管内皮细胞合成产生,血管内皮细胞还能分泌其他物质。由于血管内皮的连接方式并不是单一的,其作用也存在不同。通透性较强的血管内皮,发挥选择性通透作用,在机体各处的动脉血管中较为多见。也有研究表明,血管损伤发生后,基膜可以发挥作用,促进血栓形成进行损伤处堵塞,在血栓形成的过程中,血管内皮细胞的作用不容忽视,其合成物是维持、恢复血管壁功能完整性的主要成分。

(二) 调节血管通透性

血管内皮细胞可发挥调整血管通透性的作用,这种作用借助血管壁通透性的动态调节来实现。从生理学的角度来看,血管内皮细胞的物质是持续代谢、变化的,血液中的可溶性物质基本稳定,但又在微循环中出现少许波动。各类大分子、血细胞成分不断代谢、循环进入人体各处组织中,这些活动对血管通透性的要求很高。研究表明血管内皮细胞之间的连接状态,可保证血液成分始终被约束在血管之内不会外漏,其通透性则保证少量物质能进入机体组织中,维持代谢和血氧供应。该过程基本可概括为五种形式:

第一种主要是气体和脂溶性物质的对流和弥散;第二种是间隙交换,内皮细胞的间隙为各类物质活动提供通道,大量存在的血管内皮细胞保证了通道数目能够满足物质交换的需要;第三种是转运,借助血管内皮细胞内大量的吞饮小泡进行,同样利用吞饮小泡的数量优势保证物质交换的总量和持续性;第四种是小管运输,即依赖广泛分布的穿内皮小管进行物质交换和运送;第五种是受体调节的转运。这些转运过程受血管的部位、内皮细胞完整性、血压及血流动力学因素、转运物质的血浆浓度和分子量大小、物质与组织的亲和程度及血管活性物质、炎症、损伤等诸多因素的影响。

(三) 调节血管紧张度

血管内皮细胞的代谢活动复杂,可进行活性物质的合成,也能合成蛋白,这与其完善的酶系统直接相关。由血管内皮细胞形成的生物活性物质包括肾上腺髓质素(adrenomedullin,ADM)、前列环素(PGI_2)、EDHF、钠利尿肽(natriuretic peptide,NP)、内皮源性舒张因子(endothelial-derived relaxing factor,EDRF)等,这些物质的共同特征之一,是调整血管紧张度。前列环素能对各处血管进行扩张,当血小板因各种因素异常聚集时,前列环素也能发挥抑制作用,进而控制血管紧张度,使其下降至较低水平。前列环素和血栓素的综合作用,是调整血管功能使其保持平衡态势的关键。20世纪80年代,学者发现内皮源性舒张因子的作用,可通过NO得到体现,该作用过程呈现弥散性特征,内皮源性舒张因子借助NO使血管平滑肌的收缩状态得到缓解。内皮依赖性超极化因子的作用与此不同,其可改善平滑肌细胞膜的状态,从而舒张血管。在大血管中,内皮依赖性超极化因子的作用相对较弱,可能被机体其他物质的作用抑制。

钠利尿肽可分为三种类型,即A型(ANP)、B型(BNP)、C型(CNP)。CNP主要集中于血浆中,该物质的分子结构复杂,包括大量的氨基酸成分,能够在血浆甚至血管壁中得到表达。其作用在于降低机体血压水平,控制血管平滑肌的增生,从而改善血管腔空间,发挥抑制血管紧张度的作用。肾上腺髓质素的作用是血管舒张,其作用机制为钙类物质浓度调整(主要是增加),NO的占比因此升高,从而抑制血管紧张度。此外,学者研究表明钾通道也可以在肾上腺髓质素的作用下优化,使血管内皮细胞中的前列腺素水平得到调节。血管平滑肌的细胞增殖会增加血管紧张水平,肾上腺髓质素对该作用进行抑制,从而进一步控制血管紧张状态。

需要注意的是,血管内皮细胞对血管平滑肌细胞的收缩也具有明显影响,舒张物质的复杂化、多样化,意味着血管内皮细胞的作用也不是一成不变的。例如,由氨基酸残基为基础形成的多肽类物质,其形成方式复杂,血管内一般为ET-1,该物质对机体内各处血管平滑肌均能发挥作用,使平滑肌细胞的张力增加,当机体内血管收缩时,血压水平往往会对应增加,使机体罹患高血压、冠状动脉粥样硬化的可能性增长。血管内皮细胞的作用之一是分泌一些应对物质,控制ET-1的作用,如交感神经末梢处的各类受体,可直接改善血管收缩,增强舒张作用。

(四) 调节凝血、抗凝及纤溶过程

机体内的凝血功能、抗凝能力及纤溶活动,往往处于一个相对平衡的状态(凝血障碍等

特殊情况除外),三者的共同作用是维持血液循环活动,避免血栓、血压过高等情况出现。血管内皮细胞能够控制血栓形成,也能够在机体血流异常的情况下促进血液内物质的凝聚,维持血管功能。各类凝血因子广泛存在于血管内皮细胞中,生理情况下,这些凝血因子的活性不会被激发,处于相对平静的状态。血管出现损伤时,血管内皮细胞中的凝血因子大量释放,活性也迅速增强,并直接参与到凝血活动中,很多药物正是借助这一原理加快血栓形成完成止血的。也有研究发现,血管内皮细胞本身进行凝血因子的合成,并加快与外源性凝血因子的作用速度,使一些单体类蛋白的连接状态更趋理想,形成多聚体以优化凝血能力,如因子X和Xa的合成等。

抗凝方面,血管内皮细胞的作用需要借助酶类物质的变化实现,血液中存在很多抗凝血酶,其中抗凝血酶Ⅲ的作用最为突出,其能够选择性抑制纤溶酶原、激肽酶、尿激酶等发挥抗凝作用。机体内的蛋白多糖水平也能在血管内皮细胞的作用下得到提升,与血液内的胶原结合,避免胶原发挥凝血作用,当患者毛细血管出现异常,这种反应的作用效果尤为突出,可以在较短时间内基本恢复血液循环。此外,在血管内皮细胞的作用下,蛋白C等物质的产生速度加快,可与凝血酶发生反应,形成新的、作用存在明显差异的复合物,这种复合物也可以控制凝血酶形成,增加纤维蛋白活性,促进纤溶。早期的研究还证明,一些促纤溶活动有助于恢复血管生理功能,控制血栓的二次形成。

(五)调节细胞黏附与增殖作用

血液细胞作用的多样性还体现在黏附和增殖方面,血管内皮细胞同样具有上述功能,在此基础上还可以控制其他细胞的黏附和增殖行为,维持血管功能。如机体内的白细胞,当病原体入侵并开始破坏组织和健康细胞时,白细胞会渗透过内皮细胞发挥免疫作用,此过程中,细胞黏附分子、免疫球蛋白等可相互反应,借以调节细胞间的作用,使免疫行为始终处于可控状态下。血管内皮细胞之间的连接致密,可为白细胞提供黏附场所,如果血小板等物质的水平持续、异常升高,其表面的黏附分子又会成为受体,以血浆中的细胞间黏附分子或细胞外基质黏附分子为配体发生反应,促使黏附发生。

血管内皮细胞可持续产生内皮细胞生长因子(vascular endothelial growth factor,VEGF)和成纤维细胞生长因子(fibroblast growth factor,FGF),这两种因子可以实现组织修复,主要为辅助和促进作用。如现代外科手术后,为促进创面修复,应用的敷料中即存在着成纤维细胞生长因子和内皮细胞生长因子。有学者在体外实验中发现,PDGF也可以在血管内皮细胞中快速合成,在血小板凝聚成血栓时,PDGF可保证血液中血小板水平以维持机体生理需要。血管内皮细胞还可产生肝素类蛋白聚糖,其中重要的是硫酸乙酰肝素,它能使血管平滑肌细胞保持静止状态,抑制平滑肌细胞增殖,肝素与PDGF之间的相互作用保持动态平衡,而血小板中含有肝素酶,可破坏上述动态平衡,增强PDGF的作用。

(六)其他作用

血管内皮细胞的其他作用还包括自吞噬、调控活性物质代谢等,这些作用也均具有持续性特点。机体内的活性物质类别众多,如血管紧张素转换酶,该物质可以刺激血管平滑肌,使其收缩状态更加明显,加剧高血压、冠心病等病情,也会增加相关疾病的发病率。在血管内皮细胞的作用下,缓激肽水平、血管紧张素水平得到同步调整,并抑制血管紧张素转换酶的分泌,利用细胞膜的通透性使其代谢活动的速率稳定。缓激肽的代谢原理与此类似,主要借助凝血酶、组胺使缓激肽和血管紧张素转换酶的活性降低,降低其作用。

自吞噬作用是血管内皮细胞的主要作用之一,机体内的细胞始终处于分裂、再生、增殖中,就血管内皮细胞而言,血管生成抑制剂会限制其作用的发挥,降低增殖水平。在自吞噬作用下,纤溶酶原降低了抑制剂的释放,内皮抑制蛋白则加快了细胞的凋亡过程,使血管内皮细胞的自吞噬活动加快。有研究证明,自吞噬活动与机体功能的稳定性有关,当患者罹患血管疾病时,血管内皮细胞的自吞噬会明显加快。

综上所述,血管内皮细胞是一类功能复杂的细胞,作为血液和组织之间的物质交换屏障,不仅维持着血管壁的完整性及通透性,还可合成、分泌多种生物活性物质,维持正常的心血管功能。血管内皮细胞通过合成并释放 PGI$_2$、EDRF、EDHF 等舒血管物质及 EDCF、ET、Ang II 等缩血管物质而调节血管张力,并参与血浆促凝因子激活、活化的凝血因子清除、纤溶过程及血小板功能调节,维持正常的血液流变性,使机体处于动态平衡,还具有黏附与增殖作用、代谢功能及调节自噬、凋亡等作用。

第二节 血管内皮细胞的分泌功能

研究发现人体血管总面积达 700m^2,均被血管内皮细胞所覆盖。血管内皮细胞能分泌多种生物活性物质,被认为是人体最大的内分泌器官,在高血压、动脉粥样硬化、糖尿病血管病变及心力衰竭等心血管疾病的发生及进展过程中扮演着重要作用。

一、血管活性物质

(一)血管收缩因子

血管内皮细胞合成并释放的血管收缩因子主要包括内皮素(endothelin,ET)、血管紧张素 II(Ang II)和血栓素 A$_2$(TXA$_2$)等。

1. 内皮素 内皮素是目前收缩血管作用最强和效果最持久的内源性血管活性物质。1988 年首次发现了 ET,研究显示 ET 由 21 个氨基酸残基构成,包括 ET-1、ET-2 和 ET-3 三种亚型,但人血管内皮细胞仅产生 ET-1。生理情况下在 NO 等因素的抑制作用下,VECs 可能向非管腔侧的血管平滑肌细胞(VSMC)侧释放 ET-1,因此 ET-1 在人体循环血中含量较低。

人体循环血中 ET 含量较低的原因,与该物质的降解速度有关。通常情况下,ET 的降解速度相对较快,半衰期处于 4~7min。但与其受体结合后,ET 的降解速度减慢,作用时间延长。ET 包括两种受体,即 ET 受体 A 和 B。A 型受体主要在 VSMC、心肌细胞和脑血管细胞中表达,而 B 型受体则主要存在于血管内皮细胞。A 型受体对 ET-1 和 ET-2 的亲和力远大于 ET-3,而 B 型受体对 ET-1 和 ET-2 通常缺乏选择性。近年来,对 B 型受体的研究逐渐深入,B 型受体可以分为 B1 和 B2 两个亚型。B1 亚型受体的功能主要在于表达血管内皮细胞,通过对血管内皮细胞的表达与释放血管舒张剂相偶联。而 B2 亚型受体主要表达于 VSMC 之中,且与血管收缩剂实现偶联。可见,B1 与 B2 两个亚型受体在表达及功能方面,均存在一定的差异。人体不同组织中,ET 的分布同样存在差异。根据 ET 分布的差异,人体不同部位血流动力学通常具有不同的特征。如以 ET 的分布特点为参考,对各器官进行检查,则可有效明确器官的运行状况。当机体中 ET 剂量较低时,可激活血管内皮细胞中的 ET-B1 受体,促进 NO、PGI$_2$ 和 EDHF 等释放,导致血管舒张。而 ET 剂量处于较高水平时,该因子则可与 ET-B2 或 ET-A 受体结合引起显著且持续的血管收缩,促使血压升高。

ET 与其受体结合后主要通过激活与 G 蛋白偶联的磷脂酶 C,生成二酰甘油和三磷酸肌醇(IP3),继而生成四磷酸肌醇发挥效应。IP3 可促使细胞内肌质网释放 Ca^{2+},四磷酸肌醇则使钙通道立即开放,导致细胞内 Ca^{2+} 浓度大幅度升高。细胞内 Ca^{2+} 可与钙调素相互结合,导致血管平滑肌收缩。因此,随着细胞内 Ca^{2+} 浓度的升高,血管收缩将逐渐加剧,血压将逐渐升高。除此之外,IP3 还可改变离子通道的通透性,促使 Na^+/H^+ 交换,导致 Ca^{2+} 介导的 VSMC 收缩作用增强,因此 ET 与高血压、冠心病、心肌肥厚、动脉粥样硬化和充血性心力衰竭等疾病密切相关。

2. 血管紧张素 II　　血管紧张素 II 主要由血管内皮细胞生成,一部分以内分泌的形式进入机体血液循环之中,另一部分则通过自分泌、旁分泌等方式作用于 VSMC;Ang II 也可直接作用于 VSMC,引起血管收缩,起到调节血压的作用。可见,随着 Ang II 水平的升高或降低,人体的血压同样会发生相应的变化。与 ET 相同,Ang II 同样可对细胞膜的通透性产生影响。随着细胞膜通透性的增加,血管内皮细胞物质交换及脂质的沉积加剧,以冠状动脉粥样硬化为代表的心血管疾病发生率明显提高。Ang II 的作用,同样体现在可促使血管内皮细胞表达 ET-1 方面,能促进 NO 合成。

3. 血栓素 A_2　　血栓素 A_2 是由花生四烯酸经环氧酶经代谢产生的。当机体动、静脉受到牵拉刺激时,TXA_2 将通过受体促进血管收缩,减轻动、静脉所受的刺激,使牵张力得到缓解。机体动、静脉所受的牵张力,与人体血压呈显著正相关。简而言之,随着牵张力的增加,人体血压水平将明显提高。反之,随着人体血压的升高,动脉牵张力也将骤然加大。此时,血管内皮细胞可受到刺激,释放血管收缩因子,实现与牵张力的对抗,促进血管舒张,确保人体各器官的供血供氧。

(二) 血管舒张因子

血管内皮细胞合成并释放的血管舒张因子主要包括 EDRF、EDHF 和 PGI_2 等,它们都有很强的舒张血管及抗血小板凝聚功能,并可通过 cGMP 或 cAMP 途径降低细胞内 Ca^{2+} 浓度或阻断 Ca^{2+} 内流,使血管平滑肌舒张。

1. 内皮依赖性舒张因子(EDRF)　　1987 年 Moncada 发现该因子并首次证实 EDRF 的化学本质是 NO。随着乙酰胆碱与相应受体的结合,机体血管内皮细胞中的 IP3 水平显著升高,Ca^{2+} 内流加剧,细胞内 Ca^{2+} 的浓度逐渐提升,同时受钙调素的影响,人体 NOS 被激活。NOS 可参与到血管平滑肌的收缩及舒张过程中,且可抑制血小板黏附聚集、辅助降低血脂指标、减少胶原纤维、清除自由基,达到抗氧化、改善心血管功能、提高人体健康水平的目的。NO 为内皮源性物质的一种,可实现对血管内皮细胞功能的调节。心血管疾病发病的发生发展过程中,血管内皮细胞合成的 EDRF 减少,血小板的黏附性增强。此时,对外周血进行生化检验,通常可见血脂升高等现象。

2. 内皮源性超极化因子(EDHF)　　血管舒张因子中,EDHF 的功能主要是激活钾通道。通常情况下,EDHF 激活 VSMC 上的钾通道,使其超极化,钙通道随之关闭。钙通道的关闭,可抑制 Ca^{2+} 内流,降低细胞内的 Ca^{2+} 浓度,达到舒张血管的目的。临床研究发现,钾通道包括两种类型,第一种类型为 ATP 依赖的钾通道,第二种类型则需由 Ca^{2+} 激活。心血管疾病发生后,如采用钾通道抑制剂对 K^+ 进行抑制,EDHF 将会被阻断。人体中,NO 供体与 PGI_2 供体均具有促进血管平滑肌舒张的功效。两种供体的共同作用是机体心血管功能的关键。

3. 前列环素(PGI_2)　　PGI_2 是血管内皮产生、具有血管舒张作用的一种前列腺素。在某些病理情况下,前列腺素 H_2(prostaglandin H_2,PGH_2)、前列腺素 F_2(PGF_2)等引起血管收缩的前列腺素类物质一般有所升高。细胞膜受剪切力作用的影响较大,细胞内的 Ca^{2+} 浓度通常可见升高现象。部分情况下,PGI_2 可激活腺苷酸环化酶,使细胞内环磷酸腺苷 cAMP 升高而发挥作用。值得注意的是,大多数情况下,PGI_2 的作用均极其微弱,难以有效显现。但由 NO 所导致的 cGMP 水平升高,则可对 cAMP 的降解产生抑制作用,促进血管舒张。

二、促凝与抗凝因子

(一)肝素类蛋白聚糖

血管内皮细胞可产生肝素类蛋白聚糖,硫酸乙酰肝素是其中比较重要的一种,其作用与肝素大致相同,可与血浆中的抗凝血酶Ⅲ(antithrombin Ⅲ,ATⅢ)相互结合,发挥抗凝作用。因此,人体血管内,如部分凝血因子被激活,血栓则将形成。如肝素类蛋白聚糖升高,将会发挥抗凝作用,抑制血栓形成,降低冠状动脉粥样硬化等疾病的发生率,提高机体心血管系统的健康水平。

(二)纤溶酶原激活物抑制剂

纤溶酶原激活物抑制剂(plasminogen activator inhibitor,PAI)属于丝氨酸类蛋白酶抑制剂,通过抑制纤溶酶原激活物(plasminogen activator,PA),包括组织型(tissue type)和尿激酶型(urokinase type)纤溶酶原激活物(即 t-PA 和 u-PA),进而拮抗纤溶。PA 与 PAI 之间一般处于动态平衡。一旦 PA 与 PAI 的动态平衡被打破,心血管疾病的发生风险可显著提高,机体健康水平同样将明显下降。

(三)血小板激活因子

血管内皮细胞受刺激或损伤后产生血小板激活因子(platelet activating factor,PAF)。PAF 活化血小板,并能促使血管内皮细胞合成凝血酶、纤维蛋白。此外,受损的血管内皮细胞合成 PGI_2、EDRF 水平降低,同样可导致血管内皮细胞的抗凝作用减少,导致凝血发生,增加血栓类疾病的发病风险。当机体血管内皮细胞受损时,纤维连接蛋白(fibronectin,FN)暴露,血小板黏附性增加,促进凝血发生,血栓类疾病的发病风险亦会有所增加。

(四)血小板反应蛋白

受刺激或受损的血管内皮细胞还可产生血小板反应蛋白(thrombospondin,TSP)。机体中的 TSP 一般存储于血小板之中。心血管疾病的发生与血小板活化存在较大的联系。当活化过程发生后,部分糖蛋白随之释放,血小板黏附聚集加剧。在此过程中,TSP 水平将一直呈高表达状态。除上述功能外,TSP 同样可促进凝血酶形成。机体发生出血性损伤后,TSP 的释放可有效止血,避免发生失血性休克。

(五)花生四烯酸代谢产物

机体中的花生四烯酸与血管内皮细胞之间同样显著相关,后者可利用前者在前列环素合成酶的催化下促使 PGI_2 合成。PGI_2 能抑制血小板的聚集过程,进而达到抑制血栓形成的目的。PGI_2 功能的实现,与其对花生四烯酸代谢产物的影响存在联系,与其对腺苷酸环化酶活性的刺激作用同样有关。上述两种作用的发生,可使 cAMP 水平提升,最终实现对血栓形成过程的抑制。

(六)血管性假血友病因子

血管性假血友病因子(von wilebrand factor,vWF)由血管内皮细胞和骨髓巨核细胞形成,合成的 vWF 一般分泌到细胞外,部分储存于 Weibel-Palade 小体之中。vWF 作为血管内皮细胞表面的特征性抗原,也是反映血管内皮细胞损伤的分子标志物之一,在血管内皮细胞受损时 vWF 的合成与释放急剧增多。因此,如以 vWF 为参考,对机体血管内皮细胞的损伤情况进行标记,有助于对急性心肌缺血等心血管疾病进行诊断。

三、细胞生长因子

(一) 血小板衍生生长因子

血小板衍生生长因子(platelet derived growth factor,PDGF)主要在血小板颗粒中储存,血管内皮细胞也能合成和分泌 PDGF。PDGF 存在 PDGF-AA、PDGF-AB 和 PDGF-BB 三种形式的异构体。当 PDGF 与 PDGF-AA、PDGF-AB 和 PDGF-BB 配体相互结合后,其促生长效应充分发挥。

(二) 转化生长因子

转化生长因子(transforming growth factor,TGF)包括 TGF-α 和 TGF-β 两种。前者与表皮生长因子(epithelium growth factor,EGF)作用于共同受体可促进血管平滑肌细胞与上皮细胞生长,并广泛参与到心血管疾病发生发展过程中。TGF-β 的功能主要是抑制细胞分化。低剂量的 TGF-α 能促使 PDGF-AA 的合成与分泌,刺激平滑肌生长。但在高剂量下,促使 PDGF-AA 分泌的同时,PDGF 水平一般将出现下降现象。

(三) 成纤维细胞生长因子

成纤维细胞生长因子(fibroblastic growth factor,FGF)包括酸性和碱性两种,两者存在 55% 的相同氨基酸序列。较之酸性 FGF,碱性 FGF 的生物活性要大 10~100 倍,但与碱性 FGF 相比,酸性 FGF 更容易与肝素结合。与肝素结合后,酸性 FGF 的生物活性可明显提高。此外,FGF 对促进组织损伤后的修复也有重要作用。

(四) 血管紧张素 Ⅱ

血管内皮细胞中在血管紧张素转化酶作用下转化生成的 AngⅡ 是强烈的血管收缩剂,也能促进 VSMC 增殖。临床研究发现,当将 AngⅡ 加入 VSMC 培养液中后,VSMC 的分裂速度明显加快,蛋白质的合成速度显著增加。此外,AngⅡ 可促使原癌基因 *c-fos* 和 *c-myc* 的表达,促进 VSMC 增殖,而且 AngⅡ 与 PDGF 有协同作用。

(五) 神经肽 Y

神经肽 Y(neuropeptide-Y,NPY)虽然主要分布在神经系统,但血管内皮细胞也可合成。NPY 的功能主要体现在促进血管收缩、促进 VSMC 生长方面。该因子的作用可使机体血脂、血糖水平明显升高。

四、黏附分子

(一) 细胞间黏附分子 1

研究发现,细胞间黏附分子 1(intercellular adhesion molecule-1,ICAM-1)是一种调节细胞与细胞、细胞与细胞外基质间相互结合的膜表面糖蛋白,主要在血管内皮细胞表达,起黏附作用。当机体发生炎症反应或免疫反应时,ICAM-1 表达显著增加。

(二) 血管细胞黏附分子 1

血管细胞黏附分子 1(vascular cell adhesion molecule-1,VCAM-1)主要在血管内皮细胞中表达,该分子的功能在于对炎性反应过程进行调节,并参与到细胞连接及信号转导等过程中。

(三) 血小板内皮细胞黏附分子 1

血小板内皮细胞黏附分子 1(platelet endothelial cell adhesion molecule-1,PECAM-1)又称 CD31,是免疫球蛋白超家族成员,广泛在血管内皮细胞、某些 T 细胞中表达。随着炎性反应的发生,PECAM-1可对其进行介导,使炎症细胞于血管内皮细胞中黏附,增加心血管疾病发病的风险。因此,以PECAM-1作为筛查因素对冠心病进行筛查,准确率往往较高。

第三节　血管内皮细胞与细胞黏附、血栓形成

近年来,研究证实血栓的形成与多种因素有关,其中血管损伤,特别是血管内皮细胞损伤是诱发血栓的主要原因。生理情况下,血管壁完整性较强,血管内膜相对光滑,血管内血液的流动基本无异常。血管内皮损伤发生后,血管壁完整性下降,血流通畅性降低,血管的抗血栓作用逐渐丧失,血栓风险明显提高。可见,血管内皮细胞与细胞黏附、血栓形成之间存在明显的联系。而上述联系的实现,跟血管内皮细胞与血管保护因子的作用、内皮损伤与血栓形成的过程和机制、血管内皮细胞在血栓形成中的作用均有关,具体体现在以下方面。

一、血管内皮细胞与血管保护因子

人体血管之中,血管内皮细胞、血管保护因子,对血栓的形成均具有较大的影响。血管内皮细胞功能障碍,将增加血栓的发生风险。作为血管的主要组成部分,血管内皮一般位于组织及血液的界面部位。血管内皮对机体各器官功能的发挥均可产生影响。研究显示,机体血管内皮细胞的构成细胞共有10^{11}个,细胞总表面积已超过$100m^2$。血管内皮细胞为血管内皮功能的发挥提供重要支撑,并维持血管张力,抑制血栓形成。生理情况下,血管内皮细胞可实现对血小板黏附过程的抵抗,避免因血小板过度聚集而发生血栓,也不具有激活凝血级联系统的作用。血管内皮细胞的抗血栓机制尚未明确,目前认为其与纤溶蛋白、抗凝剂等多种因素有关,有待进一步深入研究。

在体内血管内皮细胞不断受到血液的冲击,尤其是血液中的脂质、免疫复合物和微生物及其毒素,这些冲击构成了威胁血管完整性和血液成分动态平衡的主要因素。内皮细胞的主要功能是产生一些保护血管和抗血栓形成的分子,其中一些分子是组成型表达,而另外一些分子则是诱导型表达;一些分子在内皮细胞表面表达,而另外一些分子则由内皮细胞表达后分泌到其他位点去发挥功能。这些分子在抑制血小板活性及血小板-血管壁相互作用中起重要的生理作用,如PGI_2、NO和二磷酸腺苷酶。二磷酸腺苷酶在内皮细胞表面表达,而PGI_2和NO以旁分泌的方式发挥作用。与调节血压凝集有关的分子包括在内皮细胞表面表达的蛋白S、肝素样分子、凝血调节蛋白、血管性假血友病因子和组织因子途径抑制物。内皮细胞通过合成和分泌组织型纤溶酶原激活物(tissue-type plasm inogen activator,t-PA)和尿激酶型纤溶酶原激活物来促进纤维蛋白溶解,并通过合成纤溶酶原激活物抑制剂来调节t-PA的活性。

(一) 抗血小板因子

抗血小板因子包括PGI_2和NO两种,两者抗血小板功效的发挥,与以下机制有关。

1. 前列环素(PGI_2)　作为抗血小板因子的一种,PGI_2可实现对血小板聚集的抑制,同时实现对血栓形成过程的抑制,降低冠状动脉粥样硬化等心血管疾病的发生率。研究显示,即使对于已聚集的血小板而言,PGI_2的调节作用同样较为显著,对血小板分布状况的逆转作用值得重视。PGI_2的抗血小板聚集作用,与其对腺苷酸环化酶的活化作用存在较大的关联。一旦血小板出现聚集趋势,PGI_2将激活腺苷酸环化酶,使环磷酸腺苷(cAMP)的水平升高,进而抑制血小板活性,预防血栓形成。

PGI$_2$ 主要由血管内皮细胞和平滑肌细胞经由一系列酶催化合成。当机体血管受到刺激后,磷脂酶 2(PLA2)可被激活,随之释放花生四烯酸(AA)。游离 AA 为前列腺素 H 合成酶(PGHS)底物的一种,PGHS 本质为酶,具有双向功能,催化活性丰富,催化效果肯定。AA 氧化后,机体可形成前列腺素 G$_2$(PGG$_2$)。血管内皮细胞中,PGG$_2$ 可由过氧化物酶催化,经催化后的物质可还原为 PGH$_2$。作为合成前列腺素类物质的一种,PGH$_2$ 与部分物质催化,可形成 PGI$_2$。而 PGI$_2$ 则可广泛参与至血管内皮细胞的生长及激活过程,对机体血管健康状况产生影响。由此可见,PGHS 水平的变化是机体血管内皮损伤发生的重要环节。随着 PGHS 水平的提高或降低,PGI$_2$、AA、PGH$_2$ 等指标均会发生变化,致使血栓形成。临床研究发现,PGI$_2$ 具有半衰期短暂的特点。短暂的半衰期是由于 1 型 PGHS(PGHS-1)的半衰期只有大约 10min。然而,在这种 PGHS-1 过度表达的细胞内,只有大约 30% 的 PGHS-1 参与催化生成 AA。因此,PGI$_2$ 的浓度和合成的持续时间取决于 PGHS 的生成速度与含量。

在人血管内皮细胞内发现了两种构型的 PGHS,分别为 PGHS-1 及 PGHS-2。PGHS-1 的表达方式以组成型表达为主。受细胞因子及有丝分裂等刺激的影响,PGHS-1 的表达水平难以稳定,但处于动态平衡的状态。除 PGHS-1 外,PGHS-2 同样可由内皮细胞表达,但 PGHS-2 的表达,受细胞运动状态的影响较大。简而言之,如细胞处于静息状态,PGHS-2 的表达水平通常较低。反之,有丝分裂过程中 PGHS-2 的表达水平则大大提高。PGHS-2 的表达方式以诱导型表达为主,与 PGHS-1 存在一定的差异。部分学者认为,PGHS-2 在炎性反应中广泛参与,与肿瘤细胞的分化及增殖同样有关。

研究表明,PGI$_2$ 的合成与转细胞运输机制有关。人体血管壁中,活化的血小板可生成 PGH$_2$。当 PGH$_2$ 进入基层后,相应位置的 PGI$_2$ 水平可显著提升。由此可见,PGI$_2$ 的合成受 PGH$_2$ 的影响较大,且其合成量同样需由 PGH$_2$ 进行调控,合成方式可灵活变化。当机体血压升高时,PGH$_2$ 可灵活调节 PGI$_2$ 水平,促使 PGI$_2$ 生成,实现对血管的保护,降低血栓等疾病的发生率。

2. 一氧化氮(NO) 其功能在于促进血管平滑肌舒张,抑制血小板聚集和活化,降低血压指标,减少严重心血管事件。NO 上述功能的发挥与其强大的亲脂性有关。因亲脂性强,NO 可迅速向邻近的平滑肌细胞内扩散,对整体的血管内皮细胞功能产生影响。Ⅲ 型 NOS 为 NO 合酶的一种,表达方式以组成型表达为主。受该表达方式的影响,如细胞处于静息状态,则 Ⅲ 型 NOS 无活性,虽可合成 NO,但合成量较小。内皮损伤及刺激发生后,细胞内 Ca^{2+} 浓度升高,静息状态被打破,Ⅲ 型 NOS 表达显著提升。此时,Ⅲ 型 NOS 将与 Ca^{2+} 结合,激活 NO 的活性,使其抗凝血作用得以发挥。研究发现,NO 的产生部位较多,包括但不限于血管壁,血小板内同样可见该因子存在。因此,随着 NO 指标的变化,机体血小板的分布情况同样可受到影响。Ⅲ 型 NOS 同样可与 PGI$_2$ 相互协调,促使血小板去聚集化,实现对血栓形成过程的抑制。

(二)抗凝因子

凝血调节蛋白、蛋白 S 为机体中抗凝因子的两种常见类型,两者抗凝功效的发挥,与活化的活性蛋白 C(APC)均存在一定的联系,具体的抗凝机制体现在以下方面。

(1)凝血调节蛋白(thrombomodulin,TM):属抗凝因子的一种,功能在于提供催化表面,干预血栓的形成。TM 为生理性抗凝物质的一种,在机体血浆中广泛存在,该物质与凝血酶结合后可被活化,形成 APC。APC 的功能以抗凝血、抗血栓为主。但值得注意的是,凝血酶对 TM 的活化作用难以于短时间内完成,该过程相对缓慢。当凝血酶表面的 TM 成为复合物后,APC方可形成。人体的血管内皮细胞表面存在大量的TM分子。该分子可与凝血酶竞争性结合并对其进行抑制,增强凝血活性,促使蛋白S灭活,对血小板的聚集产生影响。此外,TM同样可与Xa因子结合,实现对机体凝血酶原活性的抑制。由此可见,机体抗凝因子中,TM可与凝血酶共同作用,广泛参与到血栓的抑制过程中,实现对心血管系统的保护,提高机体的健康水平。

（2）蛋白S:与TM相同,蛋白S同样为机体中的抗凝因子。本质上讲,蛋白S为糖蛋白的一种,分子量为71 000。APC的形成,需依赖蛋白S的参与。作为APC辅因子的一种,蛋白S可于磷脂表面发挥作用,促进APC灭活,使机体抗凝血机制的发挥效果得以体现。具体而言,如机体已形成APC,蛋白S则可与抑制物C端相连,增强APC的抗凝活性。就蛋白S分子结构而言,该物质的结构域,共包括四种。其中,位于243~635位的性激素结合球蛋白结构域较为显著。各结构域中,表皮生长因子1(epidermal growth factor,EGF1)和EGF2结构域的共同作用可促使蛋白S与APC形成膜结合复合物。该过程完成后,TM与凝血酶的结合便可实现,抗凝因子的抗凝作用也将得到发挥。

二、内皮损伤与血栓形成的过程和机制

血管内皮损伤与血栓的形成显著相关。血管内皮损伤发生后,损伤原因、损伤程度、损伤因子性质等是决定血栓最终形成情况的主要因素。因血管内皮损伤的形成过程较为复杂,目前,临床尚无法明确解释血栓的形成原因,但可实现对血栓形成风险的预计。能够确定的是,血管内皮损伤的发生与血管内皮细胞的作用有关。损伤的发生,与血管收缩素的形成有关,而血管收缩素则由血管内皮细胞所分泌。基于上述原理,内皮损伤与血管内皮细胞的关系不言自明。机体中,多种生长因子均依赖于血管内皮细胞产生。以血管内皮生长因子为例,血管内皮细胞增殖与修复的过程,决定着血管内皮生长因子的表达水平。此外,作为血管内皮细胞中生长因子的一种,假血友病因子(von Willebrand factor,vWF)在血栓的形成过程中同样广泛参与。vWF为多聚体的一种,具有分子量高的特征。如机体vWF存在缺陷,血管性假血友病的发生率一般较高。vWF的初始表达产物,以308kDa为主,该物质的表达水平受血管内皮细胞的限制较大。因此,健康状态下,人体vWF的表达水平一般较为稳定。因vWF通常可通过两个膜结合位点实现与血小板的结合,两个膜位点分别为GpIb和Gplb-Ⅲ。有学者通过临床试验,对GpIb和Gplb-Ⅲ的作用进行了观察。结果显示,GpIb的存在可促使vWF发挥抑制血小板黏附的功能,避免血栓形成。而Gplb-Ⅲ的存在,则可在血小板聚集时为其搭建路径。vWF与胶原结合,可经Gplb-Ⅲ促进血小板聚集,达到止血的目的。vWF与血管壁结合则可实现对内皮细胞及其平滑肌细胞基质的调节。由此可见,血管内皮损伤的发生和血栓形成与否均与vWF的作用效果显著相关。

三、血管内皮细胞在血栓形成中的作用

除血管内皮损伤外,血管内皮细胞同样可参与血栓的形成过程中。目前,血管内皮细胞损伤及功能障碍与血栓形成之间的关系已经得到了临床证实。血管内皮细胞损伤发生后,该物质对血管的保护作用逐渐丧失,血管中凝血酶原及凝血因子形成,抗血栓与促血栓物质难以维持平衡,血管内皮表面所黏附的血小板将逐渐增多。受血管内皮细胞的影响,血小板可被激活,释放血栓素A_2。后者可不断募集更多的血小板,导致黏附于血管表面的血小板量不断增加,形成恶性循环。除此之外,机体血小板膜上GPⅡb-Ⅲa构象的变化也将导致纤

维蛋白原的结合量加大,诱导血小板聚集,致使膜磷脂分子重新排列,为血栓的形成提供环境。纤维蛋白原在促进血栓形成方面效果的发挥与凝血辅因子 Va 和Ⅷa 的作用有关。纤维蛋白原合成后,Va 和Ⅷa 可于血小板表面结合,导致Ⅷa-Ⅸa-X-Ca^{2+}复合物形成,催化 X 因子转化,导致 Va-Xa-Ⅱ-Ca^{2+}复合物(凝血酶原)形成。凝血酶原形成后,如未得到抑制,血栓必然形成。

凝血酶是一种多功能酶,不仅可实现对血小板聚集过程的催化,且可活化 V、Ⅷ和Ⅷ。受凝血酶原作用的影响,机体血小板计数增加,黏附于血管壁的血小板量加大,血小板活性提高,血小板-纤维蛋白血栓由此形成。不可否认的是,除上述功能外,凝血酶同样能够抗血栓形成。凝血酶抗血栓功效的发挥受血管内皮细胞完整性的影响较大。血管内皮细胞受损后,其功能将有所丧失,凝血酶的抗血栓效果大打折扣。凝血酶原可激活蛋白 C,增加其抗凝活性。但为实现对蛋白 C 的激活,凝血酶原必须借助血管内皮细胞的作用,与 TM 结合。如血管内皮细胞受损,上述过程同样无法达成。由此可见,凝血酶原的抗凝作用,很大程度上取决于血管内皮细胞是否完整。完整的血管内皮细胞可通过以下机制,促使凝血酶失活:①肝素样分子,一般位于机体血管内皮细胞表面。血管内皮细胞完整的情况下,该物质的抗凝血酶作用可显著发挥,使抗凝的目的得以达成。②凝血酶与 TM 结合后,前者的凝血活性可被抑制,避免血栓形成。

第四节 血管内皮细胞与血管新生

机体血管内皮细胞的静息、迁移及增殖与血管的新生显著相关。人体中,血管分布较为广泛。经呼吸道吸入的氧气及经食物摄入的营养可经血管运输至各器官,为人体提供氧气及营养,并将代谢产物运输至体外,使生命得以维持。一旦血管结构及功能存在异常,机体将处于代谢紊乱的状态,冠心病、高血压等疾病的发生率也将显著提升。

肿瘤的形成、生长及转移与血管的作用同样有关。肿瘤募集血管的途径较多,具体如下:①既存血管出芽形成新生血管,称血管新生,这是目前研究最为广泛的肿瘤血管形成途径;②由骨髓或残存在血管壁中的内皮祖细胞形成新血管,称血管生成;③既存血管分离为子血管,称血管套叠;④肿瘤细胞向周围生长,并"劫持"既存血管,称血管充塞;⑤肿瘤细胞组成血管壁,称血管生成拟态;⑥肿瘤干细胞分化为内皮细胞。

内皮细胞为血管的主要构成部分,存在于血管管壁内表面。机体健康的状态下,内皮细胞呈静息状态,虽可分裂,但分裂频率较低,一般为 1 次/1 000d。一旦血管内皮细胞被激活,其分裂频率将提高至 1 次/1~2d。随着细胞分裂频率的增加,新生血管数量将逐渐增多。此外,当现有的血管难以满足肿瘤生长需求时,肿瘤将通过释放血管新生相关因子的方式,改变肿瘤微环境,导致新生血管形成。在此期间,活化的血管内皮细胞出芽、产生分支、形成管腔、建立细胞连接以及自身重塑,形成功能性血管网络,为肿瘤的进一步发展提供营养,同时血管内皮细胞在原位置保持静息状态。

血管出芽的过程与血管内皮细胞有关。当血管出芽时,血管内皮细胞可发生迁移及增殖,最终形成基膜。为便于研究,可将血管内皮细胞划分为三种表型,分别为迁移表型、增殖表型及静息表型,不同表型的特征如下。①迁移表型:称为顶端内皮细胞,这种血管内皮细胞破坏基膜,从母血管中脱出,形成出芽血管的前端。顶端内皮细胞迁移进入细胞外基质,感知微环境中吸引和排斥信号,将其转化为黏附和去黏附作用,引导细胞移动。它们高度极化,延伸大量伪足,极少增殖,并在运动过程中保持高度分支形态。②增殖表型:称为柄细胞,这种细胞紧随顶端内皮细胞,增殖并形成顶端内皮细胞与母血管之间的桥梁,柄细胞产生伪足的数量相对较少,增殖能力强,并通过细胞空心化或细胞索空心化形成管腔,此外,柄细胞还与相邻细胞建立连接并合成基膜成分。③静息表型:又称方阵细胞。该类细胞一般产生于增殖表型后,不增殖、不迁移,但可与血管周围细胞相互连接,确保血管健全。

一、静息表型血管内皮细胞

静息表型血管内皮细胞的功能在于维持血管稳态。血管是否完整是临床判断其是否成熟的主要参考标准。人体血管中,血管内皮细胞对静息状态的依赖性较强。人体健康的状况下,处于静息状态的血管内皮细胞往往具有较长的寿命,受血栓生成素的干扰较小。随着血管的生成,血管内皮细胞的静息状态被打破,迁移及增殖过程开始。在此过程中,静息表型可促使血管腔形成,确保血管功能及结构稳定。当新生血管形成后,血管内皮细胞将形成紧密的单层,继续处于静息状态。体外实验研究结果显示,血管内皮细胞于体外存在时,通常表现为静息表型。如培养密度较低,血管内皮细胞则可呈现活化状态。仅当细胞单层形成后,血管内皮细胞方可自活化状态转变至静息状态。

血管中表面分子与血管的完整性同样存在联系,两者之间的联系,需通过基因转录的过程实现。血管内皮细胞具有抑制细胞外信号调节激酶 1/2(ERK1/2)功能,可实现对细胞周期的调节。方阵细胞的功能,在于经血管内皮钙黏蛋白(vascular endothelial cadherin,VE-cadherin)实现对细胞接触过程的抑制,使细胞维持在静息状态。如 VE-钙黏蛋白缺失,VEGF 受体则将被激活,导致细胞增殖的过程开始进行。与迁移表型及增殖表型不同,静息表型下细胞之所以处于静息状态与方阵细胞对 VEGF 的影响有关。

健康机体中血管的分布具有一定的规律性,管腔平滑,通透性强,可为机体各器官提供充足的氧气及营养。当肿瘤形成后,由肿瘤所募集的血管,其特征与健康的血管恰恰相反,弯曲、杂乱、管腔不平现象显著。因此,肿瘤血管中,血流同样具有均匀性差的特点,营养难以均衡地分布于不同部分。上述表型的转变与 VEGFR-1 表达升高具有显著的相关性。

目前,对静息血管内皮细胞代谢的研究相对较少,所取得的研究成果尚不足以为临床对代谢过程的干预提供证据。能够明确的是,静息状态下血管内皮细胞中的细胞增殖较少。此外,静息状态下血管内皮细胞暴露在高氧水平中,极易诱发氧化损伤。因此,为避免发生氧化损伤,使静息血管内皮细胞处于低氧状态是关键。机体中,静息血管内皮细胞的能量一部分用于维持自身的稳定,另一部分则用于准备跨膜转运。总之,基于特殊的环境和细胞行为,静息血管内皮细胞可实现对代谢的调整,使其处于最佳状态,以避免增殖,保证氧化还原和维持基础代谢。

二、迁移表型血管内皮细胞

与静息表型细胞不同,迁移表型血管内皮细胞的迁移过程几乎伴随一生。胚胎发育过程中原始血管丛可首先形成。此时,在新血管的诱导下,循环系统可随之形成。血管新生的过程不仅存在于胚胎时期,在创伤的愈合、肿瘤的演进过程,均伴随着新生血管的生成。在此过程中,血管内皮细胞的迁移是决定血管最终形成的主要因素。血管中,多数血管内皮细胞均处于静息状态,具有缺乏迁移能力的特点。但机体出现供血及供氧不足等症状时,各组织将发出信号,诱导新生血管生成,此时,血管内皮细胞将从静息状态转化为迁移状态,促使该过程得以实现,确保机体能够处于健康的状态中。

所谓迁移表型细胞又称顶端内皮细胞,其迁移及增殖,需借助 VEGF 的诱导而实现。研究发现,VEGFR 中 VEGFR-2 表达水平最高,VEGFR-1 表达水平最低,因两者具有特殊性,VEGFR-2 及 VEGFR-1 更易于获取顶端位置。VEGFR-3 同样为 VEGF 受体的一种,当细胞发生迁移时,VEGFR-3 同样可发生激活,促使血管内皮细胞迁移。机体如何选择迁移表型与增殖表型,取决于 delta-like 4(DLL4)-Notch 信号通路。与后者相比,前者具有 DLL4 表达水平高的特征,该特征可激活 VEGFR-1 表达,抑制 VEGFR-2、VEGFR-3 表达。

血管内皮细胞的迁移需由丝状伪足进行引导。与板状伪足相比,丝状伪足含大量的丝状肌动蛋白,且具有能动性强的特点。丝状伪足对血管内皮细胞迁移过程起引导作用,主要经以下途径实现:①当机体发生损伤或肿瘤形成时,机体组织可发出血管生成信号。感应到上述信号后,丝状伪足将随之决定移动方向,为移动做好准备。②丝状伪足感应刺激后,机体板状伪足同样可作出改变,形成突起,使细胞体延伸,黏附细胞外基质(ECM)。③受张力纤维的介导,胞体逐渐收缩,且可向前移动,最终达到引导血管内皮细胞迁移的目的。通常情况下,顶端内皮细胞的迁移均自胞体延伸开始。随着胞体延伸量的增加,当延伸量高于细胞本身的长度时,柄细胞将继续延长,确保迁移的过程能够顺利进行。在此阶段,顶端内皮细胞的迁移距离受柄细胞延长距离的影响较大。如柄细胞前方无顶端,顶端内皮细胞则无延长现象。除此之外,人体中层粘连蛋白、纤维蛋白同样可参与血管内皮细胞迁移的过程中,对迁移形成促进或抑制的作用。

三、增殖表型血管内皮细胞

作为血管的主要组成部分,管腔为确保血管供氧及输送营养物质等功能得以实现的基础。因此,为保证新生血管可为肿瘤的生长提供支持,必须确保管腔已形成。增殖表型细胞又称柄细胞,该细胞可参与血管内皮细胞迁移的过程中,且可为管腔的形成提供便利。新生血管生成的过程中,ECM 间隙中的顶端内皮细胞可形成通道。该通道出现后,柄细胞随之发挥作用,将其铺平,该过程的意义在于使通道形成管腔。此外,增殖表型血管内皮细胞中,细胞的空心化同样为促进管腔形成的重要因素。所谓细胞空心化,是指细胞内小空泡形成大空泡的过程。为促进管腔形成,除细胞空心化外,同样需确保细胞索空心化。所谓细胞索空心化,是指对细胞进行水解,使其与侧面细胞相互连接的过程,该过程完成后,细胞间的腔隙便会产生。

增殖表型血管内皮细胞作用的发挥与转化生长因子 β(TGF-β)的作用有关。作为 TGF-β 超家族成员之一,骨形成蛋白(bone morphogenetic protein,BMP)的功能,主要在于诱导骨异常生长。此外,BMP 同样可参与至细胞的生长、分化及凋亡过程中,实现对血管形成过程的干预。机体炎症产生或肿瘤形成的过程中,BMP 可实现对淋巴血管形成过程的抑制。BMP 抑制作用的发挥与其对 BMP9 下调转录因子 prospero-related homeobox 1(Prox1)表达的调节有关。小鼠实验研究结果显示,当小鼠胚胎存在 BMP 缺陷时,小鼠淋巴血管将呈持续膨大的状态。TGF-β Ⅰ 型受体同样为 BMP9 的受体,可表达于血管内皮细胞之中,具有调节血管内皮细胞水平的功效。因血管内皮细胞为新生血管生成过程的重要因素,BMP9 受体同样可对新生血管生成过程产生影响。除 BMP9 外,存在 ALK1 缺陷的小鼠,血管同样可见膨大现象。导致上述现象出现的原因与 ALK1 缺陷的发生导致血管重塑过程受阻有关。该类型的小鼠多伴有平滑肌细胞募集缺陷,淋巴血管的形成难度一般较大。由此可见,BMP

缺陷及 ALK1 缺陷均会对新生血管的形成造成障碍。

Notch 为 NAD$^+$-依赖性去乙酰化酶 Sirtuin 1（SIRT1）的直接靶点，当机体 SIRT1 缺乏时，血管内皮细胞对 Notch 的敏感度通常较高，此时柄细胞表型的形成难度较小。SIRT1 的功能在于对细胞代谢进行调节，该功能的实现与去乙酰化的过程有关。研究发现，SIRT1 可经由转录因子实现对 FoxO1 的去乙酰化，进而促使血管出芽。为明确 SIRT1 与新生血管之间的关系，部分学者建立了新生血管模型，以斑马鱼作为研究对象展开了研究。结果显示，斑马鱼节间血管（ISV）发育的过程中，DLL4-Notch 信号通路如受到抑制，ISV 形成的过程必然受到影响，血管内皮细胞将高度增殖。当敲低 DLL4 后可见血管内皮细胞数量增加现象。

氯通道蛋白（chloride intracellular channel，CLIC）一般以胞膜蛋白的形式存在，功能在于对氯离子进行转运，实现对细胞活性的调节。通过对体外实验研究结果的观察发现，人类机体中 CLIC4 可在静脉内皮细胞中广泛表达，该研究结果与小鼠实验的研究结果一致。此外，CLIC4 同样具有促进血管内皮细胞增殖的功能，且可促进血管内皮细胞空泡形成。

自静息状态转变为迁移状态的过程中，血管内皮细胞的改变主要体现在糖酵解方面。糖酵解后，血管内皮细胞所获得的 ATP 量高达 85%。糖酵解的过程可产生一定的能量。上述能量中，40%可供细胞增殖及牵引所用；其余 60%用于供给细胞，使细胞稳定的状态能够长久维持。可见，糖酵解的过程为 ATP 形成提供了保证，且为大分子中间物的形成奠定了基础。如利用 3PO 对 PFKFB3 进行阻断，血管内皮细胞的迁移过程将无法持续进行。通过对小鼠实验及斑马鱼实验结果的观察发现，当血管内皮细胞的迁移过程被抑制后，新生血管的生成显著降低。可见，PFKFB3 对新生血管的生长可产生一定的影响。

血管新生的过程，即微血管在原有血管中生成的过程，早在 1787 年就已经被发现。随着研究的深入，血管出芽及血管内皮细胞表型两种概念出现，并得到了相关领域的高度重视。血管内皮细胞作为血管新生的关键细胞，其表型的差异，不论静息表型还是增殖或迁移的活化表型，对寻找药物靶标和明确血管新生机制都具有决定性的作用。

第五节　血管内皮细胞与血管活性肽

血管活性肽是对血管有活性作用的肽类的总称，迄今已发现 20 多种，包括内皮素（endothelin，ET）、血管紧张素 Ⅱ（angiotensin Ⅱ，Ang Ⅱ）、血管活性肠肽（vasoactive intestinal peptide，VIP）、心房钠肽（atrial natriuretic peptide，ANP）、降钙素基因相关肽（calcitonin gene related peptide，CGRP）、P 物质、神经降压素（neurotensin，NT）、醛固酮、尾升压素（Utensin Ⅱ，UⅡ）、抗利尿激素（antidiuretic hormone，ADH）、肾上腺髓质素（adrenomedullin，ADM）、Apelin、中介素（intermedin，IMD）、Salusins 等。由于它们对血管平滑肌细胞（VSMC）和血管内皮细胞均有较强的作用，因此可以参与血管功能的调节，并对血流动力学及血管通透性的改变起调节作用。

一、Apelin 肽

Apelin 是 G 蛋白偶联受体 APJ 的内源性配体，Apelin 肽在机体的中枢神经系统、外周组织中广泛分布。对人体的 Apelin 进行检测，可辅助判断尾核、海马、丘脑等中枢神经系统是否处于健康状态。除上述组织外，Apelin 在人体的部分器官中同样有所表达，如胎盘、心、肾等。Apelin mRNA 的表达产物为 77 个氨基酸的前多肽原，前肽被降解为具有活性的 Apelin-

36 和 Apelin-13 肽。人体中 Apelin 的作用较为显著,包括心血管作用、调节体液平衡、脂代谢等生理作用及与之对应的疾病中的病理生理作用。

(一) 与心血管相关的生理作用

Apelin 的水平与血管的舒张和收缩存在一定的联系。研究发现,Apelin 可促进血管舒张,实现对血管内皮细胞的保护,使血管得以生成。随着 Apelin 剂量的变化,其血管舒张效果将有所改变。Apelin 的调节作用需经 NO 和 ERK1/2 通路发挥。研究显示,当 Ang Ⅱ 对血管内皮细胞造成损伤时,Apelin-APJ 同样可实现对损伤的抑制。此外研究发现 Apelin 可以促进 VSMC 增殖,Apelin-13 能通过推动细胞周期由 G_0/G_1 期进入 S 期而促进 VSMC 增殖,其作用机制与促进 cyclin D1 表达增高及 PKC-ERK1/2 和 PI3K-ERK 信号通路有关。Apelin 可呈时间和剂量依赖性促进 VSMC 迁移,促进 Akt 和 FoxO3a 磷酸化。

(二) 与高血压、动脉粥样硬化的关系

高血压、动脉粥样硬化为临床常见的心血管疾病,因 Apelin 与心血管的舒张显著相关,该物质对两种疾病的发生发展同样可产生一定的影响。采用酶联免疫吸附法对 Apelin 进行检测可发现,与健康人群相比,伴有高血压等心血管疾病的患者,Apelin 水平均存在异常。具体而言,对不同病情的高血压患者血浆 Apelin-12 水平进行检测,可见血浆 Apelin-12 水平均呈现显著性差异,血压越高,Apelin-12 水平越低。简而言之,机体的 Apelin-12 水平与高血压患者的疾病严重程度呈显著负相关。由此可见,Apelin 可能具有降低血压的作用。有学者通过临床对比实验,对 Apelin 在降血压方面的效果进行了观察。结果显示,静脉给予 Apelin-13 后,患者的血压水平可在 2min 内下降。随着 Apelin-13 剂量的提升,血压降低幅度明显加大。此外,与确诊为动脉粥样硬化的患者相比,健康人群的体重指数、腰臀比、甘油三酯、胆固醇和低密度脂蛋白有显著性差异,血浆 Apelin 水平与体重指数、腰臀比呈正相关,提示 Apelin 可能参与肥胖相关的动脉粥样硬化病理生理过程。Pitkin 等对心血管疾病中的 Apelin/APJ 表达进行研究发现,与健康人群相比,确诊为心肌病或心脏病的患者,左心室 Apelin 受体密度呈下降趋势。进一步观察发现,患者的 Apelin 肽水平未见明显变化。由此可见,动脉粥样硬化的发生与 Apelin 肽水平的上调存在联系,斑块聚集密度越大,Apelin 肽的上调幅度越大。心力衰竭发病后,Apelin 肽受体则会出现密度减小现象,Apelin 肽正性肌力的作用,同样会受到限制。自 Apelin 肽被发现以来,其相关研究一直在进行。以 Apelin 肽作为干预靶点可能为原发性高血压等疾病的治疗提供一定的支持,这对于心血管疾病患者健康水平的提升可望起到良好的促进作用。

二、血管活性肠肽

血管活性肠肽(vasoactive intestinal peptide,VIP)即舒血管肠肽,始发现于 1970 年。VIP 是由 28 个氨基酸组成的直链结构的小分子神经多肽,分子量为 3 323。*VIP* 为单拷贝基因,定位于第 6 号染色体长臂近末端处,基因长为 8 837bp,由 170 个氨基酸的前激素原剪切而来。VIP 也是一种神经递质,在神经纤维中广泛存在,且广泛分布于心血管系统之中。当 VIP 与相应受体结合时,该物质可激活 cAMP,致使 cAMP 水平升高。因 cAMP 具有血管舒张作用,随 VIP 表达水平的提高,其血管舒张作用也将逐渐体现。目前,临床对 VIP 血管舒张功效发挥机制方面的研究较多,尽管有学者认为 VIP 功效的发挥需通过激活可溶性鸟苷酸环化酶的途径实现,但都认为 VIP 对心血管的舒张效应具有一定的内皮细胞依赖性。目前认为,Ca^{2+} 通路为生物信号跨膜转导的基本途径,而 VIP 则为确保上述过程能够完整完成

的主要物质。

三、降钙素基因相关肽

降钙素基因相关肽(calcitonin gene related peptide,CGRP)是 1982 年人类用分子生物学方法发现的第一个活性多肽，由 37 个氨基酸组成，分子质量约为 3800kDa，生物半衰期约为 18min，在第 2 位和第 7 位有一对二硫键，其基因包括 2800 个碱基对，有 5 个内含子和 6 个外显子，全长 7.6kb。CGRP 由甲状旁腺产生，功能在于舒张血管。与 Apelin 肽及 VIP 相同，CGRP 同样广泛分布于中枢神经系统及心血管系统之中。有观点认为，CGRP 作用的发挥与血管内皮细胞的完整性有关。CGRP 对内皮细胞的依赖性与非依赖性常以动态平衡的形式存在，而导致该现象出现的原因则与腺苷酸环化酶是否激活有关。当腺苷酸环化酶被激活后，细胞内的 cAMP 水平将明显提高。此时，Ca^{2+} 将自胞质进入膜结构中。受 Ca^{2+} 外流的影响，细胞内的 Ca^{2+} 浓度通常较低。此时，钙调蛋白形成，引起扩血管效应。

四、P 物质

P 物质的分布同样具有范围广的特点。通常情况下，P 物质分布于神经纤维中，作为神经肽的一种，P 物质包含的氨基酸数量为 11 个。P 物质的生理效应与痛觉、血压等均显著相关。痛觉的产生与其对神经系统的作用有关。P 物质作用于人体的肠道壁，可促进肠道蠕动，诱发肠道痉挛。作用于心血管系统，则可导致心血管舒张。临床研究发现，头痛、阿尔茨海默病的发生与 P 物质表达水平的变化有关。P 物质血管舒张作用的发挥需依赖 NO 的作用。根据 P 物质浓度的不同，NO 的上升水平不同。有研究通过临床对比实验，对 P 物质与 NO 的关系进行了观察。结果显示，当 P 物质浓度处于 $10^{-9} \sim 10^{-6}$mol/L 范围内时，15min 后，人脐静脉血管内皮细胞中 eNOS 的表达明显提高，NO 水平上升。当上述浓度的 P 物质发挥作用时间达到 1h 时，NO 水平上升至峰值。此后，随着时间的延长，NO 水平缓慢下降。将给予 P 物质组与未给予 P 物质组对比可以发现，后者 NO 水平未见明显改变，数据差异有统计学意义。

五、神经降压素

神经降压素(NT)首次被发现的时间为 1973 年，Leeman 首先自牛的下丘脑处提取出了 P 物质，继而提纯出了 NT。小鼠实验显示，采用离子交换层析法对小鼠的心血管系统情况进行分析可发现，NT 与毛细血管通透性之间存在显著联系。随着 NT 水平的升高，小鼠血管逐渐扩张，血压逐渐下降。但与 P 物质相比，NT 在促进唾液分泌方面未见显著效果。因 NT 位于神经组织，且具有降血压效应，故称为神经降压素。1975 年研究发现，人体中 NT 由 13 个氨基酸构成，可由开放型的 N 细胞分泌。健康人体中，N 细胞主要分布于消化系统中。此外，人体胃肠道中所含的 N 细胞占 N 细胞总量的 85%。而胃肠道中以末端回肠中所存在的 N 细胞数量最大。其余 N 细胞一般存在于中枢神经系统中，以下丘脑及脑垂体中所分布的细胞浓度最高。

六、神经肽 Y

神经肽 Y 含有的氨基酸数量为 36 个，功能在于促进血管收缩，其活性是内皮素的 1 000 倍以上。神经肽的分布区域，以交感神经末梢为主。除神经系统外，该物质同样可分布于外周组织器官之中。当交感神经处于兴奋状态时,神经肽 Y 的释放量较大,反之则否。神经肽 Y 与高血压的发生有关,具体作用机制:①随着神经肽 Y 分泌量的增加,交感神经兴奋度呈提升状态,机体的血压将显著上升。②神经肽 Y 可对血管平滑肌增生形成刺激作用,促进 Ca^{2+} 释放,促使 VSMC 增殖。受上述作用的影响,机体血管壁将逐渐增厚,管腔直径减小,血压随之上升。③神经肽 Y 可促进缩血管物质产生,导致血压水平升高。由此可见,心血管疾病的发生,与神经肽 Y 水平的变化存在较大的联系。

七、中介素

中介素(IMD)是一类肽类激素,由 47 个氨基酸组成,其基因定位于 22q13 染色体,主要在颌下腺、肾脏、胃、肠系膜上动脉、卵巢、淋巴结、胰腺等组织中产生。最初发现中介素时,该物质主要用于促进黑色素生成,近来研究证实中介素在心血管系统中亦发挥作用。中介素的结构与肾上腺髓质素存在一定的相似性,它可使细胞内的 cAMP 水平提高,对血压等造成影响。此外,中介素具有利尿作用,可有效减轻水肿,预防水钠潴留,提高各类心血管疾病的治疗效果。IMD 能够在心肌缺血及缺血-再灌注时减轻心肌损害,减少炎症和氧化应激,对心肌细胞具有保护作用。

八、Salusins

Salusins 为人体血管活性肽的一种,是 Shichiri 等以生物信息法对人体心血管系统特征进行分析所发现的一种物质。它由 28 个氨基酸的 Salusin-α 和 20 个氨基酸的 Salusin-β 两种活性单体组成。Salusins 的产生与人类扭转应力障碍基因的表达有关。采用荧光定量 PCR 法及免疫组化法对 Salusins 进行检测,可见该物质在人体的大多数组织中均有分布,其中以骨髓组织分布量最大。除此之外,肾上腺、睾丸等部位同样可见 Salusins 分布。但值得注意的是,心脏中几乎难以检测出 Salusins 的存在。Salusins 对心血管系统的影响,需通过对内分泌及旁分泌的调节实现,具体表现在降低血压、减缓心率等方面。Salusins 的给药方式与其对心血管系统的作用效果有关,经静脉注射的方式给药,大鼠血压降低幅度较大。随着给药剂量的提升,大鼠血压降低程度明显提高。通过对 Salusins 两大单体的对比发现,单体 Salusin-β、Salusin-α 的降血压作用更强。Salusins 降血压功效的发挥,可能与舒张细动脉、降低外周阻力的作用有关。随着心肌亮氨酸及钙调神经磷酸酶(carcineurin,CaN)抑制剂的应用,Salusins 在降低血压方面的效应被抑制。CaN 为 Ca^{2+} 依赖性磷酸酶的一种,该物质活化后,心肌肥大的发生风险显著提高。可以认为,Salusins 在促进心肌生长方面亦具有一定的生物学效应,它可降低心肌细胞凋亡率。

(陈临溪)

参 考 文 献

[1] KAITLYN R,AMMANN,KATRINA J,et al. Migration versus proliferation as contributor to in vitro wound healing of vascular endothelial and smooth muscle cells. Experimental Cell Research,2019,376(1):58-66.

[2] XU Y X,HUANG C X,LIU M Y,et al. Survivin regulated by autophagy mediates hyperglycemia-induced vascular endothelial cell dysfunction. Experimental Cell Research,2018,364(2):152-159.

[3] LI J,SU C,WU Y,et al. Therapeutic angiogenesis of human early endothelial progenitor cells is enhanced by thrombomodulin. Arterioscler Thromb Vasc Biol,2011,31(11):2518-2525.

［4］FIORENTINI S,LUGANINI A,DELLOSTE V,et al. Human cytomegalovirus productively infects lymphatic endothelial cells and induces a secretome that promotes angiogenesis and lymphangiogenesis through interleukin-6 and granulocyte-macrophage colony-stimulating factor. J Gen Virol,2011,92(3):650-660.

［5］HAO Q,SU H,PALMER D,et al. Bone marrow-derived cells contribute to vascular endothelial growth factor-induced angiogenesis in the adult mouse brain by supplying matrix metalloproteinase-9. Stroke,2011,42(2):453-458.

［6］ZAKHAROVA I S,ZHIVEN M K,SAAYA S B,et al. Endothelial and smooth muscle cells derived from human cardiac explants demonstrate angiogenic potential and suitable for design of cell-containing vascular grafts. Journal of Translational Medicine,2017,15(1):1-18.

［7］BARGEHR J,LOW L,CHEUNG C,et al. Embryological origin of human smooth muscle cells influences their ability to support endothelial network formation. Stem Cells Transl Med,2016,5:946-959.

［8］YAMAGATA K. Docosahexaenoic acid regulates vascular endothelial cell function and prevents cardiovascular disease. Lipids in Health and Disease,2017,16:118-130.

第十三章

血管平滑肌细胞及其功能障碍

第一节　血管平滑肌细胞概述

血管平滑肌细胞(vascular smooth muscle cell,VSMC)来源于胚胎时期的中胚层间充质干细胞,由于动脉压力所产生的生物机械力刺激诱导分化而成。主要存在于动静脉血管的中膜层。依据结构与功能不同,VSMC 主要分为收缩型和合成型,两者间有中间型。正常血管中膜 VSMC 以收缩型为主,在各种血管缩/舒因子短时刺激作用下,细胞相应的以收缩/舒张为主要反应,维持血管血压在一定范围、保持一定的张力。然而,当血管长期受到血管重构因子如高血糖、高血压、高血脂及各种血管收缩因子作用下,VSMC 可发生表型改变,由收缩型向合成型转变,出现以迁移、增殖、合成细胞外基质为主的细胞生物学行为变化,导致血管中膜增厚或者新生内膜形成等病理性变化,其中动脉粥样硬化病变可导致严重的心脑血管疾病,严重威胁人类健康。

一、VSMC 的来源与分化

血管的发生最早始于胚胎时期卵黄囊、体蒂和绒毛膜的胚外中胚层间充质细胞形成的血岛,血岛周边的细胞分化为单层内皮细胞,并相互连接围成内皮管,内皮管相互融合成网为内皮管网,而中间细胞游离出来成为原始造血干细胞。继而,胚内中胚层以同样方式形成血岛、内皮管网,并在体蒂处与胚外内皮管网汇合连接,进入胎盘。因此,早期的血管是没有动静脉之分。随着心脏的第一次跳动射血,接受血液的一端内皮管在血压压力(牵张力)及血容量的刺激下,内皮外间充质细胞分化为成肌细胞,进而分化 VSMC,包绕内皮管,发育成血管中膜平滑肌层。随着心脏长大及血压增加,内皮外间充质不断分化增殖,中膜不断增厚而成为动脉,而相应的回流入心脏的血管由于压力小,受到的机械力刺激小,内皮管外的间充质细胞分化为 VSMC 的数量相对较少而成为静脉。因此,诱导内皮管成为静脉和动脉之分的始动因素是心脏跳动与射血产生的血压,血压增加导致血管壁机械力的增加。人胚第3周末,胚内建立起了原始心血管系统并开始血液循环,继而其他器官开始发生和发育。血管提供了重要的形态线索,引导围绕它们形成的器官的发育。随着胚胎的生长和血管腔的直径增加,增加的机械拉伸和壁张力通过肌动蛋白使得细胞骨架重建和血清反应因子依赖的转录,促进间充质细胞不断分化为 VSMC 环绕包裹新生的血管壁,提供机械强度和血管舒缩控制。正常的血压对于保证体内各个器官血流灌注是必需的,也是维持血管平滑肌正常表型与功能的重要因素。然而,高于正常血压(高血压)产生的过强的机械力,诱导管壁平滑肌过度增殖或凋亡,可加速血管重构。例如,在生理和病理上适应血管壁损伤、炎症或慢性缺

氧的生理和病理变化,产生动脉血管壁重建与疾病。除了血压升高产生的机械力对 VSMC
分化影响外,体内的许多血管活性因子、血管活性多肽及细胞外基质成分等均可通过各自信
号通路对 VSMC 的表型、分化、迁移、增殖和凋亡的调控产生重要影响。

二、正常的 VSMC 形态与功能

血管属于中空性器官,由内膜、中膜和外膜组成。内膜由内皮细胞与基膜组成,中膜包
含 VSMC 及其形成的产物如细胞外基质组成。平滑肌广泛分布于血管、淋巴管肌层及其他
内脏器官内,属于非随意肌,收缩缓慢而持久。形态上平滑肌具有典型的合成型与收缩型之
分,两者之间还有中间型。

光镜下,HE 染色时平滑肌呈长梭形,长短不一,平均长度在 200μm、直径在 8μm 左右。
细胞核单个,呈长椭圆形或杆状,位于细胞中央,可见 1~2 个核仁。胞质呈酸性,染色深,平
滑肌纤维可单独、成束或成层分布。

电镜下,可见 VSMC 膜内面含较多电子密度高的斑块,称密区(dense area)或密斑(dense
patch),上有肌丝附着。在胞质内有电子密度高的小体,称为密体(dense body),在密斑与密
体之间有中间丝附着,构成细胞骨架。VSMC 内也有细肌丝和粗肌丝,但不形成肌原纤维。
粗肌丝直径为 15nm,长 2μm,由肌球蛋白(myosin)组成。只有在一定浓度的 ATP、Mg^{2+}、Ca^{2+}
存在下,肌球蛋白才聚合成粗肌丝。细肌丝直径 5nm,长 1μm,由肌动蛋白组成。粗细肌丝
之比为 1∶(12~30)。细肌丝呈花瓣状环绕在粗肌丝周边,与肌纤维长轴平行,一端连在密
斑上,另一端游离并插入粗肌丝之中。此外,在密斑与密体之间还有中间丝连接,在平滑肌
内形成一定几何形状的细胞骨架。在细胞膜内侧的密区之间可见肌膜内陷而成的小凹
(caveola),并沿细胞长轴排列成带状,相当于骨骼肌的横小管,可传递神经冲动。平滑肌纤
维没有肌节,若干细肌丝与粗肌丝聚集成肌丝单位,又称肌丝收缩单位。

依据 VSMC 的功能状态不同,其形态学差异较大亦即细胞表型不同。中膜 VSMC 主要
以收缩型存在,细胞内肌丝丰富,密体、密斑多,粗面内质网、高尔基复合体不发达。这些收
缩型细胞对外部物理或化学刺激主要产生收缩反应。反之,在合成型 VSMC 内肌丝与密体、
密斑等收缩型细胞器少,而合成型细胞器粗面内质网、高尔基复合体、线粒体等非常发达。
在外部刺激作用下,合成型细胞合成大量细胞外基质,沉积于血管壁,促进管壁增厚,加速血
管重构。合成型细胞易于发生细胞迁移和增殖,可由中膜迁移到血管内膜的内皮下,合成细
胞外基质并大量增殖,在早期的血管形成与发育过程中起重要作用。VSMC 在收缩型与合
成型之间还存在一种中间型细胞,该型细胞是由收缩型向合成型转化(或者相反)的一种过
渡形式,无论结构还是功能上处于收缩型与合成型两者之间。

三、疾病状态下的 VSMC 形态与功能

在致血管重构因素如高血压、高血糖、高血脂等长期作用下,动脉血管壁结构发生明显
变化,如动脉中膜增厚、新生内膜形成等。动脉血管壁中膜增厚及新生内膜形成是血管重构
两大主要特征,而这主要以动脉血管平滑肌结构与功能发生改变密切相关,平滑肌细胞本身
随之发生分化、迁移、增殖、凋亡、钙化、炎症反应等一系列病理生理学改变,并引发临床上的
重大血管疾病。

(一) VSMC 与中膜增厚

(1)外膜的未分化间充质干细胞在胞外因素作用下,细胞分化为平滑肌进而增生。血管

外膜由结缔组织组成,包含结缔组织细胞、细胞间质,此外有营养血管、神经等。结缔组织七大类型细胞包括成纤维细胞、巨噬细胞、肥大细胞、浆细胞、脂肪细胞、白细胞及未分化间充质干细胞。有资料显示,外膜存在许多未分化间充质干细胞,这些干细胞在血管受损伤后被激活,启动细胞内信号,最终激活细胞内分化为 VSMC 的信号,分化为 VSMC,添加到中膜的外层,使得中膜增厚,这些干细胞亦称为血管前体细胞。在 TGF、PDGF-BB 和整合素刺激下,外膜干细胞/祖细胞内多个信号通路可以被激活,间接刺激 Nox4 生产自由基。活性氧可以与 HDAC7 相互作用,进一步激活下游转录因子 Nrf3/SRF/myocardin 信号,结合 CArG 元素,引起 *VSMC* 基因表达,进而分化为 VSMC。

(2)已经存在于血管中膜的处于功能静止的干细胞分化为 VSMC,增殖和合成细胞外基质导致中膜增厚。在糖尿病或动脉粥样硬化血管中,异位骨、脂肪、软骨常在动脉中膜存在与发育。尽管这种机制还未知,但目前已经确定了血管细胞存在不同亚群。从血管中膜分离出细胞,在体外可以分别诱导为骨细胞、成软骨细胞、脂肪细胞等,提示了在中膜存在多向分化潜能的干细胞。这些细胞可显示平滑肌 α-肌动蛋白、钙蛋白、钙调素结合蛋白和肌球蛋白重链的表达,证明了血管中膜的处于功能静止的干细胞分化为 VSMC,增殖和合成细胞外基质导致中膜增厚。过多的细胞外基质的沉积可导致血管硬化及相应的功能异常改变。

(3)收缩型平滑肌发生表型转化,由收缩型向中间型转化,最后转化为合成型 VSMC。最初是细胞器数量增加,细胞体积变大,细胞肥大。高血压诱导中膜层 VSMC 肥大,细胞内核 DNA 含量的增加,双核细胞数量也大幅增加。继而转化成为合成型平滑肌,细胞增殖,合成大量胞外基质沉积于中膜,使得中膜增厚。

(二) VSMC 与新生内膜形成

新生内膜形成有以下几种情形:

(1)中膜 VSMC 迁移到内皮下层,增殖、合成细胞外基质,使得内膜增厚。尽管中膜由收缩型平滑肌转化为合成型 VSMC 还存在众多争议,但存在于中膜的干细胞分化为 VSMC 已有许多资料支持。这些新分化而成的 VSMC 主要以合成型为主,并且细胞具有迁移能力。一旦迁移到内皮下层,就会在沉积于此的脂质的作用下,增殖、合成细胞外基质,突向血管腔内成为斑块。

(2)血压增加导致机械力增加后,内皮细胞受损伤,内皮间隙增加,血液中的脂质则可沉积于内皮下层。沉积的脂质诱导血管内前体细胞(干细胞)迁移到内皮下层,分化 VSMC,这些细胞可大量增殖,合成细胞外基质,导致内膜增厚。

(3)已经存在于内皮下层的合成型 VSMC 连同血管内血液中迁移而来的单核巨噬细胞吞噬脂质,形成泡沫细胞,导致内膜增厚,加速粥样硬化斑块形成。然而,部分 VSMC 可形成粥样硬化斑块的帽,影响斑块的稳定。

总之,在血管重构因子作用下,内皮下层 VSMC 以合成表型为主。通过活跃的增殖及积极的细胞外基质合成沉积,加速血管重构及血管疾病发生发展。减少血管重构因子作用、诱导合成型 VSMC 向收缩型 VSMC 表型的转化,可达到预防血管病变的作用。

(三) VSMC 异常与疾病

(1)VSMC 迁移:VSMC 最早由内皮管外的间充质细胞分化而来,随着血压增加,VSMC 在中膜增加越来越多,并形成中膜。然而,疾病状态时,VSMC 受到高血压产生的异常增加的机械力、过高血糖导致的晚期糖基化终末产物(AGE)、血脂异常产生的氧化低密度脂蛋白(ox-LDL)等作用下发生表型改变,继而从中膜迁移到内皮下层,增生和合成细胞外基质。因此,VSMC 迁移是血管粥样硬化发生较早的重要事件之一。

（2）VSMC 增殖：普遍认为血管粥样硬化是一种 VSMC 异常增生性疾病。许多因子可引起 VSMC 增殖增加。体外研究显示,分离培养的 VSMC 分别在接受机械力、AGE 及 ox-LDL 刺激后细胞增殖明显增加。许多与高血糖相关的因子或活性多肽均可引起静息培养的 VSMC 的增殖。体内研究亦显示在早期、中期动脉粥样硬化斑块中可见大量增生的 VSMC,在移植性静脉粥样硬化病变过程中 VSMC 大量增殖,在球囊扩张术、血管支架移植后动脉血管再狭窄的形成过程中,亦可见大量 VSMC 增殖。因此,抑制 VSMC 增殖是治疗临床粥样硬化病变、防止血管再狭窄的重要策略之一。

（3）VSMC 炎症：许多炎症因子或者细胞因子不仅可引起 VSMC 增殖、迁移等变化,同时还可引起细胞自身合成和释放许多不同的炎症因子。因此,VSMC 自始至终参与了体内的血管炎症反应与过程。

（4）VSMC 凋亡：血管重构包括血管发生与发育及疾病时的血管粥样硬化发生过程中均有凋亡的存在。然而,过去普遍认为动脉粥样硬化斑块形成主要由于 VSMC 增殖过多、凋亡减少的缘故。而最近李朝红教授研究团队发现血管粥样硬化的发生发展实际上是由 VSMC 增殖与凋亡同时增加所致。VSMC 增殖和凋亡同时增加越多,血管病变越快速。该研究提示：从临床治疗的角度看,血管粥样硬化的防治应该从同时抑制 VSMC 增殖和凋亡开始,而不是诱导 VSMC 凋亡。

（5）VSMC 钙化：VSMC 除了收缩型和合成型表型外,在多种因子作用下还可转分化为多种其他类型细胞。例如,长期成骨刺激（如长期尿毒症）可引起中膜层 VSMC 对成骨刺激做出反应,并分化为成骨细胞样细胞。导致血管壁变硬。炎症、凋亡和氧化应激均可导致 VSMC 向成骨细胞样细胞分化,这些细胞随后在血管内膜产生大量钙化沉积,进而导致内膜内微钙化沉积,削弱内膜结构,增加斑块破裂风险。

第二节　VSMC 信号转导

细胞信号转导涉及三个因素,即胞外配体、胞膜受体及胞内效应器。对 VSMC 产生重要影响的因素有很多,包括生长因子、细胞因子、活性多肽、细胞外基质蛋白、AGE、ox-LDL 及生物机械力等。这些因素均可通过各自的受体或跨膜蛋白结合将胞外信号转入胞内,并转化为一系列生物化学信号在细胞内传导,最终影响细胞的基因表达调控。VSMC 膜上存在许多种类的细胞跨膜蛋白,跨膜一次的酪氨酸激酶（RTK）受体、跨膜 7 次的 G 蛋白偶联受体（GPCR）、离子通道、离子泵、整合素、小凹蛋白及细胞死亡受体等。胞外配体多数与各自受体特异性结合,启动细胞信号转导通路,然而,生物机械力则以非特异性方式激活细胞膜上所有跨膜蛋白质分子信号,同步激活细胞内所有信号通路,引起细胞病理生理学变化。细胞内信号通路有很多,下面介绍几条重点信号通路。

一、酪氨酸激酶受体及信号转导

该类跨膜蛋白受体种类繁多,基本特点就是受体跨膜一次,受体本身具有激酶活性,一旦与配体结合,受体就会自动在膜上形成二聚体,并发生激酶的自动磷酸化,继而使得下游许多蛋白激酶磷酸化,许多受体激酶既可自身磷酸化,亦可被其他蛋白激酶磷酸化,磷酸化的激酶在胞内磷酸酶的作用下去磷酸化。如此通过磷酸化-去磷酸化过程完成一次细胞的信号转导。该类受体包括血小板衍生生长因子受体(PDGFR)、表皮生长因子受体(EGFR)、血管内皮细胞生长因子受体(VEGFR/FLK-1)、胰岛素样生长因子受体(IGFR)、成纤维细胞生长因子受体(FGFR)、神经生长因子受体(NGFR)、血管生成素受体、胰岛素受体、ephrin 受体等。受体酪氨酸被磷酸化后,对于胞内含 SHC2 基团(domain)的胞内蛋白质(激酶)具有高的亲和力,通过 Grb 和 Sos 蛋白的连接,最终激活小分子 G 蛋白 ras。与此同时,PLC 及 PI3K 也被激活,共同启动与细胞生长、凋亡或分化有关的信号。

二、G 蛋白偶联受体及信号转导

VSMC 膜上存在的 GPCR 种类多,如内皮素受体、血管紧张素Ⅱ受体、儿茶酚胺受体、凝血酶受体、血管升压素受体等,它们中的多数与升高血压有关,对 VSMC 的作用非常广泛。该类受体都含 7 次跨膜的-螺旋的整合膜蛋白,每一跨膜的螺旋借助于伸出胞内、胞外的短环彼此连接。GPCR 均需异源三聚体 G 蛋白对信号进行转导。异源三聚体 G 蛋白由 αβγ 三亚基组成。α 亚基上有 GDP 和 GTP 结合位点,同时含 GTP 酶。α 亚基分为 Gq、Gs、Gi、G12 四大类共 27 种,β 亚基 5 种,γ 亚基 14 种。从受体而来的胞外信号通过 α 亚基分子开关作用转入到胞内效应器。

GPCR 胞内第三短环(loop)是与 G 蛋白结合的位点,但只有当 GPCR 与相应的配体结合后才能暴露出该位点。体内存在上百种不同的 GPCR(包括激素、神经递质、信息素、气味和光子受体等),而相应的 G 蛋白种类是有限的(Gq、Gs、Gi 和 G12 等)。不同的 GPCR 可以激活相同 G 蛋白而引起相同的细胞学反应,同一 GPCR 的不同亚型可以激活不同的 G 蛋白而产生完全相反的细胞学反应。Gq、Gs、Gi 和 G12 各有各自不同的胞内效应器,如 Gq-PLCβ-IP3-DAG 通路,激活 Ca^{2+} 及 PKC 信号。Gs、Gi 下游分子均为 cAMP,但其作用相反,前者增加细胞内 cAMP,后者减少 cAMP。这些重要的细胞内分子的激活可共同启动与细胞生长、凋亡或分化有关的信号。

三、整合素及信号转导

VSMC 生活在细胞外基质围绕的微环境中,细胞外基质本身由细胞产生,但反过来又可影响细胞的病理生理学行为。细胞外基质包含纤维和基质,前者包括胶原纤维、弹性纤维和网状纤维;后者包括氨基多糖蛋白多糖及糖蛋白等。细胞外基质蛋白通过其受体整合素(integrin)影响细胞的结构与功能。

整合素是细胞黏附分子家族成员之一,细胞黏附分子分布于胞外基质或细胞表面,是一类可以介导细胞与基质间、细胞与细胞之间相互作用的分子。按照其结构特点可分为整合素家族、免疫球蛋白超家族、选择素家族、Ca^{2+} 依赖的细胞黏附素家族及透明质酸黏素等 5 大类。整合素是由 α(120~185kDa)和 β(90~110kDa)两个亚基以 1:1 的比例通过非共价键连接而构成的异二聚体,由胞外区、跨膜区和胞内区三个部分组成,在细胞外区域连接成球形区域,并含有一个二价阳离子结合域。研究发现,脊椎动物受体家族包括至少 24 种 α 亚基和 9 种 β 亚基,共同组成超过 25 种不同的整合素。不同 α、β 链的结合决定了整合素与不同细胞外基质蛋白配体结合的特异性。α、β 两种整合素亚基都是Ⅰ型跨膜蛋白,分别带有 700~1 100 个氨基酸的胞外结构域和 30~50 个氨基酸的胞内结构域。整合素胞内结构较短,但可通过 α-辅肌动蛋白(α-actinin)、踝蛋白(talin)和黏着斑蛋白(vinculin)与细胞骨架连接。整合素通过胞外区与细胞外基质蛋白-胶原(collagen, CN)、层粘连蛋白(laminin,

LN)、玻蛋白(vitronectin,VN)、纤连蛋白(fibronectin,FN)或一些细胞表面分子(如 ICAM-1,MadCAM-1)结合。因此,根据整合素识别配体的特异性,可以将整合素大致分为识别精氨酶-甘氨酶-天冬氨酶肽(RGD 三肽)序列整合素,层粘连蛋白连接整合素,白细胞整合素和胶原蛋白连接整合素。

细胞与细胞外基质蛋白之间借由整合素形成黏着斑(focal adhesion,FAK),是复杂的大分子复合物。因此,黏着斑含有成簇的整合素、细胞质蛋白及成束的肌动蛋白纤维(应力纤维)。黏着斑的形成可通过两条信号通路传递信号,一是由细胞表面到细胞核的通路,直接调控基因的表达。黏着斑使得酪氨酸激酶 Src 磷酸化,磷酸化的酪氨酸激酶 Src 磷酸化FAK,磷酸化的 FAK 与下游含 SH2 结构域的接头蛋白(Grb2-Sos)结合而激活 Ras,并沿着MAPKKK(Raf)→MAPKK(MEK)→MAPK(ERK/JNK/P38)磷酸化通路,激活 MAPK。磷酸化的 MAPK 转位入细胞核,使得许多核内靶蛋白进一步磷酸化,改变靶蛋白活性、调控基因表达。另一是细胞表面到细胞质粗面内质网核糖体通路,调控细胞蛋白质合成。当 FAK 激酶被酪氨酸激酶 Src 磷酸化后,为 PI3K 的 SH2 结构域提供了结合位点,活化的 PI3K 催化磷脂酰肌醇产生 PI-3,4-二磷酸及 PI-3,4,5-三磷酸,两者同时活化激酶 P70^{s6k},进一步使得核糖体小亚基 S6 磷酸化,小亚基上的 mRNA 优先被翻译,供给细胞周期所需蛋白。

四、生物机械力及信号转导

血液在血管里流动主要产生两种力,一是与管壁平行的切应力(shear stress),另一是与管壁垂直向外扩张的牵张力(stretch stress)。前者主要对内膜的内皮细胞起作用,后者对三层膜的细胞同时起作用。血压增高导致机械力增加,作用于血管壁,通过非特异性激活方式激活细胞膜上所有跨膜蛋白信号,导致细胞内信号通道同时激活,启动复杂的细胞信号及相应的细胞病理生理学改变。VSMC 是存在于血管中膜主要细胞,受机械力作用的影响非常明显。

1. 机械力与 PDGF 受体激活 PDGF 受体属于跨膜一次酪氨酸激酶受体之一,对促进细胞的分化、增殖与迁移起重要作用。在静息细胞膜上,呈单体分布。当与相应配体 PDGF特异性结合后受体形成二聚体并发生构型变化,胞质内酪氨酸自发磷酸化。继而经由三条通路进行信号转导:一是经典的 Shc-GRB-SOS-Ras-Raf-MAPKK-MAPK 磷酸化通路,引起细胞增殖;二是经由 PLCγ-PIP2-DAG(IP3)-PKC(Ca^{2+})通道;三是 IP3K-Akt-细胞凋亡抑制通路。最终引起细胞增殖。体外实验显示,血清饥饿诱使 VSMC 处于静息状态时给予机械力牵拉,结果发现机械力可以引起静息培养的 VSMC PDGF 受体酪氨酸磷酸化明显增加,MAPK 的三成员(ERK、JNK、p38MAPK)磷酸化程度呈时间和牵拉强度依赖性增加,VSMC 增殖明显。其他生长因子受体被机械力牵拉激活也有许多报道。

2. 机械力与 G 蛋白偶联受体激活 Ang Ⅲ 受体、去甲肾上腺素受体均属于跨膜 7 次GPCR,与血管紧张素 Ⅱ 和去甲肾上腺素分别特异性结合激活后,可经由异源三聚体 G 蛋白Gαq 介导,将信号转入胞内,引起 PLCβ 激活,导致 PKC 磷酸化增加及内质网 Ca^{2+} 的释放,MAPK 的三成员(ERK、JNK、p38MAPK)磷酸化程度也呈时间和牵拉强度依赖性增加,VSMC增殖增加。用相应抑制剂可分别阻断两者的作用。当血清饥饿静息的 VSMC 给予机械牵拉刺激后,可以观察到血管紧张素 Ⅱ 和去甲肾上腺素刺激相似的细胞内信号变化。当去甲肾上腺素与机械力同时作用于静息培养的 VSMC 时,与单独刺激相比,联合作用协同促进细胞内 MAPK 磷酸化增加。细胞增殖也呈协同增加。

3. 机械力与 ox-LDL 受体信号转导 高血脂以 ox-LDL 异常增加引起的血管重构为主要特征。已有大量资料显示 ox-LDL 可以引起 VSMC 分化、迁移、增殖、凋亡等,并产生大量细胞外基质沉积于管壁,引起中膜增厚或新生内膜形成。同时,VSMC 还能吞噬脂质,成为泡沫细胞,成为粥样硬化斑块主要成分。细胞信号研究显示,当 ox-LDL 刺激静息培养的 VSMC 时细胞 MAPK 磷酸化增强。如果给予机械力单独或联合 ox-LDL 刺激,细胞 MAPK 磷酸化也明显增强,联合刺激呈现协同促进作用,细胞增殖明显。若用 ox-LDL 受体 siRNA(siRNA-LOX-1)阻断 LOX-1 表达,则既可阻断 ox-LDL 和机械力单独刺激引起的 MAPK 磷酸化增加,也可阻断联合刺激引起的 MAPK 磷酸化增加,同时阻断细胞增殖。因此,LOX-1 既可特异性介导 ox-LDL 作用,亦可非特异性介导机械力刺激信号。

4. 机械力与糖基化终末产物受体(RAGE)信号转导 高血糖除了其高糖自身可以影响细胞的结构功能外,高血糖诱导血浆蛋白、组织与细胞的结构蛋白发生不可逆的糖基化反应,其产物称为 AGE。像 ox-LDL 一样,AGE 和机械力亦可单独或者联合刺激 VSMC,引起 VSMC 内 MAPK 磷酸化增加,细胞增殖和凋亡同时增加。RAGE 过表达或者表达抑制可分别引起 MAPK 磷酸化进一步放大或者阻断。因此,RAGE 既可特异性介导 AGE 作用,亦可非特异性介导机械力刺激信号。

5. 机械力与其他跨膜蛋白信号转导 当细胞处于静息状态时,跨膜蛋白中的激酶或者离子通道等的活性位点处于隐蔽状态,然而,当静息细胞受到机械力牵拉刺激后,细胞的许多隐蔽的活性基团由于牵拉而被暴露,许多激酶的磷酸化位点由此而自动磷酸化,非激酶跨膜蛋白也因牵拉而发生构型变化,暴露出活性位点,启动信号转导通路。因此,机械力可以使得所有跨膜蛋白激活,同时启动复杂的细胞内信号。如果细胞外存在某一血管重构因子如 ox-LDL、AGE 或者儿茶酚胺等,这些受体可受到配体的特异性激活,同时还会受到高血压机械力的非特异性激活,导致细胞信号的协同激活,加速引起 VSMC 结构与功能的改变,如细胞的增殖、凋亡、迁移、分化改变,细胞外基质的合成增加,管壁细胞外基质沉积加速,血管壁硬化等。因此,无论临床上还是实验模型中,动脉粥样硬化病变只发生在动脉而不是静脉,但静脉一旦移植到动脉端,在动脉压力作用下立马就会引起血管结构变化而出现静脉动脉化或粥样硬化改变。说明动脉血压产生的机械力是引起血管重构的始动因素,任何血管重构因子的变化(增加),都会引起某一(或某些)受体的协同激活而加速血管重构与病变。

第三节 VSMC 与细胞外基质相互作用

在血管形成或血管发生过程中 VSMC 增生、迁移,并以合成细胞外基质为主,然而,在疾病状态时,细胞外基质亦可调控 VSMC 的迁移、增殖行为。细胞外基质对细胞作用的影响通过不同的受体激活,将细胞外信号转入细胞内,最终影响 VSMC 的结构与功能。

心血管系统组织是由不同的细胞和由这些细胞合成的细胞外基质组成。细胞外基质包括丝状纤维、无定形基质及不断循环更新流动的组织液,它们由 VSMC、成纤维细胞及内皮细胞合成分泌,存在于这些血管细胞之间。一些细胞外基质分子形成纤维框架,为组织及细胞提供结构支撑。持续受到机械应力影响的血管具有良好发育的纤维网架结构,有助于血管壁与 VSMC 的弹性和膨胀性。在发育过程中形成由细胞和纤维成分组成的高度有序结构,并在损伤后的组织修复/再生过程中进行重塑。除了它们的物理作用外,一些细胞外基质分子还提供重要的生物信号,它影响了血管生理和病理组织重建的各种细胞功能。在动脉血管疾病过程中如动脉粥样硬化期间,血管内膜的局部重构(粥样硬化斑块形成)涉及血管细胞表型的调节、细胞迁移和增殖的改变,以及局部细胞外基质重塑。所有这些反应大都涉及细胞外基质受体即整合素家族的激活作用。因此,整合蛋白信号的改变会影响动脉粥样硬化发生发展的全过程,从早期的炎症诱导到晚期粥样斑块的形成。整合素蛋白信号已被证明可以调节内皮表型,促进白细胞归巢,影响白细胞功能,促进平滑肌纤维增生性重塑等。细胞外基质种类繁多,影响细胞的结构与功能。

整合素是一类跨膜蛋白,普遍存在于细胞中,是介导细胞与细胞外基质相互作用的最主要的分子,是一类细胞膜表面受体,可以识别、结合细胞外基质蛋白,为细胞黏附提供附着点,调控细胞的运动、增殖和凋亡。整合素参与许多重要的细胞病理生理过程,包括胚胎形成、凝血、维持体内组织器官的完整性,许多的病理反应过程,如炎症、血栓形成,恶性肿瘤生长浸润和转移等,都与整合素的异常调节有关。

一、细胞外基质的组成

细胞外基质包含纤维和基质,前者包括胶原纤维、弹性纤维和网状纤维;后者包括氨基多糖、蛋白多糖及糖蛋白等。

(一) 纤维

1. 胶原纤维　在三种纤维中数量最多,纤维粗细不等,分支且相互交织成网,有些胶原纤维紧密排列成胶原纤维束。胶原纤维主要的化学成分为胶原蛋白,包括Ⅰ型、Ⅲ型、Ⅳ型、Ⅶ型胶原蛋白,是三重螺旋结构的超分子聚合体的纤维状蛋白。血管壁细胞间的胶原主要是Ⅰ型和Ⅲ型,Ⅳ型胶原参与血管基膜的形成,具有支持血管的作用。胶原蛋白又称胶原,主要由VSMC、成纤维细胞及内皮细胞合成分泌。分泌到细胞外的胶原蛋白再聚合成胶原原纤维,并借助于少量黏合质黏成胶原纤维。HE染色呈嗜酸性。胶原纤维的韧性大、抗拉力强,是影响血管顺应性的重要结构。

2. 弹性纤维　相比于胶原纤维,弹性纤维含量少、较细,有分支,可交织成网,纤维直行而粗细不等,富有弹性而韧性差。弹性纤维由弹性蛋白和微原纤维组成。弹性蛋白为不溶性蛋白,弹性蛋白质分子借助于共价键广泛交联成网,形成膜片状结构的弹性膜,能任意卷曲。微原纤维由较大的原纤维蛋白组成,微原纤维的断裂可导致弹性纤维失去弹性。在外力拉伸条件下,卷曲的弹性蛋白质分子可伸展拉长,除去外力后,又可回复为卷曲状。

胶原纤维与弹性纤维混合交织一起,使得血管壁既有弹性又有韧性。然而,胶原纤维过多沉积于管壁可导致血管硬化。

3. 网状纤维　网状纤维较细、分支多,交织成网状,由Ⅲ型胶原组成。HE染色不易着色。但由于纤维表面被覆有蛋白多糖和糖蛋白,故PAS呈阳性反应,呈紫红色。该纤维具有嗜银特性,经银染而呈黑色,又称嗜银纤维。网状纤维主要存在于细胞基膜的网板内。

(二) 基质

基质是由水化的生物大分子构成的无定形胶状物,有一定黏性,包括氨基多糖、蛋白多糖及糖蛋白等。

(1)氨基多糖(glycosaminoglycan):通常又称氨基己糖多糖或酸性黏多糖,主要分硫酸化与非硫酸化两类,前者包括硫酸乙酰肝素(heparan sulfate)、硫酸软骨素(chondritin sulfate)、硫酸角质素(keratan sulfate),后者有透明质酸(hyaluronic acid)。它们对细胞的分化、生长及胶原形成起调节作用。

（2）蛋白多糖：由蛋白质和多糖共同组成，以多糖为主。以透明质酸为主干，经结蛋白连接核心蛋白，核心蛋白上连接4种糖胺多糖，形成像试管刷一样的蛋白多糖亚单位，许多这种亚单位聚集成一个大分子多孔隙的分子筛（molecular sieve）结构。

（3）糖蛋白（glycoprotein）：种类较多，包括纤维粘连蛋白（fibronectin，FN）、层粘连蛋白（laminin，LN）、玻璃粘连蛋白、血栓黏合素、骨桥素等组成，具有生长因子样作用，能促进细胞的黏附、生长、分化、迁移和增殖等。

二、VSMC 与细胞外基质相互作用

VSMC 能合成细胞外基质，反过来细胞外基质又可影响 VSMC 的结构与功能。

（一）VSMC 产生细胞外基质

动脉血管壁除了细胞成分外，其余成分主要为细胞外基质，包含了纤维、基质。在血管发育过程中，内膜的细胞间质由内皮细胞合成，中膜的细胞间质主要由 VSMC 合成，外膜的细胞间质由成纤维细胞产生。管壁细胞间质的含量及新旧更替代谢随着血压水平、血液成分的变化而发生相应变化。许多资料显示年龄、血压、血脂、血糖水平的升高等均可直接促进中膜 VSMC 合成和分泌细胞外基质合成增加，细胞因子、生长因子、蛋白酶类亦可作用于 VSMC，促进细胞外基质合成与沉积，导致血管硬化。ox-LDL 增加或者 AGE 增加，均可促使中膜 VSMC 表型转化为合成型，细胞在中膜合成大量细胞外基质同时由中膜迁移到内皮下层，进一步增殖，合成和分泌大量二聚糖、透明质酸及胶原蛋白和层粘连蛋白等细胞外基质成分沉积于内皮下层，促使新生内膜快速形成，加速粥样硬化病变。

由 VSMC 产生的胶原蛋白和层粘连蛋白与其受体整合素蛋白结合，形成血管组织中整合素蛋白复合物。这些复合物对 VSMC 的生物学作用又产生明显的调控作用。胶原蛋白结合的整合素蛋白（α1β1、α2β1、α10β1、α11β1）及层粘连蛋白结合的整合素蛋白（α3β1、α6β1、α7β1、α6β4）通常与静止细胞表型相关联，抑制 VSMC 增生，抑制 VSMC 由收缩型向合成型转换。相反，在重构的血管组织中，一些临时性细胞外基质蛋白，如纤维连接蛋白、纤维蛋白原，还有玻璃体结合蛋白等，均显示出了合成和沉积增加。整合素与含有 RGD 序列的蛋白质结合可促进 VSMC 细胞增殖和迁移增加。白细胞特异的整合素蛋白（αLβ2、αMβ2、αXβ2、αDβ2、α4β7）可与激活内皮细胞表达的 Ig 超级家族的反受体相互作用；而血小板特异的整合素（αⅡbβ3）通常与纤维蛋白中的 RGD 序列相互作用。由此可见，不同的整合素亚基组合可与不同细胞外基质蛋白结合，进而产生不同的细胞生物学作用。

（二）整合素对 VSMC 的生物学影响

不同亚基组合的整合素与 VSMC 邻近的细胞外基质结合，对 VSMC 的分化、迁移、表型、增殖及死亡等密切相关。

1. 对 VSMC 表型的影响 随着整合素在基质重构、细胞增殖和迁移方面研究的深入，整合素信号在动脉粥样硬化过程中的 VSMC 的生物学作用已经引起广泛关注。中膜收缩型 VSMC 由一薄层基膜包绕该基膜富含Ⅳ型胶原蛋白及层粘连蛋白。这些基膜蛋白更加倾向于促进收缩型 VSMC 表型。收缩型 VSMC 表达胶原结合整合素 α1β1 and α2β1，α1β1 与胶原蛋白结合更紧密，α2β1 对胶原蛋白Ⅰ显示出更高的亲和力。然而，在平滑肌由收缩型向合成型的表型调解过程中 α1β1 表达减少。α1 基因敲除显示出动脉粥样硬化斑块中 VSMC 数量增加，VSMC 增殖增加。像 α1β1 一样，层粘连蛋白结合整合素 α6β1、α7β1 在收缩型 VSMC 中表达增加，α7β1 通过与其配体软骨寡聚物基质蛋白（cartilage oligomeric matrix pro-

tein)相互作用,维持 VSMC 于收缩表型,减少 VSMC 增殖。

2. 对 VSMC 增殖的影响　VSMC 通过细胞收缩调节血流量和血管张力,而在动脉粥样硬化进展中,收缩型 VSMC 通过去分化成为合成型 VSMC,这些细胞易于增殖和迁移。在静止的条件下,VSMC 表达收缩蛋白标记(平滑肌肌动蛋白、钙调理蛋白、SM22-α),只有很少的增殖和迁移。然而,在细胞外基质蛋白、细胞因子、生长因子及氧化脂质刺激下,VSMC 下调其收缩蛋白标记,变合成型 VSMC 表型,这些细胞易于增生和迁移。除了前面提到的收缩型、合成型 VSMC 表型外,VSMC 还可表现出具有炎症性的、类似于巨噬细胞的表型能力,其特征是增强炎症基因表达(VCAM-1、ICAM-1)和吞噬特性。VSMC 在动脉粥样化过程中起着非常重要作用。早期和中间的斑块可发现大量的富含内质网和脂质的 VSMC,而在晚期病变中在纤维组织和纤维帽中亦可见 VSMC 的存在。此外,人们还发现在动脉粥样硬化病变中,多达 80% 的细胞来源于 VSMC。

3. 对 VSMC 迁移的影响　在致血管重构因子的作用下,一方面可促使 VSMC 表型由收缩型向合成型变化,并产生大量细胞外基质沉积于细胞周围。另一方面,合成型 VSMC 还可合成大量的基质金属蛋白酶(MMP)降解其周围的基质蛋白如胶原蛋白,为其由中膜向内皮下层迁移创造条件。对于高血压的血管重构,VSMC 增殖和迁移是必需的过程。如果 VSMC 迁移,则需要降解细胞外基质。许多蛋白酶,包括 MMP,有助于细胞外基质蛋白质降解和 VSMC 迁移。生物活性肽、血流动力学和活性氧类等均可调节 MMP-2 的表达和活性。增加的 MMP-2 活性有助于高血压引起的动脉结构变化和引起血压持续升高。MMP-2 刺激 VSMC 合成新的细胞外基质,为 VSMC 提供生物活性介质,从而刺激 VSMC 肥大。VSMC 与新形成的细胞外基质的相互作用,它通过整合素介导,触发细胞内的信号转导,从而诱发 VSMC 表型开关转换(由收缩型向合成型转换),导致 VSMC 持续地由中膜向内皮下迁移。VSMC 从收缩型转变为合成型,以便在高血压中迁移并促进血管重构。MMP 还破坏了与细胞外基质相关的因素,从而提高了它们调节 VSMC 迁移的能力。将抑制 MMP 活性作为治疗目标,可能会减少由高血压引起的动脉失调,并预防由此导致的致命的心血管事件。

4. 整合素对 VSMC 凋亡的影响　整合素通过调节细胞黏附和细胞外基质的组装促进血管形态形成。已经证实整合素 β1 对成熟 VSMC 生存十分重要。对成年小鼠整合素 β1 基因进行条件性敲除,小鼠在敲除后只能存活 10 周。相比于野生型小鼠,敲除整合素 β1 导致血管舒缩性反应缺失。组织学分析显示,动脉进行性纤维化伴 VSMC 凋亡。这种细胞死亡不能被外膜干细胞挽救。凋亡的 VSMC 主要由胶原蛋白替代,导致血管硬化。

5. 整合素对 VSMC 血管钙化的影响　血管钙化是动脉粥样硬化的常见组成部分,主要是正常情况下表现为平滑肌表型的细胞向表现为成骨细胞样表型的细胞分化的过程。细胞表型的决定因素之一是细胞外基质。在纯化的 I 型胶原或纤连蛋白上缓慢培养 VSMC 矿化细胞,矿化结节形成、Ca^{2+} 掺入、von Kossa 染色和碱性磷酸酶活性增加。相反,在纯化的 IV 型胶原上缓慢培养 VSMC 矿化细胞则抑制了这些矿化参数。有趣的是阻断 α5 整合素的抗体可显著抑制纤连蛋白介导的碱性磷酸酶活性的增加,这表明整合素信号通路可能参与 VSMC 矿化作用。

总之,在动脉粥样硬化形成过程中,VSMC 暴露在各种各样的基质蛋白中,如纤连蛋白、玻璃体结合蛋白、骨桥蛋白(osteopontin)和 tenascin-C。许多基质蛋白的受体(整合素)如 α5β1 和 αvβ3 在新生内膜的 VSMC 中表达增加,并对 VSMC 的增殖和迁移过程起重要作用。血浆纤维蛋白的缺失显著降低了动脉粥样硬化病变中的 VSMC 数量,因而认为与血浆纤维蛋白结合的整合素在新生内膜形成过程中对 VSMC 的迁移和增殖起重要作用。纤连蛋白可同时与 α5β1 和 αvβ3 结合,α5β1 抑制剂(ATN-161)和 αvβ3 抑制剂(S247)可以减少动脉粥样硬化斑块的形成,但只有抑制 αvβ3 才可降低纤维帽形成的发生率。αvβ3 的表达可以在中膜被观察到。在体内动脉损伤时,许多因素如凝血素、转化生长因子、血小板衍生生长因子-BB 的刺激,可上调 VSMC 的 αvβ3 表达。通过抑制 αvβ3 可抑制骨桥蛋白和 tenascin-C 诱导的 VSMC 增殖。αvβ3 的抑制剂可抑制血管损伤后再狭窄,减少 VSMC 增殖。此外,β3 基因敲除小鼠显示出在股动脉受伤后新生内膜的形成减少。

第四节 VSMC 与血管活性肽

VSMC 可受体内许多血管活性肽如前列环素(PGI$_2$)、利钠肽(NP)、血管紧张素(Ang)、内皮素(ET)和血管升压素(VP)等的作用影响。同时,VSMC 也能分泌多种血管活性肽,进而影响 VSMC 自身结构与功能。这些血管活性肽均来源于大分子的前体肽原或肽原,在体内酶解后产生多个有生物活性的肽段。活性肽本身降解后的片段也可以发挥生物学功能,形成了心血管活性肽调节的复杂网络。血管活性肽分子及其相关肽段可以内分泌的方式发挥循环激素的作用,还可以旁、自分泌的方式,通过其靶细胞表面的 G 蛋白偶联受体,在血管局部发挥其调节血管舒缩、细胞增殖、迁移和分泌等复杂的生物学作用。

一、前列腺素

PGI$_2$ 及前列腺素 E$_2$ 两者均为 VSMC 松弛物质。PGI$_2$ 在 1979 年就曾经被描述为内皮源性舒张因子,但其在 VSMC 的作用由一系列前列腺素受体决定。因此,PGI$_2$ 在这些受体缺乏时,并不涉及内皮依赖的血管松弛。PGI$_2$ 的生物学效应与 NO 的效应密切关联,它可促使内皮细胞释放 NO,而 NO 反过来增强 PGI$_2$ 的效应,主要途径是 NO 可激活 cGMP 合成、增加对磷酸二酯酶抑制,减少对 cAMP 的降解。cAMP 可延长 PGI$_2$ 对 VSMC 的效应。

前列腺素 H$_2$ 能够引起 VSMC 收缩,由内皮细胞合成,是花生四烯酸代谢途径的中间产物,是所有前列腺素类(如血栓素 A$_2$)的前体。前列腺素 H$_2$ 及血栓素 A$_2$ 可结合到过氧化酶和血栓素受体上,引起 VSMC 收缩。正常生理条件下,血管收缩因子作用与血管舒张因子作用平衡调节,通过维持血管正常张力,如果失衡将导致血管结构与功能异常。

二、血管紧张素 II 对 VSMC 的影响

血管紧张素 II(Ang II)是由血管紧张素原(angiotensinogen)连续酶解的产物。循环肾素转化肝源性肾素-血管紧张素原成 Ang I,然后通过血管紧张素转化酶(ACE)裂解形成 Ang II。Ang II 通过两个受体介导其生理作用,Ang II 型 1 受体(AT1R)和 Ang II 型 2 受体(AT2R)。因而,Ang II 是 RAS 的主要下游肽。Ang II 本身可以代谢为众多生物活性小肽,如 Ang-(1~7)、Ang-(1~9)、Ang III、Ang IV。

Ang II 可经由 AT1R 信号通路引起 VSMC 的收缩、肥大、表型转变、合成 ECM 增加,并可引起 VSMC 迁移和增殖增加。AT1R 属于 7 次跨膜的 G 蛋白偶联受体(GPCR)。当 GPCR 与其特异性配体结合后,受体的羧基端即可与 G 蛋白(Gq/11 或 Go/Gi)结合,继而,刺激细胞内许多信号通路如 PKC、PLC、Ca^{2+} 通道、PLD、PLA2、腺苷酸环化酶、MAP 激酶、JAK/STAT 通路及 NADPH 氧化-还原酶系统等。AT1R 还可转激活细胞内许多酪氨酸或者非酪氨酸激

酶受体,启动细胞内一系列信号。因此,AT1R 介导了 AngⅡ 的大多数病理生理学效应,包括 VSMC 收缩、炎症反应、氧化应激、分化、迁移、增殖、凋亡及合成细胞外基质等。

尽管 AngⅡ 的大部分血管活性作用发生通过 AT1R,AT2R 已被证明主要通过拮抗 VSMC AT1R 的作用实现抗增殖和促凋亡变化。与 AT1R 类似,AT2R 也是一个 7 跨膜域受体,但只有 34% 与 AT1R 相同。由 363 个氨基酸组成,AT2R 胎儿组织高表达,包括胎儿的主动脉、胃肠道、间充质、结缔组织、骨骼系统、大脑和肾上腺髓质。出生后 AT2R 表达下降,提示它可能在胎儿发育中起重要作用,并可在成年后病理条件下诱导发生。研究表明 AT2R 通过抑制 AT1R 的信号通路拮抗 AT1R 途径,通过激活酪氨酸或丝氨酸/苏氨酸磷酸酶而抑制激酶的活性。此外,AT2R 被激活后亦可通过 PKA(蛋白激酶 A)依赖的内皮型一氧化氮合酶通路释放 NO,作用于 VSMC,导致 VSMC 舒张。因此,AT2R 刺激明显抑制 VSMC 的生长和增殖,促进细胞凋亡。

三、内皮素对 VSMC 的影响

1988 年发现内皮素(endothelin,ET),随后对 ET 在人类健康和疾病中的意义以及 ET 引发的致病机制进行了大量研究。ET 系统由 ET-1、ET-2、ET-3 三种强效血管收缩等肽组成,通过两个 G 蛋白偶联受体 ETA 和 ETB 进行信号转导,并与多个信号通路连接。ET-1 及其相关信号异常被认为与高血压、动脉粥样硬化、肥大和糖尿病等多种心血管疾病的发病机制有关。ET-1 刺激 VSMC,激活细胞内多种多样的信号通路,促进动脉粥样硬化发生过程中的细胞事件如增殖、收缩、迁移、细胞外基质沉积与重构、生长因子分泌和炎症介质产生增加等。这些信号通路包括 G 蛋白的介导活化磷脂酶 C(PLC),cAMP 的活化诱导蛋白激酶 A(PKA),酪氨酸激酶介导的 MAPK 通路激活。在动脉粥样硬化斑块中观察到在 VSMC 上 ET 受体上调,会导致信号转导的增加。

四、钠尿肽对 VSMC 的影响

钠尿肽(natriurctic peptide,NP)是由三种多肽激素组成的家族,分别称为心房钠尿肽(ANP)、脑利钠肽(BNP)和 C 型利钠肽(CNP)。ANP 通过与质膜上的受体相互作用来调节各种生理参数。受体有三种亚型,即 NP-A、NP-B 和 NP-C。NPR-A 和 NPR-B 为鸟苷酸环化酶受体,而 NPR-C 为非鸟苷酸环化酶受体。NP-A、NP-B 均可与 ANP、BNP 和 CNP 特异性结合,而 NP-B 则可选择性与 CNP 结合。NP-A、NP-B 激活导致鸟苷酸环化酶活性增加,cGMP 增加,后者可抑制磷脂酶 C(PLC),进而使得 PI3K 以及 DAG 和蛋白激酶 C 活性(PKC)减少,细胞内 Ca^{2+} 浓度下降,引起 VSMC 舒张。NP-C 亦可与三种 NP 结合,并可通过 Gi 蛋白介导抑制腺苷酸环化酶活性,细胞内 cAMP 浓度下降、Ca^{2+} 浓度下降,最终引起 VSMC 舒张。除了抑制腺苷环化酶活性外,NP-C 还能通过偶联 Gi 活化 PLC,因而增加细胞内 $IP3-Ca^{2+}$ 以及 PKC、DAG 浓度。NP-A、NP-B 和 NP-C 在某些功能上的相互调控作用,是维持细胞内离子稳态必需的机制。与其他跨膜七次的 G 蛋白偶联受体不同,NPR-C 受体具有 37 个氨基酸的单跨膜结构域和短胞质结构域,与其他单跨膜结构域受体一样具有结构特异性。NP 可抑制由 ET、PDGF、佛波酯诱导的 VSMC 蛋白激酶活性增加及细胞增殖作用。血容量增加产生的机械力和激素信号可诱导 ANP 由心房内颗粒释放入血液循环,参与对全身器官的体液调节,使之降低血容量和血压,调节机体水、电解质的平衡。然而,CNP 是以旁分泌形式存在的,作用于器官内邻近细胞,参与器官局部功能的调节,因而无系统性降压作用。

五、血管升压素对 VSMC 的影响

血管升压素(vasopressin,VP)对 VSMC 既有急性作用,也有长期作用。急性期 VP 调节血管张力,刺激收缩。VSMC 在没有其他有丝分裂源作用的情况下长期暴露于 VP 可导致细胞肥大,细胞数量不增加,包括肌动蛋白平滑肌形式(SM-α-actin)在内的许多肌肉特异性基因表达增加。这些反应与生长因子如 PDGF 的增殖反应不同,后者能增加 DNA 合成和细胞数量,抑制 SM-α-actin 的表达。在培养的 VSMC 中,VP 的所有作用都是通过 V1a 受体介导的,V1a 受体通过 G 蛋白发出信号。VP 通过激活特定的阳离子通道诱使细胞外 Ca^{2+} 内流迅速增加细胞内 Ca^{2+}。这个途径,通过激活肌球蛋白轻链激酶,是关键的早期收缩反应。细胞内 Ca^{2+} 的增加也会通过磷脂酶 A2 的作用导致花生四烯酸释放和二十烷酸的生成增加。VSMC 在动脉高压、动脉粥样硬化或正常衰老等病理生理过程中,对动脉壁的功能和结构改变起着重要作用。观察到的变化与 VSMC 的三个活动有关,即收缩性、细胞外基质蛋白分泌、增殖和迁移。在动脉高压中,VSMC 在功能上更加收缩,在结构上更加肥厚,胶原蛋白分泌比正常情况下更多。在正常老化过程中也观察到类似的结构变化。对于 VSMC,动脉粥样硬化的特征是内膜下迁移和增殖,以及胶原蛋白的过度分泌,胶原蛋白与其他表型修饰相关,这些修饰在其退化为肌成纤维细胞状态时表达。无论病理生理背景如何,VSMC 的这些表型修饰始终与磷脂肌醇通路的激活和钙的累积有关。磷酸化肌醇通路的激活似乎是不同类型动脉高血压的共同特征。这种激活可能与 AngⅡ、VP 或 ET 等血管活性肽的增加有关,如继发性高血压,也可能与血管收缩的增加直接相关。

综上所述,VSMC 来源于胚胎时期中胚层间充质细胞,在血压机械力诱导作用后分化为 VSMC,是组成血管壁(中膜)的重要细胞成分之一。在血管发育成熟中,VSMC 可合成细胞外基质,参与调控血管的张力,维持血压,参与血管的重构。在致血管重构因子(高血压、高血脂、高血糖、血管活性多肽)作用下 VSMC 可发生细胞表型改变,由收缩型转变为合成型,细胞异常增殖,合成细胞外基质,沉积于血管壁,促进血管硬化和动脉粥样硬化发生发展。

(李朝红)

参 考 文 献

[1] ROOSTALU U,WONG J K. Arterial smooth muscle dynamics in development and repair. Developmental biology,2018,435:109-121.

[2] ZHANG Z,ZHANG M,LI Y,et al. Simvastatin inhibits the additive activation of erk1/2 and proliferation of rat vascular smooth muscle cells induced by combined mechanical stress and ox-LDL through lox-1 pathway. Cellular signalling,2013,25:332-340.

[3] CHAO J T,DAVIS M J. The roles of integrins in mediating the effects of mechanical force and growth factors on blood vessels in hypertension. Current hypertension reports,2011,13:421-429.

[4] LI C,XU Q. Mechanical stress-initiated signal transduction in vascular smooth muscle cells in vitro and in vivo. Cellular signalling,2007,19:881-891.

[5] FINNEY A C,STOKES K Y,Pattillo C B,et al. Integrin signaling in atherosclerosis. Cellular and molecular life sciences:CMLS,2017,74:2263-2282.

[6] MECHAM R P,RAMIREZ F. Extracellular determinants of arterial morphogenesis,growth,and homeostasis. Current topics in developmental biology,2018,130:193-216.

[7] BELO V A,GUIMARAES D A,CASTRO M M. Matrix metalloproteinase 2 as a potential mediator of vascular smooth muscle cell migration and chronic vascular remodeling in hypertension. Journal of vascular research, 2015,52:221-231.

[8] PLANAS-RIGOL E,TERRADES-GARCIA N,Corbera-Bellalta M,et al. Endothelin-1 promotes vascular smooth muscle cell migration across the artery wall:A mechanism contributing to vascular remodelling and intimal hyperplasia in giant-cell arteritis. Annals of the rheumatic diseases,2017,76:1624-1634.

[9] DESCORBETH M,ANAND-SRIVASTAVA M B. Role of vasoactive peptides in high glucose-induced increased expression of galphaq/11 proteins and associated signaling in vascular smooth muscle cells. Canadian journal of physiology and pharmacology,2010,88:331-340.

第二篇 各 论 篇

第十四章
心肌缺血及缺血-再灌注损伤

冠心病是威胁人类健康的重大疾病,根据 WHO 统计,冠心病所致的急性心肌梗死已成为导致全球死亡的最主要原因之一。急性冠状动脉综合征(acute coronary syndrome,ACS)发生时,冠状动脉粥样斑块破裂,导致血栓形成和冠脉梗阻,持续的心肌缺血缺氧导致心肌细胞坏死、凋亡,引起不可逆的心肌损伤。随着冠状动脉闭塞时间的延长,心肌坏死的边缘会由心内膜向心外膜逐渐扩展。因此,心肌缺血发生后越早实现再灌注,心肌细胞死亡的风险就越小。目前临床上广泛采用经皮冠状动脉介入治疗(percutaneous coronary intervention,PCI)、冠状动脉旁路移植术(CABG)和药物溶栓治疗(thrombolysis)等方法对心肌梗死患者实施再灌注,明显改善了缺血性心脏疾病患者的预后,降低了急性心肌梗死患者的死亡率。然而,临床观察和动物实验均证实,有时在缺血心肌恢复血液灌流后反而会加重结构损害和功能障碍,称为心肌缺血-再灌注损伤(myocardial ischemia-reprefusion injury,MIRI)。心肌缺血-再灌注损伤表现为心肌梗死、严重的心律失常、心肌舒缩功能障碍及心肌组织的无复流等。因此,在缺血性心脏病的防治中,我们将面对两大相互关联的问题:心肌缺血性损伤(myocardial ischemia injury,MII)及心肌缺血-再灌注损伤。

第一节　心肌缺血性损伤

供应心肌的冠状动脉因粥样硬化或其他原因而导致冠状动脉血流完全或不完全阻塞,引起冠状动脉供血不足,不能满足心肌代谢需要,心肌消耗其糖原储备进行无氧代谢时称为心肌缺血。主要临床表现为胸闷、心悸、气短、胸痛不适等。随着生活水平的提高,我国冠心病的患病率呈逐年上升的趋势。心肌是否发生缺血损伤,取决于冠状动脉供血量、左心室负荷和血氧水平三者之间的平衡。临床上常见的情况是冠状动脉粥样硬化病变使供血不足引起心肌缺血损伤。因此,有教科书和文献把心肌缺血和冠状动脉供血不足两个名词交互使用。根据心肌缺血发生的部位,可分为心内膜下心肌缺血和心外膜下心肌缺血。由于主动脉压力高于肺动脉压力,左室泵血的负荷明显大于右室,再加上左室壁的厚度约为右室的 3 倍,代谢需氧量也大,所以心肌缺血多发生于左室。左室缺血多见于心内膜下心肌,因为心内膜下心肌冠状血管承受的压力明显大于心外膜下心肌。由于心外膜下心肌血管张力较低,冠状动脉灌注由心外膜下心肌到心内膜下心肌也逐层降低。当冠状动脉供血不足时,心内膜下心肌较易发生缺血。当一支的冠状动脉发生完全阻塞时,发生严重的心肌梗死时,则可发生心外膜下心肌缺血或透壁性心肌缺血。

心肌缺血性损伤是指多种原因所致的心肌供血量减少导致心肌血液供应与需求不平衡

而出现的心肌损伤,临床上表现为急性心肌梗死、心绞痛等,是多种缺血性心脏病共同的病理生理改变。

一、心肌缺血性损伤的主要病因

(一)冠状动脉粥样硬化

冠状动脉粥样硬化是心肌缺血性损伤最重要的原因之一。动脉粥样硬化时,过多脂质沉积在冠状动脉血管壁形成斑块,致使血管腔狭窄、血流供应不足而造成心肌缺血缺氧。随着斑块的不断增大,冠状动脉血管腔不断狭窄。在心脏冠状动脉及其分支之间存在着许多侧支,冠状动脉血流正常的情况下这些侧支不参与冠状动脉循环。当冠状动脉主干发生狭窄或阻塞、侧支血管两端出现压力差时,这些侧支血管才会启用并发展。通过侧支重新建立起来的循环称侧支循环。在冠状动脉狭窄程度相同的情况下,侧支循环越多越快,则冠状动脉缺血的现象越能得到补偿及改善。

(二)冠状动脉血栓形成

Herrick 于 1912 年首次采用"冠状动脉内形成了血栓"的理论来解释急性心肌梗死(acute myocardial infarction, AMI),从此以后人们一直密切关注心肌缺血的发生和血栓形成之间的关系。通过对致死性缺血性心脏病患者尸检证实,在粥样硬化斑块形成严重狭窄的冠状动脉内常有血栓的形成。特别是当粥样硬化斑块破裂时,斑块内的粥样物质释出,引起血栓形成,导致冠状动脉的完全阻塞。

(三)冠状动脉痉挛

冠状动脉痉挛是指由多种原因引起的冠状动脉平滑肌可逆性痉挛性收缩。在某些急性心肌缺血引起的突发性死亡患者中,发现有些患者心肌内有大面积的坏死,患者在数小时内发生死亡,但动脉粥样硬化的程度较轻,冠状动脉内并没有形成血栓,故推断死亡原因可能与冠状动脉痉挛有关。痉挛所导致的血管瞬时闭合使心肌得不到血供及氧供,故诱发急性心肌缺血性损伤。

根据上述分析,心肌缺血的发生和发展是一个复杂的过程,涉及多种原因。上述原因在心肌缺血的发生发展中是相互联系的。例如,在冠状动脉粥样硬化,发生、发展过程中,可引起血管内皮损伤和扩血管物质减少,同时,血小板活化而使得 TXA_2 等缩血管物质增多。这些扩血管物质减少和缩血管物质增多引发冠状动脉痉挛。血小板还可释放一些活性物质,刺激平滑肌细胞移行增殖,使动脉粥样硬化病变加重。随着病情的不断发展,冠状动脉越来越狭窄,心肌供血不断缺少。此外,由于斑块中的巨噬细胞释放基质金属蛋白酶,降解粥样硬化斑块的纤维帽,引起粥样斑块破裂、血栓形成而导致冠状动脉的完全阻塞。

二、心肌缺血性损伤的机制

心肌缺血可导致细胞膜、线粒体及溶酶体结构和功能受损、细胞凋亡和坏死的发生。其机制十分复杂,目前认为主要与自由基增加、细胞内钙超载及线粒体能量产生障碍有关。其中线粒体损伤既是缺氧的受害者又是后续损伤的启动者。

(一)氧自由基

人体内的氧自由基有超氧阴离子自由基、羟自由基、脂氧自由基、二氧化氮和一氧化氮自由基等。加上过氧化氢、单线态氧和臭氧,通称活性氧。在正常情况下,体内产生少量氧自由基,具有一定的功能,如免疫和信号转导过程。但过多的活性氧自由基可与各种细胞成分如膜磷脂、蛋白质、核酸等发生反应,造成细胞结构损伤和功能代谢障碍,从而引起多种疾病。当冠状动脉突然发生痉挛、心肌缺血时,由于线粒体正常的电子传递受损,导致氧自由基产生增多,心肌细胞内抗氧化剂含量减少,使得氧自由基大量产生。氧自由基具有极为活泼的反应性。氧自由基一旦生成,即可经其中间代谢产物不断扩展生成新的自由基,形成连锁反应。大量的氧自由基可破坏细胞膜的结构和功能,破坏线粒体,断绝细胞的能源,毁坏溶酶体,使细胞自溶。高度杀伤性的氧自由基严重损伤心肌细胞膜,大量离子由心肌细胞内溢出,而后者可以扰乱控制心脏搏动的电流信号,引起心室纤颤,从而导致死亡。同时,氧自由基还可破坏非细胞结构,使血管壁上的黏合剂遭受破坏,使完整密封的血管变得千疮百孔,发生漏血、渗液,进而导致水肿等发生。

1. 膜脂质过氧化增强 膜脂质微环境稳定是保证膜结构完整和膜蛋白功能正常的基本条件。脂质过氧化,即活性氧与生物膜的磷脂、酶和膜受体相关的多不饱和脂肪酸的侧链及核酸等大分子物质起脂质过氧化反应形成脂质过氧化产物(lipid peroxide,LPO)如丙二醛(malonaldehyde,MDA)和4-羟基壬烯酸(4-hydroxynonenal,HNE),从而使细胞膜的流动性和通透性发生改变,最终导致细胞结构和功能的改变。损伤表现主要有:①破坏膜的正常结构。脂质过氧化使膜不饱和脂肪酸减少,不饱和脂肪酸和蛋白质的比例失调,膜的液态性、流动性降低,通透性增加,细胞外 Ca^{2+} 内流增加。②间接抑制膜蛋白功能。脂质过氧化使膜脂质之间形成交联和聚合,这可间接抑制膜蛋白如钙泵、钠泵及 Na^+/Ca^{2+} 交换系统等的功能,导致胞质 Na^+、Ca^{2+} 浓度升高,造成细胞肿胀和钙超载。膜液态性降低和膜成分改变可影响信号转导分子在膜内的移动,抑制受体、G 蛋白与效应器的偶联,造成细胞信号转导功能障碍。③促进自由基及其他生物活性物质生成。膜脂质过氧化可激活磷脂酶 C、磷脂酶 D,进一步分解膜磷脂,催化花生四烯酸代谢反应,在增加自由基生成和脂质过氧化的同时,形成多种生物活性物质,如前列腺素、血栓素、白三烯等,加重心肌损伤。④减少 ATP 生成。线粒体膜脂质过氧化,导致线粒体功能抑制、ATP 生成减少、细胞能量代谢障碍加重。

2. 蛋白质功能抑制 氧自由基可使酶的巯基氧化,形成二硫键;也可使氨基酸残基氧化,胞质及膜蛋白和某些酶交联形成二聚体或更大的聚合物,直接损伤蛋白质的功能。膜离子通道蛋白的抑制与膜磷脂微环境的改变,共同导致跨膜离子梯度异常。氧自由基可损伤心肌收缩蛋白和调节蛋白。例如,心肌收缩蛋白的巯基氧化使其对 Ca^{2+} 反应性降低,心肌收缩力降低。氧自由基还可损伤肌质网钙转运蛋白,导致钙调节功能异常。

3. 破坏核酸及染色体 氧自由基可使碱基羟化或 DNA 断裂,从而引起染色体畸变或细胞死亡。这种作用的80%为羟自由基(OH·)所致,因 OH·易与 DNA 反应并使其结构发生改变。

(二) 钙超载

Ca^{2+} 作为细胞内的第二信使,在维持细胞增殖、分裂和能量代谢等方面具有重要作用,正常情况下细胞外 Ca^{2+} 浓度是细胞内的上万倍,用以维持细胞正常生理功能。钙超载是指细胞内 Ca^{2+} 过度蓄积的现象。心肌缺血时,心肌膜结构损伤,对 Ca^{2+} 的通透性增加,造成细胞外 Ca^{2+} 顺浓度梯度进入细胞内,引起心肌钙超载。钙超载后导致线粒体膜通透性转换孔开放、线粒体膜电位异常、ATP 大量消耗、促凋亡因子释放等发生,最终导致心肌细胞死亡。

1. 干扰能量代谢 心肌缺血时,一方面细胞膜通透性增加,使得 Ca^{2+} 内流增加,另一方面 ATP 生成减少,Ca^{2+} 的外流和肌质网摄取 Ca^{2+} 受影响,结果使胞质内 Ca^{2+} 浓度明显增加。胞质游离 Ca^{2+} 增多刺激线粒体钙泵摄钙,使胞质内 Ca^{2+} 向线粒体转移。这在早期有一定代偿意义,可减少胞质钙超载的程度。但线粒体过多地摄入 Ca^{2+},除增加 ATP 消耗外,Ca^{2+} 与线粒体内含磷酸根的化合物结合,形成不溶性磷酸钙,干扰线粒体的氧化磷酸化过程,使 ATP 生成减少。

2. 激活磷脂酶　Ca^{2+} 浓度升高可激活多种磷脂酶,促进膜磷脂分解,使细胞膜及细胞器膜结构受到损伤。此外,膜磷脂降解产物花生四烯酸、溶血磷脂等增多,亦可加重细胞功能紊乱。

3. 促进氧自由基生成　细胞内 Ca^{2+} 增加可通过增强 Ca^{2+} 依赖性蛋白酶活性,加速黄嘌呤脱氢酶转化为黄嘌呤氧化酶,从而促进氧自由基生成。此外,钙超载还可导致线粒体损伤,进一步使活性氧产生增多。

(三) 线粒体损伤

线粒体的完整性对心肌维持正常能量代谢和细胞的正常功能至关重要。缺氧缺血条件下,线粒体氧化磷酸化受阻,ATP 合成障碍,膜通透性增大,线粒体 DNA 损伤。形态上可表现为线粒体肿胀、嵴减少、线粒体破裂、数量减少。上述变化对细胞功能代谢造成严重影响。此外,线粒体损伤与活性氧损伤、钙超载形成恶性循环,进一步导致心肌损伤。

(四) 心肌细胞坏死与凋亡

心肌缺血性损伤最关键的变化是心肌细胞死亡。其主要形式是心肌细胞坏死和凋亡。

心肌细胞坏死包括凝固性坏死和收缩带坏死。凝固性坏死是长时间心肌缺血的结果,通常存在于梗死的中心部位,光学显微镜下可见心肌纤维拉长,伴有核固缩、线粒体破坏,表现为无结构的絮状密度增高物,但不钙化。收缩带坏死主要是由重度心肌缺血后血流再通造成的。这种形式的特征是心肌纤维过度收缩和线粒体损伤,常伴有钙化、显著的血管充血和心肌细胞溶解后的愈合。这种坏死形式多见于梗死的边缘部位。

细胞凋亡是由细胞内外因素触发细胞内预存的死亡程序而引起的一种细胞死亡方式,是细胞程序性死亡的一种类型。细胞凋亡是一种能量依赖的过程,其特异性基因程序激活了分子链,导致核 DNA 的降解。与细胞坏死不同,其发生过程中伴有新蛋白质的合成和耗能,但不存在细胞内容物漏出与局部炎症的产生。凋亡细胞形态学表现为胞质浓缩,细胞体积逐渐缩小,核染色质固缩和碎裂。晚期细胞核质高度浓缩融合成团、聚集,胞膜皱缩内陷,形成凋亡小体。在正常心肌组织,心肌细胞凋亡的发生率非常低,为 $1/10^5 \sim 1/10^4$。但在缺血性心肌中,细胞凋亡会增加几个数量级。心肌细胞凋亡使有效收缩功能单位进行性丧失,也导致存活心肌细胞的适应性不良肥大及细胞外基质的沉积和反应性间质纤维化。

三、心肌缺血性损伤的生化标志物

一个理想的心肌缺血性损伤生物标志物应包括以下特征:①在心肌有较高的浓度;②在其他组织不易发现,甚至在病理学下也只是微量,正常人血中检测不到;③心肌损伤后快速升高,以利于早期诊断,半衰期长,以利于后期诊断;④释放比例与心肌损伤程度一致,有助于危险度分层;⑤血清中升高能持续数小时以提供便利的诊断时间窗,但不是持续升高,以免损伤再发后不能鉴别;⑥灵敏度和特异性高;⑦检测不费时、成本不高,结果精密准确;⑧有利于评价临床疗效。目前研究尚未发现能完全满足上述条件的生物标志物,但某些新的标志物在诊断心肌损伤的敏感性、特异性和危险分层等方面有一定的优势。

1. 肌酸激酶和肌酸激酶同工酶　肌酸激酶共有 3 种,即 CK-MB、CK-BB 和 CK-MM,其中 CK-MB 主要分布于心肌细胞,在急性心肌梗死后 4h 开始升高,16～24h 达高峰,3～4d 恢复正常。CK-MB 进入血液中经羟肽酶分解为两个亚型,即 CK-MB1 和 CK-MB2。以 CK-MB1>10U/L 或 3mg/L,CK-MB1/CK-MB2 值>1.5 作为诊断标准,其敏感性比单纯 CK-MB 高;而采用定量分析方法测定其蛋白浓度,具有高度的敏感性和准确性,测定时间短,适合于自动分析,目前已被广泛采用。

2. 肌钙蛋白　肌钙蛋白 I 仅存于心肌中,是特异性标志物,其敏感性及特异性均显著高于 CK-MB。在变异型心绞痛患者血液中可检测到肌钙蛋白 I 升高,而没有 CK-MB 升高,说明肌钙蛋白 I 可检测到微小的心肌损伤。肌钙蛋白 I 水平升高,但肌红蛋白、肌酸激酶水平正常的患者不良临床事件发生风险较高。对鉴别不稳定型心绞痛和 ST 段抬高的急性心肌梗死有较大帮助。心肌肌钙蛋白 I 的特异性优于心肌肌钙蛋白 T,已被大量临床数据证明是心肌梗死诊断、危险分层、病情监测和预后评估的"金指标"。心肌中的肌钙蛋白 C 没有心肌特异性,较少用于心肌损伤检查。

3. C 反应蛋白　众多证据已证实,C 反应蛋白(CRP)本身介导动脉粥样斑块的形成,也是判断不稳定型心绞痛患者预后的重要指标。在缺血性心血管疾病中,血浆 C 反应蛋白成为早期诊断病理过程发生和停止的敏感标志物,但其缺乏心肌特异性。心肌梗死患者血清中 C 反应蛋白升高,其升高程度和梗死面积大小相关。有研究观察了 151 例急性冠状动脉综合征患者,发现 C 反应蛋白可作为心肌梗死的一个独立预后因素,对非 ST 段抬高心肌梗死患者具有较好的预后价值。也有研究表明,C 反应蛋白与心血管危险因素有关,但尚不能作为急性冠状动脉综合征患者接受二级预防方案的独立预测因素。

4. 心脏脂肪酸结合蛋白　心脏脂肪酸结合蛋白(heart fatty acid binding protein,H-FABP)主要作用是调节细胞脂肪酸代谢和维持细胞脂质稳态。有学者提出在急性心肌梗死初期,心脏脂肪酸结合蛋白是一种优秀的诊断标志物。有研究发现,非 ST 段抬高急性冠状动脉综合征(ACS)患者的 H-FABP 的血清水平显著高于微小心肌损伤的患者,测定 H-FABP 水平来识别非 ST 段抬高 ACS 患者与肌红蛋白拥有几乎相同的应用价值。目前二期临床试验已经证实了心肌梗死患者 H-FABP 血清浓度与心肌梗死的范围相关。此外,对于肌钙蛋白阴性的疑似 ACS 患者,H-FABP 是一个独立的预后标志物。也有研究认为,在 ACS 早期诊断中 H-FABP 是比肌钙蛋白 I 和 CK-MB 更敏感、特异性更高的标志物。

5. miRNA　miRNA 是一类非编码蛋白质、多物种高度保守并可调节基因表达的小分子 RNA。miRNA 一般含 20~24 个寡核苷酸,在转录后水平下调基因表达,具有调控细胞增殖、分化和凋亡等生物学功能。miRNA 具有组织细胞特异性,一些 miRNA 只有在某些组织/细胞中表达,如在心肌中含量最丰富的有 miR-1、miR-208、miR-133、miR-126-3P、miR-30c 和 miR-26a。

研究发现 miR-1 在急性心肌梗死患者血浆中的含量明显增加,且和心电图 QRS 波的宽度存在正相关性,提示血浆中 miR-1 可作为心肌损伤的诊断和预后的标志物。miR-208 在心脏特异高表达,心肌缺血 3h,血浆中 miR-208 水平明显升高,持续 12~24h 后呈下降趋势,提示 miR-208 是一个较好的急性心肌梗死的诊断标志物。最近研究发现心肌梗死 1h 后,血浆中 miR-126 升高,可持续 7d,很好地提示心肌损伤的发生情况。

四、心肌缺血性损伤的治疗

随着最近几十年来医学的飞速发展与进步,人类对心肌缺血的治疗水平和手段有了很大的提升。目前,治疗心肌缺血性损伤的方法依赖于疏通闭塞冠状动脉的再灌注疗法、抗心肌缺血药物治疗和干细胞治疗等。

（一）再灌注治疗

再灌注治疗是挽救急性心肌梗死患者缺血心肌必不可少的治疗措施,及时、充分、持续开通梗死相关动脉(infarct related artery,IRA),实现有效再灌注是急性心肌梗死治疗的关键。早期再灌注治疗包括直接经皮冠状动脉介入治疗(PCI)、静脉溶栓、补救性 PCI 和冠状动脉旁路移植术(CABG)治疗。临床观察表明,PCI 和 CABG 的疗效明显优于静脉溶栓治疗。

（二）抗心肌缺血损伤药物治疗

1. 硝酸酯类　硝酸甘油是该类的代表药物,在临床上用于心绞痛的治疗已经有一百多年的历史。该药舌下含服起效快、疗效稳定,至今仍然是防治心绞痛的常用药物。硝酸甘油是 NO 的供体,可以松弛血管平滑肌,起到降低心肌耗氧量、扩张冠状动脉、减轻缺血损伤的作用。由于其舒张血管的作用,可引起头痛、眼内压升高等不良反应,大剂量可出现直立性低血压及晕厥。连续使用硝酸甘油 2 周左右可出现耐受性。该类的其他药物还有硝酸异山梨酯和单硝酸异山梨酯,主要经口服用,可用于心绞痛的预防和心肌梗死后心力衰竭的长期治疗。

2. β 肾上腺素受体拮抗药　该类代表药物有普萘洛尔(propranolol)、美托洛尔(metoprolol)等。通过拮抗 β 受体使心肌收缩力减弱、心率减慢,从而明显减少心肌耗氧量,增加缺血区供血,使心内膜/外膜供血比例上升,增加缺血区侧支循环,改善心肌代谢,使缺血区的乳酸产生减少或摄取增加,减轻心肌因缺血所致 K+ 的丢失。该类药物能够显著改善缺血性心电图、减少心绞痛发作次数、增加患者运动耐量、缩小心肌梗死范围等。本类药物最主要的不良反应是突然停用可导致心绞痛加剧或诱发心肌梗死。长期使用对血脂有影响,故禁用于血脂异常的患者。

3. 钙通道阻滞药　钙通道阻滞药(calcium channel blockers)是 20 世纪 70 年代以来防治缺血性心脏疾病的一类主要药物,可单独应用,也可与硝酸酯类或 β 受体阻断药合用。该类药物主要阻滞 L 型钙通道,抑制 Ca^{2+} 内流来起到降低心肌耗氧量、舒张冠状动脉、保护缺血心肌的作用。代表药物有硝苯地平(nifedipine)、维拉帕米(verapamil)、地尔硫䓬(diltiazem)、普尼拉明(prenylamine)及呱克昔林(perhexiline)等。不良反应主要是扩张血管引起的头痛、低血压、指端麻木、下肢水肿等。

（三）干细胞治疗

研究发现,急性心肌梗死导致心脏梗死区大量心肌细胞坏死,最终由纤维组织替代而形成瘢痕组织。无论是介入治疗还是药物治疗都难以使心肌瘢痕组织重新变成有收缩功能的心肌组织。随着对干细胞基础及临床研究的日益深入,以及干细胞研究技术和方法的成熟,采用干细胞移植来促进缺血梗死局部血管新生和心肌再生,修复损伤的心肌组织,目前认为是最有前景的治疗手段之一。移植的干细胞种类多样,包括骨髓来源干细胞、心脏干细胞(cardiac stem cell,CSC)、胚胎干细胞(embryonic stem cell,ESC)、诱导多能干细胞(induced pluripotent stem cell,iPSC)、脐血干细胞、骨骼肌干细胞、内皮祖细胞(endothelial progenitor cell,EPC)等。干细胞移植方式与干细胞种类、疾病临床特点及移植时间相关。目前临床上已有的心肌干细胞移植途径包括心外膜注射、经导管介导从心内膜向心肌注射、经导管介导的冠状动脉内注射。

尽管目前干细胞治疗在基础和临床取得了很好的进展,但仍存在一些问题,如移植后细胞归巢到损伤组织局部的细胞数量少,且移植后细胞存活率较低等。这些因素使得干细胞移植疗效不理想,成为干细胞修复心肌的瓶颈。目前抑制移植后干细胞凋亡的方法主要是对细胞生存微环境进行移植前预处理,包括物理、化学法预处理和分子生物学预处理两类,其目的是提高干细胞移植疗效,改变细胞因子等的释放。鉴于基因修饰干细胞存在致瘤性和免疫源性等风险,使其临床应用受限,移植前对干细胞进行预处理可望克服上述弊端。

五、心肌缺血性损伤动物模型的制备

为了对心肌缺血损伤开展深入研究,各种动物模型、研究方法、评价手段也逐渐完善。当前,心肌缺血的模型可大致分为以下几类:急性心肌缺血模型、慢性心肌缺血模型、可控性心肌缺血模型和离体心肌缺血模型。

(一) 急性心肌缺血模型

急性心肌缺血在临床上主要表现为急性心绞痛、急性心肌梗死等症状,严重者可危及患者的生命。急性心肌缺血模型是基于临床心肌缺血特点而建立的一种短期的实验模型,可供选择的造模方法有开胸手术法、闭胸手术法和药物造模法。

1. 开胸手术法　开胸手术法是对麻醉动物实施开胸手术后,通过结扎或使用其他创伤比较小的方法,阻塞冠状动脉左前降支或其他分支,或者同时阻塞几处冠状动脉的分支,以造成该区域的心肌缺血和心肌梗死。这类方法直观、简便易行,可以选用多种实验动物,但不同的实验动物模型在制作细节上有很多不同。动物开胸后,可采用冠脉结扎法、冠脉夹闭法及微量直流电刺激法等建立心肌缺血模型。

(1)冠脉结扎法:是复制心肌梗死模型最常用的方法,能适用不同种类的动物,该方法可以造成心肌局部缺血甚至心肌坏死,能够制作出与临床上心肌梗死相似的动物模型。首先将麻醉好的动物做气管插管连接呼吸机,依据动物的解剖学结构实施肋间开胸手术,暴露心脏,将冠状动脉左前降支置于视线下,分离或者直接穿线结扎前降支,以造成结扎部位以下部分心肌缺血性梗死。以心电图 ST 段明显上抬,结扎线以下心肌颜色变暗为结扎成功标志。在结扎左前降支时宜选择好适宜的结扎部位。这种方法可以降低手术死亡率,而且梗死面积较大,是一种理想的心肌缺血动物模型。结扎冠状动脉复制急性心肌缺血模型手术创伤较大,死亡率较高,为了增加造模后的成功率,目前较多采用两步结扎法,第一步不完全阻断血流预结扎,起到缺血预适应的目的,另外还可在术中滴注硝酸甘油或在分离血管前推注利多卡因预防,手术过程中提前观察有无心律失常,如果有异常,立即进行抢救。成功后再进行正式的第二步结扎,这种方法成功率比较高。

(2)冠脉夹闭法:原理类似于冠脉结扎法,只是在阻断时用的是无创动脉夹阻断冠状动脉血流,造成局部心肌坏死,操作简单方便。这种方法在分离冠状动脉时,仅需在冠状动脉两侧分离,分离深度仅深过冠状动脉少许,不需将这段冠状动脉完全分离,因此较结扎法损伤小,而且易于再灌实验操作。

(3)微量直流电刺激法:是采用冠脉外膜微量直流电刺激方法建立血栓形成模型,病理检查证实血栓充满管腔,形成的血栓构成与人类冠状动脉血栓相似,方法简便可靠,血栓形成耗时短。这是模拟人类冠状动脉血栓导致心肌梗死,研究溶栓药物的较理想模型。

2. 闭胸手术法　20 世纪 90 年代初,随着介入技术的成熟,运用闭胸式冠状动脉插管法栓塞冠状动脉造成心肌梗死陆续有报道。这类方法通常运用于犬、小型猪等体型较大的动物,闭胸式冠状动脉插管法建立急性心肌梗死模型具有创伤小、不需要呼吸机辅助呼吸、动物生存时间长、技术要求相对较低、可重复进行冠状动脉造影和电生理检查、操作方法易掌握等优点,且可以利用废弃的穿刺针、鞘管、导管导丝和球囊,并不增加实验成本。目前常规的方法有球囊堵塞法和血栓堵塞法等。

球囊堵塞法是通过介入将加压的球囊直接阻断冠状动脉血流,持续一段时间后,造成堵塞血管远端供血区的心肌坏死。介入球囊堵塞法,简便易行,创伤小,对实验动物后期恢复非常有利,而且根据研究的需要也方便进行缺血-再灌注研究。血栓堵塞法是通过放置异物在冠状动脉内快速形成血栓或注入自体血栓,并造成急性心肌梗死的方法。

3. 药物造模法 药物造模法是通过腹腔注射、尾静脉或者舌下静脉注射脑垂体后叶素或异丙肾上腺素等,造成短时的心肌梗死,操作方法非常简单,常用于大鼠的急性心肌缺血模型的制作。脑垂体后叶素可引起冠状动脉痉挛,使血管外周阻力增大,心肌负荷加重,从而出现心肌供血不足和心肌损伤。异丙肾上腺素的作用机制是它能兴奋 β_1 受体,使心肌兴奋性提高、收缩加强、心率加快、代谢旺盛,增加心肌耗氧量,造成心脏负荷过重。同时它还能兴奋 β_2 受体,使外周血管扩张、回心血量减少、动脉压降低、冠状动脉血流量减少。此法简单有效,可用作实验性心绞痛的简单模型,比较接近人心绞痛的病理状态,而且注射量不大时,可以迅速恢复,因此可反复在同一动物身上进行多次实验。

(二) 慢性心肌缺血模型

慢性心肌缺血模型是通过冠状动脉渐进性阻塞或狭窄,逐渐导致的心肌缺血模型。与急性心肌缺血相比,慢性心肌缺血动物模型更加符合缺血性心肌病的临床病理生理过程,适宜多次给药和长时间进行心功能观察,更具干预价值,因而逐渐被广大学者关注。制备方法主要有冠脉外慢性收缩法、冠脉内慢性狭窄法、冠脉缩窄法和高脂饮食法等。

1. 冠脉外慢性收缩法 通过采用 Ameroid 收缩环造成慢性心肌缺血。Ameroid 缩窄环是一种内径为 2.0~2.5mm 的双层环,外层为金属、塑料或其他材料,内层为酪蛋白,吸水后会膨胀。由于外层不能变形,酪蛋白膨胀后只能向内挤压,逐渐缩窄血管内径并最终闭塞,造成慢性心肌缺血。Ameroid 缩窄环造成血管完全闭塞所需时间平均为 (26±4) d,由于血栓的形成,能使血管管腔狭窄达到 95% 以上,4~6 周后可形成一个依靠侧支循环的具有存活能力的心肌缺血区,缺血区仅有少数坏死心肌。

2. 冠脉内慢性狭窄法 冠脉内慢性狭窄法是经皮介入左前降支植入可变形的栓塞物或者利用球囊等的机械性挤压损伤血管内膜,随时间推移逐渐栓塞冠状动脉、造成慢性心肌缺血的方法。这种方法在手术操作上类似于急性心肌缺血造模方法中的血栓堵塞法,但在阻塞原理上有所不同,前者表现为慢性阻塞所致的心肌缺血,而后者通常为急性阻塞所致心肌缺血。冠脉内狭窄法大致可以分为冠脉栓塞法和冠脉内膜增殖法。冠脉栓塞法是通过应用微导管介入技术,经导管选择性地于前降支内注入微栓塞球,从而致使冠状动脉微血管慢性栓塞。术后 1 个月经血管造影及冠状动脉血流储备测量等检验,发现冠脉内微栓塞球可导致微血管完整性的破坏及左室功能障碍,组织切片染色均证实存在微血管栓塞,透射电镜示微梗死区心肌细胞水肿、纤维化明显。冠脉内膜增殖法是利用加压后的球囊机械拉伤血管内膜,从而导致冠状动脉内弹力膜破裂、平滑肌细胞移行增殖、血管腔逐渐狭窄,从而出现与临床症状相似的慢性心肌缺血模型。此方法的主要缺点是狭窄或闭塞的程度不易控制,常常需结合高脂饮食法共同造成慢性心肌缺血模型。

3. 冠脉缩窄法 通过开胸手术,暴露动物左心室及冠状动脉左前降支,采用超声心动图仪测量欲结扎部位冠脉内径,利用无损伤缝合线缩窄冠状动脉左前降支,使左前降支缩窄

50%,然后利用超声心动图检查狭窄情况,可以发现左前降支内径减少,室壁运动异常,血流储备明显降低。利用冠脉缩窄法建立慢性心肌缺血模型简单易行,有其实用性,但实际操作中很难控制结扎的狭窄程度,需要操作者控制好结扎的力度,建立严格统一的结扎标准,才能保证实验的一致性。

4. 高脂饮食法　高脂饲料中富含胆固醇,长时间喂养实验动物,可诱导高脂血症和动脉粥样硬化,粥样斑块最终导致血管壁狭窄,使血流受阻,致使心脏缺血。该方法所致病理过程与人类的自然发病过程相似,不足的是模型制备耗时过长,缺血程度不易控制。为了提高慢性心肌缺血模型的成功率,部分学者先采用高脂饮食法诱导制备高血脂模型,在此模型基础上,加以其他因素联合诱导形成慢性心肌缺血的复合模型。

(三) 可控性心肌缺血模型

大部分心肌缺血模型最终使冠脉完全闭塞,不能控制狭窄程度,即不能控制缺血的程度和频率,与临床中常见的冠状动脉部分狭窄有区别,而可控性心肌缺血模型采用植入水囊缩窄器或气囊梗阻器等方法,通过球囊缩窄前后压力及体积的变化来模拟稳定型心绞痛患者不完全性狭窄及可逆性心肌缺血的病理状态。这种模型可以反复缺血与再灌注,缺血再灌注的时间、频率等因素可控,非常有利于缺血(或再灌注)前后重复性病理变化的研究。该模型通常需要实施开胸手术,将水囊或气囊植入心脏冠状动脉表面,目前这种方法有水囊压迫法和气囊压迫法。

(四) 离体心脏缺血模型

离体心脏模型主要分为两种:主动脉逆行灌注(Langendorff)模型和工作心脏(Working heart)模型。离体心脏缺血模型可通过主动脉逆行灌注系统完成,灌流液经冠状动脉口进入冠状血管营养心脏,以维持心脏的节律性活动,关闭灌流管使得心脏缺氧(或缺血),根据不同实验目的,选择缺氧(或缺血),不同时间后再恢复给氧(或再灌注),然后通过仪器记录缺氧(或缺血)心功能的变化。离体心肌缺血模型可以排除机体其他系统对心脏的影响,更确切地反映心脏本身的功能代谢变化情况,并且易于控制给药剂量与给药浓度,是研究急性心肌缺血损伤的常用模型。此外,离体心脏缺血模型还可以采用离体工作心脏来制备。

第二节　心肌缺血-再灌注损伤

一、心肌缺血-再灌注损伤概述

组织器官的生命活动全靠血液灌注来维持。如果因某种原因造成血管堵塞、血管离断、血流停止,就会导致该组织器官的缺血,引起功能障碍和结构损伤。在临床上,组织器官缺血最关键、最有效的治疗方法是尽早恢复血液灌注,也就是"再灌注"。目前临床上已开展了多种有效的再灌注治疗方法,如溶栓疗法、冠状动脉旁路移植手术、冠状动脉成型术(PTCA)、器官移植、休克复苏、断肢再植、体外循环下心内直视手术等。再灌注治疗是挽救急性心肌梗死患者缺血心肌必不可少的治疗措施。但是,在某些情况下,再灌注治疗反而进一步加重了功能障碍和结构损伤,引起不可逆的心肌损伤,这种现象称为心肌缺血-再灌注损伤。早在 1955 年,Sewell 等报道,结扎犬冠状动脉后,如突然解除结扎、恢复血流,部分动物立即发生心室纤颤而死亡。在 1960 年,Jennings 等发现实验犬心肌缺血-再灌注后的组织学特征为细胞肿胀、肌原纤维痉挛、肌纤维断裂,以及线粒体内出现磷酸钙微粒,首次提出心肌再灌注损伤的概念。心肌缺血-再灌注损伤是指经恢复阻断的冠状动脉血流后,心肌的结构和功能损伤反而进一步加重,甚至发生不可逆损伤的现象。近年来,心肌缺血-再灌注损伤成为心血管研究领域的热点问题之一。

缺血-再灌注损伤可发生在全身多种脏器。而心肌缺血-再灌注损伤最为常见,对人类危害较大,因此对其研究最为深入。

二、心肌缺血-再灌注损伤的机制

心肌缺血-再灌注损伤表现在多个方面,包括心肌梗死、恶性心律失常、心肌舒缩功能下降等。引起心肌缺血-再灌注损伤的机制非常复杂,迄今尚未完全阐明。有证据显示,再灌注启动的最初数分钟内即可出现中性粒细胞聚集、钙超载或钙再分布、线粒体能量合成障碍、活性氧生成增加等现象。

1. 活性氧生成与心肌缺血-再灌注损伤 活性氧是指化学性质活泼的含氧代谢物,包括氧自由基、单线态氧($1O_2$)、H_2O_2、NO、脂性过氧化物(LOOH)及其裂解产物脂氧自由基(LO·)、脂过氧自由基(LOO·)等。正常情况下,小剂量的活性氧是机体所需要的物质,参与物质代谢、前列腺素合成及中性粒细胞杀菌等过程,不会对人体产生有害影响。一方面由于它们的半衰期非常短,只有万分之几秒,在体内存留的时间非常短;另一方面,人体有清除过剩活性氧的能力,尤其是内源性自由基清除系统,包括超氧化物歧化酶(SOD)、过氧化氢酶、谷胱甘肽过氧化酶、维生素 C、维生素 E、还原型谷胱甘肽等。

大量研究证明,组织缺血-再灌注会导致大量的活性氧产生,其量是缺血期的数十倍。从而导致更为严重的缺血-再灌注损伤发生。在心肌再灌注期间,活性氧的大量产生认为与心肌挛缩及细胞膜破裂后细胞内酶的释放有密切关系。在心肌缺血后,心肌组织中便能观察到活性氧的少量产生,而活性氧数量的快速增长则发生在再灌注后数秒钟至 1min 以后。活化的中性粒细胞、心肌细胞和血管内皮细胞均可产生并释放活性氧。由心肌细胞释放的炎症因子和趋化因子包括 TNF-α、IL-6、血小板激活因子、补体、LTB4 和 IL-8 等可在再灌注最初数分钟内募集中性粒细胞至再灌注心肌组织,接着中性粒细胞被众多细胞因子激活而产生大量的活性氧。中性粒细胞生成活性氧主要是通过 NADPH 氧化酶系统。中性粒细胞是缺血-再灌注心肌组织中活性氧的重要来源,但并非唯一来源,因为在不含中性粒细胞的晶体灌流液和全血中仍可发现活性氧的存在。此外,黄嘌呤氧化酶(主要来自内皮细胞)和心肌细胞线粒体中的电子传递链是产生活性氧的另一主要来源。血管内皮细胞通过细胞内的 NADPH 氧化酶系统、黄嘌呤氧化酶系统及一氧化氮合酶系统生成大量的活性氧(图 14-1)。

在生成活性氧的过程中,NADPH 氧化酶系统、黄嘌呤氧化酶系统与一氧化氮合酶系统之间具有复杂的相互作用,可促进活性氧大量产生。例如,NADPH 氧化酶来源的活性氧可以氧化降解四氢生物蝶呤(H_4B),H_4B 是一氧化氮合酶必需的辅助因子,H_4B 缺乏导致一氧化氮合酶解偶联,此时一氧化氮合酶不再生成 NO,反而生成大量活性氧,由此放大氧化反应。此外,其他来源的活性氧可将黄嘌呤脱氢酶转化为黄嘌呤氧化酶,催化次黄嘌呤为尿酸,在此过程中生成超氧阴离子 O_2^-。心肌缺血-再灌注损伤的发生过程与多种活性氧生成酶有关,往往不是单一的酶,而 NADPH 氧化酶在其中表现出核心作用。

活性氧极易与各种细胞结构成分(如膜磷脂、蛋白质、核酸等)发生反应,造成细胞结构损伤和功能代谢障碍。膜脂质微环境的稳定是保证膜结构完整和膜蛋白功能正常的基本条

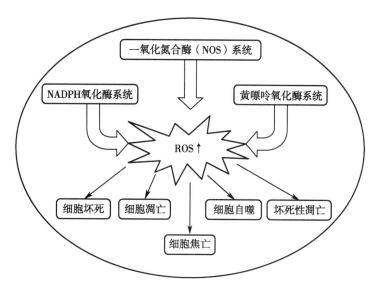

图 14-1 活性氧在缺血-再灌注损伤中的生成与作用

件。大量产生的活性氧可诱导膜脂质过氧化发生,膜脂质过氧化的直接后果是其不饱和性改变,继之出现膜流动性降低、脆性增加、膜受体和酶活性改变,从而引起细胞功能和结构变化,严重者可导致细胞结构破坏、细胞内容物外溢、细胞死亡。大量产生的活性氧还可损伤线粒体,抑制氧化磷酸化,使能量合成不足;还可诱导线粒体 PTP 开放、介导肌质网功能障碍并导致细胞内钙超载,通过脂质过氧化损伤细胞膜,诱导酶变性,引起 DNA 氧化损伤等。另外,活性氧还可刺激炎症细胞产生趋化因子,进而吸引更多的中性粒细胞,合成组织因子并附于内皮细胞,促使微血栓形成。中性粒细胞的聚集与微血栓形成导致心脏局部产生无复流现象,从而加重心肌再灌注损伤。在心肌再灌注的早期,活性氧的产生增加及抗氧化酶活性降低,可导致活性氧产生的速率大于清除的速率,造成细胞内活性氧的蓄积,进而导致心肌细胞严重受损。

2. 钙超载与心肌缺血-再灌注损伤　胞内钙稳态的破坏,在再灌注损伤的进展中发挥着重要作用,它在引起肌纤维膜损伤因素中位居第二。Shen and Jennings 首次报道犬短期缺血后再灌注,可加剧心肌组织内钙的积聚。细胞内钙超载的机制与 Na^+-Ca^{2+} 交换、Ca^{2+} 通过 L 型钙通道进入细胞内、细胞膜损伤、肌质网钙摄取障碍等有关。

心肌缺血后,心肌细胞无氧代谢增加导致 ATP 逐渐耗尽和细胞内 H^+ 逐渐蓄积。H^+ 浓度的增加激活细胞膜上的 Na^+-H^+ 交换体,将 H^+ 运出胞外的同时将 Na^+ 运入胞内。由于 ATP 相对不足因而无法提供足够的能量通过 Na^+/K^+-ATP 酶完成钠 K^+ 的交换,最终导致细胞内 Na^+ 的蓄积,称为钠超载。Na^+ 浓度的增加通过作用于细胞膜上的钠钙交换体,使 Ca^{2+} 内流而 Na^+ 外流,从而导致细胞内 Ca^{2+} 浓度的升高,称为钙超载。同时,心肌缺血-再灌注损伤时,由于 L 型钙通道活化、细胞膜损伤、肌质网摄取 Ca^{2+} 障碍等也会导致胞质中游离 Ca^{2+} 浓度升高。

钙超载会对心肌细胞产生一系列不利影响。首先,钙超载会引起心肌细胞的过度收缩,心肌细胞持续性的过度收缩出现在再灌注早期,与心肌细胞的坏死有关。其次,钙超载会抑制线粒体的代谢功能,并会引起线粒体通透性转换孔(MPTP)的开放。MPTP 位于线粒体内、外膜上,是由多种蛋白组成的非选择性、高导电性复合孔道,主要由外膜的电压依赖性阴离子通道、内膜的腺苷酸转移酶及基质的亲环蛋白 D（cyclophilin D）等组成，对于维持线粒体正常的通透性至关重要。MPTP 的开放改变了线粒体膜的通透性，引起线粒体结构和功能的一系列变化，包括原本无法通过的物质进入线粒体内、线粒体水肿、质子梯度破坏、氧化磷酸化解偶联及促凋亡物质如细胞色素 c、HtrA2 的释放等。上述过程都与线粒体代谢障碍、细胞坏死及凋亡有密切联系。有研究发现，应用药物拮抗肌纤维膜钙通道及 Na^+-H^+ 交换体的作用，降低细胞内钙超载，可缩小 50% 以上的心肌梗死面积。

3. 炎症反应与心肌缺血-再灌注损伤　心肌缺血-再灌注损伤与炎症反应密切相关。在心肌缺血-再灌注过程中，血管内皮细胞受损，许多炎症因子被释放，如 TNF-α、IL-6、IL-8 和补体等，它们在心肌缺血-再灌注损伤中扮演重要角色。研究发现炎症因子水平的高低直接关系到缺血后心脏功能的损害及心肌细胞凋亡、坏死的数量，说明炎症反应在心肌缺血-再灌注损伤中发挥着重要的作用。

某些炎症介质可直接导致细胞损伤，如补体片段 C5b 是形成细胞膜最终攻击复合物的重要成分，可以通过在细胞膜表面形成孔道而导致细胞死亡。除了直接作用外，炎症因子还可以激活中性粒细胞和血管内皮细胞并促进两者的相互作用，这一过程是介导心肌再灌注损伤后炎症反应的关键环节。中性粒细胞被募集至缺血-再灌注心肌组织后，首先在内皮细胞表面 P-选择素与中性粒细胞表面黏附分子的相互作用下沿内皮细胞表面滚动，继而在内皮细胞表面 ICAM-1 与中性粒细胞表面 CD11/CD18 复合物的相互作用下形成稳定黏附。

缺血-再灌注心肌组织中募集的中性粒细胞与再灌注损伤的进程具有密切关系。首先，中性粒细胞是氧自由基的重要来源，在再灌注初期即可通过呼吸爆发产生大量氧自由基从而加重心肌损伤。其次，中性粒细胞会释放超过 20 种蛋白水解酶，如酸性水解酶（acid hydrolases）、弹性蛋白酶（elastase）、胶原酶（collagenase）及明胶酶（gelatinase）等。这些蛋白水解酶可破坏心肌组织，降解细胞外基质及其弹性蛋白、胶原及糖蛋白。除此之外，中性粒细胞可与血管内皮细胞紧密黏附，导致微循环血栓形成和血管内皮细胞功能障碍，引起再灌注区域内的无复流现象，从而影响再灌注心肌组织的功能恢复。

4. 细胞死亡与心肌缺血-再灌注损伤　细胞死亡在多种疾病的发生、发展中起着重要作用。研究表明，在心肌缺血-再灌注损伤中，心肌细胞可出现坏死、凋亡、自噬、坏死性凋亡、焦亡等多种死亡形式（图 14-1）。

（1）细胞坏死：众所周知，临床上及时地再灌注能够挽救缺血中的心肌细胞，使之由不可逆损伤向可逆损伤转变，使这些细胞的离子平衡稳态得以恢复。但是也有一部分心肌细胞在再灌注后出现离子失衡状态进一步加重，最终导致细胞死亡。这种类型的心肌细胞死亡常发生在再灌注几分钟内，表现为心肌细胞膜破裂和细胞内容物释放，其组织学改变表现为具有特征性的收缩带坏死，镜下可见心肌细胞肌节结构紊乱、肌质网受损、线粒体水肿、Ca^{2+} 在线粒体基质沉积等多种表现，称为心肌细胞坏死。研究发现，在再灌注时进行合理干预能显著预防和减轻这一类型细胞死亡。此外，细胞内容物释放可诱发局部炎症反应，中性粒细胞聚集、激活及释放水解酶、氧自由基等物质，会导致其他心肌细胞坏死而进一步加重心肌损伤。

（2）细胞凋亡：是程序性细胞死亡。在心肌缺血-再灌注损伤过程中，活性氧增加和钙超载可诱导线粒体 mPTP 开放、细胞色素 c 释放入胞质，最终诱发心肌细胞凋亡。凋亡的发生机制有两种主要途径：外源性凋亡信号通路和内源性凋亡信号通路。外源性凋亡信号通路，又称为死亡受体信号通路，由胞外肿瘤坏死因子（TNF）超家族的死亡配体（包括 TNF-α、

TWEAK、Fas ligand、TRAIL 和 TL1A 等）与相关受体结合后诱发。在接头蛋白 FADD 的作用下,通过死亡结构域募集大量的凋亡蛋白酶 caspase-8 的前体,使局部凋亡蛋白酶 caspase-8 前体的浓度增大而出现自身活化,形成激活的凋亡蛋白酶 caspase-8,活化的 caspase-8 进一步激活凋亡蛋白酶 caspase-3,从而导致心肌细胞凋亡。内源性凋亡信号通路,又称为线粒体凋亡信号通路,提示线粒体在凋亡发生、发展中发挥重要作用。在缺血-再灌注损伤中,活性氧增加和/或钙超载刺激线粒体,通过改变线粒体膜的完整性,使线粒体跨膜电位下降,线粒体通透转换孔开放,线粒体内容物,如细胞色素 c、Smac/Diablo、HTRA2/Omi、凋亡诱导因子及内切酶 G(Endo G)释放进入细胞质。胞质中的细胞色素 c 可结合凋亡蛋白酶激活因子 1(Apaf-1)、凋亡蛋白酶 caspase-9 前体及 ATP,形成凋亡复合体,进而激活凋亡蛋白酶 caspase-9 前体,形成活化的凋亡蛋白酶 caspase-9。凋亡蛋白酶 caspase-9 为起始 caspase,他的激活可进一步使效应 caspase-3 活化,进而促凋亡发生。释放入胞质的 AIF 可直接激活核酸内切酶,导致 DNA 片段化,以非 caspase 依赖的方式促细胞凋亡。而 Endo G 可与 AIF 相互作用,促细胞凋亡发生。此外,在 ROS 诱导 DNA 损伤过程中,p53 可通过与 CRADD/RAIDD 和 pro-caspase-2 的相互作用诱导 PIDD (p53-induced protein with a death domain)复合物的形成,进而激活凋亡蛋白酶 caspase-2,促细胞凋亡发生。

（3）细胞自噬:是一个高度保守且密切调控内环境稳态的过程,通过形成自噬小体并与溶酶体的融合,降解和清除聚集在细胞内受损或衰老的细胞器和内容物,以实现细胞稳态和细胞器的更新。研究证实,过度的自噬能够诱导细胞程序性死亡,自噬的受损却能引起功能失调的线粒体在胞内蓄积,后者既可以触发应激反应通路,又可以通过激活细胞凋亡途径最终导致细胞死亡。在缺血性心脏病发病过程中,缺血和再灌注两个不同阶段均出现了心肌细胞的自噬,且自噬在心肌缺血-再灌注期间同时发挥了有益和有害的双重作用。

在心肌缺血-再灌注损伤过程中,缺血期由于心脏局部血液供应中断和 ATP 产生不足激活心肌细胞 AMPK 和抑制哺乳动物西罗莫司靶蛋白(mTORC1)信号通路触发自噬小体的形成,并与溶酶体融合对受损细胞器和胞质内容物进行降解,以保证代谢所需。在这种情况下,自噬被认为是具有心肌保护作用的适应性反应。抑制 AMPK 活性或采用其他药物进行干预,都会导致心肌细胞因自噬受到阻断而表现为死亡增加。而在再灌注期间,人们针对细胞自噬的作用有两种观点,一种认为在再灌注损伤期间诱导自噬的发生能够减少心肌细胞死亡和改善心功能;另一种则认为再灌注损伤过度诱导自噬可能导致自噬性心肌细胞死亡,通过应用 3-MA 或 Beclin 1 siRNA 抑制自噬后发现心肌细胞死亡减少和心功能明显改善。也有体外研究报道应用血管活性肽优洛可定(urocortin)通过降低心肌细胞 Beclin 1 的表达而减少自噬发生的同时也降低了细胞的死亡率。因此,学者推测,在缺血-再灌注损伤过程中,自噬所产生的效应归因于自噬性蛋白 Beclin 1 在缺血-再灌注损伤病理生理过程中的双重作用。激活 Beclin 1 是缺血阶段早期自噬起始所必需的;但其在再灌注过程中持续活化可能导致分解代谢过度活化和细胞死亡。

近来研究发现,在再灌注期间心肌细胞中自噬小体数目的增加是由于其清除受阻,即自噬流受损,而不是自噬过度激活。自噬流是一种动态的细胞生物学过程,包括自噬小体的形成、自噬小体与溶酶体融合,最终降解。众所周知,在心肌缺血-再灌注损伤发生后自噬小体的数目是增加的,并且随着心肌细胞活性氧的大量产生而进一步增加。体内外实验均证实,过量的活性氧阻断了自噬流,表现为 LC3Ⅱ、P62 和泛素化蛋白质在胞质内的聚集,从而导致细胞死亡。由此可见,心肌缺血-再灌注损伤或活性氧增加虽都可以诱导自噬小体形成,但对自噬流的影响却是抑制自噬流发生的。因此,为了寻找措施去干预心肌缺血-再灌注损伤过程中自噬的发生,弄清楚细胞自噬是介导细胞存活还是诱导死亡显得尤为重要。

(4)坏死性凋亡(necroptosis):是一种与细胞坏死具有相似形态学特征的细胞死亡方式,由死亡受体介导。坏死性凋亡的特点:可调控,程序性,并不依赖于凋亡蛋白酶。坏死性凋亡的形态学特征:①具有坏死样细胞死亡的形态学特点,如细胞质膜完整性破坏、线粒体跨膜电位丧失等;②常伴自噬小体形成,自噬是坏死性凋亡的普遍下游应答表现;③炎症细胞浸润较为常见;④可特异性地被小分子 Nec-1 抑制。

坏死性凋亡是一种新型细胞死亡方式,在心肌缺血-再灌注损伤中发挥重要作用。研究发现,Ca^{2+}/钙调蛋白依赖性蛋白激酶Ⅱ(CaMKⅡ)抑制剂可通过抑制坏死性凋亡,进而改善心脏收缩功能。此外,在豚鼠离体心脏缺血-再灌注模型(缺血 30h/再灌注 4h)中,预先给予坏死性凋亡特异性阻断剂 Nec-1 或凋亡阻断剂 z-VAD-fmk 均可减少心肌梗死面积,改善缺血-再灌注后豚鼠心脏功能,而且 Nec-1 与 z-VAD-fmk 联合应用时心脏保护效应更为显著。因此,进一步深入探讨坏死性凋亡的诱导、启动及调控机制,尤其是下游信号通路,深入阐明坏死性凋亡在心肌缺血-再灌注损伤中的作用,对探索心肌缺血-再灌注损伤的干预措施和治疗靶点具有重要意义。

(5)细胞焦亡:是一种依赖于 caspase-1 或 caspase-11 相关的炎症性程序性细胞死亡形式。与细胞凋亡相比,细胞焦亡发生速度更快,并且会伴有大量促炎因子的释放。细胞焦亡的发生主要是通过 NLRP3 炎症小体活化介导包含 caspase-1 在内的多种 caspase 的激活,造成包括 GSDMD 在内的多种 Gasdermin 家族成员发生剪切和多聚化,进而引起细胞死亡。其中,NLRP3 炎症小体的活化是细胞焦亡发生发展的关键环节。NLRP3 炎症小体由 NLRP3、接头蛋白 ASC(apoptosis-associated speck-like protein containing a caspase recruitment domain)及 pro-caspase-1 组成。NLRP3 炎症小体的形成可导致 pro-caspase-1 激活,形成活化 caspase-1,进而促使细胞焦亡发生。

NLRP3 炎症小体活化及心肌细胞焦亡在心肌缺血-再灌注损伤中均发挥重要作用。研究发现,心肌缺血-再灌注损伤的无菌性炎症亦是通过 NLRP3 炎症小体介导,ASC 或 caspase-1 基因敲除的小鼠炎症反应减弱,炎症细胞浸润、细胞因子/趋化因子表达减少,小鼠心肌梗死面积、心肌纤维化程度均显著减轻,左室功能明显增强。但细胞焦亡在心肌缺血-再灌注损伤中的作用以及细胞焦亡发生发展的机制,依然有待进一步的深入研究,其研究进展有望为临床心肌缺血-再灌注损伤的治疗提供新的方向和策略。

5. 血管内皮细胞功能障碍与心肌缺血-再灌注损伤　血管内皮细胞在维持血管正常功能、调节平滑肌细胞生长以及调控血小板和白细胞功能等方面发挥重要作用。血管内皮细胞功能障碍可出现扩血管物质释放减少、缩血管物质释放增加及氧自由基产生增加,因而在高血压、高脂血症、糖尿病等许多病理生理过程中发挥作用。在心肌缺血及再灌注过程中,研究发现冠状动脉循环中内皮细胞合成 NO 减少。NO 是一种血管舒张因子,NO 减少会使冠状动脉血管收缩增加并因此增加冠脉痉挛的风险。实验证实,心肌缺血-再灌注后冠状动脉对血管舒张因子(如凝血酶、乙酰胆碱等)的反应性下降,导致血管舒张功能障碍,并同时伴随内皮细胞的结构损伤。进一步研究发现,再灌注过程中氧的再供给是心肌缺血后血管内皮细胞功能障碍的必要条件,仅心肌缺血并不能引起血管内皮细胞功能障碍,这表明血管内皮细胞功能障碍是再灌注损伤的表现并且与氧自由基的产生有重要联系。氧自由基能直接灭活 NO,由于 NO 是血小板聚集和中性粒细胞激活的抑制剂,而氧自由基也可通过黏附分子的介导触发中性粒细胞与血管内皮细胞的黏附,因此 NO 生成减少连同氧自由基会进一步通过中性粒细胞的作用引起内皮细胞损伤,从而加重血管内皮细胞功能障碍。

6. 线粒体与心肌缺血-再灌注损伤　心肌细胞是最富含线粒体的细胞,心肌线粒体分为细胞膜下线粒体和肌原纤维间线粒体,后者占绝大多数,两类线粒体在生化特性、能量代谢方面有显著差异,但基本结构相同。在生理条件下,线粒体是产生 ATP 的主要细胞器,消耗大量的氧,产生能量,与此同时极少量的 O_2 会丢失电子变成 O_2^-。

缺血-再灌注损伤发生后,各种因素导致线粒体结构及功能破坏,引起心肌细胞发生不可逆性损伤。在缺血、缺氧的条件下,心肌细胞能量代谢以无氧糖酵解为主。大量的乳酸堆积,引起细胞内酸中毒,引发一系列细胞内外离子交换(主要包括 Na^+-H^+ 交换及 Na^+-Ca^{2+} 交换)的增加,使线粒体内的 Ca^{2+} 积聚。进入线粒体的 Ca^{2+},以磷酸盐的形式沉积,影响了线粒体的氧化磷酸化过程。当再灌注时,细胞重新摄取 O_2,产生大量的活性氧,损伤细胞膜,Ca^{2+} 顺浓度进入心肌细胞,进一步增加了线粒体内 Ca^{2+} 的浓度,介导了线粒体功能障碍的发生。

MPTP 是一个横跨在线粒体内外膜之间、具有高导电性的蛋白复合通道,其本质是一种跨膜多孔蛋白,通过空间构象的改变调控 MPTP 的开放和关闭,但其准确的成分和分子结构尚不完全清楚。目前认为参与构成 MPTP 的成分主要有腺苷酸转位蛋白(adenine nucleotide translocator,ANT)、电压依赖性阴离子通道(voltage dependent anion channel,VEDC)、亲环蛋白 D、线粒体磷酸盐载体(mitochondrial phosphate carrier,PiC)、线粒体 ATP 合酶(mitochondrial ATP synthase)等。MPTP 开放造成心肌不可逆损伤,是决定心肌再灌注损伤程度的重要因素。正常生理条件下,MPTP 处于关闭状态,然而在低氧、缺血、钙超载等应激条件刺激下,MPTP 开放,通透性增加,线粒体内膜外的小分子物质大量进入内膜,使线粒体基质内的渗透压增大,又进一步加重小分子物质不断进入线粒体内膜,形成恶性循环,导致线粒体肿胀及线粒体外膜破裂,从而使线粒体结构受损和功能紊乱。线粒体损伤后会释放存在于内外膜间的细胞色素 c 和细胞凋亡诱导因子,激活凋亡蛋白酶(caspase)级联反应,导致心肌细胞凋亡的发生。此外,再灌注过程中钙超载和氧自由基的生成,可诱发或加重 MPTP 的开放。MPTP 的过度开放可进一步加重缺血-再灌注损伤的程度或进展,因此 MPTP 在整个缺血-再灌注过程中起了至关重要的作用。

三、心肌缺血-再灌注损伤的表现

1. 心肌超微结构变化　心肌缺血-再灌注损伤可使心肌细胞的超微结构发生严重改变,基膜部分缺损,质膜破坏;肌原纤维出现严重收缩带,肌丝断裂、溶解;线粒体极度肿胀,嵴断裂、溶解,形成空泡,基质内致密物增多等,严重的结构损伤最终导致心肌细胞死亡。

2. 心肌顿抑　心肌顿抑(myocardial stunning)是指心肌短时间缺血并恢复灌注后在一段较长时间内处于"低功能状态",表现为可逆性收缩功能降低,常需数小时或数天才可恢复正常功能的现象。心肌顿抑持续时间与再灌注前心肌缺血的时间长短有关,心肌缺血时间愈长,心肌顿抑持续的时间愈久。心肌顿抑的产生与活性氧生成、钙超载、白细胞聚集以及补体级联反应等有关。心肌顿抑是缺血-再灌注损伤引起心脏功能障碍的主要表现,但也有人认为它是一种对心肌的保护机制,通过减少心肌耗氧量而限制心肌坏死的发生。

3. 再灌注性心律失常　心肌再灌注后出现的心律失常,称为再灌注性心律失常(reperfusion arrhythmia)。其发生率高,且以室性心律失常多见。再灌注心律失常发生的基本条件是再灌注区内存在可逆性功能损伤的心肌细胞,这种心肌细胞数量越多,心律失常发生率越高。另外,与缺血时间长短也有关,实验证明,犬心肌缺血 15~45min 后再灌注,易出现再灌注性心律失常。缺血时间过短,心肌损伤不明显;缺血时间过长,心肌电活动丧失。这两种情况一般都不易出现心律失常。当缺血时间界于两者之间时,心肌细胞会出现不同程度损伤,或损伤不均匀,因而易发生心律失常。

再灌注性心律失常的发生与下列因素有关:①缺血心肌和正常心肌电生理特性的差异导致心肌细胞传导性和不应期的暂时不均一,为折返激动提供了电生理基础;②再灌注时产生的儿茶酚胺作用于 α 肾上腺素受体,提高了心肌自律性;③再灌注后细胞内外离子分布紊乱,致使心肌细胞膜电位不稳定,易致心房颤动和心室纤颤。

四、心肌缺血-再灌注损伤治疗的研究进展

目前针对再灌注损伤治疗策略的研究大都处在临床前阶段,包括 NO、腺苷、抗炎因子、氧自由基抑制剂及清除剂、中性粒细胞及血小板抑制剂、Na^+-H^+ 交换抑制剂、MPTP 开放抑制剂、促红细胞生成素等药物均证实能够减轻再灌注损伤。上述药物必须在再灌注同时给药才能发挥其治疗作用,若错过再灌注初期这一关键时间点,治疗再灌注损伤的时间窗口就会消失。

(一) NO 和腺苷

NO 作为心血管系统生理和病理过程中的重要调节因子,不仅参与了冠状动脉舒缩的调控,而且还对缺血-再灌注心肌的转归及心脏功能的恢复具有重要影响。为了探讨 NO 在心肌缺血-再灌注损伤中的作用,采用 NO、NO 供体以及 NO 前体 L-精氨酸进行了大量研究,结果均显示提高心肌组织内含量可显著减轻心肌缺血-再灌注损伤。其作用机制包括抑制中性粒细胞激活及聚集、减少氧自由基产生、降低内皮细胞活性、抑制 Ca^{2+} 内流和开放 K_{ATP} 通道等多个方面。近年来研究发现,NO 可诱导环氧合酶-2(COX-2)活化,前列腺素和前列环素生成增加,从而发挥心肌保护作用。此外,还可能与 NO 扩张冠状动脉血管、减轻无复流现象等的作用有关。但是,目前也有研究显示,心肌缺血-再灌注损伤可诱导 iNOS 活化和 NO 大量合成,从而诱发心肌细胞死亡和加重心肌损伤。其损伤机制认为可能与 NO 过度增加后,导致其氧化反应产物过氧亚硝基阴离子(ONOO$^-$)增加。ONOO$^-$ 是一种氧化性极强、毒性很大的氧自由基,可导致细胞膜脂质过氧化、蛋白酶失活和 DNA 链断裂降解,从而使细胞发生严重的氧化损伤。

随着研究的不断深入,目前人们已经逐渐认识到 NO 是一把"双刃剑",同时具有心肌保护和心肌毒害的双重作用,但是如何更好地发挥其心肌保护作用,抑制其心肌毒害作用的发挥,尚需人们做进一步的研究。

腺苷是另外一种被证实能显著减轻再灌注损伤的物质。Mahaffey 等开展临床研究发现,236 例心肌梗死患者行溶栓治疗时静脉内连续输注腺苷能使前壁心肌梗死患者的心肌梗死面积减小 67%,但对其他心肌梗死无明显作用。随后,Ross 等将 2 118 例 ST 段升高的心肌梗死患者经溶栓或 PTCA 治疗时经静脉给予腺苷。结果显示:大剂量组[70mg/(kg·min)]可减小心肌梗死面积,但小剂量组[50mg/(kg·min)]无效,故建议采用 70mg 剂量再进行大规模临床试验。腺苷减轻心肌缺血-再灌注损伤的机制与其抑制中性粒细胞激活有关。此外,腺苷能够抑制血管内皮细胞的活化以及中性粒细胞和内皮细胞间的相互作用,从而减少氧自由基和炎症因子的释放。

(二) 抑制炎症反应

炎症反应是再灌注损伤的关键环节,其中中性粒细胞发挥了重要作用,而中性粒细胞的募集和激活需要众多炎症因子的参与。许多临床前实验证实通过抑制炎症反应能够有效减轻心肌缺血-再灌注损伤。

IL-1 是经典的细胞促炎因子。Cain 等的研究证实 IL-1β 可直接抑制离体心肌细胞收缩能力,而且其抑制作用与血清中 IL-1β 浓度明显相关。Ing 等体外研究发现 IL-1β 能诱导心肌细胞凋亡。Siwik 等研究发现 IL-1β 能够通过激活基质金属蛋白酶(MMP)减少心肌细胞外基质胶原沉积,抑制心肌纤维化过程,从而延缓心肌修复。

阻断 IL-1 信号通路主要是通过敲除 IL-1 受体 I(IL-1R I)基因和过表达 IL-1 受体拮抗剂(IL-1Ra)的方式来实现的。Bujak 等在 IL-1R I 基因敲除小鼠上建立心肌缺血-再灌注模型,结果发现,与野生型小鼠相比,IL-1R I 基因敲除小鼠炎症反应减轻,表现为心肌中中性粒细胞和巨噬细胞浸润减少以及炎症因子表达降低,以上结果均提示,IL-1R I 基因敲除起到了改善心肌缺血-再灌注损伤的作用。Suzuki 等以病毒为载体将人的 IL-1Ra 基因转染至大鼠心脏,人为造成 IL-1Ra 在大鼠心脏组织过表达,并在此基础上建立心肌缺血-再灌注模型,实验结果发现,与对照组比较,IL-1Ra 过表达组炎症反应减轻,心肌组织中中性粒细胞浸润减少和髓过氧化物酶活性减弱,且心肌细胞凋亡明显减轻。上述结果说明 IL-1Ra 过表达能改善心肌缺血-再灌注损伤。

(三) MPTP 的靶向治疗

研究发现,线粒体的功能障碍与 MPTP 密切相关。在生理状态下,Ca^{2+} 和活性氧是 MPTP 最重要的开放诱导剂。MPTP 在缺血期关闭而在再灌注期间开放。该通道开放会引起线粒体膜电位的衰减和去氧化磷酸化作用,导致 ATP 耗竭、细胞死亡。心肌缺血期线粒体 MPTP 通道保持关闭,该通道开放只是在线粒体钙超载、氧化作用、生理性 pH 恢复、ATP 消耗等心肌再灌注后的最初数分钟内发生。线粒体 MPTP 是决定再灌注损伤严重程度的关键因素,所以对它的研究成为心肌保护研究的一个重要的新领域。

目前认为,MPTP 开放导致的线粒体通透性改变是心肌再灌注损伤多种机制的汇聚点。线粒体膜通透性转换孔开放是缺血-再灌注心肌保护的重要作用靶点。线粒体膜通透性转换孔是线粒体内膜的非选择性通道,线粒体内膜打开会使线粒体膜去极化和氧化磷酸化,进一步导致 ATP 缺失和细胞死亡。动物实验显示,在心肌再灌注期使用环孢素、链霉菌等免疫抑制剂可有效抑制再灌注时 MPTP 开放,可以使心肌梗死面积减少 40%～50%。临床研究也取得了类似的效果。因此,线粒体膜通透性转换孔为减少致死性心肌再灌注损伤提供了重要的治疗靶点。

(四) 促红细胞生成素

人体促红细胞生成素(EPO)是由肝脏初步合成后,再通过血液循环到达肾脏,由肾皮质与髓质交界处的球旁细胞等再加工合成的一种唾液糖蛋白类激素,具有刺激骨髓造血的功能。最近研究发现,EPO 预处理可通过与 EPO 受体结合,活化 PI3K/Akt 信号通路,明显减少炎症因子的合成与释放,维护线粒体稳定、抑制氧自由基生成,减少心肌细胞凋亡,从而在心肌缺血-再灌注损伤中发挥抗损伤作用。此外,蔡智慧等研究发现,与心肌缺血-再灌注损伤组比较,EPO 预处理组的内皮型一氧化氮合酶(endothelial nitric oxide synthase,eNOS)活性明显增加,血清 NO 含量升高,血清 CK-MB 和心肌肌钙蛋白(cTnI)水平明显降低。上述结果提示 EPO 预处理可以增加 eNOS 活性,并提高血清 NO 水平,有效减轻心肌缺血-再灌注损伤,其机制可能与保护内皮细胞并减轻细胞内钙超载有关。Parvin 等研究发现 EPO 可以调节细胞内的 Ca^{2+} 稳态,防止钙超载的发生。

EPO 具有抗心肌缺血-再灌注损伤作用,但需要的剂量比治疗贫血时更高。由于临床上最初 EPO 是用于治疗各种类型贫血的药物,所以可能会造成血液中红细胞增多、血液黏滞度增加,因此有人担心在治疗心肌缺血-再灌注损伤的过程中,会出现心脑血管不良事件发生概率高的情况。但是 Demetz 等在临床实验研究中发现,与对照组相比,EPO治疗组的血小板聚集程度没有明显改变。但是,Ott 等在临床试验中观察到,使用 EPO治疗后,确实也会有心血管等不良结果的发生。目前已经有人开始用 EPO 类似物,如氨甲酰化促红细胞生成素(CEPO),研究发现 CEPO 不能促进红细胞生成,没有增加高血压及血栓形成的风险,同时具有与 EPO 相似的心肌保护作用。但其安全性和疗效还需继续深入研究,尽量开发出没有造血作用的 EPO 类似物,来服务于临床上心肌缺血性疾病的治疗。

(五) 再灌注损伤补救激酶途径的靶向治疗

再灌注损伤补救激酶(RISK)信号通路包含磷脂酰肌醇 3-激酶(PI3K)和细胞外信号调节蛋白激酶(ERK1/2)。在心肌再灌注期,RISK 信号通路的激活,从而发挥心肌保护作用。研究表明,缺血预处理或缺血后处理可通过激活 RISK 信号通路而使心肌梗死面积减少50%。RISK 信号通路在缺血-再灌注期间激活的可能机制:①Akt 和 ERK1/2 在细胞内易位,以便于再灌注期间 RISK 通路的活化;②缺血-再灌注期间活化氧适度增加可激活 RISK 信号通路;③再灌注时腺苷 A1/A2B 受体与配体结合可能调节 RISK 通路的活化;④线粒体 ATP敏感性钾通道和蛋白激酶 C(PKC)的活化可激活 RISK 通路。此外,最近有学者提出心肌再灌注即刻短暂的酸中毒可能与促进 RISK 信号通路的激活有关。

RISK 信号通路激活的心肌保护机制主要包括三方面:阻止 MPTP 通道开放、促进肌质网对 Ca^{2+} 的摄取、恢复抗细胞凋亡途径。激活 RISK 途径的药理学因素包括类胰高血糖素样肽 1、促红细胞生成素、阿托伐他汀和心房钠尿肽等,以上因素均能减少心肌梗死面积且正在进行临床药理研究。

近期研究表明,在对接受紧急 PCI 且无 ST 段抬高的急性心肌梗死患者,给予大剂量的阿托伐他汀可以减少 PCI 的心肌损害。蛋白激酶 C 是具有潜在心肌保护活性的蛋白激酶。在对动物心肌梗死模型的研究发现,心肌再灌注期使用保护心肌蛋白激酶 C 的 ε 型活化体或者抑制损害的心肌蛋白激酶 C 的 δ 型可有效降低心肌梗死面积。另一项初期临床试验报道,心肌再灌注期冠状动脉内给予 KAI-9803(一种蛋白激酶 δ 抑制剂),可以减少接受 PCI治疗患者的心肌损害。

五、心肌缺血-再灌注损伤的实验模型

心肌缺血-再灌注损伤模型主要有细胞模型和动物模型两类。建立心肌细胞缺血-再灌注损伤模型首先需要从新生动物(一般选用小鼠或大鼠)分离心肌细胞并进行原代培养,之后通过人为调节培养环境来模拟缺血及再灌注过程。采用以 N_2 替代 O_2 后饱和的低氧、低葡萄糖培养液培养心肌细胞来模拟心肌缺血状态,一定时间后将培养液更换为正常培养液、气体环境更换为正常含氧气体,从而模拟实现再灌注过程。心肌缺血-再灌注损伤的动物模型又分为离体和在体两种。离体的动物模型需要借助 Langendorff 灌流装置或工作心装置,将取出的动物心脏连接在 Langendorff 或工作心灌流装置并以预先配制好的溶液进行灌流,待装置稳定后,通过停止一定时间的灌流及恢复灌流来实现缺血及再灌注的过程。这一模型能够排除机体内环境对实验本身的影响,并且能够通过改变灌流液的成分观察不同物质对心肌缺血-再灌注损伤的影响,还能获得血流动力学的数据从而动态监测心脏功能的变化。体内的心肌缺血-再灌注损伤动物模型以手术方式结扎左冠状动脉左前降支并在一定时间后解除结扎,从而模拟心肌缺血及再灌注过程。这一模型仅造成局灶性的心肌缺血-再灌注损伤,更符合冠状动脉粥样硬化的病理生理过程。

第三节　心肌缺血预适应

一、概述

Murry CE 等在 1986 年在犬的心肌缺血-再灌注损伤模型研究中,通过 4 次短暂的缺血-再灌注预处理(5'-5'),原本设想会加重随后缺血 40min-再灌注所致心肌损伤,但意外发现,这种预处理明显减轻了缺血-再灌注损伤,心肌梗死面积明显减少。从而首次提出缺血"预适应"(ischemic preconditioning,IPC)这一概念。心肌缺血预适应是指反复短暂的心肌缺血和再灌注损伤对随后心肌缺血-再灌注损伤发挥保护作用的现象,属心肌内源性保护机制。心肌缺血预适应自 1986 年发现以来受到科学界的广泛关注。

心肌 IPC 对心脏的保护作用可分为早期相和延迟相,也就是保护作用第一窗与第二窗。第一窗,即保护作用从再灌注开始的几分钟至 3h,又称为经典缺血预适应,主要通过修饰心肌蛋白而发挥心肌保护作用;第二窗指的保护作用出现在预适应刺激后的第 48~72h,又称为延迟预适应,主要通过促进心肌保护蛋白质的合成而发挥心肌细胞保护作用。在开展动物实验研究的同时,研究者也积极探讨心肌 IPC 在临床上的有效性。一个典型的实例是心肌梗死前有心绞痛的患者与无心绞痛的患者相比,心肌梗死范围减小、心律失常减少、生存率提高。但不同于动物模型的是,在现实情况下很难预测患者心肌梗死发生的时间,因此,在临床上,无法人为实现心肌梗死的 IPC。

二、心肌预适应的保护机制

近年研究发现,在心脏缺血的早期,IPC 通过刺激腺苷、缓激肽、内皮素等内源性活性物质的释放,调节细胞内信号转导系统,延长和提升心肌对缺血的耐受性,从而达到心脏保护作用。IPC 发挥心脏保护作用主要通过 3 个环节:①触发因子,是指心肌在短暂缺血的初期阶段,致使大量的内源性活性物质释放;②中介物质,即活性物质与受体结合后所活化的蛋白激酶,如蛋白激酶 C、抑制性 G 蛋白、一氧化氮合酶、环氧化酶 2 等;③效应物质,主要包括产生终末效应的离子通道和细胞保护蛋白,ATP 敏感型钾通道(K_{ATP})、热休克蛋白(HSP)等。

(一) 触发因子

触发因子是在 IPC 时释放的内源性物质,包括腺苷和腺苷受体、缓激肽、阿片肽和阿片受体、一氧化氮、降钙素基因相关肽、一氧化碳与血红素氧合酶等。

1. 腺苷和腺苷受体　腺苷(adenosine,AD),即腺嘌呤核苷,既是腺嘌呤核苷酸的前体又是其代谢产物。腺苷可产生于全身各处组织,其中以血管内皮最多。腺苷是一种独特的细胞调节物质,通过作用于广泛分布于体内各种组织的不同类型的腺苷受体,在机体的生理和病理条件下发挥重要作用。这些作用包括调节免疫反应、炎症反应、伤口愈合、血管形成和心脏重塑等。腺苷的半衰期极短,为1至数秒,因此在生理情况时,体内保持极低浓度的腺苷($1\sim2\mu mol/L$)。但在病理情况时,如缺血、缺氧、炎症反应等应激条件下,腺苷的浓度可极速升高1 000倍。心脏细胞中分布着四种亚型的腺苷受体(包括A1、A2A、A2B和A3四种亚型),其中,A1、A3与IPC的关系密切。A1受体对腺苷的敏感性最高。心脏缺血时,由于氧的供求失衡,细胞内多余的三磷酸腺苷(ATP)被分解释放出腺苷,再灌注时腺苷激活内脏传入神经,通过反射调节,激活靶器官上腺苷受体而发挥作用。目前在许多缺血及药物预适应实验中证实,腺苷受体的激活可以在不同路径上发挥保护心肌细胞的作用。激活A1受体的保护机制主要有:①产生负性肌力作用,减慢心率,减少心肌耗氧量;②促进葡萄糖吸收和转运,改善心肌缺血;③抑制中性粒细胞趋化、黏附血管内皮细胞及分泌炎症细胞因子、氧自由基,进而抑制血小板及内皮细胞的活化;④减轻细胞内钙超载;⑤减少脂解效应,降低氧自由基水平;⑥下调诱导型一氧化氮合成酶(inducible nitric oxide synthase,iNOS)的转录水平,减少NO的生成,减轻扩血管作用。研究报道,腺苷受体的拮抗剂能消除远隔缺血后适应对心脏的保护作用,提示远隔缺血后适应的保护机制与内源性腺苷的释放增加及腺苷受体的激活密切相关。临床研究也证实,于再灌注开始前持续静脉给予腺苷对于降低充血性心力衰竭和死亡的发生率以及减少心肌梗死面积有一定的疗效。

2. 缓激肽　缓激肽在IPC的心肌保护中也具有重要作用。缓激肽受体有β_1、β_2两种,β_2受体与IPC心肌保护作用相关。研究显示:将事先经过缓激肽预处理的实验大白兔与未经处理的兔相比较,其冠状动脉血流量及左室舒张末压均得到显著的改善,而对试验组大白兔经选择性β_2受体阻滞剂处理后,这一心肌保护效果消失。同时,另一报道显示,将缓激肽输入犬的冠脉后,犬缺血后心律失常的严重程度较未输入缓激肽组明显减轻,然而在给予一氧化氮合酶抑制剂后,犬的心律失常加重,表明其心肌保护作用被抑制。从以上分析结果得出,缓激肽具有保护心肌作用,这一作用的发挥可能是通过NO释放而导致的。

3. 阿片肽和阿片受体　在IPC的心肌保护中,阿片肽和阿片受体发挥了重要作用。心肌细胞膜及血管壁等存在大量的δ型、κ型和μ型阿片肽受体。多数基础研究结果发现,心肌细胞和血管壁的κ型和δ型受体参与了IPC的心肌保护作用,且研究显示,κ受体激动剂能明显减少缺血-再灌注损伤后的心肌梗死面积。

4. 一氧化氮(NO)　NO由一氧化氮合酶(NOS)催化而成,是IPC心肌保护作用过程中巨噬细胞炎性蛋白信号传递中的有效信使因子,对心脏的ATP敏感性钾通道发挥直接的激活作用,使用NOS抑制剂后能够阻断或延迟NO的心肌保护作用。而报道显示,给予试验大鼠NO促成剂或NO后,也可以诱导心肌保护作用。

5. 降钙素基因相关肽　降钙素基因相关肽(CGRP)也是IPC中发挥早期和延迟心肌保护作用的又一重要物质。报道发现,应用辣椒素使大鼠体内CGRP释放,根据CGRP剂量的不同可对大鼠发挥延迟24h及48h后的心肌保护效果;而通过高温去消耗大鼠体内内源性的CGRP后,全部的心肌细胞保护作用均消失。Zhang等使用急性心肌梗死(AMI)的实验兔作为研究对象,将其分为两组,第一组采用吗啡预处理(预处理组),第二组采用吗啡联合纳洛酮处理(联合处理组),通过比较,结果发现预处理组的 AMI 兔血浆 CGRP 水平明显上升,ET-1 水平明显下降,心肌梗死的面积明显缩小。YH 等用雄性紫藤鼠为试验对象,采用 CGRP 处理大鼠,发现大鼠的心肌保护作用被激活,而且 CGRP 的心肌保护作用是经由 iNOS/NO 所激活。

6. 一氧化碳与血红素氧合酶　一氧化碳(CO)在 IPC 过程中所发挥的作用与 NO 相似,也是 IPC 心肌保护作用的重要分子。其作用机制是通过激活可溶性鸟苷酸环化酶(sGC),诱导 cGMP 的生成,从而发挥心肌保护作用。人类内源性 CO 主要来源为有机分子氧化和 NADPH 的血红素氧合酶催化血红素氧化分解产生。研究显示,离体大鼠再灌注损伤后,CO 水平升高,促心肌收缩功能恢复。

(二) 中介物质

1. 蛋白激酶 C　在 IPC 生成的细胞内信号转导中,PKC 发挥了关键性的作用。PKC 能够激活线粒体 K_{ATP} 通道,减轻钙超载,促进线粒体呼吸,加快 ATP 的合成。研究发现,线粒体 K_{ATP} 通过 ATP 依赖的 26S 蛋白酶体,来发挥心肌保护作用。

2. 抑制性 G 蛋白　抑制性 G 蛋白(Gi 蛋白)是衔接细胞外与细胞内信息传递的关键,是重要的第二信使因子。有学者以离体大鼠为研究对象,应用百日咳毒素灌流心脏,导致 Gi 蛋白功能丧失,结果发现,离体大鼠心肌保护作用消失;但通过其他措施将 Gi 蛋白激活后,心肌功能逐渐恢复。

3. 一氧化氮合酶　NOS 在 NO 的心肌保护中发挥重要作用,其主要分为三种类型:神经型(nNOS)、内皮型(eNOS)、诱生型(iNOS)。其中在心肌 IPC 过程中,内皮型和诱生型发挥更加重要的作用。IPC 的早期,主要是钙依赖型的 eNOS 活性增强,合成 NO 驱动 IPC 的早期保护作用;IPC 的晚期,非钙依赖型的 iNOS 活性增强,生成的 NO 驱动 IPC 的晚期保护作用。

4. 环氧化酶 2　环氧化酶(COX)在 IPC 过程中发挥不可替代的作用,COX 主要分为 COX-1 和 COX-2 两种异构体。其中 COX-2 是 IPC 发挥作用的主要因素。研究显示,清醒兔心脏经 IPC 后 24h 内,COX-2 蛋白的表达水平显著上调,心肌组织中的 PGE_2、6-keto-PGF1α 和 6-keto-PGF_2α 含量也显著上升,而应用 NS-398 和 celecoxib (为 COX-2 选择性抑制剂)后 IPC 延迟相的心肌保护作用被阻断,说明活性增强的 COX-2 是 IPC 延迟相保护作用的又一重要的因子。

(三) 效应物质

1. ATP 敏感型钾通道　ATP 敏感型钾通道(K_{ATP})在临床中又被称为 IPC 反应过程中的末端效应器。K_{ATP} 通道的开放与 IPC 心肌保护效果具有相关性。研究发现,利用 K_{ATP} 阻滞剂将 K_{ATP} 通道阻断后,IPC 的心肌保护作用消失。而采用 A1 受体激动剂、腺苷及 PKC 激动剂将 K_{ATP} 激活后,IPC 则能发挥心肌保护作用,表明 K_{ATP} 在 IPC 反应过程中发挥着不可替代的作用。同时有报道指出,NO、单磷脂 A 诱导的 IPC 心肌保护效果也可被 K_{ATP} 通道阻滞药取消。

2. 热休克蛋白　热休克蛋白(heat shock protein,HSP)是机体内的一类应激蛋白,通常在应激状态下生成,对机体发挥保护作用,其中 HSP-70 是热休克蛋白家庭中的主要成员。在心肌 IPC 的延迟相,HSP-70 大量生成,从而发挥心肌保护作用。其主要机制是作为分子伴侣,协助新生蛋白质转位,保护重要的结构蛋白质,维持正常蛋白质的构象,确保线粒体正常运行,防止缺血心肌细胞的凋亡。

三、预适应的临床应用

近30年来,缺血预适应研究不断深化和拓展,从早期相缺血预适应(即经典缺血预适应)拓展到延迟相缺血预适应、远程缺血预适应、药物预适应、缺血后适应以及临床应用研究等(图14-2)。

(一) 经典缺血预适应和延迟相缺血预适应

经典缺血预适应的研究起步最早,目前对它的作用机制了解得比较清楚,即短暂的缺血-再灌注导致组织中某些触发因子的释放,如腺苷、缓激肽、阿片肽、NO等;这些触发因子导致了某些蛋白激酶的活化,如PKC、MAPK、蛋白酪氨酸激酶(PTK)、PI3K/Akt等;然后这些激酶引起了某些效应物质的变化,如K_{ATP}通道的开放,然后抑制mPTP的开放,从而发挥保护作用。这种经典缺血预适应的临床应用是必须在心肌缺血事件发作前3h内进行一次或多次短暂发生缺血-再灌注,以起到保护作用。

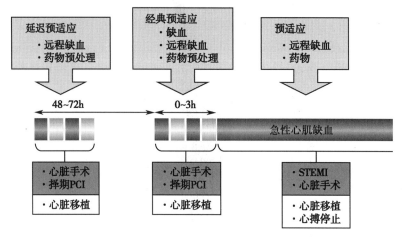

图14-2　不同形式的预适应

图中下半部分是已经做过的临床测试(暗阴影)或有潜在应用前景的临床测试(浅阴影)。
PCI,经皮冠状动脉介入治疗;STEMI,ST段抬高心肌梗死

延迟相缺血预适应的临床应用是可以在心肌缺血事件发生前48~72h进行一次或多次短暂发生缺血-再灌注,可出现抗随后的心肌缺血损伤作用。延迟相缺血预适应的保护作用机制目前认为是:中介物质(即蛋白激酶)激活后,可引起某些转录因子的活化,导致热休克蛋白(HSP)、Bcl-2、iNOS等保护性蛋白表达增多,从而发挥保护作用。

当前还有一种预适应是在发生急性心肌缺血的同时,进行预适应处理,可采用远程缺血及药物进行。在临床上适用于ST段升高型心肌梗死(STEMI)及心脏手术过程中。

(二) 远程缺血预适应

1993年,有研究发现,在心肌梗死发生前,多次短暂结扎目标冠状动脉血管以外的其他冠状动脉分支,或者其他器官的多次短暂缺血可以减少闭塞后的心肌梗死面积,这种现象称为远程缺血预适应(remote ischemic preconditioning,RIPC)。此后的研究在多种动物模型以及多种器官中(肢体、肾脏、肠等)都验证了RIPC的有效性。远程缺血预适应对于器官的保护作用可分为两个阶段。第一个阶段是发生在缺血预适应后的3h以内,这个阶段的保护作用持续时间一般为3~4h。而第二个阶段于缺血预适应后的12~24h开始发挥作用,可以持

续 48~96h,甚至更长(可以达到几周)的时间。

从远程预适应的器官或组织传递保护信号到达心脏的机制通路是非常复杂的,需要体液、神经元和全身机制的结合。现有研究表明,远程缺血适应主要通过体液因素与神经系统作用。RIPC 时有大量具有心肌保护作用的体液因子释放,体液因子具体有哪些?哪一种起有关键作用?目前还不清楚。一些学者认为:有腺苷、间质细胞来源因子-1a(stromal cell-derived factor-1a,SDF-1a)、外泌体、亚硝酸盐、miR-144、缺氧诱导因子 1a(hypoxia-inducible factor 1a,HIF-1a)及载脂蛋白 A-I 等,但这些因子在 RIPC 具有多大作用还需要进一步研究。RIPC 时体液因子的释放依赖于预处理肢体的感觉神经支配。但感觉神经激活后如何导致心肌保护体液因子的释放?目前还不清楚。有研究发现肠神经支配是必需的。此外,RIPC 中保护信号从肢体到达心脏过程中,迷走神经运动背核(DVMN)被认为是必需的,当 DVMN 功能障碍后,RIPC 的心肌保护效应消失。远端肢体短暂缺血-再灌注诱导局部组织释放体液因子,激活局部感觉传入神经元,激活迷走神经运动背核的节前副交感神经,一方面脑干释放体液因子,一方面通过激活心脏右侧迷走神经释放乙酰胆碱(图 14-3),激活位于心肌细胞质膜中的毒蕈碱受体,诱导 Akt 和 eNOS 酶的磷酸化,NO 产生增加。随之,可溶性鸟苷酸环化酶(sGC)和蛋白激酶 G(PKG)的激活,导致线粒体 K_{ATP} 通道的开放及 H_2O_2 的产生,H_2O_2 作为 RIPC 保护信号的第二信使,发挥心脏保护作用(图 14-4)。

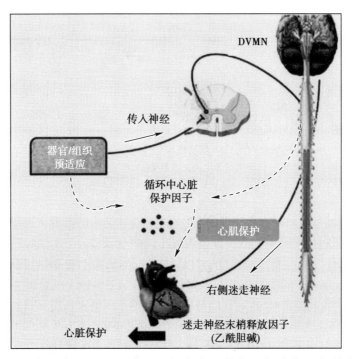

图 14-3　远程缺血预适应中神经通路(实线)和体液通路(虚线)之间的联系
DVMN,迷走神经运动背核

大量的动物和临床研究肯定了 RIPC 对心脏的保护作用,认为 RIPC 可以减轻心肌梗死、心脏手术等患者的心肌缺血-再灌注损伤,减少术后并发症发生。RIPC 已成功用于室间隔缺损修补术、经皮冠状动脉介入手术、法洛四联症根治手术、冠状动脉旁路移植术、心脏瓣膜手术及心脏移植术中的心脏保护。但有部分学者认为 RIPC 对心肌损伤并无保护作用。

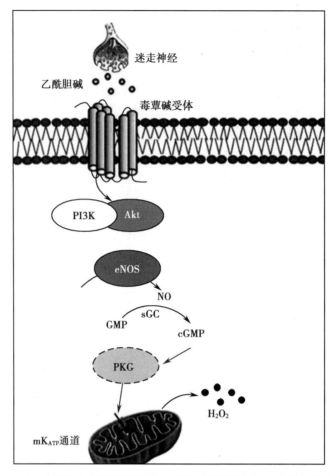

图 14-4　心肌缺血前通过远端缺血预处理激活的细胞内途径的示意图

eNOS，内皮型一氧化氮合酶；mK_{ATP}，线粒体 K_{ATP} 通道；NO，一氧化氮；

PKG，蛋白激酶 G；sGC，可溶性鸟苷酸环化酶

如 Pinaud 等的一项随机对照研究表明 RIPC 对主动脉瓣置换术的患者无心脏或肾脏保护作用。Meybohm 等的一项多中心随机对照双盲试验共纳入 1 385 例接受心脏手术的患者，RIPC 组与对照组患者在术后死亡率、心肌梗死面积等指标上无明显差异，认为上肢 RIPC 对心脏手术患者并无心肌保护作用。Hausenloy 等的一项多中心随机对照双盲试验共纳入 1 612 例接受冠状动脉旁路移植手术的患者，也发现上肢 RIPC 对冠状动脉旁路移植手术的临床预后并没有明显的改善作用。有专家评论认为这些患者手术过程中均使用了丙泊酚进行麻醉，认为丙泊酚可能解除了远程缺血预适应对随后心脏手术的保护作用。尽管如此，远程缺血预适应的临床应用效果还有待于进一步研究。

（三）无创性肢体 IPC

无创性肢体缺血预适应（noninvasive delayed limb ischemic preconditioning，NDIPC）通过对放置在上臂或大腿上的血压袖带充气和放气，向上肢或下肢施加一次或多次短暂局部缺血和再灌注周期来进行远端缺血预处理，从而对远隔器官发生的缺血损伤或缺血-再灌注损伤发挥保护效果。Hoole 等进行了一项前瞻性、随机对照临床研究，242 例拟择期行 PCI 的患者被招募入组进行研究，受试者在行 PCI 前上臂捆绑血压计袖带，加压充气至 200mmHg

维持 5min，然后放气 5min，进行了 4 个循环，构建 NDIPC 模型。该研究发现，与对照组相比，NLIPC 组受试者 PCI 术后 24h 肌钙蛋白 T 释放量、胸部不适发生频率及严重程度、心电图 ST 段偏移程度及术后半年的不良心血管事件发生率均有明显下降。该研究首次在临床上证实了 NLIPC 可以降低心血管疾病患者远期不良心脑血管事件的发生率，可发挥与 IPC 同样的心肌保护效果。

NDIPC 的心脏保护作用机制目前认为是肢体短暂缺血-再灌注会产生血液传播因子和刺激神经通路，再将心脏保护信号传递到心脏，再通过心肌细胞内的促存活信号通路介导心脏保护作用。这些信号转导途径类似于经典的 IPC、缺血后适应以及药物预处理心脏保护所靶向的途径。各种神经-体液因子和细胞因子作用于心肌细胞质膜，通过激活 G 蛋白偶联或细胞因子受体，导致信号通路如再灌注损伤挽救激酶（RISK）途径（PI3K/Akt 和 Mek 1/2-Erk 1/2）、存活激活因子增强（SAFE）途径（TNF 和 JAK/STAT）和 cGMP-蛋白激酶 G（PKG）途径的激活。这些补救途径激活影响下游介质如内皮型一氧化氮合酶（eNOS）、糖原合成酶激酶（GSK）-3β、己糖激酶 Ⅱ（HK Ⅱ）、蛋白激酶 Cε（PKCε）和线粒体 ATP 依赖性钾通道，然后介导对线粒体通透性转换孔开放的抑制作用，从而发挥心肌保护作用。

远端缺血预适应可有效避免对器官的直接损伤，而无创性肢体缺血预适应的应用拉近了理论与临床应用的距离，它不涉及重复的冠状动脉的结扎，避免了对有动脉疾病患者冠状动脉的损伤，并有效地降低了心肌梗死面积，改善心功能与血管内皮细胞功能，降低钙超载，降低心律失常发生率和心肌细胞凋亡率。目前，一些医疗器械公司已开发出远程预适应训练仪，可用于心脑血管疾病的防治。

（四）药物预适应

药物预适应是指预先用具有刺激作用或轻微损伤作用的药物处理，以调动机体对后续长期有害刺激（如缺血、缺氧等）的抵抗力。药物预处理具有良好的临床应用前景。目前研究较多的药物有腺苷、去甲肾上腺素、血管紧张素及钾通道激活剂等。研究发现，药物预适应能增强细胞抗氧化酶的活性，减轻心肌细胞损伤，明显改善缺血-再灌注心肌的舒缩功能。腺苷预处理对缺血-再灌注心肌的保护作用可能涉及以下几个方面：①激活 A1 型腺苷酸受体（A1-AdoRs），减慢房室频率，抑制去甲肾上腺素释放，降低心脏负荷，减少 ATP 消耗，减轻细胞内钙超载；②激活 A2 型腺苷酸受体（A2-AdoRs），减少中性粒细胞激活，减少超氧阴离子产生；③可间接影响 cAMP 系统，抑制钙超载。去甲肾上腺素预适应介导心肌保护作用的机制也是多方面的，可能涉及以下几点：①激动 α_1 肾上腺素受体，产生第二信使物质 DAG 和 IP3；激活 PKC，调控细胞内的信号转导，使效应靶蛋白磷酸化，从而减轻钙超载，抗氧自由基，保护缺血-再灌注心肌；②去甲肾上腺素预处理可增加心率，导致需氧量增加，产生心肌缺血，模拟了缺血预适应的作用。

（五）电针预适应

电针刺内关穴预处理对缺血-再灌注损伤大鼠心肌具有良好的保护效果，其主要作用机制是刺激迷走神经，调节心肌肥大细胞脱颗粒，从而发挥保护效果。研究显示，电针刺内关穴预处理可减轻心肌缺血-再灌注损伤模型兔心肌组织形态学的病变，促进兔心肌缺血-再灌注损伤血清中内源性保护物质腺苷的释放，诱导腺苷 A1 受体表达。同时，电针刺内关穴预处理对心肌缺血-再灌注损伤的保护作用可能与其促进 PKC 的活化有关，PKC 的活化可能是腺苷 A1 受体起到心脏保护作用的中介通路之一。

第四节　心肌缺血后适应

一、概述

心肌缺血后适应(ischemic post-conditioning,IPostC)是指心肌缺血后给予相应病变冠状动脉短暂、多次的开通及闭塞,最后恢复血流灌注,以减轻心肌缺血-再灌注损伤的过程,是迄今应用最有前景的心脏保护措施。2003年赵志清等首次在犬的心肌缺血-再灌注模型中,开通犬的闭塞冠状动脉血管后30s,立即给予30s的缺血,再灌注30s,重复3个循环,之后持续开放,发现这种处理显著减少了心肌梗死面积,这种现象被称为心肌缺血后适应。随后众多动物研究及临床研究均证实心肌缺血后适应的心肌保护作用,能显著减轻心肌缺血-再灌注损伤,改善心肌灌注及提高心脏功能。

二、心肌缺血后适应的心肌保护作用

(一) 抑制炎症反应

炎症反应被认为是心肌缺血-再灌注损伤的重要机制,而抑制炎症反应可能是心肌缺血后适应发挥心脏保护作用的机制之一。研究证实,心肌缺血后适应可减少血浆炎症因子(如高敏C反应蛋白(high sensitivity C-reactive protein,hs-CRP)、肿瘤坏死因子α(TNF-α)、白细胞介素6(IL-6)等)的水平,这些炎症因子(TNF-α、IL-6)可促进炎症细胞聚集在梗死区心肌,在心肌缺血-再灌注损伤中起重要作用。有学者在新生大鼠心肌细胞的缺氧后适应研究中发现,后适应能够减少活性氧的产生、抑制脂质过氧化等。

(二) 减少心肌细胞凋亡

心肌缺血-再灌注损伤发生后,心肌细胞不仅发生坏死还可发生细胞凋亡。研究证实,心肌缺血后适应可通过抑制氧化应激/核因子-κB(NF-κB)/肿瘤坏死因子(TNF-α)信号转导通路、c-Jun氨基端激酶(JNKs)/P38信号转导通路,使血浆TNF-α的释放及半胱氨酸天冬氨酸蛋白酶-3(caspase-3)的表达降低,进而抑制心肌细胞凋亡。caspase-3是细胞凋亡过程中最主要的终末剪切酶,在细胞凋亡中起着不可替代的作用。除此之外,心肌缺血后适应还可通过激活Janus激酶2与转录激活因子3(JAK2-STAT3)和增加Bcl-2的表达,减少心肌细胞凋亡。

(三) 减少心肌梗死面积、改善心脏功能

众多学者通过猪、兔、大鼠、小鼠等动物的心肌缺血-再灌注模型证实了心肌缺血后适应能有效改善心脏收缩功能,减少心肌梗死面积。多项临床冠状动脉介入治疗研究也得到一致结论。例如,Wang等报道了一项433例ST段升高的心肌梗死患者冠状动脉介入治疗的回顾性研究,结果发现,经3次以上低压重复球囊充气/回抽的患者CK峰值明显减少、ST段回落更为迅速,左室射血分数明显改善。Staat等研究也显示,与对照组相比,心肌缺血后适应组(再灌注60s/再缺血60s)术后72h CK峰值明显降低,72h CK曲线下面积减少36%,术后48h升高的ST段明显回落。此外,心肌缺血后适应能明显改善急性心肌梗死患者的心脏功能,这在多项Meta分析中得到了进一步验证。

(四) 降低再灌注心律失常的发生率

再灌注心律失常是心肌缺血-再灌注损伤的重要表现形式,也是危及急性心肌梗死患者

生命的重要原因。研究发现,心肌缺血后适应可显著减少再灌注室性心律失常的发生率,可提前终止再灌注室性心律失常的发生。Kloner 等通过大鼠缺血-再灌注损伤模型证实心肌缺血后适应能够显著降低室性心律失常的诱发率及减少室性心动过速发作的平均持续时间。心肌缺血后适应可使心律在再灌注期间维持稳定。Kaoru 等对 61 例急性心肌梗死患者进行研究,发现随着心肌缺血后适应的进行,QT 离散度不断减低,已发作的再灌注心律失常会相应提前终止发作。

(五) 加快 ST 段回落

单导联 ST 段回落程度是评价急性心肌梗死患者预后的一个重要指标。Wei Y 等在一项来自 673 例行急诊 PCI 的急性心肌梗死患者的 Meta 分析中指出,心肌缺血后适应可增加 ST 段回落程度。ST 段回落程度与心肌梗死面积及预后具有正相关关系,即 ST 段回落程度越大其心肌梗死面积越小、预后越佳。Lonborg 等对 118 例行急诊 PCI 的急性 ST 段升高型心肌梗死患者研究发现,心肌缺血后适应可增加 ST 段回落程度及改善心脏功能。

(六) 改善心肌灌注,减少慢血流/无复流发生

慢血流/无复流是急诊 PCI 术中常见的现象,即虽然解除了梗死相关动脉的机械性梗阻,但梗死相关动脉的血流仍然较慢或病变远端无血流,表现为造影剂排空延缓或病变远端无造影剂通过。心肌缺血后适应可改善缺血区血管内皮细胞功能,减轻再灌注早期组织水肿和血管内皮损伤。研究证实心肌缺血后适应可加快心肌血流速度、改善局部心肌灌注、加快反映微血管灌注的 Blush 分级。Dong 等评价了心肌缺血后适应对急性心肌梗死患者冠脉再通后血流的影响,也发现心肌缺血后适应显著改善心肌的血流灌注情况。

三、心肌缺血后适应的心肌保护机制

关于心肌缺血后适应的心肌保护机制,一些研究表明其作用的分子通路与缺血预适应有类似之处:腺苷、缓激肽、阿片样物质、前列腺素、白细胞介素 6 等细胞外信号分子通过激活相应的胞膜受体启动心肌缺血后适应的心脏保护信号转导通路,然后经过一系列信号通路抑制炎症反应、减少细胞凋亡、稳定线粒体膜功能完整性,最终起到心脏保护作用。还有一些研究认为,缺血后适应可以使缺血组织非常低的 pH 逐渐而不是突然恢复到正常水平,可使氧自由基产生减少,有效预防钙超载。

(一) 细胞外信号物质

1. 化学物质 内源性化学物质如活性氧(ROS)、活性氮、硫化氢等小分子物质可发挥心脏保护作用。小剂量的 ROS 可通过激活线粒体 K_{ATP} 通道及开放线粒体通道转换孔(MPTP)起到保护心脏的作用。大量的 ROS 反而会导致心肌损伤。NO 和 ROS 类似,同样具有剂量效应,少量的 NO 会提高心脏功能。除此之外,像硫化氢或 CO 这样的气体分子,均可作用于细胞内与心肌保护有关的信号蛋白,最终减轻心肌再灌注损伤,减少心肌梗死面积,在心肌缺血后适应的心肌保护作用机制中起到重要作用。

2. 自体分泌物质 自体分泌物质(如腺苷、缓激肽等)可由心肌细胞、血管内皮细胞、间质细胞等合成并分泌。腺苷来源于体内 ATP 的降解产物。在小鼠缺血-再灌注模型中,Kin 等证实了腺苷在心肌缺血后适应心肌保护作用中的重要地位。缓激肽是激肽原前体经血管紧张素转换酶、中性内肽酶等裂解而来,心肌缺血后适应可促使缓激肽释放,后者激活心肌细胞的缓激肽受体 B1,进而激活下游的 NOS/PKG 及再灌注损伤补救激酶途径(RISK),缓激肽受体 B2 拮抗剂能阻止上述信号转导途径及抵消其保护作用。

3. 脂质分子　一些脂质分子,如前列腺素、磷酸神经鞘氨醇等可激活 G 蛋白偶联受体,在心肌保护方面起重要作用。前列腺素可激活与心肌缺血后适应相关的心肌保护的信号转导途径,而 COX 抑制剂会阻断前列腺素介导的这种保护作用。1-磷酸神经鞘氨醇(S1P)是一种具有生物活性的脂质代谢产物,具有调节细胞再生、细胞内外 Ca^{2+} 流动等生物活性,在降低心肌再灌注损伤方面具有重要作用。心肌缺血后适应可通过活化鞘氨醇激酶 1 催化 S1P 生成,进而激活 S1P1、S1P3 受体及后续的再灌注损伤补救激酶途径信号途径,减少心肌梗死面积。

4. 细胞因子/趋化因子　细胞因子/趋化因子在心肌缺血后适应的心肌保护作用机制中同样占有重要地位。如 TNF-α 在心肌缺血后适应中会激活 TNF 受体 2、信号转导子及转录激活子 3(STAT3)、线粒体 K_{ATP} 通道,减轻再灌注心肌损伤。

(二) 细胞内主要信号通路

1. 再灌注损伤补救激酶途径(RISK)　RISK 包括很多信号传递系统:磷酸肌醇 3 激酶/Akt(PI3K/Akt)、糖原合酶激酶-3β (GSK-3β)、丝裂原蛋白激酶-细胞外调节蛋白激酶(MEK1/2-ERK1/2)等均可在缺血-再灌注早期被激活,从而减少心肌再灌注损伤。研究发现,心肌缺血后适应可激活 PI3K-NOS-Akt 途径,增加内源性活性物质的释放,抑制心肌细胞凋亡。还有研究发现,MEK1/2 拮抗剂可消除心肌缺血后适应的心肌保护作用,提示心肌缺血后适应可通过激活 MEK1/2-ERK1/2 信号转导通路发挥其心肌保护作用。但是心肌缺血后适应是如何调控这些信号,以及这些信号间是如何相互作用的,仍需要进一步探讨。

2. 生存活化因子增强途径(SAFE)　TNF-α、TNF 受体 2 和 STAT3 共同称为 SAFE 系统。TNF-α 是生存活化因子增强途径(SAFE)的主要启动因子,TNF-α 与细胞膜相应受体结合后激活 JAK 和 STAT3,进而参与调控靶基因转录。动物研究证实心肌缺血后适应发挥心肌保护作用依赖于 STAT3 的激活,STAT3 的活化不仅可长时间促进心肌保护蛋白的转录调控,还可改善线粒体功能,减少细胞凋亡的发生。

3. GC-cGMP-PKG 信号通路　细胞膜 G 蛋白偶联受体被激活后,NOS 活化,NO 生成增加,NO 可激活可溶性鸟苷酸环化酶(guanylate cyclase,GC),催化鸟苷三磷酸(GTP)转变为环鸟苷酸(cGMP),cGMP 作为第二信使结合并激活依赖 cGMP 的蛋白激酶 G(PKG),导致靶蛋白的丝氨酸/苏氨酸残基磷酸化而活化。PKG 参与心肌缺血后适应的心肌保护作用,PKG 的靶目标是线粒体 K_{ATP} 通道和 Na^+-H^+ 交换体,延迟乳酸酸中毒的发生。

4. PLC-IP3/Ca^{2+}/DAG-PKC　胞外信号分子(如乙酰胆碱、儿茶酚胺、神经递质等)可通过结合细胞膜 G 蛋白偶联受体使胞质膜上的磷脂酶 C(PLC)活化,促使质膜上的 PIP2 分解生成 1,4,5-三磷酸肌醇(IP3)和二酰基甘油(DAG)。DAG 在磷脂酰丝氨酸和 Ca^{2+} 的协同下激活 PKC。PKC 的激活,尤其是 PKCε 亚型的激活,可与线粒体 K_{ATP} 通道蛋白相互作用,促使细胞膜结构稳定,参与心肌缺血后适应的心肌保护作用。除此之外,PKCε 的易位还可抑制 MPTP 的开放,促进线粒体稳态及电化学平衡,对启动缺血-再灌注心肌保护有十分重要的作用。

(三) 效应器

1. 线粒体 ATP 敏感型钾通道(mitochondrial ATP-sensitive potassium channel,mK_{ATP})　mK_{ATP} 是一种结构复合体,由内向整流钾通道和 ATP 结合蛋白超家族成员——磺酰脲受体组成,其主要作用是保持 K^+ 进出线粒体平衡,维持线粒体跨膜电位和 pH 梯度。心肌缺血-再灌注损伤导致线粒体氧化呼吸链的结构与功能变化,抑制细胞氧化磷酸化的发生进而使

ATP 生成明显减少,使活性氧增加及线粒体钙超载,这些均会触发 MPTP 的开放,进一步加剧线粒体结构及功能破坏,细胞色素 c 的释放、最终可导致心肌细胞死亡。然而,近年来许多研究提示,心肌缺血后适应能够激活 mK$_{ATP}$ 通道蛋白,维持线粒体内外电化学平衡,增加心肌细胞电稳定性;心肌缺血后适应可抑制 MPTP 的开放,减少再灌注损伤导致的线粒体跨膜电位的下降、钙超载、细胞色素 c 的释放及细胞死亡等。这些研究结果提示 mK$_{ATP}$ 通道蛋白的开放可能在缺血后适应中起关键作用。

2. 线粒体通透性转换孔(MPTP)　MPTP 是位于线粒体膜上的由多种蛋白质组成的结构复合体,作为一种非特异性通道,对维持线粒体稳态及电化学平衡起着重要作用,在细胞的生存、凋亡中扮演着重要角色。心肌缺血-再灌注损伤导致的 MPTP 开放是引起细胞凋亡的关键因素之一。研究发现,心肌缺血后适应可通过激活 RISK 途径使糖原合酶激酶-3β(GSK-3β)磷酸化,从而抑制 MPTP 的开放,最终使线粒体内膜的结构及功能得到稳定。

3. 肌质网　在再灌注早期,钙超载可引起心肌收缩功能不协调,最终可引起心肌细胞坏死,导致心肌缺血-再灌注损伤。在这个过程中,肌质网的保护作用至关重要。Ca^{2+} 与 MPTP 紧密相连,胞质 Ca^{2+} 震荡能促进 MPTP 开放,反之亦然。研究发现,心肌缺血后适应可激活 PKCε,抑制肌质网 ATP 酶活性,减轻胞内钙负荷等,从而减少心肌梗死面积。

四、心肌缺血后适应的临床应用

显而易见,心肌缺血后适应与预适应相比更具有临床可行性。心肌缺血后适应的临床应用包括缺血期适应、缺血后适应和延迟后适应。缺血期适应是在缺血发生后再灌注开始前进行的多次短暂缺血,而缺血后适应是需在再灌注开始后 1min 内启动才能有效。延迟后处理可在再灌注开始后 15～30min 内进行多次短暂缺血,尚未在临床上进行相关研究,仍处于临床前观察。一项临床研究探索了在急性心肌梗死病变血管开通的同时给予 4 轮短暂的球囊阻断血流操作,球囊扩张时间及回缩时间均为 60s,结果发现心肌损伤标志物的释放减少了 36%。还有临床研究发现,与对照组相比,心肌缺血后适应组心肌梗死面积减少了 21%,这种保护效应在女性、无糖尿病/高脂血症、发病至 PCI 时间在 3～6h、首次缺血后适应发生在阻塞血管开通后 1min 进行的患者中更为显著。此后一系列临床研究也发现了心肌缺血后适应的保护作用,包括心肌梗死面积、左室功能、左室重构、医院内及远期预后终点指标都得到一定程度的改善。然而,目前尚未证实有一个最佳的心肌缺血后适应方案,尚需要开展大规模、多中心、长期随访的随机对照试验以进一步探讨心肌缺血后适应的临床应用。

五、远程缺血期适应/后适应

有研究将远程缺血处理放在冠状动脉闭塞缺血过程中,即"缺血期适应",或在缺血过程中和开通后联合应用。远程缺血期适应现象在临床应用方面可行性更好,在急性心肌梗死发生时,可以通过肢体等远隔器官进行短暂反复缺血来达到使心肌梗死面积缩小的目的。研究报道,在急性前壁心肌梗死患者急救车转运途中给予上肢反复缺血-再灌注训练可以显著减少急性前壁心肌梗死患者的心肌坏死。

远程缺血后适应是在冠脉缺血后适应的基础上发展出来的新方法,目前也是研究热点。远程缺血后适应是指各种原因导致心肌缺血发生后,并且在心肌恢复长时间的再灌注之前,进行短暂重复的远程器官或组织的缺血-再灌注处理,从而提高心肌对缺血-再灌注损伤的抵抗和耐受。Gritsopoulos 等采用新西兰大白兔缺血-再灌注模型,发现远程缺血后适应能减轻心肌缺血-再灌注损伤,且较冠脉缺血后适应处理有更强的保护作用。Gabriele Crimi 等发现远程缺血后适应能够减轻急性 ST 段抬高型心肌梗死患者的心肌梗死面积及心肌水肿程度,认为远程缺血后适应能够有效减轻缺血-再灌注损伤。但是也有研究者发现远程缺血后适应并未减轻行择期 PCI 手术的稳定型心绞痛或急性冠脉综合征患者缺血-再灌注损伤。因此,远程缺血后适应在临床上到底能在多大程度上保护心肌尚有争议,需要我们进行更多的临床研究去证实。

与远程缺血预适应相似,神经-体液机制是远程缺血期适应/后适应保护作用的核心,远程缺血期适应/后适应发挥心脏保护作用需要短暂缺血-再灌注远端器官将缺血处理产生的物质或体液因子转运至心脏而发挥保护作用。研究发现,使用六甲双胍阻滞神经节,切除脑干节前迷走神经元的肢体神经支配和支配心脏的迷走神经,都可以消除肢体远程缺血期适应/后适应的保护作用。此外,Jensen 等在将肢体远程缺血期适应/后适应应用于患有肢体感觉神经病的糖尿病患者时,未产生血源性可转移的心脏保护因子,证实该保护作用需要完整的神经通路至肢体。这些研究发现提示,远程缺血期适应/后适应的心脏保护作用需要有完整的神经通路的传递作用。目前对于神经-体液通路的确切细节尚未完全阐明。需要进一步的研究来梳理远程缺血期适应/后适应背后的神经元和体液途径之间的确切相互作用,并确定介导远程缺血处理心脏保护的血液携带的心脏保护因子。

六、展望

心肌缺血后适应是一个可在急性心肌梗死进行急诊 PCI 的患者中应用的相对简单的处理方式,为保护急诊 PCI 患者的心肌开辟了新的途径,临床上有着良好的应用前景。众多动物实验与临床数据均证实了心肌缺血后适应的应用可减少心肌梗死面积、减轻梗死后炎症反应、改善心肌微循环灌注、改善心脏功能,但是心肌缺血后适应的临床应用目前仍处于摸索阶段,对其作用机制及信号通路尚不十分清楚,对缺血时间、年龄、性别、体温等对心肌缺血后适应的可能影响也不完全了解,因此有关缺血后适应在临床中应用的最佳方案、远期预后及安全性等仍有待更深入、更大规模的临床研究。

(蒋碧梅 肖献忠)

参 考 文 献

[1] WALTERS A M, PORTER G A, BROOKES P S. Mitochondria as a drug target in ischemic heart disease and cardiomyopathy. Circ Res, 2012, 111(9):1222-1236.

[2] van ROOIJ E, OLSON E N. MicroRNA therapeutics for cardiovascular disease:opportunities and obstacles. Nat Rev Drug Discov, 2012, 11(11):860-8720.

[3] ELTZSCHIG H K, ECKLE T. Ischemia and reperfusion——from mechanism to translation. Nat Med, 2011, 17(11):1391-1401.

[4] YELLON D M, HAUSENLOY D J. Myocardial reperfusion injury. N Engl J Med, 2007, 357(11):1121-1135.

[5] ONG S B, SAMANGOUEI P, KALKHORAn S B, et al. The mitochondrial permeability transition pore and its role in myocardial ischemia reperfusion injury. J Mol Cell Cardiol, 2015, 78:23-34.

[6] HAUSENLOY D J, YELLON D M. Ischaemic conditioning and reperfusion injury. Nat Rev Cardiol, 2016, 13

（4）:193-209.

［7］DONATO M,EVELSON P,GELPI R J.Protecting the heart from ischemia/reperfusion injury:an update on remote ischemic preconditioning and postconditioning.Curr Opin Cardiol,2017,32(6):784-790.

［8］HAUSENLOY D J,DM YELLON.Remote ischaemic preconditioning:underlying mechanisms and clinical application.Cardiovasc Res,2008,79(3):377-386.

［9］HEUSCH G.Treatment of Myocardial Ischemia/Reperfusion Injury by Ischemic and Pharmacological Postconditioning.Compr Physiol,2015,5(3):1123-1145.

第十五章

心 肌 肥 厚

　　心力衰竭(heart failure)是多种心血管疾病导致心脏收缩和/或舒张功能发生障碍,即心脏泵血功能发生障碍,是严重威胁人类生命的重大病症之一。心力衰竭往往由心肌肥厚演变而来,心肌肥厚是心肌病、高血压、心肌梗死、瓣膜病等许多心血管疾病共有的病理过程,是心脏对各种心血管刺激因素如血流动力学负荷及神经-体液因子等发生的适应性代偿反应,可降低室壁张力,维持甚至增加心排血量。但长期应激导致的持续心肌肥厚是慢性心力衰竭、心律失常和心源性猝死等发生的重要危险因素和不良预后信号。因此,阐明心肌肥厚的发生机制对心力衰竭的防治具有重要意义。

第一节　心肌肥厚的特征

一、心肌肥厚的定义

　　成年哺乳动物心肌组织由心肌细胞、非心肌细胞(包括成纤维细胞、内皮细胞、血管平滑肌细胞和周细胞等)及细胞外基质(extracellular matrix,ECM)组成。其中,心肌细胞数量占心脏细胞总量的30%,体积则占心脏总体积的70%;非心肌细胞体积仅占心脏总体积的25%,数量则占心脏细胞总数的70%。在多种生理和病理因素的刺激作用下,心脏不仅发生功能与代谢的快速代偿,还出现慢性综合性适应性反应,即心肌重塑(cardiac remodeling)。在心肌重塑过程中,心肌细胞、非心肌细胞及细胞外基质在结构、功能、数量及表型方面发生变化,导致心脏重量、体积、形状及功能的改变。心肌肥大是心肌重塑的重要组成部分,是心肌细胞在外界刺激因素作用下出现细胞蛋白质合成增加、体积增大、肌节数量增多、细胞排列形式改变及相关基因表达变化,其功能与代谢均有别于正常心肌细胞。心肌肥厚(cardiac hypertrophy)是心脏在多种损伤因素作用下,为了适应做功增加而出现的心脏重量和体积增加,不仅包括心肌肥大,还伴有心肌间质的改变,是一个广义的概念。

二、心肌肥厚的分类

(一) 根据造成心肌肥厚的原因分类

　　心肌肥厚根据造成心肌肥厚的原因是生理性还是病理性因素可分为生理性心肌肥厚和病理性心肌肥厚。前者主要是指心脏在生理条件下如长期的运动、妊娠等引起的心肌适应性生长;而后者主要是指各种病理因素诱导的心肌肥厚,最终可发展成心力衰竭。生理性心肌肥厚与病理性心肌肥厚在心肌细胞形态学上无明显的差别,但两者在关键性基因及蛋白表达、发生机制及转归上都存在明显差异。如高血压所致的心肌肥厚除某些胚胎基因的表达增加外，尚有氧化应激、炎症及凋亡相关基因的表达上调，而生理性心肌肥厚只有与细胞生长及葡萄糖代谢相关的基因表达发生变化。

（二）根据心肌肥厚时心室壁及心腔形态学特征分类

根据心室壁及心腔形态学特征变化可将心肌肥厚分为向心性肥厚和离心性肥厚。向心性肥厚的特征是室壁及室间隔厚度增加，心室腔内径变小，室壁厚度与心腔半径之比增大。心肌细胞表现为向心性肥大（concentric hypertrophy），其形成原因是长期过度的压力负荷使心脏收缩期室壁张力持续增加，心肌肌节呈并联性增生，心肌细胞增粗，其横切面积相对于长度而言增加更明显，常见于高血压性心脏病及主动脉瓣狭窄。离心性肥厚时室壁及室间隔的厚度与心腔的内径及容积等比例增加，心肌细胞表现为离心性肥大（eccentric hypertrophy），其形成原因是长期过度的容量负荷使心脏舒张期室壁张力持续增加，心肌肌节呈串联性增生，心肌细胞增长，心腔容积增大；而心腔增大又使收缩期室壁应力增大，进而刺激肌节并联性增生，使室壁有所增厚，常见于二尖瓣或主动脉瓣关闭不全。

心肌细胞对压力和容量负荷过度产生不同反应的可能原因是心肌肌节感受不同的机械力刺激进而激活不同的信号转导通路所致。无论是向心性肥大还是离心性肥大都是对室壁应力增加产生的适应性变化，是慢性心功能不全时极为重要的代偿方式，其意义在于：①加强心脏泵血功能。心肌肥大时单位重量心肌的舒缩性降低，但整个心脏的重量增加使心脏总收缩力增强，有助于维持心排血量。②降低心肌耗氧量。心肌肥大时室壁厚度增加使室壁张力降低而减少心肌的耗氧量。但是，心肌肥大的代偿作用也是有一定限度的。过度肥大的心肌不仅丧失其代偿功效，且成为促进心力衰竭发生发展的重要因素。导致这种转化的主要机制：①肥大心肌缺血缺氧加剧。心肌肥大过程中微血管数目不能成比例地增加和延伸，氧的弥散距离加大；同时肥大心肌射血阻抗过大，压迫微血管，影响心肌供血。②肥大心肌细胞产能和用能障碍。线粒体数目不能随心肌细胞体积增大而成比例地增加，以致 ATP 生成相对或绝对不足；同时肌球蛋白 ATP 酶活性降低，导致 ATP 分解利用障碍。③心肌细胞肌质网 Ca^{2+} 转运障碍。④心肌间质胶原增生，心肌僵硬度增加，顺应性降低。

三、心肌肥厚时的心肌细胞表型改变及分子标志物

在机械信号和化学信号刺激下，心肌细胞合成蛋白质的种类发生变化可引起心肌细胞表型改变。心肌细胞在遭受致肥厚因素刺激的早期即可出现 *c-jun*、*c-fos*、*c-myc*、早期生长反应基因 1（early growth response gene-1，Egr-1）、热休克蛋白 70（heat shock protein 70，Hsp70）和 *Ha-ras* 等早期反应基因的表达。对于终末分化的心肌细胞而言，这些瞬时基因的表达反映了心肌细胞的生长反应。但这些瞬时基因的表达上调也可出现在其他类型细胞受到生长刺激因素作用后的细胞周期及增殖反应调节过程中，因此不宜作为心肌肥厚的特异性分子标志物。在较长时间的致肥厚因素刺激如压力或容量超负荷作用下，成年心肌细胞中处于静止状态的胎儿期基因被激活，如心房钠尿肽（atrial natriuretic peptide，ANP）、脑钠肽（brain natriuretic peptide，BNP）、β-肌球蛋白重链（β-myosin heavy chain，β-MHC）和骨骼肌 α-肌动蛋白等。这些伴随心肌肥厚表型发生过程中的基因表达变化模式往往被用来作为心肌肥厚的标志物，其中临床上广泛应用的是 ANP 和 BNP。心房肌主要合成和分泌 ANP，心室肌主要合成和分泌 BNP，它们均是钠尿肽家族的成员。ANP 是由 28 个氨基酸组成的具有环状结构的肽类激素，以前体形式储存于心房肌分泌颗粒中，当心房肌细胞受到机械牵拉时释放入

血,其他一些激素如血管升压素、儿茶酚胺等也可直接刺激 ANP 分泌。因此,心肌肥厚及心力衰竭患者血浆中 ANP 水平升高。*BNP* 基因转录生成的 B 型钠尿肽原由 134 个氨基酸残基组成,被蛋白酶切掉 N 端 26 个氨基酸残基后分泌入血,在血液循环中被蛋白水解酶裂解成由 32 个氨基酸残基组成的具有生物学活性的 BNP 和由 76 个氨基酸残基组成无生物学活性的 N 端 B 型钠尿肽(N-terminal pro B-type natriuretic peptide,NT-proBNP)。生理状态下,循环血液中可检测到少量 BNP/NT-proBNP。心功能不全时,心肌细胞因负荷增加合成并释放 BNP/NT-proBNP 入血增多,血浆 BNP/NT-proBNP 含量升高,并与心功能分级呈显著正相关。目前,动态监测血中 BNP/NT-proBNP 浓度已成为心力衰竭诊断和鉴别诊断、风险分层以及评估预后的重要生化指标。

此外,肥厚性刺激可使与收缩功能相关的基因如肌质网 Ca^{2+} ATP 酶(sarco/endoplasmic reticulum Ca^{2+}-ATPase,SERCA2a)和 α-MHC 等表达受到抑制,发生同工型蛋白之间的转换,其中最典型的是肌球蛋白 ATP 酶活性的转变。肌球蛋白是参与心脏收缩的主要蛋白之一,包括 2 条 MHC 和 2 条肌球蛋白轻链(myosin light chain,MLC)。心脏 MHC 包括 α-MHC 和 β-MHC,可形成 α-α、β-β 同二聚体和 α-β 异二聚体,分别构成同工酶 V1 型(α-α 同二聚体,活性最高)、V2 型(α-β 异二聚体,活性次之)及 V3 型(β-β 同二聚体,活性最低),其中 V3 型的 ATP 酶活性仅为 V1 型的 1/3;MHC 胎儿表型的特征表现为 β-MHC 取代 α-MHC。临床研究结果显示,超负荷所致肥厚心肌中 V1 型肌球蛋白减少,胚胎表型 V3 型肌球蛋白增多,ATP 酶活性降低,心肌 ATP 利用减弱,促使心力衰竭的发生。除 MHC 外,心力衰竭患者肥厚心肌的 MLC 也发生改变。MLC 由 2 条碱性轻链 MLC-1 和 2 条调节轻链 MLC-2 组成,其主要功能是调节 MHC 的活性。风湿性心脏病心力衰竭患者左室心肌中 MLC 相对含量较正常对照组显著下降,尤以 MLC-2 含量下降更为显著,MLC-1 与 MLC-2 的组成比例发生明显的改变,并且 MLC-1 和 MLC-2 相对含量的变化与心排血量、心脏指数、左心做功指数、每搏输出量、每搏输出量指数等心功能指标密切相关,提示 MLC 两种亚型含量的下降和比值的改变参与心力衰竭的发生发展过程。因表型转变的心肌细胞在细胞膜、线粒体、肌质网、肌原纤维及细胞骨架等方面均与正常心肌有差异,从而导致其代谢与功能发生变化。转型的心肌细胞分泌活动增强,通过分泌多种细胞因子和激素,进一步促进细胞生长、增殖及凋亡,从而改变心肌的舒缩能力。

第二节 促心肌肥厚的细胞外信号

临床上多种心血管疾病可导致心肌肥厚的发生,如原发性或继发性高血压、冠心病、瓣膜病及心肌病等。这些疾病往往通过多种刺激因素的共同作用启动并维持心肌肥厚的发生发展;一旦这些刺激因素被及时去除或者其作用被减弱,心肌肥厚的进展将得以延缓甚至出现可逆性改变。引起心肌肥厚的刺激因素主要可分为两大类,即机械刺激和神经-体液因素,前者指各种压力负荷和容积负荷的直接刺激,后者则包括多种激素、生长因子及细胞因子等。

一、机械刺激

机械刺激是诱发心肌肥大的直接刺激因素,也是最重要的始动因素。体外研究显示,在无神经-体液因素存在的条件下,直接对新生或成熟心肌细胞进行机械牵张刺激即可诱导出典型的细胞肥大表型变化。机械刺激作用于心肌细胞可通过激活细胞表面的机械感受器如整合素,引起细胞骨架系统的改变,并将胞外机械刺激转化为胞内生物化学信号,从而诱发多种心肌肥厚反应;机械刺激也可直接引起牵张敏感性离子通道的开放,通过引起胞内离子浓度的变化激活下游信号转导通路,进而刺激心肌的肥大性生长。机械刺激还可引起多种神经-体液因子的产生,这些神经-体液因素继而激活一系列胞内信号通路,调节肥大相关基因的表达。

二、神经-体液因素

(一) 肾素-血管紧张素-醛固酮系统

在多种心血管疾病发生发展的过程中,循环及心脏局部肾素-血管紧张素-醛固酮系统(RAAS)被激活。血管紧张素 II(angiotensin II,Ang II)是 RAAS 的主要效应物质,也是促进心肌肥大的强效因素。有研究表明,压力超负荷所致心肌肥大小鼠的心肌组织中 Ang II 表达增多;外源性 Ang II 灌注使小鼠发生明显的心肌肥厚和心肌纤维化;给予血管紧张素转换酶抑制剂(angiotensin-converting enzyme inhibitor,ACEI)则能预防和逆转小鼠主动脉缩窄后的心肌肥大。Ang II 可通过自分泌和/或旁分泌机制作用于心肌细胞,诱导即刻早期反应基因和胎儿程序基因的表达及蛋白质的合成增加,触发心肌肥大。大鼠皮下埋植醛固酮微渗透泵或以醛固酮孵育成年大鼠心室肌细胞均可引起心肌肥大。醛固酮可经醛固酮受体介导激活胞内蛋白激酶,直接发挥促心肌肥大作用;又可通过上调心肌细胞血管紧张素转换酶(angiotensin converting enzyme,ACE)和 Ang II 1 型受体(Ang II type 1 receptor,AT1R)的表达,增加心脏局部 Ang II 的含量以及心肌细胞对 Ang II 的结合能力,间接促进心肌肥大的发生。RAAS 的其他组分如前肾素(prorenin)和肾素(renin)可通过作用于(前)肾素受体,直接发挥促进心肌肥大的作用;还可引起转化生长因子 β_1(transforming growth factor-β_1,TGF-β_1)、纤溶酶原激活物抑制剂(plasminogen activator inhibitor-1,PAI-1)、纤连蛋白及 I 型胶原生成增加,促进心肌纤维化的发生发展。RAAS 在病理性心肌肥厚中的作用已得到了临床及基础研究证实,以此为靶点的临床治疗药物包括 ACEI、AT1R 拮抗剂及醛固酮受体抑制剂均已成为防治慢性心功能不全的主要治疗药物。

(二) 交感神经-肾上腺髓质系统

心脏负荷过度及缺血缺氧性损伤等可使交感神经兴奋性增高,从而促进肾上腺髓质分泌儿茶酚胺。过量的儿茶酚胺可使心肌细胞蛋白质合成增加及心肌间质胶原沉积,导致心肌肥厚的发生发展。去甲肾上腺素(norepinephrine,NE)在多种心肌肥厚动物模型及高血压患者心肌组织中浓度明显升高,且与心肌肥厚程度呈显著正相关;NE 灌注啮齿类动物可诱发明显的心肌肥大,可使培养的人心肌细胞原癌基因 c-myc 转录增加并出现心肌肥大,这一作用能被 α 受体阻滞剂所阻断。啮齿类动物埋植异丙肾上腺素(isopreterenol,ISO)微渗泵可诱发心肌肥大,且在培养的心肌细胞中加入 ISO 可使心肌细胞蛋白合成显著增加。临床上及时阻断儿茶酚胺的损害效应可有效改善心肌梗死、高血压等诱发的心肌肥厚及患者的预后。

(三) 内皮素 1

内皮素 1(endothelin-1,ET-1)是目前已知的最强烈的血管收缩肽,是调控心血管功能的重要因子。ET 既可经由其受体激活胞内的促肥大信号,也可激活其他激素和细胞因子,在诱发和加重心肌肥厚进程中起重要作用。迄今为止,ET 被发现有 ET-1、ET-2 和 ET-3 三种异构体,其中 ET-1 对血流动力学以及心血管的结构和功能具有重要的调节作用。ET-1 可增加血管通透性、促进细胞因子释放、刺激脂肪加氧酶活化及上调多种黏附分子的表达。临床研究表明,高血压及心肌肥厚患者血浆中 ET-1 浓度明显增高,且增高程度与心力衰竭严重程度呈正相关。ET-1 可增加心肌细胞中 α-肌动蛋白、肌钙蛋白及 β-MHC 的表达,进而引起心肌肥大,并可促进心脏成纤维细胞增殖和合成细胞外基质成分。

(四) 促炎症细胞因子

促炎症细胞因子包括肿瘤坏死因子 α(TNF-α)、单核细胞趋化蛋白 1(MCP-1)及白细胞介素 6(IL-6)家族成员如 IL-6、白血病抑制因子(leukaemia inhibitory factor,LIF)及心肌营养素 1(cardiotrophin 1,CT-1)等在心肌肥厚的发生发展中具有重要作用。临床研究结果表明,心肌肥厚和心力衰竭患者血清 TNF-α、IL-1、IL-6、CRP 及 MCP-1 等炎性标志物增高,且增高的水平与心力衰竭的严重程度呈正相关。多种炎症介质的产生不仅是炎症反应激活的标志,还可通过相应的信号转导机制引起心肌细胞的肥大与凋亡、心肌舒缩功能障碍及心脏间质重构等。

1. TNF-α TNF-α 主要由激活的单核巨噬细胞合成和分泌,心肌肥厚时心肌细胞和冠状动脉血管壁细胞也可产生大量 TNF-α,心肌细胞表面 TNF-α 受体表达也显著增多,提示心脏是 TNF-α 合成的场所,同时也是其作用的靶器官。TNF-α 通过上调诱导型一氧化氮合酶(iNOS)的表达促进血管内皮细胞产生和释放 NO,已有资料证实心力衰竭患者心脏组织中 NO 的生成和释放增加。NO 合成增加可调节外周血管舒张及心脏舒缩功能,但随着心力衰竭的发展,NO 释放增加可通过降低心肌细胞内 Ca^{2+} 浓度及 β 肾上腺素受体敏感性引起负性肌力作用;通过抑制三羧酸循环和竞争氧而抑制细胞色素氧化酶的活性,减少 ATP 生成;NO 还可诱导心肌细胞凋亡。TNF-α 与 TNF 受体 1 结合后,通过死亡受体通路、神经酰胺代谢通路及 caspase-8 介导的线粒体凋亡通路引起细胞凋亡,在心力衰竭心肌重塑中发挥重要作用。

2. IL-6 多中心大规模临床试验表明,慢性心力衰竭患者血液循环中 IL-6 水平和心肌组织中 IL-6 的表达均增加,且血液循环中 IL-6 水平与心功能分级呈正相关。CT-1 也是 IL-6 家族的成员,慢性心力衰竭患者血清 CT-1 浓度增高,且与左室功能不全的严重程度相关。IL-6 可激活胞内多种增殖、肥大相关的蛋白激酶,促进心肌肥大和成纤维细胞增殖。IL-6 还可增强 TNF-α 的作用,两者协同促进心肌重塑进程。

3. MCP-1 MCP-1 是趋化和激活单核巨噬细胞最重要的因子,在慢性心力衰竭患者的心肌组织中表达增加。心肌特异性高表达 MCP-1 的转基因小鼠出现心肌组织大量单核细胞浸润,6 月龄即可出现心室肥厚、扩张和心脏间质纤维化,并进展为心力衰竭。MCP-1 可促进单核巨噬细胞表达其他炎症因子如 TNF-α、IL-1 和 IL-6 等,也可直接作用于心肌细胞,使心肌细胞 IL-1 和 IL-6 表达增加。MCP-1 通过与趋化因子受体 2 结合能够上调 MCP 诱导蛋白的表达,后者可导致一系列凋亡相关基因的表达,引起心肌细胞凋亡。

(五) 生长因子

多种生长因子如 TGF-β、胰岛素样生长因子 1(insulin-like growth factor-1,IGF-1)、成纤维细胞生长因子(fibroblast growth factor,FGF)、结缔组织生长因子(connective tissue growth factor,CTGF)均参与心肌肥厚的发生发展。TGF-β 包括 TGF-β$_1$、TGF-β$_2$ 和 TGF-β$_3$ 三种亚型,其中 TGF-β$_1$ 的组织分布最为广泛。压力负荷增加可使 TGF-β$_1$ 表达上调、激活心脏 TGF-β 信号通路,并引发心肌肥大和心肌纤维化反应,在心肌肥厚的形成中具有重要作用。IGF

是一类多功能的细胞增殖调控因子,分为 IGF-1 与 IGF-2 两种亚型。IGF-1 主要由肝脏合成,与 IGF 结合蛋白结合存在于循环中,心脏成纤维细胞也可合成和分泌 IGF-1。IGF-1 既可通过促进心肌细胞蛋白质合成介导心肌肥大的发生,也可阻断胰岛素介导的骨骼肌血管扩张而引起血流压力超负荷。IGF-2 也参与了压力超负荷性心肌肥厚的形成。心脏局部 FGF 可由心肌细胞、内皮细胞、平滑肌细胞及巨噬细胞分泌,CTGF 则主要由心脏成纤维细胞分泌,两者均可以促进心肌肥大和心肌纤维化的发生发展,在压力超负荷性心肌肥厚的形成中起着重要作用。

(六) 其他激素和活性肽

甲状腺激素既可通过增强心脏做功和增加心排血量导致心肌肥大,又能提高心肌细胞 β-MHC 的表达,促进蛋白合成增加。Myotrophin 是心肌分泌的一种活性肽,能促进心肌细胞的生长,增加心肌细胞线粒体密度及肌原纤维的生长,上调 *c-myc*、*c-fos* 和 *c-jun* 等基因的表达。

第三节 心肌肥厚的信号转导途径

细胞外的多种刺激信号通过作用于心肌细胞膜上相应的受体,活化细胞内相应的信号转导通路,调控核内基因的表达,最终引起心肌肥厚的发生。由于细胞外刺激信号的异质性、心肌肥厚模型的多样性及不同物种心肌细胞对刺激反应的差异性,导致介导心肌肥厚的胞内信号转导机制非常复杂。本节对不同细胞外刺激启动的关键胞内信号转导途径进行介绍。

一、机械刺激诱导心肌肥厚的信号转导途径

机械刺激通过作用于心肌细胞表面的整合素、牵张敏感的离子通道及肌膜上的酶类,将机械刺激转化为电信号或生物化学信号,也可通过促进多种神经-体液因子的释放,激活一系列胞内信号转导通路,促进心肌肥厚的发生发展。

(一) 整合素

整合素是由 α 和 β 亚单位组成的异二聚体跨膜蛋白,在心肌表达的整合素 α 亚单位有 α1、α3、α5、α6、α7、α9 及 α10,β 亚单位主要为 β1A 和 β1D。整合素 β1 的胞外区与细胞外基质或相邻细胞上的配基相连,其胞内区可利用一些接头蛋白与多种细胞骨架蛋白相连,共同在质膜内表面形成了黏着斑(focal adhesion),也可直接与细胞骨架蛋白如踝蛋白(talin)、α 辅肌动蛋白(α-actinin)、丝蛋白(filamin)及张力蛋白(tensin)结合。整合素并非随机分布在心肌细胞表面,而是镶嵌在肌质膜上并与肋状体(costameres)相接。心肌细胞的肋状体是排列在心肌细胞 Z 盘并且连接黏着斑与细胞外基质的蛋白复合体结构,它与整合素 β1、细胞外基质共同构成了一个功能性机械力感受器,介导机械刺激向生物化学信号的转化。机械信号作用于细胞外基质-整合素-肋状体复合体后可诱导复合体的形变,尤其是整合素 β1 的变构可招募并激活许多胞质蛋白激酶如黏着斑激酶(focal adhesin kinase,FAK)、整合素连接激酶(integrin-linked kinase,ILK)、细胞黏附激酶 β(cellular adhesion kinase β,CAKβ)、Src 激酶、Rho 激酶、蛋白激酶 C(PKC)ε 等信号分子,通过激活多条信号通路共同促进心肌肥大的发生。其中 FAK 是整合素信号转导通路中重要的信号分子之一,FAK Tyr397 的自磷酸化可招募 Src,后者使 FAK 其他位点的酪氨酸残基发生磷酸化,活化的 FAK 进一步激活下游多

条信号通路,包括丝裂原激活蛋白激酶(mitogen-activated protein kinase,MAPK)、磷脂酰肌醇
3-激酶/蛋白激酶 B(phosphatidylinositol 3-kinase/protein kinase B,PI3K/Akt)、激活核因子-κB
(NF-κB)等,从而促进下游与细胞生长及肥大相关的基因表达。Melusin 是一个在横纹肌特
异性表达并与整合素 β 胞质段结合的蛋白,可作为与整合素相连的机械感受器。在心肌特
异性过表达 Melusin 的小鼠可出现明显的向心性肥厚但心功能维持正常,且长期压力负荷造
成的心腔扩大减轻,心肌细胞凋亡减少,提示 Melusin 具有代偿保护作用。

(二) 牵张敏感的离子通道

机械刺激可触发机械敏感性离子通道如非选择性阳离子通道、钾通道、钙通道、氯通道、
Na^+/K^+-ATP 酶、Na^+-H^+ 交换体及 Na^+-Ca^{2+} 交换体等的开放,这些离子通道的开放在心肌肥
大的发生发展中具有重要作用。机械刺激可引起钙通道开放,直接增加心肌细胞胞质内
Ca^{2+} 浓度,也可通过开放其他离子通道间接增加 Ca^{2+} 浓度,继而激活 Ca^{2+} 依赖的钙调蛋白
(calmodulin,CaM)/钙调蛋白激酶(calmodulin kinase,CaMK)、钙调神经磷酸酶(calcineurin,
CN)/活化 T 细胞核因子(nuclear factor of activated T cell,NFAT)通路及 MAPK 通路,从而促
进心肌肥大的发生发展。

(三) 神经-体液因子

除直接通过机械感受器来触发信号转导外,机械刺激还可诱导循环或心脏局部产生一
些神经-体液因子,包括激素(如肾上腺素、Ang Ⅱ、ET-1 等)、生长因子(如 FGF、IGF-1、TGF-β
等)及细胞因子(如 IL-6、CT-1 及 LIF)等,通过启动这些神经-体液因子所介导的信号转导通
路来发挥促进心肌肥大的作用。

二、神经-体液因子导致心肌肥厚的信号通路

神经-体液因子促进心肌肥厚的作用通常经由细胞膜受体介导,这些因子与特定的受体
结合后,通过启动胞质内信号转导通路将胞外神经-体液因子与核内基因的表达相偶联,最
终引起心肌肥厚的发生发展。目前研究发现与心肌肥厚相关的信号转导通路有 G 蛋白偶联
受体通路、受体酪氨酸激酶通路、非受体酪氨酸激酶通路、Ca^{2+} 及其依赖的信号途径、MAPK
信号通路、PI3K/Akt 信号通路及小 G 蛋白等。这些信号转导通路之间交互联系、相互协调,
构成复杂的网络调节系统。

(一) G 蛋白偶联受体通路

G 蛋白偶联受体(G protein-coupled receptor,GPCR)是一大类重要的细胞表面受体,这类
受体的共同特点是其立体结构中含有七个跨膜 α 螺旋,且其肽链的 C 端和连接第 5 个和第
6 个跨膜螺旋的胞内环上存在鸟苷酸结合蛋白(guanine nucleotide-binding proteins)即 G 蛋白
的结合位点。依据其结构和功能特点,G 蛋白可分为异源性三聚体 G 蛋白和小分子 G 蛋白。
异源性三聚体 G 蛋白主要由 α、β 和 γ 三个亚基组成,其中 Gα 是 G 蛋白的主要功能亚基。
Gα 主要包括 GTP 酶结构域和螺旋结构域:GTP 酶结构域包含核苷酸结合口袋及受体、效应
物和 Gβγ 亚基的结合位点;螺旋结构域调节 GTP 酶活性及促进 Gα 与效应物的结合。在静
息状态下,G 蛋白处于 Gα-GDP/Gβγ 的无活性三聚体状态。当外界刺激信号被 GPCR 识别
后,核苷酸结合口袋发生构象转变,GTP 与 GDP 交换,Gα-GTP 与 Gβγ 分离并被激活,可调
节胞质内大量的信号分子,启动相应的信号转导通路。根据 Gα 亚基的特性不同,G 蛋白可
分为 Gαs、Gαi、Gαq 和 Gα12 四个亚家族,在心脏表达的主要有 Gαs、Gαi/o、Gαq/11 及
Gα12/13(图 15-1)。

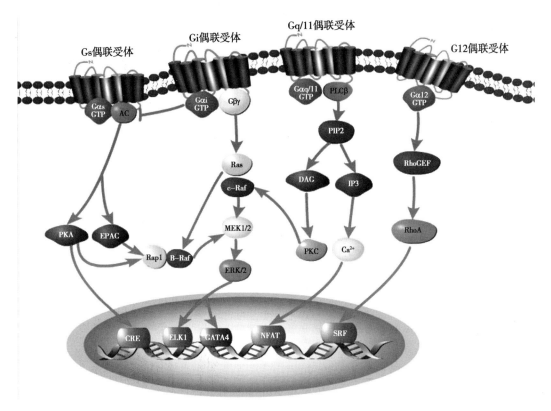

图 15-1　G 蛋白偶联受体通路

1. Gαq/11 偶联受体介导的信号转导通路　介导心肌肥厚的 Gαq/11 偶联受体有多种,其中的代表性成员包括 AT1R、α₁ 肾上腺素受体及 ET-1 受体。Gαq 和 Gα11 分别由独立基因编码,但具有相似的功能。心肌特异性过表达 Gαq 或 Gαq 持续激活突变体的转基因小鼠可出现明显的心肌肥厚和心力衰竭;而过表达 Gαq/11 抑制肽或抑制 Gαq 的 G 蛋白信号调节子 4(regulators of G-protein signaling 4, RGS4)均可抑制压力超负荷诱导的心肌肥厚。Gαq/11 偶联受体激活后,Gαq/11 通过活化磷脂酶 C(phosphatidolipase C,PLC)β 将磷脂酰肌醇-4,5-二磷酸(phosphatidylinositol 4,5-bisphosphate,PIP2)分解为三磷酸肌醇(inositol triphosphate,IP3)及二酰甘油(diacylglycerol,DAG)两种胞内第二信使。其中 IP3 作用于肌质网上的 ryanodine 受体使其内 Ca²⁺ 释放增加,使细胞内 Ca²⁺ 快速升高,IP3 及其代谢产物 IP4 还可作用于胞膜的受体或钙通道诱发胞外的 Ca²⁺ 内流,缓慢引起细胞内 Ca²⁺ 水平的增加,从而启动细胞内 Ca²⁺ 信号系统;而 DAG 则通过激活 PKC 对胞内相应的蛋白进行磷酸化修饰来发挥相应的生物学效应。当胞外刺激信号消失后,DAG 从 PKC 上脱落而使酶失活,与 IP3 分别进入各自的代谢途径而被进一步分解代谢,其最终代谢产物可作为肌醇磷脂的再生原料,重新生成 PIP2,从而再次进入肌醇磷脂代谢循环。除此之外,肌醇磷脂及 PIP2 也可作为 PI3K 的底物,通过进一步磷酸化产生 IP3 而启动 PI3K 信号通路。

(1)α₁ 肾上腺素受体介导的信号转导通路:α₁ 肾上腺素受体的三种亚型 α₁A、α₁B 及 α₁D 在哺乳类动物心肌中均有表达。尽管在体外实验中激动 α₁A 受体可诱导心肌肥大,但心肌特异性过表达 α₁A 受体的转基因小鼠仅表现为心功能增强,却未出现心肌肥厚,对长期压力超负荷诱导的心肌肥厚也无明显影响。但也有学者发现,心肌特异性过表达持续激活

的 α_1A 受体的转基因小鼠可表现为心肌肥厚,且心肌肥厚的发生独立于血压的改变而出现。心肌特异性过表达野生型 α_1B 受体的转基因小鼠在无刺激状态下不会发生心肌肥厚,但给予苯肾上腺素灌注后可出现较野生型小鼠更为显著的心肌肥厚和纤维化及心功能降低。类似的研究结果显示,心肌特异性过表达持续激活的 α_1B 受体的转基因小鼠可出现明显的心肌肥厚,在压力负荷增加的情况下,心肌肥厚和心肌纤维化更为显著,心力衰竭的发生率进一步升高。有趣的是,在心肌联合过表达持续激活的 α_1A 和 α_1B 受体的双转基因小鼠,多个促进心肌肥大的信号转导分子表达反而下调,心肌肥厚得以减轻,这一现象与双转基因小鼠心肌细胞对 IL-6 促肥大效应的反应性减弱有关。此外,在心肌 α_1A 和 α_1B 受体联合缺失的小鼠,心脏的自然生长明显受抑制,表现为心脏体积小于正常小鼠,但单独敲除任何一种受体亚型均不影响心脏大小,提示两种受体在介导生理性心肌生长过程中存在相互作用。

(2)ATR 与心肌肥厚:ATR 分为 AT1R 和 AT2R 两种亚型。AT1R 的每个跨膜区均由 $23\sim24$ 个疏水氨基酸残基组成,形成一个 α-螺旋,其胞内域有多个丝/苏氨酸残基,是磷酸化位点所在;其胞外域含有多个 N-糖基化序列及二硫键,是 AT1R 对巯基保护剂敏感的原因所在。AT1R 部分跨膜区的残基形成了一个可与 AngⅡ结合的"口袋结构",AngⅡ穿越"口袋结构"与 AT1R 结合以后,引起跨膜区螺旋构象的改变,从而激活 AT1R。AT1R 可分为 AT1aR 和 AT1bR 两种亚型,两者之间氨基酸序列的相似性约为 95%。AT1aR 和 AT1bR 的氨基酸序列在跨膜区基本相同,区别之处多位于胞外域和胞内域,两者的组织分布与药理学特性亦很接近。AT1R 的激活参与介导了慢性压力负荷诱导心肌肥厚的过程。给予小鼠亚剂量的血管紧张素转化酶抑制剂或 AT1R 拮抗剂在不引起血压降低的情况下可显著减轻压力超负荷诱导的心肌肥厚。此外,AT1R 还可感受机械牵张刺激,Cys289 和 Ile288 是 AT1R 接受机械刺激的 2 个重要位点,这 2 个位点的活化使 AT1R 的第七跨膜区在"口袋结构"内产生位移,从而激活细胞内信号传递。机械刺激激活后的 AT1R 可活化胞内多个激酶信号途径如 MAPK、CN 及 Src 等诱导心肌肥大。尽管 AT2R 与 AT1R 均为 AngⅡ激活的 G 蛋白偶联受体,但两者之间的氨基酸序列相似性仅为 32%~35%,结构差异较大且介导的生物学效应也各不相同。AngⅡ可通过 AT2R 活化丝裂原活化蛋白激酶磷酸酶 21 和丝/苏氨酸磷酶 2A,在一定程度上拮抗 AT1R 激活对心肌肥厚及纤维化的促进作用。

(3)ET-1 受体:内皮素受体(endothelin receptor,ETR)有 ETAR、ETBR 和 ETCR 三种亚型,其中 ETAR 和 ETBR 存在于哺乳动物及人体组织,ETCR 则仅表达于动物体内并特异性地结合 ET-3。正常心肌细胞中 ETAR 占 ETR 总量的85%~90%,并对 ET-1 具有高选择性和亲和力。在 ETR 的 7 个跨膜结构域中,第二跨膜区和第五跨膜区被证实在配体亚型的选择性结合方面发挥了关键作用。动物及细胞实验均表明,应用 ETAR 拮抗剂可以显著改善心力衰竭大鼠左室功能,减轻心室重量的增加和心脏扩大。

2. Gαs/i 偶联受体介导的信号转导通路 编码人 Gαs 的基因可产生 4 种分子质量分别为 42kDa、45kDa、48kDa 和 52kDa 的剪切体,其中 45kDa 和 52kDa 剪切体是在心脏主要表达的亚型。Gs 偶联受体的代表性成员是 β 肾上腺素受体。β 肾上腺素受体分为 β_1、β_2 和 β_3 三种亚型,β_1 和 β_2 肾上腺素受体都能增加心率和心肌收缩力,β_3 则主要介导负性变力作用。三种 β 受体各自通过不同的细胞信号通路介导不同甚至相反的生理及病理生理作用。β_1 及 β_2 肾上腺素受体激活后,可激活腺苷酸环化酶(adenyl cyclase,AC),激活的 AC 催化 ATP 生成 cAMP,细胞内 cAMP 的升高主要通过活化蛋白激酶 A(protein kinase A,PKA)、cAMP 直接激活的交换蛋白(exchange protein directly activated by cAMP,Epac)及一些离子通道等来调节下游底物的生物学功能,细胞内的 cAMP 则可被磷酸二酯酶特异性降解为 5'-AMP。PKA 是胞质内一个非常重要的丝/苏氨酸蛋白激酶,可调控大量的下游信号分子,包括 MAPK 家族。由于许多 cAMP 反应基因在其启动子区有 cAMP 反应元件(cAMP response element,CRE),因此 cAMP/PKA 也可通过激活 cAMP 反应元件结合蛋白(cAMP response element binding protein,CREB)促进基因转录及蛋白质合成,进而调控心肌的生长及肥厚。PKA 还可使多种与心肌舒缩功能密切相关的蛋白质发生磷酸化,包括 L 型钙通道(L-type calcium channel,LTCC)、受磷蛋白(phospholamban,PLB)、肌钙蛋白 I(troponin I,TnI)、ryanodine 受体、肌球蛋白结合蛋白 C(myosin binding protein C,MyBP-C)、蛋白磷酸酶抑制物 1(protein phosphatase inhibitor-1,PPI-1)和超极化环核苷酸门控离子通道(hyperpolarization-activated cyclic nucleotide-gated channel)。这些蛋白质磷酸化可通过增加 Ca^{2+} 的流入和肌质网 Ca^{2+} 的摄取、调节肌丝对 Ca^{2+} 的敏感性等以影响心肌的收缩。除激活 Gs/PKA 信号通路外,β_2 肾上腺素受体激活后还可活化 Gi 蛋白(鸟苷酸结合蛋白抑制亚型),使 $Gi\alpha$ 与 $Gi\beta r$ 亚单位解离,$Gi\alpha$ 与 AC 结合并抑制其活性,减少细胞内 cAMP 的生成;此外,β_2-AR 还可以通过 $Gi\beta\gamma$ 亚单位激活 PI3K/Akt。除上述经典的信号转导通路外,β 肾上腺素受体还可利用 β-arrestin 来启动新的信号转导通路,β-arrestin 通过 Src 激活基质金属蛋白酶(matrix metal proteinase,MMP),MMP 促进肝素结合表皮生长因子(heparin-binding epidermal growth factor-like growth factor,HB-EGF)从细胞膜转移到细胞外,游离 HB-EGF 可以结合 EGF 受体,使后者形成二聚体和催化自身磷酸化,由此激活下游 MAPK 信号通路。

尽管 β_1 肾上腺素受体活化可增强心肌收缩力,但在心肌特异性过表达 β_1 肾上腺素受体的小鼠可出现明显的心肌肥大、心肌细胞凋亡及心肌纤维化,心力衰竭的发生率显著升高。同样,采用异丙肾上腺素灌注持续激活 β_1 肾上腺素受体可使小鼠发生明显的心肌肥大,是一个常用的心肌肥厚动物模型。在临床上,及时阻断 β_1 肾上腺素受体的损害效应可有效减轻心肌梗死、高血压等诱发的心室重构及患者的预后。因此,特异性 β_1 肾上腺素受体拮抗药如美托洛尔等已成为慢性心力衰竭的标准治疗措施之一。β_1 肾上腺素受体激活除通过经典的 PKA 信号通路促进心肌肥大外,还可通过促进其他神经-体液因子的分泌如 Ang II、TGF-β、IL-6、IL-1β 及 TNF-α 等共同介导心肌肥厚的发生。在心肌特异性过表达 β_2 肾上腺素受体的转基因小鼠,β_2 肾上腺素受体表达适度增加可使心功能明显增强,对心肌结构无明显损害效应;表达过高则可出现明显的心肌肥厚、心肌纤维化、心腔扩张及心功能下降。在心力衰竭发生发展过程中,心脏 β_1 和 β_2 受体因磷酸化或受体密度减少而反应性减弱,β_3 受体的作用反而增强。心室肌 β_3 受体与 Gi 蛋白相偶联,激活内皮型一氧化氮合酶(eNOS),增加 NO 生成,细胞内环磷酸鸟苷(cyclic guanosine monophosphate,cGMP)增加,通过 PKG 磷酸化肌质网上的受磷蛋白,活化 SERCA,促进肌质网摄取 Ca^{2+},PKG 也可抑制 IP3 受体介导的肌质网 Ca^{2+} 释放,从而降低心肌收缩力。心力衰竭时 β_3 受体表达上调 2~3 倍,与其偶联的 Gi 蛋白也上调,介导心肌的负性变力作用;并且在长期过度激活的交感神经系统的作用下,与 β_1 受体和 β_2 受体相比,β_3 受体可被高浓度儿茶酚胺激活且不易脱敏,其介导的反应可能相对持久;所以 β_3 受体介导的负性变力作用可进一步加重心室收缩功能异常障碍,致使心力衰竭恶化。阻断 β_3 受体后可明显改善衰竭心肌的收缩和舒张功能,进一步证明 β_3 受体在心力衰竭进程中的重要病理生理作用。此外,有研究发现,应用 β_3 受体激动剂可以使心肌细胞凋亡数目明显增加,其促凋亡作用与增加 iNOS 的活性、提高活性氮簇和过亚硝酸盐有关。

（二）生长因子相关信号通路

体内外研究显示,多种生长因子包括成纤维细胞生长因子(fibroblast growth factor,FGF)、表皮生长因子(epidermal growth factor,EGF)、TGF-β、胰岛素样生长因子1(IGF-1)和血小板衍生生长因子(PDGF)均可引起心肌肥大,且部分生长因子对于维持正常心脏细胞的生长是必需的。除 TGF-β 受体和 IGF-2 受体以外,IGF-1、EGF、FGF 和 PDGF 受体均是跨膜的受体酪氨酸激酶(receptor tyrosine kinase,RTK)。RTK 是一大类细胞表面受体,包括含有配体结合位点的细胞外结构域、单次跨膜的疏水 α 螺旋区及含有 RTK 活性的细胞内结构域。生长因子与受体的结合可导致受体二聚化,继而激活 RTK 活性,活化的 RTK 激活 Ras 后,由活化的 Ras 引起蛋白激酶的磷酸化级联反应。Raf 又称丝裂原活化蛋白三重激酶(mitogen-activated protein kinase kinase kinase,MAPKKK),是一种丝/苏氨酸蛋白激酶,Ras 与 Raf 的 N 端结构域结合并使其激活,活化的 Raf 结合并磷酸化丝裂原活化蛋白激酶激酶(mitogen-activated protein kinase kinase,MAPKK)即丝裂原活化蛋白激酶/细胞外信号调节激酶激酶(mitogen-activated protein kinase/extracellular signal-regulated kinase kinase,MEKK)。MAPKK 继而磷酸化 MAPK 的苏/酪氨酸残基使之激活。MAPK 家族包括细胞外信号调节蛋白激酶(extracellular signal-regulated protein kinase,ERK)、c-Jun 氨基端蛋白激酶(c-Jun N-terminal protein kainse,JNK)、p38MAPK 及 ERK5 4 个亚族,在被其上游激酶激活后,通过磷酸化转录因子对多种核内基因的表达产生调控作用(图 15-2)。

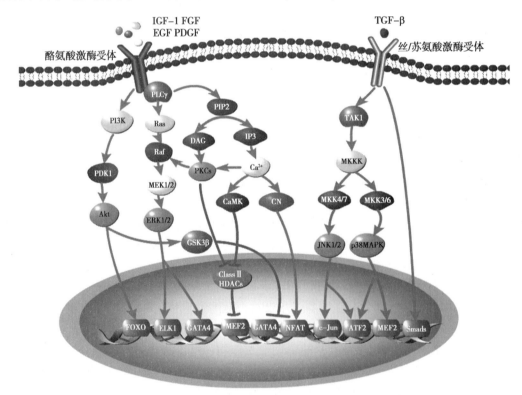

图 15-2　生长因子受体相关信号通路

TGF-β 则具有与 IGF-1、EGF、FGF 和 PDGF 等细胞因子迥异的信号转导通路。TGF-β 有 TGF-β_1、TGF-β_2 和 TGF-β_3 三种亚型,在心血管系统中表达的主要是 TGF-β_1。TGF-β 受体

（TGF-β receptor，TβR）家族包括Ⅰ型受体（TβRⅠ）、Ⅱ型受体（TβRⅡ）和Ⅲ型受体（TβRⅢ，也称为辅助受体，包括 Betaglycan 和 Endoglin）。TβRⅠ和 TβRⅡ均具有丝/苏氨酸激酶活性，是介导 TGF-β$_1$ 信号通路的主要功能受体，TβRⅢ的主要功能是调节 TGF-β$_1$ 与 TβRⅠ和 TβRⅡ的结合。TGF-β$_1$ 首先与 TβRⅡ结合引起 TGF-β$_1$ 构象发生改变，TGF-β$_1$ 随即被 TβRⅠ识别并结合，形成 TβRⅡ-TGF-β$_1$-TβRⅠ三聚体复合物。TβRⅠ继而被 TβRⅡ磷酸化。Smads 蛋白是 TβRⅠ的直接作用底物，从结构和功能上主要可以分为受体调节的 Smads（receptor-regulated Smads，R-Smads）、伴侣性 Smads（common-partner Smads，Co-Smads）和抑制性 Smads（inhibitory Smads，I-Smads）3 个亚族。R-Smads 包括 Smad1、Smad2、Smad3、Smad5、Smad8 五个成员，被磷酸化后与 Co-Smads 结合形成复合物，其中 Smad2、Smad3 被 TβR 磷酸化激活，特异性介导 TGF-β/Activin/Nodal 通路，Smad1、Smad5、Smad8 主要被骨形态发生蛋白受体（bone morphogenetic protein receptor，BMPR）激活，参与 BMP 信号通路。Co-Smads 包括 Smad4 和 Meden，它们可在胞质和胞核间自由穿梭，与 R-Smads 结合共同参与信号传递。I-Smads 主要包括 Smad6、Smad7，其中 Smad6 通常抑制 BMP 信号通路，Smad7 可通过与 TβR-Ⅰ结合而抑制 Smad2、Smad3 磷酸化或通过捕获泛连接酶 E3 Smurf1/2 来降解受体复合体，从而对 BMP 及 TGF-β$_1$/activin 通路起到抑制作用。当 TGF-β$_1$ 与受体结合后，形成的受体复合体通过笼型蛋白依赖的内吞机制进入早期内涵体，借助附属锚定蛋白 SARA（smad anchor for receptor activation）的 FYVE 结构域，从而与失活状态下 Smad2、Smad3 的 MH2 结构域相互作用，并使后者 C 端的丝氨酸残基磷酸化，随后与受体复合体分离形成寡聚体，或同一个 Smad4 形成异源三聚体或异源二聚体。异源三聚体入核后作为转录因子参与基因转录调控。除 Smads 外，TGF-β$_1$ 还可通过 Smad 非依赖的信号通路来发挥效应。TGF-β$_1$ 可以激活 MAPK 家族成员和小 G 蛋白 Rho 家族成员 RhoA、Ras 及 Cdc42 等，还能促进 NADPH 氧化酶复合体的形成并诱导细胞内 ROS 生成来促进心肌肥大生长。

临床研究显示，正常人体心肌组织中 TGF-β$_1$ 仅有少量表达，肥厚型心肌病及扩张型心肌病患者心肌组织中 TGF-β$_1$ mRNA 表达显著增加。心肌特异性过表达 TGF-β$_1$ 的转基因小鼠可出现显著的心肌肥厚和纤维化；TGF-β$_1$ 缺失不仅能减轻 AngⅡ诱导的小鼠心肌肥厚，还可减轻衰老所伴随的心肌纤维化。体外实验表明，TGF-β$_1$ 刺激不仅可诱导心肌肥大，还可促进成纤维细胞增殖及其向肌成纤维细胞转化，促进多种细胞外基质蛋白表达。心肌特异性表达生长分化因子15（growth differentiation factor 15，GDF15），可减轻压力超负荷诱导的心肌肥厚，而缺失时则出现明显的心肌肥厚。因此，GDF15 是 TGF-β 超家族的一个抗肥厚因子。

（三）蛋白激酶在心肌肥厚中的作用

胞质内多种蛋白激酶在心肌肥厚的发生发展过程中起重要作用，它们往往是多种肥厚刺激因素激活的胞内信号转导通路中的共同关键分子，广泛参与心肌肥厚的发生过程。

1. PKC 与心肌肥厚　　PKC 是体内广泛存在的一大类丝/苏氨酸激酶家族，可分为三个亚家族：经典型 PKC（α、β 及 γ）为 Ca^{2+} 依赖性激活；新型 PKC（δ、ε、η、θ 及 μ）的激活不需要 Ca^{2+}；非典型 PKC（ξ、ι 及 λ）不被 DAG 所激活。胞外刺激信号与 GPCR 结合后经由 G 蛋白激活 PLC 系统活化 PKC 信号。PLCβ 催化 PIP2 产生 DAG 和 IP3，DAG 可直接活化 PKC，IP3 则通过促进 Ca^{2+} 的释放间接活化 PKC。磷脂酶 A2 分解 DG 和 PIP2 产生的花生四烯酸可直接激活某些 PKC 亚型。磷脂酶 D 和磷脂酰胆碱专一磷脂酶 C 通过分解磷脂酰胆碱生成 DAG 和胆碱，从而活化 PKC。在不同物种的心肌组织及心脏发育的不同阶段，PKC 亚型的表达有所不同,在成年人心肌组织中可检测到 PKCα、PKCβ$_1$、PKCβ$_2$、PKCδ、PKCε、PKCη、PKCμ、PKCλ 及 PKCζ 亚型的表达。PKC 可磷酸化多种蛋白的丝/苏氨酸残基而使之激活,包括生长因子受体、收缩蛋白和细胞骨架蛋白及其他蛋白酶等。如 PKC 激活 Raf 而启动 MEK/ERK 信号通路,磷酸化 IκB 而激活 NF-κB 通路等。体外研究已有大量证据表明 PKC 活化是心肌肥大相关信号转导通路的关键环节。利用转基因小鼠模型进行的研究显示,PKCα 主要参与调节心肌收缩功能,对心肌肥厚的影响较小;心肌特异性过表达 PKCβ$_2$ 的转基因小鼠出现明显的心室肥厚和扩张及左心室舒缩功能障碍,但 PKCβ$_2$ 缺失时对 α$_1$ 肾上腺素受体及压力超负荷诱导的心肌肥厚影响甚微;PKCδ 不仅参与调节心肌的自然生长,心肌特异性增强其活性也可诱导心肌肥厚;PKCε 是公认的促进心肌肥大的 PKC 亚型,它主要参与生理性心肌肥厚,在病理性心肌肥厚中 PKCε 的激活可能是一种代偿机制。

2. MAPK 在心肌细胞,多种 G 蛋白偶联受体、RTK、丝/苏氨酸激酶偶联受体和离子通道偶联受体通过活化 MAPKKK 激活 MAPKK,MAPKK 使得 MAPK 蛋白的一个高度保守的 Thr-X-Tyr 氨基酸基序磷酸化,从而增强其催化活性,继而使大量下游底物分子的丝/苏氨酸残基磷酸化而激活。

(1)ERK1/2 与心肌肥厚:ERK1/2 主要介导 RTK 和 Gαq 偶联受体激活诱导的心肌肥厚反应。MEK1/2 是 ERK1/2 最直接的上游激酶,心肌特异性过表达 MEK1 的转基因小鼠心肌内 ERK1/2 活性显著增强,同时伴有显著的向心性心肌肥厚,但很少发生心肌纤维化。心肌特异性过表达 Ras 的小鼠则不仅出现心肌肥厚,且心力衰竭的发生率显著增高,存活率也明显下降。其可能原因是 Ras 不仅可通过 Raf 来活化 MEK/ERK1/2 通路,还可激活 JNK、PI3K 等其他细胞内信号通路,因此,Ras 过度激活导致心力衰竭可能是多条信号通路共同活化的综合效应。此外,心肌特异性 Raf 缺失的小鼠可抵抗压力超负荷诱导的心肌肥厚,同时 ERK1/2 下游底物 ETS 样基因 1(ETS-like gene 1,Elk1)的活性也被抑制,提示 ERK1/2 还参与了压力超负荷诱导的心肌肥厚过程。

(2)p38MAPK 与心肌肥厚:MEK3/4/6 是 p38MAPK 的上游激活物,其中 MEK3 和 MEK6 仅特异性激活 p38MAPK。其他调节 p38MAPK 活性的 MEKK 还包括 TGF-β 激活激酶(TGF-β activated kinase,TAK)、凋亡信号调节激酶(apoptosis signal-regulating kinase,ASK)、混合谱系激酶 3(mixed-lineage kinase 3,MLK3)等,其中 TAK 可通过 MEK4 来活化 p38MAPK,MLK3 可通过 MEK3/6 激活 p38MAPK。p38MAPK 的作用底物包括活化转录因子 2(activating transcription factor 2,ATF2)、C/EBP 同源性蛋白 10(C/EBP1 homologous protein 10,CHOP10)、肌细胞增强因子 2C(myocyte enhancer factor 2C,MEF2C)、NFAT、Elk1、MAPK 激活的蛋白激酶 2(MAPK activated protein kinase 2,MAPKAPK2)、MAPKAPK3、细胞质磷脂酶 A2(cytoplasmic phospholipase A2,cPLA2)、丝裂原和应激激活的蛋白激酶 1(mitogen and stress-activated kinase 1,MSK1)及血管内皮细胞生长因子(vascular endothelial growth factor,VEGF)等,参与对细胞增殖、凋亡、分化等过程的调控。心肌组织表达 p38MAPKα 和 p38MAPKβ 两种亚型,有研究发现单独转染野生型 p38MAPKα 对心肌细胞形态无明显影响,p38MAPKα 与其上游激酶 MEK3bE 共转染则可部分抑制 MEK3bE 引起的心肌肥大,并促使心肌细胞凋亡;野生型 p38MAPKβ 与 MEK3bE 共转染后则可加强 MEK3bE 诱导的心肌肥大,提示 p38MAPKβ 的激活参与诱导心肌肥大。上述研究提示,p38MAPKα 亚型和 β 亚型活化分别促进心肌细胞凋亡和肥大,两者在心脏中相互拮抗,对心肌细胞的最终效应取决于两种亚型及其下游信号通路的竞争结果。

（3）JNK 与心肌肥厚：多种环境应激、炎症细胞因子、生长因子及 GPCR 激动剂等可导致 JNK 三肽模块（T-Xaa-Y）的苏氨酸与酪氨酸残基磷酸化，从而激活 JNK。JNK 能使 c-Jun 磷酸化并提高激活蛋白 1（activator protein-1，AP-1）的转录活性，其他底物还包括 ATF2、Elk-1 和活化的 T 细胞核因子（nuclear factor of activated T cell 4，NFAT4）等。在心肌特异性 JNK 缺失或过表达 JNK 显性失活突变体的小鼠，在压力超负荷情况下心肌肥大性反应明显减轻。

3. PI3K/Akt PI3K 是由调节亚单位 P85 和催化亚单位 P110 组成的异二聚体。Akt 即 PKB 是 PI3K 下游的重要靶蛋白，具有丝/苏氨酸激酶活性。多种生长因子可激活 RTK 并使其自磷酸化，受体上的磷酸化残基为 PI3K 的 P85 亚基提供了一个停泊位点。PI3K 被募集到活化的受体后，起始多种磷脂酰肌醇中间体的磷酸化并产生第二信使 PIP3，PIP3 可与 Akt 及磷酸肌醇依赖的激酶 1（phosphoinositide dependent kinase-1，PDK1）结合，促使 PDK1 磷酸化 Akt Ser308 导致 Akt 活化。活化的 Akt 通过磷酸化作用激活其下游底物如糖原合成酶激酶 3（glycogen synthase kinase 3，GSK3）和 P70 核糖体蛋白 S6 激酶（P70 ribosomal protein S6 kinase，P70S6K）导致心肌肥厚。心脏特异性过表达持续激活 PI3K 的转基因小鼠心肌组织中 Akt 活性增强，可出现明显的心肌肥厚和心功能降低。IGF-1 受体具有酪氨酸激酶活性，当与配体 IGF-1 结合后，可激活胞质内 PI3K。心肌特异性过表达 IGF-1 受体的转基因小鼠可出现明显的心肌肥厚，但不影响其寿命及心功能，可模拟出生理性心肌肥厚表型。反之，在心肌特异性过表达 PI3K 显性失活突变体或 P85 调节亚单位的转基因小鼠，可阻止运动锻炼诱导心肌肥厚的发生，但不能阻止压力负荷诱导的心肌肥厚，且后者还伴有心肌细胞凋亡显著增加、心腔扩张及心功能下降。

4. GSK3 GSK3 分为 α 和 β 两种亚型，GSK3α Ser21 和 GSK3β Ser9 位点磷酸化是导致激酶失活的关键位点。GSK3 活性除了被 Wnt 信号通路调控外，多种蛋白激酶可磷酸化 GSK3 而抑制其活性，这些蛋白激酶包括 PI3K/Akt、P70/85 S6 核糖体激酶（ribosomal S6 kinase，RSK）、P90RSK、MSK、PKC 及 PKA。GSK3α 和 GSK3β 两种亚型在心脏均有表达，且均参与对心肌肥厚的调控。GSK3β 是最早被证实的一个心肌肥厚负性调控激酶。心肌特异性过表达野生型或激活突变型 GSK3β 对异丙肾上腺素灌注、主动脉缩窄术及 CN 过表达引起的心肌肥厚均具有抑制作用，同时伴有心肌细胞凋亡增加及心功能下降，GSK3β 对心功能的这一作用与抑制 SERCA 有关。过表达 GSK3β 显性负相突变体可增强基础状态下的心功能，并能促进心肌肥厚。有研究显示，抑制 GSK3β 与代偿性心肌肥厚有关，而过度激活 GSK3β 虽可抑制心肌肥厚，但同时促进了心肌细胞凋亡和心功能的下降。除 GSK3β 外，过表达 GSK3α 也可抑制苯肾上腺素诱导的心肌肥大并促进心肌细胞凋亡。

5. AMP 活化蛋白激酶 AMP 活化蛋白激酶（AMP-activated protein kinase，AMPK）是一种高度保守的丝/苏氨酸蛋白激酶，广泛表达于全身各组织，对能量代谢具有重要的调控作用。AMPK 是由 α（α1、α2）催化亚基和 β（β1、β2）、γ（γ1、γ2、γ3）调节亚基组成的异源三聚体，可组成 12 种不同的功能复合体。在人类心肌组织中 α2 和 β2 亚基表达量相对较高，α2β2γ2 组合是心肌细胞内 AMPK 表达最多的形式。α 亚基主要介导 AMPK 与 AMP 的结合，在 α 亚基的 8 个磷酸化位点中，Thr172 位点磷酸化是 AMPK 活化的关键位点；β 亚基含有 ASC 和 KIS 两个保守的结构域及糖原结合位点，对 AMPK 三聚体起到稳定作用并参与糖原对 AMPK 的调节；γ 亚基借助其 Bateman 结构域可结合腺苷复合物，每个亚基可结合 2 分子的 AMP 或 ATP。AMPK 活性主要通过自身变构和磷酸化 α 亚基不同位点进行调节。当细胞内 ATP 处于高浓度时，ATP 与 γ 亚基解离可抑制 AMPK 活性；当 ATP 浓度下降、AMP

浓度升高时,AMP 可结合 γ 亚基,随后通过变构及激活 AMPK 激酶促进 AMPK α 亚基 Thr172 磷酸化,从而活化 AMPK。正常心肌组织内 ATP 含量较高,故而 AMPK 活性较低;在有氧运动、低氧、缺血、压力负荷、瘦素、脂联素等细胞因子及 α 肾上腺素激动剂刺激下, AMPK 可被快速激活。心肌细胞中 AMPK 的主要功能是调节脂肪酸的摄取及氧化利用。体外培养的心肌细胞给予脂肪酸刺激可增强 AMPK 活性,AMPK 活化可促进心肌细胞对游离脂肪酸的摄取,上调脂肪酸转运体的蛋白表达。AMPK 可使其下游底物乙酰辅酶 A 羧化酶(acetyl coenzyme A carboxylase,ACC)磷酸化而抑制 ACC 活性,从而减弱丙二酸单酰辅酶 A 对肉毒碱棕榈酰转移酶的抑制作用而使后者活化,促进心肌线粒体对脂酰肉毒碱的利用。 AMPK 还增加葡萄糖转运体 4(glucose transporter 4,GLUT4)的表达而促进葡萄糖的摄取,激活磷酸果糖激酶来促进糖酵解,以及调节糖原合成酶等来控制糖原的合成与分解。此外, AMPK 还可通过促进 PPAR-γ 参与调控脂质及糖代谢相关基因的转录。肥厚心肌的代谢特点是葡萄糖利用增加而脂肪酸氧化代谢减少,心肌能量供应不足。上述情况可激活 AMPK, 进而通过上调 GLUT4 表达和促进糖酵解来增加葡萄糖摄取及糖酵解利用。AMPK 活化还可通过抑制 Akt/哺乳动物西罗莫司靶蛋白(mTOR)/eIF2B 通路抑制蛋白质合成及通过谷氨酸果糖氨基转移酶(glutamine-fructose aminotransferase,GFAT)/O-糖基化糖基转移酶(O-Glc-NAc transferase,OGT)途径抑制乙酰氨基葡萄糖的表达,从而抑制心肌肥大的发生。

6. CaM 与 CaMK 多种肥大刺激如机械牵拉、Ang Ⅱ、ET-1 及儿茶酚胺等可激活机械敏感的钙通道或经由 PLC/IP3 途径使心肌细胞内 Ca^{2+} 浓度升高。钙调蛋白(CaM)是一个高度保守的 Ca^{2+} 结合酸性蛋白,Ca^{2+}-CaM 复合物本身并不具有内在催化活性,但胞内 Ca^{2+} 显著升高可使 CaM 中心的 α-螺旋得以暴露,从而以高亲和力结合多种重要的靶酶,这种多分子复合体之间的相互作用有利于进一步活化 CaMK,从而调控下游信号靶标而发挥生物学效应。如 CaMK 可磷酸化组蛋白脱乙酰基酶(histone deacetylases,HDACs),使其从胞核移位至胞质,进而解除对转录因子肌细胞增强因子 2(myocyte enhancer factor 2,MEF 2)的抑制作用,促进肥厚相关基因表达;心脏过表达 CaMK-Ⅳ 或 CaMK-Ⅱδ 的小鼠可出现肥厚型心肌病;心脏 CaMK-Ⅱ 缺失小鼠在异丙肾上腺素灌注后心肌肥厚及心功能下降均有所改善。

7. CN CN 是一个高度保守的 CaM 依赖的丝/苏氨酸蛋白磷酸酶,由一个催化亚单位 CnA、一个调节亚单位 CnB 及 CaM 共同组成。在正常情况下,NFAT 以高度磷酸化状态存在于胞质中,各种刺激诱发的细胞内 Ca^{2+} 升高可激活 CN,催化 NFAT c1~4 的 N 端多个丝氨酸残基位点进行脱磷酸化反应,从而激活 NFAT 转位入核,与核内其他一些辅助因子如 AP-1、 MEF2 及 GATA4 等一起结合到靶基因的启动子区,进而调节基因表达。心肌过表达持续激活的 CN 或 NFAT 的转基因小鼠,均可出现明显的心肌肥厚、心力衰竭及猝死。抑制该通路的激活如 CN 抑制剂、过表达 CN 抑制性蛋白或过表达 CN 显性负相突变体均可显著抑制压力负荷及 GPCR 激动剂灌注诱导的心肌肥厚。

(四) 小 G 蛋白家族在心肌肥厚中的作用

小 G 蛋白家族包括 Ras、Rho、Arf/Sar1、Rab 和 Ran 亚家族,它们不与 GPCR 直接结合,而是与 GDP 结合维持在失活状态,当细胞受到刺激后,在鸟苷酸交换因子(guanine nucleotide exchange factor,GEF)催化下,它们与 GDP 分离转而结合 GTP,从而被激活。此外, GTP 酶活化蛋白(GTPase activating protein,GAP)可通过刺激 GTP 水解而使小 G 蛋白失活; 而 GDP 分离抑制子(GDP dissociation inhibitor,GDI)可阻碍 GDP 与小 G 蛋白分离,从而抑制 GEF 对小 G 蛋白的激活作用。

在 Ras 亚家族中,Ras 是第一个被证实参与心肌重塑的小 G 蛋白,参与多种生长因子受体、细胞因子受体及 GPCR 介导的信号转导过程。RTK 活化所募集的接头蛋白如 GRB2、Shc 等通过磷酸化修饰来促进 GDP-Ras 与 GTP 交换,从而激活 Ras。GPCR 可通过转位激活 RTK 活化 Ras,亦可经由 Gβγ 二聚体引起 FAK 及 FAK 相关蛋白激酶富含脯氨酸的酪氨酸激酶-2(proline-rich tyrosine kinase-2,Pyk-2)的活化来促进 GEF 介导的 Ras 活化。Ras 激活后可调节大量下游信号分子,如 Raf 家族、PI3K、Ral 鸟嘌呤核苷酸解离刺激因子(Ral guanine nucleotide dissociation stimulator,Ral-GDS)及其他小 G 蛋白家族如 Rho 等。心肌细胞过表达激活突变性 Ras 可促进胚胎基因的表达,而转染失活突变性 Ras 可抑制苯肾上腺素诱导的 ANP 表达。心脏特异性过表达激活突变性 Ras 的转基因小鼠可发生心室肥厚和心力衰竭。Rad 是 Ras 亚家族的另一成员,其在心肌肥厚患者的心肌组织中表达明显下调。体外研究证实,过表达 Rad 可通过阻碍 CaMK-Ⅱ 的激活而抑制苯肾上腺素诱导的心肌肥大,而敲低 Rad 的表达则可促进苯肾上腺素诱导的心肌肥大。心脏特异性 Rad 敲除小鼠在压力超负荷下较野生型更容易出现心肌肥厚,同时伴随 CaMK 活性增强,提示 Rad 通过抑制 CaMK 而发挥对心肌肥厚的负调控作用。

Rho 亚家族包括 20 多个成员如 Rho(RhoA、RhoB、RhoC)、Rac(Rac1、Rac2)及 Cdc42 等。其中 Rho 和 Rac1 可被整合素、细胞因子受体、RTK 及 GPCR 激活,并在心肌肥厚中起到重要的调控作用。Gα12/13 偶联受体激动后 Gα 亚单位可与 P115GEF 结合并促进 GDP/GTP 交换,从而引起 Rho 活化;Gαq 偶联受体活化后,游离 Gα 亚单位也可激活 Rho。活化的 Rho 可通过 Rho 激酶(Rho associated coiled-coil kinase,ROCK)调控与心肌肥厚相关的转录因子如血清应答因子(serum response factor,SRF)、GATA4、MEF-2 及 NF-κB 等来发挥促心肌肥大效应。体外实验发现,降低 Rho/ROCK 的表达或抑制其活性均可抑制苯肾上腺素、ET-1、Ang Ⅱ 及过表达激活性 Gαq 诱导的心肌肥大。心肌特异性过表达持续激活 Rho 的转基因小鼠在 3 月龄时并不出现心肌肥厚,但会发展为心肌纤维化、心腔扩大和心力衰竭。ROCK1 基因敲除的杂合子小鼠虽不能减轻 Ang Ⅱ 灌注诱导的心肌肥厚,但可减轻心肌纤维化。上述在体研究提示 Rho/ROCK 通路在整体心脏上的激活更多地参与心肌纤维化的发生。Gαq 偶联受体激活后还可通过活化 PI3K、激活 RacGEF 如 Tiam 1、P-Rex 1 等来介导 Rac1 活化。表达构造性激活的 Rac1 及显性负相突变体可分别诱导或抑制心肌细胞的肥大反应。Rac1 的激活既可通过调节细胞骨架相关蛋白的表达和分布引起细胞骨架重排,又可与 NADPH 氧化酶胞质调节亚单位结合,共同迁移至细胞膜上形成功能型 NADPH 氧化酶复合体,介导 ROS 的生成,后者通过激活 ASK1 而增强 NF-κB 的转录活性来发挥促肥厚效应。

(五) ROS 在心肌肥厚中的作用

临床研究表明,氧化应激水平与心力衰竭的严重程度存在相关性,表现在氧化应激标志物和心功能指标之间的关联性。在心力衰竭过程中,多种途径可引起自由基的产生,其中最主要的途径包括线粒体呼吸链复合物、黄嘌呤氧化酶、非吞噬性细胞型 NADPH 氧化酶(non-phagocytic NADPH oxidase)、中性粒细胞 NADPH 氧化酶(neutrophil NADPH oxidase)和儿茶酚胺类的自然氧化。心力衰竭时出现的神经-内分泌系统激活和炎症介质的释放都是诱导氧化应激水平升高的重要原因,Ang Ⅱ、儿茶酚胺、醛固酮和 TNF-α 等促炎因子都可以诱导氧化应激过程。多种致肥厚刺激如 Ang Ⅱ、ET-1、TNF-α、机械牵张等均可促进 NADPH 氧化酶表达及活性的显著增加,促进 ROS 生成,并通过 ROS 介导下游信号分子的激活,这些信号分子包括 PKC、MAPK、ASK1、PI3K/Akt、Src、FAK、NF-κB 和 CN 等。如 ROS 可以氧化修饰

PKC 的半胱氨酸残基导致 PKC 的激活；Ang Ⅱ可通过 G 蛋白途径诱导 ROS 的产生，后者激活下游信号分子，诱导心肌肥大的发生，应用抗氧化剂抑制 ROS 的产生可以阻断 Ang Ⅱ介导的心肌肥大；Ang Ⅱ还可通过 Rho 激活 NADPH 氧化酶诱导 ROS 的产生，抑制 Rho 可以减轻 Ang Ⅱ诱导的氧化应激。ROS 诱导心肌肥大的另一机制是通过转录因子介导基因表达的改变。ROS 可活化转录因子 NF-κB 和 AP-1，也可依次激活 ASK1、p38MAPK 和 JNK，从而诱导心肌肥大发生。此外，ROS 可促进成纤维细胞的增殖及向肌成纤维细胞转化、调节 MMP/TIMP 平衡及抑制胶原的合成，促进心肌纤维化的发生发展（图 15-3）。

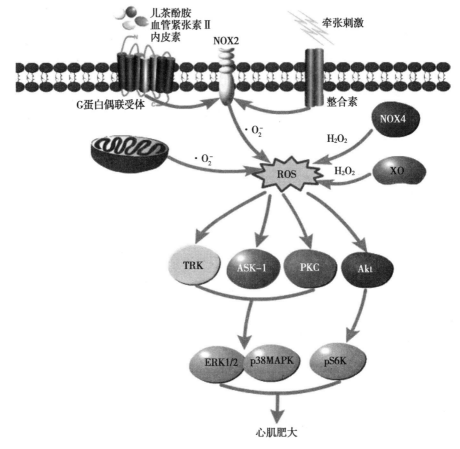

图 15-3　活性氧介导的信号转导通路

（六）Janus 激酶（Janus-activated kinase，JAK）/信号转导及转录激活蛋白 3（signal transducers and activators of transcription 3，STAT3）信号通路

多种细胞因子与胞膜表面的酪氨酸激酶相关受体结合后使受体分子发生二聚化，与受体偶联的 JAK 通过交互的酪氨酸磷酸化而激活。活化的 JAK 可磷酸化受体上特定的酪氨酸残基，从而暴露出 STAT3 SH2 结构域的结合位点，从而招募 STAT3 的聚集，JAK 继而利用其 JH1 结构域催化 STAT3 上相应部位的酪氨酸残基发生磷酸化。激活的 STAT3 离开受体并形成同源或异源二聚体转位核内，与靶基因的启动子结合调控基因转录。STAT3 激活可诱导与细胞增殖、分化、凋亡密切相关的一系列基因表达，如抗凋亡基因 *Bcl-xL* 和 *Mcl-1* 及细胞周期调控基因 *cyclin D1* 和 *c-myc* 等。JAK 也可为其他含 SH$_2$ 结构域的信号分子提供锚定

位点,如蛋白磷酸酶、Shc、生长因子受体结合蛋白2、Cbl及PI3K的P85亚单位等,实现与其他信号转导通路的交互调节。除JAK外,其他非受体酪氨酸激酶如Src家族也可激活STAT3;RTK活化亦可直接诱导STAT3活化;Gαq偶联受体也可经其经典信号通路和转位激活方式介导STAT3的激活。IL-6家族成员IL-6和CT-1可通过gp130受体诱导STAT3激活,促进心肌肥厚及纤维化的发生。多种心肌肥厚的刺激因素包括GPCR激动剂、机械牵张及氧化应激等均可促进心肌细胞和心脏成纤维细胞分泌IL-6家族细胞因子。心脏特异性敲除gp130受体的小鼠心功能正常,但在主动脉缩窄术后可出现心肌细胞凋亡增加和心室扩张;过表达构造性激活的gp130受体则可显著诱导心肌肥厚的发生。心肌过表达STAT3的转基因小鼠表现为明显的心肌肥大,gp130/STAT3信号通路的激活被证实在其中发挥重要作用。

(七) Wnt 信号通路

近来的研究结果显示,Wnt信号通路的激活与心肌肥厚有关,其中研究较多的是β-连环蛋白(β-arrestin)介导的信号通路。当Wnt蛋白未与鬈毛受体(frizzled receptors)结合时,胞质内大量的GSK3与Axin及腺瘤性结肠息肉病(adenomatous polyposis coli,APC)蛋白形成复合体,使β-连环蛋白在Thr41、Ser37及Ser33位点发生磷酸化并经泛素-蛋白酶体途径进行降解。而一旦Wnt蛋白与鬈毛受体及低密度脂蛋白受体相关蛋白5/6(low density lipoprotein receptor-related protein,LRP5/6)结合后,Axin-APC-GSK3复合体与鬈毛受体的胞质段结合,解除了Dishevelled(Dvl)家族成员对Axin-APC-GSK3复合体的抑制,而使该复合体发生解离,从而失去了GSK3对β-连环蛋白的磷酸化作用,导致大量β-连环蛋白在胞质内集聚。β-连环蛋白不仅参与介导钙黏素与细胞骨架的连接,还可从胞质移位进入胞核,作为一种转录共激活子启动*c-myc*、*c-fos*、*c-jun*及*cyclin*等肥厚相关基因的转录。心肌特异性敲除β-连环蛋白的小鼠在主动脉缩窄术后心肌肥厚得以减轻。

(八) Hippo 信号通路

哺乳动物Hippo信号通路由细胞表面配体Dachsous1/2(Dchs1/2)和相邻细胞表面受体FAT atypical cadherin 4(Fat4)的结合而启动,从而激活sterile 20(sTE20)家族激酶MST1/2(mammalian sterile 20-like kinase 1/2)。在接头蛋白的协助下,MST1/2激酶磷酸化并激活大肿瘤抑制因子1/2(large tumor suppressor homolog 1/2,LATS1/2)。活化的LATS1/2可磷酸化Yes相关蛋白(Yes-associated protein,YAP),磷酸化YAP与胞质中14-3-3蛋白结合滞留于胞质内而无法进入细胞核,从而丧失作为转录辅助因子的功能。当Hippo信号通路处于未激活状态时,未被磷酸化的YAP进入细胞核,与转录增强子激活结构域(transcriptional enhancer activator domain,TEAD)等相关转录因子结合,促进*CTGF*、*cyclin E*、*PI3K*等靶基因的表达,具有促增殖和抗凋亡的作用;当Hippo信号通路活化后,则可抑制细胞增殖及促进凋亡。

有研究显示,心肌缺血-再灌注损伤、心肌梗死及压力超负荷等病理性刺激可引起MST1的激活和心肌细胞凋亡。心脏特异过表达MST1的转基因小鼠心肌组织中caspase被激活,凋亡心肌细胞的数量增加、出现心肌纤维化和扩张型心肌病,但不会引起心肌肥大。心脏过表达显性失活的MST1可以减少心肌梗死导致的心肌细胞凋亡及心肌纤维化等,亦对心肌肥大无明显影响。同样,心脏特异过表达RASSF1A(激活MST1/2的上游分子)的转基因小鼠较野生型小鼠在主动脉缩窄术后心肌细胞凋亡增加、心脏纤维化加重,且心功能显著降低;而小鼠在心脏特异敲除RASSF1A后可减少压力超负荷诱导的心肌细胞凋亡和心肌纤维化并伴随着心功能的改善。*MST2* 基因敲除小鼠在压力超负荷情况下心肌肥大和纤维化较野生型小鼠明显减轻;在新生大鼠心肌细胞中过表达 MST2 则可促进苯肾上腺素引起的心肌肥大,这一作用是通过激活 Raf1-ERK1/2 信号通路实现的。在压力超负荷导致的心肌细胞凋亡过程中,LATS2 蛋白水平明显上调;心脏特异性过表达显性失活的 LATS2 可减轻压力超负荷引起的心肌细胞凋亡,同时促进心肌肥厚的发生。有研究证实 YAP 在调控心肌细胞增殖和凋亡中也发挥着重要作用。心肌特异性敲除 YAP 可导致小鼠发生扩张型心脏病及未成熟致死,并加重心肌缺血造成的心肌细胞凋亡及间质纤维化。YAP 转基因小鼠则表现为心肌肥厚和心脏体积变大,这与心肌细胞数量增多而非心肌细胞增大有关,提示 YAP 对于调节心肌细胞增殖和心脏形态具有重要的作用。有研究显示,YAP 通过 TEAD 上调 PI3K 编码基因 *Pik3cb* 的表达,进而激活 PI3K/Akt 信号通路,发挥促进心肌细胞增生及抑制凋亡的作用。

第四节 心肌肥厚的细胞代谢及电生理特性变化

多种致心肌肥厚的刺激因素激活相关胞内信号转导通路,不仅使心肌发生基因表达谱和细胞表型的改变,还影响心肌细胞的能量代谢和电生理特性。这些伴随变化不仅构成心脏收缩能力降低及心律失常的结构基础,也是导致心肌肥厚不良转归的重要机制。

一、肥厚心肌的能量代谢变化

生理状态下,维持心脏收缩功能和基础代谢所必需的 ATP 约 90% 来自线粒体的氧化代谢,其余约 10% 来源于糖酵解。供给心肌能量的底物包括脂肪酸、葡萄糖、乳酸、酮体和氨基酸等。在有氧条件下,正常心肌优先利用脂肪酸,心肌 60%～90% 的 ATP 来源于游离脂肪酸的 β 氧化。长链脂肪酸经肉毒碱棕榈酰转移酶 1 和 2 介导进入线粒体,经脂肪酸 β 氧化生成乙酰辅酶 A,乙酰辅酶 A 经三羧酸循环产生 ATP。其余 10%～40% 的 ATP 则由葡萄糖、乳酸和丙酮酸等碳水化合物提供。葡萄糖和乳酸分别经过糖酵解和乳酸脱氢酶途径产生丙酮酸,丙酮酸在线粒体内丙酮酸脱氢酶的作用下,转变成乙酰辅酶 A 进入三羧酸循环(图 15-4A)。心肌能量底物代谢在心肌肥厚的早期阶段尚可维持正常。在心力衰竭晚期或终末阶段,肥厚心肌从优先利用脂肪酸转向利用葡萄糖,但由于心肌葡萄糖有氧氧化能力受损,使糖酵解加速,造成心肌能量生成减少(图 15-4B)。有研究显示,肥厚心肌能量代谢底物的转变与过氧化物酶体增殖物激活受体 γ 辅激活因子 1α(PPAR-γ coactivator-1α,PGC-1α)的变化密切相关。应激、禁食、锻炼等可上调 PGC-1α 的表达并增强其活性,活化的 PGC-1α 可激活下游的信号分子核呼吸因子 1(nuclear respiratory factor-1,NRF-1)和 NRF-2,亦可与 PPARα 和雌激素相关受体(estrogen-related receptor,ERR)共同促进参与脂肪酸 β 氧化、线粒体生物合成及氧化磷酸化相关基因的表达。有研究显示,*PGC-1α* 基因敲除小鼠心肌组织线粒体氧化磷酸化及脂肪酸氧化相关基因表达下调,线粒体 ATP 生成减少,心肌收缩能力下降。心肌肥大动物模型和心力衰竭患者肥厚心肌组织中 PGC-1α 表达和活性明显下调;体外实验也证实肥大的心肌细胞 PPARα 和 PGC-1α 表达降低,提示 PGC-1α/PPARα 复合物转录表达降低和活性抑制可能是肥大和衰竭心脏能量生成障碍的关键机制。相反,在肥大或衰竭心肌中,抑制脂肪酸氧化酶活性的鸡卵白蛋白上游启动子(chicken ovalbumin upsteam promoter-transcription factor,COUP-TF)、Sp1、Sp3 等转录因子表达上调,可使心肌利用脂肪酸氧化供能减少。

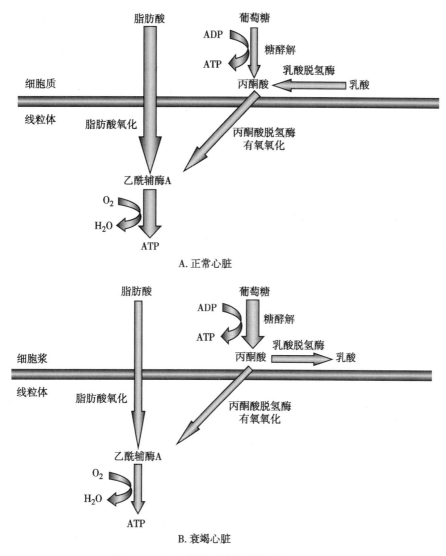

图 15-4 心力衰竭时的能量代谢底物的变化

除能量代谢底物的改变外,氧供不足和线粒体功能障碍也是肥厚心肌能量生成障碍的重要机制。心脏是高耗能和高耗氧的器官,心肌细胞从动脉血中摄取 75% 的氧,冠状动静脉血氧含量差可达 6.3mmol/L,这意味着当心肌需氧量增加时,要进一步提高对血液中氧的摄取量是相当困难的。要保证心肌的能量生成,就必须保证心肌有充分的血液供应。过度肥大的心肌内,线粒体含量相对不足,而且肥大心肌的线粒体氧化磷酸化水平降低。心肌肥大时,毛细血管的数量增加不足,这些均导致肥大心肌产能减少。此外,维生素 B_1 缺乏可引起丙酮酸氧化脱羧障碍,使心肌细胞有氧氧化障碍,导致 ATP 生成不足。

二、心肌肥厚时的电生理特性变化

肥厚心肌还会出现离子通道、离子流及膜电位的变化,这种电生理特性的改变称为心肌电重构,主要表现为包括动作电位时程延长、心肌细胞自律性增强及心肌电传导阻滞、折返的发生等,其根本原因是多种跨膜离子流异常变化。这些电生理改变可导致各种心律失常甚至心源性猝死。

1. 动作电位的变化　在多种因素诱导的心肌肥厚动物模型及心力衰竭患者中,均可见心肌细胞动作电位明显延长。由于动作电位时程在心肌的不同区域存在差异,加之心肌肥厚病变的区域性分布,导致心肌细胞间动作电位时程的差异变得更为明显。心力衰竭时心肌细胞动作电位时程延长、不应期及 QT 间期离散度的增强与下列跨膜离子流的改变有关。

(1)钾电流:心肌肥厚及心力衰竭时主要减少的电流是外向钾电流,包括 Ca^{2+} 非依赖性瞬时外向钾电流(transient outward K^+ current,I_{to})和延迟性整流钾电流(delayed rectifier K^+ current,I_k)。I_{to} 和 I_k 分别构成心肌细胞动作电位复极 1 期和 3 期的主要成分,K^+ 外流减少可导致动作电位复极延缓及时程延长,诱发早期后除极。此外,肥厚心肌内向整合钾电流(inwardly rectifying potassium current,I_{K1})减少可升高静息电位,使心肌兴奋性增加。

(2)L 型钙通道(LTCC)Ca^{2+} 内流:LTCC 的慢内向 Ca^{2+} 流是构成心室肌细胞动作电位平台期的基础;经 LTCC 内流的 Ca^{2+} 还可激活肌质网释放 Ca^{2+},在心肌细胞的兴奋-收缩耦联过程起重要作用。有研究显示,心肌肥厚的程度与 LTCC 电流密度相关,通常在轻中度肥厚时表现增加,而重度肥厚时减少。当轻中度心肌肥厚使 LTCC 异常开放导致 Ca^{2+} 内流异常增加时,动作电位时程延长,可产生延迟后除极及触发活动增加;当重度肥厚的心肌细胞 LTCC 衰退减慢时,动作电位平台期缩短,导致不应期缩短和早期后除极,引起心律失常的发生;LTCC 开放减少导致去极化时 Ca^{2+} 由胞外进入胞质的速度和幅度都降低,出现心肌兴奋-收缩耦联减弱。

(3)Na^+/K^+-ATP 酶:Na^+/K^+-ATP 酶在将 K^+ 转运至胞内、将 Na^+ 泵至胞外的同时可产生外向复极电流。在肥厚心肌,Na^+/K^+-ATP 酶的表达及功能下降,导致外向电流减少而延长动作电位,同时还因细胞内 Na^+ 升高而增加除极电流。肥厚心肌细胞内 Na^+ 增多激活 Na^+-Ca^{2+} 交换,细胞内 Ca^{2+} 进一步增加形成钙超载。

2. 自律性　心肌肥厚时可伴有心肌细胞自律性的异常,这可能与动作电位 4 期自动去极化加速、心室肌超极化激活电流(funny current,I_f)密度增强及 β 肾上腺素受体对刺激的敏感性增强有关。

3. 传导阻滞及折返　肥厚心肌可出现间质纤维化、心肌内钙超载及缝隙连接重新分布,造成心肌电传导各向异性增加,形成传导阻滞及折返,从而诱发心律失常。

(李　丽)

参考文献

[1] ZHANG Y,del RE DP.A growing role for the Hippo signaling pathway in the heart.J Mol Med(Berl),2017,95(5):465-472.

[2] GLINAS R,MAILLEUX F,DONTAINE J,et al.AMPK activation counteracts cardiac hypertrophy by reducing O-GlcNAcylation.Nat Commun,2018,9(1):374.

[3] SINGH RM,CUMMINGS E,PANTOS C,et al.Protein kinase C and cardiac dysfunction:a review.Heart Fail Rev,2017,22(6):843-859.

[4] SNCHEZ-FERNNDEZ G,CABEZUDO S,GARCA-HOZ C,et al.Gαq signalling:the new and the old.Cell Signal,2014,26(5):833-848.

[5] TILLEY D G.G protein-dependent and G protein-independent signaling pathways and their impact on cardiac function.Circ Res,2011,109(2):217-230.

[6] DOBACZEWSKI M,CHEN W,FRANGOGIANNIS N G.Transforming growth factor(TGF)-β signaling in car-

diac remodeling.J Mol Cell Cardiol,2011,51(4):600-606.

［7］ZHOU W,ZHAO M.How hippo signaling pathway modulates cardiovascular development and diseases.J Immunol Res.2018,2018:3696914.

［8］STYLIANIDIS V,HERMANS K C M,BLANKESTEIJN W M.Wnt signaling in cardiac remodeling and heart failure.Handb Exp Pharmacol,2017,243:371-393.

［9］吴立玲,张幼怡.心血管病理生理学.2 版.北京:北京大学医学出版社,2009.

第十六章

心 力 衰 竭

第一节　心力衰竭的病因和分类

心力衰竭(heart failure,HF)是指由于各种致病因素的作用,心脏的结构或者收缩舒张功能异常导致心排血量(cardiac output,CO)绝对或相对降低,不能满足机体代谢需求的病理生理进程。心功能不全(cardiac insufficiency)包括心脏泵血功能低下从完全代偿阶段到失代偿阶段的全部进程,心功能不全的失代偿阶段即心力衰竭。心力衰竭可导致进展性心排血量降低和/或肺淤血或者体循环静脉/微循环淤血的症状及体征。心功能不全和心力衰竭从发病学的角度看在本质上是相同的,只是病情程度不同,两个名词在临床实践过程中往往通用。虽然心力衰竭主要多见于老年患者,但也可发生于各个年龄段。尽管在过去的几十年中,其他心血管疾病导致的死亡率和致残率已经降低,但是心力衰竭的发病率却以一个危险的速度在增长。每年有40万~70万新增的心力衰竭患者,心力衰竭已成为世界范围内高发病率和高致残率/死亡率的重要临床综合征之一。

一、心力衰竭的病因和诱因

(一) 心力衰竭的病因

心力衰竭是多种心血管疾病进展到最终阶段的共同结果,任何引起心脏泵血功能降低的情况均可能导致心力衰竭的发生。心脏搏出量主要受前负荷、后负荷和心肌收缩/舒张能力的影响,因此上述三方面的异常均可降低心脏搏出量,使心脏泵血功能受损,最终导致心力衰竭。

(1)心肌收缩/舒张能力受损:①心肌损伤导致心肌收缩/舒张能力受损,包括心肌梗死、心肌炎、心肌病、心肌中毒和心肌纤维化等;②心肌代谢异常导致心肌收缩/舒张能力受损,包括维生素 B_1 缺乏、缺血和缺氧等。

(2)前负荷(容量负荷)过重:包括瓣膜关闭不全、动-静脉瘘、室间隔缺损、严重贫血和甲状腺功能亢进等。

(3)后负荷(压力负荷)过重:包括高血压、主动脉缩窄、主动脉瓣狭窄、肺动脉高压和肺动脉瓣狭窄等。

(二) 心力衰竭的诱因

流行病学调查结果显示,60%~90% 心力衰竭的发生均存在有诱因。诱因可通过不同的作用途径和机制导致心力衰竭发生。因此,诱因的及早发现和清除是心力衰竭预防和治疗的重要一环。心力衰竭的常见诱因及其诱发心力衰竭的机制如下:

(1)感染:可通过以下作用途径诱发心力衰竭,①病原微生物直接导致心肌收缩/舒张功能受损;②交感神经过度兴奋,心肌代谢增加而供血减少。

(2)过劳与情绪激动:过劳与情绪激动时,机体处于强烈应激反应状态,导致心率加快、心肌耗氧量增加,而心肌血液供应减少,诱发心力衰竭的发作。

(3)水、电解质和酸碱平衡紊乱:可通过以下作用途径诱发心力衰竭,①大量快速输液可增加心肌的前负荷,尤其是老年患者或者已有心功能降低者,更易诱发心力衰竭;②血钾平衡紊乱可导致心肌兴奋性、自律性和传导性的异常,引起心律失常;③酸中毒可影响心肌细胞 Ca^{2+} 的跨膜转运机制,导致心肌收缩能力降低。

(4)心律失常:室上性心动过速、心房颤动等快速性心律失常可通过以下作用途径诱发心力衰竭:①增加心肌耗氧量;②舒张期时间缩短,使心室充盈时间缩短,回心血量减少,同时导致冠状动脉血流量减少,心肌供血减少;③心房和心室收缩不协调,使心脏泵血功能降低。

(5)妊娠和分娩:妊娠时血容量升高,使静脉回心血量增加,心肌前负荷加重;分娩时的剧烈疼痛、精神紧张等因素使交感神经-肾上腺髓质系统兴奋,使心率加快,增加心肌耗氧量。

(6)治疗不当:如使用强心苷类药物治疗不当导致心律失常,与水、电解质失衡等因素相互促进,影响心肌兴奋性、自律性和传导性等,并使心肌耗氧量增加,而心肌供血减少,导致心肌收缩能力降低。

二、心力衰竭的分类

(一) 依据发病的时间、速度和严重程度分类

(1)慢性心力衰竭(chronic HF):在原有慢性心脏疾病基础上逐渐出现心力衰竭症状和体征的称为慢性心力衰竭。慢性心力衰竭患者的症状和体征持续稳定≥1个月的称为稳定性心力衰竭。慢性稳定性心力衰竭恶化称为失代偿性心力衰竭。

(2)急性心力衰竭(acute HF):心脏急性病变导致的新发生的心力衰竭,或者突然发生的失代偿性心力衰竭称为急性心力衰竭。

(二) 依据发生部位分类

(1)左心力衰竭(left HF):常由于冠心病、高血压和主动脉瓣病变等引起左心室泵血功能受损,主要表现为肺循环淤血和肺水肿。

(2)右心力衰竭(right HF):常由于肺部疾病引起肺微循环(如缺氧、慢性阻塞性肺疾病)或大血管(如肺动脉狭窄、肺动脉高压、法洛四联症、房室间隔缺损)阻力增加,导致右心室泵血功能受损,主要表现为体循环静脉淤血、下肢甚至全身性水肿。

(3)全心力衰竭(whole HF):可由于心肌炎、心肌病等病变同时侵犯左心室和右心室,或者一侧心力衰竭波及另一侧心室,最终导致左心室和右心室泵血功能均受损。

(三) 依据心肌收缩和/或舒张功能受损分类

(1)收缩性心力衰竭(systolic HF):常由于冠心病和心肌病等疾病导致心肌收缩功能受损、泵血量减少,以射血分数减少为特征。

(2)舒张性心力衰竭(diastolic HF):常由于高血压伴左室肥大、肥厚型心肌病、主动脉瓣狭窄和缩窄性心包炎等疾病,导致心室顺应性降低,舒张功能受损,充盈血量减少,而心肌收缩功能无明显异常。

（3）收缩和舒张性心力衰竭（systolic and diastolic HF）：常由于收缩性心力衰竭或舒张性心力衰竭发展到后期，导致心肌收缩和舒张功能均受损，属于心力衰竭的重症阶段。

（四）依据心排血量变化分类

（1）低排血量性心力衰竭（low output HF）：大多数心力衰竭均属于此种类型，患者表现为安静或劳作时心排血量低于正常水平。

（2）高排血量性心力衰竭（high output HF）：该型心力衰竭主要见于严重贫血、甲状腺功能亢进、维生素 B_1 缺乏和动-静脉瘘等疾病，上述疾病状态下，由于血容量增加或者血液循环速度加快，使静脉回心血量增加，心肌前负荷过重，导致心排血量高于正常水平，机体处于高动力循环状态。上述疾病导致心力衰竭发生时，心排血量较代偿阶段会有所降低，此时虽然不能满足这种高动力循环状态代谢水平的需要，但是患者的心排血量仍然高于或者不低于正常水平。

三、心力衰竭的分期（级）

由于大多数病因导致的心力衰竭是一个长时间逐渐进展的病理生理过程，因此及早发现心力衰竭并进行干预治疗可阻断或延缓心力衰竭的发展。

（一）美国纽约心脏学会分期法

美国纽约心脏病协会（NYHA）分期法提出自 1928 年，现仍然被广泛采用。该法将心力衰竭分为如下四期：

（1）心功能代偿期（Ⅰ级）：处于此期的心力衰竭患者体力活动不受限制，日常活动不会导致心力衰竭的症状。

（2）轻度心力衰竭（Ⅱ级）：处于此期的心力衰竭患者体力活动轻度受限，一般日常活动能够导致心力衰竭症状的出现。

（3）中度心力衰竭（Ⅲ级）：处于此期的心力衰竭患者体力活动明显受限，轻度日常活动即能够导致心力衰竭症状的出现。

（4）重度心力衰竭（Ⅳ级）：处于此期的心力衰竭患者体力活动重度受限，无法从事任何日常活动，即便是休息状态也可表现出心力衰竭的症状。

此种分期方法虽然简便易行，但是其分期主要依据患者主观症状，未能考虑到主观症状与客观检查可能存在的差异，因此存在一定的局限性。

（二）美国心脏病学院（American College of Cardiology，ACC）/美国心脏协会（American Heart Association，AHA）分级法

此分级法是 2001 年由美国心脏病学院（American College of Cardiology，ACC）和美国心脏协会（American Heart Association，AHA）联合推出，是对 NYHA 分期法的补充，重视心力衰竭的病情演变和进展。

ACC/AHA 分级法将心力衰竭分为如下四级：

A 级：心力衰竭高危患者，但无心脏结构异常和相关症状。例如，冠心病、高血压和糖尿病患者，经检查无心脏结构异常和心力衰竭症状。

B 级：患者已具有心脏结构异常，但尚未出现心力衰竭症状。例如，患者已出现左心室肥大或纤维化病变、心脏舒张或收缩功能受损、瓣膜病变和心肌梗死等，但尚未出现心力衰竭症状。

C 级：患者既往或者现在具有心力衰竭症状，同时伴有心脏结构异常。例如，患者现在

具有左心室舒张/收缩功能受损引起的呼吸困难和乏力等症状,或者既往出现过心力衰竭症状,经治疗后好转、症状消失。

D 级:患者处于器质性心脏病晚期,经最大努力治疗后,安静状态下仍表现出明显的心力衰竭症状,需要特殊治疗方能改善。例如,患者因心力衰竭经常住院或者无法安全出院,需要持续应用强心药物方能缓解心力衰竭症状,或者需要使用机械性循环辅助装置,或者需要进行心脏移植等。

(三) 心力衰竭发病的四个阶段

根据心力衰竭发生发展的进程,从危险因素发展至结构性心脏病,再到出现症状和体征,直至难治性终末期心力衰竭,可分为前心力衰竭(A)、前临床心力衰竭(B)、临床心力衰竭(C)和难治性终末期(D)4 个阶段。

(1)前心力衰竭阶段:此阶段患者具有发生心力衰竭的高危因素,但尚无心脏结构和功能异常,也未出现心力衰竭症状和体征,称为前心力衰竭阶段。患病人群包括高血压、冠心病、糖尿病患者;肥胖、代谢综合征患者;具有应用心脏毒性药物史、酗酒史、毒性药物史,或心脏病家族史等患者。

(2)前临床心力衰竭阶段:此阶段患者未出现心力衰竭症状和体征,但已发展至结构性心脏病,称为前临床心力衰竭阶段。患病人群包括左心肥厚、无症状性心脏瓣膜病或者既往有心肌梗死病史等患者。

(3)临床心力衰竭阶段:此阶段患者已具有基础结构性心脏病,既往或者当前有心力衰竭症状和体征,称为临床心力衰竭阶段。患病人群包括具有结构性心脏病伴有气短、乏力或者运动耐量下降等患者。

(4)难治性终末期心力衰竭阶段:此阶段患者具有进行性结构性心脏病,虽然经过积极内科治疗,但是休息时仍然具有临床症状,并且需要特殊干预,称为难治性终末期心力衰竭阶段。患病人群包括心力衰竭引起反复入院并且无法安全出院患者;需要长期静脉给药患者;等待心脏移植患者;需要使用心脏机械辅助装置患者。

心力衰竭发病的四个阶段不同于 NYHA 的心功能分级。由于心力衰竭属于自发进展性、慢性疾病,因此很难根治,但是可以预防。上述心力衰竭的四个阶段划分正是"重在预防"概念的体现,其中尤为重要的是预防患者从前心力衰竭进展至前临床心力衰竭阶段,即预防结构性心脏病的发生;以及预防患者从前临床心力衰竭阶段 B 进展至临床心力衰竭阶段,即预防心力衰竭症状和体征的出现。

(四) 6 分钟步行实验判断心力衰竭程度

临床实践中常使用 6 分钟步行实验以判断患者的运动耐力和心力衰竭程度。6 分钟步行距离大于 450m 为轻度心力衰竭;150~450m 为中度心力衰竭;小于 150m 为重度心力衰竭。6 分钟步行实验可作为评估患者运动耐力和劳力性症状的客观指标,也可用于评价药物的治疗效果。

第二节 心力衰竭的发生机制

心力衰竭发生发展的进程复杂,发病机制远未完全阐明,并且不同病因导致的心力衰竭其发病机制不尽相同,心力衰竭的不同阶段其发病机制也不完全相同。但是在心力衰竭的发生发展进程中,神经-体液调节机制失衡是关键机制,心室重构是分子基础,最终导致心肌收缩和/或舒张能力的降低及活动不协调。

一、心肌收缩能力降低

心肌收缩能力损害是导致心脏泵血功能下降的重要因素。引起心肌收缩能力受损的主要机制包括心肌收缩相关成分减少、能量代谢障碍、兴奋-收缩耦联障碍三个方面。

(一) 心肌细胞数量降低

多种原因可导致心肌细胞变性、萎缩和死亡,减少了有效收缩的心肌细胞数量,最终造成心肌收缩能力的降低。坏死(necrosis)和凋亡(apoptosis)是心肌细胞死亡的两种主要形式。

(1)心肌细胞坏死:坏死是导致心力衰竭发病过程中心肌细胞数量减少的最主要形式。临床实践中,导致心肌细胞坏死最常见病因是心肌梗死。一般情况下,当心肌梗死面积≥左心室面积的23%时,即可导致急性心力衰竭的发生。严重的缺血缺氧、感染(细菌、病毒)、中毒等损伤性因素作用于心肌后,一方面使心肌细胞内溶酶体破裂,包括蛋白水解酶在内的大量溶酶体酶释放至心肌细胞胞质内,导致心肌细胞内成分自溶,最终心肌细胞坏死;另一方面激活炎症反应,使单核巨噬细胞合成和分泌大量的促炎症细胞因子,如肿瘤坏死因子导致心肌结构和功能的损害。

(2)心肌细胞凋亡:已在多种心力衰竭动物模型和临床心力衰竭患者的心肌中被证实存在。实验研究发现在缺血心肌的中心区域主要为心肌细胞坏死,而在缺血心肌的边缘区(半影区)主要为心肌细胞凋亡。凋亡是导致老年心力衰竭患者心肌细胞数量降低的重要机制。无论是在调节心肌细胞数量和心室重构过程中,还是在代偿性心肌肥大向失代偿性心肌肥大转变过程中,心肌细胞凋亡均发挥着重要作用。目前,调控心肌细胞凋亡已成为心力衰竭预防和治疗的重要靶点之一。

除心肌细胞的坏死和凋亡外,自噬(autophagy)、副凋亡(paraptosis)和焦亡(pyroptosis)等细胞死亡方式也参与了心力衰竭的发生,但是其具体机制及在心力衰竭发生中的作用仍需要进一步深入的研究。

(二) 心肌能量代谢障碍

能量代谢是指伴随物质代谢过程的能量生成、转化储存和利用。心力衰竭发生过程中,上述能量代谢环节的异常均可导致心肌收缩能力降低,使心脏泵血功能减弱。

1. 能量生成障碍　心脏活动所需的能量几乎全部来自脂肪酸和葡萄糖等物质的氧化分解。为满足心脏对氧的需求,心肌的氧利用系数高达65%~75%,因此,心脏是绝对的需氧器官。保证心肌充足的血液供应是保证心肌能量生成的必要条件,无论是心肌血液供应的绝对不足还是相对不足均会导致心肌能量生成障碍,降低心肌收缩能力。心肌血液绝对供应不足见于心肌缺血、休克和严重贫血等,是心肌能量生成障碍的常见原因;相对供应不足见于心肌肥大,此时心肌毛细血管密度降低,同时伴有心肌细胞线粒体密度降低和氧化磷酸化水平降低。此外,心肌细胞有氧氧化障碍也可导致能量生成不足,如缺乏维生素 B_1 导致丙酮酸氧化脱羧障碍。

各种供能物质提供能量的比例异常也会导致能量生成障碍。正常情况下,心肌优先利用脂肪酸提供所需能量,占 ATP 生成总量的65%。心力衰竭时,脂肪酸氧化分解减少,葡萄糖分解增加,也将导致能量生成障碍,促进心力衰竭的发生发展。

2. 能量转化储存障碍　ATP 是心肌活动所需能量的直接提供者,而磷酸肌酸则是心肌能量的主要储存形式,能量可以高能磷酸键的形式在 ATP 和磷酸肌酸之间转移,此过程需要磷酸肌酸激酶的催化。心力衰竭时,尤其是伴随着心肌肥大的发展,磷酸肌酸激酶活性下降,导致心肌能量的转化储存障碍,影响心肌的收缩能力。

3. 能量利用障碍　心肌收缩时,肌球蛋白头部(横桥)具有的 ATP 酶活性通过水解 ATP 为心肌收缩提供能量,是心肌能量利用的主要途径。大鼠心力衰竭时,心肌肌球蛋白重链(myosin chain light,MHC)由成人型的 α-MHC 转化为胚胎型的 β-MHC。α-MHC 横桥 ATP 酶活性为高活性的 V_1 型,而 β-MHC 横桥 ATP 酶活性为低活性的 V_3 型,因此 MHC 的表型转化使横桥 ATP 酶活性降低,导致能量利用障碍、心肌收缩力降低。人类心力衰竭时,肌球蛋白轻链 1(myosin light chain,MLC-1)由心室型 VLC-1 向心房型 ALC-1 的转化及肌钙蛋白 T 亚单位由成年型 TnT-3 向胚胎型 TnT-4 的转化导致 ATP 酶活性降低,心肌能量利用障碍。

(三) 心肌兴奋-收缩耦联障碍

心肌的兴奋-收缩耦联过程包括三个环节:①动作电位平台期,细胞膜 L 型钙通道开启,细胞外 Ca^{2+} 经 L 型钙通道流入细胞内;②进入细胞内的少量 Ca^{2+} 激活肌质网膜上的雷诺丁受体(ryanodine receptor,RyR)钙释放通道,肌质网内储存的 Ca^{2+} 大量释放至心肌细胞胞质,称为钙诱导的钙释放(calcium-induced calcium release),进入细胞内的 Ca^{2+} 与肌钙蛋白结合引发心肌收缩;③细胞内升高的 Ca^{2+} 浓度,一方面激活肌质网膜上钙泵,即肌质网 Ca^{2+}-ATP 酶(sarcoplasmic reticulum Ca^{2+} ATPase)将 80%～90% 的 Ca^{2+} 回收至肌质网,另一方面激活细胞膜上钙泵(质膜 Ca^{2+}-ATP 酶,plasma membrane Ca^{2+} ATPase)和 Na^+-Ca^{2+} 交换体(Na^+-Ca^{2+} exchanger,NCX)将 10%～20% 的 Ca^{2+} 排出至细胞外。上述兴奋-收缩耦联过程中细胞外 Ca^{2+} 内流、肌质网 Ca^{2+} 释放及 Ca^{2+} 回收和外排任何一个环节出现问题,均可促进心力衰竭的发生发展。

1. 细胞外 Ca^{2+} 内流障碍　心肌细胞膜上 L 型钙通道的开放受心交感神经的控制,交感神经兴奋时其节后神经纤维末梢释放的去甲肾上腺素作用于心肌细胞膜 β_1 肾上腺素受体,增加 L 型钙通道开放,促进细胞外 Ca^{2+} 内流。心力衰竭时可通过以下机制使经 L 型钙通道内流的 Ca^{2+} 减少:①交感神经持续兴奋,去甲肾上腺素释放消耗增加,导致其末梢储存的去甲肾上腺素含量下降;②肥大的心肌细胞膜 β_1 肾上腺素受体密度降低、敏感性下降;③高钾血症时,由于 K^+ 和 Ca^{2+} 在心肌细胞膜上的竞争关系,竞争性抑制 Ca^{2+} 内流。

除 L 型钙通道外,Ca^{2+} 内流的另一条途径是具有双向转运模式的 NCX。生理状态下,NCX 的作用是将细胞内的 Ca^{2+} 转运至细胞外,同时将细胞外 Na^+ 转运至细胞内。但是,在细胞膜电位去极化或者细胞内 Na^+ 浓度增加时,NCX 主要是将细胞外的 Ca^{2+} 转运至细胞内,将细胞内的 Na^+ 转运至细胞外。上述 NCX 介导 Ca^{2+} 内流的作用有助于增加细胞内 Ca^{2+} 浓度,增强心肌收缩能力。有实验研究表明,心力衰竭时心肌细胞 NCX 的蛋白表达增加,介导的 Ca^{2+} 内流增加。洋地黄类强心药即是通过抑制心肌细胞膜钠泵活性,增加心肌细胞内 Na^+ 浓度,增强 NCX 介导的 Ca^{2+} 内流,升高心肌细胞内 Ca^{2+} 浓度,达到增强心肌收缩能力的治疗作用。但是,心力衰竭时经 NCX 内流的 Ca^{2+} 不能完全被肌质网回收,使细胞内 Ca^{2+} 浓度复位迟缓,损伤心肌舒张功能。

2. 肌质网 Ca^{2+} 释放障碍　肌质网 RyR 钙释放通道释放 Ca^{2+} 进入细胞质的过程取决于横管膜上 L 型钙通道的开放。相关研究证明,心力衰竭时可能由于以下机制导致肌质网释放 Ca^{2+} 障碍:①横管膜上 L 型钙通道和肌质网膜上 RyR 钙释放通道的空间结构改变,两通道之间的功能脱耦联,导致肌质网释放 Ca^{2+} 障碍;②心肌细胞膜横管结构减少,L 型钙通道触发 RyR 钙释放通道的功能减弱,钙诱导的钙释放减少,导致肌质网释放 Ca^{2+} 障碍;③肌质网膜上 RyR 钙释放通道数量减少或者活性下降,导致肌质网释放 Ca^{2+} 障碍;④肌质网膜上 RyR 钙释放通道持续磷酸化,通道持续激活开放,心肌舒张期肌质网 Ca^{2+} 泄漏,影响肌质网内 Ca^{2+} 储备,导致收缩期肌质网释放 Ca^{2+} 障碍。

3. Ca^{2+} 与肌钙蛋白结合障碍 细胞质 Ca^{2+} 浓度升高与肌钙蛋白结合是兴奋-收缩耦联的关键点。心力衰竭时存在于心肌细胞的缺血缺氧和能量代谢障碍,可导致心肌细胞内酸碱平衡紊乱,出现酸中毒,心肌细胞内升高的 H^+ 浓度竞争性抑制 Ca^{2+} 与肌钙蛋白的结合。在此细胞内环境下,即便细胞质内 Ca^{2+} 浓度升高到正常收缩水平,也无法与肌钙蛋白结合,使心肌细胞兴奋-收缩脱耦联,心肌收缩能力降低。此外,酸中毒时肌质网内钙结合蛋白与 Ca^{2+} 亲和力增加,收缩时 Ca^{2+} 不能正常释放,导致细胞质内 Ca^{2+} 浓度无法正常升高。

4. 肌质网 Ca^{2+} 回收障碍 肌质网膜上钙泵负责将细胞质内 Ca^{2+} 回收至肌质网,其活性受调节蛋白受磷蛋白(phospholamban,PLB)的抑制,而 PLB 磷酸化后对肌质网膜上钙泵的抑制作用解除。心力衰竭时由于交感神经节后纤维末梢释放去甲肾上腺素减少及心肌细胞 β_1 肾上腺素受体水平降低,使 PLB 磷酸化水平升高,肌质网膜上钙泵活性被抑制,导致肌质网 Ca^{2+} 回收障碍。后者使更多的 Ca^{2+} 经细胞膜上钙泵和 NCX 转运至细胞外,肌质网内储备的 Ca^{2+} 含量降低,导致心肌收缩时肌质网释放至细胞质的 Ca^{2+} 减少,心肌收缩能力降低。

二、心肌舒张功能障碍

心室舒张时,室内压的降低使血液充盈进心室。舒张功能障碍表现为舒张期容积-压力曲线左移,相同容积下心室内压力升高,心室充盈血量减少,通过前负荷的影响,最终导致心脏泵血量的降低。据统计,舒张性心力衰竭的发病率占全部心力衰竭的 20%~40%,尤其是在老年心力衰竭患者中发病率更高。

心肌舒张时,细胞质内 Ca^{2+} 浓度从 $10^{-5}mol/L$ 迅速降低至 $10^{-7}mol/L$,Ca^{2+} 与肌钙蛋白分离,使原肌凝蛋白构象恢复,重新覆盖住肌动蛋白与横桥的结合位点,肌动蛋白依靠张力向肌节外滑行,肌节长度延长,完成舒张。因此,Ca^{2+} 复位障碍、横桥-肌动蛋白分离障碍、心室舒张势能降低及心室顺应性降低等均可使心肌舒张功能障碍,心脏泵血功能降低,导致心力衰竭的出现。

(一) Ca^{2+} 复位障碍

细胞质内 Ca^{2+} 浓度升高是心肌收缩的前提条件,同样细胞质内 Ca^{2+} 浓度复位至静息状态是心肌舒张的前提条件。正常情况下,心肌舒张时,依赖于肌质网膜钙泵的回收及心肌细胞膜钙泵和 NCX 的外排,心肌细胞质 Ca^{2+} 浓度可从 $10^{-5}mol/L$ 迅速降至 $10^{-7}mol/L$。钙泵和 NCX 的活动均需要充足的 ATP 供应。心力衰竭时,由于心肌细胞能量代谢障碍,ATP 供应不足,钙泵和 NCX 活动减弱,无法及时将细胞质内 Ca^{2+} 回收至肌质网或者转运至细胞外,细胞质内 Ca^{2+} 浓度无法迅速降低至静息状态,Ca^{2+} 无法与肌钙蛋白分离,心室无法快速和完全舒张,导致心肌舒张功能障碍。

(二) 横桥-肌动蛋白复合体分离障碍

横桥与肌动蛋白结合后周而复始地摆动是心肌收缩的动力源泉,而横桥与肌动蛋白的分离则是舒张的关键步骤。横桥与肌动蛋白分离后,才能使肌动蛋白恢复至原有构型,原肌球蛋白重新掩盖住肌动蛋白与横桥的结合点,细肌丝依靠自身张力滑出,肌小节恢复至舒张状态的长度。而横桥与肌动蛋白的分离也是一个需要 ATP 的过程,只有横桥结合 ATP 时,其与肌动蛋白亲和力降低,才能与肌动蛋白分离,并发挥 ATP 酶活性、分解 ATP 获能并复位。如果细胞内 ATP 缺乏,将导致横桥与肌动蛋白的分离障碍。心力衰竭时,由于心肌细胞能量代谢障碍,一方面缺乏 ATP 与横桥结合,另一方面 Ca^{2+} 复位障碍导致与肌钙蛋白亲和力增加,均可使横桥与肌动蛋白分离障碍,影响心肌舒张功能。

(三) 心室舒张势能降低

心室舒张时,驱动细肌丝滑出的能量来自于心室收缩时心室空间结构改变产生的一种促使心室复位的舒张势能。由于该势能来自于心室的收缩,因此心室收缩功能越强,心室舒张的势能就越大,其舒张功能就越好。心力衰竭时,由于心室收缩功能障碍,使心室舒张势能降低,导致心室舒张功能障碍。除心室收缩功能外,心室舒张期冠状动脉的血液灌流也是促进心室舒张的重要因素之一。因此, 冠状动脉狭窄、血栓形成或心室壁张力过大等因素,可因为冠状动脉血液灌流量的减少,导致心室舒张功能障碍。

(四) 心室顺应性降低

心室顺应性(ventricular compliance)是指在单位压力变化下所导致的心室容积改变,即 $\mathrm{d}V/\mathrm{d}p$,与心室僵硬度(ventricular stiffness)呈倒数关系。心室舒张末期压力-容积曲线可反映心室顺应性,当心室顺应性降低时,心室舒张末期压力-容积曲线左移,说明相同容积条件下心室内压力更高;反之,心室顺应性升高时,心室舒张末期压力-容积曲线右移,说明相同容积条件下心室内压力更低。心力衰竭时,由于心室壁增厚、心肌炎症、纤维化及细胞外基质增生等原因导致心室壁成分改变,心室顺应性降低,心室舒张末期压力-容积曲线左移,相同容积条件下心室内压力升高,舒张期心室充盈减少,通过前负荷的调节机制,最终导致心脏泵血量减少。

三、心脏各部位收缩舒张活动不协调

为保证心脏的供血功能,心脏各部分的收缩舒张活动处于高度协调的工作状态,心房与心室要保证顺序收缩,而左、右心室或者左、右心房要保证同步收缩,同一心室本身各部分的收缩舒张活动也要保持高度的协调统一。一旦心脏各部分收缩舒张活动的协调性被破坏,都将引起心脏泵血功能障碍,导致泵血量减少。心脏收缩舒张活动不协调见于:①大面积严重心肌病变,如大面积心肌梗死时,其梗死中心区的心肌完全丧失收缩能力,边缘区心肌的收缩舒张功能减弱,非病变区心肌功能相对正常甚至出现代偿性增强,三部分心肌收缩舒张活动的协调性被破坏,严重影响心脏泵血功能,导致心脏泵血量下降;②严重的心律失常,如心房颤动、房室传导阻滞和左右束支传导阻滞等,都能破坏心脏各部分收缩舒张活动的协调性,最终导致心脏泵血量减少。

综上所述,在多种病因的共同作用下,通过破坏心脏收缩功能、舒张功能和各部分收缩舒张活动的协调性,最终引起心脏泵血功能障碍,心脏泵血量减少,出现心力衰竭。

第三节　心力衰竭时机体的代偿适应机制

当心肌收缩舒张功能降低或者心脏前、后负荷过重时,为保证心脏泵血量的稳定,进而满足机体正常代谢所需,必然会激活一系列的神经和体液代偿机制。心力衰竭时,机体通过多条信息途径,激活内源性神经和体液调节机制,引起心脏和心外组织的一系列代偿适应性改变。这些改变在心力衰竭的发病初期,对于维持心脏泵血功能、血流动力学稳定和重要组织器官的血液灌流发挥着非常重要的作用。

一、心力衰竭时激活的神经-体液-免疫调节机制

在心脏功能受损时,神经-体液-免疫调节机制的激活是调控心脏和心外组织器官代偿适应的基本机制。但是,这些神经-体液-免疫调节机制的长期持续激活将会导致心肌损伤加重、心室重构和心功能进一步降低。此时,又会使神经-体液-免疫调节机制进一步激活,从而形成恶性循环(正反馈)。在心力衰竭时激活的神经-体液-免疫调节机制中,交感神经-肾上腺髓质系统和肾素-血管紧张素-醛固酮系统是研究最为深入的两条途径。

(一) 交感神经-肾上腺髓质系统激活

心脏泵血功能降低时,心排血量减少可反射性使交感神经激活,一方面交感神经兴奋,其节后神经纤维末梢通过释放去甲肾上腺素,直接调控心肌和血管平滑肌的活动;另一方面,交感神经兴奋促进肾上腺髓质合成和分泌儿茶酚胺(包括肾上腺素和去甲肾上腺素),使血浆中儿茶酚胺浓度升高,进而调控心肌和血管平滑肌的活动。儿茶酚胺可通过激活相应的肾上腺素受体发挥代偿作用:①激活心肌细胞膜上 β_1 肾上腺素受体,通过兴奋性 G 蛋白/腺苷酸环化酶/cAMP/蛋白激酶 A 信号转导通路,使心肌细胞膜 L 型和 T 型钙通道磷酸化开放,Ca^{2+} 内流相应增加,发挥正性变时、变力和变传导作用,心率加快和搏出量增加,维持心排血量正常;②激活血管平滑肌细胞膜上 α 和 β_2 受体,使不同组织器官的血管发生不同程度的收缩和舒张,重新分配血液在不同组织器官的分布,保证心和脑等重要脏器的血液供应。

虽然交感神经-肾上腺髓质系统的激活在心排血量降低时能够发挥重要的代偿作用,但是该系统持续和过度的激活将会导致心排血量进一步减少,使心力衰竭恶化:①由于对心脏的正性变时作用,心率加快导致舒张期缩短,冠状动脉血流量减少,加剧心肌耗氧增加和血液供应减少之间的矛盾;②由于心肌细胞膜离子转运机制异常,导致更易出现心律失常;③由于血管平滑肌收缩,导致外周阻力增加,进一步加重心脏的后负荷;④由于血液的重新分配,导致部分内脏器官长期缺血,使其代谢、结构和功能发生异常。

(二) 肾素-血管紧张素系统激活

1. 循环血液中肾素-血管紧张素系统(renin-angiotensin system,RAS)激活　心排血量的减少可通过交感神经兴奋和肾内机制使球旁细胞合成和分泌肾素增加,后者可激活血管紧张素原转为血管紧张素 Ⅰ,并进一步在血管紧张素转换酶的作用下生成血管紧张素 Ⅱ。血管紧张素 Ⅱ主要通过与 AT1 受体结合,发挥如下作用:①直接使血管平滑肌收缩;②通过中枢增强交感神经紧张性和促进交感神经末梢释放去甲肾上腺素,导致血管平滑肌收缩;③促进心脏心肌细胞和非心肌细胞肥大或增殖;④促进肾上腺皮质球状带细胞合成和分泌醛固酮,增加肾脏远端小管重吸收 Na^+ 和水,引起水钠潴留,加重心肌前负荷。此外,醛固酮还可调控心肌成纤维细胞的功能,导致胶原合成增加和心肌重塑。

2. 组织器官内局部 RAS 的作用　除循环血液中的 RAS 外,心、肾、脑和血管壁等组织器官都有 RAS 所有组分的全部表达。其中,心肌局部 RAS 生成的血管紧张素 Ⅱ较循环血液中的血管紧张素 Ⅱ在促进心肌重塑中的作用更加重要,具体作用如下:①促进心交感神经节后纤维末梢释放去甲肾上腺素,虽然有助于提高心肌收缩/舒张能力,但也加剧了心肌耗氧量增加和心脏血液供应减少之间的矛盾;②直接使冠状动脉收缩、血管壁增生和纤维化;③直接促进心肌肥大、心肌间质纤维化和心肌重塑。

（三）内源性心血管活性物质失衡

心排血量减少可导致机体内多种生物活性物质发生改变,一方面具有调控血管收缩、促进水钠潴留和增殖/肥大功能的心血管生物活性物质含量增多,功能增强,包括儿茶酚胺、血管紧张素Ⅱ和内皮素(endothelin)等;另一方面具有调控血管舒张、利钠利尿和抑制增殖/肥大功能的心血管活性物质含量减少,功能降低,包括钠尿肽(natriuretic peptide)家族、前列腺素 E_2(prostaglandin E_2)和一氧化氮(nitric oxide)等。

钠尿肽家族包括心房钠尿肽(ANP)、脑钠肽(BNP)和 C 型钠尿肽(CNP)。其中,ANP主要储存于右心房,BNP 主要储存于心室肌,CNP 主要存在于血管系统。钠尿肽家族具有利钠利尿、舒张血管平滑肌和降压作用,还可抑制肾素和醛固酮的合成与分泌。心力衰竭时增加的压力负荷和激活的牵拉机制,导致钠尿肽分泌增加,故血浆中钠尿肽水平升高;当心力衰竭经治疗好转后,血浆钠尿肽含量随之降低。因此,血浆钠尿肽水平,尤其是 BNP 和 N端 BNP 原(NT-proBNP)对于心力衰竭患者的早期诊断和预后判断具有极高的敏感性和特异性,已广泛应用于临床。BNP 低于 35ng/L、NT-proBNP 低于 125ng/L 时不支持慢性心力衰竭诊断,可用于呼吸困难疑似心力衰竭患者的鉴别诊断;心力衰竭患者住院时血浆 BNP 和/或NT-proBNP 水平居高不降甚至进一步升高,或者降幅小于 30% 均提示再住院和死亡风险增加。

ST2(suppression of tumorigenicity 2)是白细胞介素 1 受体家族成员,具有跨膜和可溶两种存在方式,表达于心肌细胞、成纤维细胞和血管内皮细胞。跨膜 ST2 作为受体,与成纤维细胞分泌的白细胞介素 33 的相互作用发挥心肌保护作用。研究证实,外源性给予白细胞介素 33 可减轻心肌肥大,而敲低 ST2 受体可阻断白细胞介素 33 的保护作用,导致严重的心肌纤维化和肥大。炎症和心脏应激时,白细胞介素 33/ST2 信号通路激活,可溶性 ST2 被分泌至循环血液中。可溶性 ST2 可阻断白细胞介素 33 的保护作用,增加心脏损伤。因此,可溶性 ST2 已广泛应用于心力衰竭预后的评价,对钠尿肽的预后评估具有补充价值。

半乳糖凝集素 3(galectin-3)是可溶性 β-半乳糖苷结合凝集素,调控心肌纤维化和重塑,在心力衰竭发生发展过程中发挥重要作用。动物研究显示,大鼠心脏周围注入半乳糖凝集素 3 可引起:巨噬细胞和肥大细胞浸润,心肌纤维化和肥大;增加 TGF-β 表达;降低心肌收缩和舒张能力。阻断或者抑制半乳糖凝集素 3 的作用有望改善心力衰竭程度。心力衰竭时血浆半乳糖凝集素水平的升高也可应用于心力衰竭的诊断和预后判断。

内皮素(endothelin,ET)是由内皮细胞合成和分泌的具有强力收缩血管作用的生物活性多肽。目前已知的内皮素受体包括两种亚型 ET-A 和 ET-B。心力衰竭患者血浆 ET 水平显著升高,与肺动脉压升高具有直接的相关性;急性心肌梗死患者血浆 ET 水平与心脏泵血功能损伤显著相关。临床研究证实 ET 受体拮抗剂可有效改善心力衰竭患者的血流动力学状态。

（四）细胞因子水平的变化

各种导致心力衰竭的病因和诱因可激活机体的免疫系统,辅助性 T 细胞(helper T cell,Th)功能失衡,合成和释放大量细胞因子导致心室重构。此外,局部组织细胞也可合成和分泌大量细胞因子,如缺血的心肌细胞可合成和分泌肿瘤坏死因子 α(TNF-α),这些细胞因子通过旁/自分泌的方式作用于心肌细胞,导致其凋亡。大量临床研究证实,慢性心力衰竭患者循环血液中 TNF-α、白细胞介素 1β(IL-1β)、IL-6、IL-17 及转化生长因子 $β_1$(TGF-$β_1$)等促炎细胞因子水平显著升高;而 IL-10、TGF-$β_3$ 等抗炎细胞因子水平则显著降低。

（五）心力衰竭时神经-体液-细胞因子的相互作用

（1）TGF-β₁ 和血管紧张素 Ⅱ 的相互作用：心力衰竭时心脏负荷增加的刺激通过增加心脏局部血管紧张素 Ⅱ 的生成，进而使心肌细胞 TGF-β₁ 的表达升高，一方面通过调控 *c-fos*、*c-jun* 等原癌基因的表达，导致心肌细胞表达胚胎型 β-肌球蛋白重链、心房肽等，使心肌细胞发生表型转化；另一方面通过与其相应的细胞膜受体结合，激活蛋白激酶 C、有丝分裂蛋白激酶等与调控细胞生长相关的信号转导通路，调控 RNA 和蛋白质合成，导致心肌肥厚。

（2）TNF-α 和血管紧张素 Ⅱ 的相互作用：①心肌细胞过表达 TNF-α 可使局部肾素-血管紧张素系统激活，进而使小鼠心脏出现向心性肥厚和纤维化；②病理状态下增加的血管紧张素 Ⅱ 可通过 NF-κB 信号通路激活心肌细胞 TNF-α 的合成；③血管紧张素 Ⅱ 和 TNF-α 具有共同的信号转导通路，例如通过丝裂原活化蛋白激酶（包括 ERK、JNK 和 p38）激活氧化应激，导致心肌肥大和凋亡。

（3）交感神经-肾上腺髓质系统和细胞因子的相互作用：慢性心力衰竭时血浆中升高的儿茶酚胺水平通过与心肌细胞 β₁ 肾上腺素受体结合，促进心肌细胞合成与分泌 TNF-α、IL-1β 和 IL-6 等促炎细胞因子。此外，交感神经-肾上腺髓质系统过度激活可引起自然杀伤细胞、抑制性 T 细胞和细胞毒性细胞的变化，导致心肌损伤和功能障碍；反之应用 β 受体阻滞剂可显著改善各类免疫细胞的功能失衡，改善心脏功能。

综上所述，心力衰竭是机体神经-体液-免疫调节机制的异常激活及其相互作用，最终导致心室重构，促进心力衰竭不断进展。

二、心力衰竭时组织器官的代偿反应

心力衰竭时，通过神经调节和体液调节机制，机体对 CO 降低做出相应的代偿反应，包括心脏代偿反应和心外代偿反应。

（一）心脏代偿反应

心脏代偿反应主要包括心率加快、心室紧张源性扩张、心肌收缩能力增强和心肌重塑四个方面。其中，心率加快、心室紧张源性扩张、心肌收缩能力增强属于功能性代偿反应，主要是可以在短时间内快速发挥代偿作用；心肌重塑属于包括功能和结构改变的综合性代偿反应，主要是在长期心脏负荷过重时发挥代偿作用。

1. **心率加快**　CO 是一侧心室 1min 泵出的血液量，等于每搏输出量（stroke volume, SV）与心率的乘积。因此，在一定范围内，随着心率加快可增加 CO。同时心率加快可使舒张压升高，由于心脏冠状动脉血流量主要是在舒张期，因此有利于维持心脏血液供应。心率的适度加快有利于维持动脉血压和保证重要脏器的血液供应，贯穿于心力衰竭发生发展的全过程。心力衰竭时心率加快主要是因为心交感神经兴奋，发挥的正性变时作用。心力衰竭时由于 CO 减少，可通过以下三条反射途径使心交感神经兴奋：①动脉血压降低，颈动脉窦和主动脉弓压力感受器感受到的血管壁牵拉刺激减弱，通过压力感受性反射最终导致心交感神经兴奋；②心房内压升高，作用于腔静脉和右心房的容量感受器，通过容量感受性反射使心交感神经兴奋；③肺淤血导致肺换气减少，动脉血氧分压下降，作用于颈动脉体和主动脉弓化学感受器，通过化学感受性反射使心交感神经兴奋。

需要引起注意的是，加快心率所发挥的代偿作用也会使心力衰竭进一步加重。一方面，心率加快会使心肌耗氧量增加，但由于舒张期缩短，也有可能使心肌血流量减少，从而加重心肌耗氧增加与血液供应不足的矛盾，加重心肌损伤；另一方面，当心率>180 次/min 以后，由于心室舒张期时间过短,使心室充盈血量减少,通过前负荷的调节导致心脏泵血量减少。

2. 心室前负荷增加 根据心脏异长自身调节机制(Frank-Starling 定律)可知,在最适前负荷范围以内,随着心室前负荷(心室舒张末期压力或心室舒张末期容积)增加,心肌收缩力量增强,可增加心脏泵血量。左心室舒张末期压在 15~18mmHg 时,心肌肌小节长度为 2.2μm,粗肌丝和细肌丝处于最佳重叠状态,收缩时可摆动的横桥数目最多,心肌收缩的力量达到最大,泵血量最多,即为最适前负荷。而静息状态下,左心室舒张末期压力为 0~6mmHg。因此,在一定范围内,随着左心室舒张末期压力的增加,泵血量可相应增加。心力衰竭时,由于 SV 降低,使心室内剩余血量增加,心室舒张末期压力和容积增加,通过前负荷调节,可代偿性增加 SV,有利于维持心脏的泵血量稳定。这种伴随有心肌收缩力量增强的心室腔容积增加也称为紧张源性扩张(tonogenic dilation)。

通过增加前负荷的代偿适应机制主要是在急性心力衰竭时发挥重要作用,而在慢性心力衰竭时,心肌前负荷增加在一定范围内能够增加心肌收缩力,增加搏出量;但是当前负荷过度增加超过最适前负荷(肌小节长度超过 2.2μm)后,心肌收缩力反而减弱,搏出量降低。此种心肌被过度拉长并伴有心肌收缩力减弱的心室腔扩张成为肌源性扩张(myogenic dilation)。肌源性扩张不但已经不再具备增加心肌收缩力的代偿作用,并且还会增加心肌耗氧量,使心肌损伤进一步加重。

3. 心肌收缩能力增强 心肌收缩能力(myocardial contractility)是指心肌不依赖于前负荷和后负荷而改变自身收缩强度和速度等力学活动的内在特性。多种因素可影响心肌收缩能力,包括心肌细胞兴奋-收缩偶联及收缩过程各环节的影响因素,其中横桥的活化摆动数量及其 ATP 酶活性是关键的影响因素。在心功能损害的急性期,交感神经-肾上腺髓质系统的激活,通过作用于心肌细胞膜 $β_1$ 肾上腺素受体,激活腺苷酸环化酶-cAMP-蛋白激酶 A 信号通路,磷酸化激活心室肌细胞膜钙通道,增加 Ca^{2+} 内流,细胞内 Ca^{2+} 浓度升高,活化摆动的横桥数量增加,提高心肌收缩力,发挥正性变力作用。上述机制是调动心功能储备的最基本机制,同时也是最经济适用的心肌代偿机制。但是伴随心肌收缩力的增强,必然导致心肌耗氧量增加,使代偿状态转变为失代偿状态。

4. 心室重构 为应对容量负荷和压力负荷的长期增加,心室通过改变其代谢、功能和结构而形成的慢性代偿性适应反应,称为心室重构(ventricular remodeling),临床上表现为心脏大小、形状和功能的改变。心脏由心肌细胞、非心肌细胞(成纤维细胞、血管内皮细胞和血管平滑肌细胞等)和细胞外基质组成。心室重构也相应包括心肌细胞、非心肌细胞和细胞外基质的改变,这些改变中不仅包括心肌肥大这类量的改变,还包括细胞表型转化这类质的改变。

(1)心肌细胞的改变

1)心肌肥大:心肌细胞体积增大(表现为直径或长度的增加)、和重量增加称为心肌肥大(cardiac hypertrophy)。虽有人报道成人心脏重量超过 500g 时,心肌细胞数量可出现增加(增生),但一般认为心肌细胞不出现增生,而以肥大为主。心肌肥大依据负荷过重的原因和心肌适应方式的不同可分为向心性肥大(concentric hypertrophy)和离心性肥大(eccentric hypertrophy)两种。向心性肥大是由于压力负荷长期过重,收缩期心室壁张力增加,肌小节呈并联式增生,心肌细胞直径增粗,心室壁显著增厚,心室腔容积正常或者减小,心室壁厚度与心室腔半径比值增大,常见于高血压性心脏病和主动脉瓣狭窄等疾病;离心性肥大是由于容量负荷长期过重,舒张期心室壁张力增加,肌小节呈串联式增生,心肌细胞长度增加,心室壁轻度增厚,心室腔容积显著增加,心室壁厚度与心室腔半径比值基本保持正常,常见于二尖瓣狭窄和主动脉瓣关闭不全等疾病。

心肌肥大发挥的代偿作用包括两个方面:一方面使心肌收缩力增加,维持搏出量稳定;另一方面降低心室壁张力,减少心肌耗氧量。但是心肌过度肥大会导致心肌细胞体积增长超过神经、血管和细胞器的增长,心肌交感神经末梢、毛细血管和线粒体的分布密度相对降低,呈现出不平衡生长的特点。此种不平衡生长最终导致不同程度的心肌缺血缺氧、能量代谢障碍和心肌收缩功能降低等,促使心肌肥大由代偿反应转变为失代偿反应。

2)心肌细胞表型转化:成年心肌细胞丧失分裂能力,蛋白质合成速度减慢。心力衰竭时普遍存在心肌细胞由成年型转化为胚胎型,例如大鼠成年型心室肌细胞 α-肌球蛋白重链(α-myosin heavy chain,α-MHC)在心力衰竭时转化为胚胎型 β 肌球蛋白重链(β-myosin heavy chain,β-MHC)。β-MHC 的蛋白合成速度虽然较 α-MHC 快,但是其 ATP 酶活性明显低于 α-MHC,使心肌细胞收缩能力降低。人心室肌细胞在心力衰竭时也会出现肌球蛋白轻链 1(myosin light chain-1,MLC-1)和肌钙蛋白 T(troponin T,TnT)由成年型转化为胚胎型。

(2)非心肌细胞及细胞外基质的改变:心力衰竭时,血管紧张素Ⅱ、去甲肾上腺素和醛固酮等神经-体液因素可促进非心肌细胞的活化增殖,通过调节细胞外基质中胶原的合成和降解,引发心肌间质的增生及重构。心肌细胞外基质是指存在于细胞之间和血管周围的结构糖蛋白、蛋白多糖及葡胺聚糖,其中最重要的成分是Ⅰ型胶原纤维和Ⅲ型胶原纤维。Ⅰ型胶原纤维主要是与心肌细胞平行排列,Ⅲ型胶原纤维主要是形成比较细的纤维网状结构。一般情况下,心室重构早期主要表现为Ⅲ型胶原纤维增多,有利于肥大心肌肌束的重新排列和结构性心室扩张;心室重构后期主要表现为Ⅰ型胶原纤维增多,有利于提高心室肌的抗张强度,防止心室壁变薄和心室腔过度扩张。

心室重构是心力衰竭发生发展的分子基础。虽然上述许多变化有可能对心肌细胞产生一定的保护作用,并且能够减轻神经-体液机制过度激活导致的不利作用,但是过度的非心肌细胞增殖和细胞外基质重构,会导致:①心室僵硬度增加,使心室壁顺应性降低,心脏舒张功能受损;②冠状动脉管壁增厚和周围的纤维组织增生,使冠状动脉循环的储备能力降低,心肌供血量下降;③影响心肌细胞之间的信息传递和心肌运动的协调性,影响心脏泵血功能,促进心肌细胞的凋亡。已有研究报道,作为人类心力衰竭标志的心肌细胞的收缩功能障碍及其对正常肾上腺素能调控机制反应的降低也与心室重构关系密切。

(二)心脏以外代偿反应

除心脏自身发生的代谢、功能和结构的代偿反应外,心功能降低时机体还会启动多种心脏以外的代偿反应,以适应 CO 的降低。

1. 血容量增加　血容量增加是慢性心力衰竭时主要的代偿反应之一。在一定范围内,增加血容量有利于提高静脉回心血量,通过前负荷的调控可增加心脏搏出量,但是血容量长期过度增加将导致心脏容量负荷过重,反而加重心力衰竭。心力衰竭时血容量增加的发生机制:①交感神经兴奋使肾动脉和入球小动脉收缩,肾脏血流阻力增加,肾血流量减少,肾小球滤过减少,同时还可使近端小管对水和钠的重吸收增加,导致尿量减少;②肾素-血管紧张素-醛固酮系统激活,通过醛固酮诱导蛋白(包括钠通道蛋白、钠钾泵、线粒体 ATP 生成有关的蛋白),增加远端小管和集合管对钠和水的重吸收,导致尿量减少;③抗利尿激素分泌增多及其在肝脏的灭活减少,使血浆抗利尿激素水平升高,增加远端小管和集合管上皮细胞管腔侧膜水孔蛋白表达,使水的重吸收增加,导致尿量减少。

2. 血流重新分布 心力衰竭时交感神经-肾上腺髓质系统兴奋,由于外周血管不同部位α肾上腺素受体分布密度不同,导致外周血管选择性收缩,使血流在全身重新分布,表现为皮肤和内脏器官尤其是肾脏血流量显著减少,而心和脑血流量可保持不变或略有增加。全身的血流重新分布一方面能有效防止血压的降低;另一方面能够保证心和脑重要器官的血液供应,具有重要的代偿意义。但是外周器官长期的供血不足将导致器官功能的下降,同时外周血管的长期收缩,使外周阻力增加,加重心脏后负荷,导致搏出量减少,使代偿反应转为失代偿反应。

3. 红细胞增多 心力衰竭时,一方面由于体循环淤血,血流速度减慢,导致循环性缺氧;另一方面肺淤血水肿使肺换气功能降低,导致乏氧性缺氧。上述缺氧刺激促进肾脏间质细胞合成和分泌促红细胞生成素,主要作用于骨髓晚期造血祖细胞,刺激红细胞生成,增加循环血液中红细胞和血红蛋白数量,提高血液的血氧容量,有利于改善机体的缺氧状态。但是长期的红细胞数量增加会导致血液黏稠度增加,提高血流阻力,使心脏的后负荷加重。

4. 组织细胞利用氧的能力增加 心力衰竭时心排血量减少,血液灌流不足导致组织细胞缺氧,组织细胞可通过下述结构和功能的变化增加氧的摄取和利用:①增加细胞线粒体数量和细胞色素氧化酶活性,使细胞的内呼吸功能改善;②增强细胞内磷酸果糖激酶活性,从而增强糖酵解过程,增加细胞获得的能量补充;③增加骨骼肌中肌红蛋白的水平,增强骨骼肌组织对氧的储存和利用。

综上所述,心功能损害时神经-体液机制的激活导致心脏自身和心脏以外的多种代偿机制,贯穿于心功能损害发生发展的全过程。一般而言,上述神经-体液机制的激活和代偿反应在心功能损害的早期可发挥维持心排血量、血压和重要组织器官血液灌流的作用;但随着时间进展,上述神经-体液机制的过度激活和代偿反应的持续存在,将进一步加重心功能损害,最终导致心力衰竭的发生。

第四节 心力衰竭时区域性循环的变化

一、心力衰竭时冠状动脉循环的变化

(一) 冠状动脉循环的特点及其调节

1. 冠状动脉循环的特点

(1)冠状动脉血液供应极其丰富:机体安静时,冠状动脉血流量为 $200\sim250\mathrm{ml/min}$,占心排血量的 $4\%\sim5\%$,相当于每 $100\mathrm{g}$ 心肌组织血流量为 $60\sim80\mathrm{ml/min}$。心脏活动加强时,为满足心肌代谢需要,通过舒张冠状动脉以增加心脏血流量。冠状动脉达到最大程度舒张时,冠状动脉血流量可到达安静时的 5 倍,每 $100\mathrm{g}$ 心肌组织的血流量为 $300\sim400\mathrm{ml/min}$。

(2)冠状动脉血流量受心肌收缩的影响而发生周期性改变:冠状动脉血流量的多少取决于冠状动脉循环的压力差与冠状动脉循环血流阻力的比值。由于冠状动脉的分支大多呈垂直角度穿入心肌、到达心内膜,心肌收缩时由于压迫冠状动脉,血流阻力增加,冠状动脉血流量显著减少,仅约占整个心动周期冠状动脉血流量的 20%,尤其是在等容收缩期,冠状动脉血流甚至可出现倒流;而当心肌舒张时,虽然此时冠状动脉灌注压降低,但是由于心肌舒张对冠状动脉血管的压迫解除,血流阻力减小,冠状动脉血流量显著增加,其中等容舒张期时冠状动脉血流量的增加最为显著。综上所述,冠状动脉血流量主要受舒张期长短及此时冠状动脉灌注压、心室壁张力等因素的影响。

2. 冠状动脉血流量的调节 冠状动脉血流量受心肌代谢水平及神经和体液因素的调节,其中最重要的因素是心肌代谢水平。

(1)心肌代谢水平对冠状动脉血流量的影响:心肌活动的能量供应几乎全部来自有氧代谢,加之心脏做功量大,因此对氧的需求量较其他组织更大,成人安静时每 100g 心肌的耗氧量为 7~9ml/min。为满足心肌对氧的需求,心肌组织从血液中摄取的氧量也较其他组织更多,安静时血液流经心脏过程中,可被心肌摄取利用 65%~75% 的氧,而一般组织仅摄取利用血液中 25% 的氧。由此也导致心肌组织进一步增加单位体积血液摄氧量的潜力很小,故当心肌组织代谢增强需要消耗更多的氧时,主要通过扩张冠状动脉、增加冠状动脉血流量来满足心肌组织对氧的需求。因此,心肌组织较其他组织对血流量的依赖更大。相关研究证实,冠状动脉血流量与心肌代谢活动呈正相关,并且这种现象在离体心脏中仍然存在,说明其调控不依赖于神经-体液机制,因此将其归为冠状动脉血流量的自身调节。

当心肌代谢水平增加的时候,心肌组织由于耗氧量的增加导致组织内氧分压降低,可引起冠状动脉舒张,使冠状动脉血流量增加。引起冠状动脉舒张的直接原因并不是因为组织内氧分压降低即缺氧的刺激,而是心肌组织的某些代谢产物,包括腺苷(adenosine)、H^+、CO_2 等,其中作用最为显著的是腺苷。腺苷生成自 ATP 的分解,心肌代谢水平升高时 ATP 分解为 ADP 和 AMP,以提供心肌活动所需的能量,AMP 最终分解生成腺苷,并发挥强烈舒张冠状动脉的作用。腺苷作用于血管平滑肌细胞膜上的腺苷受体,通过激活环磷酸腺苷-cAMP-PKA 信号通路,抑制细胞外 Ca^{2+} 内流,引起血管平滑肌舒张。之后腺苷被快速代谢破坏,因此不会进入血流,不引起机体其他组织脏器的血管扩张。

(2)神经因素对冠状动脉血流量的调节:冠状动脉血管接受心交感神经和心迷走神经的调控。神经机制对冠状动脉具有直接和间接的双重作用,一方面是心交感神经或心迷走神经对冠状动脉的直接影响;另一方面是心交感神经或心迷走神经通过影响心肌代谢对冠脉的间接影响。在整体情况下,神经调节对冠状动脉血流量的作用以间接影响为主。因此,心交感神经节后神经纤维末梢释放的去甲肾上腺素虽然能够直接作用于冠状动脉血管的 α 肾上腺素受体,使血管收缩,但是其最终表现出的是因为正性变时、变力、变传导作用通过增加心肌代谢间接引起的冠状动脉血管舒张,血流量增加;而心迷走神经节后神经纤维末梢释放的乙酰胆碱虽然能够直接作用于冠状动脉血管的 M 胆碱能受体,使血管舒张,但是最终表现出的是因为负性变力、变时、变传导作用通过抑制心肌代谢间接引起的冠状动脉血管收缩,血流量减少。如果能够保持心肌组织代谢不变,则心交感神经和心迷走神经对冠状动脉血管和血流量仅表现为直接作用,即心交感神经由于收缩冠状动脉血管而使冠状动脉血流量减少,心迷走神经由于舒张冠状动脉血管而使冠状动脉血流量增加。

(3)体液因素对冠状动脉血流量的调节:体液因素对冠状动脉血流量的影响也应首先分析其对心肌代谢的影响,如肾上腺素和去甲肾上腺素可通过增加心肌代谢进而引起冠状动脉舒张、血流量增加,甲状腺激素也可通过正性肌力作用增加心肌代谢进而增加冠状动脉血流量。在不影响心肌代谢的前提下,收缩血管的活性物质(如血管紧张素Ⅱ、血管升压素、内皮素等)通过收缩冠状动脉,减少冠状动脉血流量;舒张血管的活性物质(如 NO、前列环素、组胺、缓激肽、5-羟色胺等)则可使冠状动脉舒张,增加冠状动脉血流量。

(二) 心力衰竭时冠状动脉血流量降低

已有临床研究证实,心力衰竭时患者的冠状动脉血流量显著降低,加之冠状动脉血管的

解剖特点,血流量的降低在心内膜下区域尤其明显。心力衰竭时导致冠状动脉血流量降低的可能机制如下:

1. 心率加快　心率加快是心力衰竭的代偿机制之一。心率适度加快有利于维持心排血量;但是心率过度加快使舒张期明显缩短,而冠状动脉的血液供应主要发生在舒张期,因此导致冠状动脉血流量降低。

2. 心肌舒张功能障碍　心力衰竭时由于心脏舒张功能障碍及心室重构等原因,导致舒张期心室壁张力增加,对小血管的压迫作用增加,血流阻力增加,最终使冠状动脉血流量减少。

3. 血管收缩舒张功能紊乱

(1)舒血管活性物质和缩血管物质失衡:心力衰竭时舒血管活性物质的水平和作用显著降低,而包括血管紧张素Ⅱ、内皮素等在内的缩血管活性物质的含量和作用明显增加,使冠状动脉血管收缩,血流阻力增加,冠状动脉血流量减少。

(2)内皮细胞功能紊乱:心力衰竭时内皮细胞一氧化氮合酶的表达和活性降低,内皮产生的NO减少,导致内皮依赖的血管舒张功能降低,使冠状动脉血管收缩,冠状动脉血流量减少。

(3)氧化应激:心力衰竭时NADPH氧化酶和解:偶联的内皮型一氧化氮合酶表达和活性的增加可导致大量超氧阴离子的生成,加之清除超氧阴离子的过氧化物歧化酶表达和活性降低,使细胞内大量超氧阴离子积聚,导致氧化应激。增加的超氧阴离子一方面可通过氧化血管平滑肌细胞膜上多种类型的钾通道,使膜电位去极化,导致血管收缩;另一方面可通过干扰NO的舒张血管作用,导致血管收缩,冠状动脉血流量降低。有相关研究证实,心力衰竭患者适度的运动锻炼有助于恢复缩血管活性物质和舒血管活性物质的平衡、改善内皮细胞功能和抑制氧化应激,进而改善冠状动脉血管舒张,增加冠状动脉血流量。

在某些心脏疾病如心肌缺血时,缺血区域心肌的血管收缩舒张功能紊乱,而非缺血区域心肌组织血管的收缩舒张功能正常,由此导致缺血区域血流阻力大于非缺血区域血流阻力,使血液供应倾向于非缺血区域,进一步加重缺血区域心肌组织血液供应的不足。在应用血管扩张药后,由于非缺血区域血管能够正常舒张,而缺血区域血管不能正常舒张,上述血液供应失衡的现象将更加明显,进一步加重缺血区域心肌组织的损伤,这一现象称为冠脉窃血现象。已有动物实验均证实腺苷、硝普钠、双嘧达莫、缓激肽、罂粟碱等舒张血管的药物均可导致冠脉窃血现象。

4. 冠脉无复流现象　心外膜的冠状动脉历经短时间闭塞后,虽然持续机械性阻塞已经消失,但是由于心肌微血管结构和功能已出现损伤,导致心肌无法得到充分血液灌流的现象称为冠脉无复流(no-reflow)现象。出现无复流现象标志着心肌进行性缺血,根据不同情况分为:①实验性无复流,是指实验条件下通过制作急性心肌缺血-再灌注模型观察到的无复流现象。实验中常使用特异的心肌染料,如碳黑、硫磺素S和单星蓝(monastral blue)等以区分无复流区,常位于心内膜下,也称为解剖无复流;②心肌梗死再灌注无复流,是指急性心肌梗死患者经再灌注治疗后产生的无复流现象;③血管造影无复流,是指经皮冠状动脉介入治疗后冠状动脉仍未恢复再灌流的现象,血管造影显示心肌梗死溶栓试验血流低于3级,但未发现远端动脉阻塞。

无复流现象是Krug等于1966年首先在动物实验中发现的,1985年Schof等在溶栓治疗后的急性心肌梗死患者中证实无复流现象的存在。微循环完整性丧失是重要冠脉无复流现象的重要标志,但其发生机制目前还远未阐明。并且冠状动脉阻塞后再通即刻与随后再灌注不同时期无复流现象的发生机制可能不同;实验时机械性冠状动脉结扎/再灌注引起的无复流与临床上经再灌注治疗引起的无复流的发生机制也可能不同。目前认为冠脉无复流现象的发生机制可能包括微小动脉痉挛、微血栓、内皮细胞功能障碍及中性粒细胞阻塞毛细血管、氧化应激和机械性压迫等。

二、心力衰竭时全身血液重新分配

(一) 血液重新分配的生理基础——交感缩血管神经纤维

绝大多数血管平滑肌仅受交感缩血管神经纤维的单一支配。交感缩血管神经纤维的节前神经元存在于脊髓胸段及腰段的中间外侧柱,节前纤维的神经末梢通过释放乙酰胆碱与位于椎前和椎旁神经节的节后神经元突触后膜的 N_2 型胆碱能受体相结合,并使之激活引起节后神经纤维末梢释放去甲肾上腺素。血管平滑肌细胞膜上存在两种作用截然相反的肾上腺素受体,即收缩血管的 α 受体和舒张血管的 β_2 受体。去甲肾上腺素与 α 受体结合后通过 $G\alpha q$ 激活磷脂酶 C,使细胞内 Ca^{2+} 浓度升高,引起血管平滑肌细胞收缩;与 β_2 受体结合后通过 $G\alpha s$ 激活腺苷酸环化酶,通过 cAMP/PKA 信号通路引起血管平滑肌舒张。由于 α 受体的分布范围和密度远大于 β_2 受体,因此交感神经兴奋主要引起的是血管收缩效应。在肾脏和皮肤血管等部位交感神经支配较为丰富,而在冠状动脉和脑血管交感神经支配相对较少。因此,当交感神经兴奋时,肾脏和皮肤等部位的血管明显收缩,增大相应部位的血流阻力,导致血流量相应下降;同时由于心和脑的血管收缩并不显著,血流阻力增加不明显,可使血流量维持相对稳定,最终使有限的血液优先供应心、脑等重要脏器,即血液的重新分配。

(二) 血液重新分配对心力衰竭的影响

(1)血液重新分配对心力衰竭时泵血量减少的代偿作用:心力衰竭时心脏泵血功能降低,泵血量下降,此时交感神经兴奋引起的血液重新分配有助于维持心、脑等重要脏器的血液供应,对于在心排血量降低的情况下保护心、脑功能具有重要的意义。

(2)血液重新分配对心力衰竭的失代偿作用:①当心排血量过于降低时,即便通过交感神经兴奋引起的血液重新分配也无法满足心、脑的血液供应,导致心和脑的功能障碍;②部分组织器官由于血管收缩,血流阻力增加,导致血液供应减少,出现相应的功能障碍,如肾脏血流量减少可引起肾功能障碍、骨骼肌血液供应减少可引起疲乏无力等;③交感神经在毛细血管前阻力血管(微动脉、后微动脉)的支配远较后阻力血管(微静脉)丰富,当交感神经过度兴奋时,前阻力血管收缩较后阻力血管更加明显,使毛细血管血压降低,组织液生成减少而回流增加,导致血容量和静脉回心血量增加,进一步加重心脏的前负荷。

第五节 心力衰竭时肾脏功能的变化及水电解质酸碱平衡紊乱

一、心力衰竭与肾脏功能的相互影响

心脏和肾脏是在血压调控和维持血容量稳定中发挥重要作用的两个脏器,具有远远超过其他脏器之间的极其密切的相互联系。从生理层面看,心、肾相互协调和相互补充以保持机体内环境的稳态;从疾病层面看,心血管疾病和肾脏疾病具有包括高血压、糖尿病、血脂异常、动脉粥样硬化等在内的多种相似甚至相同的发病原因和危险因素,两者的致病因素不断

趋于一致;从病理生理层面看,心脏和肾脏两者间的交互作用是由错综复杂的多重因素共同参与的。在损害的早期阶段,心、肾之间可通过相互代偿和补充,相互发挥缓冲和减轻功能损伤的有益作用;但是如果致病因素得不到及时处理而长期持续存在,心脏和肾脏的关系则由相互代偿和补充转变为相互加重损伤,形成恶性循环,使损害效应放大,显著促进两脏器的功能损害进程,最终导致严重的心肾综合征(cardiorenal syndrome)。

心肾综合征是 2008 年急性透析质量倡议(Acute Dialysis Quality Initiative,ADQI)指导组在意大利威尼斯会议中第一次提出,同时确定了该综合征的初步定义和分类等共识,之后历经多次修订完善,最终公开发表于 2010 年,并在 2 年之后,即 2012 年得到改善全球肾脏病预后组织(Kidney Disease Improving Global Outcomes,KDIGO)确认。心肾综合征是指两脏器中一个脏器的功能损害同时导致另一个脏器功能损害的综合征,当前共分为 5 种类型:1 型心肾综合征也称急性心肾综合征,是指急性心功能不全引发的肾功能损害;2 型心肾综合征又称为慢性心肾综合征,指的是慢性心功能障碍导致的肾功能损害;3 型心肾综合征也称急性肾心综合征,是指急性肾功能损害引起的心功能不全;4 型心肾综合征也称慢性肾心综合征,是指慢性肾功能不全导致的心脏疾病;5 型心肾综合征又称为继发性心肾综合征,指的是全身性疾病引起的与疾病并行的心肾两脏器出现功能不全。

(一) 心力衰竭可导致肾功能障碍

心力衰竭时可通过多种机制最终导致肾功能障碍。临床实践中目前可以明确做出判断和诊断的心肾综合征主要为 1 型心肾综合征,即急性心力衰竭引起的肾功能损害。急性心力衰竭住院患者中,不同程度的血浆肌酐水平升高见于超过 70% 的患者,其中有 20%~30% 的患者血浆肌酐水平升高超过 0.3mg/dl。美国国家肾脏基金会在 2013 年发布的临床研究数据中指出,28%~45% 的急性心力衰竭患者会发生肾功能障碍。心力衰竭时引起肾功能损害的可能机制包括:

1. 心脏泵血功能障碍引起的血流动力学异常导致肾功能障碍

(1)肾脏低灌注:心力衰竭时,由于心脏泵血功能障碍使心排血量减少,肾脏灌注压降低、血流量减少,一方面使肾小球滤过率降低,另一方面引起肾皮质缺血性损伤,导致肾功能障碍。但近年的研究发现,由于肾脏血流量自身调节机制的存在,只有当心指数低于 $1.5L/(min \cdot m^2)$ 时肾脏血流量和肾小球滤过率才会出现显著的下降,而心力衰竭患者在肾脏灌注压未明显降低时仍可出现肾功能损害,提示肾脏低灌注并不是心力衰竭导致肾功能损害的唯一致病因素,也不是最重要的致病因素。

(2)肾静脉压升高:是引起肾功能损害的重要机制。右心力衰竭可由于右心室内压升高,使中心静脉压升高,进而导致肾静脉压升高。升高的肾静脉压可导致肾间质水肿,使肾间质压升高并压迫肾小管,引起上游的肾小囊囊内压增加,并由于滤过阻力的增加使肾小球有效滤过压下降,最终降低肾小球滤过率。已有研究证实,单一的中心静脉压增加就足以对肾脏血流动力学和水钠排泄产生影响,导致肾功能损害的出现和加重。

2. 心力衰竭时神经-体液-免疫调节机制的过度激活导致肾功能损害　如前所述,心力衰竭发病过程中伴随有交感神经-肾上腺髓质系统、体液因素(血管紧张素Ⅱ、血管升压素、内皮素等)及细胞因子的过度激活。上述神经-体液-免疫调节机制的过度激活一方面通过收缩肾血管、降低肾脏血浆流量和肾小球滤过率、增加肾小管重吸收等机制抑制尿的生成;另一方面可引起肾实质的损伤,最终导致肾功能损害。

（二）肾功能障碍可进一步加重心力衰竭

心力衰竭时若发生肾功能损害，往往提示临床预后不佳。一项包括 200 例急性失代偿性心力衰竭患者的临床研究显示，经过 416d 的随访，肾功能损害虽然对患者的近期预后未能产生明显影响，但再住院风险明显上升了；另一项相关研究，入选了 4 133 例心力衰竭住院患者并历经 2.1 年的随访，其研究结果显示心力衰竭患者是否伴随肾功能损害对患者预后会产生明显影响，肾功能损害与患者的远期死亡及心力衰竭再住院等研究终点事件密切相关，并且患者的预后与肾功能损害的持续时间也密切相关，如果出院时肾功能损害仍未恢复，则预后更差。肾功能损害可能通过以下机制影响心力衰竭的进展和治疗：

（1）肾功能损害影响了水、电解质的排出，导致水电解质平衡紊乱。例如，由于水钠排泄减少导致水钠潴留可增加机体的血容量，使静脉回心血量增加，增加心脏的前负荷，由于心肌收缩能力降低，增加的前负荷不但不会起到维持搏出量稳定的作用，反而使心脏泵血功能进一步降低；电解质和酸碱平衡紊乱也可导致心律失常的发生和心功能的抑制，进而加重心力衰竭的程度。

（2）肾功能损害进一步使神经-体液-免疫调节机制激活，进一步加重心功能损害。一方面，交感神经、血管紧张素Ⅱ等因素可促进血管收缩，增加心脏负荷，导致心功能进一步降低；另一方面，某些体液因素和细胞因子可以直接导致心肌细胞损伤甚至死亡，导致心功能的降低。

（3）肾功能损害时对心力衰竭的治疗用药产生影响，影响心力衰竭的治疗。心力衰竭伴有肾功能损害时，考虑到某些药物可能会加重肾功能损害，因此限制了心力衰竭的治疗用药。例如，非甾体抗炎药、抗血小板药物等可引起入球小动脉收缩，使肾小球毛细血管压下降，有效滤过压降低，肾小球滤过率随之降低，最终导致肾功能的进一步下降；由于血管紧张素Ⅱ具有使出球小动脉收缩的主要作用，因此应用血管紧张素转换酶抑制剂和血管紧张素受体阻滞剂等药物可通过抑制血管紧张素Ⅱ的作用导致出球小动脉舒张，使肾小球毛细血管压和肾小球滤过率随之降低。因此，上述药物在心力衰竭伴肾功能损害时应慎用、减量甚至禁用。

心肾共病的现象在目前已经极其普遍，尤其是对于老年人和慢性病患者而言，两脏器一损俱损。鉴于此，非常有必要大力提倡和普及心肾疾病诊疗一体化的理念。从诊断层面而言，在其中一个脏器损害的早期阶段，就应积极监测和筛查诊断另一个脏器的损害程度，及早诊断；从治疗层面而言，对治疗方案需统筹考虑，同时考虑治疗方案对两个脏器的同时保护，避免针对其中一个脏器的治疗方案不恰当，导致另一脏器的损伤。心肾诊疗一体化的理念已成为延缓疾病进程、改善预后的重要措施。

二、心力衰竭与水、电解质和酸碱平衡紊乱

心力衰竭时，一方面由于血流动力学和血浆成分的变化，导致体液在机体内的重新分布；另一方面神经-体液-免疫机制的过度激活及某些治疗药物通过影响肾功能，进而影响水、电解质的排出，最终导致水、电解质和酸碱平衡紊乱。而水、电解质和酸碱平衡的紊乱又会导致心力衰竭的加重，如水、钠潴留会加重心脏的容量负荷、电解质失衡可导致心律失常、酸中毒可抑制心肌收缩能力等。

（一）心力衰竭时水、钠代谢紊乱

1. 水、钠平衡的调节 机体水平衡和钠平衡之间的关系极其密切，两者共同作用对细

胞外液容量和渗透压进行精细调控。水平衡主要取决于渴感引起的水摄入和抗利尿激素控制的水排出之间的平衡;钠平衡主要受醛固酮和心房钠尿肽的调节。

(1)渴感:通过影响水的摄入,对维持细胞外液容量和渗透压相对稳定具有重要作用。下丘脑外侧区存在有渴觉中枢,引起渴觉最主要的因素是血浆晶体渗透压的升高。当血浆晶体渗透压升高时,通过渴觉促进机体饮水,以恢复升高的血浆晶体渗透压,对维持细胞外液渗透压的稳定具有重要作用。此外,有效血容量的减少可通过增加血管紧张素Ⅱ以引起渴觉。反之,血浆晶体渗透压降低和血容量增加则会抑制渴觉的产生。

(2)抗利尿激素:由下丘脑视上核和室旁核合成,通过下丘脑-垂体束的轴质运输运送至神经垂体并分泌至血液中,通过增加远端肾小管和集合管对水的重吸收,控制水的排出。抗利尿激素通过与远端小管和集合管上皮细胞基底侧细胞膜上的 V_2 型受体结合,激活腺苷酸环化酶-cAMP-PKA 信号通路,使水通道蛋白磷酸化向管腔侧细胞膜转位,增加管腔侧细胞膜上水通道数量,增加水的重吸收,使尿量减少。水通道蛋白(aquaporins)是一类参与水跨膜转运的膜蛋白,目前在哺乳动物组织中发现的水通道蛋白已多达13种,其中抗利尿激素调节远端小管和集合管对水重吸收的主要是水通道蛋白2。促进抗利尿激素分泌的主要因素是血浆晶体渗透压升高、血容量降低和血压升高,其中最敏感的是血浆晶体渗透压升高,但促进抗利尿激素分泌效果最显著的是血容量的降低。血浆晶体渗透压升高通过位于下丘脑前部室周器的渗透压感受器、血容量降低通过位于心房壁和肺血管壁的渗透压感受器、血压降低通过位于颈动脉窦和主动脉弓血管壁外膜的压力感受器促进抗利尿激素的分泌,增加水的重吸收,以恢复血浆晶体渗透压、血容量和血压的稳态。此外,剧烈疼痛、精神紧张、恶心和血管紧张素Ⅱ等因素也可促进抗利尿激素的分泌。

(3)醛固酮:主要来自于肾上腺皮质球状带细胞的合成与分泌,属于类固醇激素,可通过位于远端小管和集合管上皮细胞内的受体发挥相应作用,调控一系列与 Na^+ 重吸收有关的蛋白质(统称为醛固酮诱导蛋白)的表达,促进 Na^+ 的重吸收,进而带动水的重吸收,并因为促进 Na^+-K^+ 交换进而促进 K^+ 的分泌,发挥保钠、保水、排钾的作用。醛固酮的分泌主要受肾素-血管紧张素系统和血钾、血钠水平的调节。当血容量减少和动脉血压降低时,一方面由于肾脏灌注压和血流量减少,入球小动脉牵张刺激减弱;另一方面肾小球滤过的 Na^+ 减少,流经远端肾小管致密斑处的 Na^+ 减少;此外,肾交感神经兴奋可直接支配分泌肾素的球旁细胞。上述三方面机制均可使球旁细胞分泌肾素增加,进而使血管紧张素Ⅰ、Ⅱ、Ⅲ生成增加,其中血管紧张素Ⅱ和Ⅲ(尤其是血管紧张素Ⅲ)均可作用于肾上腺皮质球状带细胞,促进醛固酮的分泌。血钾浓度升高和血钠浓度降低也可作用于肾上腺皮质球状带细胞,促进醛固酮的分泌,其中血钾浓度对醛固酮分泌的影响要大于血钠浓度。

(4)心房钠尿肽(atrial natriuretic peptide):是20世纪80年代发现的由心房肌细胞合成与分泌的具有利钠利尿效果的肽类激素。心房钠尿肽对维持肾脏和心血管系统功能稳态具有重要作用。心房钠尿肽的受体包括 A、B、C 三型,其中 A 受体主要分布于大血管,B 受体主要存在于大脑,C 受体主要参与心房钠尿肽的酶解清除。肾脏和肾上腺主要分布的是 A 受体和 B 受体。心房钠尿肽和其特异性受体结合后,通过激活鸟苷酸环化酶-cGMP 信号通路发挥相应作用:舒张入球小动脉、收缩出球小动脉,使肾小球毛细血管血压升高,肾小球滤过增加;抑制 Na^+ 在近端小管和集合管髓质段的重吸收;抑制抗利尿激素的分泌并拮抗其作用;抑制肾素-血管紧张素-醛固酮系统的激活和作用。心房钠尿肽的分泌主要受血容量的调节,血容量的增加使右心房压力升高,心房壁受到的牵张刺激增加,导致心房钠尿肽分泌增加;反之,限制水、钠摄入或者静脉回心血量减少则抑制心房钠尿肽的分泌。

2. 心力衰竭导致的水、钠代谢紊乱

(1)水、钠潴留:心力衰竭时由于交感神经和肾素-血管紧张素-醛固酮系统的激活及抗利尿激素分泌的增加,加之心房钠尿肽分泌减少,均可导致肾小球滤过减少,而肾小管重吸收钠和水增加,进而导致水、钠潴留。水、钠潴留可导致血容量增加,一方面静脉回心血量增加,心脏前负荷加重,导致心功能障碍;另一方面增加毛细血管血压,组织液生成增加,导致组织水肿。肺组织水肿可引起呼吸膜增厚、气体交换效率降低,导致低氧血症和/或 CO_2 潴留;机体组织水肿引起组织换气障碍,加重组织细胞的缺氧。

(2)低钠血症:心力衰竭时由于心脏泵血功能降低,心脏泵血量减少,使动脉血压降低,进而导致抗利尿激素分泌增加,促进远端小管和集合管对水的重吸收,重吸收的水对血浆进行稀释,导致血钠浓度降低,产生高容量性低钠血症。此外,心力衰竭患者由于过度应用排钠性利尿剂,抑制了 Na^+ 和水的重吸收,使 Na^+ 大量从尿中丢失,可导致低容量性低钠血症。低钠血症可由于血浆渗透压降低,导致细胞水肿,其症状与低钠血症的程度有关,血钠浓度在 125mmol/L 以上者很少出现明显的临床表现;125～130mmol/L 主要表现为胃肠道症状;低于 125mmol/L 会由于神经细胞水肿而产生相应的神经和精神症状,轻度的表现为嗜睡、头痛、精神错乱和不适等,严重的(115mmol/L 以下)可形成脑疝、呼吸中枢抑制和死亡。

(二) 心力衰竭时血钾代谢紊乱

1. 血钾平衡的调节　血钾平衡的调节主要依赖于肾脏和钾的跨膜转运。

(1)肾脏对钾平衡的调节:肾排钾受肾小球滤过、近端小管和髓袢的重吸收及远端小管和集合管分泌的影响,其中远端小管和集合管分泌是调节钾平衡最重要的机制。远端小管和集合管上皮的主细胞以 K^+-Na^+ 交换的方式完成 K^+ 的分泌,受醛固酮、细胞外液 K^+ 浓度、远端小管液体流速、血液酸碱状态的影响。醛固酮具有保钠、保水和排钾的作用;细胞外液 K^+ 浓度升高可通过促进上皮细胞钠钾泵活性、增加 K^+ 分泌通道数量,促进 K^+ 分泌;远端小管液体流速增加可通过激活上皮细胞顶端膜钠通道蛋白(epithelial sodium channel,ENaC),增加 Na^+ 重吸收,促进 K^+-Na^+ 交换,增加 K^+ 分泌;由于 H^+ 分泌和 K^+ 分泌之间存在竞争性抑制,因此酸中毒时 H^+ 分泌增加而抑制 K^+ 分泌,碱中毒时 H^+ 分泌减少而促进 K^+ 分泌。

(2)K^+ 的跨膜转运:体液钾负荷出现快速波动时,主要依赖 K^+ 的跨膜转运来进行相应调节,最终保持血钾含量的稳态。K^+ 跨膜转运的基本机制是泵-漏机制,泵是指钠钾泵,逆浓度差将细胞外的 K^+ 转运指细胞内;漏是指 K^+ 顺浓度差借助相应通道转运至细胞外。胰岛素、激活 β 肾上腺素受体和增加细胞外液 K^+ 含量等因素均可通过激活钠钾泵促进细胞摄钾;激活 α 肾上腺素受体、酸中毒、急剧增加的细胞外液渗透压及强烈的肌肉收缩等因素可促进 K^+ 从细胞内排出。

2. 心力衰竭导致的血钾代谢紊乱　心力衰竭时可出现低钾血症,其机制如下:①肾素-血管紧张素-醛固酮系统过度激活,醛固酮分泌增加,发挥保钠、保水和排钾的作用,导致肾脏远端小管和集合管分泌 K^+ 增加;②某些利尿剂,如袢利尿剂可增加远端小管和集合管 K^+-Na^+ 交换,促进 K^+ 的分泌;③交感神经-肾上腺髓质系统过度激活,血浆儿茶酚胺水平升高,通过激活 β 肾上腺素受体,促使组织细胞摄取 K^+ 增加,导致血钾浓度降低。

低钾血症可对机体产生如下影响,①对肌肉组织的影响:低钾血症可加大肌肉组织细胞内外 K^+ 浓度差,使静息电位增加,静息电位与阈电位之间差值加大,导致肌肉组织的兴奋性随之减弱,患者可出现肌肉松弛无力或迟缓性麻痹等症状,其中尤以下肢肌肉较为常见,但严重时躯干和上肢肌肉亦可受累,甚至可导致呼吸肌出现麻痹;低钾血症时还可使肌肉运动时发生缺血缺氧,导致肌痉挛、缺血性坏死及横纹肌溶解,由于大量肌红蛋白释放还可引起肾衰竭。②对心肌组织的影响:低钾血症可使心肌快反应自律细胞(如浦肯野细胞)兴奋性增高、传导性减慢、自律性增加,易于发生心律失常;低钾血症时可增加 Ca^{2+} 内流,升高细胞内 Ca^{2+} 浓度,增强心肌细胞收缩能力。③对肾功能的影响:低钾血症可导致远端小管和集合管上皮细胞受损,尿液浓缩功能障碍,患者可出现多尿和低比重尿;使肾小管上皮细胞 NH_3 生成增加,通过促进 H^+ 的分泌间接促进 HCO_3^- 重吸收,导致碱中毒。

(三)心力衰竭时酸碱平衡紊乱

1. 酸碱平衡的调节 虽然由于机体代谢持续产生着大量酸性和碱性物质,但是血浆 pH 能够维持稳态,这是由于体液中的缓冲系统可以缓解酸碱负荷对 pH 的影响,加之肺脏和肾脏对酸碱平衡的调节作用,共同维持着酸碱稳态。

(1)血液的缓冲作用:血液缓冲系统由弱酸及其相应的弱酸盐组成,机体内主要包括五类,即碳酸氢盐、磷酸盐、血浆蛋白、血红蛋白和氧合血红蛋白,其中以碳酸氢盐缓冲系统最为重要。血液缓冲系统位于维持酸碱平衡的第一线,当 H^+ 增多时,缓冲系统中的弱酸盐可与 H^+ 结合生成弱酸,使血液 H^+ 浓度不会发生大幅度的增加;当 H^+ 减少时,弱酸可解离出弱酸盐和 H^+,保持 H^+ 浓度的稳定。碳酸氢盐缓冲系统在迅速缓冲体内所有固定酸的过程中发挥最重要的作用;挥发酸的缓冲主要依赖于血红蛋白、氧合血红蛋白缓冲系统;磷酸盐缓冲系统主要在细胞内液中发挥作用;蛋白质缓冲系统只有在其他缓冲系统充分动员后,才会发挥相应作用。缓冲作用属于化学反应,可即刻发挥作用,但由于缓冲系统总量有限,并且不能彻底清除酸碱物质,因此其总体能力有限,仅能起到减轻酸碱明显变化的作用。

(2)组织细胞的作用:体液的 2/3 为位于组织细胞内的细胞内液,所以其在酸碱平衡的调节中发挥着重要的缓冲池作用。其缓冲作用依赖于细胞内外之间的离子交换和存在于细胞内液的缓冲系统,发挥此作用的组织细胞主要包括红细胞、肝细胞和骨组织。当细胞外液 H^+ 增多时,通过 H^+-K^+ 交换,H^+ 进入细胞内,同时 K^+ 移出细胞外;而当 H^+ 减少时,H^+ 移出细胞外,同时 K^+ 进入细胞内。细胞外 HCO_3^- 浓度发生变化时,则通过 Cl^--HCO_3^- 交换体进行相应的跨膜转移。此外,细胞膜上还存在 H^+-Na^+、Na^+-K^+ 等双向离子交换机制,以维持电中性。细胞膜的跨膜离子交换将细胞外液的酸碱变化转移至细胞内液,引起细胞内液发生同性质的酸碱变化,虽然起到缓冲细胞外液酸碱变化的作用,但是会引起继发性离子紊乱。进入细胞内液的 H^+ 将被细胞内液的缓冲系统缓冲,但此缓冲过程需要 3~4h。

(3)肺脏的作用:肺脏主要是通过改变肺通气量控制 CO_2 排出量,使血浆中[HCO_3^-]/[H_2CO_3]维持正常水平,以保持血浆 pH 的稳态。肺通气量的调控主要通过化学感受性反射调节呼吸运动实现。当血浆或者脑脊液中 H^+ 浓度升高时,可分别通过刺激外周或者中枢化学感受器,兴奋呼吸中枢,呼吸运动加深加快,增加肺通气量和 CO_2 的排出量,以维持 pH 的稳定。除 H^+ 浓度外,动脉血 CO_2 分压的变化也可通过直接兴奋外周化学感受器或者升高脑脊液 H^+ 浓度间接刺激中枢化学感受器,兴奋呼吸中枢和呼吸运动,增加 CO_2 的排出量。但是如果动脉血 CO_2 分压增加超过 80mmHg 后,反而会抑制呼吸中枢,此现象成为 CO_2 麻醉。与外周化学感受器相比,中枢化学感受器对 H^+ 和 CO_2 分压的改变更加敏感。

(4)肾脏的作用:机体在代谢过程中不断产生大量的酸性物质,需要不断消耗碱性物质进行中和,机体必须不断补充碱性物质和排出酸性物质以维持酸碱平衡。肾脏具有强大的维持酸碱平衡的能力,通过排酸和保碱作用来维持血浆 pH 稳定。肾脏主要通过以下四方面机制调节酸碱平衡:近端小管通过 Na^+-H^+ 交换体分泌 H^+,并以 CO_2 的形式重吸收 HCO_3^-;远端小管和集合管上皮的闰细胞以质子泵(包括 H^+-ATP 酶和 H^+/K^+-ATP 酶)的方式分泌 H^+,并将 H^+ 产生过程中生成的 HCO_3^- 重吸收;近端小管上皮细胞以 NH_4^+-Na^+ 交换方式分泌 NH_4^+,并将谷氨酰胺生成 NH_4^+ 过程中产生的 HCO_3^- 重吸收;集合管通过分泌 NH_3 在小管液中与 H^+ 结合生成 NH_4^+,进而带动 H^+ 的分泌和 HCO_3^- 的重吸收。

上述四个方面的调节机制共同发挥作用以维持机体酸碱平衡这一重要稳态,但在作用时间和强度等方面上述四个机制存在明显的不同。血液缓冲系统在四种调节机制中反应速度最快,但由于持续时间短,因此限制了其在维持酸碱平衡中的作用;组织细胞内液的缓冲能力较强,但需要 3~4h 才能发挥作用;肺脏的调节能力强,速度较快,可在数分钟内便开始发挥作用,约 30min 到达高峰,但仅能调节 CO_2;肾脏的调节作用在四种调解机制中起效最慢,通常需要数小时的时间才能发挥相应作用,3~5d 时调节作用达到高峰,但其作用最为强大并且持久,能有效排出固定酸,保留 HCO_3^-。

2. 心力衰竭导致的酸碱平衡紊乱 心力衰竭时常发生代谢性酸中毒,其机制如下:①由于心脏泵血量减少,组织细胞血液灌流不足,加之组织水肿,均可导致组织细胞缺氧,使细胞内糖的无氧酵解增强,乳酸生成增加,产生酸中毒;②肾功能障碍使 H^+ 分泌排出减少,引起酸中毒。

酸中毒可引起心血管系统和神经系统功能障碍,慢性酸中毒还可引起骨骼系统改变。①酸中毒可通过升高血钾产生致死性心律失常;通过抑制细胞内 Ca^{2+} 浓度升高及其与肌钙蛋白的结合,抑制心肌收缩能力;降低外周血管对儿茶酚胺的反应性,导致血压下降和休克。②酸中毒时一方面抑制生物氧化酶类的活性,使氧化磷酸化过程减弱,ATP 生成减少,导致神经细胞能量供应不足;另一方面通过增强谷氨酸脱羧酶活性和抑制 γ-氨基丁酸转氨酶活性,催化 γ-氨基丁酸生成增加,最终导致神经系统功能障碍。患者可表现为乏力、肌肉软弱无力、感觉迟钝、精神萎靡不振,严重者可出现意识障碍和昏迷,最终可因为呼吸中枢和心血管中枢的抑制而死亡。③酸中毒时骨骼中的磷酸盐和碳酸盐等释放入血以缓冲 H^+ 的增加,导致骨质脱钙。发生在儿童,可影响其骨骼发育、延缓生长;发生在成人,可导致其骨软化症、易骨折等。

第六节　心力衰竭临床症状与体征的病理生理基础

心力衰竭时,由于心脏泵血功能障碍及机体的各种代偿机制的过度激活,最终引起心力衰竭患者出现心脏泵血量减少和静脉淤血两大类症状和体征。

一、心脏泵血量减少

(一) 心脏泵血功能降低相关指标变化

心力衰竭时,由于心脏收缩能力和舒张能力障碍及各部分收缩舒张活动的不协调,最终导致心脏泵血功能降低,临床上相关检测指标出现异常。

(1) 搏出量和射血分数降低:搏出量(stroke volume,SV)是指一侧心室收缩一次泵出的血液量;射血分数(ejection fraction,EF)是指搏出量与心室舒张末期容积的百分比。EF 是评价心室收缩效率的重要指标,能够较好地反映心脏泵血功能的变化。心力衰竭时尤其是疾病的早期,由于各种代偿机制搏出量可维持正常或仅轻度降低,但此时由于心腔扩大,心室舒张末期容积增大,往往表现为 EF 降低。

(2)心排血量和心指数降低:心排血量是指 1min 内一侧心室泵出的血液量,是评价心脏泵血功能的重要指标之一;心指数(cardiac index,CI)是心排血量与体表面积的比值,可用于不同个体之间心脏泵血功能的横向比较。心力衰竭早期阶段,由于各种代偿机制的作用,心排血量可维持在正常水平,但此时心功能储备已发生减少;随着心力衰竭的进展,心功能曲线趋于低平,心排血量显著降低;严重心力衰竭时,心功能曲线压低至正常人静息水平以下,此时心排血量已不能满足人体安静状态下的需要。

(3)心室内压力相关指标异常:①反映心室收缩功能的指标(如等容收缩期心室内压上升最大速率,$+dp/dt_{max}$)和心室舒张功能的指标(如等容舒张期心室内压下降最大速率,$-dp/dt_{max}$)降低;②反映心室舒张充盈能力的指标(心室舒张末期压)升高,在心力衰竭早期阶段即可出现。临床上,一般使用肺毛细血管楔压反映左心室舒张末期压和左心房压;使用中心静脉压反映右心室舒张末期压和右心房压。

(4)心率加快:心力衰竭时为代偿搏出量的降低,由于交感神经-肾上腺髓质系统的过度激活,患者在心力衰竭早期即可表现出心率的加快。因此,心力衰竭患者最早出现和最明显的症状往往是心悸。

(二) 组织器官血液重分配

心力衰竭时为代偿心脏泵血量的减少,包括交感神经-肾上腺髓质系统在内的一系列神经-体液调节机制被激活,血液中儿茶酚胺水平升高。由于不同组织器官血管平滑肌细胞肾上腺素受体的表达种类和密度不同,导致不同组织器官阻力血管的收缩程度不同,血流量在全身组织器官重新分配。心力衰竭早期阶段,皮肤、骨骼肌、肾脏和消化道等组织器官的阻力血管明显收缩,血流阻力增加,血流量显著减少;而心、脑等重要脏器阻力血管收缩不明显甚至舒张,可保证血流量的相对稳定。但是当心力衰竭发展至严重阶段,由于心排血量过度降低,心、脑的血液供应也将随之降低。

组织器官血液的重新分配可使心力衰竭患者表现出下列症状和体征,①体力活动能力降低:心力衰竭早期即可出现骨骼肌血流量的减少,导致患者体力活动能力降低、易疲劳,此时可通过降低骨骼肌耗氧量以适应低血流量,具有一定的保护性代偿意义。但是伴随心力衰竭进展,长期的低血流量还可引起骨骼肌萎缩、线粒体数量减少、氧化酶活性下降等,进一步降低患者的体力活动能力。②皮肤苍白和皮肤温度降低:心力衰竭时由于皮肤血流量减少,患者可出现皮肤苍白和温度降低。③尿量减少,水钠潴留:心力衰竭时由于肾血流量减少,通过神经-体液调节机制使肾小球滤过率降低、肾小管重吸收增加,导致尿量减少和水钠潴留,也可出现氮质血症。④直立性低血压:正常人由平卧位转为直立位时,虽然由于重力影响使静脉回心血量减少,通过前负荷调节使心脏泵血量出现一过性降低,但是通过自身神经调控可及时增加心脏泵血量,因此不会出现明显的症状;而心力衰竭患者由于心脏泵血功能低下和自身调控机制异常,由平卧位转为直立位时往往表现为头晕、晕厥等直立性低血压。

二、静脉淤血

静脉淤血是慢性心力衰竭的突出表现,表现为静脉淤血综合征。心力衰竭时由于有效循环血量的减少,使肾血管收缩、醛固酮和抗利尿激素分泌增加,肾小球滤过减少、肾小管对水和钠的重吸收增加,导致水钠潴留和血容量的增加,加之容量血管收缩,其目的是增加静脉回心血量,通过前负荷的调节维持心脏泵血量,发挥代偿作用。但是,心肌收缩能力障碍,上述代偿机制不但不能发挥维持心脏泵血量的作用,反而会由于前负荷的增加,使心室充盈压升高,导致静脉淤血。依据静脉淤血的发生部位可分为体循环淤血与肺循环淤血。

(一)体循环淤血

右心力衰竭或者全心力衰竭可引起体循环淤血,主要表现为体循环静脉淤血与静脉压上升、组织水肿及内脏器官淤血及其功能障碍等。

(1)体循环静脉淤血与静脉压升高:右心泵血功能降低时,由于右心室舒张末期压力上升,加之水钠潴留、血容量增加,上、下腔静脉回心血流受阻,导致血液淤积与体循环静脉压升高。由于静脉血流易受重力的影响,因此临床上体循环静脉淤血主要以下肢和内脏器官表现最为明显。右心力衰竭明显时可出现颈静脉怒张和肝颈静脉反流征阳性,即按压右上腹部肝脏位置可引起颈静脉怒张或怒张加重。

(2)组织水肿:根据水肿液分布部位的不同,可将水肿分为皮下水肿(多见于下肢)、腹水和胸腔积液等,通常统称为心源性水肿,是右心力衰竭及全心力衰竭的主要临床症状之一。水肿的发生是由于组织液的生成多于回流导致的,组织液的生成与回流受到4个作用力的调控,其中组织液生成的动力包括毛细血管血压及组织液胶体渗透压;而组织液生成的阻力包括血浆胶体渗透压及组织液静水压。心力衰竭时一方面由于血容量增加和毛细血管血压升高,使组织液的生成增多;另一方面由于摄食减少和肝功能障碍合成血浆蛋白减少,使血浆蛋白含量降低,血浆胶体渗透压降低,组织液生成的阻力降低,两方面因素共同作用,导致组织水肿的发生。

(3)组织器官淤血及其功能障碍:①肝脏淤血肿大及肝功能障碍。右心泵血功能障碍时,由于右心室充盈压升高,静脉回心血流受阻,使肝静脉压力升高,肝小叶中央区淤血,肝窦扩张、出血和周围水肿,患者表现为肝大和肝区压痛。长期右心泵血功能障碍还将引起肝细胞变性、坏死,成为心源性肝硬化,此时患者可表现为黄疸和血浆转氨酶水平升高。②消化道淤血及功能障碍。右心泵血功能障碍时,可引起消化道明显淤血,导致消化系统功能障碍,患者表现为缺乏食欲、消化不良、恶心呕吐和腹泻等症状。

(二)肺循环淤血

左心泵血功能障碍时,由于左心室充盈压升高,肺静脉回流受阻,导致肺静脉压升高和淤血。严重的肺淤血可使肺毛细血管压升高,肺脏组织液生成增加,导致肺水肿。呼吸困难(dyspnea)是肺淤血和肺水肿的共同临床症状,是患者感到气短和呼吸费力的主观感觉,客观上表现为用力呼吸,严重时可表现为张口呼吸、鼻翼扇动、端坐呼吸、发绀和三凹征等,伴随呼吸频率、节律和深度的改变。患者出现呼吸困难时,可有意识地减少体力活动,从而减轻心脏负荷,具有一定的保护意义。

依据肺淤血和肺水肿的严重程度,呼吸困难具有以下四种表现形式:

1. 劳力性呼吸困难(dyspnea on exertion) 患者呼吸困难的症状仅出现在体力劳动时,经过休息后缓解消失,常常是左心力衰竭最早的临床症状。劳力性呼吸困难的发生机制:①体力活动时由于肌肉收缩,通过肌肉泵作用加速血液回流至右心,使右心泵血量增加,肺循环血量增加,导致肺淤血和肺水肿加重;②体力活动时由于心率加快,舒张期缩短,左心室充盈时间和充盈量减少,左心回心血量减少,导致肺淤血和肺水肿加重;③体力活动时机体耗氧量增加,但是由于左心泵血功能障碍,不能通过增加泵血量进而增加组织供氧量,使组织缺氧进一步加重,通过化学感受性反射,使呼吸运动加强,患者产生呼吸困难的主观感觉。

2. 夜间阵发性呼吸困难(paroxysmal nocturnal dyspnea)　患者呼吸困难的症状在夜间突然发作,常常表现为患者夜间入睡后因为突然感觉胸闷憋气而被惊醒,必须坐起咳嗽或喘气后才能缓解,是左心力衰竭导致严重肺淤血和肺水肿的典型表现。如果患者在咳嗽的同时伴随有哮鸣音,称为心源性哮喘。夜间阵发性呼吸困难的发生机制:①患者入睡后由于体位改变,平卧位时静脉回心血量增加,加之下肢组织液回流至血液导致血容量增加,使右心泵血量增加,肺淤血和肺水肿加重;②患者入睡后由于体位改变,平卧位时膈肌运动受限,使肺通气量降低,加重机体缺氧;③患者入睡后迷走神经兴奋,对心脏产生负性变力作用,左心泵血功能降低,泵血量减少,加重肺淤血和肺水肿;④患者入睡后迷走神经兴奋,使小气道平滑肌收缩,气道阻力增加,肺通气量降低,加重机体缺氧;⑤患者熟睡后呼吸中枢对传入刺激的敏感性下降,只有当机体缺氧达到更加严重的程度时,才能兴奋呼吸中枢,加强呼吸运动,使患者主观感觉到呼吸困难而惊醒。

3. 端坐呼吸(orthopnea)　患者在安静时已有呼吸困难的临床表现,由于平卧会导致呼吸困难加重,故患者常常被迫采用端坐位或者半卧位以减轻呼吸困难的程度。端坐位或半卧位改善呼吸困难的机制:①由于体位的影响,下肢静脉回心血量减少,加之下肢组织液回流减少进而减少血容量,使右心泵血量减少,改善肺淤血和肺水肿;②由于体位的影响,膈肌下移、活动幅度增加,使肺通气量增加,改善机体缺氧。

4. 急性肺水肿(acute pulmonary edema)　急性肺水肿见于严重急性左心力衰竭,此时急剧升高的左心室充盈压导致肺毛细血管压随之迅速增加,同时毛细血管壁通透性升高,共同促使组织液生成,引起急性肺水肿的发生。患者常常表现为发绀、气促、端坐呼吸、咳嗽伴咳粉红色或无色泡沫样痰等临床症状和体征。

长期左心力衰竭时由于长期肺淤血,可引起肺循环阻力增加,使右心室后负荷增加,可导致右心力衰竭。当病情由左心力衰竭发展为全心力衰竭的早期时,由于右心泵血功能障碍,右心泵血量减少,导致体循环淤血加重,而肺循环淤血有所减轻,呼吸困难等症状可较单纯左心力衰竭时有所减轻。

第七节　心力衰竭的防治原则

心力衰竭的主要发病机制之一是心室重构。引起心力衰竭发展的两个关键进程一是心肌细胞死亡(坏死、凋亡、自噬等),如急性心肌梗死、重症心肌炎等,二是神经-体液机制过度激活所致的心脏和心脏外的代偿反应,其中肾素-血管紧张素系统和交感神经-肾上腺髓质系统过度激活发挥着重要作用。因此,切断上述两个关键进程、延缓和改善心室重构是心力衰竭有效预防和治疗的病理生理基础。

一、慢性心力衰竭的防治原则

依据心力衰竭的病因和诱因、发病和代偿机制等,慢性心力衰竭的防治应遵循防治病因和诱因、调节代偿机制、改善心脏泵血功能等原则。

(一) 防治病因和诱因

病因是导致心力衰竭的原发性疾病,诱因是促进心力衰竭加重的重要因素,因此防治心力衰竭首要的是对病因和诱因的防治。

（1）病因防治：高血压患者应积极控制血压；急性心肌梗死患者应及早采取溶栓、支架植入或冠状动脉旁路移植手术等再灌注疗法，解除冠状动脉阻塞，尽早恢复心肌血液供应；心脏瓣膜疾病应及时行置换手术；先天性心血管畸形应及时行矫正手术；及时治疗心肌病和心肌炎；有效控制糖尿病和血脂异常等。

（2）诱因防治：应注意针对心力衰竭的诱因进行防治，如及时控制感染、消除心律失常、避免过度劳累和紧张，纠正水、电解质和酸碱平衡紊乱，治疗贫血和肺梗死等。

（二）调节代偿机制

由于神经-体液机制过度激活而发挥的代偿机制具有"双刃剑"的作用，在心力衰竭的早期阶段各种代偿机制可以发挥维持心脏泵血量的代偿作用；而伴随着心力衰竭的发展，各种代偿机制反而会导致心室重构，加重心脏泵血功能的损伤，并且形成恶性循环，使病情逐渐加重。因此，及时对神经-体液代偿机制进行干预，可有效防治心力衰竭的发展。目前，已广泛用于临床的干预靶点包括：

（1）以交感神经-肾上腺髓质系统为靶点进行干预：β受体阻滞剂可通过阻断心肌细胞 β_1 肾上腺素受体，防治交感神经过度激活对心力衰竭心肌的恶性应激。临床研究证实，β受体阻滞剂应用于左心射血分数（LVEF）≤40%伴有明显临床症状的心力衰竭患者，可显著改善和逆转心室重构，改善患者心脏泵血功能。

（2）以肾素-血管紧张素-醛固酮系统为靶点进行干预：①血管紧张素转换酶抑制剂，可通过抑制血管紧张素转换酶来减少循环血液和心脏组织血管紧张素Ⅱ的生成，改善心室重构和心脏泵血功能，目前已广泛应用于除禁忌证和不能耐受患者以外的心力衰竭患者。②AT1阻断剂，血管紧张素Ⅱ主要是通过AT1发挥促进心力衰竭的作用，AT1阻断剂可通过阻断血管紧张素Ⅱ与受体的结合，拮抗其促心力衰竭发展的作用。有研究表明，AT1阻断剂的疗效甚至优于血管紧张素转换酶抑制剂，并且具有副作用较小的优势，有逐渐取代血管紧张素转化酶抑制剂的趋势。③醛固酮拮抗剂，通过拮抗醛固酮保钠、保水、排钾的作用，减少远端小管和集合管对水和钠的重吸收，改善水钠潴留，降低血容量，进而降低心脏的前负荷，发挥改善心脏泵血功能的作用。目前临床上已应用于 LVEF≤35%的心力衰竭患者。但由于醛固酮拮抗剂具有抑制肾小管 K^+ 分泌的作用，因此使用醛固酮拮抗剂要求患者肾功能和血钾正常。

（三）改善心脏泵血功能

1. 调节心肌负荷

（1）减轻心肌前负荷：由于心力衰竭患者心功能曲线低平，前负荷的增加不但不能发挥维持心脏泵血量的代偿作用，反而会使心脏泵血量减少。对伴有水钠潴留和淤血表现的心力衰竭患者，一方面应用利尿剂通过减少肾小管对水和钠的重吸收，另一方面改变饮食习惯限制水和钠的摄入，以降低血容量，减少静脉回心血量，降低心肌前负荷，改善患者症状。

（2）降低后负荷：后负荷的增加将使射血时间减少和速度减慢，导致泵血量降低。正常人体可通过增加心肌前负荷和心肌收缩能力以维持心脏搏出量的稳定。但是心力衰竭患者的心肌收缩能力明显降低，无法发挥相应的代偿作用，后负荷的增加必然会导致搏出量减少。因此，降低心肌后负荷能增加心力衰竭患者心脏搏出量，改善症状。可应用血管紧张素转换酶抑制剂或 AT1 阻滞剂舒张小动脉和微动脉，降低外周阻力，减轻心脏后负荷；对于此类药物耐药的心力衰竭患者，也可联合应用肼屈嗪与二硝酸异山梨酯。

2. 改善心肌功能活动和代谢

(1)改善心肌收缩功能:细胞内 Ca^{2+} 浓度的升高在心肌收缩中发挥重要作用,并影响心肌收缩能力。正性肌力药物可通过增加细胞内 Ca^{2+} 浓度,进而改善心肌收缩功能。洋地黄类药物是临床上常用的正性肌力药物,主要通过抑制心肌细胞膜上钠钾泵的活性,导致细胞内的 Na^+ 不能被转运至细胞外,使细胞内 Na^+ 浓度升高,促使 NCX 逆向转运 Na^+,同时将细胞外的 Ca^{2+} 转运至细胞内,升高细胞内 Ca^{2+} 浓度,增强心肌收缩能力。临床研究证实,洋地黄类药物可明显改善心力衰竭患者临床症状,降低住院率,但对生存率无显著影响。β 肾上腺素受体激动剂可通过激活心肌细胞膜 $β_1$ 肾上腺素受体,通过环磷酸腺苷-cAMP-PKA 信号通路增加细胞内 Ca^{2+} 浓度,增加心肌收缩能力;磷酸二酯酶抑制剂可通过抑制心肌细胞内磷酸二酯酶活性,减少 cAMP 的降解,通过激活 PKA 增加细胞内 Ca^{2+} 浓度,增加心肌收缩能力。临床研究显示 β 肾上腺素受体激动剂和磷酸二酯酶抑制剂短期应用可改善心力衰竭患者的临床症状,但长期应用具有增加患者死亡率的风险。

(2)改善心肌舒张功能:心肌舒张功能降低是心力衰竭发生的重要机制之一,因此理论上改善心肌舒张功能也会具有显著的治疗效果。但是由于改善心肌舒张功能需降低心肌细胞内 Ca^{2+} 浓度,与改善心肌收缩功能的治疗相悖,反而有可能降低心脏的泵血功能,导致目前临床上无疗效确切的改善舒张功能的药物。由此也导致目前对舒张性心力衰竭的治疗尚缺乏明确的治疗方案,一般主要是治疗原发病和伴随疾病。钙通道阻滞药可降低细胞外 Ca^{2+} 的内流,降低细胞内 Ca^{2+} 浓度,降低舒张期心肌张力,改善心肌舒张功能,但是仍然缺乏有效的循证医学证据证实其治疗的有效性。

(3)改善心脏各部位活动的协调性:心脏各部位收缩舒张活动不协调是心力衰竭的发病机制之一,可通过恢复心脏各部位活动的协调性达到恢复心脏泵血功能、改善患者临床症状的目的。心脏再同步治疗(cardiac resynchronization therapy,CRT)可通过多种途径力图改善心脏电-机械活动的不协调性,产生更为协调同步的左右心室同步收缩,增加心脏泵血量,有效改善心力衰竭患者的临床症状、运动耐量及生活质量,减少患者的住院率和死亡率。近年临床研究证实,CRT 还具有明显改善心室重构的作用,但是其是否能够改善心力衰竭时神经-体液机制的过度激活尚需进一步研究。2013 年美国 ACC/AHA 公布的心力衰竭诊断和治疗指南建议,CRT 可适用于 LVEF 在 35% 及以下、窦性心律、左束支传导阻滞伴 QRS 间期达到 150ms 及以上的心力衰竭患者;2014 年中华医学会公布的中国心力衰竭诊断和治疗指南建议,对于存在左右心室显著不同步(QRS 间期超到 120ms)的心力衰竭患者经 CRT 治疗后,可恢复至正常的左右心室及心室内同步活动,二尖瓣反流改善,心排血量升高,心脏泵血功能显著提升;2016 年欧洲心脏病学会急慢性心力衰竭诊断与治疗指南建议,对于窦性心律、心电图 QRS 间期达到 150ms 及以上、呈左束支传导阻滞形态、优化药物治疗后 LVEF 仍然低于 35% 的症状性心力衰竭患者(NYHA 分级 Ⅱ~Ⅳ级)植入 CRT 可显著改善患者临床症状、提高生存质量、降低死亡率。

(4)改善心肌的能量代谢:无论是心肌的收缩和舒张,均需要 ATP 提供能量。心力衰竭时能量代谢障碍将进一步加重心肌收缩和舒张功能障碍,促进心力衰竭的发生发展。应用心肌能量药物,如能量合剂、葡萄糖、氯化钾和肌苷等可能通过改善心肌能量代谢障碍,发挥改善心力衰竭患者临床症状的作用。脂肪酸是心肌生成 ATP 优先利用的底物,但是由于脂肪酸的氧化分解产生等量的 ATP 较葡萄糖的氧化分解需要消耗更多的氧,加重心力衰竭心脏耗氧量增加而供血供氧不足之间的矛盾,因此近年来有学者主张可通过提高心肌对葡萄糖的利用来缓解耗氧与供氧之间的矛盾。曲美他嗪是一种新型的治疗心肌缺血的药物,其作用机制之一就是通过抑制脂肪酸的β氧化,而增加葡萄糖的氧化供能,发挥改善心脏泵血功能的作用。

二、急性心力衰竭的防治原则

急性心力衰竭目前已成为年龄大于65岁患者入院治疗的首要原因之一,新发病例占入院急性心力衰竭患者的15%~20%,其余患者中大部分为已有慢性心力衰竭的急性发作。急性心力衰竭的预后非常不尽如人意,住院患者的病死率约为3%,6个月后的再住院率约为50%,5年病死率为60%。急性心力衰竭发作极其迅速,往往在几分钟到几小时(如急性心肌梗死导致的急性心力衰竭)或者在数天到数周的时间内快速恶化。由于病因和诱因不同及伴随疾病的差异,急性心力衰竭患者的临床症状不尽相同,从极为普遍的呼吸困难、外周水肿加重直至可以危及生命安全的肺水肿或者心源性休克,均可出现在急性心力衰竭患者身上。最近十余年来,因为急性心力衰竭的治疗缺乏循证医学证据,尤其是缺少大样本前瞻性随机对照试验研究的结果,导致目前各国治疗指南中推荐的急性心力衰竭的治疗方法大多基于经验或专家意见,缺乏充分的循证医学证据支持。急性心力衰竭的治疗目标是缓解患者临床表现、维持血流动力学稳态、防治重要脏器功能损伤、预防复发及改善长期预后。

(一) 急性发作期治疗

1. 改善患者临床症状

(1)降低心脏前负荷:通过体位(半卧位或端坐位)减少静脉回心血量,降低心室前负荷,改善心脏泵血功能和患者临床表现;应用利尿剂降低患者血容量,减少心室前负荷,改善心脏泵血功能,适用于急性心力衰竭伴明显淤血和容量负荷过重的患者,首选袢利尿剂。临床实践中虽普遍使用利尿剂,但是尚缺乏循证医学证据。

(2)降低心脏后负荷:应用血管扩张药可通过舒张阻力血管、降低血流阻力和心脏后负荷,改善心脏泵血功能;还可通过舒张容量血管,降低静脉回心血量和心脏前负荷。目前常用的药物包括硝酸酯类、硝普钠和人重组BNP;血管紧张素转换酶抑制剂的使用仍存在争议,钙通道阻滞药不推荐使用。血管扩张剂应用过程中应严格监测血压,防止血压过低引起组织器官的灌流不足。

2. 稳定血流动力学状态和保护重要器官功能

(1)增强心肌收缩能力:正性肌力药物可通过增加心肌收缩能力,增加心脏泵血量,有助于恢复组织器官的血液灌注,适用于心排血量明显降低的患者。正性肌力药物虽然能够使患者的血流动力学和临床表现迅速好转,但是也会引起一系列不利的病理生理进程,甚至可能损害心脏和其他重要脏器,因此应用此类药物时需全面权衡。患者出现组织器官低灌注时应及早使用该类药物,而当低灌注纠正后应当马上停用。

(2)维持血压:收缩血管药物可通过收缩阻力血管,增加外周阻力,升高动脉血压,用于应用了正性肌力药物后仍然处于低血压的患者。收缩血管药物还可以通过不同脏器阻力、血管收缩程度的不同,使全身血液重新分配,优先保证重要脏器的血液供应。但是这些药物以增加心脏后负荷为代价,同时兼具正性肌力作用,也具有正性肌力药物的不良反应。

(二) 稳定期治疗

(1)不伴基础疾病的急性心力衰竭:首先是消除诱因,诱因消除后便可不再继续心力衰竭的有关治疗。治疗的重点是防止急性心力衰竭复发,一旦出现各种诱因一定要采取及早、积极、有效的治疗措施。

（2）伴基础疾病的急性心力衰竭：针对基础疾病进行积极有效的治疗和康复，预防急性心力衰竭的发作。

（3）慢性心力衰竭急性发作：按照慢性心力衰竭继续进行治疗。

（齐永芬 滕 旭）

参 考 文 献

［1］王迪浔.人体病理生理学.3 版.北京：人民卫生出版社,2008.

［2］王建枝.病理生理学.3 版.北京：人民卫生出版社,2015.

［3］姚泰.人体生理学.4 版.北京：人民卫生出版社,2015.

［4］王辰.内科学.3 版.北京：人民卫生出版社,2015.

［5］YANCY C W,JESSUP M,BOZKURT B,et al.2013 ACCF/AHA guideline for the management of heart failure：a report of the American College of Cardiology Foundation/American Heart Association task force on practice guidelines.J Am Coll Cardiol,2013,62：147-e239.

［6］HEINONEN I,SOROP O,de BEEr V J,et alc.What can we learn about treating heart failure from the heart's response to acute exercise? Focus on the coronary microcirculation.J Appl Physiol,2015,119(8)：934-943.

［7］DAMMAN K,TESTANI J M.The kidney in heart failure：an update.Eur Heart J,2015,36(23)：1437-1444.

第十七章

心 律 失 常

心肌自律性是指细胞能够自动除极化达到阈值,从而自发地产生动作电位的特性。心脏电活动的形成源自于特殊心肌细胞的内在自律性,源头起于窦房结,而后将电信号扩布到右、左心房,随后抵达房室结,最后电信号沿房室束及左右束支、浦肯野纤维网传达至心室肌,从而使双侧心房及心室能够有序地收缩与舒张,称为窦性心律。因此,心律失常(cardiac arrhythmia)是指心内心电信号的发放及传播出现异样情况,导致整个心脏或仅有一部分的活动变为过快、过慢或不规则,或者心房心室间的顺序活动发生紊乱。

第一节　心肌正常激动的形成

一、自律性心肌细胞的离子通道

心肌细胞膜两侧的电势差所形成的跨膜离子流,是心肌细胞离子通道形成的基础。

1. 心肌细胞膜　心肌细胞膜上有离子通道,且每一种通道只允许一种或数种离子通过,这即为离子通道的高选择通透性,如只允许 Na^+ 通过的快钠通道。正是由于心肌细胞膜的高选择通透性,才使得细胞膜内外的各类离子存在不同的浓度差异,如高 Na^+、高 Ca^{2+} 浓度存在于心肌细胞膜外,而心肌细胞膜内则具有高 K^+ 浓度,从而形成细胞膜两侧不同的离子浓度差(化学梯度)。由于不同的离子带有不同的电荷(正或负电荷),因此膜两侧的浓度差也是电位差(电化梯度)。离子的跨膜转运称为离子流(ion current),并以正电荷的运动方向命名,正电荷外流或者负电荷内流称为外向电流,通常促使膜复极化,正电荷内流或负电荷外流称为内向电流,通常促使膜除极化。各种不同的离子流是导致心肌膜两侧电位变化的基本原因,而离子通道的开放程度决定了相应的离子能否跨膜转运。

2. 离子通道　心肌细胞膜存在两大类离子通道:即由跨膜电位决定的电压门控通道(voltage-gated channel)以及由各种化学物质(如各种受体的配体)决定的化学门控通道(chemically gated channel),或称配体门控通道(ligand-gated channel)。电压门控通道在动作电位发生的起始及维持阶段中起主要作用。而化学门控通道的通透性则易受神经-体液介质的影响。

离子通道依据通道阀门从无到有分为三类。第一类是无阀门的离子流通道,如钾、钠、钙、氯等离子流通道,在任何状态下均持续开放,并允许相关离子通过。第二类是只有激活门的单门通道,包括某些钾通道和浦肯野细胞的起搏离子流通道,激活门与离子通道活性呈正相关。第三类是同时包含有激活与失活的双门通道,如快钠通道和慢钙通道,依激活门和失活门的开启分别存在静息态、激活态和失活态三种状态。

3. 膜电位 心肌细胞膜的内外存在一定的电位差，称为跨膜电位(transmembrane potential)或膜电位，细胞膜内电位较膜外为负的现象，称为极化。电-化学梯度能促使静息状态下的心肌细胞膜产生一定量的离子跨膜转运(背景电流)。非自律细胞处于静息状态时，外流和内流的离子所携带的总的电荷量是相等的，因此膜电位是稳定的；而自律细胞到达最大复极电位后，膜电位并不稳定于这一水平，而是随着自动除极的不断进行，进而逐渐衰减。

4. 动作电位 心肌细胞在兴奋过程中在静息电位的基础上所产生除极和复极的一系列电位变化，即为动作电位。心肌细胞的动作电位形态、波幅、时限在不同部位具有不同的特异性，特别是动作电位的除极速率差别显著，为此，可将心肌细胞分为快和慢两种反应细胞。快反应细胞具有传导兴奋速度快的特点，其动作电位具有振幅大、时限长、除极迅速、复极缓慢的特征，这类细胞主要是心房、心室肌(非自律细胞)和浦肯野细胞(自律细胞)。慢反应细胞具有传导兴奋速度慢的特点，其动作电位具有振幅小、除极缓慢的特征，这类细胞主要是窦房结和房室结的结区细胞。

依据心肌细胞动作电位的特性，可将其分为5期：0期(除极)，1期、2期、3期(复极)和4期(静息或电舒张期)

(1) 0期：又称除极相，心肌细胞受阈值刺激(阈电位，threshold potential，TP)兴奋时发生除极，膜内电位由静息电位迅速上升，构成动作电位升支。其振幅为60~120mV，其中超过0mV电位的部分称为超射，为6~30mV。对于心室肌等快反应细胞而言，0期去极化是由于细胞膜上的快钠通道开放，Na^+快速内流引起的，持续时间仅为1~2ms；而窦房结P细胞在4期膜电位由最大复极化电位(约-70mV)自动去极化至-40mV时，膜上的钙通道开始开放，Ca^{2+}的内流使膜的去极化速度加快，形成动作电位的0期去极化，钙通道的开放和关闭都比较缓慢，恢复应激状态所需时间也较长，因此P细胞属于慢反应细胞。两者相应的离子流又分别称为快钠通道和慢钙通道。

(2) 1期：又称快速复极初期，0期后由于钠通道失活、短暂K^+外流和Cl^-内流，膜电位由+30mV迅速下降至0mV左右，占时约10ms，1期在快反应细胞较明显。

(3) 2期：又称平台期(plateau)，Na^+/K^+-ATP泵产生的外向离子流及时间依赖性K^+流是维持此期复极的主要离子流。由于内向整流特性(内向离子流较外向离子流容易通过处于除极状态的细胞膜)，K^+外流受限；平台期的内向离子流为慢钙内流，与外向离子流保持平衡，维持膜电位接近0mV。此期持续100~150ms，是心肌动作电位持续时间长的主要原因。窦房结P细胞在复极过程中没有明显的1期和2期。

(4) 3期：又称快速复极末期，随着复极化过程的进行，外向背景K^+流从内向整流现象中恢复，再生性外向K^+流随时间递增，与此同时，慢钙通道失活，内向离子流减弱至完全停止，心肌细胞膜内电位由此时0mV左右快速恢复至静息电位状态，完成复极化过程，占时100~150ms。P细胞没有明显的1期和2期，到0期末外向离子流和内向离子流达到平衡，以后Ca^{2+}通道逐渐关闭，外向的钾电流则增强，进入3期复极化。

自0期起始至3期结束所需时限称为动作电位时限(action potential duration，APD)。在复极化过程的大部分时间中，心肌细胞不能被新的刺激激活，因而不能发生新的动作电位，这也是产生不应期(Refractory period)的原因。

(5) 4期：在心室肌细胞及其他心肌非自律细胞，4期膜电位稳定在-90mV左右的静息电位水平，由细胞膜内向外的K^+流维持。此外，由于在动作电位期间Na^+、Ca^{2+}内流和K^+外流造成细胞膜内外离子分布的改变,4 期中 Na^+/K^+-ATP 泵和 Na^+-Ca^{2+} 交换体排出内流的 Na^+ 和 Ca^{2+},摄回外流的 K^+,使细胞膜两侧离体浓度梯度得以恢复。自律细胞 3 期复极化到最大复极化电位后即进入 4 期,并立刻开始缓慢自动除极(舒张期除极),达到阈电位值时爆发动作电位。窦房结 P 细胞 4 期除极的基础是 K^+ 外流,并且呈时间依赖性衰减;而内向起搏电流是浦肯野细胞 4 期自动去极化的核心离子流。

此外,还有另外 2 种离子流途径参与窦房结 P 细胞的除极:①电压依赖性钙通道,即 L 型钙通道,该通道在接近 4 期末被激活;②肌质网释放 Ca^{2+},并通过 Na^+-Ca^{2+} 交换体的激活导致 Na^+ 内流。

二、心脏传导系统

窦房结,结间束,房室结,希氏束,左、右束支及浦肯野纤维网等组成了一套正常的心脏传导系统。

(1)窦房结(sinoatrial node):是心脏维持正常窦性心律的起搏点,位于右心房与上腔静脉交汇处,长约 15mm,宽 2~3mm,由窦房结动脉供血。窦房结动脉源于右冠状动脉者占 60%,源于左冠状动脉回旋支者占 40%。一旦窦房结发放冲动便立即扩布至周围心房组织,直至房室结。

(2)结间束:是窦房结与房室结相连接处的传导纤维,分前、中、后三束。

(3)房室结(atrioventricular node):位于房间隔底部,处于冠状静脉窦口前内缘,三尖瓣隔侧尖及环正上方所组成的 Koch 三角内,长约 7mm,宽约 4mm。在该区域内有三组传导性质不同的纤维:①浅表束,由房间隔、前房与冠状静脉窦上方组成;②后束,从冠状静脉窦口底部延伸出来,连接房室结后方;③深束,从左心房处向 Todaro 腱延伸,并由 Todaro 腱隔开,Todaro 腱前方就是浅表束。以上三束为正常冲动扩布沿房室结传导的必经之路,也是房室结双径路快慢径形成的解剖学基质。房室结由右冠状动脉供血者占 90%,由左冠状动脉供血者占 40%。

(4)希氏束(his bundle):又称为房室束,起源于房室结,并向下延续于室间隔顶部,后转行于室间隔膜部左侧,并在室间隔的腹部下端分为左右束支。左右束支的终末部继续细分并交织成网,即浦肯野纤维网,潜行于心内膜下。上述组织的血流供应主要来源于冠状动脉前降支与后降支。

三、心脏兴奋-收缩耦联

心脏活动有两种表现形式,即电活动和机械活动。在每个心动周期中,都是电活动后驱动机械活动,两者时差为 40~60ms,即为兴奋-收缩耦联的形式。

(一) 兴奋-收缩耦联的基本概念

正常心肌电活动至心肌机械性收缩的耦联间期为 40~60ms,在每个心动周期中当动作电位复极至一半时出现心肌机械收缩的峰值,当动作电位完全复极时,则心肌舒张开始。这种心脏的电信号转导所驱动的心肌收缩强度及频率的改变,称为兴奋-收缩耦联,并且通过细胞膜片钳技术得到最终确认。通过观察单个哺乳动物心肌细胞的除极后反应,我们不难发现两种不同类型的收缩方式,①位相性收缩:最早而又最迅速,但是持续时间短;②张力性收缩:紧接位相收缩之后发生,持续至心肌细胞复极。不论哪种收缩,心肌细胞的兴奋-收缩耦联离子都是 Ca^{2+}。

兴奋-收缩耦联还可以反向调节,称为机械电反馈,主要表现为通过影响心肌细胞机械泵收缩力、心肌收缩的长度及方向,从而达到调节心肌组电信号发放的作用,实现对心功能的影响,其机制是心肌机械牵张所致的相关离子通道开放。

(二) 兴奋-收缩耦联的发生过程

(1)心肌细胞的钙稳态:钙的稳态表现在 3 个方面。①舒张期钙稳态:心肌细胞膜外 Ca^{2+} 此时的浓度是细胞内浓度的 1 万倍,从而产生明显的浓度差梯度,尤其当细胞膜对 Ca^{2+} 通透性明显增加时,可促使其顺浓度差梯度运转至细胞内;②收缩期钙稳态:心肌收缩时,细胞内游离的 Ca^{2+} 浓度急剧增加 100 倍,而至收缩末期舒张前期时,细胞内游离 Ca^{2+} 的浓度骤降 100 倍后方可诱发心肌舒张;③心肌细胞内 Ca^{2+} 浓度调控心肌的收缩力,因而能够影响心肌细胞内钙稳态的因素都能改变心肌收缩力。

(2)Ca^{2+} 跨心肌细胞膜的转运

1)细胞膜上的钙通道:细胞膜上有两种钙通道,即电压依赖性通道及受体操纵性通道,Ca^{2+} 经该开放通道进入到细胞内。

心肌细胞膜上的电压依赖性钙通道有 L 型和 T 型两种。L 型钙通道开放后失活耗时较长,且能被二氢吡啶类药物阻断,故又称为二氢吡啶受体。与 L 型钙通道相比,T 型钙通道则具有快激活及失活耗时较短的特点。

然而目前受体操纵性钙通道的具体机制尚未完全阐明。

2)Na^+-Ca^{2+} 交换体:目前已知 Na^+-Ca^{2+} 交换体每次交换时,可将 3 个 Na^+ 交换 1 个 Ca^{2+}。收缩期时 Ca^{2+} 内流,相反在舒张期时则外流。在兴奋-收缩耦联过程中,肌质网将 80% 的 Ca^{2+} 重摄取,经 Na^+-Ca^{2+} 交换体将剩余的 20% Ca^{2+} 排除到细胞外。

3)Ca^{2+} 泵:Ca^{2+}-ATP 酶简称 Ca^{2+} 泵,主要是通过消耗能量将胞质的 Ca^{2+} 逆浓度差转运到心肌细胞外,每转运 1 分子 Ca^{2+} 到细胞外需要同时消耗 1 分子 ATP,并伴随 1 分子 H^+ 交换至细胞内。

(3)Ca^{2+} 跨肌质网的转运:肌质网对 Ca^{2+} 有摄取、释放、储存三大功能,由此起到调节细胞内游离 Ca^{2+} 浓度的关键性作用,也是心肌细胞收缩与舒张的最重要决定因素。

肌质网释放和摄取 Ca^{2+} 调控特点:①触发肌质网释放与摄取 Ca^{2+} 的关键是细胞内游离 Ca^{2+} 的浓度;②通道呈快速爆发性开放和关闭,通道爆发性开放仅持续数毫秒,开放即刻就以最大速度的 Ca^{2+} 释放,可使胞质中游离的 Ca^{2+} 浓度骤然上升 100 倍而引起心肌收缩,这一现象称为钙火花。心肌收缩后,肌质网对 Ca^{2+} 发生爆发式的再摄取,胞质中游离的 Ca^{2+} 被迅速摄取到肌质网内,离子通道随之关闭。

(4)Ca^{2+} 与心脏的电兴奋

1)与心脏电活动起源的关系:正常人的心脏电信号起源于窦房结,并依靠起搏 P 细胞的自律性规律发放冲动。起搏 P 细胞依靠钙缓慢内流形成除极,当膜电位除极达到阈单位-40mV,Ca^{2+} 带着正电荷沿着开放的钙通道缓慢内流,引起起搏 P 细胞缓慢除极(0 相)。

2)与心房或心室肌细胞电活动的关系:快反应电位是心房肌或心室肌细胞动作电位的常规表现,并且依靠缓慢而持续的 Ca^{2+} 内流形成复极的 2 相平台期。L 型和 T 型钙通道在膜电位约-55mV 时激活开放,并可顺浓度差跨膜缓慢内流。因为钙通道的失活时间较激活时间更为延长,因此可更长久地维持 Ca^{2+} 内流。2 相平台期及 Ca^{2+} 内流不仅与心房、心室肌细胞的动作电位时程及不应期有关,也和电兴奋引起的心肌收缩有关。

（5）Ca^{2+}与心肌的收缩：在心肌细胞肌凝蛋白（粗肌丝）和肌动蛋白（细肌丝）的相互协同作用下，心肌才能完成收缩和舒张。

原肌凝蛋白在肌钙蛋白的作用下阻碍了肌凝蛋白和肌动蛋白的接触及发生横桥滑动，使心肌保持舒张状态。而当胞质中游离的 Ca^{2+} 达到足够量时，可结合肌钙蛋白 C 形成复合物，促使原肌凝蛋白丝发生位移，这使肌凝蛋白的横桥（头部）暴露，并与肌动蛋白接触而引起横桥及肌动蛋白细肌丝向肌节中央方向同时滑动，缩短肌节长度，从而引起心肌收缩。

当胞质中 Ca^{2+} 的浓度低于一定数量时，Ca^{2+} 从肌钙蛋白 C 复合物中分离，使原肌凝蛋白丝又重回原来的位置，使横桥和肌动蛋白再次分离、向肌节中央相反方向滑动，伸长肌节长度，从而引起心肌收缩。

第二节 心律失常的类型与发生机制

正常的心脏功能依赖于心脏电活动高度敏感而协调的方式。心电节律的异常即心律失常（也称节律障碍），是临床最常见的问题之一。心律失常具有多种多样的临床症状，既能是一过性的心悸乏力症状，又能是非常严重的低心排血量，甚至猝死。尽管目前心律失常的发生机制仍未完全阐明，但对已知发病机制的充分理解仍然对临床实践具有重要指导意义。

一、心律失常的类型

按发生原理分类，心律失常有冲动起源异常及冲动传导异常两大类。

1. 冲动起源异常

（1）窦房结发出的异常冲动：①窦性心动过速；②窦性心动过缓；③窦性心律不齐；④窦性停搏。

（2）异位节律点发出的冲动

1）被动性异位心律：①房性逸搏及心房自搏心律；②房室交界性逸搏及房室交界性自搏心律；③室性逸搏及心室自搏心律。

2）主动性异位心律：①期前收缩（分为窦房结性、房性、房室交界性、室性）；②阵发性心动过速（分为室上性和室性）；③非阵发性心动过速（分为房性、房室交界性和室性）；④扑动（分为心房扑动和心室扑动）；⑤颤动（分为心房颤动和心室纤颤）。

2. 冲动异常传导

（1）干扰及干扰性房室分离。

（2）心脏传导阻滞

1）窦房传导阻滞。

2）房内及房间传导阻滞。

3）房室传导阻滞：①一度房室传导阻滞（PR 间期延长）；②二度房室传导阻滞（不完全性房室传导阻滞）；③三度房室传导阻滞（完全性房室传导阻滞）。

4）室内传导阻滞：①左束支阻滞（不完全性、完全性）；②右束支阻滞（不完全性、完全性）；③分支阻滞（左前分支阻滞、左后分支阻滞）。

（3）各种异常旁路参与传导：如预激综合征。

3. 冲动起源异常与冲动传导异常并存　反复心律和并行心律等。

4. 人工心脏起搏参与的心律　人工心脏起搏参与的心律包括双腔和单腔起搏器所具

有的时间周期、起搏、感知与自身心率的相互影响等。

快速性心律失常与自律性的增加、触发活动及单向传导阻滞和折返的发生有关。缓慢性心律失常与自律性降低、传导阻滞有关。

二、心律失常的发生机制

1. 冲动形成障碍

（1）正常自律机制的改变：心脏电活动的形成源于特殊心肌细胞的内在自律性，而自律性是细胞能够自动除极化达到阈值的本质属性。一般情况下，窦房结的起搏频率最高，约100 次/min，房室交界细胞的起搏频率为 40~50 次/min，浦肯野细胞为 30 次/min，在较快的窦性心律下，其他潜在起搏点受到直接抑制作用，称为超速驱动。此时，异位的自律细胞无法按照本身固有频率发放冲动。而当自主神经系统兴奋性改变或其内在病变，则可引起不适当的冲动发放，如窦性心动过速、窦性心动过缓、窦性停搏、窦房阻滞等。

（2）异常激动自律机制的形成：各种原因所致窦房结频率减慢或冲动被阻滞时，超速驱动效果消失，异位冲动可能夺获心脏，成为异位搏动或异位心律。当某些病理状态下，如心肌缺血、药物、电解质紊乱、儿茶酚胺增多等，可促使无自律性心肌组织出现异常自律性，如心房、心室肌细胞，进而形成各种快速性心律失常。

4 期自动除极速率显著增加是异位自律点细胞自律性增高的基础。另外，在某些病理诱因之下，导致细胞膜的极化性能损伤，进而降低舒张期电位负值，快钠通道失活，将原本为快反应细胞诱变成慢反应细胞，将不具有舒张期自动除极性能赋予舒张期自动除极性能，由无自律性转为具有自律性，可发放异位搏动，甚至形成异位的自律性心动过速（图 17-1）。

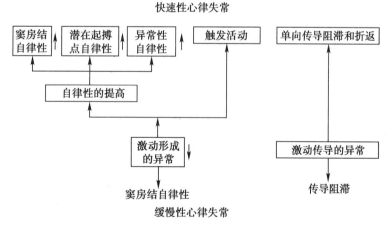

图 17-1 心律失常的形成示意图

2. 触发活动 心房、心室和希浦组织可自发地在动作电位后进行自动除极活动，被称为后除极；当后除极达到或者超过阈电位，则又能引发另一次全新的除极和兴奋反应，从而循环反复激动即构成快速性心律失常，即触发活动，随后的自律活动便可无外界的触发即可持续重复。当局部儿茶酚胺浓度增高、低血钾、高血钙、心肌缺血-再灌注及洋地黄中毒时，能诱发一种异常的细胞电活动，称为触发活动。触发的电活动可以是正常的窦性心律，亦可以是其他异常搏动或者外源性的电刺激。电刺激既可以诱发，亦可以终止触发活动所引起的心律失常。

后除极在动作电位发生的时相又可细分为早期后除极和延迟后除极。前者通常发生于动作电位曲线的 2 期或者 3 期,多发于心室肥厚、心力衰竭、血浆儿茶酚胺水平增高等,并受细胞外 K^+ 浓度降低和心肌细胞牵张的影响,常在动作电位时间及复极时间延长的情况下发生,且存在长周期依赖性,容易在如心率减慢、期前收缩后代偿间歇等形成的较长心动周期之后发生,导致振荡幅度更高,更容易引起一连串触发活动。延迟后除极则常发生于动作电位曲线的 4 期,处于膜电位刚复极完毕之后发生的电位振荡,亦多发生于洋地黄中毒,并受细胞外 K^+ 浓度降低和心肌细胞牵张的影响,具有短周期依赖性,后除极振荡电位振幅越高,越容易达到阈电位,循环往复则形成快速性心律失常,该种心律失常易被快速刺激诱发,不易被快速刺激抑制(图 17-2)。

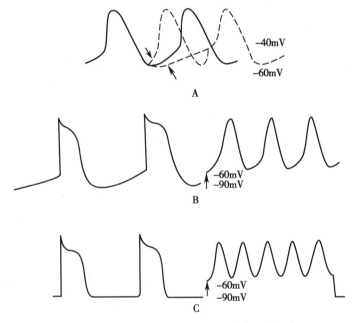

图 17-2 心律失常发生原理——冲动形成异常

A. 正常自律性,窦房结 4 相除极加速或减慢。B. 左:浦肯野纤维 4 相除极;
右:浦肯野纤维膜电位变为-60mV,自律性增强。C. 左:正常心房或
心室肌无自律性;右:当膜电位变为-60mV,出现异常的自律性

3. 冲动传导障碍

(1)冲动传导异常:常见表现为传导速度减慢和传导阻滞。发生传导障碍的主要机制有:

1)传导不应期的改变:冲动在心肌细胞中连续性传导的前提条件是各部位组织在冲动抵达之前已脱离不应期而恢复到应激状态,否则冲动的传导将发生延迟(适逢组织处于相对不应期)或阻滞(适逢组织处于有效不应期)。

2)递减性传导:冲动在传导过程中遇到的心肌细胞舒张期膜电位尚未充分复极,其反应将异于正常,0 期除极速度及振幅都减小,引起的激动也较弱,在冲动传导过程中,所引起的组织反应性将依次减弱,传导性能递减。但冲动如能传播到膜电位正常的区域时,递减性传导现象便可消失而恢复正常传导。

3)不均匀传导:冲动在心脏传导时因组织的解剖生理特征致局部传导性能不匀齐而失

去同步性,波峰前进速度参差不齐,冲动传导效力减低。

(2)折返激动和环形运动:正常情况下心房和心室之间仅能通过房室结区-希氏束-浦肯野纤维进行房室传导。然而各种类型旁路参与的房室传导可引起组织激动时间和顺序发生异常,形成不同类型的心室预激。

心律失常最常见的发生机制是折返。折返应该具备:①心脏存在两个或者两个以上传导性及不应期各异的传导束支,并且相互连接形成一个闭合环;②其中一条通道发生单向传导阻滞;③另一通道传导缓慢,能使已经阻滞的通道恢复兴奋性;④原先阻滞的通道再次激动,从而完成一次折返激动。冲动在环内反复循环,从而导致持续快速性的心律失常(图 17-3)。由此可见,环形运动之所以能环形不歇,必须是环形冲动的波峰和波尾之间有可激动间歇,即波峰所到之处波峰面临的心肌是可激动的,因此延长有效不应期或减慢传导速度就可能终止折返。

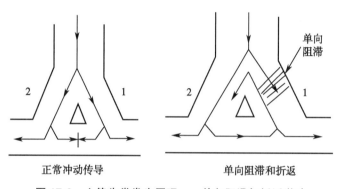

图 17-3 心律失常发生原理——单向阻滞与折返激动

4. 离子通道整体失衡假说 在每次机械收缩之前,心肌细胞均会产生规律的且微弱的生物电流,其机制与心肌细胞膜上各类离子通道的特征密切相关。这类离子通道依靠自身高选择通透性,调整各类离子规律的进出,产生规律的生物电。因此,各种原因导致离子通道的特性改变,均可导致心律失常的发生。

主要复极电流有 I_{to}、I_{kr}、I_{ks}、I_{kur} 等。当 I_{to} 密度降低时,心肌细胞复极时间大大延长,从而诱发心律失常,严重时可导致猝死,常见于心力衰竭及各类疾病所致心肌肥大。电压门控钾(K_v)通道:低钾、低镁可以降低 K_v 通道活性,使 QT 间期延长。心肌复极过程的异常多数诱发快速性心律失常。

第三节 抗心律失常药物与非药物治疗

对于异常的心脏节律选择恰当的处理依赖于其严重性和可能的发生机制。当心律失常导致了严重的低血压和心搏停止,必须立即终止心律失常并转复为正常的心脏节律,以恢复有效的心脏功能。这种终止性的治疗包括针对心动过速的心脏电复律(电击)、针对心动过缓的起搏,或者药物应用。

控制或者预防心律失常的再次发作,有赖于对其节律失常发生及发展的病因治疗。异常冲动形成和传导的可纠正因素(如缺血或电解质异常)应得以纠正。若确实存在再发心律失常的危险,那么利用药物改变自律性、传导性和/或不应期是合适的,此外,现今技术水平不断提高,对传导旁路进行导管或外科消融也是终止心律失常发生的手段之一。其他非药物处理还包括针对严重缓慢心律失常的永久性起搏器或植入型心律转复除颤器(implantable cardioventer defibrillator,ICD)的植入,用于终止心律失常的再发。本章就药物与非药物治疗做一简要概括。

一、抗心律失常药物

(一) 心律失常治疗的基础

心律失常药物治疗的主要目的为降低心肌细胞自律性、减少后除极、消除折返及延长有效不应期。而达到上述目的的主要药物分类包括:钠通道阻滞药、受体阻滞药、延长动作电位时程药(钾通道阻滞药)、钙通道阻滞药及新型抗心律失常药物。

1. 降低心肌细胞自律性 抗心律失常药物可通过减低 4 时相自动除极速度、增加最大舒张期膜电位水平、提高阈电位水平等方式降低异常自律性。

窦房结细胞去极化主要机制为 I_K 的进行性衰减,并伴有 I_f(超极化激活的内向离子电流)、I_{Ca-T}(T 型钙电流)的激活,浦肯野细胞去极化主要为 I_{Na} 的激活,并伴有 I_{Ca-T} 的激活,已知自律细胞 4 时相自动除极速度由 I_K、I_f、I_{Ca-T}、I_{Na} 等决定,凡能使 4 时相自动除极化中外向电流失活减速或内向电流激活减慢的因素都能使 4 期自动除极化减慢,从而降低自律性。乙酰胆碱敏感性钾通道,可被 G 蛋白偶联的腺苷受体和乙酰胆碱受体激活,增加 K^+ 外流,进一步增大舒张期膜电位水平。快反应细胞动作电位的阈值能被钠通道阻滞药提高,而慢反应通道动作电位阈值能被钙通道阻滞药提高。

2. 减少后除极 后除极为动作电位在复极过程中或复极刚完成后出现的膜电位振荡,也称振荡性后电位,当其达到阈电位则可出现一次新的除极和兴奋反应。根据除极在动作电位中出现的时相可分为早后除极和迟后除极。动作电位时程过度延长可引起早后除极,有效减少动作电位时程可抑制早后除极发生。细胞内钙超载可致迟后除极,钙通道阻滞药通过抑制细胞内 Ca^{2+} 浓度而减少迟后除极发生,钠通道阻滞药可抑制迟后除极的去极化。

3. 消除折返 钙通道阻滞药和 β 肾上腺素受体拮抗药能显著减慢房室传导,从而打破快慢径之间的间期匹配,从而消除房室结折返所致的室上性心动过速。

4. 延长有效不应期 钠通道阻滞药和钾通道阻滞药可延长快反应细胞的有效不应期,钙通道阻滞药和钾通道阻滞药可延长慢反应细胞的有效不应期。

(二) 抗心律失常药物的分类

根据药物不同的电生理作用,Vaughan Willians 分类法将众多抗快速性心律失常药物归纳成四大类:Ⅰ类钠通道阻滞药;Ⅱ类 β 肾上腺素受体拮抗药;Ⅲ类延长动作电位时程药(钾通道阻滞药);Ⅳ类钙通道阻滞药。

1. Ⅰ类钠通道阻滞药 这类药物为膜抑制剂,主要降低心肌细胞对 Na^+ 的通透性,使 0 期除极上升程度及幅度降低,从而减慢传导,同时延长快反应纤维有效不应期,降低 4 期除极速度,从而减低自律性。根据钠通道阻滞强度和阻滞后通道的复活时间常数(τ recovery)将其分为三个亚类:

Ⅰa 类 τ recovery 1~10s,阻滞程度中等,降低动作电位 0 期除极速度,不同程度抑制心肌细胞钾通道及钙通道,延长复极过程,尤其显著延长有效不应期。代表性药物为奎尼丁、普鲁卡因胺、丙吡胺等。

Ⅰb 类 τ recovery<1s,阻滞程度较弱,轻度降低动作电位 0 期除极速率,缩短或不影响动

作电位时程。代表药物为利多卡因、苯妥英钠、美西律等。

Ⅰc类τrecovery>10s,阻滞程度强,显著降低动作电位0期除极速度及幅度,明显减慢传导。代表药物为氟卡尼、普罗帕酮等。

2. Ⅱ类β肾上腺素受体拮抗药　Ⅱ类为β肾上腺素受体拮抗药,通过拮抗心肌细胞β受体,抑制交感神经兴奋所致的起搏电流、钠电流和L型钙电流增加,抑制4期除极速度、减慢0期除极速度、延长房室结传导时间。代表药物为普萘洛尔、美托洛尔、比索洛尔等。

3. Ⅲ类钾通道阻滞药　Ⅲ类以阻滞钾通道为主,主要电生理效应是通过延长复极时间,延长动作电位时程和有效不应期。代表药物为胺碘酮,除阻滞钾通道外,还阻滞起搏细胞的钠、钙通道等。

4. Ⅳ类钙通道阻滞药　Ⅳ类为钙通道阻滞药,主要通过阻滞慢钙通道的开放,抑制慢反应细胞的0期后期除极及2期复极速度,从而减低传导速度及延长有效不应期。代表药物为维拉帕米、地尔硫䓬等。

二、抗心律失常非药物治疗

（一）导管消融的发展历程

早在1929年德国Werner Forssmann医生在X线透视下首先从他自己的肘部静脉成功将导管置入右心房。这是第一次证明导管可以安全地插入到人类的心脏中,并于1956年获得诺贝尔奖。

心脏介入电生理目前尚无统一定义,参考国内专家共识定义为:心脏介入电生理是体表心电图的延伸,加上心内记录导联、程序电刺激、消融术和诊断治疗器的植入。心脏电生理检查(electrophysiological study,EPS)技术和基本原理是心脏介入电生理学的基础。我国心脏电生理事业起步于1960年(陈灏珠和王加巩),用带有心电图记录功能的电极导管送至各个心腔,并记录其中的心电图,用于协助诊治心律失常。目前心内电生理,常常使用数根带电极的心导管,置入右心房和右心室不同部位,冠状静脉窦内(相当于左心室后壁),以及接触房室束,其中一根置于右心房或右心室作临时起搏之用。同步记录体表、右心房上部和下部、右心室流入道或心尖部或流出道的心电图,以及房室束电图。然后按不同的程序以电刺激起搏心脏,用于了解窦房结功能、房室传导功能、旁道传导束的定位、室上性和室性心动过速的发病机制和病灶的定位、预测或评价药物或电起搏治疗的疗效。心脏电生理检查可为消融或手术切除异常病灶或切断异常折返通道提供参考,成为心律失常患者消融、置入电子装置或外科手术治疗前必须施行的检查。

（二）导管消融的能源和原理

目前,导管消融是根治快速性心律失常的一线治疗方法。临床和正在试验的能源包括射频消融、微波消融、冷冻消融、超声消融、红外线消融、β射线消融和压迫性坏死消融。本章节主要介绍射频消融和冷冻消融。

1. 射频消融　1985年Huang第一次应用射频消融,成功消融动物房室交界区,开创了射频消融术的先河,1987年Borggrefe第一次应用于人类心律失常,成功消融房室旁道。时至今日,射频消融已经作为常规治疗手段治疗各类快速性心律失常。

(1)机制与特点:射频能量是一种特殊的交流电,通过电加热局部组织从而产生组织损伤。常见的应用形式是外科手术中所使用的电刀,用以灼断组织和凝固止血。导管射频消融则是将局部的电磁能量转化为热能作用于局部,用以损伤引发心律失常的心肌组织。射频电流一般以单极形式释放,其完整的电回路还包括消融导管顶端电极,阻抗介质和皮肤电极板。当电流通过阻抗介质时(常见的为心肌组织),电压逐渐下降,电能转化为热能。该热能的特点为与导管紧密接触的心肌方可被加热灼断,而其他紧邻心肌都是通过热传递的方式形成损伤。值得注意的是,这种高温可使局部心肌组织干燥坏死,坏死的心肌组织不再起到传导电信号的作用。术中需要注意的是,只有当局部组织温度达到50℃才能形成不可逆损伤。能否有效损伤目标组织,取决于导管与目标组织的接触情况、导管稳定性和导管顶端的表面积。损伤灶的大小取决于组织与导管接触性、组织温度、消融功率、消融时间、电极大小和导管种类等因素。

(2)病理学:消融损伤灶表面苍白,略凹陷(急性损伤容量损失所致)。消融功率过大时可在损伤表面形成凝块或炭化。病理组织切片显示损伤灶呈泪珠状,口部相对较窄。中央苍白灶边缘为缺血性组织。活体组织证明急性损伤灶位于缺血带与周边的正常组织之间。组织学特点符合凝固性坏死。肌小节内伸缩带、核凝固、嗜碱性点则与细胞内钙超载一致。损伤灶表面覆盖一层纤维蛋白,损伤灶边界为单核炎症细胞浸润。4~5d后损伤灶内单核细胞浸润消退,脂肪浸润增加,直至8周后,损伤灶完全被脂肪细胞、软骨组织和纤维细胞取代。

(3)临床应用:目前射频消融广泛应用于心房颤动、房室旁道、房室结双径路、房性期前收缩与房性心动过速、室性期前收缩与室性心动过速、房室旁路等消融。

(4)应用优势与局限性

1)优势:安全、有效、廉价、易控制。

2)局限性:术后有心脏穿孔的可能性;肺静脉隔离可引起肺静脉狭窄、肺静脉食管瘘形成。

2. 冷冻消融 冷冻能源最早应用于皮肤及泌尿系统真菌感染。Lister 和 Hoffman 将冷冻能源引入心律失常的治疗中,从而开创了冷冻消融的治疗方法。

(1)机制与特点:冷冻消融是应用致冷物质和冷冻器械产生0℃以下的低温,损毁致心律失常心肌组织,从而达到治疗的目的。基本原理为将液态一氧化二氮(N₂O)排进消融导管远端中空腔内,根据压力液体减压扩容时大量吸收热量的原理、电极附近的心肌组织温度骤降,其细胞外液及细胞本身发生结冻而形成损伤。冷冻消融有两种消融模式。第一种是"冷冻标测"模式,即将电极的温度调至-30℃,消融80s。在此温度下,心肌的损伤是可逆的;第二种是"冷冻消融"模式,将导管的温度设置为-75℃消融4min,以造成不可逆性损伤。按冷冻部位可分为心外膜冷冻消融和心内膜冷冻消融。心外膜冷冻主要用于离心外膜较近的各种房室旁路及快速性心律失常的异位灶或折返环路,而心内膜冷冻主要用于消融间隔部位尤其是希氏束旁房室旁路、房室结折返性心动过速慢径改良、心房颤动肺静脉隔离及心房扑动峡部消融。

(2)病理学:冷冻能量将心肌组织形成冰球或半球形冻块。损伤组织要经历以下几个阶段才能形成不可逆性损伤。

1)结冻/解冻期:发生于消融后数小时内。低温下细胞内液与细胞外液结冻形成冰晶。解冻期低渗细胞外液内流导致细胞水肿和包膜破裂,同时线粒体膜渗透性增加、细胞内转运中断,开始出现不可逆性损伤。

2)出血与炎症期:结冻/解冻期后48h内损伤心肌出现出血、水肿、炎症反应。结冻后1周损伤灶出现纤维细胞浸润。

3)纤维取代期:消融数周后损伤灶内心肌组织为胶原和纤维所取代,并逐渐形成致密的纤维化。

(3)临床应用:目前应用的冷冻消融系统可用于希氏束旁或间隔旁路、房室结双径路、心房扑动、心房动颤消融。其中,间隔旁路特别是希氏束旁路射频消融发生房室传导阻滞风险较大,冷冻消融具有一定的优势。冷冻球囊导管在欧洲已获得批准用于临床,部分临床试验显示冷冻球囊消融能一定程度上降低肺静脉狭窄、血栓形成、食管和膈神经损伤风险。

(4)应用优势与局限性

1)优势:①可逆性损伤(冷冻标测);②血栓风险小;③导管稳定性好;④对周围血管损伤小;⑤冷冻消融房室结折返性心动过速时,不会出现加速性交界性心律;⑥冷冻消融时患者疼痛感较射频消融轻,能减少术中麻醉药物的使用。

2)局限性:①费时;②作用范围小,容易漏点,术者经验不足时患者可能有较高复发率。

(5)导管消融治疗适应证

1)房室折返型心动过速(显性/隐匿性旁道):房室间存在着先天性的传导旁路,导管消融将旁路熔断,心动过速或预激波将不再存在,实现根本治愈。

2)房室结折返型心动过速:房室结"快慢径",在某些特定的条件下,两条径路形成折返环并快速运行,引发心动过速,导管射频消融慢径、只保留快径,心动过速就不具备再次发作的基本条件。

3)房性心动过速(房速):是指局限于心房的、节律规则的异位快速心律失常,可起源于心房任一部位或与心房相连的解剖结构,不涉及房室结。不论房速的机制是异常自律性、触发活动、微折返,亦或是局灶性房速都可以通过导管消融其局灶起源点而得到根治,而且目前已经成为持续性房速尤其是无休止房速的首选治疗方法。折返性房速,包括围绕外科手术瘢痕、先天解剖障碍如卵圆窝等、心房颤动消融术后相关的房速也是导管射频消融的指征。多源性房速导管射频消融大多无效。

4)心房扑动(房扑)/心房颤动(房颤):房扑主要是心房存在大环路,电流在环路上不停地转圈。房颤是临床上最常见的持续性心律失常。目前房扑/房颤导管消融除左心房血栓之外已没有绝对的禁区。然而,由于各类房颤的消融难度和成功率不同,在决定消融前应审慎评估患者的临床情况,从而个体化制订治疗方案。依据2010年ESC指南,房颤导管消融的Ⅰ类和Ⅱa类适应证包括:①房颤射频消融术前或术中记录到明确的典型房扑,此种房扑的消融被推荐为房颤消融术的一部分(Ⅰb)。②有症状的阵发性房颤,至少一种抗心律失常药物治疗无效,或不能耐受,或不愿意长期服药的患者(Ⅱa);有症状的持续性房颤,病程<1年,常规抗心律失常药物无效,或者存在禁忌证,或依从性欠佳的患者,射频消融可作为治疗方法的选择之一(Ⅱa)。以下适应证则为Ⅱb类:房颤合并心力衰竭且胺碘酮难以控制症状者,无器质性心脏病、经充分心室率控制仍有症状的阵发性房颤患者,可首选导管消融,有症状且药物治疗无效的长时程的持续性房颤。

5)室性心律失常:通常发生在结构性心脏病和离子通道病患者身上,然而在正常人群中,室性心律失常也不少见,并且临床症状千差万别。非持续性室性心动过速指频率>100次/min,有连续3个及以上的室性期前收缩,并自行在30s内终止。适应证:①典型的右室流出道室性心动过速;②典型的左室流出道室性心动过速;③特发性折返性左室室性心动过速;④其他局灶性室性心动过速;⑤多形性室性心动过速在治疗基础疾病的基础上,可选择。

附:常见的快速性心律失常治疗

一、心房颤动

心房颤动(atrial fibrillation)是临床诊疗活动中最常见的恶性心律失常,表现为快速无序的颤动波代替了规则有序的心房电活动,是最为严重的心房电活动的紊乱。心房无规则的颤动使心房泵血功能恶化直至丧失(左心室排血量约减少15%)。心室率紊乱、心功能受损和心房附壁血栓形成是房颤患者的主要病理生理特点。

人群中房颤发病率为0.4%~1.0%,随着人口及社会的老龄化,其发病率呈增加趋势,60岁以上人群的患病率为6%,而80岁以上人群可达9%~15%。最新流行病学研究发现,我国35岁以上人群的房颤发生率约为0.77%,推测截止到2018年我国的房颤人群已高达3000万,房颤现已成为威胁人群健康及生活质量的重要心血管疾病。除了庞大的患病人群外,房颤明显增加心血管事件、致残率和致死率,Framingham研究表明非瓣膜性房颤患者脑卒中的发生风险可增加5~6倍。因此,房颤给社会及家庭带来了沉重的疾病与经济负担。

(一) 病因

房颤通常常见于器质性心脏病患者,如高血压性心脏病、冠心病、风湿性心脏病二尖瓣狭窄、心肌病及甲状腺功能亢进患者。在缩窄性心包炎、慢性肺源性心脏病及老年人群中亦不少见。在情绪激动、外科手术、剧烈运动、大量饮酒,突发脑出血、蛛网膜下腔出血及脑梗死时,可诱发房颤的发生。在正常人群中,可以出现无任何原因诱发的房颤,称为孤立性房颤或特发性房颤。

(二) 分类

目前将房颤分为首诊房颤、阵发性房颤、持续性房颤、长期持续性房颤及永久性房颤(表17-1)。

表 17-1　房颤的临床分类

临床名称	发病特点
首诊房颤	首次确诊(首次发作或首次发现)
阵发性房颤	持续时间≤7d(常≤48h),能自行转复窦性心律
持续性房颤	持续时间>7d,常难以自行转复窦性心律
长期持续性房颤	持续时间≥1年,有可能转复窦性心律
永久性房颤	持续时间>1年,难以转复窦律,或者转复后再发

(三) 发生机制

1. 折返机制　1959年,Moe和Abildskov根据他们对犬迷走神经介导的房颤模型研究的结果,提出了"多子波折返"假说。该学说认为,房颤发生后,心房紊乱的激动在遇到不应期的组织时,波峰会分裂,产生多个具有自我复制能力的子波,并能围绕心房不应期区域随机折返。因此,只有当所有独立的子波在同一时刻遇到了不应期的组织,房颤方可终止。该假说能较好地解释房颤发生和维持的多种电生理特性,因而房颤的"多子波折返"假说目前成为一种被广泛接受的学说。

2. 触发机制 心房与肺静脉主干根部心肌组织存在移行区,这个部位称为心肌袖,该部分是产生异位兴奋的解剖学基础,而位于心房内的异位兴奋灶,是触发及维持房颤发生的关键。肺静脉外的异位兴奋灶在房颤的发生和维持中也起着重要的作用,这些异位兴奋灶主要位于界嵴、冠状静脉窦口、左心房后壁、房间隔、上腔静脉、Marshall 韧带等。

3. 自主神经机制 自主神经系统对房颤的发生和维持也起着重要的作用,根据发生机制的不同将其分为迷走神经源性房颤和交感神经源性房颤。前者多发生于夜间睡眠、进食或饮酒后,无器质性心脏病的男性患者多见;后者多发生于白昼,由运动、情绪激动或静脉滴注异丙肾上腺素等诱发。房颤的发生和维持是多种机制共同作用的结果,房颤发生后可出现心房的电重塑和解剖重塑,前者指心房的有效不应期进行性缩短,后者指心房逐渐扩张,电重塑和解剖重塑是房颤维持的重要基质。

(四) 临床表现

1. 临床症状 大多数患者有胸闷、心悸、胸痛、乏力及头晕等症状,一部分患者在房颤发作时伴有多尿。房颤发生时的心室率快慢、心功能高低、是否有伴随症状,以及房颤持续时间等都是房颤症状的决定因素。在临床诊疗活动中,常常于部分患者以严重栓塞疾病就诊时(如脑梗、心肌梗死),才发现患有房颤。

2. 心电图表现 P 波完全消失,取而代之以形态及时程均不规则的颤动波,即 f 波,f 波的频率一般在 350~600 次/min,R-R 间期绝对不规整。持续时间较长的房颤,特别是慢性房颤,f 波几乎看不到。房颤患者出现长 R-R 间期很常见,大多由于房室结的隐匿性传导及睡眠时迷走神经张力增加所致,而不是合并高度房室传导阻滞。房颤时,如果出现规则的 R-R 间期,一般见于以下几种情况:转复为窦性心律;出现房扑;合并完全性房室传导阻滞;出现交界性节律。

(五) 诊断

1. 体格检查 第一心音强弱不等、心律绝对不规整及脉搏短绌常提示存在房颤。

2. 实验室检查 心电图是诊断房颤的主要手段,而动态心电图(24h、48h 或 72h 连续记录)和置入性心电事件记录仪能对捕抓阵发性房颤的发生有帮助。超声心动图可以明确房颤伴随的器质性心脏病;经食管超声心动图可以发现心腔内的血栓。

(六) 治疗

房颤的治疗主要包括转复窦性心律、控制心室率及防止栓塞事件三个方面。维持窦性心律的益处是消除症状、改善血流动力学、减少血栓栓塞性事件和消除心房电重塑和解剖重塑。转复窦性心律的措施有药物复律、直流电复律和导管射频消融,以上 3 种复律方法均可根据患者的具体临床情况选用。

1. 转复窦性心律

(1)药物复律:常用 Ⅰa、Ⅰc 及 Ⅲ类抗心律失常药,包括胺碘酮、普罗帕酮、普鲁卡因胺、莫雷西嗪、伊布利特等药物。应用胺碘酮复律时,静脉注射 150mg(3~5mg/kg),10min 注入,10~15min 后可重复,随后给予 1.0~1.5mg/min 静脉滴注 6h,根据病情逐渐减量至 0.5mg/min;24h 总量一般不超过 1.2g,最大量可达 2.2g。主要不良反应为低血压(往往与注射速度过快有关)和心动过缓。口服胺碘酮负荷量为 0.2g/次,3 次/d,共 5~7 日;之后 0.2g/次,2 次/d,共 5~7 日;之后 0.2g(0.1~0.3g)/次,1 次/d 持续,但要注意根据病情进行个体化治疗。此药含碘量高,长期应用的主要不良反应为甲状腺功能改变,肺纤维化,肝、肾功能损害,角膜色素沉着等,应定期检查甲状腺功能,定期摄 X 线胸片,以早期发现有关并发症。服药期间 QT 间期均有不同程度的延长,一般不是停药的指征。静脉注射伊布利特复律的速度最快,静脉应用 2mg 可使房颤在 30min 内转复为窦性心律。成人体重>60kg 者用 1mg 溶于 5% 葡萄糖溶液 50ml 内静脉注射。如需要,10min 后可重复。成人体重<60kg 者,以 0.01mg/kg 按上法应用。伊布利特的主要不良反应是尖端扭转型室性心动过速,对合并低钾血症、低镁血症、心室肥厚、心力衰竭及女性患者慎用。近年有报道,用普罗帕酮 450~600mg 顿服终止房颤发作,成功率较高,静脉给药转复房颤目前常用的是普罗帕酮、胺碘酮、伊布利特,但最好在住院或有心电监护的条件下应用以确保安全。

复律药物的选用原则:如果患者合并心功能不全、心肌缺血或心力衰竭,首选胺碘酮;如心功能正常或无器质性心脏病,则可首选 Ⅰc 类药物,如普罗帕酮,也可选用氟卡尼、索他洛尔。药物复律的局限性是所有的抗心律失常药物均有致心律失常作用。

(2)体外直流电复律

1)适应证:房颤发作时伴有严重的血流动力学障碍,出现低血压、昏厥、心绞痛发作等;预激综合征伴房颤;药物治疗无效的快速性房颤。经胸同步直流电复律的起始能量一般选择 200J。有关研究指出,起始能量为 100J、200J、360J 时,转复房颤的成功率分别为 14%、39%、95%。因此,房颤直流电复律的起始能量不能偏低。

2)禁忌证:洋地黄毒性反应、低钾血症、急性感染性疾病、未代偿的心力衰竭及未满意控制的甲状腺功能亢进等。

电复律前要求患者空腹,去除义齿,监测并记录心电图,建立静脉通道,静脉应用短效镇静药物,使患者处于轻度麻醉状态,另外应确保除颤器处于同步性。若患者安装了起搏器或植入型心律转复除颤器(ICD),电复律前应注意电极板的安放位置,避免损伤置入器械。

(3)经导管射频消融治疗:2014 年,ACC/AHA/ESC 房颤治疗指南和 2016 年我国台湾心房颤动管理指南已将导管射频消融列为 Ⅰa 类适应证(证据水平为 B),同时指出:①应该对有症状的阵发性或持续性房颤患者进行导管消融术,并且这些患者对至少一种抗心律失常药物有抵抗力。新指南不强调是否存在结构性心脏病。②独立的肺静脉隔离射频消融术是首次行房颤射频消融术患者的首选策略,即使是持续性房颤患者亦是如此。③房室结消融是一种姑息性心率控制疗法。④所有接受冠状动脉旁路移植和二尖瓣/主动脉瓣手术的房颤患者,都应考虑尽早进行肺静脉隔离射频消融术。导管消融的禁忌证:左心房/左心耳血栓是绝对禁忌证。

2. 控制心室率　房颤患者的心室率若能得到有效控制,则可明显减轻房颤患者的症状,减少心力衰竭发生的可能性,防止心动过速性心肌病的发生、提高患者的生活质量。控制心室率主要适用于以下几种情况:持续性房颤和慢性房颤转复窦性心律困难者;即使转复窦性心律后也很难维持窦性心律者;心脏器质性疾病未纠正,如风湿性心脏瓣膜病、左心房内径>55mm。心室率控制的标准:静息时心率为 60~80 次/min,而运动时心率为 90~115 次/min。

洋地黄类、β 受体阻滞剂、钙通道阻滞药和某些抗心律失常药物(如胺碘酮、决奈达隆)是临床诊疗活动中常常用于控制心室率的药物,这些药物均可抑制房室结的传导,延长其不应期,从而减慢心室率,改善患者症状。

洋地黄类药物可用于伴有心力衰竭的房颤患者,对其他患者不宜作为一线药物,主要控制静息时的心室率,对运动状态下的心室率控制效果差,有时需与 β 受体阻滞剂合用。对伴有预激综合征的房颤患者,忌用洋地黄。临床常用药物:西地兰 0.4~0.8mg 稀释后注射,

24h 内不应超过 1.2mg;或地高辛 0.125~0.250mg/次,1 次/d 口服。

β 受体阻滞剂可以降低交感神经张力,减慢心室率,是控制房颤心室率的一线药物,包括普萘洛尔、阿替洛尔、美托洛尔等。口服起始剂量:普萘洛尔 10mg/次,3 次/d;阿替洛尔 12.5~25.0mg/次,3 次/d;美托洛尔 25mg/次,2 次/d,根据治疗反应和心率增减剂量。β 受体阻滞剂主要用于控制运动时的心室率,与洋地黄类药物合用较单独使用效果好。在心力衰竭未控制、支气管哮喘、低血压、严重心动过缓的患者,β 受体阻滞剂要慎用。

钙通道阻滞药如维拉帕米和地尔硫䓬也是常用的控制房颤心室率的一线药物,该药物对运动时的心室率控制优于洋地黄类,其对合并高血压的房颤效果较好。对伴有心力衰竭的房颤患者不主张使用钙通道阻滞药,对伴有预激综合征的房颤应禁用钙通道阻滞药。总之,房颤的心室率控制十分重要,有些患者需要洋地黄类、β 受体阻滞剂和钙通道阻滞药的联合使用才能有效控制心室率。

3. 防止栓塞事件 房颤患者具有较高的栓塞风险,如脑卒中等。房颤发生脑卒中的独立危险因素有:既往有缺血性脑卒中或短暂性脑供血不足、糖尿病、高血压、心力衰竭、高龄(>75 岁)。对于合并瓣膜疾病患者,必须使用抗凝治疗,而非瓣膜患者,则通常使用危险分层来决定。目前采用 CHADS2 或者 CHA2DS2-VASc 评分系统。然而 CHADS2 评分简单易行,但对脑卒中低危患者病情评估不足,因此临床上多采取 CHA2DS2-VASc 评分系统(表 17-2),CHA2DS2-VASc 评分≥2 分,抗凝治疗。评分 1 分,依据是否可获益评估抗凝治疗。评分 0 分,无须抗凝治疗。因为抗凝药物有较高的出血风险,故在抗凝前应该充分评估出血风险,临床上常使用 HAS-BLED 评分系统(表 17-3)。HAS-BLED 评分≥3 分为出血高危人群,但并不意味着是出血禁忌。

表 17-2 CHA2DS2-VASc 评分系统

危险因素	CHA2DS2-VASc(分)
充血心力衰竭/左心室功能障碍(C)	1
高血压(H)	1
年龄≥75 岁(A)	2
糖尿病(D)	1
脑卒中/TIA/血栓栓塞病史(S)	2
血管疾病(V)	1
年龄 65~74 岁(A)	1
性别(女性,Sc)	1

注:TIA,短暂性脑缺血发作;血管疾病有心肌梗死、外周血管疾病及主动脉斑块。

表 17-3 出血风险评估 HAS-BLED 评分

危险因素	HAS-BLED(分)
高血压(H)	1
肝、肾功能异常(各 1 分,A)	1 或 2
脑卒中(S)	1

续表

危险因素	HAS-BLED(分)
出血(B)	1
INR 值易波动(L)	1
老年(年龄>65,E)	1
药物或嗜酒(各1分,D)	1 或 2
最高总分	9

注:高血压定义为收缩压>160mmHg;肝功能异常:慢性肝病(如肝纤维化)或胆红素>2倍正常值上限或者谷丙转氨酶>3倍正常值上限;肾功能异常:慢性透析或肾脏移植或血肌酐≥200μmol/L;出血=出血病史和/或出血倾向;药物:使用抗血小板药物或非甾体抗炎药。

阿司匹林和氯吡格雷也可以预防血栓的形成,但疗效不如华法林。阿司匹林的剂量一般要求在 81~325mg/d,氯吡格雷的剂量为 75mg/d。华法林是临床上常见的抗凝药,使用华法林时应定期监测国际标准化比值(international normalization ratio,INR),使其维持在 2.0~3.0 较理想,既能达到有效抗凝,防止栓塞事件的发生,又不易导致出血。华法林的使用应强调个体化原则,起始剂量一般为 2~3mg/d,口服 3 日后起效,1 周左右达到治疗高峰,在华法林抗凝起始阶段,可使用普通肝素或低分子肝素分别为静脉和皮下用药,预防华法林反跳性的高凝状态。之后根据 INR 调整华法林剂量时,每次增减的幅度一般在 0.5~1.0mg/d;当 INR>4.0 时,出血的风险明显增加。华法林的药代动力学受富含维生素 K 的多种食物及药物(抗生素、制酸剂、雌激素、某些中药等)的影响,以上因素改变时应加强监测 INR 的频率。当使用华法林发生严重出血时,立即停用华法林,并可采取以下治疗措施:使用维生素 K,输注新鲜血浆或凝血因子Ⅱ、Ⅵ、Ⅸ、Ⅹ等。

目前已经在国内上市的新型口服抗凝药有达比加群酯、阿哌沙班和利伐沙班,他们可以通过阻断凝血过程中的特殊环节,从而达到抗凝效果。由于新型口服抗凝药物无须进行凝血功能检测,且出血倾向较华法林无显著增加,故便于患者长期口服。

(1)达比加群酯:是一种新型的合成的直接凝血酶抑制剂,并且极少有药物和食物的相互作用。成人的推荐剂量为每日口服 300mg,即每次 1 粒 150mg 的胶囊,每日 2 次。应维持终身治疗。年龄≥75 岁、中度肾功能受损[肌酐清除率(CrCl)30~50ml/min],或接受强效 P-糖蛋白(P-gp)抑制剂联合治疗,抗血小板药物联合治疗或之前曾发生胃肠道出血,每日剂量减少为 220mg,即每次 1 粒 110mg 的胶囊,每日 2 次。艾达珠单抗(Praxbind,idarucizumab)是达比加群的拮抗剂。

(2)利伐沙班:是一种新型口服Ⅹa因子抑制剂,在凝血级联反应中发挥重要作用。利伐沙班 10mg,每日 1 次,可与食物同服,也可以单独服用。利伐沙班暂无特异性拮抗剂。

(3)阿哌沙班:是一种新型口服Ⅹa因子抑制剂,推荐剂量为 2.5mg,每日口服 2 次,有效预防静脉血栓栓塞症同时并不增加出血风险,无须常规监测凝血功能,亦无须剂量调整。轻度或中度肾损害患者无须调整剂量,阿哌沙班单独或联合阿司匹林用于这些患者时应谨慎。

对于任何原因无法使用抗凝药物的高危栓塞人群,左心耳闭合或封堵术可能是另一种有效的治疗策略。

4. 其他治疗措施　房室消融后植入永久性心脏起搏器、外科微创手术、外科迷宫术等均可根据患者的具体临床情况选用。

二、心房扑动

心房扑动(atrial flutter,简称房扑)是较常见的一种介于房性心动过速(房速)和房颤之间的快速而规则的房性心律失常,心房的频率一般为250~350次/min。心内电生理研究已经证明,房扑为心房内大折返激动引起,可被快速刺激拖带和终止。在部分情况下房速和房扑的频率会出现重叠,单纯依靠频率有时无法鉴别,从心内电生理角度来看,房扑是心房内的大折返性心动过速,是一种特殊类型的房速。房扑患者一般多伴有各种器质性心脏病,如冠心病、高血压、心肌病、先天性心脏病和心脏外科术后等,某些情况下房扑与器质性心脏病无关,预后相对良好。随着对房扑电生理机制的深入研究,近年来对房扑的发生机制、分类、药物治疗和导管射频消融治疗均取得了巨大进展。

(一) 分类

房扑的命名和分类长期以来较为混乱,目前也仍未统一,根据临床特征、心电图表现和电生理研究结果,一般建议将房扑分为典型和非典型两大类。典型房扑包括折返激动在右心房沿三尖瓣环顺钟向和逆钟向传导两类,以逆钟向折返多见,其频率常在240~350次/min,逆钟向房扑表现为Ⅱ、Ⅲ、aVF导联的负向扑动波和V_1导联的窄小正向扑动波;顺钟向房扑表现为Ⅱ、Ⅲ、aVF导联的正向扑动波和V_1导联的负向扑动波。非典型房扑的扑动波形与典型房扑有差异,频率更快,常在340~433次/min。典型房扑,即峡部依赖性房扑,其折返环位于下腔静脉口与三尖瓣之间。非典型房扑的折返环路常与先天性解剖传导阻滞区有关,折返激动常围绕界嵴、腔静脉入口、卵圆窝、冠状静脉窦口、肺静脉口及二尖瓣环等不同心房和不同部位,其折返环路因人而异。

(二) 临床表现

房扑发生后,可引起三方面的危害:①较房颤出现更快的心室率;②可能蜕变为房颤,或房颤与房扑同时存在;③失去心房辅助泵的功能,加重心功能不全。心室率过快时可出现心悸、呼吸困难、乏力、出汗、头晕等症状,严重时也可伴有血流动力学障碍,出现低血压、昏厥、心绞痛等。与房扑有关的症状更多取决于心室率的快慢及是否伴有器质性心脏病。房扑本身也可以导致心房内附壁血栓的形成,引起肺循环和体循环栓塞,但更多见于房扑蜕变为房颤时。

(三) 心电图表现

P波完全消失,取而代之以时程规则的扑动波,频率一般在250~350次/min,等电位线消失,心室的频率取决于心房激动下传到心室的比例。常见的是2:1或4:1房室传导,极少数情况下呈1:1下传。扑动波呈等比例下传时,心电图上表现为规则的R-R间期,不等比例下传时表现为不规则的R-R间期。

(四) 诊断

房扑的诊断主要依靠体表心电图。在常规心电图诊断困难时,可采用增加神经张力的措施(如颈动脉窦按摩、Valsalva动作),也可放置心腔内或食管内电极记录心房波,使用某些药物(腺苷、维拉帕米等)产生房室传导阻滞以凸显心房波来辅助诊断。

(五) 治疗

1. 抗心律失常药物 Ⅰa(奎尼丁、普鲁卡因胺)、Ⅰc(氟卡尼、普罗帕酮)或Ⅲ类药物(胺碘酮、索他洛尔)可转复房扑,但转复率较低。随着新的抗心律失常药物问世,药物转复房扑的成功率较前明显提高,越来越受到临床的重视。伊布利特转复房扑的成功率达到60%~90%,但其主要的不良反应是引起尖端扭转型室性心动过速。另外,房扑患者在使用Ⅰc类抗心律失常药物时,由于延长了房扑的周长,容易出现1∶1房室传导,出现极快的心室率,导致严重的血流动力学障碍。单纯控制心室率的药物有洋地黄类、β受体阻滞剂和钙通道阻滞药,单独使用效果差,有时需要两种或三种药物联合使用,控制心室率有助于改善患者的心功能,预防心动过速性心肌病。

2. **快速心房起搏** 快速心房起搏可有效终止房扑,起搏部位一般选择高位右心房或经食管心房刺激开始,起搏频率较心房基础频率快10~20次/min;如不能终止房扑,则在原起搏频率的基础上再增加5~10次/min,常可奏效。最快的起搏频率可达400~450次/min。

3. **直流电复律** 房扑发作时心室率很快,伴严重的血流动力学障碍,如出现胸痛、昏厥、低血压等,应立即给予直流电复律,选择的能量一般为50J。

4. **抗凝治疗** 持续性房扑、房颤与房扑同时存在或房颤与房扑反复转换,应给予抗凝治疗,防止栓塞并发症。如果伴有心房增大、心功能不全、既往有体循环栓塞史或食管内超声发现心房内血栓者,更应给予抗凝治疗,一般选择华法林(国际标准化比值维持在2.0~3.0)或者新型口服抗凝药。

5. **导管射频消融治疗** 近年来,房扑电生理机制的阐明使导管射频消融治疗房扑取得了巨大进展,心脏三维电解剖标测系统的临床应用明显提高了房扑的导管射频消融成功率。典型房扑的导管射频消融成功率为90%~95%,术后复发率一般<5%。因此,该方法治疗典型房扑的疗效显著,成功率高,复发率低,并发症少,目前在多数心脏电生理中心已成为治疗房扑的一线方法。

三、房性心动过速

房性心动过速常简称为房速,指通过增加心房自律性、折返和触发活动,增加心房的冲动且无需房室结参与维持的心动过速。依据起源部位的不同,可分为局灶性房性心动过速和多源性房性心动过速。

(一) 病因

冠心病、肺部的慢性疾病、大量饮酒及各种代谢疾病都是本病发生的原因之一。心外科手术或者导管消融术后的手术瘢痕也可引起瘢痕性房性心动过速。部分心脏结构正常的患者中也可出现。

(二) 临床表现

房速可表现为心悸、头晕、胸痛、憋气等症状,房速发生时的心室率快慢、心功能高低、是否有伴随症状,以及房速持续时间等都是房速症状的决定因素。症状可持续出现,亦可以间歇性发生。

(三) 心电图表现

局灶性房速的特征:①心房率通常为150~200次/min;②P波形态与窦性P波形态有区别;③当心房率加快时可出现二度Ⅰ型或者Ⅱ型房室传导阻滞,但不影响心动过速发生;④P波之间存在等电线;⑤刺激迷走神经不能终止心动过速,但可以加重房室传导阻滞;⑥房速发作时心率呈加速趋势。

多源性房速的特征:①通常有3种或以上形态各异的P波,PR间期各不相同;②心房率100~150次/min;③大多数P波能下传心室,但部分P波因过早发生而受阻,心室率不规则。

（四）诊断

房速主要依据心电图做出诊断。

（五）治疗

1. 抗心律失常药物 Ⅰa（奎尼丁、普鲁卡因胺）、Ⅰc（氟卡尼、普罗帕酮）或Ⅲ类药物（胺碘酮、索他洛尔）可转复房速。

2. 快速心房起搏 快速心房起搏可有效终止房速。

3. 直流电复律 房扑发作时心室率很快，伴严重的血流动力学障碍，如出现胸痛、昏厥、低血压等，应立即给予直流电复律，选择的能量一般为50J。

4. 导管射频消融治疗 心脏三维电解剖标测系统的临床应用明显提高了房速的导管射频消融成功率，成功率在90%以上，术后复发率一般<5%。多数消融靶点位于心房后或间隔部，尤其是在近瓣环的间隔部。

四、室性心动过速

室性心动过速简称室性心动过速，是起源于希氏束分支以下的特殊传导系统或心室肌的连续3个或以上的异位心搏。

（一）病因

室性心动过速常发生于各种器质性心脏病患者，冠心病患者最常见，其次是心肌病、心力衰竭、二尖瓣脱垂、心瓣膜病，其他病因包括代谢障碍、电解质紊乱、长QT综合征等。室性心动过速偶可发生在无器质性心脏病者，称特发性室性心动过速。其多起源于右心室流出道（右室特发性室性心动过速）、左室间隔部（左室特发性室性心动过速）和主动脉窦部。少部分室性心动过速与遗传因素相关，又称离子通道病。

（二）临床表现

室性心动过速的临床表现为低血压、少尿、气促、心绞痛、晕厥等，症状发生的时间及严重程度随心室率、持续时间、基础心脏病变和心功能高低不同而不同。非持续性室性心动过速（发作时间短于30s，能自行终止）的患者通常无症状。持续性室性心动过速（发作时间超过30s，需药物或电复律方能终止）的患者，多数伴有明显的血流动力学障碍及心肌缺血表现。

（三）心电图

心电图特点：①3个及以上的室性期前收缩连续出现；②心室率常为100～250次/min③节律规整；④心房独立活动与QRS波无固定关系，形成室房分离；⑤偶可见心室激动逆传夺获心房。

（四）诊断

心电生理检查具有重要价值。若能在心动过速持续的过程中记录希氏束（H波）至心室波（V波）的HV间期，有助于室性心动过速及室上速鉴别诊断。

（五）治疗

1. 药物治疗 单形室性心动过速或QTc间期正常的多形性室性心动过速，可采用利多卡因，或者胺碘酮，或者普罗帕酮静滴转复心律。多形性室性心动过速的处理方法类似于单形性，但要仔细寻找可能存在的可逆性原因，如药物副作用和电解质紊乱，特别是尖端扭转型室性心动过速，多发生在QT间期延长时。治疗除针对病因外，可采用异丙肾上腺素、阿托品静脉注射,或快速人工心脏起搏,忌用Ⅲ类抗心律失常药物,如胺碘酮等。静脉给予大剂量硫酸镁,对低血镁及血镁正常的难治性室性心动过速和心室纤颤、尖端扭转型室性心动过速、洋地黄中毒患者均有效。对没有洋地黄中毒的患者使用镁制剂可能产生低血钾,所以同时需要补钾。

2. 非药物治疗

(1)直流电复律。

(2)射频消融术目前主要用于治疗特发性室性心动过速、束支折返性室性心动过速等,手术并发症少,并可以根治室性心动过速。对于并发心脏结构性病变,如扩张型心肌病,心动过速的起源点常是较弥漫性的病变,射频消融比较困难,对于心肌梗死后的室性心动过速,射频消融治疗有一定效果。

(3)植入型心律转复除颤器能立即有效地终止室性心动过速的发作,而且是迄今为止降低心脏性猝死的最有效手段。

(4)外科手术对于一些顽固性室性心动过速可行外科手术治疗,如室壁瘤切除术、部分切除扩大的左心室等。

3. 起搏器治疗

(1)起搏器发展与现状:1958年10月,瑞典Karolinska医院的Ake Senning教授完成了全球首例埋藏式人工心脏起搏器,多年以来电子科技得到了长足进步,使得起搏器的脉冲发生器向小及多功能方向发展,目前市面上可见的最小起搏器为约5mm大小、使用年限可达12年的导管式起搏器。起搏部位经历了右室心尖部—右心室间隔部到现在的希浦系统起搏。

目前心脏起搏器的植入仍是一个创伤性的手术过程,存在一定的并发症,如起搏电极导线断裂、感染,电极导线长期置入血管与心腔内所致的静脉血管慢性闭塞和心脏瓣膜关闭不全等问题。而随着无电极导线心脏起搏器的逐步应用,电极导线相关并发症将有希望大大减少。只是目前的无导线起搏器尚只能使用单腔(VVI)模式起搏,还无法满足目前生理性起搏发展的需要。

(2)起搏器治疗的适应证

1)窦房结功能不全(sick sinus syndrome,SSS):窦房结及其邻近组织病变引起窦房结起搏功能和/或窦房传导功能障碍。

任何原因导致窦房结细胞及其邻近组织破坏的情况均可引起SSS的发生,如心肌缺血或心肌梗死、浸润性疾病、胶原血管疾病、外科创伤和内分泌疾病等,但SSS多常见于70~80岁老年患者,推测可能与窦房结和心房肌衰老相关,尽管这一衰老退变的过程缓慢,但是对特殊的传导系统却比较明显。专家共识认为运动高峰时心率不能达到最大预测心率(220-年龄)的80%时,考虑存在窦房结变时功能不良。频率应答性起搏器可改善这一症状,满足生理的需求。

因此,SSS起搏的适应证应该包括:①有症状的心脏变时功能不全;②心室率经常低于50次/min并伴有明显的临床症状;③白天或清醒状态下间断性出现心室率低于40次/min;④有长R-R间歇大于3s以上,伴或者不伴临床症状;⑤有窦房结功能障碍患者,必须使用减慢心室率药物治疗时,应植入起搏器。

2)成人获得性房室传导阻滞:按照房室传导阻滞的严重程度,可将其分为一度、二度、三度(完全性)阻滞。一度房室传导阻滞是指心房至心室的传导时间延长,但无冲动脱落。二度房室传导阻滞分为2型,Ⅰ型(文氏阻滞)和Ⅱ型(莫氏阻滞)。二度Ⅰ型房室传导阻滞是指心房至心室的传导时间进行性延长,直至一次冲动不能引起心室除极;二度Ⅱ型房室传导阻滞是指心房至心室的传导冲动等比例脱落。三度房室传导阻滞,为心房至心室的传导完全阻滞。临床上通常所说的高度房室传导阻滞,包括了二度Ⅱ型及以上的房室传导阻滞。房室传导阻滞的治疗,首先应该是纠正病因的治疗,在纠正病因后,房室传导阻滞仍无改善者,再行考虑起搏器治疗。对一度房室传导阻滞患者起搏治疗的必要性,目前尚未有统一的意见,目前只有给予PR间期大于300ms的患者双腔起搏器可改善患者的临床症状。二度Ⅰ型房室传导阻滞,若心电图QRS未明显增宽,且心室率不太慢的患者,阻滞部位通常在房室结以上,通常无须起搏器植入治疗。二度Ⅱ型及三度房室传导阻滞,特别是心室率显著缓慢者,容易引起症状,严重可发生血流动力学障碍,应该优先给予起搏治疗。因此,房室传导阻滞起搏的适应证应该包括:①高度或者间歇性三度房室传导阻滞,伴或不伴症状;②心脏手术后发生不可逆的高度或三度房室传导阻滞,伴或不伴症状;③神经肌肉疾病导致的高度或三度房室传导阻滞,伴或不伴症状;④有房室传导阻滞患者,必须使用减慢心室率药物治疗时,应植入起搏器。

(3)室内阻滞:包括希氏束分叉以下部位的传导阻滞。室内传导系统由右束支、左前分支和左后分支三部分组成。因此,室内阻滞可出现单支、双支甚至三支病变。当右束支阻滞与左束支阻滞不同部位(左前或者左后)两组交替出现时,这类患者即可诊断双分支阻滞,并且具有极高的猝死概率,尤其多见于HV间期大于100ms。此外,双分支阻滞也是晕厥诊断的重要线索。因此,室内阻滞起搏的适应证应该包括:①慢性双分支阻滞或三分支阻滞伴二度Ⅱ型、高度或者间歇性三度房室传导阻滞;②慢性双分支阻滞或三分支阻滞,伴有晕厥或者Admas-Stroke综合征发生的患者及幸存者。

(4)心肌梗死急性期后:急性心肌梗死伴室内传导阻滞,除单纯性左前分支阻滞外,近期及远期预后多数不佳,且猝死发生率增加。因此,考虑永久性心脏起搏治疗时必须注意传导异常的类型及梗死部位、心电紊乱与梗死的关系等。至于心肌梗死前已存在的束支阻滞对急性心肌梗死后病死率的影响,观点尚不统一。目前认为急性前壁心肌梗死发生双分支或三分支阻滞时,应该需要安装起搏器。

(5)儿童、青少年和先天性心脏病(先心病):该类患者放置永久性起搏器的最常见指征为①窦性心动过缓伴有显著症状;②病态窦房结综合征;③先天性或心脏手术后并发的二度Ⅱ型或三度房室传导阻滞。

儿童和青少年患者(<19岁)在行永久性起搏治疗前,应该充分考虑以下情况:①先天性或心脏手术后的患儿通常导致心脏循环状态的改变;②应该依据患儿实际年龄决定"心动过缓"的标准;③对有明确的不正常病理生理学状态的患儿,应该综合评价平均心率、QT间期、心排血量等指标;④患儿的心律失常多变,需要多次行动态心电图捕抓。

起搏器植入可显著改善先天性三度房室传导阻滞患儿的生长发育及症状,并且对有长QT间期的患儿,具有预防心动过速的发生。心脏手术后并发的二度Ⅱ型或三度房室传导阻滞,通常应该在7d内恢复,若不能恢复或预期无法恢复的患儿,应该积极植入永久性起搏器。

(胡恒境)

参 考 文 献

[1] VASSERMAN I N,MATVEENKO V P,SHARDAKOV I N,et al.Mechanism of Formation of Cardiac Arrhyth-

mia Due to Pathological Distribution of Myocardium Conductivity.Biofizika,2016,61(2):352-358.

[2] WILDE A A,HORIE M,CHO Y,et al.HRS/EHRA/APHRS Expert Consensus Statement on the Diagnosis and Management of Patients with Inherited Primary Arrhythmia Syndromes:Document endorsed by HRS,EHRA, and APHRS in May 2013 and by ACCF,AHA,PACES,and AEPC in June 2013.Europace,2016,15(10): 1389-1406.

[3] KUSUMOTO F M,SCHOENFELD M H,BARRETT C,et al.2018 ACC/AHA/HRS Guideline on the Evaluation and Management of Patients With Bradycardia and Cardiac Conduction Delay.J Am Coll Cardiol,2019,74(7): e51-e156.

[4] DAN G A,MARTINEZ-RUBIO A,AGEWALL S,et al.Antiarrhythmic drugs-clinical use and clinical decision making:a consensus document from the European Heart Rhythm Association(EHRA) and European Society of Cardiology(ESC) Working Group on Cardiovascular Pharmacology,endorsed by the Heart Rhythm Society (HRS),Asia-Pacific Heart Rhythm Society(APHRS) and International Society of Cardiovascular Pharmaco-therapy(ISCP).EP Europace,2018,20(5):731-732.

[5] STEINBERG J S,VARMA N,CYGANKIEWICZ I,et al.2017 ISHNE-HRS expert consensus statement on am-bulatory ECG and external cardiac monitoring/telemetry. Annals of Noninvasive Electrocardiology,2017,22 (3).

[6] STEINBERG J S,VARMA N,CYGANKIEWICZ I,et al.2017 ISHNE-HRS expert consensus statement on am-bulatory ECG and external cardiac monitoring/telemetry. Annals of Noninvasive Electrocardiology,2017,22 (3).

[7] GUHA A,XIANG X,HADDAD D,et al.Eleven year trends of inpatient pacemaker implantation in patients di-agnosed with sick sinus syndrome.Journal of Cardiovascular Electrophysiology,2017,28(8):933-943.

[8] BRADFIELD J S.Editorial commentary:Catheter ablation of ventricular arrhythmias:A changing landscape. Trends in Cardiovascular Medicine,2019,29(5):262-263.

[9] SHAWN F F,TIMOTHY S,ANDREW K,et al.Urgent DC Cardioversion or Ablation for Atrial Fibrillation or Atrial Flutter and Acute Decompensated Heart Failure.Heart,Lung and Circulation,2018,27:S29-S30.

第十八章

动脉粥样硬化

血管是富有弹性的中空管道系统,是血液全身循环的通道,由动脉、静脉和毛细血管共同连接组成,承担着营养物质和氧气的供应,以及代谢产物和二氧化碳排出的功能。动脉是从心脏运送血液到全身各器官(包括心脏本身)的血管,静脉是将各器官血液回流到心脏的血管,毛细血管连接动脉和静脉,是血液和组织进行物质交换的主要部位,全身血管共同组成了体循环和肺循环两大独立而又联系在一起的循环系统。根据血管管径的大小,动脉和静脉可分为大动(静)脉、中动(静)脉、小动(静)脉和微动(静)脉四级,其管壁由内往外一般均由内膜(tunica interna 或 intima)、中膜(tunica media)和外膜(tunica externa 或 adventitia)组成。在大中型动脉,内膜由一层内皮细胞和一层薄而松散的结缔组织构成的内皮下层(subendothelium)组成,内膜和中膜之间是内弹力膜(internal elastic lamina);内皮细胞表面光滑,保证了血液在血管中顺利流通;同时内皮细胞间连接成紧密的内皮细胞层,既允许血液中的某些物质与血管壁的交换,又防止血液中物质在血管壁的异常沉积。中膜较厚,由多层紧密排布的环形和斜行平滑肌细胞构成,内含弹性纤维和胶原纤维,是构成血管壁弹性的主要物质基础;有时在中膜和外膜之间还有外弹力膜(external elastic lamina);外膜由成纤维细胞、弹性纤维和胶原纤维构成,还包含有滋养血管(vasa vasorum)、淋巴管和神经纤维。大中型动脉内膜和中膜内 1/3 的细胞营养物质和氧气的供应由大血管中血液渗透而来,中膜外 2/3 和外膜中的细胞营养物质和氧气的供应由滋养血管承担。动脉和静脉常相伴而行,与相应动脉比较,静脉具有如下特点:血管管径大,管壁薄,弹性小;管壁的结缔组织成分多、平滑肌细胞数量少而且排列疏松,内、外弹力膜不发达,故三层结构区别不明显;中膜薄,外膜厚;管壁直径在 2mm 以上的静脉常有瓣膜,称为静脉瓣。若各种原因造成血管功能失调或结构改变,则造成器官或全身血液循环障碍,导致心血管疾病发生。

第一节 概 述

心血管疾病是目前全球范围内严重危害人类健康的常见病、多发病,发病率和死亡率都排在疾病谱第一位,且呈逐渐增加的趋势。我国随着社会经济的发展,国民生活方式特别是饮食结构发生了深刻的变化,加上人口老龄化,心血管疾病危险因素流行趋势明显,导致了心血管疾病的发病人数在未来 10 年将持续增加。心血管疾病死亡率居首位,高于肿瘤和其他疾病,占居民疾病死亡构成的 40% 以上,特别是农村,近几年来心血管疾病死亡率持续高于城市水平。心血管疾病病种繁多,其中相当一部分心血管疾病具有共同的病理学基础——动脉粥样硬化(atherosclerosis,As),称之为动脉粥样硬化性心血管疾病(atherosclerotic cardiovascular disease,ASCVD),如急性冠状动脉综合征(acute coronary syndrome,ACS)、脑卒中(stroke)等。

动脉粥样硬化是指在多种危险因素(核心危险因素是脂代谢紊乱)作用下,血管内皮细胞功能或结构受损,导致通透性发生改变,血脂异常沉积到内膜下层为主要特征的渐进性病理过程,伴随有炎症细胞浸润(单核巨噬细胞、T淋巴细胞、肥大细胞等),中膜平滑肌细胞向内膜下迁移增殖,巨噬细胞源性和平滑肌细胞源性泡沫细胞形成和细胞外基质合成增加,最终形成凸向管腔的占位性病变——动脉粥样硬化斑块(atherosclerotic plaque)。动脉粥样硬化主要发生于大中型动脉,通过多种机制,导致病变血管下游的组织器官血液供应障碍,从而引发心血管疾病。

动脉粥样硬化性心血管疾病被认为是一种现代病,但是对出土于世界各地且保存完好的木乃伊及出土于中国马王堆汉墓的西汉湿尸检查结果表明,动脉粥样硬化性心血管疾病是一种与人类相伴而生的古老疾病。动脉粥样硬化首次被描述是在1695年,Bruner在尸检中发现主动脉和其他大血管变硬。1768年Heberden通过对20例临床病例观察,首次总结并描述了"心绞痛"症候群。1799年Parry在尸检时发现冠状动脉内有一些沙砾状的物质、血管硬化、骨化,声称是引起心绞痛晕厥的主要原因。1829年Lobstein使用了arteriosclerosis,即"动脉硬化"。1904年Marchand提出atherosclerosis,即"动脉粥样硬化"。在希腊语中,athero-意思是粥(gruel),意指脂质核心;-sclerosis意思是变硬(hardening)或硬结(induration),意指纤维帽。就中文意义而言,该病变只发生于动脉,不发生于静脉;其脂质核心类似于"粥",柔软且成分多样;纤维帽和钙化的存在,使得病变在用手揉捏时感觉变硬,故名动脉粥样硬化。

需要指出的是,动脉硬化和动脉粥样硬化是两个不同的概念。动脉粥样硬化只是动脉硬化的一种类型,除此之外,细小动脉硬化和动脉中膜硬化都属于动脉硬化范畴。细小动脉硬化是指细小动脉弥漫性增生病变,其发生与高血压和糖尿病有关。动脉中膜硬化是一种发生在动脉中膜的以钙化为主要特征的病变,而动脉粥样硬化是一种发生于动脉内膜的以粥样斑块形成为主要特征的病变。

第二节 动脉粥样硬化的危险因素

动脉粥样硬化的病因学非常复杂,目前其确切病因尚未完全阐明,但可以明确的是,遗传因素和/或环境因素相互作用是动脉粥样硬化发病的关键所在。迄今为止,已报道与动脉粥样硬化发生相关的因素多达300余种。动物实验、流行病学和循证医学的证据发现,这些因素与动脉粥样硬化发生之间并非因果关系,而只是增加了动脉粥样硬化发生的危险性,因此不能称为动脉粥样硬化的病因(etiology),而只能称为动脉粥样硬化的危险因素(risk factor)。2003年国际动脉粥样硬化学会(International Atherosclerosis Society,IAS)在预防动脉粥样硬化性血管疾病临床指南(Harmonized Clinical Guidelines on Prevention of Atherosclerotic Vascular Disease)中提出了动脉粥样硬化性血管疾病的高危险状态和危险因素分类,本书将两者合并为动脉粥样硬化的危险因素分类(表18-1):主要和独立的危险因素、新显现的危险因素和潜在的危险因素,此种分类体现了危险因素的重要性和发现的时间顺序。除上述分类方法之外,为便于进行一级预防和临床干预,动脉粥样硬化危险因素也可分为可控危险因素和不可控危险因素(表18-2)。可控危险因素主要包括饮食因素、生活方式因素和疾病因素等,不可控危险因素主要是遗传、性别、年龄和种族等。需要指出的是,多种危险因素常在一个个体上同时存在。

表 18-1　IAS 关于动脉粥样硬化危险因素的分类指南

主要和独立的危险因素	新显现的危险因素	潜在的危险因素
LDL-C 增加	脂质因素	致动脉粥样硬化饮食
糖尿病	甘油三酯增加	超重与肥胖
高血压	小颗粒 LDL 增加	缺乏体力活动
早发 As 性疾病家族史	载脂蛋白 B 和 C Ⅲ 增加	遗传影响
HDL-C 降低	脂蛋白(a)增加	
吸烟	载脂蛋白 AI 降低	
年龄	胰岛素抵抗/糖耐量异常	
男性≥45 岁	促血栓形成状态	
女性≥55 岁	促炎症发生状态	
	高同型半胱氨酸血症	

表 18-2　动脉粥样硬化危险因素的新分类

可控危险因素	不可控危险因素
非健康饮食模式	性别
高脂血症,肥胖,高同型半胱氨酸血症等	年龄
非健康生活方式	遗传
吸烟、酗酒、缺乏运动、长期心理应激等	种族
疾病因素	
糖尿病、高血压、感染等	
其他因素	
低 HDL-C,高脂蛋白(a)等	

下面就动脉粥样硬化的一些常见和重要危险因素进行介绍。

一、血脂异常

与动脉粥样硬化发生相关的血脂异常主要包括高脂血症(hyperlipidemia)和低高密度脂蛋白胆固醇(high density lipoprotein cholesterol,HDL-C)血症。

脂质和糖、蛋白质是人体三大重要的营养元素。人体内脂质来源主要是食物源性的外源性摄取和主要在肝脏进行的内源性脂质合成。脂质不溶于水,常与载脂蛋白结合在一起形成脂蛋白在血液中进行运输。根据脂质和载脂蛋白的种类和含量差别,脂蛋白分为乳糜微粒(chylomicrons,CM)、极低密度脂蛋白(very-low-density lipoprotein,VLDL)、中间密度脂蛋白(intermediate-density lipoprotein,IDL)、低密度脂蛋白(low-density lipoprotein,LDL)和高密度脂蛋白(high-density lipoprotein,HDL)。此外,还有一种脂蛋白称为脂蛋白(a)[lipoprotein(a),Lp(a)]。如果因为各种因素造成血浆中脂质含量增高或降低,或载脂蛋白结构与功能改变,导致脂蛋白含量和/或性质发生改变,就会导致血脂异常。

1. 高脂血症　高脂血症按是否继发于全身系统性疾病进行分型,可分为原发性和继发性高脂血症。临床上从实用角度出发,常将高脂血症分为高胆固醇血症、高甘油三酯血症和两者均增高的混合型高脂血症。它被确定为动脉粥样硬化最重要的危险因素来源于三方面的证据:

(1)动物实验结果:迄今为止,高脂血症是唯一不需要其他危险因素存在而单独可诱导实验动物动脉粥样硬化发生的危险因素。Ignatowski(1908 年)和 Anichkov(1913 年)用高胆固醇饮食饲养家兔,使其动脉壁发生了类似人类动脉粥样硬化的病变,是最早建立的动脉粥样硬化动物模型。后来在利用猴、小型猪、ApoE$^{-/-}$和 LDLR$^{-/-}$等基因敲除小鼠,以及鹌鹑等其他动物建立动脉粥样硬化实验模型时,都无一例外需要喂养高脂饮食造成高脂血症。同时在研究其他危险因素诱导动脉粥样硬化动物模型的建立时也都需要喂养高脂饮食造成高脂血症,也就是说其他危险因素都不能单独诱导动脉粥样硬化病变。

(2)流行病学资料:Framingham 心脏研究和北京首钢社区人群心血管疾病防治研究等流行病学调查资料表明,胆固醇水平与心血管疾病发病率和死亡率呈正相关,每降低 LDL-C 浓度一个百分点,动脉粥样硬化性心血管疾病风险也大约降低一个百分点。需要指出的是,流行病学资料显示,中国人群和欧美人群在导致动脉粥样硬化的脂质谱上是有所差别的,欧美人群主要以高胆固醇血症为主,而中国人群以高甘油三酯血症为主,这可能与不同人群饮食习惯和种族差异有关。

(3)循证医学证据:大规模的循证医学证据表明,降低血脂可有效降低动脉粥样硬化性心血管疾病主要终点事件的发生率。高脂血症可通过损伤血管内皮、导致内膜下脂质沉积、泡沫细胞形成等方面的作用促使动脉粥样硬化的发生。

2. 低 HDL-C 血症　血浆 HDL-C 水平低于 400mg/L(1.0mmol/L)属于低 HDL-C 血症。HDL-C 水平受遗传因素影响,ATP 结合盒转运子 A1(ATP-binding cassette transporter A1,ABCA1)和卵磷脂-胆固醇酰基转移酶(lecithin cholesterol acyltransferas,LCAT)基因突变使正常 HDL 无法生成,造成低 HDL-C 血症。此外,严重营养不良、肥胖、吸烟、糖尿病、肝炎、肝硬化和高甘油三酯血症等均可伴有低 HDL-C,而运动和少量饮酒可升高 HDL-C。流行病学资料显示,血浆 HDL-C 浓度与动脉粥样硬化性心血管疾病发病率和死亡率呈负相关,是动脉粥样硬化的一个独立危险因素。HDL 作为胆固醇逆转运的主要载体,将动脉壁等外周组织细胞中的脂质转运到肝脏进行代谢,并具有抗 LDL 氧化、促进内皮细胞修复、增加粥样硬化斑块的稳定性和减少斑块破裂等抗动脉粥样硬化的作用。此外,它还能介导内皮依赖性舒张,并降低内皮细胞黏附分子的表达,抗血栓和促纤溶,具有冠状动脉保护作用。低 HDL-C 血症时,外周组织脂质无法转运到肝脏代谢而在血管壁等部位异常沉积,造成动脉粥样硬化等病变形成。

3. 高 Lp(a)血症　Lp(a)是一种由肝脏合成分泌的特殊血浆脂蛋白,是由 LDL 以二硫键与载脂蛋白(a)[apolipotein a,Apo(a)]共价连接而成。Apo(a)是 Lp(a)的特征性成分,主要由一种称为 Kringle 的特征性结构构成。Kringle 由 80~114 个氨基酸残基组成,依靠三个内部二硫键稳定。Lp(a)与纤溶酶原(PLG)的结构具有高度同源性。Lp(a)主要在肝脏合成后分泌入血,血浆 Lp(a)浓度主要取决于 Lp(a)的合成速率,而与分解速率基本无关。人群中 Lp(a)浓度个体差异极大,浓度范围可在 0~1 000mg/L,这种差异最主要由 Apo(a)基因位点决定。高 Lp(a)血症(≥300mg/L)是动脉粥样硬化性心血管疾病发生的独立危险因素。除与动脉粥样硬化有关之外,高 Lp(a)血症可能还与血栓性疾病、肾脏疾病和糖尿病等有关。

二、遗传因素

动脉粥样硬化发生的遗传因素主要包括基因突变和基因多态性。

1. 基因突变　目前已经明确有 5 个基因突变会导致血脂代谢异常,引起早发性动脉粥样硬化性心血管疾病(表 18-3)。*LDLR* 基因突变是导致家族性高胆固醇血症的重要基因之一,到目前为止,已报道的 *LDLR* 基因突变类型多达 700 余种,这些突变归纳起来,可从 5 个方面影响 LDLR 功能,进而影响血脂代谢。① Ⅰ 型突变:LDLR 合成受阻,细胞膜上无 LDLR 存在,是最常见的突变类型;② Ⅱ 型突变:LDLR 在细胞内合成后成熟和转运到细胞膜上受阻,细胞膜上 LDLR 数量减少,是较常见的突变类型;③ Ⅲ 型突变:受体与配体结合受阻,LDLR 与 LDL 结合能力降低;④ Ⅳ 型突变:受体配体复合物内吞受阻,LDL 不能转运到细胞内进行代谢;⑤ Ⅴ 型突变:LDL 受体循环障碍,LDLR 与 LDL 结合后都在溶酶体中被降解,受体不能再循环到细胞膜上。2003 年发现的 *PCSK9* 基因,其主要生物学功能之一是促进肝细胞表面 LDLR 内吞后进入溶酶体降解,而不能再循环到肝细胞表面,使得肝细胞表面 LDLR 数量下降,清除血液 LDL-C 能力降低,引起高脂血症,进而导致动脉粥样硬化发生。*PCSK9* 发生功能获得性突变后,其降解 LDLR 能力更加增强,是某些家族性高胆固醇血症发生的重要机制之一。

2. 基因多态性　*ApoE* 基因多态性(*ApoE2*、*ApoE3* 和 *ApoE4*)和 *ABCA1* 基因突变与动脉粥样硬化发生具有高度相关性。*ApoE4* 是脂质代谢紊乱和动脉粥样硬化性心血管疾病的重要遗传标记,是早发性动脉粥样硬化性心血管疾病发病的独立危险因素,*ApoE4* 携带者比非 *ApoE4* 基因型者患动脉粥样硬化性心血管疾病的危险性显著增加。大量其他相关基因与动脉粥样硬化关系也得到了研究。表观遗传学研究(epigenetics)和全基因组关联研究(genome-wide association study,GWAS)在心血管领域的应用将为认识动脉粥样硬化发生的遗传机制提供强有力的支撑。

表 18-3　引起早发性动脉粥样硬化性心血管疾病的单基因突变

疾病	突变基因
家族性高胆固醇血症	*LDLR*
	PCSK9
家族性载脂蛋白 B100 缺陷症	*ApoB*
常染色体隐性高胆固醇血症	*ARH*
谷固醇血症	*ABCG5* 或 *ABCG8*

三、糖尿病

1 型和 2 型糖尿病都增加动脉粥样硬化发生风险。糖尿病时,除高血糖可促进动脉粥样硬化的发生发展,同时伴随有促进动脉粥样硬化发生的其他危险因素,如脂代谢紊乱等。基于糖尿病患者主要冠状动脉事件发生的绝对风险与已患有冠心病但无糖尿病的人群相似,美国国家胆固醇教育计划成人治疗组第三次指南(the National Cholesterol Education Program Adult Treatment Panel Ⅲ Guidelines,NCEP-ATP Ⅲ)中明确将糖尿病视为动脉粥样硬化性心血管疾病的等危症,凸现了糖尿病在动脉粥样硬化发生中的重要性。流行病学调查资料表明,糖尿病患者发生动脉粥样硬化性心血管疾病的风险比非糖尿病患者高 2 倍以上。循证医学证据表明,糖尿病可以使并存的动脉粥样硬化性心血管疾病预后恶化,心肌梗死合并有糖尿病的患者死亡率比没有糖尿病的患者死亡率高 2 倍;心肌梗死发生后,在急性期中幸存的合并有糖尿病的患者长期死亡率比没有患糖尿病的患者高 2 倍;控制血糖可降低心血管事件。

四、高血压

流行病学资料显示,高血压在任何人群中,都是促动脉粥样硬化发生发展的重要危险因素。动脉粥样硬化发生于动脉而不是静脉,但在冠状动脉搭桥手术时,如果移植大隐静脉进行搭桥,移植的静脉平均在 8 年左右就会发生明显的动脉粥样硬化病变。此外,一般不发生动脉粥样硬化的肺动脉,如出现肺动脉高压,也会引发动脉粥样硬化发生。这些结果都表明血压升高在动脉粥样硬化发生中的重要作用。在我国,2.7 亿高血压患者的存在使得高血压作为动脉粥样硬化危险因素的意义更加凸显。发生于肾动脉的粥样硬化病变所致狭窄又可引起继发性高血压,因此高血压和动脉粥样硬化相互影响、相互促进。从血压 110/75mmHg 起,血压水平与动脉粥样硬化性心血管疾病急性临床事件(急性心肌梗死、脑卒中)发生风险呈明显正相关,收缩压每增加 20mmHg 或舒张压每增加 10mmHg,动脉粥样硬化性心血管疾病的死亡率加倍。

五、血流动力学因素

血流动力学因素是动脉粥样硬化发生的重要危险因素之一,从两个方面影响动脉粥样硬化的发生:①由于血管壁弯曲或分支导致血流动力学发生突然改变,引起切应力大小发生改变,同时也使得流体形态由层流转变为紊流,血管内皮细胞层受损,通透性增加,有利于血管内物质进入内膜下;②由于血脂增高,或其他原因使得血液黏稠度增加导致血管内血流缓慢,血液内成分更加有利于在血管壁黏附与沉积,进入内膜下促使动脉粥样硬化病变形成。

六、吸烟

吸烟在任何人群都是动脉粥样硬化的独立危险因素。无论是主动吸烟还是暴露于吸烟环境均可导致血管内皮细胞功能紊乱和内皮损伤,诱导氧化应激;影响脂质代谢中合成、吸收、转化和逆转运的各个环节,表现为血浆 LDL 和甘油三酯水平升高,HDL 水平降低;影响凝血和纤溶系统,血小板凝聚功能增强,促进血栓形成。除此之外,吸烟会导致神经内分泌系统异常,促进全身性炎症反应、抑制免疫系统功能等,促使动脉粥样硬化发生。

七、性别

男性相对于女性是一项危险因素,原因在于认为雄激素对心血管系统不利,而雌激素对心血管系统具有保护作用,女性绝经后与男性危险度持平,表现为女性心血管发病率在绝经后急剧上升。但需要指出的是,1962 年,翁心植等通过对清政府遗留下来仍然存世的 21 例太监血脂和动脉粥样硬化性心血管疾病研究发现:该组人群冠状动脉或主动脉粥样硬化的征象,高于同龄组男性老人;存在明显的脂质代谢障碍,总胆固醇及中性脂肪增高。也就是说,该类特殊人群研究的结论是:长期缺乏男性激素可引起脂质代谢障碍,可能从而促使动脉粥样硬化易于发生。这个结论与 Pomerantz 等的个案研究结论是一致的。翁心植等进一步进行研究,给他们补充雄激素以后,发现血清总胆固醇水平明显下降。这个结论与学界共识是截然相反的。作者在分析其原因时认为动脉粥样硬化的发病率在男性显著高于女性是客观事实,除了性激素不同的因素外,我们还应考虑在一般情况下男性在社会上所处的地位与女性不同,其工作、精神状态都可能较女性更为紧张,烟酒的嗜好也大都较女性多,而这些因素在促成动脉粥样硬化方面所起的作用,在一般情况下可能较性激素的因素为大。也就是说性激素在动脉粥样硬化发生中的作用可能被其他一些危险因素混淆甚至颠倒了。

八、年龄

动脉粥样硬化作为一种慢性老年性疾病,在全球进入老龄社会情况下,其发病导致的社会经济问题更加突出。动脉粥样硬化性疾病发病与年龄增长明显相关。一方面是随着年龄增加,机体对于血脂代谢调节功能减弱,更容易发生血脂代谢紊乱;另一方面动脉粥样硬化病变随年龄缓慢发展,由稳定病变发展为不稳定病变,直至临床事件发生。此外,随着年龄增长,动脉粥样硬化的其他危险因素如高血压、糖尿病等也明显增多,出现危险因素聚集现象,加大了动脉粥样硬化发生的危险。

需要指出的是,随着社会工业化发展,一些新的危险因素正在出现,需要引起足够的重视。近年来研究显示颗粒物(particulate matter,PM)大气污染与动脉粥样硬化发生密切相关,是动脉粥样硬化的危险因素,尤其是细颗粒物(PM2.5)被认为是 PM 中最主要的致病成分,与动脉粥样硬化的关联更为密切。此外,SO_2、NOx、总悬浮颗粒浓度与动脉粥样硬化发生也存在正关联。

第三节 动脉粥样硬化的病理改变

动脉粥样硬化本质上是一个病理形态学问题,对动脉粥样硬化的研究及最终解决都不能离开这个核心问题。在危险因素作用下,血管内皮细胞功能和形态受损,动脉粥样硬化病变开始发生,随着炎症细胞浸润和脂质在内膜下蓄积,并伴随有中膜平滑肌细胞向内膜下迁移增殖,分泌细胞外基质,动脉粥样硬化病变不断进展,其病理形态学结构也逐步发生改变。根据动脉粥样硬化病变的病理形态学结构和演变过程可人为地将人体动脉粥样硬化病变分为不同的类型。

一、经典分型法

经典的动脉粥样硬化病变分型方法把病变分为四型,反映了动脉粥样硬化病变形成和发展的过程。

1. 脂质条纹(fatty streak) 是动脉粥样硬化的最早期可见病变,在婴幼儿阶段就可出现。肉眼观为动脉内膜面有平坦或稍隆起的黄色斑点或条纹,镜下见少量的脂质沉积和巨噬细胞浸润,以及少量的泡沫细胞形成。脂质条纹可以消退而不发展为下一步病变类型。

2. 纤维斑块(fibrous plaque) 由脂质条纹发展而来。肉眼观为散在分布、表面略微隆起的不规则病变,颜色可随病变进展呈现浅黄、灰黄和瓷白色。镜下见脂质沉积、巨噬细胞浸润和泡沫细胞形成都增加,同时形成一个由平滑肌细胞和细胞外基质组成的比较厚的纤维帽。

3. 粥样斑块(atheromatous plaque)亦称粥瘤(atheroma)。随着病变的发展,纤维帽下由细胞外脂质(主要是胆固醇和胆固醇酯)、泡沫细胞和坏死细胞碎片组成的粥样物质逐渐增多,形成粥样斑块,是动脉粥样硬化的典型病变。肉眼观为灰黄色斑块,向管腔隆起更加明显,切面可见白色的纤维帽下面是黄色或黄白色的粥样物质,病变向深部压迫或破坏中膜。镜下纤维帽较薄,呈玻璃样变性,纤维帽下为大量无定形物质(细胞外脂质和细胞碎片)和针状空隙(胆固醇结晶溶解后留下),有大量炎症细胞浸润,可见新生血管形成。

4. 复合病变(complicated lesion)　包括:①斑块内出血,其主要机制在于新生血管仅由单层内皮细胞构成,很容易在血管痉挛等外力作用下发生破裂,导致斑块内出血、斑块体积突然增加,引起急性临床事件;②斑块破裂,常发生于斑块的肩部,其主要机制在于肩部有大量巨噬细胞浸润,分泌基质金属蛋白酶(MMP)降解纤维帽,肩部纤维帽变薄,在外力作用下易发生斑块破裂;③血栓形成,其主要机制在于内皮细胞损伤或斑块裂隙,导致内膜下成分与血液直接接触,激活凝血系统导致血栓形成,形成的血栓既可以停留在血管损伤部位,也可以随血流进入下游的分支血管;④动脉瘤形成,其主要机制在于动脉粥样硬化病变压迫或破坏了中膜,导致血管管壁变薄,在血压作用下形成动脉瘤;⑤钙化、血管腔狭窄等,这些复合病变是导致动脉粥样硬化性疾病临床表现的主要原因。

二、美国心脏协会分型法

20世纪90年代,美国心脏协会(AHA)根据动脉粥样硬化病变演变过程和与临床事件发生的关系将动脉粥样硬化病变分为6型。

1. Ⅰ型病变　是动脉粥样硬化的最早期病变,尸检结果发现在婴幼儿的动脉血管壁上就可以发现该型病变的存在。该型病变的主要特点:①动脉内膜适应性偏心性增厚;②显微镜下才可见内膜脂质沉积和散在巨噬细胞与泡沫细胞。

2. Ⅱ型病变　Ⅰ型病变进一步发展成为Ⅱ型病变,该型病变最早可见于儿童阶段。Ⅱ型病变分为Ⅱa和Ⅱb两个亚型,Ⅱa型是会继续发展的病变,而Ⅱb型则是不会继续发展的病变。其主要特点是:①肉眼可见脂质条纹,镜下巨噬细胞与泡沫细胞增多,并有其他少量炎症细胞浸润,如T细胞和肥大细胞等;②有散在的细胞外脂滴,而在Ⅰ型病变中,脂质主要位于细胞内;③内膜的变化主要是内皮细胞排列紊乱,发生内皮细胞凋亡。Ⅰ型和Ⅱ型病变对应于脂质条纹,是动脉粥样硬化的早期病变。

3. Ⅲ型病变　Ⅲ型病变在形态学上介于Ⅱ和Ⅳ型之间,镜下可见散在、孤立的脂质池,动脉内膜增厚并向管腔凸出致动脉变形,但不足以导致临床事件出现。

4. Ⅳ型病变　亦称粥瘤,是晚期动脉粥样硬化病变的第一阶段。该型病变的主要病理形态学特点是:①边界清晰的脂质核;②大量炎症细胞浸润,平滑肌细胞迁移增殖;③结缔组织增生开始形成纤维帽,但纤维组织增加不是本型的特征性改变;④斑块内新生血管形成。Ⅳ型病变可直接发展成为Ⅵ型病变。

5. Ⅴ型病变　与Ⅳ型病变比较,Ⅴ型病变主要差别是有大量结缔组织形成,病变部位血管管腔更为狭窄。根据病变的不同特点,其又分为3个亚型:①Ⅴa,有增多的平滑肌细胞,脂质核伴纤维组织明显增生;②Ⅴb,脂质核或其他部分有明显钙化;③Ⅴc,无脂质核或仅含少量脂质。

6. Ⅵ型病变　动脉粥样硬化病变发展到晚期并伴有:①斑块表面出现裂隙或溃疡;②斑

块内出血;③血栓形成等并发病变,则称为Ⅵ型病变。Ⅵ型病变是引发临床事件和死亡的主要原因。

2000 年,Virmani 等在 AHA 分型法基础上进行了修订,将病变分为 7 种类型:第Ⅰ类内膜增厚(intimal thickening),平滑肌细胞在血管内膜上正常沉积,无脂质和巨噬细胞;第Ⅱ类内膜黄色瘤(intimal xanthoma),或称"脂肪条纹",泡沫细胞沉积,但没有出现坏死核心和纤维帽,两者统称为非动脉粥样硬化内膜损伤(nonatherosclerotic intimal lesions);第Ⅲ类病理性内膜增厚(pathological intimal thickening),平滑肌细胞和细胞外脂质沉积于富含蛋白多糖的基质中,没有出现坏死;第Ⅳ类纤维帽粥样斑块(fibrous cap atheroma),坏死核心上面存在纤维帽;第Ⅴ类薄纤维帽粥样斑块(thin fibrous cap atheroma),纤维帽很薄,含有很少的平滑肌细胞,受到巨噬细胞和淋巴细胞浸润,纤维帽下面是一个坏死核心;第Ⅵ类钙化结节(calcified nodule),纤维钙化斑块中出现钙化结节;第Ⅶ类纤维钙化斑块(fibrocalcific plaque),斑块富含胶原组织,造成管腔明显狭窄,斑块内含有大量钙化组织及少量的炎症细胞,可能存在坏死核心。以上 5 类统称为进行性动脉粥样硬化病变(progressive atherosclerotic lesions)。

三、按斑块性质和危害分型法

20 世纪 80 年代以前,斑块堵塞管腔横截面达 50% 以上而引起组织器官的供血不足,被认为是动脉粥样硬化性心血管疾病出现临床表现的主要原因。但累积的冠心病死亡患者尸检结果发现,大部分致命性斑块体积并未大于 50% 且多存在斑块破裂和血栓形成。这些结果促使人们认识到斑块的性质可能比斑块的体积更重要,并根据斑块的性质和危害提出了不稳定斑块(unstable plaque)和稳定斑块(stable plaque)的概念。不稳定斑块是指那些不稳定和有血栓形成倾向的斑块,主要特点是:①具有偏心性、相对体积大且质软的脂质核,脂质核占整个斑块体积的 40% 以上;②纤维帽薄且不均匀,细胞外基质含量和平滑肌细胞数量减少;③斑块内有大量炎症细胞浸润,尤其在斑块的肩部(病变与正常血管壁交接处);④斑块内有大量的新生血管;⑤斑块内膜面可有不同程度的糜烂、裂隙和溃疡,易导致血栓形成。不稳定斑块破裂并导致动脉粥样硬化性血栓形成是临床急性心血管事件发生的主要原因,占到 80% 以上。稳定斑块的主要特点:①细胞外脂质核体积相对较小;②纤维帽厚而均匀,胶原和平滑肌细胞多;③巨噬细胞等炎症细胞浸润较少。稳定斑块即使体积较大也可因动脉壁出现适应性重塑或代偿性扩大而不引起临床事件。需要指出的是,斑块性质究竟稳定还是不稳定并不是绝对的,稳定斑块可在某些诱因作用下转变为不稳定斑块,而不稳定斑块经过及时有效的干预可以转变为稳定斑块。目前,早期发现不稳定斑块,采取积极干预促进其稳定已成为动脉粥样硬化性心血管疾病防治的共识和重点,但如何早期发现不稳定斑块是临床亟须解决的问题。

需要指出的是,以上分类方法是根据人体动脉粥样硬化病变演变过程划分的。而在动脉粥样硬化性动物模型上,很难完整地重复出上述病变过程与特点。一方面是由于实验动物造模时间都非常短,要在数月时间内造成与人类数十年形成的相似病变几无可能;另一方面是动物本身与人类的异质性所致。例如,在家兔与 ApoE$^{-/-}$ 小鼠模型上,动脉粥样硬化病变主要类似于人类脂质条纹病变,而很难造成类似于人类动脉粥样硬化晚期病变,这是在利用实验动物进行动脉粥样硬化研究尤其是进行病变稳定或消退研究时必须注意的方面。另外,由于人类直立行走,使得人类动脉粥样硬化病变部位与实验动物的分布也有所差异。

第四节 动脉粥样硬化的发病机制

动脉粥样硬化危险因素众多,不同的危险因素通过不同的作用机制导致动脉粥样硬化的发生。自18世纪50年代以来,基于实验研究、流行病学和临床研究累积的数据,已经提出多种动脉粥样硬化发病机制学说(表18-4)。这些学说对动脉粥样硬化病变的性质、发病的原因和机制描述各异,虽然无法完全解释动脉粥样硬化发生的精确机制,但都从某个方面深化了对动脉粥样硬化的认识。本文重点介绍脂质浸润学说、炎症学说、血液动力学学说和单克隆学说。

表 18-4 动脉粥样硬化发病机制主要学说

学说名称	时间(年)	贡献者	国籍
血栓形成学说	1851	Rokitansky	奥地利
炎症学说	1856	Virchow	德国
	1999	Ross	美国
脂质浸润学说	1863	Virchow	德国
	1908	Ignatowski	俄国
	1913	Anichkov	俄国
间充质学说	1962	Hauss	德国
血流动力学学说	1968	Fry	美国
	1969	Caro	英国
	1980	Texon	美国
	1985	Ku	美国
单克隆学说	1973	Benditt EP	美国
		Benditt JM	
损伤反应学说	1976	Ross	美国
氧化学说	1983	Chisolm	美国
	1984	Steinberg	美国
免疫学说	1999	Janeway	美国
干细胞学说	2007	徐清波,周胜华	中国

一、脂质浸润学说

1847年,Vogel首先鉴定出胆固醇是动脉粥样硬化斑块中的主要成分。1856年Virchow提出血脂在动脉血管壁的蓄积导致了动脉粥样硬化,提出了动脉粥样硬化发生的"脂质学说"。1908年,俄国科学家A. I. Ignatowski用富含胆固醇(蛋黄)的食物喂饲家兔,第一次成功地造成了类似人类的动脉粥样硬化斑块模型。由此,他得出结论,"没有胆固醇就没有动脉粥样硬化"。1910年,Adolf Windaus发现,与正常血管壁相比,动脉粥样硬化病变中游离胆固醇含量是其6倍,酯化胆固醇含量是其20倍。1913年,Nikolai N. Anichkov证实胆固醇能单独导致血管壁动脉粥样硬化病变。

脂质浸润学说的核心观点是动脉粥样硬化病变主要由血浆脂质水平增高所引起。血脂水平增加包括高胆固醇血症、高甘油三酯血症和高Lp(a)血症。近来研究发现,基于HDL

的保护作用,低 HDL 血症也可以导致动脉粥样硬化发生。血脂水平增加的机制在于:①外源性脂质摄取增加,如长期高脂饮食,*ABCG5* 和/或 *ABCG8* 基因突变致肠道脂质摄取增加,改善饮食结构和降低肠道脂质吸收可明显降低血脂水平;②内源性脂质合成增加,如肥胖时释放入血的游离脂肪酸增加,肝脏内源性脂质合成增加,抑制内源性脂质合成关键酶 HMG-CoA 还原酶可明显降低血脂水平;③脂质分解代谢障碍,如 LDL 受体、*ApoB* 基因突变,导致 LDL 与 LDL 受体结合或转运障碍,LDL 分解代谢受阻。血脂水平增高,进一步扩大了血液与血管壁之间的脂质浓度差,一方面有利于血液中脂质向血管壁浸润,另一方面不利于血管壁脂质重新回到血液。脂质浸润进入血管壁的途径包括两条:①血浆脂质和血浆其他成分通过细胞间隙的超滤作用非选择性地进入内膜下;②血浆中脂质由内皮细胞血管腔面的胞膜小泡摄取,经胞吞转运(transcytosis)进入内膜下。多种危险因素如吸烟、高同型半胱氨酸血症等长期慢性作用可造成血管内皮细胞的慢性损伤,内皮细胞出现功能障碍或发生凋亡,内膜正常生理功能和完整性遭到破坏,导致脂质向内膜下浸润增加,此为动脉粥样硬化病变发生的始动环节。脂质尤其是 LDL 进入内膜下后被氧化修饰形成氧化低密度脂蛋白(oxidized low density lipoprotein,ox-LDL),ox-LDL 在动脉粥样硬化发病机制中起着非常重要的作用,主要机制如下:

1. ox-LDL 促进内皮细胞损伤　　ox-LDL 对内皮细胞的损伤包括功能损伤和细胞凋亡,并通过以下途径促进动脉粥样硬化发生发展:①内膜通透性增加,脂质成分更加容易进入内膜下蓄积;②内皮细胞表面趋化因子和黏附分子表达增加,诱导血液中单核细胞向内膜下迁移并分化为巨噬细胞;③血管活性物质如一氧化氮和内皮素表达异常,内皮依赖性血管舒张反应减弱;④内皮细胞的凝血和抗凝出现异常,易于血小板聚集和血栓形成。发生于晚期成熟斑块表面的内皮细胞凋亡会导致斑块表面出现溃疡或裂隙、动脉粥样硬化性血栓形成,导致急性临床事件发生。

2. ox-LDL 促进血管壁局部炎症反应　　LDL 发生氧化修饰成 ox-LDL 后,成为抗原,通过模式识别受体——Toll 样受体激活机体免疫炎症反应。具体表现:动脉粥样硬化病变中巨噬细胞、T 细胞、肥大细胞等炎症细胞浸润持续增加,肿瘤坏死因子 α(TNF-α)、白细胞介素、C 反应蛋白(CRP)等炎症因子大量分泌。炎症细胞浸润和炎症因子分泌在病变早期是促进动脉粥样硬化发生发展的重要因素,在晚期成熟斑块则是引起斑块破裂、导致急性临床事件发生的重要机制。

3. ox-LDL 促使泡沫细胞形成及脂质蓄积　　泡沫细胞(foam cell)是指细胞大量荷脂后细胞质内脂质在制片过程中被有机溶剂溶解,染色后呈泡沫状结构而得名,是动脉粥样硬化病变特征性细胞,其来源包括巨噬细胞源性和平滑肌细胞源性。正常 LDL 经 LDL 受体进行的细胞代谢由于存在负反馈调节,不会引起胆固醇在细胞内的蓄积。但 ox-LDL 主要经清道夫受体(scavenger receptor)途径代谢,此途径不受细胞内胆固醇含量的反馈调节。巨噬细胞和平滑肌细胞经清道夫受体途径大量摄取 ox-LDL 变成泡沫细胞,促进脂质在血管壁的蓄积。

4. ox-LDL 促使平滑肌细胞迁移增殖和凋亡　　在动脉粥样硬化早期,ox-LDL 诱导血管壁中膜的平滑肌细胞穿过内弹力板向内膜下迁移增殖,并分泌大量的细胞外基质,成为斑块纤维帽的主要组成成分。在动脉粥样硬化晚期成熟斑块,ox-LDL 诱导平滑肌细胞凋亡,导致细胞外基质合成减少,斑块纤维帽变薄而容易发生破裂,引发急性临床事件。

除 LDL 容易发生氧化修饰之外,HDL 和 Lp(a)也会发生氧化修饰。HDL 氧化修饰成

ox-HDL 后,其原有的抗氧化、抗炎、抗血栓、促纤溶和促进胆固醇逆转运等抗动脉粥样硬化作用丧失,而具有和 ox-LDL 类似的促动脉粥样硬化作用。高 Lp(a)水平本身就是致动脉粥样硬化因素,Lp(a)发生氧化修饰后致动脉粥样硬化的作用进一步加强。

动脉粥样硬化脂质浸润学说得到了细胞实验、动物实验、流行病学和临床研究的大量证据支持,这些证据包括:①体外细胞培养中,用 ox-LDL 孵育巨噬细胞和平滑肌细胞,均可诱导泡沫细胞形成;②高脂、高胆固醇饲料喂养动物可建立类似人类动脉粥样硬化病变的实验模型;③放射性核素标记实验证实动脉壁内的脂质来自血液;④动脉粥样硬化斑块的脂质核心中含有大量胆固醇和胆固醇酯,泡沫细胞中也含有大量的胆固醇酯;⑤引起早发性动脉粥样硬化性心血管疾病的单基因突变(表 18-3)患者家系研究,有力证明了高脂血症在动脉粥样硬化发生中的重要地位;⑥血脂水平与动脉粥样硬化发病率呈正相关,降低血脂水平可明显减少动脉粥样硬化性心血管疾病的患病率和严重程度。脂质浸润学说在动脉粥样硬化性心血管疾病的预防和临床防治中最具指导意义,也取得了良好的防治效果。

二、炎症学说

1815 年,英国外科医生 Hodgson 在专著 *Treatise on the Diseases of Arteries and Veins* 中首次提出炎症是动脉粥样硬化形成的相关原因,提示动脉粥样硬化是一种慢性炎症性病变。1823 年,Rayer 就观察比较了动脉壁病态骨化和炎症之间的关系,提出炎症是导致骨化的原因,并且描述了骨化组织常被一个柔软的固体黄色物质所包围。19 世纪 40 年代,奥地利病理学家 Rokitansky 和现代病理学之父德国病理学家 Virchow 都注意到了动脉粥样硬化病变中炎症的存在。但 Rokitansky 认为炎症在动脉粥样硬化中不起主要作用,而 Virchow 则认为动脉粥样硬化主要是脂质和血液内容物进入血管壁诱导内膜炎症引起,并第一次使用了"变形性动脉内膜炎"。1856 年,Virchow 提出动脉粥样硬化是一些物质渗透入血管壁引发的变形性动脉内膜炎,即动脉粥样硬化"炎症学说"。此外,Virchow 提出机械力刺激引发病变的发生而内膜炎是修复机制的一部分,成为一个多世纪后 Ross 损伤应答学说的基础。1889 年,Gilbert 和 Lion 先对家兔血管壁施以轻微机械损伤,再用伤寒杆菌感染,导致了脂质硬化样改变(Fatty Sclerotic changes),初步证实了炎症学说。1908 年,Osler 比较系统地论述了炎症、感染在动脉粥样硬化发生机制中的作用。但此前该学说未受到重视,直到 1999 年,Ross 在大量实验证据基础上就炎症在动脉粥样硬化中的作用做了综合论述,重新提出炎症学说,使得该学说已成为当今动脉粥样硬化发病机制研究的主流学说。

支持炎症学说的实验证据包括:①动脉粥样硬化的多种危险因素如高脂血症、高血压、糖尿病、肥胖、高同型半胱氨酸血症、感染和自身免疫等都可以诱导血管壁局部炎症反应发生,通过诱导炎症细胞的浸润与活化、炎症因子的分泌,促使动脉粥样硬化病变形成。②动脉粥样硬化斑块中存在大量炎症细胞,包括巨噬细胞、T 细胞、肥大细胞、中性粒细胞和树突状细胞等。③动脉粥样硬化病变具有炎症的基本特征,包括变质、渗出和增殖等基本变化,以及斑块内炎症细胞浸润导致斑块内温度升高。

动脉粥样硬化炎症学说的基本内容:危险因素作为致炎刺激因子,长期反复作用于血管壁,导致血管壁内皮细胞功能或形态受损。受损内皮细胞分泌单核细胞趋化因子、巨噬细胞集落刺激因子等趋化因子、血管细胞黏附分子 1 和细胞间黏附分子 1 等黏附分子增加,血液中单核细胞趋化黏附于内皮细胞后进入内膜下增加,然后分化为巨噬细胞。目前在动脉粥样硬化病变中发现,存在 M1 和 M2 型 2 种生物学性质截然相反的巨噬细胞类型。其中 M1 为促炎型巨噬细胞,M2 为抗炎型巨噬细胞,且两者之间可以转化。M1 型巨噬细胞等炎症细胞活化释放大量的炎症因子,如 TNF-α、IL-1、IL-6 等,这些炎症因子又损伤血管内皮细胞和其他细胞,并诱导炎症细胞进一步浸润,从而形成了一个正反馈调节。巨噬细胞摄取 ox-LDL 形成泡沫细胞,导致了脂质在内膜下蓄积,形成动脉粥样硬化病变的脂质核心。炎症因子也可促使平滑肌细胞迁移增殖和凋亡,参与动脉粥样硬化病变的形成。炎症反应还是动脉粥样硬化斑块破裂引发急性临床事件的主要原因,其机制在于:①巨噬细胞分泌基质金属蛋白酶(MMP)降解动脉粥样硬化斑块纤维帽的基质成分;②诱导纤维帽中平滑肌细胞凋亡,平滑肌合成细胞外基质成分减少。两者共同作用使得纤维帽变薄,在其他诱因作用下,斑块发生突然破裂,导致血栓形成,引发急性临床事件。由于炎症反应贯穿动脉粥样硬化发生全过程,尤其在斑块破裂中起到重要作用,临床上许多炎症标志物如高敏 C 反应蛋白(hs-CRP)、可溶性 CD40 配体(soluble CD40 ligand,sCD40)等,已经被用来预测动脉粥样硬化性心血管疾病急性临床事件的发生及预后。

炎症学说强调危险因素的致炎作用和炎症反应贯穿动脉粥样硬化发生发展全过程,确定动脉粥样硬化病变的炎症性质,为阐明动脉粥样硬化发病机制提供了重要视角。虽然炎症标志物已在临床应用,但临床验证动脉粥样硬化性心血管疾病抗炎治疗效果是决定炎症学说理论价值的最终判断标准。

此外,目前有证据表明,炎症反应可以促进细胞内胆固醇蓄积,而胆固醇蓄积又可调节炎症因子的表达,使得脂质浸润学说和炎症学说之间存在千丝万缕的联系,肝 X 受体(liver X receptor,LXR)可能是其中重要的联系纽带。

三、血流动力学学说

脂质浸润学说未能解释动脉粥样硬化发生的下列问题:①动脉粥样硬化病变只发生于动脉系统而非静脉系统,且在动脉系统也有不同部位的好发性。最典型的是大隐静脉在原位终身不会发生动脉粥样硬化,而用作冠状动脉旁路移植手术后会发生动脉粥样硬化;肺动脉(属静脉系统)正常情况下不会发生动脉粥样硬化,但肺动脉高压时可能发生。②动脉粥样硬化病变并非弥漫性病变而是易发于血管的分叉处、弯曲处、狭窄处,此谓动脉粥样硬化的局灶性(location of atherosclerosis)。综合分析这两个问题,血流动力学在动脉粥样硬化发生机制中的复杂作用凸现出来。

血流动力学学说主要从血管壁应力和血流状态两方面阐述动脉粥样硬化的发病机制。血液在血管流动时,对血管壁产生三种应力:剪切应力(shear stress)、环形张力(cyclic stretch)和静水压(hydrostatic pressure)。剪切应力是指血液流动时对内皮细胞产生的切线方向的张力,也就是血流对内皮细胞表面产生的摩擦力。环形张力是血流前进时血管搏动致使血管扩张和回缩而产生的张力。静水压是指血液对单位面积血管壁的侧压力(即血压)。血液在血管内的流动状态分为层流(laminar flow)和紊流(也叫湍流,turbulence)。动脉粥样硬化局灶性的发生是因为这些部位血管几何形状发生急剧变化,导致局部血流动力学发生改变,层流转变为紊流,对管壁冲击力增强,损伤血管内膜,有利于脂质沉积和血小板聚集,形成动脉粥样硬化。血流动力学在动脉粥样硬化发病机制中的作用是非常复杂的,目前一般认为层流、生理剪切应力是抗动脉粥样硬化因素,紊流、异常剪切应力(过高或过低)是致动脉粥样硬化因素。下面以低剪切应力为例,阐述异常血流动力学引发动脉粥样硬化的机制。

低剪切应力促动脉粥样硬化形成主要是通过对内皮细胞的作用来实现的。其主要机制包括：①内皮细胞分泌血管舒缩物质失衡，一氧化氮和前列腺素等舒血管物质分泌减少，而内皮素和血管紧张素等缩血管物质分泌增加。②内皮细胞 NF-κB 被激活，炎症因子表达增加，促进炎症反应。③内皮细胞骨架和形态改变，使得细胞排列紊乱，加上内皮细胞增殖减少和凋亡增加，内膜通透性增加。④内皮细胞表达基质金属蛋白酶增加，降解斑块纤维帽中的细胞外基质，导致斑块破裂。⑤内皮细胞纤溶和凝血系统紊乱，促使斑块部位动脉粥样硬化性血栓形成。此外，低剪切应力还可以通过上调内皮素、血管紧张素等表达，诱导中膜平滑肌细胞向内膜下迁移增殖。

除了血管壁应力和血流状态之外，血液黏稠度也是影响血流动力学的一个重要因素。各种因素如高脂血症导致血液黏稠，血流速度降低，有助于血液中的物质如脂质和单核细胞在血管壁的黏附与沉积，从而有利于动脉粥样硬化的发生。血流动力学学说阐明了血流动力学因素对动脉粥样硬化局灶性的重要影响，但目前还缺乏直接证据证明血流动力学改变能独立诱导动脉粥样硬化发生。

四、单克隆学说

动脉粥样硬化的平滑肌细胞单克隆学说由 Benditt EP 和 Benditt JM 于 1973 年提出。该学说提出的理论依据主要来自对动脉粥样硬化斑块中平滑肌细胞葡萄糖-6-磷酸脱氢酶（glucose-6- phosphate dehydrogenase，G6PD）表型的分析。G6PD 存在 A 型和 B 型两种同工酶，对于每一个平滑肌细胞来说，只能表达其中的一种。在正常血管壁所含平滑肌细胞群中可以检测到两种表型，但在动脉粥样硬化病变中则只能检测到 A 型或者 B 型中的一种。据此推测动脉粥样硬化病变中的平滑肌细胞可能是由一个突变的平滑肌细胞增殖而来，动脉粥样硬化是一种良性平滑肌肿瘤。此后，应用分子生物学技术发现动脉粥样硬化斑块中有多种癌基因的表达明显高于正常，斑块部位的平滑肌细胞可能在某些病毒或化学因素的刺激下发生原癌基因的突变，这种基因突变导致平滑肌细胞获得增殖优势，并由此衍生成一群平滑肌细胞，类似于一种良性平滑肌瘤。用斑块中提取的 DNA 导入正常平滑肌细胞中，可使之发生转化，生长增殖速度明显加快，接种到裸鼠体内，可成功诱发肿瘤，且这种肿瘤生长缓慢，恶性程度很低。正常血管壁提取的 DNA 不能诱发此种现象的发生。单克隆学说的重要意义在于首次将肿瘤生物学引进动脉粥样硬化研究领域，为认识动脉粥样硬化病变性质提供了一个独特的视角。但单克隆学说强调病灶中平滑肌细胞的生物学特点，不能很好地解释动脉粥样硬化病变中的其他现象，如脂质的沉积、炎症细胞浸入和斑块钙化等。

需要指出的是，Ross 在 1999 年提出的炎症学说被认为是此前他于 1976 年提出的损伤反应学说的发展和延续（期间于 1990 年进行了补充与完善），此后损伤反应学说逐渐淡出人们的视野。但无论是氧化脂质作用、炎症反应，还是血流动力学作用，以及吸烟和高血压等，本质上都是一种损伤因素，动脉粥样硬化斑块的形成，是对这些损伤因素的反应性修复。也就是说，动脉粥样硬化的发病本质还是一种损伤修复反应。这种认识或许有助于跳出脂质和炎症等具体因素的困扰，更有助于对动脉粥样硬化发病本质的认识，并在此认识基础上寻找更加有效的防治策略。

第五节　动脉粥样硬化性心血管疾病

动脉粥样硬化病变几乎可以发生于所有大中型动脉,因此对机体组织器官的影响非常广泛。其好发血管依次为:主动脉,冠状动脉,脑动脉,肾动脉和下肢动脉。动脉粥样硬化对组织器官的影响,取决于血管病变及受累器官的缺血程度。由动脉粥样硬化引起的心血管疾病统称为动脉粥样硬化性心血管疾病(atherosclerotic cardiovascular disease,ASCVD),包括冠心病和脑卒中等。目前中国心血管疾病(CVD)患病率处于持续上升阶段。推算 CVD 现患人数2.9亿,其中脑卒中1 300万,冠心病1 100万。心血管疾病死亡占城乡居民总死亡原因的首位,农村为45.01%,城市为42.61%。

1. 冠心病　冠心病是由冠状动脉粥样硬化引起。冠状动脉粥样硬化发生以前降支最高,其余依次为右主干、左主干或左旋支、后降支。病变从三个方面引起心肌缺血,进而发生冠心病。

(1)斑块堵塞血管,导致血管狭窄、心肌供血不足:一方面斑块逐步进展导致斑块体积增大,血管堵塞越来越严重;另一方面斑块内新生血管突然破裂引起斑块内出血,可使斑块体积短时间迅速增大,堵塞血管。依据冠状动脉堵塞程度,管腔狭窄可分为4级:Ⅰ级,管腔狭窄程度小于25%;Ⅱ级,管腔狭窄程度在25%~50%;Ⅲ级,管腔狭窄程度在50%~75%;Ⅳ级,管腔狭窄程度大于75%。一般认为只有管腔狭窄程度超过50%才出现临床症状。

(2)斑块破裂致血栓形成:斑块表面出现溃疡、裂隙或斑块破裂,血液直接与内膜下物质接触,或斑块内容物大量释放入血,激活凝血系统和血小板,导致斑块部位或其下游血管内血栓形成,部分或完全堵塞血管腔。

(3)血管痉挛:冠状动脉痉挛与3个方面的因素有关,①冠状动脉对血管活性物质的反应性发生改变;②支配冠状动脉的自主神经活动异常;③冠状动脉内 PGI_2/TXA_2 平衡失调。斑块部位血管痉挛,使得本来因斑块存在而狭窄的血管更加堵塞。

2015年中国城市居民冠心病死亡率为110.67/10万,农村居民冠心病死亡率为110.91/10万。总体上农村地区冠心病死亡率略高于城市地区,男性高于女性。

2. 脑卒中　脑动脉粥样硬化能引起脑出血和脑缺血,统称为脑卒中。脑动脉粥样硬化常发生于颈总动脉、大脑中动脉和基底动脉。脑动脉粥样硬化引起脑血管疾病的机制:①动脉粥样硬化病变引起脑组织长期供血不足而发生萎缩,大脑皮质变薄,发生血管性痴呆(vascular dementia)。患者表现为记忆力减退、头晕、头痛和晕厥等症状。②动脉粥样硬化斑块突然破裂及继发性血栓形成,可导致缺血性脑卒中。③动脉粥样硬化病变可形成小动脉瘤,后者发生破裂导致出血性脑卒中的发生。④动脉粥样硬化病变还可导致脑动脉盗血综合征的发生。斑块远端动脉内压力明显下降,邻近脑动脉的血液逆流,引起该脑动脉供血区缺血并引起相应症状。

大量资料表明:无症状颈动脉粥样硬化是急性冠状动脉综合征的一个可靠的早期预报因子,而颈动脉内膜中层厚度(intimal medial thickness,IMT)是一个可靠、易测、与无症状颈动脉粥样硬化病变程度相关性极好的指标。超声检查颈总动脉内膜-中膜厚度已成为广泛应用于临床的无创伤性检测血管动脉粥样硬化进而判定急性冠状动脉综合征危险度的方法之一。2003~2015年中国脑血管病死亡率呈上升趋势。2015年城市居民脑血管病死亡率为 128.23/10 万,其中脑出血 52.09/10 万,脑梗死 41.82/10 万。农村居民脑血管病死亡率为 153.63/10 万,其中脑出血 72.26/10 万,脑梗死 46.99/10 万。总体上看,农村地区脑血管病死亡率高于城市地区。

3. 主动脉瘤 主动脉粥样硬化主要发生于腹主动脉、降主动脉和主动脉弓,是腹主动脉瘤形成的主要病因。在我国腹主动脉瘤的发生率已经达到 2%,并呈逐年上升的趋势。动脉粥样硬化斑块压迫主动脉壁,破坏中层成分,弹力纤维发生退行性变。管壁因粥样硬化而增厚,使滋养血管受压,发生营养障碍,或滋养血管破裂而在中层积血。严重的动脉瘤破裂造成大出血是动脉粥样硬化性心血管疾病致死的重要原因。

4. 其他动脉粥样硬化性心血管疾病 肾动脉粥样硬化导致肾血流不足,可引起肾性高血压。若斑块生长或血栓形成造成肾动脉狭窄进一步加重,肾脏将发生缺血、萎缩、间质纤维增生甚至肾梗死。肠系膜动脉粥样硬化斑块造成血管狭窄可引起消化不良,若斑块引起血管堵塞则表现为剧烈腹痛、腹胀和发热,肠壁因缺血坏死时可引起便血、麻痹性肠梗阻和休克。四肢血管动脉粥样硬化以下肢较为多见,常造成肢体动脉硬化闭塞症。患者主要表现为下肢的各种缺血症状:下肢发凉、麻木和间歇性跛行,如动脉管腔完全闭塞,可导致肢体的坏疽。主-髂动脉或阴茎动脉发生动脉粥样硬化可造成阴茎供血不足,引起男性血管性勃起功能障碍(erectile dysfunction,ED)。

需要指出的是,流行病学资料显示,动脉粥样硬化性心血管疾病在欧美人群以心脏病发作为主,而在中国人群,则是以脑血管疾病发作为主。

第六节　动脉粥样硬化防治原则

在过去 20 年,动脉粥样硬化发病机制和动脉粥样硬化斑块引发急性临床事件的机制研究取得了巨大进展。以此为基础,以他汀类为代表的新药物和以血管内支架为代表的新技术在临床得到了广泛应用,导致动脉粥样硬化防治效果发生了巨大变化。动脉粥样硬化防治的根本原则依然是预防为主、防治结合,但不再单纯地追求斑块的消退,转而寻求斑块稳定的策略,并以血管再通、血流恢复作为治疗的重要目标。

一、动脉粥样硬化的预防

动脉粥样硬化的预防类型分为一级预防和二级预防。一级预防即通过干预危险因素防止动脉粥样硬化的发生;二级预防即通过防止动脉粥样硬化性心血管疾病的复发和恶化,提高患者的生存率和生活质量。针对动脉粥样硬化的可干预危险因素,从青少年时期就开始全民一级预防,能有效降低动脉粥样硬化发生率,是动脉粥样硬化预防的关键所在。

1. 注重合理的饮食结构 不合理的饮食结构是导致动脉粥样硬化发生的重要因素。降低饮食中胆固醇、甘油三酯和饱和脂肪酸的含量将有效降低血脂。适当控制每日热量摄取可防止肥胖的发生。限制每天饮食中钠盐摄入量将有助于防止动脉粥样硬化的重要危险因素——高血压的发生。需要指出的是,近期有研究报道:①脂肪的摄入量可降低总死亡率的风险;②高饱和脂肪(肥肉、椰子油等)的摄入量增加,可能降低卒中的风险;③总脂肪、饱和脂肪、不饱和脂肪摄取和心肌梗死或心血管疾病的风险没有相关性。并由此认为高碳水化合物的摄入和更高的死亡率有关,总脂肪和部分脂肪的摄取能降低总死亡率,脂肪和心肌梗死及心血管疾病没有关系,饱和脂肪可能降低卒中的风险。面对不一样的认知,需要更多的科学的证据加以支持。

2. 建立健康的生活方式 戒除吸烟、酗酒等不良生活习惯。坚持适度运动,避免长时间久坐不动,增加能量消耗,可有效降低 LDL 和甘油三酯含量,提高 HDL 含量。养成良好心态,缓解心理压力,避免长时间心理应激。

3. 控制高血压和糖尿病等相关疾病 积极控制血压,降低血糖,改善胰岛素抵抗。控制慢性牙周病和巨细胞病毒感染等。

二、动脉粥样硬化的治疗

1. 控制血脂 降脂药物治疗是动脉粥样硬化性心血管疾病的主要治疗策略之一。降脂药物针对的环节主要是抑制外源性脂质摄取和内源性脂质合成,以及调节脂质代谢。

抑制外源性脂质摄取的主要药物包括胆酸螯合剂和依折麦布(ezetimibe),前者主要是阻止胆汁酸或胆固醇从肠道吸收,使其从粪便排出,后者是以肠道脂质吸收的一个关键基因尼曼-匹克 C1 型类似蛋白 1(Niemann-Pick C1 like 1,NPC1L1)为靶标设计的一个全新降脂药物,通过抑制 NPC1L1 表达,可使血脂降低 20%左右。

抑制内源性脂质合成和调节脂质代谢的药物主要有他汀类、贝特类和烟酸类药物。他汀类药物主要是选择性阻断 HMG-CoA 还原酶结合位点,影响肝脏内源性胆固醇合成,从而有效降低血脂,可使血脂降低 35%~45%,再继续加倍使用他汀,则出现明显的"他汀 6 效应",即他汀类药物剂量加倍一次,LDL-C 值下降幅度只增加 6%。此外,他汀类药物可通过下列非降脂机制在动脉粥样硬化治疗中发挥作用:抗炎症反应、改善内皮细胞功能、抑制脂质氧化修饰、抑制平滑肌细胞迁移增殖、稳定斑块和抗凝作用。贝特类主要是通过激活 PPARα 调节脂代谢,降低血脂。烟酸类降脂作用机制尚不十分明确。PCSK9 单克隆抗体通过中和血液中的 PCSK9 蛋白,抑制 PCSK9 对肝细胞表面 LDLR 的降解,从而提升肝细胞摄取血脂进行降解的能力,可使适用证个体血脂降低 55%~60%。需要指出的是,降脂极大地降低了动脉粥样硬化性心血管疾病的危险,但过低降脂所引起的低脂蛋白血症可能带来的负面影响包括结肠癌、子宫内膜癌和肝癌等肿瘤发生,各种病因造成的患者死亡率明显增加等,也必须引起足够重视。基于 HDL 的心血管保护作用,有效升高 HDL 含量被认为有可能起到有益作用,但截至目前能有效升高 HDL 并发挥明显作用的药物仍有待继续研发。

2. 介入治疗 经皮冠状动脉成形术(percutaneous transluminal coronary angioplasty,PTCA)和血管内支架(intravascular stent)置入通过应用机械方法,解除动脉粥样硬化斑块及动脉粥样硬化性血栓造成的血管堵塞,快速恢复缺血组织的血液供应,在动脉粥样硬化性心血管疾病治疗方面取得了良好的疗效,已成为急性心血管临床事件发生后血运重建的首选方法和二级预防的重要方法。但血管内支架放置并非能一劳永逸地解决狭窄与堵塞问题。血管内支架再狭窄对远期疗效有着重要负面影响,需要在基础与临床研究中加以解决。生物可降解支架和药物涂层支架是目前解决支架内再狭窄的 2 个主要研究方向,但伴随着降解与涂层而产生的新问题也随之出现,研究进展不尽如人意。此外,在国内血管内支架在临床上有被滥用的倾向,需要引起高度重视,严格掌握适用指征。

3. 外科手术治疗 外科手术治疗主要包括冠状动脉旁路移植术(CABG)、斑块旋切术(atherectomy)和颈动脉内膜剥脱术(carotid endarterectomy,CEA)等。第一个是通过血管搭桥绕过动脉粥样硬化斑块,恢复缺血组织的血液供应,缺点是斑块依然存在并有可能破裂造成急性临床事件。后两个是通过外科手术直接切除斑块,解除血管狭窄,恢复血流供应。

4. 基因治疗 单基因突变所致动脉粥样硬化性心血管疾病如家族性高胆固醇血症是基因治疗的首选,并已经在临床上有成功的尝试。但是基因治疗技术的安全性,多基因相关疾病如何选择准确有效的基因治疗靶标都是需要继续探讨的问题。

第七节 动脉粥样硬化前沿与挑战

近些年来,动脉粥样硬化研究有了一些新的认识。miRNA、长链非编码 RNA 在动脉粥样硬化中的作用得到研究;外泌体(exosome),也称细胞外囊泡(extracellular vesicle,EV)在动脉粥样硬化发病中的作用得到重视;细胞新的死亡方式,如自噬(autophagy)、焦亡(pyroptosis)在动脉粥样硬化过程中的意义得到关注;表观遗传学和全基因组扫描为动脉粥样硬化发病分子机制阐述和发现新的相关基因提供了新的工具。这些新领域的研究固然丰富了对动脉粥样硬化的整体认识,但是在热衷于追求新概念的潮流下,对这些非动脉粥样硬化特异性现象在动脉粥样硬化中的作用要有理性的认识。动脉粥样硬化研究至今,以下几个方面的挑战需要得到更多的关注。

一、氧化学说与抗氧化治疗

20 世纪 80 年代,Steinberg 等提出动脉粥样硬化发病的氧化学说,其核心思想就是脂质发生了氧化修饰,导致理化性质和生物学作用发生改变,进而导致了动脉粥样硬化的发生发展。氧化应激是人体重要的生物学现象与过程,大量氧自由基的产生可以导致脂蛋白中的脂质或蛋白质发生氧化修饰。目前研究发现,LDL、HDL 和 Lp(a)等都可以被氧化修饰。LDL 发生氧化修饰成 ox-LDL 后,其代谢途径发生改变,LDL 主要经 LDLR 途径被细胞摄取,而 ox-LDL 主要经清道夫受体途径清除。HDL 发生氧化修饰成 ox-HDL 后,其心血管保护作用丧失,转而成为损伤性因素。ox-Lp(a)的心血管损伤作用较 Lp(a)更为明显。实验研究证明,氧化修饰脂质是泡沫细胞形成、内皮细胞损伤及细胞凋亡的关键因素。临床研究也发现,氧化修饰脂质存在于血液之中,且与冠心病发病存在正相关。既然氧化修饰脂质在动脉粥样硬化发生中起着如此重要作用,抗氧化治疗自然而然就被提上了日程。从 20 世纪 80 年代开始,抗氧化维生素,如维生素 C、维生素 E 等在临床进行了一系列抗动脉粥样硬化性心血管疾病大规模的循证医学验证。实验结果有些结果是肯定,但更多的是否定的,总的结论是否定的,即没有证据支持使用维生素或其他抗氧化剂补充剂用于预防心血管疾病是有益的。随后,其他抗氧化药物,如普罗布考等在临床上也进行了治疗心血管疾病的大规模临床试验,但总的结果也是否定的。为什么脂质氧化修饰在动脉粥样硬化发病机制中起着重要作用,而临床抗氧化治疗未能取得预料中的效果呢?

二、斑块稳定还是消退

动脉粥样硬化斑块形成是动脉粥样硬化性心血管疾病临床表现的病理基础。在 20 世纪 80 年代以前,医学专家普遍认为斑块形成导致管腔堵塞,血管所支配的组织血流灌注不足,引起缺血缺氧,严重时发生组织坏死,从而导致临床疾病的发生。斑块体积越大,堵塞越严重,临床疾病的症状和体征也就越明显。在此认识指引下,20世纪70年代和80年代初,动脉粥样硬化斑块消退研究一度成为热点。1970年,Amstrong报告恒河猴的重度动脉粥样硬化在改饲低脂食物后明显消退,掀起了国际上斑块消退研究的高潮。国内昆明医学院刘超然、刘次然等应用家兔和恒河猴等建立动脉粥样硬化病变模型,进行了大量的斑块消退研究。虽然在多种动脉粥样硬化动物模型上有大量关于斑块有效消退的报道,但最终的结果是斑块消退研究在80年代中期以后归于沉寂。其中一个核心的问题在于,囿于当时检测技术的限制,此前斑块消退研究是分组研究,在不同的组别之间进行不同干预后匹配比较,而不是在同一个个体上进行干预前后的比较。这使得研究结果的可靠性和意义大打折扣。在临床上虽然Blankenorn于70年代后期开创了应用动脉造影研究动脉粥样硬化斑块的消退研究。但直到进入21世纪以后,由于新的高分辨检测技术(如磁共振、血管内超声等)在临床的使用,使得斑块消退研究重新得到重视,并使得在同一个体上进行干预前后的比对研究成为可能,研究结果的客观性和临床意义得到凸显。多个临床研究证实,长时间使用他汀,可以有效减少患者的斑块面积,消退斑块。2006年Nissen等报道,每天40mg洛伐他汀连续治疗24个月,在明显降低LDL、升高HDL的同时,斑块体积平均降低了6.8%。但是Nissen等研究虽然证实了斑块体积的减少,但是未能有效增大血管管腔的面积(治疗前管腔面积6.19mm^2,治疗后管腔面积5.96mm^2),也就是说,下游组织的有效供血并未得到改善。近来,Hibi等报道组合他汀和依折麦布,以及Puri等报道PCSK9单克隆抗体降脂治疗都可以有效地消退斑块,但分析其研究结果,都无法证实能有效地扩大血管管腔面积。总之,斑块能否消退依然需要更多的证据支持。

20世纪80年代,大量来自尸检的证据表明斑块体积并非临床动脉粥样硬化性心血管疾病发病的关键因素,在斑块基础上因各种因素造成血栓形成进而完全堵塞血管才是临床心血管事件急性发作的罪魁祸首。在此认识基础上提出了前述的稳定斑块和不稳定斑块的概念。所谓不稳定斑块除了病理形态学特征之外,其引发急性临床事件主要与斑块破裂或斑块表面内皮细胞损伤出现裂隙,导致局部血栓形成,使本来已经狭窄的管腔突然全部闭合,或者斑块内新生血管因为血管痉挛等外力作用下破裂,斑块体积突然急剧增加,致管腔严重堵塞。因此,在临床上如何让不稳定斑块趋向稳定斑块,从而防止急性心血管事件出现显得尤其重要。大量来自他汀类药物研究报告显示,他汀类可以通过内皮细胞保护、抑制斑块炎症、减少斑块体积和减少基质金属蛋白酶分泌、增加纤维帽胶原含量等功能起到促斑块稳定的作用。

三、易损斑块的检测

分析动脉粥样硬化斑块的性质和构成,而并非单纯关注血管狭窄程度,在判断动脉粥样硬化斑块的转化和进展,评估急性心血管事件发生的危险性,预防、指导冠心病的治疗及风险人群筛查等方面具有重要的意义。这给临床动脉粥样硬化性心血管疾病提出了一个崭新的课题:如何早期识别出不稳定斑块并加以干预,使斑块稳定?传统的血管造影技术,只能显示斑块导致血管堵塞的程度,而无法判断斑块的性质。目前血管内超声是动脉粥样硬化斑块性质判定的"金标准"。以冠状动脉血管内超声为例,可以通过选择性操作,判断斑块的体积、血管壁重塑的情况及斑块的性质;利用IVUS分析软件能较为准确地测量外弹力膜包围的面积(血管外径面积)、内膜和血流交界线所包围的面积(血管内径面积)、血管直径和腔内直径、斑块面积和斑块负荷(斑块面积/血管外径面积),定量反映钙化的程度,得出斑块相应的体积参数。根据冠状动脉粥样斑块回声特征,IVUS 将斑块初步分为 4 类,①脂质斑块(软斑块):脂质斑块含有液体成分,而液体不易透光。IVUS 上表现为低回声的黑色区域。若大量脂质汇集形成脂池,则可见声波明显衰减的黑色区域,但中膜依然可看清。②纤维斑块:由于纤维组织具有高回声、易透光、反射较强、衰减较弱的特点;故在 IVUS 上表现为均质、高回声、向心/偏心生长。③钙化斑块:钙化斑块的回声密度较强;IVUS 上表现为高亮白色、声影衰减(在其外侧有一黑色区域)。④混合斑块:混合性斑块由纤维斑块、脂质斑块和钙化斑块混合而成,图像表现为不均质、不规则的特点。IVUS 中不均质的暗色区域为脂质斑块,高亮白色、声影衰减的区域为钙化斑块。不稳定斑块在 IVUS 的特点:较大的脂质池,薄纤维帽,且斑块出现破裂、出血、炎症细胞浸润。但 IVUS 作为一种有创的检查方法,临床应用上面临着费用较高、操作风险大,以及部分患者存在禁忌证等问题。

除了 IVUS 之外,用于临床斑块性质检测的主要工具还有 CT 检查、磁共振成像(MRI)和光学相干断层成像术(OCT)等。

此外,Casscells 等 1996 年提出不稳定斑块内有大量巨噬细胞浸润,而激活巨噬细胞引起的炎症反应会导致局部产热增加,从而使得斑块内温度升高,应用灵敏的热感应测定仪器可测定这种微小的温度改变,通过这种温度的变化可以检测出不稳定斑块。

除了影像学指标之外,一些血清学指标的在不稳定斑块检出中的诊断价值也在探讨之中,也是值得探讨的一个重要方向。

四、降脂,何处是尽头

高脂血症是动脉粥样硬化发生的核心危险因素,降脂治疗是目前临床上防治动脉粥样硬化性疾病的主要措施。从临床数据来看,固然高脂血症是动脉粥样硬化性心血管疾病的危险因素,但是也有将近一半的患者,其血脂水平在目前设定的正常参考值范围之内,且急性冠状动脉综合征病变严重程度与血脂水平之间缺乏平行关系。在依折麦布(一种抑制肠道胆固醇吸收的药物)、他汀(抑制胆固醇内源性合成)和 PCSK9 抑制剂(促进肝脏胆固醇代谢)的强力降脂药物单独和联合使用的情况下,可以将患者的血脂降到非常低的水平。但来自大规模循证医学的结果表明,在有效控制血脂的人群中,大约只有 1/3 的患者从中真正受益,即只有 1/3 的患者临床终点事件的发生得到减少。此外,脂质作为人体重要的营养与结构性物质,过低的血脂浓度对机体会不会带来负面影响,也就是说降脂的目标值到底有没有下限,需要更多的令人信服的实验证据。他汀药物作为临床主要降脂药物,除了降脂作用之外,还有内皮保护、抗炎等功能,其使心血管患者受益是因为降脂还是因为其他方面的功能?

五、动脉粥样硬化是一个纯粹的炎症反应吗

在炎症机制漫天飞的今天,动脉粥样硬化在 20 世纪末也被归为一种慢性炎症反应。炎症细胞的存在、炎症因子的分泌也似乎为动脉粥样硬化是一种炎症反应提供了铁证。一些炎症指标如 C 反应蛋白甚至已经成为临床冠心病检测的一个常规指标。但动脉粥样硬化发生发展真的就是一个炎症反应吗?动脉粥样硬化性心血管疾病发病都与炎症有关吗?近年来有不少特异性和非特异性"抗炎"药物在进行抗动脉粥样硬化性心血管疾病临床试验,尤

其以 Darapladib（一种口服的选择性、可逆性磷脂酶 A2（Lp-PLA2）抑制剂）最受关注。鉴于 Lp-PLA2 酶"促炎"活性与 ASCVD 密切相关，推测其可能参与了动脉粥样硬化发生和斑块不稳定。然而，在 ESC 2014 年会上发布的 SOLID-TIMI 52 研究显示，在因急性冠状动脉综合征事件住院的患者中，Darapladib 未能减少心血管事件。在 ASCVD 一级预防 JUPITER 研究中，瑞舒伐他汀使血清胆固醇低水平且 C 反应蛋白高水平个体心肌梗死和卒中风险显著降低，研究者推测其获益可能主要与瑞舒伐他汀"抗炎"作用有关，但研究者自身也明确提到，把他汀类药物治疗动脉粥样硬化性心血管疾病的作用无论归结为单纯抗炎还是单纯降脂都是不合适的。在 ACC 2014 年会上公布的 STABILITY 研究显示，Darapladib 用于稳定型冠心病患者未能降低主要心血管不良事件（包括心血管死亡、心肌梗死或卒中）。2017 年 8 月，美国波士顿 Brigham 医院心血管疾病研究中心的 Paul M Ridker 公布了 CANTOS 研究Ⅲ期最新临床结果：对既往有心肌梗死病史和 hs-CRP 水平≥2mg/L 的患者，每 3 个月皮下注射 150mg 的白细胞介素-1β 单克隆抗体（康纳单抗），可显著降低心血管事件发生率，且独立于血脂水平。但必须指出的是，该研究的大部分患者曾接受血管重建（66.7% 的患者接收 PCI 治疗，14.0% 的患者接收冠状动脉搭桥治疗）。此外，康纳单抗治疗心血管疾病的安全性还有待进一步证实。炎症假说是否能经得住考验也有待于在其他靶向"抗炎"药物中进行检验。目前接受美国国家心肺和血液研究所（NHLBI）资助的心血管炎症减轻试验（Cardio-vascular Inflammation Reduction Trial，CIRT）研究正在火热进行中，研究将验证低剂量甲氨蝶呤"抗炎"作用是否能降低 ASCVD 合并 2 型糖尿病或代谢综合征患者心肌梗死或死亡的风险。

总之，动脉粥样硬化研究到今天，无论在基础理论还是在临床防治方面都取得了一定的进展。但同时新的问题也越来越多。一方面彰显了动脉粥样硬化病因及发病机制的复杂性；另一方面也警示着所有研究人员：对于动脉粥样硬化的研究，我们是否走在正确的道路上？以动物模型为例，ApoE$^{-/-}$小鼠与人类的血脂谱截然不同，ApoE$^{-/-}$小鼠的所谓动脉粥样硬化病变无论是病理形态学特征还是发生部位与人类相去甚远，ApoE$^{-/-}$小鼠根本无法观察冠状动脉病变、用于冠心病研究，而我们都还在乐此不疲地应用这模型，这样的动物模型对于解决人类动脉粥样硬化问题究竟有多大帮助值得反思。动脉粥样硬化研究的每一次重大进展，都是建立在对人类动脉粥样硬化病变再认识的基础上，充分运用现代分子生物学技术，结合细胞生物学和其他病理形态学技术，从整体-细胞-分子水平重新大样本检视人类动脉粥样硬化病变的特点，应成为动脉粥样硬化研究再出发的基石。建立与人类动脉粥样硬化病变相符合的动物模型是动脉粥样硬化研究的利器，但依然任重而道远。

（徐　倩　刘录山）

参 考 文 献

［1］姜志胜.动脉粥样硬化学.北京:科学出版社,2017.

［2］杨永宗.动脉粥样硬化性心血管病基础与临床.2 版.北京:科学出版社,2009.

［3］商战平.病理生理学.南京:江苏科学技术出版社,2013.

［4］ROSS R.Atherosclerosis--an inflammatory disease.N Engl J Med,1999,340(2):115-126.

［5］HERBERT C.A Definition of Advanced Types of Atherosclerotic Lesions and a Histological Classification of Atherosclerosis-A Report From the Committee on Vascular Lesions of the Council on Arteriosclerosis,American

Heart Association .Circulation,1995,92:1355-1374.

［6］RIDKER P M.Antiinflammatory Therapy with Canakinumab for Atherosclerotic Disease.N Engl J Med,2017,377(12):1119-1131.

［7］中国成人血脂异常防治指南修订联合委员会.中国成人血脂异常防治指南.2016 年修订版.中国循环杂志,2016,31(10):937-953.

［8］中国心血管病报告编写组.中国心血管病报告.2016 概要.中国循环杂志,2017,32(6):521-530.

第十九章

高 血 压

第一节 概 论

一、高血压在我国人群的发病率及其变化趋势

我国40岁以上人群的死亡原因中,心血管疾病和脑血管病分别列为第一位和第三位,而高血压是心脑血管疾病发生的重要危险因素之一。我国自20世纪50年代以来进行了三次较大规模的成人高血压患病率的人群抽样调查。1959年、1979年和1991年高血压患病率分别为5.11%、7.73%与11.88%。根据卫生部2002年进行的27万人营养与健康状况调查,国内18岁以上的居民高血压患病率约为18.8%,经计算,预计全国18岁以上高血压患病人数达1.6亿,同11年前调查结果相比,高血压患病率上升约31.0%,净患病人口增加7 000余万。在老年人群中,年龄大于60岁的高血压患病率约为49.1%。由此患病率及2005年国内人口数推算,老年人中高血压患病者几乎达到一半。此外,老年高血压患者发病率仍呈持续上升走势。上升的主要原因可能为:①人口老龄化严重程度不断增加。卫生部于2000年公布的调查数据显示,60岁以上的人群占我国总人口10.45%,而2003年约为11.96%,2005年则为13.00%。②老年人群高血压患病率的增加。根据1991年全国高血压调查结果,60岁以上的人群高血压患病率约为40.4%,而到2002年,增幅为21.5%,净增加8.7%。有研究显示,老年人的高血压患病率在部分城市已经超过60%。尽管各次调查的年龄、规模及诊断标准不尽相同,但大致比较客观地表明我国人群在过去50年来高血压的患病率是呈明显升高趋势的。

我国人群的高血压患者中,轻、中度高血压约占90%,而轻度高血压则占60%以上,说明我国人群的高血压以轻、中度升高为主。

二、我国高血压人群对高血压的知晓率、控制率和治疗率

患者本人对高血压的知晓率、控制率和治疗率是评价高血压防治情况的重要指标参数。20世纪90年代以来,我国卫生机构对高血压患者的检出、控制和治疗水平均有明显提高。1991年全国高血压抽样调查及2002年全国营养调查数据对比显示,患者本人对高血压知晓率由26.3%提升至30.2%,控制率由2.8%提高至6.1%,而治疗率则由12.1%提至24.7%。对患病人口基数庞大的我国来说,这意味着十年来接受降压药物治疗的高血压患者净增加约3 000万,血压控制达标人数也增加了600万。国内众多高血压防治研究社区的数据提示,在专业管理人群监督下,高血压控制率已超过60%。经统计,脑卒中是高血压最凶险的

并发症,在我国城市地区 55 岁以上年龄患者中,其病死率也在以每年 3% 的速率逐年下降。然而,我国高血压患者知晓率、控制率及治疗率与发达国家相比仍处较低水平,尤其是在经济、文化发展欠发达的边远地区和农村尤为突出。大数据显示,农村地区脑卒中死亡率已超过城市。我国目前约有 1.3 亿患者对自己患病情况毫不知情,另有 3 000 万已知自己患有高血压的患者没有接受规范治疗,在余下接受降压治疗方案的患者中,约有 3/4 的患者血压控制尚未达标。

三、我国人群高血压流行病学规律

我国高血压患病率和流行性存在着多方面差异,主要体现在性别、年龄、地区和种族等方面。其发病率随年龄增长而升高。更年期前女性高血压患病率稍低于同期男性,更年期后迅速走高,甚至略高于男性。低纬度温暖地区高血压发病率低于高纬度寒冷地区。饱和脂肪酸及钠盐摄入量与平均血压水平及高血压患病率均呈正相关。北方高血压患病率高于南方。高血压患病率在不同民族之间也有不同差异。苗族、壮族、彝族等民族患病率较低,而蒙古族、藏族及朝鲜族等民族患病率则较高,这种差异可能与生活的地理环境、生活方式不同有关,目前各民族的患病率是否有明显的遗传倾向尚无定论。

第二节 高血压危险因素

高血压的发生、发展是多种致病因素相互影响、相互作用的结果,这些致病因素被统称为高血压危险因素,主要包括了环境因素和遗传因素。高血压发病的遗传因素方面主要体现在家族聚集性,均有高血压的父母亲其子女高血压发生概率高达 46%。遗传因素与社会、经济、文化、行为等环境因素相互影响,相互作用促成高血压发生进展。根据危险因素是否可改变分为两大类:可变性危险因素和不可变性危险因素。可变性危险因素有生活方式、体重指数、心理因素、疾病因素等。不可变性危险因素包括遗传与家族聚集性、年龄与性别。

一、不可改变危险因素

(一)遗传与家族聚集性

家族聚集性是高血压的一大特点,高血压患者直系亲属血压水平比非直系亲属同龄人血压更高。Bianchi 等研究发现双亲均为正常血压者子女患高血压的概率为 3%,而双亲均为高血压者其概率则为 46%。1991 年北京市高血压普查结果显示,双亲一方有高血压者,其子女高血压患病率是同期无家族史者患病率的 1.5 倍,而双亲均有高血压家族史者,子女高血压患病率则达到了双亲均无高血压子女的 2 倍以上。上海用一级、二级亲属的资料分别计算了高血压遗传度,前者为 70%±9.8%,后者为 57%±7.9%。研究孪生子女发现,单卵孪生子女间血压相关程度比双卵孪生子女间更明显。

(二)年龄与性别

根据我国高血压患病特点,高血压患病率随着年龄增加而增加,自 35 岁开始,每增加 10 岁,高血压患病率上升 10%;年龄小于 35 岁者,女性高血压患病率略低于男性;而 35 岁以后,男女患病率呈相同趋势,女性患病率和血压升高幅度甚至可超过男性。总体而言,一生中男女患病率差别不大。无论是女性还是男性,平均血压都会随年龄增长而上升。

二、可改变危险因素

(一) 生活方式

1. 饮酒 饮酒是高血压可变性危险因素之一,饮酒量与高血压患病率呈正相关。值得注意的是,部分患者适量饮酒后短时间内血压水平可以有所下降,但就长期观察而言,饮酒可使血压整体水平升高。另外,无论男女,饮酒频率同样与高血压患病率呈正相关。中美心血管流行病学合作研究结果显示,经过 4 年观察研究,男性持续饮酒者比不饮酒者发生高血压危险增加 40%。男性饮酒量与收缩压和舒张压水平呈正相关。女性饮酒量与高血压呈 J 形曲线关系,女性摄入酒精量≤15g/d 时,高血压患病率维持在较低水平,饮酒量超过此水平后女性患病率呈上升趋势。每天饮酒量小于 3 个标准杯时(1 个标准杯≈12g 酒精),舒张压与收缩压分别上升 2.1mmHg 与 3.5mmHg,且上升幅度与酒精摄入量呈正相关。而对于重度饮酒者(摄入酒精>42g/d)减少酒精摄入量至<14g/d,大约可使血压下降 1mmHg。

研究已证明,大量酒精通过激活交感神经系统、内皮素、肾素-血管紧张素-醛固酮系统、胰岛素(或胰岛素抵抗)、皮质醇及抑制血管舒张物质(如 NO 的合成)等作用升高血压。少量和中等量酒精对高血压的影响仍存在争议,甚至有认为少量酒精对血压有保护作用。

2. 吸烟 吸烟者高血压患病率显著高于不吸烟者,且随吸烟量增加高血压患病率也逐渐增加。有研究显示,有长期吸烟史的男性高血压患者,其血压变化规律表现为晨间收缩压上升速度明显加快,白昼收缩压水平较高,亦有文献报道晨间收缩压上升速度加快可能是心脑血管事件的危险因素。

已有相关研究表明,烟草中含的尼古丁可以明显升高血压,增加心脏后负荷,而且,人体内血红蛋白与烟草中一氧化碳相结合,产生碳氧血红蛋白,使血红蛋白携氧能力下降,组织供氧减少,使血管管壁增厚、内膜增生、管腔狭窄,引起众多血管相关性疾病。儿茶酚胺等血管活性物质在尼古丁刺激下释放入血,收缩血管,升高血压,使血管壁缺氧加剧,最终可导致高血压和动脉硬化发生发展。

3. 低钾高钠饮食 我国居民的膳食特点为,摄入较高钠盐量、较低钾盐量。钠盐摄取量与高血压患病率及血压水平均呈正相关;反之,钾盐摄入则对高血压患病率和血压水平有着一定的预防和控制意义。已有相关文献表明,平均每天增加 2g 钠盐,患者舒张压和收缩压分别增高 1.2mmHg 和 2.0mmHg。在控制其他混杂影响因素后,国内人群的收缩压、舒张压及高血压患病率均与钠盐摄入量呈正相关。且在高钠盐摄入人群中,控制摄入量,人群平均收缩压、舒张压及高血压发病率均有下降趋势。据统计,每日食盐摄入量控制在 3g 以下的人群,高血压发病率很低,而摄入量达 20g 以上的人群,其发病率显著升高。分析其原因,可能为:①钠盐摄入者血容量增加;②水钠潴留,导致血管平滑肌水肿,血管管腔变细,血流阻力增加,进而导致高血压的发生和进展。

血清、尿液及膳食中钾盐含量与血压各项评价指标之间基本呈负相关。其内在机制可能与肾素-血管紧张素-醛固酮系统、交感神经系统功能调节,以及直接促尿钠排泄有关。目前我国钾盐摄入量一般在 2~3g/d,相对人体需要量普遍偏低,调整膳食中钠/钾比平衡是我国目前饮食防治高血压发生发展的重要环节。

另外,高蛋白饮食、高饱和脂肪酸饮食也是我国人群血压升高的危险因素。

4. 睡眠时间 近些年来,高血压与睡眠呼吸暂停综合征的关系引起了人们的重视。据统计,阻塞性睡眠呼吸暂停综合征者发生高血压的风险增加,两者间呈线性相关。睡眠时每小时增加一次呼吸暂停事件,高血压发病率便升高 1%。睡眠时间的长短也影响着我国人群高血压发病率。32~59 岁的中年人,睡眠时间短于 5h/d 的人群中,高血压患病率为 24%,在睡眠时间延长至 7~8h 的同龄人群中,其患病率仅为 12%。表明睡眠时间长短明显影响高血压的发生发展。

5. 体力活动 已有大量的研究表明,一定强度且规律的锻炼与血压水平呈负相关。通过规律的运动锻炼,可使收缩压与舒张压分别下降 5~15mmHg、5~10mmHg。另一方面,临床研究结果提示,缺乏运动者与规律运动者相比,高血压患病率增加 20%~50%。适当的运动有利于减轻体重,改善胰岛素抵抗,有利于更容易地控制高血压患者血压。另有研究表明,调整混杂因素后,≥12h/d 的静坐时间是高血压患病的危险因素,≥3 次/周的中等强度运动是高血压患病的拮抗因素。

(二)体重指数

体重指数(BMI)是高血压重要的危险因素指标之一。中国成人正常 BMI 为 19~23.9kg/m²,BMI≥24kg/m² 为超重,≥28kg/m² 为肥胖。人群中 BMI 与血压水平呈正相关,基线时 BMI 每增加 1kg/m²,收缩压升高 2~3mmHg,舒张压升高 1~3mmHg,5 年内发生确定的高血压(收缩压≥160mmHg 或舒张压≥90mmHg)危险度增加 9%。基线时 BMI 每增加 3kg/m²,4 年内发生高血压(收缩压≥140mmHg 或舒张压≥90mmHg)的风险男性增加 50%,女性增加 57%。我国人群调查研究结果显示,高血压患病率在 BMI 正常人群中为 30.0%,在超重人群中为 43.2%,而在肥胖人群中则为 59.2%。无论农村还是城市,高血压患病率总是随着 BMI 升高而升高。此外,高血压与脂肪在身体内的分布特点也存在着密切关系。腹部脂肪水平与男女性高血压发病均呈正相关。当女性腰围≥85cm,男性腰围≥90cm 时,高血压发病率上升至 4 倍以上。BMI 与高血压相关的可能内在机制有以下几个方面:①心排血量及血容量增加;②肾素-血管紧张素-醛固酮系统功能异常及高胰岛素血症促成水钠潴留;③神经-内分泌调节功能紊乱,交感神经兴奋增高,儿茶酚胺水平上升;④细胞膜功能异常,离子转运障碍等。

(三)心理因素

心理作用经中枢神经系统通过信息接受、整合,可产生不同的情绪。恐惧、紧张、愤怒、忧郁等情绪,通过神经-体液调节最终可引起一系列激素水平变化。如果这种心理刺激因素应激强烈持久,会破坏正常血压调节机制及代偿,最终进展成高血压。早期研究表明,惊恐发作及惊恐障碍是顽固性高血压的危险因素。此外,已有研究证实,长时间愤怒、紧张、烦躁、恶劣环境,以及睡眠不足、劳累、恐惧、焦虑等心理状态都与高血压有关。应激状态下,人类大脑皮质过度兴奋,交感神经兴奋增强,儿茶酚胺及肾素释放均显著增强应激能力,这些物质能引起血管收缩,长时间血管收缩可继发引起血管平滑肌肥大,使血管张力过高,引起血压升高。观察发现,情绪稳定、性情温和者,血压往往较稳定,而情绪急躁、性格易怒者,血压往往偏高。

(四)高血压相关性疾病

1. 血脂代谢异常 众所周知,血脂异常与高血压的发生密不可分。高血压患病率与甘油三酯(TG)水平呈正相关,与高密度脂蛋白水平呈负相关。脂肪累积过多,脂肪进入组织间隙,过多的游离脂肪酸被释放入血,随后通过门静脉系统进入肝脏,经过肝脏加工、代谢、水解等作用,生成低密度脂蛋白。脂蛋白酶将大部分极低密度脂蛋白在血浆中水解,生成中间密度脂蛋白和低密度脂蛋白,随着时间延长,沉积在血管壁的脂蛋白可进入血管内皮下,造成血管内皮损伤,内皮素等促血管收缩物质增多、血管弹性改变、形成斑块、阻碍血流、血管内压上升,进而促进高血压的发生发展。

2. 血糖代谢异常及糖尿病 胰岛素抵抗为糖尿病与高血压共同的发病机制,以致这两种疾病常呈群集现象。英国一项前瞻性研究显示,2型糖尿病患者中,同时合并2级高血压(≥160/100mmHg)及以上者达到了38%,是非糖尿病患者的2倍。糖尿病合并胆固醇过高者,患高血压的概率更高。糖尿病导致高血压的机制除了胰岛素抵抗外,还可引起血液黏滞度的变化和血管舒缩功能障碍,从而导致高血压的发生发展。

3. 高尿酸血症 近些年来,高尿酸与高血压关系研究越来越多。高血压发生发展与尿酸水平升高有着密切关系,尿酸水平常与血压水平高低呈正相关。其机制可能为通过产生氧化刺激,导致内皮细胞功能障碍和激活肾素-血管紧张素系统(RAS)来导致血压升高。国内已有研究,将血清尿酸水平按四分位分组后发现,随着尿酸水平升高,高血压患病比例显著增加。国外文献也报道,每增高59.5μmol/L的血尿酸水平,就增高25%的高血压发病相对危险度。

4. 高同型半胱氨酸 高同型半胱氨酸血症是心血管疾病发生发展的重要危险因素,已被众多循证医学证据所证实。高同型半胱氨酸血症不仅是H型高血压的诊断依据,而且与高血压发生发展密切相关。研究发现,血清同型半胱氨酸水平>8μmol/L,高血压患病风险性增加3倍,血清同型半胱氨酸增高5μmol/L,收缩压升高0.5mmHg,舒张压升高0.7mmHg。

(五)其他危险因素

1. 人巨细胞病毒感染 人巨细胞病毒(HCMV)是一种只感染人类且普遍存在的病原体,其致高血压的发病机制与血管炎性病变有着密切联系。HCMV进入人体后可破坏血管壁完整性,导致平滑肌细胞及内皮细胞的功能异常。美国全国健康和营养检查采集并分析了HCMV与高血压间的数据关联,结果显示,高血压患病率与HCMV感染存在种族差异,我国暂无HCMV感染与高血压种族患病率的队列临床研究。

2. C反应蛋白 Howard DS等对美国的20 525名健康职业女性进行了一项前瞻性定群研究。其结果表明,高血压患病率与C反应蛋白(CRP)显著相关,将CRP作为连续变量观察时,得出基本相同的结论。国内研究发现,高敏C反应蛋白(hs-CRP)的基线参数每上升1个单位,收缩压上升0.39mmHg,同时舒张压也上升0.04mmHg。hs-CRP最高四分位组发生高血压的概率是最低四分位数组的1.10倍。

3. 社会因素 不同性别中,文化程度、家庭收入等因素影响高血压的发生发展。在男性中,文化程度较高和单身的男性发生高血压的风险较低,家庭收入与高血压发病风险无明显关系;在女性中,发生高血压的风险在文化程度较高、家庭收入较高者中较低,婚姻状况与高血压发病的风险无明显关系。一项关于印度尼西亚儿童的研究调查显示,生活在城市地位较低儿童的舒张压及收缩压均低于城市地位较高的儿童,具体机制有待进一步阐明。

综上所述,影响高血压发病的因素多种多样,这些因素相互之间存在交互作用,共同影响高血压的发生和疾病严重程度。因此,研究并阐明它们之间的相互作用,可有助于我们更深刻地了解高血压的发生、发展,控制这些危险因素,养成更健康的生活方式,或可达到预防高血压发生的目的,促进全人类健康。

第三节 高血压发病机制

高血压的病因为多因素,尤其是环境因素和遗传因素交互作用,在高血压发生、发展中有着举足轻重的地位。迄今为止,高血压的发病机制有不少假说得到了一些实验室和临床材料的支持,但至今尚无完整统一认识。原因如下:首先,高血压的个体性很强,不同个体之间不是同质性疾病,不同个体间的病因也不尽相同;其次,高血压病程长、进展慢,在整个疾病过程中,不同危险因素充当着不同的角色。故高血压现被称为多环节、多因素、多阶段、个体差异性较大的一种疾病。目前本病较为主流的发病学说为多种后天危险因素加上一定的遗传因素综合作用的结果,涉及神经-体液、肾和血管等系统在内的多种机制。

一、遗传

高血压的发病具有明显的家族集中性。研究表明,双亲均为高血压患者的正常血压子女,年幼时血浆中的儿茶酚胺浓度明显高于无高血压家族史的同龄人。待成年后,有阳性家族史的子女高血压患病率高达46%。约60%高血压患者有高血压家族史。目前认为高血压的遗传可能存在主要基因显性遗传和多基因关联遗传两种方式。在遗传表型上,不仅高血压发生率体现遗传,而且在血压高度、并发症发生及其他有关因素如肥胖等也有遗传性。研究表明,高血压发病病因60%来自基因的作用,40%来自环境影响,是遗传与环境因素共同作用的结果。

新近研究发现,高血压的发病还与一些基因突变有关,目前已对高血压相关的150种基因进行相关研究,包括了血压调节相关的激素及神经调节系统等诸多方面。目前确定与高血压有关的基因有:1号染色体位于1p36.1的 *ECE1* 基因,以及1q42-q43的 *AGT* 基因,2号染色体2p25-p24,3号染色体位于3q21-q25的 *AGTR1* 基因,以及3p14.1-q12.3,4号染色体位于4p16.3的 *ADD1* 基因,7号染色体位于7q22.1的 *CYP3A5* 基因和位于7q36的 *NOS3* 基因,12号染色体位于12p13的 *GNB3* 基因,17号染色体位于17cen-q11de的 *NOS* 基因,18号染色体位于18q21的 *MEX3C* 基因,20号染色体位于20q13的 *PTGIS* 基因。但目前高血压遗传分析所得结果复杂,结论不一致,有些结果不能重复。因此,很难判定哪一个特异基因与高血压发生发展有确切关联。

二、神经与体液机制

(一) 交感神经系统活性增强

舒血管神经纤维和交感缩血管神经纤维共同作用影响血管张力,是目前已知的血管张力调节机制之一,其中,以交感缩血管神经纤维为主。神经中枢功能在各种原因作用下发生改变,导致神经递质浓度与活性增强,主要为肾素-血管紧张素-醛固酮系统相关的激素及儿茶酚胺,使交感神经过度兴奋,通过血管、心脏、肾和肾上腺髓质引起血压升高。

交感缩血管神经纤维末梢释放的神经递质为去甲肾上腺素(NA)。NA主要作用于血管平滑肌细胞膜上的 α 受体和 β 受体,同时心肌细胞膜上的 β_1 受体也受其支配。NA与 α 受体结合的亲和力较 β 受体大,故交感缩血管神经纤维兴奋时主要表现为缩血管效应。而 β_1 受体兴奋,则对心肌产生正性肌力,正性传导的作用,心率加快,心肌收缩力增强,心排血量增加,血压上升。此外,交感节后神经原内还含有神经肽 Y 等神经肽类物质,多数肽类物质与 NA 共存,且常与 NA 共同释放,神经肽 Y 对血管平滑肌的调节作用主要表现在:①直接收缩血管作用,值得注意的是,该收缩作用不受肾上腺素能阻断剂拮抗;②抑制其他物质的舒张血管作用,其作用强度与浓度呈正相关;③促进血管平滑肌增殖,增加外周阻力。

肾脏交感神经分布丰富,神经轴突经肾神经到达肾脏,支配肾脏入球和出球小动脉、球旁细胞及肾小管上皮细胞。交感神经兴奋时肾脏可发生如下变化:①通过兴奋肾脏血管的 α 受体,使肾脏血流量减少。由于受体分布密度不同,入球小动脉收缩程度强于出球小动脉,引起肾小球毛细血管血浆流量减少,毛细血管血压下降,肾小球滤过率下降;②通过激活球旁细胞的 β 受体,使球旁细胞释放肾素,继发引起血管紧张素与醛固酮水平上升,使水钠潴留增多,体液容量增加,血压升高。支配肾上腺髓质的交感神经兴奋,肾上腺髓质释放肾上腺素和去甲肾上腺素增多,通过上述机制血压升高。

在高血压患者中,长期交感神经兴奋性上升被认为是高血压的始动因素。早期高血压患者交感神经活性增强会引起:①心排血量上升;②小动脉及微动脉收缩增强;③动脉血管管壁增厚,管腔变小,总外周阻力上升,血压持续上升。此后,血压升高可以逐渐摆脱对交感神经兴奋性的依赖,主要是下列因素维持高血压:①结构性强化作用,即长时间的高血压灌注可致使血管平滑肌细胞增生和肥大,管壁变厚,管腔狭窄,总外周阻力增高。同时,交感神经系统促进血管平滑肌细胞生长,增加血管阻力和对血管收缩刺激的反应,导致高血压。②肾脏的作用。交感神经活动增强使得肾动脉收缩,血压增高本身可以造成肾动脉肥厚、管腔狭窄,结果减少肾血流量,只有在更高的血压作用下才能维持正常肾血流量。③后负荷的增加和交感神经的营养作用使得心肌变得肥厚。④动脉压力感受器的重调也与血压的升高有关。重调是指血压在长期缓慢升高的情况下,压力感受器的感受阈值可以上调,并在新的血压水平上发挥调节作用。正常血压时的感受阈值称为压力感受器反射对动脉血压的调定点。高血压患者的调定点比正常人高,即高血压患者的压力感受器在较高水平上发挥作用,使动脉血压维持在较高水平。交感神经不仅对血压起到了短期调控作用,而且在血压长期控制中也具有重要作用。

(二) 肾素-血管紧张素-醛固酮系统的激活

肾素-血管紧张素-醛固酮系统(RAAS)包含一系列可相互作用并具有血管活性的物质,在调节血压、维持水电解质平衡等方面具有重要影响。无论是 RAAS 环路的相互作用,还是后续因素的异常引起系统调节失调都可以导致血压调节和水电解质代谢紊乱,这在高血压发病机制中具有重要作用。

经典的 RAAS 包括肾素、血管紧张素和醛固酮。肾素是肾小球入球小动脉壁的球旁细胞合成和分泌的一种蛋白酶。当肾动脉灌注压或 NaCl 负荷降低时,肾脏合成与分泌更多肾素。肾素水解血管紧张素原生成十肽结构的血管紧张素 I,十肽血管紧张素 I 通过肺循环,在血管紧张素转化酶作用下去除两个氨基酸转变成八肽结构的血管紧张素 II,后者通过氨基肽酶的作用脱去一个氨基酸残基,最终成为一种七肽结构的血管紧张素 III。血管紧张素 I 无明显生理作用,其主要功能是转化成血管紧张素 II。血管紧张素 III 与血管紧张素 II 有相似的生物效应,但其缩血管效应仅为血管紧张素 II 的 10%~20%,而刺激肾上腺皮质球状带细胞合成和释放醛固酮的作用则较强。血管紧张素 II 对高血压的产生起直接作用,其机制主要为:①收缩全身微动脉,导致外周血管阻力增大,同时收缩静脉,使回心血量增多,从而使心排血量增加,两方面共同作用促使动脉血压升高。②通过交感神经末梢突触前膜的正反馈,促使去甲肾上腺素分泌增加,增加交感神经的心血管效应。③刺激肾上腺皮质球状带细胞合成与释放醛固酮,醛固酮促进远端小管和集合管重吸收 Na⁺,保钠、保水作用增强,细胞外液量增加,最终使血压升高。④通过作用于脑的某些特殊区域,如第四脑室,增强交感缩血管活动,从而使外周血管阻力增大,导致血压升高。血管紧张素Ⅱ可增加血管升压素和肾上腺皮质激素的释放量,并引起动物觅水和饮水行为。这些都使血压升高。

交感神经系统和 RAAS 通过不同途径均具有收缩血管的作用,引起外周阻力增加,是高血压发病的主要机制。许多证据表明,有两种不同类型的血管收缩均与肾功能异常相关。一种为肾素型血管收缩,表现为肾脏合成与分泌过多的肾素,导致血管紧张素Ⅱ增加,引起小动脉收缩、外周阻力增加。另一种血管收缩与钠-血容量有关,其特点为肾素水平低,肾对钠排泄功能降低,促使钠潴留,血容量增加,从而引起动脉收缩,外周血管阻力增加。

RAAS 在维持体液平衡与血压调节中起到重要作用。当肾动脉灌注压或 NaCl 负荷降低时,RAAS 激活,引起水、钠潴留,升高动脉血压。当血压及流经肾小管的钠恢复正常,肾素分泌停止。以此维持体液平衡和调节血压。血压的升高最初是以肾素型缩血管作用为主,随后被钠-血容量作用机制所取代。

体内除循环系统中的 RAAS 外,在血管壁、心脏、脑、肾及肾上腺等组织器官中还存在相对独立的局部 RAAS。这些局部的 RAAS 在各个器官的功能调节中均发挥各自的作用,在血管中的 RAAS 不但参与血管平衡正常舒缩活动的调节,而且在高血压的发病机制中也具有重要的作用。除维持血管阻力外,血管局部产生的血管紧张素Ⅱ对血管顺应性也起一定的调节作用。

循环血液中的 RAAS 与组织中的 RAAS 对心血管疾病发生发展起着重要的作用。血管紧张素Ⅱ促进血管肥厚的发生,当高血压发展时,血管壁增厚,血管对缩血管物质的反应增大,血管张力升高。当 RAAS 激活引起心肌肥厚,外周血管床阻力也增加,并会降低抗高血压药物的疗效。脑、肾等重要器官的血管肥厚病变,引起血压升高,组织供血减少,表现为这些重要器官的结构改变和功能异常。RAAS 抑制剂(ACEI 或 ARB)对减缓或逆转心脏和血管肥厚具有明显的治疗作用。

三、肾脏机制

大量证据显示,肾脏因素对高血压的发生发展起着至关重要的作用,主要通过肾小球滤过率减低和肾单位数目减少、肾集合管的钠重吸收增强和肾缺血三个途径。

(一) 肾小球滤过率减低和肾单位数目减少

研究证实,高血压与肾脏疾病密切相关。动物肾摘除或受到损伤后会快速地发生高血压。人的肾小球滤过率轻度下降,肾功能轻度受损后,其发生高血压的概率也会显著增加。肾小球滤过率下降造成的高血压通常表现为钠水潴留和血容量扩张。正常状况下,肾小管钠重吸收减少会由肾小球滤过率轻度下降进行代偿。除非肾小球滤过受损严重,失代偿,才会发生钠水潴留和容量扩张。在肾小球滤过率下降引起的高血压患者中,肾小球滤过率下降往往伴有肾小管功能损伤,两者共同作用更易发生钠水潴留和容量扩张。在这些患者中,造成血压升高的可能机制包括:肾交感神经系统兴奋、缩血管物质分泌增加及舒血管物质生成减少。

20 世纪 80 年代,英国流行病学家 Barker 发现低出生体重儿更容易患冠心病、高血压、卒中和糖尿病,提出"成人疾病胎儿起源学说"(也称"胎儿编程")。Brenner 等提出了一个假设,高血压是由于肾单位数目减少所致。肾移植供体随访研究发现肾供体人群在切除一侧肾后高血压发生率并不会明显增加。至今,低肾单位数目导致高血压的机制尚不清楚。因此,肾单位数目减少可能并不是导致血压升高的直接原因,而是一个危险因素。肾单位数目减少使得肾微血管更易受损,肾间质更易发生炎症浸润。

(二) 肾集合管的钠重吸收增强

正常生理状况下,肾存在广泛的调节机制,用以调节钠的分泌。但是最终的调节环节是集合管。钠分泌的变化越靠近近端肾小管,越有可能被肾自身的调节机制所代偿。如果钠分泌异常发生于集合管部位,则肾自身调节可能最差。醛固酮直接作用于肾脏钠通道,增加肾集合管上皮细胞对钠的重吸收。在几种罕见的遗传性高血压中可发现与肾集合管上皮细胞钠通道相关的遗传缺陷,包括导致醛固酮水平增多的相关基因突变(如糖皮质激素可抑制性醛固酮增多症)、可导致集合管盐皮质激素受体介导增强的相关基因突变(如表观盐皮质激素增多症)和可导致集合管上皮细胞受醛固酮调节的钠通道表达上调的相关基因突变,这些基因突变均会导致集合管上皮细胞钠重吸收增加,造成高血压。有关这一基因机制的另一佐证就是发现调节肾集合管上皮细胞钠通道的 G 蛋白多态性与高血压密切相关。G 蛋白多态性在近赤道人群中更为常见,随着纬度增加而呈现下降趋势。

(三) 肾缺血

近年来,高血压发病率呈逐年升高趋势,可能与后天获得性肾脏疾病有关,表现为肾脏钠分泌功能受损、肾小动脉收缩等。肾血管收缩机制主要通过氧化应激、血栓、一氧化氮缺乏和血管紧张素Ⅱ等因素介导。造成肾血管收缩的病因有很多,包括交感神经系统过度激活、肾素-血管紧张素-醛固酮系统激活、内皮细胞功能障碍、低血钾和肾毒性药物造成的肾功能损害等。在肾脏疾病早期阶段,只表现为轻度肾血管缺血和炎症,未见明显肾功能异常。发展到高血压阶段,上述肾外和肾内机制共同作用,发挥生理代偿机制,通过升高血压代偿肾缺血与钠分泌减少,最终消除肾缺血,使肾分泌钠的能力恢复正常,表现为盐敏感性高血压。如果这种代偿机制反复发生,肾内 RAAS 系统激活,内源性缩血管物质增多,血管舒张物质释放减少,可导致肾小动脉发生血管重塑,造成肾小血管疾病,血压升高。

与肾血管损害交织在一起的还有炎症细胞(如 T 细胞和巨噬细胞)向肾间质的浸润。这些细胞能释放氧化剂和血管紧张素Ⅱ,参与高血压的发生发展。

四、血管的反应性增强和血管重塑

(一) 血管的反应性增强

与正常血压人群相比,高血压患者表现为对去甲肾上腺素的血管收缩反应更为显著。在正常人群,循环系统中去甲肾上腺素水平升高会使去甲肾上腺素受体水平下调。但是,这种反馈调节机制在高血压人群中不明显,这导致血管对去甲肾上腺素敏感性增加,外周血管阻力增加,血压上升。与血压正常且无高血压家族史的人群相比,高血压人群的血压正常后裔对去甲肾上腺素的反应性也出现增强现象。这提示血管对去甲肾上腺素的反应性增强可能与遗传有关。另外,作用于交感神经中枢的药物、α 和 β 受体阻滞剂药物对治疗高血压都有很好的效果,间接证实了在高血压中交感神经系统兴奋性增加。

(二) 血管重塑

高血压患者中,外周血管阻力增加,表现为血管结构改变,小动脉功能障碍。血管重塑不仅增加外周血管阻力,造成高血压,也与靶器官受损联系在一起。随着年龄增长,收缩压和脉压相应增加,这主要是因为大的传输动脉血管壁变硬,动脉弹性下降,周围动脉回波传导速度加快。胶原沉积、平滑肌细胞增生、血管壁增厚、动脉中层弹性纤维断裂与分割等因素可造成这些大血管发生动脉硬化。

在老龄单纯收缩期高血压人群中,由于年龄增长与长期高血压,内皮细胞功能发生障碍,与上述因素共同作用,加重动脉僵硬度。其他影响内皮细胞功能、降低动脉顺应性的因素还包括雌激素缺乏、高盐饮食、吸烟、糖尿病和高同型半胱氨酸血症。

一般而言,大动脉发生结构性的改变主要包括粥样斑块形成、管壁增厚及纤维化,其形成过程较长,内皮细胞功能障碍发生在此之前。大动脉弹性功能减退是血管病变的后期表现,一般发生在长期内皮细胞功能障碍引起的粥样斑块形成、胶原增多、弹力纤维断裂等结构性改变之后。与大动脉不同,NO 生物活性对小动脉的舒张和张力起重要调控作用,内皮细胞功能障碍先于结构性改变出现,之后逐渐出现小动脉重塑、壁/腔比值增大及血流储备减少。因此,动脉内皮细胞功能障碍的早期表现是小动脉弹性减退。

大动脉硬度增加会使脉搏波传导速度增快,造成脉压增大,这在老年高血压患者中较为常见。血液自左心室射出后形成脉搏波,脉搏波自心脏传导外周血管。脉搏波传导的速度取决于传输动脉的弹性和硬度,血管树的任何一点都会有反射脉搏波的作用力,并将该作用力传导回主动脉和左心室。脉搏波反射时间取决于血管弹性和传输血管的长度。在年轻人中,脉搏波速率约为 5m/s,相对较小。反射回传的脉搏波在主动脉瓣关闭后才到达主动脉根部和左心室。因此,舒张压会较高,冠状动脉灌注会很好。在老年人中,如果是单纯收缩期高血压患者,其脉搏波速率会达到 20m/s。以这一速度,反射回传的脉搏波会在主动脉瓣关闭之前到达,显著增加了收缩压和左心室后负荷。这就解释了为什么老年人会出现收缩压升高、脉压加大和舒张压变小的现象。

五、胰岛素抵抗

胰岛素抵抗是指机体对内源性或外源性胰岛素反应性下降的异常状态。50%左右的高血压存在有不同程度的胰岛素抵抗,常表现为高胰岛素血症。高胰岛素血症在合并有肥胖、高甘油三酯血症、高血压及糖耐量减退的患者中最为明显。胰岛素抵抗导致血压升高的机制可能是胰岛素水平升高影响 Na^+/K^+-ATP 酶和其他离子泵活性,导致胞内 Na^+、Ca^{2+} 浓度升高,并使交感神经活性增加,促进肾小管对水、钠重吸收,增强血压对盐的敏感性,减少内皮细胞产生 NO,刺激生长因子分泌,以及增加内皮素分泌等。

六、钠过多

人群的血压水平及高血压患病率与钠平均摄入量呈正相关,与钾盐摄入呈负相关,膳食钠/钾比值与高血压的相关性更强。限制钠摄入可减低高血压,提高降压药物疗效。值得关注的是,高血压患者对限盐反应并不一致。一部分高血压患者对限盐反应敏感,限盐可以显著降低其血压,而另外一部分患者对限盐并不敏感。因此,高血压可以分为盐敏感型和非盐敏感型两类。钠过多引起高血压的发病机制可能为:①钠潴留使细胞外液量增多,导致心排血量增多。②小动脉的含水量增高,导致外周阻力增高。③细胞内外钠浓度比值发生变化,从而使小动脉张力增加。

体内钠过多除与摄入增加有关外,肾脏排钠障碍也是重要原因。正常人在血压上升时肾脏排钠排水增加,血压得以恢复正常,这称为压力-利尿钠现象(Guyton 假设)。本病患者在血压上升时肾脏不能排除体内多余的钠和水分,致使血压持续上升。除了肾本身先天和后天的结构和功能异常可能影响这一过程外,许多神经-体液因子如抗利尿激素、醛固酮、肾素、心房肽、前列腺素等对此也有影响。

七、精神、神经因素

流行病学显示,长期处于应激或精神紧张状态,从事注意力高度集中的工作、受噪声或不良视觉刺激者容易患高血压。在各种不良因素刺激下,如紧张、焦虑、烦躁等情绪变化,交感神经活动增强,舒缩血管中枢传出的冲动以缩血管为主,引起小动脉收缩,周围阻力增加,导致血压升高。

神经系统可根据人体需求和环境刺激来调节心血管舒缩功能,包括血压快速、精确调节,同时,对慢性长期的血压水平也有影响。与副交感神经相比,交感神经系统及其相关的神经-体液因子主要通过对周围血管和心脏的作用影响着高血压的发生发展。交感神经的中枢作用部位主要在延髓,并接受其他高级神经中枢调控。延髓的心血管运动中枢整合来自压力感受器、化学感受器及下丘脑和其他高级中枢的传入信号,完成并不断调节这一控制,而大脑皮质可根据人情绪变化、运动与否等通过对血压中枢的调控来影响血压,如各类感受器传入的缩血管信号增强或各级中枢发出的缩血管冲动增加或阻力血管对神经介质反应过度时均有可能产生高血压。

八、其他

前列腺素系统与 RAA 密切相关,有人认为具有扩血管作用的前列腺素 A 或 E 的合成不足可能与高血压的产生有关。血管紧张素转化酶可以促进激肽降解,从而使其扩血管作用消失,导致血压升高。很多观察性研究发现,尿酸增高与高血压之间存在着相关性,在新诊断的高血压伴高尿酸血症的患者中,应用黄嘌呤氧化酶抑制药别嘌醇可有效降低血压。近年来,升压素、内皮素等肽类物质与高血压的关系也引起人们注意,但至今尚未发现它们之间有明确因果联系。缺少运动、肥胖、吸烟、过度饮酒和睡眠呼吸暂停等因素也易致高血压。

第四节　血管内皮细胞与高血压

20 世纪 80 年代,随着血管内皮细胞分泌的血管舒张因子的发现,关于内皮细胞的研究进入了一个全新阶段。血管内皮细胞(vessel endothelial cell,VEC)分布在血管腔面,游离面光滑,与血液直接接触,有利于血液流动和物质交换。VEC 具有与其功能相关的特殊细胞结构;细胞之间具有把 VEC 连接成血管壁内表面机械屏障的各种细胞连接。VEC 还具有内分泌和免疫功能。VEC 通过旁分泌、自分泌和内分泌作用合成释放多种血管活性物质,参与全身所有组织器官联系,共同维持正常生命活动。此外,VEC 还具有信号感受器和传感器的功能,协调血液-血管界面两侧的血管活性物质,通过受体和信号转导来维持血管活动的动态平衡。VEC 功能紊乱将导致机体稳态遭受破坏,致使相应的生理功能失调,血管舒缩功能发生改变,甚至引起高血压。通过不断探究血管内皮细胞的结构和功能,进一步认识了高血压的发病机制,目前,人们已经认识到,高血压的发生与血管内皮细胞功能紊乱密切相关。

一、血管内皮细胞的生物学特征与功能

（一）生物学特征

VEC 的形态结构为扁平鳞状细胞，内衬与血管内腔表面厚度为 $0.1\sim1.0\mu m$，主要呈菱形、扁平、多角形或多边形。中央略微突起，形似鹅卵石，细胞质较清澈透明，近细胞核处分布较多，细胞边缘分布较少。VEC 具有明显不同的游离面和基底面。游离面有一层细胞衣，称为内皮内层（或毛细血管内层），带负电荷，可防止血细胞凝聚到血管壁。基底面有基膜，基膜厚度不一，有 50nm、100nm、150nm 多种，其通过厚度为 25nm 的透明基层与内皮细胞膜相隔开。基膜可支撑和固定内皮细胞，同时，还具有阻挡穿过内皮细胞的白细胞和颗粒物质的作用，控制血管通透性。

VEC 特殊结构包括：①质膜小泡和有衣小泡。质膜小泡是由质膜内陷形成的，呈规则的圆形；有衣小泡是覆盖 VEC 胞质面的一层网状物，由笼状蛋白形成。②Weibel-Palade 小体是 VEC 中一种特异细胞器，为杆状小体，与高尔基复合体相连接，是 VEC 的一个分泌和贮存器官，为 VEC 特异形态学标志。

维持 VEC 之间紧密关系的连接结构主要有紧密连接、缝隙连接、中间连接和韧带连接等。紧密连接多存在于内皮细胞近腔面，不同 VEC 间紧密连接数量不同，大动脉内皮细胞较多，小静脉内皮细胞缺乏，因连接紧密而通透性较差，起着选择性通透屏障的作用。动脉 VEC 间主要连接方式是缝隙连接，静脉内皮细胞间存在少量这种连接。缝隙连接由多簇亲水跨膜通道组成，允许细胞间直接交换离子和小分子物质，对组织机械损伤的修复和血管新生、对内皮细胞的迁移及增生起着协调作用。中间连接方式出现于相邻内皮细胞的钙黏着蛋白之间，几乎存在于所有血管中，紧密连接和缝隙连接方式都需要这种连接方式的存在，又称为黏附连接。韧带连接由桥粒斑蛋白和钙黏着蛋白共同组成。

研究表明，VEC 是一种具有复杂功能的结构组织。主要表现在：①屏障作用。VEC 可构成连续的单细胞层，形成血管内皮，可维持血管内膜光滑，阻止血小板和白细胞黏附及有害物质侵入血管壁。②分泌多种血管活性物质。VEC 能分泌多种血管舒张因子（EDRF）及血管收缩因子，共同调节和控制局部血管张力。生理状态下，VEC 不断分泌 EDRF 及 NO 等，NO 作用于血管平滑肌细胞，使其松弛，从而使血管开放；有活性的 VEC 能释放血管收缩因子如内皮素（endothelin，ET）等，使血管收缩。③参与抗凝血和促凝血过程。VEC 可分泌抗血小板物质，防止血小板聚集。VEC 表面富含类肝素样物质氨基葡聚糖，给活性凝血酶失活提供场所。此外，血管内皮通过产生的纤溶酶原激活物抑制剂（plasm inogen activator inhibitor，PAI）-1 和组织型纤溶酶原激活物（tissue-type plasm inogen activator，t-PA）来调节血栓形成和止血过程。④参与炎症反应。主要表现为细胞黏附分子在 VEC 和血细胞中的表达。⑤参与血管形成。VEC 具有合成和释放促进与抑制血管壁细胞生长的因子，从而维持血管壁细胞正常状态及参与血管形成。

（二）调节血管通透性

血管内皮结构由血管内皮细胞和内皮下层共同构成。内皮结构对血液的有形和无形成分具有选择性通透作用，对气体通透性大，对液体通透性很小，每天穿过内皮细胞的液体净流量约 2.5L，是流过该系统液体总量的 0.03%。正常内皮细胞不通透血液细胞。内皮细胞转运物质的主要途径有细胞旁路扩散途径，此外，还有穿细胞通道和胞内小泡介导途径。一般情况下大分子物质(如蛋白)多数经细胞旁路扩散途径,较少通过穿细胞通道和小泡介导途径转运。因此,正常情况下,内皮细胞物质转运具有选择性。

(三) 参与血管运动调节

VEC 可分泌多种血管活性物质,包括舒血管物质和缩血管物质,共同调节和控制血管张力。VEC 分泌舒血管因子 NO,舒张血管平滑肌,扩张血管。生理情况下,VEC 通过不断释放 NO,使血管平滑肌维持舒张状态,从而调控血压。NO 不仅是有效的血管扩张剂,而且能防止血小板聚集、血管平滑肌细胞增殖、单核细胞黏附。VEC 分泌缩血管因子内皮素(ET)、血栓素 A_2(TXA$_2$)、血管紧张素 Ⅱ、前列腺素 H_2(PGH$_2$)等。其中,ET-1 是迄今为止收缩血管作用最强的细胞因子。目前认为,内皮素升高是引起性高血压患者内皮依赖性血管舒张功能损伤的原因之一。已证明,肾素血管紧张素醛固酮系统(RAAS)存在于 VEC 内。血管紧张素 Ⅰ 通过血管紧张素转换酶(ACEI)转变为血管紧张素 Ⅱ,血管紧张素 Ⅱ 与平滑肌细胞膜的血管紧张素 Ⅱ 受体 1 结合致使血管收缩。

此外,与 VEC 舒缩功能有关的活性物质还有内皮源性超级化因子(EDHF)、降钙素基因相关肽(CGRP)、C 型钠尿肽(CNP)、肾上腺髓质素及肾素和腺苷等。

(四) 保持血液流动性

VEC 通过抗血栓形成来保持血液的流动性;同时,当血管受损时,VEC 分泌抗凝血酶 Ⅲ、合成组织因子等,达到凝血和血栓形成的作用,保护血管壁。

VEC 通过以下机制维持正常血液流动:

(1)VEC 合成分泌肾素和血管紧张素,通过旁分泌和自分泌形式作用于血管平滑肌细胞、内皮细胞和交感神经末梢,调节血管紧张性和局部血流。

(2)VEC 表达一些能合成、转化或灭活血管活性肽的蛋白酶,如氨基肽酶 A 和 M、羟基肽酶 N、血管紧张素转化酶等,调节血管张力和血流。

(3)VEC 分泌多种强效的血管活性物质,如 NO、ET-1 等,对血管张力和血流的调节起重要作用。

(4)VEC 作为多种血管活性物质的中介调节血管舒缩反应,维持一定的血管张力和正常的血液循环状态。如凝血酶引起的收缩血管反应可能是通过内皮细胞合成和释放 ET-1 所致,又如乙酰胆碱舒张血管的作用则可能是通过内皮细胞合成和分泌 NO 发挥作用。正常状态下,内皮舒张因子与收缩因子保持平衡状态,一般舒张因子占优势,使血管处于合理的张力和舒缩状态。

(五) 参与血液凝固和纤溶功能过程

机体能有效防止出血或渗血,又能防止血栓形成,保持血液在血管中的通畅,VEC 在其中起着重要作用。

1. VEC 的抗凝作用 抗凝血酶 Ⅲ(AT Ⅲ)生成于肝脏和 VEC,是人体内重要的抗凝物质,主要作用是灭活凝血酶及 FⅩa,但对其他丝氨酸蛋白酶如 FⅨa、FⅪa、FⅦa 等也有一定的灭活作用,其抗凝活性与肝素紧密相关。蛋白 C 系统主要由蛋白 S(PS)、活化的蛋白 C(PC)、凝血调节蛋白(TM)等组成。TM 是 VEC 表面凝血酶受体。TM 与凝血酶以 1:1 形成复合物,裂解 PC,形成具有活性的 PC(APC),APC 以 PS 为辅助因子,通过灭活 FⅤ 及 FⅧ 来发挥抗凝作用。VEC 可能是组织因子途径抑制物(TFPI)的主要生成部位,TFPI 的抗凝机制是通过直接抗 FⅩa、抗 TF/FⅦa 复合物的作用。

2. VEC 的止血作用 VEC 表达且释放血管性血友病因子(vWF),使血小板在损伤部位黏附和聚集;内皮下基底胶原纤维暴露,激活 FⅫ,启动内源性凝血途径;表达且释放组织因子(TF),从而启动内源性凝血途径;表达并释放 TM,调节抗凝系统。

3. VEC 的纤维蛋白溶解作用　纤维蛋白溶解系统中的纤溶酶原(PLG)可由 VEC 表达,t-PA 主要在内皮细胞合成。VEC 损伤时,t-PA 释放入血液,裂解 PLG,使之转变为纤溶酶,导致纤溶系统激活。

二、血管内皮细胞功能障碍与高血压

内皮细胞功能障碍在高血压的发生发展中占重要作用,是内皮-高血压-心血管事件链的始动因子和载体。VEC 受损和血管壁增厚造成血管硬化和周围血管阻力增加,是高血压发生发展的重要原因。细胞因子调控 VEC 增殖,可能参与了高血压发生发展过程。高血压时,血管舒缩物质异常、反应性异常和舒缩功能失衡,难以维持血管基础张力和血压稳定。

血管松弛反应异常与高血压发生发展密切相关。NO 生成和分解链条中任何环节异常均可能导致 NO 生物作用异常,血管松弛反应下降,导致高血压发生发展。胰岛素刺激 NO 的生成,具有抗高血压效应。胰岛素抵抗状态下,因 NO 生成障碍导致血压升高。在孤束核(NTS)内,Ang Ⅱ 刺激内皮细胞 eNOS 的合成而使 NO 合成增多,进一步促进 γ-氨基丁酸释放抑制压力感受性反射。自发性高血压大鼠(SHR)NTS 内 eNOS mRNA 较正常血压大鼠含量多,长期抑制 NTS 内 eNOS 活性,可降低动脉血压并增强压力感受性反射。SHR 动物阻力血管中超氧阴离子使超氧化物歧化酶活性降低,造成 NO 分解增加,影响血压。

第五节　血管平滑肌细胞与高血压

血管平滑肌细胞(vascular smooth muscle cell,VSMC)作为血管壁主要细胞成分之一,存在于血管内膜内皮细胞下,起构成血管壁组织结构和维持血管张力的作用,具有细胞组织合成和分泌胶原蛋白的功能,正常情况下,成人体内血压主要通过血管张力维持,而 VSMC 通过缓慢轻度的收缩来维持血管壁张力,因此,血管平滑肌细胞的病理生理变化与高血压的发生发展关系密切。

一、血管平滑肌细胞的生物学特点

合成型和收缩型是 VSMC 的两种表型。收缩型作为 VSMC 的成熟类型,在正常成人动脉血管内起主导地位,属于分化型,分化程度高,体积小,具有较差或不具备增殖、迁移能力,粗面内质网、高尔基体少,几乎无合成基质能力,细胞呈梭形或条带状,含有丰富的肌丝,结构蛋白含量多,有与细胞收缩密切相关的 SM-actin,其主要作用是维持血管的弹性和收缩血管,表达有 calponin、SM-MHC、SM22α、smoothelin 等蛋白及参与细胞骨架构成的 h-caldesmon、p-vinculin、telokin、metavinculin、desmin 等蛋白,其表达量随着 VSMC 的去分化而逐渐减少,可以作为成熟 VSMC 的标记。合成型为不成熟 VSMC 类型,体积较收缩型大,存在于胚胎中期或病理血管中,属于去分化型,分化程度低或未分化,形似成纤维细胞,扁平形,肌丝含量和结构蛋白少,富含的内质网和高尔基复合体可以合成和分泌多种生长因子、细胞因子和骨桥素等多种基质蛋白,产生和分泌大量胶原和细胞外基质,主要功能是合成基质和增殖、迁移入内膜形成病理改变。骨桥蛋白(osteopontin,OPN)和糖基质蛋白在去分化的 VSMC 中开始表达,并且表达量与细胞的去分化程度相关,可以作为合成型 VSMC 的标记。VSMC 表型具有可变化的特点。正常成熟的血管壁中 VSMC 在多种细胞因子和生长因子作用下,可从具有收缩功能的分化型转化为具有迁移增殖功能的去分化型,即合成型 VSMC。在高血压的病理生理基础上,合成型 VSMC 自身可分泌促生长物质,如血小板源性生长因子、平滑肌细胞源性生长因子等,以自分泌或旁分泌的形式促进 VSMC 增殖、肥厚,增加细胞外基质的分泌,从而增厚血管壁、缩小管径、降低血管顺应性,加之阻力血管段延长,外周阻力因此增加,结果构成了血压升高的重要结构基础。所以该表型的转化与心血管疾病的病理过程关系密切,如果该表型发生逆转,对心血管疾病的防治具有重要意义。

二、血管平滑肌细胞的增殖、凋亡与高血压

(一) 影响高血压时血管平滑肌细胞增殖的因素

高血压的发病机制中,过度增殖的 VSMC 对血管腔变小、管壁增厚起重要作用。研究发现了多种与 VSMC 增生相关基因及细胞因子。

1. 血管紧张素Ⅱ　血管紧张素Ⅱ是影响心血管系统重构的重要因素之一,具有血管强烈收缩作用,还能促进血管平滑肌细胞增殖肥大、基质胶原纤维增生,使管壁硬化,管腔缩窄,升高血压,导致血管重建。此外,还促进心血管组织的细胞生长、迁移、分化及凋亡等过程。在生理浓度下,血管紧张素Ⅱ能促进原代培养的人皮下小动脉平滑肌细胞生长。研究发现,雄性 SD 大鼠胸主动脉分离的平滑肌细胞用血管紧张素Ⅱ处理后,可呈时间和剂量依赖性磷酸化组蛋白去乙酰化酶 5(HDAC5),AT1、PKD1、PKC 可能介导磷酸化过程。另外,血管紧张素Ⅱ刺激 HDAC5 核转运,抑制 PKD1 和 HDAC5 ,诱导 VSMC 增殖。说明,血管紧张素Ⅱ可能通过 PKD1 依赖的 HDAC5 磷酸化和核转运介导或诱导 VSMC 过度增殖。

2. *HSG* 基因　*HSG* 基因全长 4.16kb,可编码 661 个氨基酸,是 VSMC 增殖的负性调控基因。应用 Northern blot 证实,*HSG* 基因除了表达于 VSMC 中,还表达在心、脑、肺、肾、肝中。同时发现,*HSG* 基因与高血压时 VSMC 的增殖紧密相关,它在 ET-1、IL-1、血管紧张素Ⅱ诱导的 VSMC 增殖时表达水平低,*HSG* 基因在降钙素基因相关肽、心房钠尿肽抑制 VSMC 细胞增殖时表达水平上调。因此 *HSG* 基因可能抑制 VSMC 增殖,达到抗高血压作用。

3. 神经肽 Y(NPY)　NPY 广泛分布于中枢神经系统和外周多种组织器官,由 36 个氨基酸组成。NPY 含量在高血压患者或自发性高血压大鼠血中含量均明显升高,相关研究表明 NPY 在使用高血压 Y1 受体拮抗剂时,DNA 的合成减少明显,说明 NPY 通过 Y1 受体刺激 DNA 合成。实验显示,在 NPYY1 和 Y2 受体双表达的细胞系中,NPY 刺激 MAPK 的活性具有浓度依赖性,可促进血管平滑肌细胞的增殖。

4. 内皮素(ET)　ET 是目前发现的一种作用最强、最持久的缩血管活性多肽,在促进有丝分裂作用上强效持久,1988 年由 Yanagisawa 等从猪的主动脉内皮细胞培养液中分离出来。ET-1、ET-2、ET-3 是其 3 种异构体。其中由平滑肌细胞和血管内皮细胞分泌的 ET-1 分布最广泛,缩血管作用是血管紧张素Ⅱ的 10 倍以上。ET-1 还可以通过自分泌、旁分泌作用于靶细胞,诱导丝裂原,促进平滑肌细胞增殖。

5. 血小板衍生生长因子 B(PDGF-BB)　PDGF-BB 是促有丝分裂因子,可以促进 VSMC

表型转化的因子,可以促增殖和迁移,也可以增强 VSMC 的合成及分泌功能。PDGF-BB 可以诱导表达或沉默特定 DNA,从而刺激 VSMC。VSMC 在表型转化或增殖分化成熟时,降低了合成和分泌 PDGF-BB 的能力。PDGF-BB 通过 MEK1/ERK 和 MKK6/p38MAPK 两条途径促 VSMC 去分化。

6. NO　NO 主要由血管内皮细胞(VEC)产生,在抑制心血管疾病发生发展上起重要作用,具有抑制血小板聚集和白细胞黏附、抑制 VSMC 增殖与迁移、维持血管张力调节血压等多种生理功能。NO 通过增加细胞内 cGMP 水平抑制 VSMC 增殖,激活 cGMP 依赖性蛋白激酶,抑制 Ca^{2+} 内流,影响细胞内早期基因激活与表达,使细胞无法通过细胞周期而增殖。同时,NO 还通过影响基因转录、信使核糖核酸翻译、蛋白质翻译后加工,诱导细胞衰老、凋亡等多种非 cGMP 途径干扰细胞正常代谢。总之,NO 通过 cGMP 和非 cGMP 途径影响相关基因表达及干扰细胞代谢,发挥其抑制 VSMC 增殖的作用。

(二) 高血压时血管平滑肌细胞凋亡

VSMC 凋亡和增殖既相互对立又相互联系,两者共同作用,此消彼长,影响着血管壁的结构成分,参与血管重构。Hamet 等在 1995 年综合采用凝胶电泳、组织原位标记和形态学的方法,研究自发性高血压大鼠(SHR)和小鼠,首次证实培养的主动脉平滑肌细胞存在凋亡现象。此后,主动脉及小动脉的 VSMC 凋亡实验层出不穷。有研究分析了正常 WKY 和 SHR 的 VSMC 中 Bax、Bc1-2、cyclin A 的表达情况,实验表明 SHR 的 cyclin A 及 Bc1-2 表达增加,而 Bax/Bc1-2 比值却降低,表明高血压时 VSMC 增殖增加而凋亡减少。

但有研究发现与 WKY 相比,SHR 在体外培养时明显增加主动脉中膜 SMC 增殖,SHR 在去除血清后可显著增加主动脉中膜 SMC 凋亡。说明在高血压主动脉 SMC 通过凋亡增加来达到抗增殖作用。研究发现培养基中小牛血清被去除时,相对于正常血压大鼠,SHR 在离体培养下 VSMC 更易受损,同时出现凋亡小体。在体研究也证明,在 SHR 的胸主动脉壁增厚同时增加了平滑肌细胞凋亡。通过比较 caspase-3 的活性,发现 SHR 的凋亡水平较 WKY 高 2 倍。相比 WKY,SHR 在体外培养时 VSMC 的 Lipocalin 型前列腺素 D 合成酶(L-PGDS)的表达升高 50%。血清存在时,将 WKY 的平滑肌细胞暴露于 L-PGDS 下 15h,诱导凋亡的基因表达未出现。然而相同的情况,L-PGDS 能激活 SHR 的 *Bax*、*Bcl-x* 基因表达。所以认为 L-PGDS 参与维持 VSMC 的增殖和凋亡平衡,高血压时其表达增加。

三、血管平滑肌细胞离子通道改变与高血压

冠状动脉平滑肌的主要离子通道是电压门控钙(Cav1.2)通道、电压门控钾(K_v)通道和大电导钙激活钾通道(BK_{ca}),其中调节血管收缩是通过电压门控钙通道和电压门控钾通道,而大电导钙激活钾通道主要调节血管舒张。近年来,细胞电生理研究表明高血压时上述三种离子通道的结构和功能发生改变,表现为高血压时表达电压门控钙通道上调、电压门控型钾通道及电导钙激活钾通道表达下降。

(一) 高血压时血管平滑肌细胞上 Cav1.2 通道的改变

高血压时血管平滑肌细胞 Cav1.2 通道上调,增加通道开放数量,使进入平滑肌细胞的 Ca^{2+} 增多,血管张力增加,血压升高,同时,血压升高程度与 Cav1.2 通道表达量呈正相关。Cav1.2 通道阻滞药阻滞 Ca^{2+} 内流,血管扩张,达到降压的效果。

高血压时 α_{1c} 亚单位和 β_3 亚单位表达增加是血管平滑肌细胞 Cav1.2 通道上调的机制。相关实验证实,即使在不同病因的高血压动物血管平滑肌细胞模型中,特异性外显子 1

编码的 α_1c 亚单位表达均显著上调,引起 Cav1.2 通道表达增加;但也有研究发现 α_1c 转录水平和蛋白表达水平并无相关性。因此,转录和转录后蛋白表达的调节共同决定了高血压时 α_1c 蛋白上调,此外,相关研究发现高血压小鼠肠系膜动脉上 β_3 亚单位、miRNA 和锚定蛋白 150 在高血压时调节血管平滑肌细胞上 Cav1.2 通道。β_3 亚单位可上调 Cav1.2 通道表达,过表达 miRNA 可减少 α_1c 蛋白表达,降低右心室收缩压。锚定蛋白 150 改变 Cav1.2 通道表型可促进通道开放,引起血压升高。综上所述,血管平滑肌细胞上 Cav1.2 通道表达在高血压中受多种因素调节。

(二) 高血压时血管平滑肌细胞上 K_v 通道的改变

K_v 通道主要引起起小动脉管径和细胞静息电位变化。研究发现,高血压时 K_v 通道功能下降影响细胞膜去极化和血管张力升高。当发生高血压时,K_v 通道中 K_{v1}、K_{v2} 和 K_{v7} 调控血管张力的通道蛋白表达降低,血管收缩,加快高血压发生。

高血压时,α 亚单位表达下降和/或 $\beta1.1$ mRNA 水平升高是 K_{v1} 通道蛋白表达和功能下降的主要机制;在不同动脉上,mRNA 表达水平与辅助蛋白 KChIP3 和 KchAP 不同,它们在高血压小鼠胸主动脉上均减少,而在肠系膜动脉上只有 KChAP 降低。K_{v7} 通道功能在高血压时受损明显。故不同血管上 K_v 通道 mRNA 水平和蛋白表达在高血压时呈多样化,提示 K_v 通道功能和蛋白表达调节在高血压发生发展时的复杂性。

(三) 高血压时血管平滑肌细胞上 BKca 通道的改变

血管平滑肌细胞上广泛表达的 BKca 通道在细胞内 Ca^{2+} 浓度增加或者细胞膜去极化增加时被激活。各种因素作用于血管平滑肌细胞 BKca 通道调节血管张力。血管腔内压力升高时,BKca 通道开放,K^+ 外流,平滑肌细胞张力下降,血管扩张,重要器官的血流灌注得以保证。研究发现,在不同高血压动物模型的血管平滑肌细胞中 BKca 通道表达下降,通道开放数量降低,K^+ 外流减少,血管收缩明显。因此,高血压患者微血管痉挛事件可通过增强血管平滑肌细胞上 BKca 通道功能而减少,从而达到预防重要脏器梗死的可能。BKca 通道亚单位水平和表达在高血压时常发生变化。在血管紧张素 II 诱导的高血压大鼠血管床上 BKca 通道 α 亚单位无明显变化,而 β_1 亚单位下降,导致 Ca^{2+} 敏感性降低和 BKca 通道开放降低,血管舒张功能障碍。在高血压时,BKca 通道不仅在蛋白水平改变,也降低了 BKca 通道 β_1 亚单位 mRNA 水平。当 β_1 亚单位表达降低时,BKca 通道与 Cav1.2 通道失偶联,外流的 K^+ 减少,细胞张力增加,因而血管收缩,血压升高。近年来,也有研究报道敲除 β_1 亚单位的小鼠 24h 平均动脉压没有显著差别。因此,血管 BKca 通道 β_1 亚单位在高血压时的作用仍需进一步研究。

总之,正常情况下,血管平滑肌细胞上血管张力通过 Cav1.2 通道、K_v 通道和 BKca 通道发挥作用。当 Cav1.2 通道、K_v 通道和 BKca 通道的表达变化时,血管张力相应改变,引起血压改变。因此,VSMC 病理变化和高血压的发生关系密切。

第六节　体液因子变化与高血压

一、降钙素基因相关肽超家族与高血压

陆生哺乳动物的胰岛素相关基因、降钙素基因、肾上腺髓质素的基因位于 11 号染色体上。它们在进化的过程中有着高度同源性,这种蛋白序列翻译的相似性和基因排列编码的

紧密性,即胰岛素基因超家族。近年新发现的 intermedin/adrenomedullin 在多肽链结构、组成、受体特点及生物学特性等方面均与降钙素基因相关肽(CGRP)、胰岛素、肾上腺髓质素(adrenomedullin,ADM)、降钙素(CT)等有诸多相似之处,故将此 5 种肽统称为 CGRP 超家族。

(一)降钙素基因相关肽

CGRP 最早由 Rosenfold 和 Amara 发现。它广泛分布于神经系统,其中又以感觉神经元的胞体和传入神经纤维表达最突出,其次为胃肠道的壁内神经丛。CGRP 是目前已知的最强的舒血管物质。近年来,人们对 CGRP 的人体内分布、分子生物学、生物效应与机制以及在疾病中的作用等方面开展了大量研究。经检测,CGRP 的合成和释放在高血压患者体内均发生明显改变,作为最强的舒血管物质,人们逐渐认识到 CGRP 对高血压的防治作用,对 CGRP 的研究可望对高血压的防治提供新的方案。CGRP 的受体主要存在于心血管系统,正常成年人血浆中 CGRP 的浓度为 2~35pmol/L,同糖皮质激素一样有昼夜节律,主要对心血管系统发挥生物学效应。

CGRP 的血管作用包括:①可强烈舒张局部外周血管。②调节微血管通透性,皮内注射 CGRP,可造成局部充血、水肿;脑血管局部注射 CGRP 可降低小静脉渗漏,有助于血-脑屏障的维持;另外,对冠状血管也有舒张效应。③抑制血管平滑肌的增殖。④可促进血管内皮细胞的生长和迁移。

CGRP 对心脏有正性变时、正性变力作用。静脉注射 CGRP 可引起多种动物及人的心率增快。在实验中,此作用虽可使血压显著下降,但在控制使用剂量后,可在使血压不足以发生改变的情况下达到正性变时作用。CGRP 还可以缩短心脏的等容收缩期,增加心排血量,表明其可使心室肌收缩能力增强,但此作用在心房的机械收缩过程中表现得更为明显,β 受体拮抗剂、环氧化酶抑制剂、组胺受体阻滞剂对此作用无明显影响,提示 CGRP 通过独特的受体发挥生物学效应。其机制可能与增加细胞内钙含量有关。大剂量 CGRP 通过增加钠钙泵增加 Ca^{2+} 内流。而小剂量的 CGRP 则通过增加 L 型钙通道的活动从而增加 Ca^{2+} 内流。

CGRP 在中枢神经系统中通过兴奋交感神经系统而使血压上升。对使用利血平耗竭外周儿茶酚胺的大鼠,CGRP 的中枢升压作用消失,提示 CGRP 在中枢通过促进儿茶酚胺分泌发挥升压作用。

CGRP 调节内皮细胞和平滑肌细胞功能的特性决定了其与高血压的关系密不可分。有文献报道,高血压大鼠(SHR)血浆中 CGRP 的含量明显低于正常血压 WKY。α-CGRP 基因敲除的小鼠基础血压值明显上升;用辣椒素破坏新生鼠的 CGRP 能神经后,高盐容易诱发高血压;设法耗尽脊髓内的 CGRP 亦能促进肾性高血压的发生、发展。在这些大鼠高血压模型中使用 CGRP 受体阻滞剂后,观测到大鼠血压进一步升高,这证实 CGRP 在高血压的发病过程中发挥代偿性降压的作用。在人类妇女妊娠期高血压综合征患者中,检测血浆 CGRP 水平发现,其随着病情加重而下降,这一特点在中、重度高血压患者中最为突出。但也有研究报道,先兆子痫患者体内及胎盘中 CGRP 浓度与正常妊娠妇女相比并无统计学差异,先兆子痫与 CGRP 是否有关系仍有待阐述。

新近研究表明,高血压患者在口服钙剂后血压水平下降,这一现象背后的机制至少部分与 CGRP 有关。高钠饮食是国内人群高血压的危险因素之一。在正常人体内,食盐摄入量与 CGRP 水平成反比,而原发性高血压患者,高盐摄入则可引起 CGRP 含量明显上升,且在高血压患者中,尿钠水平与 CGRP 呈正相关。此外,富含钠盐的高渗液刺激血管周围神经 CGRP 的释放,钾钙泵可能也参与其中。近年来研究还表明,CGRP 的合成和释放还与 Mg^{2+} 的降压作用有关。血管紧张素Ⅱ也可通过调节神经源 CGRP 的释放参与血压的调节作用。

(二)肾上腺髓质素

Kitamura 等于 1993 年嗜铬细胞瘤中提取出一种活性物质,此物质可使血小板中 cAMP 上升。他们进一步确定了该物质的生化结构和生物学特性。由于此物质不仅存在于嗜铬细胞瘤,也存在于正常肾上腺髓质中,因此命名为肾上腺髓质素。ADM 的第 16~52 位氨基酸残基与 CGRP 有 27% 相似性,推测它属于 CGRP 超家族。

ADM 广泛存在于机体各种组织中,具有强大的舒张血管、利钠、利尿作用,以及调节细胞增殖等生物学效应。在众多心血管疾病患者中,ADM 水平明显升高。对于原发性高血压患者而言,ADM 与血压升高水平有关:单纯高血压患者 ADM 较正常人升高 26%,合并靶器官损害时 ADM 增加至 45%,而合并肾衰竭的高血压患者,ADM 上升幅度可达 78%~214%。但也有报道,单纯血压升高的 SHR 血浆 ADM 并不增加,而在有卒中倾向的 SHR,ADM 水平的下降是发生急性心脑血管事件的高危因素。在肾上腺嗜铬细胞瘤的患者中,无论静息还是高血压发作时,均未检测到血浆 ADM 水平的上升,而肾上腺素和去甲肾上腺素的血浆水平却很高,这也许正说明了肾上腺并不是体内 ADM 的主要来源。

当高血压患者合并有肾衰竭和心肌肥厚等靶器官损伤时与 ADM 水平显著相关。此外,有研究表明,心室重构时,心肌肥厚程度也与 ADM 的血浆水平呈正相关。心肌细胞在血管紧张素Ⅱ作用下,ADM 的分泌量显著上升,推测 ADM 可能通过自反馈调节,具有抑制心肌重塑的功能。ADM 在肾功能不全时的增加,随着治疗显效,ADM 水平可逐渐下降,ADM 可能通过肾脏排泄,肾功能受损患者可能因排泄减少造成 ADM 蓄积。

在继发性高血压患者中,ADM 在体内的含量也同样升高。单侧肾动脉缩窄使患者血压上升 28d 以后,左心室开始出现肥厚,局部及血浆的 ADM 表达上升,这种现象在原醛症、妊娠期高血压综合征及高盐依赖的高血压患者中有类似表现。

ADM 在高血压患者发病中的作用目前尚不清楚,推测可能通过舒张血管达到调节过高血压的作用。

二、钠尿肽家族与高血压

在维持机体血压稳定、水盐平衡、心血管及肾脏等器官功能稳定的过程中,钠尿肽(natriuretic peptide,NP)具有重要意义。利钠肽家族包括心房钠尿肽(atrium natriuretic peptide,ANP)、脑钠肽(brain natriuretic peptide,BNP)和 C 型利钠肽(C-type natriuretic peptide,CNP)。ANP、BNP 分别由心房肌、心室肌分泌,而 C 型利钠肽则主要由血管内皮细胞分泌。在调节内环境和血压稳定的过程中,ANP 及 BNP 起着排出过多的容量,降低心脏前后负荷的作用,从而达到调节血压水平的效应。CNP 通过调节平滑肌细胞表型来调节血管重塑。因此,利钠肽家族在高血压的发病过程中有着非常重要的作用。

(一)心房钠尿肽

ANP 主要由心房肌细胞产生。1955 年 Kisch 最先应用电子显微镜发现心房肌细胞内含有一种特殊的分泌颗粒,称为致密体,与内分泌细胞内的激素储存囊泡非常相似。大鼠静脉注射心房组织提取物有明显的利钠利尿效应。1984 年,加拿大、美国和日本的科学家分别从大鼠和人的心房组织中分离、纯化了这种物质,称为 ANP。

ANP 是迄今为止已知的最强大的排钠利尿剂,其作用强度为等量呋塞米的 500~1 000 倍。ANP 发挥效应的主要机制为增加肾髓质的血流量,从而使肾小球的滤过率上升,通过改变球管平衡及抑制肾小管对钠的重吸收来达到强烈的排水排钠作用。此外,ANP 还可抑制肾素和抗利尿激素的合成和释放并对抗其作用,间接发挥利钠利尿效应。

ANP 及其前体具有舒张血管、降低血压的作用。这种作用不依赖于内皮,亦不受传统胆碱能受体阻滞剂、前列腺素合成抑制剂及肾上腺素受体拮抗药的影响。ANP 对大血管如主动脉、颈动脉等的舒张作用强,对小动脉的舒张作用弱,因此对总外周阻力影响较小。因为受体密度分布不同,ANP 对出球小动脉的舒张作用弱于入球小动脉,以此提高肾小球滤过率。ANP 可舒张冠状动脉,增加心脏血液供应。对心功能正常的心脏,ANP 能降低其排血量,而对于功能不全的心脏 ANP 可使其排血量增加。ANP 生物学效应的发挥主要通过 cGMP-PKG 途径使细胞内游离 Ca^{2+} 浓度降低。有学者将 ANP 称为天然的内源性钙通道阻滞药。

SHR 心房和血浆心房钠尿肽水平明显升高。应用分子杂交技术证明在高血压大鼠心房、心室和肺组织内的心房钠尿肽基因表达较正常对照组 WKY 高,其 mRNA 含量较正常大鼠高。在 DOCA-盐性的高血压大鼠,血浆心房钠尿肽水平升高,且 ANP 升高幅度与大鼠血压呈正相关。在糖尿病合并高血压患者的血浆中,ANP 也有明显水平升高。严重和有高血压并发症的高血压患者血浆 ANP 浓度升高。高血压所致 ANP 水平升高,可能主要是因为房内压升高、牵张心房所引起。Kohno(1986)等报告 SHR 合并心肌肥厚时 ANP 才升高。Montorsi 等通过实验得出同样的结论。

正常人和高血压患者对 ANP 的反应不同,注射同等剂量的 ANP(50μmol/L),正常人血压显著降低,尿量和尿钠排出增加 4 倍,而高血压患者血压无明显降低,尿量和尿钠排出量只增加 1.4 倍和 1.8 倍,因此,对心房钠尿肽反应性降低可能是高血压的一个重要因素。高血压时心房钠尿肽反应性降低的可能机制是与心房钠尿肽受体的下调和鸟苷酸环化酶的活化有关。

也有报道,一些高血压患者对心房钠尿肽反应不是降低而是升高,其原因尚不清楚。高血压的发病机制十分复杂,是一种多因素、多阶段、多环节的疾病,心房钠尿肽只是其中之一,不同类型高血压,心房钠尿肽作用亦可能不同。

(二) 脑钠素

1988 年 Sudoh 等从猪脑内分离出一种在结构和功能上均与 ANP 相似的物质,且在脑组织中被发现,故称为脑钠素(BNP)。

BNP 具有利钠利尿、舒张血管、降低血压和抑制醛固酮释放的效应,作用强度与 ANP 相近。对心脏具有改善舒张期充盈的功能。对中枢神经系统的作用是影响肾上腺素释放,抑制内皮素和 Ang Ⅱ 的中枢升压作用。

在 SHR,血浆和心房 BNP、ANP 的变化一样,均明显高于对照组 WKY。早在 1995 年,Kohno 发现高血压患者的体内 BNP 浓度显著高于非高血压患者,同时在高血压合并左心室肥厚者升高更为明显。所有高血压患者服用 ACEI 药物一年后,患者 BNP 下降程度与左室质量减少的量有着密切关系,但与血压水平下降程度无关,这说明血清 BNP 水平与左心室肥厚程度存在着密切的联系。众所周知,左心室肥厚是患者发生心血管事件的危险因素之一,因此,BNP 或可对高血压患者的预后有积极作用。

(三) C 型钠尿肽

CNP 是首先从猪脑中分离出来的钠尿肽家族的另一新成员,在结构上与 ANP、BNP 具有较高的同源性,含有一个由 17 个氨基酸残基组成的环状结构,但羧基端不再延伸,而是终止于环状结构。CNP 广泛分布于人、大鼠和猪的中枢神经系统、肾上腺髓质、肠道等,气管黏膜也含有较多的 CNP。血管内皮细胞是其产生的主要部位。

CNP 具有明显降低体循环血压、右心房压和心排血量的作用,但利钠利尿作用比 ANP 低 50~100 倍。CNP 对内皮完整或去内皮的静脉血管均可产生浓度依赖性中度舒张效应,但对肾动脉无效。目前认为 CNP 舒张血管作用取决于细胞中的 cGMP 含量。也有报道,认为 CNP 舒张血管作用可为钾通道介导和细胞膜超计划所引起。CNP 也可能通过 cGMP 依赖途径抑制 VSMC 增殖迁移和内膜增厚。

高血压患者血浆 CNP 水平与疾病进展的不同阶段相关。有研究表明,不伴左心室肥厚的高血压患者血浆 CNP 水平显著低于正常组,而伴有左心室肥厚的高血压患者血浆 CNP 则明显增加,提示 CNP 有可能参与心室肥厚的发病过程。最近研究发现,糖尿病伴高血压时血浆 ANP 和主动脉组织的 CNP 水平升高,在缺氧诱导的肺动脉高压大鼠血浆和肺组织 CNP 含量明显高于对照组。

三、内皮素与高血压

内皮素(ET)是由 21 个氨基酸残基组成的缩血管活性肽,1998 年由日本学者 Yanagisawa 等从培养的猪主动脉内皮细胞中分离纯化而来。*ET* 基因经转录和翻译首先生成 203 个氨基酸残基的内皮素原前体,后者在内肽酶和羧肽酶共同作用下生成 38 个氨基酸残基的内皮素原,或称大内皮素。内皮素原在内皮素转化酶或糜酶作用下分别生成 ET1-21 和 ET1-31,两者均包含三种异构肽,即 ET-1、ET-2 和 ET-3。因为异构肽的表达来自于不同染色体,是三种不同的基因,其表达相对独立,且组织分布不同,ET-1 主要在内皮细胞表达,ET-2 以肾脏表达居多,而 ET-3 则主要在神经系统表达,收缩血管强度 ET-1≥ET-2>ET-3。人体内 ET 的同源物质尚未发现,但目前相关研究考虑 ET 可能与蛇毒、蝎毒蛋白同属一个基因家族,因为他们有 60%~80% 的同源氨基酸和相似的生物学效应。ET-1 广泛分布于各类组织细胞,心血管系统的含量最多。其代谢途径有三种:与内皮素受体结合在局部被降解;被肺组织摄取破坏;经肾脏随尿液排出。

ET-1 作为最强的缩血管活性物质之一,具有广泛的脏器血管收缩作用,其效应是去甲肾上腺素的 100 倍,是前列腺素 $F_2\alpha$ 的 1 000 倍。ET-1 可长期调节血压,这可能与其持久的缩血管效应相关。强烈的收缩冠状动脉、刺激 AngⅡ 和去甲肾上腺素释放、间接影响心肌收缩力等作用掩盖了 ET-1 的强大正性肌力作用。生长因子可通过激活 *c-fos* 和 *c-myc* 等原癌基因的表达促进心肌细胞和 VSMC 的增殖和肥大,ET-1 也具备类似作用。ET-1 受体有 A、B 两种亚型,ETA 与 ET-1 结合,激活血管强烈收缩、VSMC 增殖和迁移、细胞外基质合成与血管纤维化这一系列反应。由于 VSMC 上 ETA 受体分布的差异,不同血管对 ET-1 的反应不完全相同,ET-1 对动脉、阻力性小血管和心脑肾等重要器官的血管作用强于对静脉、容量性大的血管和四肢皮肤的血管。

ET 可通过各种机制在高血压的发生发展过程中发挥广泛生物学效应。

(1)ET 通过直接收缩血管,增加血管外周阻力。ET 可引起主动脉、股动脉、肾动脉、肠系膜动脉、脑血管和冠状动脉持续性收缩。近年来,发现 VSMC 也可分泌 ET,参与血管张力的调节。ET 在 G 蛋白介导下通过活化磷脂酶 C 及水解磷脂酰肌醇发挥缩血管作用。

（2）ET 具有正性肌力作用，强而持久，高浓度 ET 则引起心肌痉挛。

（3）ET 可以使肾血管阻力增加，肾血流量和肾小球滤过率降低，从而降低尿钠和尿量的排出，使钠水潴留情况加重。

（4）ET 与神经肽存在正相关，同时在血管紧张素、醛固酮、去甲肾上腺素分泌上起促进作用，进一步加速高血压的发展。

（5）ET 有中枢升压效应。可以促进中枢交感神经儿茶酚胺和升压素的释放，引起血压持续升高。

（6）ET 是一种强大的促 VSMC 增殖因子，其作用机制可能与丝裂原活化蛋白激酶级联途径有关。

（7）ET 可以提高中枢及外周交感神经的活性，从而升高血压。

四、气体信号分子与高血压

（一）一氧化氮与高血压

内源性一氧化氮（NO）的产生是以 L-精氨酸（L-arginine，L-Arg）为底物，分子氧为其辅助底物，在四氢蝶啶、钙调素、NADPH 等辅助因子参与下，在一氧化氮合酶（NOS）催化下，将 L-Arg 分子上的胍基氮原子氧化生成 NO 和 L-瓜氨酸。NO 有很强的亲脂性，极易透过生物膜。但其化学性质活泼且不稳定，半衰期只有 $3\sim5s$，在 O_2 和超氧阴离子存在的条件下极易失活，生成硝酸盐和亚硝酸盐。在超氧化物歧化酶和酸性条件下则较稳定。

内皮细胞产生的 NO 可弥散到平滑肌细胞，通过与可溶性鸟苷酸环化酶在胞质中结合，使 cGMP 水平升高，使血浆内 Ca^{2+} 浓度降低，导致平滑肌松弛和血管扩张。血管内皮细胞、心内膜和血小板本身释放的 NO 对血小板聚集和血栓形成有强烈的抑制作用，并可使已聚集的血小板解体。NO 还具有抑制 VSMC 迁移、增殖，对抗氧自由基、稳定溶酶体膜、抑制成纤维细胞增殖、扩张冠状动脉、调节冠状动脉血流量、对心肌细胞负性变时变力等作用。

Furchgott 等发现乙酰胆碱扩张血管作用依赖血管内皮存在。内皮细胞受乙酰胆碱刺激后释放内皮源性舒张因子（endothelium-derived relaxing factor，EDRF），后来证明 EDRF 就是 NO，可发挥扩张血管作用。生理情况下，这种 NO 来源于内皮源性一氧化氮合酶（eNOS）。eNOS 基因敲除小鼠及应用 NOS 抑制剂——左旋硝基精氨酸甲酯（L-nitro-arginine-methyl-ester，L-NAME）可以导致血压升高。

NO 与超氧阴离子反应产生过氧亚硝基，继而导致 eNOS 脱偶联形成单体而失活。低密度脂蛋白处理内皮细胞及过氧亚硝基处理大鼠血管、分离的 SHR 血管、Ang Ⅱ 诱导的高血压大鼠血管及脱氧皮质醇诱导的高血压大鼠血管组织中均检测到脱偶联的 eNOS。更重要的是，在高脂血症、糖尿病、高血压患者及慢性吸烟者体内 eNOS 脱偶联被认为是内皮细胞功能障碍的重要原因。研究发现，高血压、动脉粥样硬化等疾病造成内皮细胞表达过多的精氨酸酶或使精氨酸酶活性增加，精氨酸酶与 eNOS 竞争底物 L-Arg，以致 L-Arg 相对缺乏，导致内皮细胞功能障碍。流行病学调查显示，高血压患者血清中非对称二甲基精氨酸（asynmmetric dimethyl-argnine，AMDA）水平明显增加。AMDA 是 eNOS 内源性竞争抑制物，包括内皮细胞在内的多种细胞均可产生。AMDA 内源性增加可导致 eNOS 脱偶联，同时，还可使内皮细胞产生过多的超氧阴离子,活化 NF-κB,增加炎症细胞和内皮细胞的黏附,损伤内皮细胞,造成内皮细胞功能障碍。

细胞内 NO 的产生与叶酸、四氢生物蝶呤的浓度呈正相关。补充叶酸、四氢生物蝶呤在高血压等疾病中可恢复受损的内皮细胞功能。叶酸还可与 eNOS 蝶呤结合位点相互作用,增加四氢蝶呤与 eNOS 结合能力,加速电子传递,恢复 eNOS 活性。

现有研究表明,无论是生理情况还是高血压时,NO 能够抑制产生交感活性脑区的活动而调节交感神经的活动。另外,NO 还可调节降压反射张力感受器的敏感性,调节交感神经活动。NO 调节交感神经活动的效应与肾脏的 RAAS 密切相关,但 NO 与 Ang II 在中枢神经系统如何相互作用的机制尚不清楚。

(二) 一氧化碳与高血压

人类和其他哺乳动物几乎所有器官组织细胞都能合成和释放内源性一氧化碳(carbon monoxide,CO)。体内的 CO 是由血红素经血红素加氧酶(heme oxygenate,HO)分解代谢而生成。目前已知哺乳动物体内 HO 有三种同工酶,分别为 HO-1、HO-2 和 HO-3,它们是不同基因产物。

HO-1 抑制剂诱导大鼠高血压。给正常 SD 大鼠 HO-1 抑制剂,则通过增加外周阻力而明显增加血压。HO-1 催化产物 CO 水平的降低被认为是主要机制。Ndisang 等发现,给 SHR 补充 HO-1 抑制剂后,可使血压进一步升高,但同周龄的 WKY 并无血压升高。内源性 HO/CO 系统对血压具有重要的调节作用,该系统的下调是高血压发生发展的一个重要发病因素,随着血压升高,体内刺激血压升高的应激分子代偿性上调 HO-1 表达。已有研究证实,急性或慢性给予 HO-1 诱导剂可使 SHR 血压恢复正常。腹腔注射 CO 气体可达到降低血压的效果。

(三) 硫化氢与高血压

硫化氢(hydrogen sulfide,H_2S)是带有臭鸡蛋气味的有毒气体,在哺乳动物体内以 L-半胱氨酸为底物,在胱硫醚-γ-裂解酶(cystathionine-gamma-lyase,CSE)等酶促反应下产生。内源性 H_2S 可以通过开放平滑肌细胞上 K_{ATP} 通道使血管平滑肌舒张从而达到降低血压的作用。同时 H_2S 通过抑制丝裂素蛋白激酶活性而抑制平滑肌细胞增殖。

在缺氧诱导的大鼠肺动脉高压模型上,血浆 H_2S 浓度下降,肺动脉组织 H_2S 生成量减少,*CSE* 基因表达下调。外源性给予 H_2S 供体 NaHS 治疗后,明显降低缺氧性肺动脉高压和右心扩大。表明 CSE/H_2S 通路参与缺氧肺动脉高压的病理过程。WKY 给予 CSE 抑制剂后,收缩压增加,若给予外源性 NaHS,大鼠血压可显著降低,血管舒张反应显著增强,血管中膜肥厚反应减弱。因此,CSE/H_2S 通路在高血压发病中具有重要的调节作用。

五、血管升压素与高血压

1898 年,Howell 将一种来源于神经垂体后叶具有升压作用的物质命名为血管升压素(vasopressin,VP)。早期人们对这种物质的认识是其抗利尿效应,故又称为抗利尿激素(antidiuretic hormone,ADH)。人和大鼠的 VP 第 8 位氨基酸为精氨酸(arginine,Arg),故又称其为精氨酸升压素(arginne vasopressin,AVP)。

AVP 和减压反射密切相关。AVP 有强烈的缩血管作用,但在完整动物静脉注射 AVP,往往引起与其缩血管作用不相称的血压变化。在去窦弓反射的动物,AVP 表现出升压作用,提示 AVP 与减压反射存在一定联系。先天性缺乏升压素合成系统的 Brattleboro 大鼠,减压反射低于正常动物,而 AVP 可以完全恢复它的敏感性。进一步说明 AVP 是减压反射的生理调节物质,即 AVP 可增加减压反射的敏感性,加强加压反射。外周 AVP 的升压作用因此得到缓冲。压力感受性反射的活性也影响着 AVP 的分泌。反射活性增高,AVP 分泌减少,反之则 AVP 分泌增多。

中枢 AVP 有抑制减压反射的作用。Bercek 等研究表明,孤束核内侧微注射 AVP,可引起血压升高和心率增快,并抑制电刺激主动脉神经引起的减压反射,V_1 受体拮抗剂则反转其抑制作用。因此,AVP 的中枢升压作用可因中枢 V_1 受体对减压反射的抑制而增强,而外周 AVP 的升压作用则因其对减压反射的增强而被缓冲。

诸多研究表明,遗传性高血压的发生可能与体内 AVP 两种受体(V_1、V_2)活性的失衡有关,主要是 V_1 受体活性增强,V_2 受体活性减低。在对 DOCA-盐敏感性高血压大鼠的研究中发现,由 V_2 受体刺激引起了比对照鼠更早出现且更明显的尿量降低,肾皮质集合管的 cAMP 含量也比对照鼠明显增高,提示肾 V_2 受体抗利尿作用的活性增强可能与 DOCA-盐敏感性高血压的发生有关。也有研究认为,DOCA-盐敏感性高血压大鼠血管床的 AVP 受体密度降低,亲和力无变化,但其血管对 AVP 的加压反射性没有改变或者是增强,提示 V_1 受体机制可能与 DOCA-盐敏感性高血压有关。在对 Dahl 盐敏感性高血压大鼠研究中,静脉应用 AVP 的 V_1 受体拮抗剂能显著降低其血压,而对照鼠血压无明显下降,进一步提示 V_1 受体活性增强可能与其高血压发生有关。

第七节 高血压的防治原则

一、启动高血压治疗的条件

2007 欧洲高血压学会(ESH)/欧洲心脏病学会(ESC)高血压治疗指南强调高血压治疗的最终目标是最大程度地降低高血压患者长期、总体心血管疾病的危险,而非仅是强调降低血压。临床高血压血管病变的早期发现、早期干预可控制和延缓心血管事件,同时降低靶器官损害,进而降低心血管终点事件发生率。就目前临床工作而言,早期干预轻、中度高血压人群容易被忽略,对高危人群的早期排查是减少心血管事件的有效途径。

高血压患者的预后与血压水平、是否合并心血管危险因素及靶器官损害程度有关,因此,指导治疗和判断预后应对高血压患者进行心血管危险分层,将高血压患者分为低危、中危、高危和很高危。具体危险分层标准根据血压升高水平(1、2、3 级)、其他心血管危险因素、糖尿病、靶器官损害及并发症情况,见表 19-1。

表 19-1 高血压患者心血管风险水平分层

其他危险因素和病史	1 级高血压	2 级高血压	3 级高血压
无其他危险因素	轻危	中危	高危
1~2 个危险因素	中危	中危	很高危
3 个及以上危险因素或靶器官损害	高危	高危	很高危
并发症或糖尿病	很高危	很高危	很高危

注:1 级高血压,收缩压 140~159mmHg 和/或舒张压 90~99mmHg;2 级高血压,收缩压 160~179mmHg 和/或舒张压 100~109mmHg;3 级高血压,收缩压≥180mmHg 和/或舒张压≥110mmHg。

影响高血压患者心血管预后的重要因素包括心血管危险因素、靶器官损害和伴随临床疾病,具体如表 19-2。

表 19-2 影响高血压患者心血管预后的重要因素

心血管危险因素	靶器官损害	伴随临床疾病
● 高血压(1~3 级) ● 年龄>55(男性),>65 岁(女性) ● 吸烟 糖耐量受损(餐后 2h 血糖 7.8~11.0mmol/L)和/或空腹血糖受损(6.1~6.9mmol/L) ● 血脂异常 ● TC≥5.7mmol/L(220mg/dl)或 LDL-C>3.3mmol/L(130mg/dl)或 HDL-C<1.0mmol/L(40mg/dl) ● 早发心血管疾病家族史(一级亲属发病年龄男性<55,女性<65 岁) ● 腹型肥胖(腰围男性≥90,女性≥85cm)或肥胖(BMI≥28kg/m²) ● 血同型半胱氨酸升高(≥10μmol/L)	● 左心室肥厚 ● 心电图:Sokolow-Lyon($S_{V1}+R_{V5}$)>38mm 或 Cornell($R_{aVL}+S_{V3}$)>2440mm·ms 超声心动图:LVMI 男性≥125g/m²,女性≥120g/m² ● 颈动脉超声 IMT≥0.9mm 或动脉粥样斑块 ● 颈股动脉 PWV≥12m/s ● ABI<0.9 ● eGFR<60ml/(min·1.73m²)或血清肌酐轻度升高 115~133μmol/L(1.3~1.5mg/dl 男性),107~124μmol/L(1.2~1.4mg/dl,女性) ● 尿微量白蛋白 30~300mg/24h 或白蛋白/肌酐≥30mg/g(3.5g/mol)	● 脑血管病 脑出血,缺血性脑卒中,短暂性脑缺血发作 ● 心脏疾病 心肌梗死,心绞痛,冠状动脉血运重建,慢性心力衰竭 ● 肾脏疾病 糖尿病肾病,肾功能受损,肌酐≥133μmol/L(1.5mg/dl,男性),≥124μmol/L(1.4mg/d,女性),尿蛋白≥300mg/24h ● 外周血管疾病 ● 视网膜病变 出血或渗出,视盘水肿 ● 糖尿病

注:LDL-C,低密度脂蛋白胆固醇;HDL-C,高密度脂蛋白胆醇;BMI,体重指数;LVMI,左心室质量指数;IMT,内膜中层厚度;ABI,踝臂血压指数;PWV,脉搏波传导速度;eGFR,估算肾小球滤过率。

降压药物治疗对象:①高血压 2 级或以上患者;②高血压合并糖尿病或者已经有心、脑、肾靶器官损害或并发症者;③凡血压持续升高,改善生活方式后血压仍未获得有效控制者。从心血管危险分层的角度,高危和很高危患者必须使用降压药物强化治疗。

二、生活方式干预

生活方式干预适用于所有高血压患者。①控制体重:将 BMI 尽可能控制在 24kg/m² 以下,降低体重对改善血脂异常、胰岛素抵抗、糖尿病和左心室肥厚均有益。②减少钠盐摄入:每人每天摄入盐量不宜超过 6g。③补充钾盐:多吃新鲜水果和蔬菜,保证适量钾盐的摄入。④减少脂肪摄入:控制食用油摄入,严格限制肥肉和动物内脏的食用量。⑤戒烟限酒。⑥增加运动:运动频率每周至少 3 次,每次运动时间在 30min 以上,进行中等强度的有氧运动可减轻体重和改善胰岛素抵抗,同时增强心血管调节适应能力,使血压水平稳定。⑦调控精神压力:血浆中肾上腺素浓度和慢性交感神经兴奋可源自长期精神压力和心情抑郁等,其可使巨噬细胞活化、血小板活化、上调炎症因子如白细胞介素 6 的表达,导致血管内皮细胞功能异常而引起高血压等。⑧血同型半胱氨酸升高(≥10μmol/L)的 H 型高血压需要补充叶酸制剂。

三、降压药物的应用

(一)降压药物应用基本原则

(1)小剂量:通常采用较小的有效治疗剂量作为初始剂量,并依据血压控制情况逐渐调整剂量。

(2)优先选择长效制剂:尽可能使用药效维持在 1d,由此控制使用次数的长效降压药,以便使夜间血压与晨峰血压得以有效控制,从而有效预防心脑血管并发症。

(3)联合用药:治疗效果在低剂量单药不能满足时,可采用联合两种或两种以上降压药物治疗。

(4)个体化:了解患者具体情况、经济条件、个人意愿及药物有效性和耐受性,从而选择适合患者的降压药物。

(二)常用降压药物及降压治疗方案

常用降压药物目前归纳为五大类,包括利尿剂、β 受体拮抗剂、钙通道阻滞药(CCB)、血管紧张素转换酶抑制剂(ACEI)和血管紧张素 II 受体拮抗剂(ARB)。

大多数无并发症的高血压患者可单独或联合使用噻嗪类利尿剂、β 受体拮抗剂、CCB、ACEI 和 ARB,应从小剂量开始治疗。临床实际工作中,高血压患者有个体差异,心血管危险因素、靶器官损害程度和合并症不同,均可影响降压药物的具体选择。一般认为,2 级高血压开始降压治疗时就可以采用两种降压药物联合治疗,联合降压治疗有利于快速降压和减少药物不良反应发生。

我国常用优化联合降压治疗方案:ACEI/ARB+二氢吡啶类 CCB;ACEI/ARB+噻嗪类利尿剂;二氢吡啶类 CCB+噻嗪类利尿剂;二氢吡啶类 CCB+β 受体拮抗剂。次要推荐联合降压治疗方案:利尿剂+β 受体拮抗剂;α 受体拮抗剂+β 受体拮抗剂;二氢吡啶类 CCB+保钾利尿剂;噻嗪类利尿剂+保钾利尿剂。三种降压药物联合治疗应包含一种利尿剂。对合并有并发症的患者,降压治疗应个体化。

(田国平　金银桥　石婵娟　吴双梅)

参 考 文 献

[1] 姜志胜.动脉粥样硬化学.北京:科学出版社,2017.

[2] 葛均波.内科学.8 版.北京:人民卫生出版社,2013.

[3] KRITZ-SILVERSTEIN D,LAUGHLIN G A,MCEVOY L K,et al.Sex and Age Differences in the Association of Blood Pressure and Hypertension with Cognitive Function in the Elderly:The Rancho Bernardo Study.JPrevAlzheimers Dis,2017,4(3):165-173.

[4] NISHIO S,MARUYAMA Y,SUGANO N,et al.Gender interaction of uric acid in the development of hypertension.Clin Exp Hypertens,2017,28:1-6.

[5] TANJA DUDENBOSTEL,MARIA C,ACELAJADO,et al.Refractory hypertension:Evidence Of Heightened Sympathetic Activity As A Cause Of Antihypertensive Treatment Failure.Hypertension,2015,66(1):126-133.

[6] MAGALI ARAUJO,CHRISTOPHER S.Wilcox.Oxidative Stress in Hypertension:Role of the Kidney.Mary Ann Liebert,2014,20(1):74-101.

[7] REKHVIASHVILi A,ABASHIDZE R.The relationship between endothelial dysfunction and 24-h our blood pressure rhythm in patients with arterial hypertension.Georgian Med News,2008,(155):13-17.

［8］汤徐,钱玲玲,王如兴.血管平滑肌细胞离子通道与高血压发生机制的研究进展.中国心脏起搏与心电生理杂志,2015,29(06):583-586.

［9］中国高血压防治指南修订委员会.中国高血压防治指南.2010年修订版.中国医学前沿杂志,2011,3(5):42-91.

［10］孙宁玲.高血压治疗学.北京:人民卫生出版社,2009.

第二十章

糖尿病性心血管疾病

第一节　概述及流行病学

糖尿病是一组由胰岛素分泌不足和/或胰岛素作用缺陷所导致的以高血糖为特征的代谢性疾病,可造成各器官的长期损害、功能障碍和衰竭,尤其是心、脑、肾、眼、神经等。糖尿病的发生与遗传、自身免疫及环境因素均有关。国际糖尿病联盟(International Diabetes Federation,IDF)在2017年的世界糖尿病大会上发布了第八版"IDF全球糖尿病概览"。该报告显示,全世界范围的糖尿病患者目前已有约4.25亿(20~79岁人群),每年因糖尿病而死亡的人数达400万,预计到2045年,全球糖尿病患者数将上升至6.29亿(20~79岁人群)。在我国,糖尿病的患病率同样快速攀升,原因在于经济的迅速发展、人民生活水平的提高以及人口老龄化进程的加速。糖尿病作为重要的慢性非传染性疾病之一,已经严重威胁到我国人民的健康。一项2013年全国170 287例抽样的横断面研究显示,中国18岁及以上成人中,患有糖尿病的比率为10.9%,其中男性患病率为11.7%,女性为10.2%,既往已知糖尿病患病率为4.0%,新诊断糖尿病患病率为6.9%。然而随着我国逐渐升高的糖尿病患病率,相应的糖尿病防控情况并不理想。在2011年的第十届"诺和诺德糖尿病论坛"上,中华医学会糖尿病学分会公布的我国2型糖尿病患者糖化血红蛋白(HbA1c)控制情况的调查数据显示,79.75%的被调查患者未能达到HbA1c低于6.5%的控制标准;单纯应用口服降糖药物进行治疗的患者中,77%血糖控制不理想;将口服降糖药物与胰岛素联合进行治疗后,仍有85%的患者血糖控制不达标。至2013年,我国糖尿病的知晓率仅为36.5%,糖尿病治疗率及血糖控制率分别仅有32.2%及49.2%。

糖尿病的危害主要在于其引起的各种并发症。糖尿病是心血管疾病的独立危险因素,糖尿病患者通常合并有血脂代谢异常、腹型肥胖、慢性炎症等多重心血管危险因素。大量流行病学研究显示,与非糖尿病人群相比,糖尿病患者发生心血管疾病的风险增加2~4倍,并且该风险随着年龄的增长进一步升高。轻微升高的空腹和餐后血糖,即使还没有达到糖尿病诊断的标准,也与心血管疾病发生风险增加相关。此外,糖尿病患者的心血管疾病较非糖尿病患者的更为严重而广泛,存在发病年龄更早、预后更差的特点。心血管并发症所致的死亡约占2型糖尿病患者死亡的60%~80%,是主要的致死原因。冠状动脉粥样硬化性心脏病是糖尿病的主要大血管合并症,也是糖尿病患者死亡的最常见原因之一。在糖尿病患者中,冠状动脉事件常常没有明显症状,40%~50%新发患者在发现糖尿病时,已经合并了冠心病。芬兰历时18年的EAST-WEST研究显示,未发生心肌梗死的2型糖尿病患者与未合并糖尿病的心肌梗死患者相比,两者的死亡情况相当,提示糖尿病与冠心病等危。同样,中国心脏调查对 3513 例冠心病住院患者的分析显示,他们合并糖尿病的患病率为 52.9%,进一步对未确诊糖尿病的患者行口服葡萄糖耐量试验(OGTT),发现其中 24.0% 为糖调节受损,即总的糖代谢异常患病率高达 76.9%。与非糖尿病患者相比,糖尿病合并冠心病患者的冠状动脉钙化更为广泛,多有较严重的 3 支血管病变,左主干病变发生概率更高,且侧支循环形成更少,导致晚期治疗效果更为有限,预后更差。

糖尿病患者的心血管并发症除了传统主要认为的冠心病,人们还发现了一种特异性的心肌病。1972 年 Rulber 等首次提出糖尿病心肌病(diabetic cardiomyopathy,DCM)的概念。DCM 由糖尿病引起,是区别于冠状动脉粥样硬化、高血压、心脏瓣膜病变或酗酒等独立存在的心血管疾病,特征性改变在于以心脏舒张功能异常为起始,后期收缩功能逐渐下降,最终全心舒张、收缩功能障碍,出现心力衰竭。在糖尿病的心血管病变中,DCM 的发生率最高。Framingham 研究发现,与正常人相比,同年龄糖尿病患者心力衰竭的发生率男性升高 2.4 倍,女性升高 5.1 倍;而如果除外已患有冠心病或风湿性心脏病等的患者,心力衰竭的危险性更高,男性、女性患者分别较正常人增加 3.8 倍及 5.6 倍,提示 DCM 与糖尿病患者明显升高的心力衰竭发生率密切相关。同时,多项研究显示 DCM 也是老年糖尿病患者死亡的主要原因之一。

糖尿病患者中心力衰竭的发生率逐年递增,与心肌梗死、卒中、心血管死亡一样,也是糖尿病心血管事件发生的主要并发症。流行病学调查显示,2 型糖尿病使用胰岛素降糖治疗的患者中,心力衰竭的发病率明显高于心肌梗死,约是后者的 2 倍;而与非糖尿病患者相比,2 型糖尿病合并心功能不全的发病率和死亡率上升至 4~8 倍;在糖尿病住院患者中,心力衰竭者占 24%~47%。此外,糖尿病患者如果发生心力衰竭,后果更为严重,其导致死亡的风险及比例均高于心肌梗死、卒中、终末期肾病等其他并发症。

因此,糖尿病是心血管疾病的主要危险因素之一,而心血管疾病是糖尿病患者常见的死亡原因,两者互为因果,加强对糖尿病患者心血管疾病相关风险的管理意义重大。

第二节　糖尿病性心血管疾病的危险因素

病理解剖显示,相比于非糖尿病同龄人,糖尿病患者的冠状动脉、脑动脉、肾动脉及周围动脉的动脉粥样硬化发生率及严重程度明显增加。与之密切相关的危险因素包括高血糖、血脂异常、肥胖、胰岛素抵抗、炎症、高血压、自主神经功能紊乱和血管反应减弱等。在糖尿病患者中评估糖尿病性心血管疾病的危险因素,对防治糖尿病性心血管疾病有重要意义,起积极作用。

(一) 高血糖状态

心血管疾病患者中普遍存在高血糖状态。2004 年欧洲心脏调查的结果显示,71% 的冠心病患者合并有糖尿病或糖尿病前期。同样,2006 年的中国心脏调查也显示,心血管疾病患者中 52.9% 有糖尿病,24.0% 为糖尿病前期。血糖与心血管风险之间的密切关系体现在以下几方面:①空腹血糖水平升高,即使是正常范围内的升高,也均与心血管风险密切相关;②不论是在糖尿病患者还是非糖尿病患者中,餐后血糖水平都是心血管疾病死亡的独立预测指标,且在预测心血管事件、心血管死亡、总死亡风险方面,餐后血糖较空腹血糖更优;③糖化血红蛋白水平与糖尿病发病以及心血管疾病、全因死亡有着密切联系。此外,血糖波动也是导致糖尿病并发症的重要指标,与微血管病变发生呈正相关,同样的平均血糖,血糖波动大的糖尿病患者心血管疾病发生及死亡的风险均显著增加。

（二）胰岛素抵抗和高胰岛素血症

胰岛素抵抗是指各种原因引起胰岛素作用的靶器官如肝脏、肌肉、脂肪组织等对胰岛素作用的反应性降低或敏感性降低，为代偿这种情况，胰岛 B 细胞继而分泌更多胰岛素，造成血胰岛素水平升高，形成高胰岛素血症。调查显示，胰岛素抵抗可在约 25% 的正常人群中发生，而糖耐量异常（impaired glucose tolerance, IGT）人群中胰岛素抵抗的发生率骤升至约 75%，2 型糖尿病患者中则高达 85% 左右。胰岛素抵抗和高胰岛素血症是 2 型糖尿病发病的基础，也是血脂异常、心血管疾病发生的重要根源，与动脉粥样硬化的发生呈正相关。有效控制血糖可减少微血管病变的发生，但不能减少冠心病等大血管病变的发生，说明高胰岛素血症在动脉粥样硬化发生中发挥了除高血糖之外的作用，是独立危险因素。胰岛素水平升高可直接诱导炎症反应，加剧氧化应激反应，引起脂质代谢紊乱，损伤血管内皮细胞功能。胰岛素还是调节合成代谢的激素，是一种促细胞生长因子，能刺激内皮细胞和平滑肌细胞生长、分裂、增殖，并影响血管壁细胞的代谢和功能。

（三）脂代谢异常

不论是 1 型还是 2 型糖尿病患者，与非糖尿病人群相比其血脂异常的发生率均明显升高。1 型糖尿病患者的血脂异常以甘油三酯（TG）升高为主，尤其在血糖控制不佳的患者中；2 型糖尿病患者则常见混合型血脂紊乱，其特征性血脂谱为：空腹及餐后 TG 水平升高，高密度脂蛋白胆固醇（HDL-C）水平降低，总胆固醇和低密度脂蛋白胆固醇（LDL-C）水平可正常或轻度升高。脂代谢异常已成为糖尿病患者心血管疾病发生发展的重要危险因素。英国的糖尿病前瞻性研究（UKPDS）的结果显示，2 型糖尿病患者发生致死性和非致死性心肌梗死的首要危险因素便是血脂异常，尤其是 LDL-C 异常。糖尿病患者的 LDL-C 水平虽然可正常或稍高，但小而密的 LDL（sdLDL）显著增多，且能与载脂蛋白 B 紧密结合，加速动脉粥样硬化的形成，因此每降低糖尿病患者的 LDL-C 1mmol/L，就能使心血管事件发生风险降低 20%。此外，糖尿病患者的 HDL-C 水平降低与其并发心血管事件的风险增高亦密切相关，每降低 0.26mmol/L（10mg/dl），冠心病风险便增加 22%。同样，高 TG 水平与动脉粥样硬化性心血管疾病的发生相关，与 2 型糖尿病患者发生大血管和微血管并发症的风险相关，贝特类药物降低 TG 水平的同时，减少了动脉粥样硬化及冠心病的风险。

（四）高血压

高血压是指体循环动脉血压增高（收缩压 ≥140mmHg，舒张压 ≥90mmHg）。糖尿病和高血压互为危险因素，存在共同易感性。糖尿病患者发生高血压的风险是同龄非糖尿病人群的 3 倍；反之，高血压患者并发糖尿病的危险性是非高血压人群的 2~3 倍。一项对中国门诊高血压患者的调查中，通过检测空腹和负荷后 2h 血糖发现此人群糖尿病患病率为 24.3%，其中 34.7% 为新诊断病例。另一项在中国高血压患者中开展的 OGTT 筛查研究也证实，13.6% 的患者合并有糖尿病，53.4% 的患者为糖尿病前期。而对我国门诊就诊的 2 型糖尿病患者进行调查，发现其中约 30% 患者已经诊断有高血压。糖尿病和高血压均是心血管疾病的独立风险因素，两者并存对风险增加有乘积效应，能明显增加并发心血管疾病、肾病、视网膜病变及卒中的风险，并加快上述并发症的进展。合并高血压时，糖尿病患者的心血管风险可增加近 2 倍，其致残率和病死率显著增加；当高血压情况得到控制时，糖尿病并发症发生和发展的风险能显著降低。英国一项对 410 万无糖尿病和心血管疾病成年人的队列研究显示,在该成年人群中,收缩压升高 20mmHg 和舒张压升高 10mmHg,新发糖尿病的风险分别增加 58% 和 52%。

(五) 高凝状态

高凝状态(hypercoagulable state)是指因血液凝固性和/或血液流变学增高,或由于血液抗凝系统和(或)纤溶系统活性减低,所导致的一种病理状态或症状,是血栓发生发展的重要危险因素及病理基础。糖尿病患者具有高血糖、高血脂、高胰岛素血症等代谢紊乱,往往存在高凝状态。具体表现:①血管内皮受损及功能障碍,引起血小板高黏附、高聚集,微循环淤滞,组织缺氧;②血小板膜流动性降低,更新加快,功能亢进,抗凝活性降低;③血液流变学异常;④凝血因子增加、抗凝血酶Ⅲ减少及活性降低,引起内源性凝血系统活化;⑤血浆纤溶酶原激活物抑制因子 1 水平升高,纤溶活性减退。

(六) 肥胖

肥胖是指体内脂肪堆积过多和/或分布异常,表现为脂肪组织与其他组织失去正常比例的一种状态。参照《中国成人肥胖症防治专家共识》拟定的标准,在我国体重指数(BMI) $\geqslant 24kg/m^2$ 为超重,BMI $\geqslant 28kg/m^2$ 即为肥胖;如男性腰围 $\geqslant 90cm$,女性腰围 $\geqslant 85cm$,为腹型肥胖。儿童肥胖则根据 WHO 推荐,以身高标准体重法来判定,以同等身高、营养良好的儿童体重为标准体重(100%),>15% 为超重,>20% 为轻度肥胖,>30% 为中度肥胖,>50% 为重度肥胖。流行病学显示,中国超重与肥胖人群的糖尿病患病率分别为 12.8% 和 18.5%。中国糖尿病患者中,超重患者占 41%,肥胖患者占 24.3%,腹型肥胖患者高达 45.4%。肥胖是 2 型糖尿病重要的环境因素,与胰岛素抵抗、高胰岛素血症密切相关,增加 2 型糖尿病的发生风险及血糖的控制难度。肥胖也是心血管疾病的独立风险因素,当 BMI 在 $25\sim28.9kg/m^2$ 时,心血管疾病发生的风险增加 2 倍;当 BMI>$29kg/m^2$ 时,心血管疾病患病率提高近 4 倍。而与全身性肥胖相比,腹型肥胖在糖尿病、糖耐量异常和动脉粥样硬化症的发生中更为重要。

(七) 年龄和性别

糖尿病患者在 20 岁时就有发生心血管疾病的风险,随着年龄的增长及病程的延长,风险随之逐渐增高。绝经前的女性糖尿病患者,心血管疾病的患病率与男性患者相当,绝经后其心血管疾病的发生率则明显高于男性。如 Framingham 心脏研究显示,在 $45\sim74$ 岁的人群中,男性糖尿病患者心力衰竭的发生率较非糖尿病者升高 2.4 倍,而女性糖尿病患者则较非糖尿病者升高了 5 倍,且射血分数保留的心力衰竭在女性更为常见,曾被诊断为左心功能不全的女性糖尿病患者中 25% 为射血分数保留的心力衰竭。

(八) 吸烟

吸烟对于糖尿病或心血管疾病来说都是重要的危险因素。烟草烟雾中含有多种有毒有害物质,如尼古丁、一氧化碳、多环芳香烃、焦油等,可诱导炎症及氧化应激,促进低密度脂蛋白胆固醇氧化,刺激血管收缩痉挛,损伤血管内皮,引起动脉粥样硬化、血栓形成,还可刺激肾上腺素分泌,增加机体胰岛素抵抗,升高血糖、血压。多项研究已证实,吸烟可增加 2 型糖尿病的发病风险,并促进和加重糖尿病患者的心血管并发症,增加死亡风险。

(九) 遗传因素

不论是糖尿病还是高血压,均具有多基因遗传背景。与没有糖尿病家族史的人群相比,糖尿病阳性家族史的人群患糖尿病的比率显著升高,且发病年龄更早。若父母均患有糖尿病,其子女患糖尿病的机会将升高至普通人的 15~20 倍。高血压患者中 30%~50%有遗传背景。若父母均患有高血压,其子女患高血压的概率将高达 45%;若父母只有一方患有高压病,另一方血压正常,其子女患高血压的概率下降至 28%;而若双亲血压均正常,其子女患高血压的概率则只有 3%。同样,冠心病通常为家族聚集性。与无冠心病者的子女相比,冠心病患者的子女发生冠心病的风险升高 5~7 倍,并且这些子女较其父母的冠心病起病时间提早。

第三节　糖尿病血脂代谢紊乱

血脂代谢紊乱不论是对于 1 型糖尿病(T1DM)还是 2 型糖尿病(T2DM),均是糖尿病性心血管疾病发生发展的一个重要危险因素。通常,如果是血糖控制良好的成人 T1DM 患者,他们的血脂水平与非糖尿病人群相比差别并不大,造成 T1DM 患者特别是儿童或青少年 T1DM 患者的血脂水平异常的重要因素是血糖控制差、体重超标及胰岛素抵抗等,尤其是血糖的控制情况。而 T2DM 患者,脂代谢异常与胰岛素抵抗、胰岛素作用不足、肥胖等代谢因素密切相关。

在 T2DM 患者中,血脂代谢紊乱的发生率则较非糖尿病患者明显升高,成为 T2DM 并发心血管疾病的重要危险因素。在 T2DM 合并血脂异常的人群中,无论是大血管还是微血管的并发症风险均进一步升高。根据调查,我国人群的血脂控制现状很不理想。基于中国 T2DM 门诊患者的 CCMR-3B 研究调查了 104 家医院,共 25 817 例 T2DM 患者,显示仅 36.1%的患者总胆固醇(total cholesterol, TC)<4.5mmol/L,46.6%的患者 TG<1.5mmol/L,42.9%的患者 LDL-C<2.6mmol/L,71.9%的患者 HDL-C>1.04mmol/L,只有 12%的患者以上四项指标均达标准;而近一半(42%)的 T2DM 患者均合并有血脂异常,其中接受调脂治疗的仅有 55%。如果不进行有效的干预措施,该人群发生动脉硬化性心血管疾病的比率将随之继续增长。T2DM 患者的血脂异常以混合型多见,其血脂谱的特点在于:①虽血清 TC 和 LDL-C 正常或仅轻度升高,但小而致密的 LDL-C 水平明显升高;②空腹及餐后 TG 水平升高,尤其是餐后 TG 水平,即使将空腹 TG 和空腹血糖均控制在正常水平,餐后 TG 浓度仍往往呈升高状态;③HDL-C 水平下降;④富含 TG 脂蛋白的载脂蛋白 ApoB-100 和 ApoB-48 水平升高,ApoC-Ⅱ浓度、ApoC-Ⅱ/ApoC-Ⅲ以及 ApoC-Ⅲ/ApoE 的比值均升高。

一、甘油三酯

甘油三酯(TG)水平升高是 T2DM 患者最普遍的血脂异常,尤其常见于初发糖尿病者和血糖控制不佳者。血浆中 TG 的主要来源是极低密度脂蛋白(VLDL),VLDL 的生成和清除速度是血 TG 水平高低的重要决定因素。胰岛素抵抗或胰岛素分泌缺陷时,胰岛素作用相对不足,直接影响胰岛素依赖性的脂蛋白脂肪酶的合成、分泌及活性。而脂蛋白脂肪酶是水解 TG 的主要酶,富含 TG 的 VLDL 或乳糜微粒因此水解速度减慢,TG 清除下降,血 TG 水平升高。胰岛素抵抗的患者如进食高脂餐,其脂肪细胞的脂解作用增强,血中游离脂肪酸水平升高,进入肝脏合成 VLDL 增多,血 TG 水平随之增高,同时脂蛋白脂肪酶与 VLDL 结合增多,易饱和,造成脂蛋白脂肪酶相对不足,乳糜微粒及其残粒清除障碍,引起餐后血脂升高。富含 TG 的脂蛋白易进入动脉壁并被氧化、被巨噬细胞吞噬,引起动脉粥样硬化的发生。TG 水平升高还可影响 LDL 亚组的分布和 HDL 的代谢,影响凝血因子的作用,进一步促进动脉粥样硬化。糖尿病患者中单纯的高 TG 血症即可预示心血管疾病发生风险增加。

二、高密度脂蛋白胆固醇

糖尿病患者常见高密度脂蛋白胆固醇(HDL-C)降低。HDL 的主要作用是胆固醇的逆向转运,即 HDL 与肝外组织的细胞膜相结合,摄取胆固醇,然后通过 ApoA-I 和卵磷脂-胆固醇酰基转移酶的作用,将胆固醇从肝外组织转运到肝脏进行代谢。其中的关键部分是细胞内游离胆固醇被 HDL 颗粒摄取,进行酯化,转运到含有 ApoB-100 的颗粒如 LDL 及 VLDL 中,同时交换 TG 到 HDL 颗粒中。当胰岛素抵抗引起富含 TG 的颗粒水解速度减慢时,新生 HDL 颗粒合成所需的原料亦减少,HDL 颗粒合成下降。并且因 TG 水平升高,肝脂酶被过度激活,HDL 内 TG 水解速度加快,HDL 颗粒体积变小、密度升高,更易被清除,加之 HDL 的糖化修饰使 HDL 清除加速,HDL 半衰期变短,最终 HDL 水平下降。已证实 HDL 具有抗动脉粥样硬化的作用。糖尿病患者 TG 水平升高,HDL 颗粒中 TG 含量亦随之升高,TG 会取代一部分 HDL 颗粒中胆固醇的酯化部位,使 HDL 从周围组织向肝脏逆转运胆固醇的能力下降,周围组织包括动脉血管壁内的胆固醇不能及时被转运,继而堆积,促进动脉粥样硬化的发生。

三、总胆固醇及低密度脂蛋白胆固醇

T2DM 患者与非糖尿病人群相比,总胆固醇及低密度脂蛋白胆固醇(LDL-C)水平的升高并不显著。只有当糖尿病合并糖尿病肾病时,高胆固醇血症才常出现。多项研究显示,糖尿病人群即使与非糖尿病人群处于相同的胆固醇水平,心血管死亡的危险性仍明显增高,而针对高胆固醇血症的干预治疗能使糖尿病人群心血管事件发生显著减少。糖尿病患者 LDL 改变的特点在于颗粒结构出现异常,表现为:①因肝脂酶活性升高,LDL 颗粒中的 TG 水解速度加快,LDL 颗粒的体积变小、密度升高,小而密的 LDL(sdLDL)颗粒增多;②糖尿病患者氧化应激作用增强,氧化修饰的 LDL-C 水平增高;③血糖升高引起 LDL 的非酶糖基化作用增强。LDL 颗粒中,sdLDL 是致动脉粥样硬化作用最强的颗粒。研究证实,sdLDL 升高者发生心肌梗死的危险是大而轻的 LDL 升高者的 3 倍。此外,氧化和非酶糖基化修饰的 LDL 对血管内皮细胞和平滑肌细胞具有毒性作用,且因结构改变 LDL 受体对其识别下降、亲和力变弱,修饰过的 LDL 颗粒通过受体途径的清除减少,更倾向于被巨噬细胞摄取吞噬,巨噬细胞内胆固醇酯大量堆积,向泡沫细胞转化,促进动脉粥样硬化发生。

研究证实,血脂异常尤其是高 TG 血症,是糖尿病发病机制之一。当血游离脂肪酸水平升高,超过脂肪细胞的储存能力及氧化代谢需要时,非脂肪组织内的非氧化代谢通路激活,游离脂肪酸在非脂肪组织酯化、沉积,产生脂毒性作用。在胰腺,胰岛 B 细胞过度凋亡,胰岛素分泌异常;在肝脏及肌肉,出现胰岛素介导的葡萄糖利用障碍,产生胰岛素抵抗;同时游离脂肪酸影响胰岛素信号转导,最终诱导糖尿病发生。而发生糖尿病后,胰岛素分泌障碍及胰岛素抵抗继续恶化,TG 水平进一步升高,形成恶性循环。同时,糖代谢及脂代谢异常的糖化作用及氧化应激诱导使动脉粥样硬化发生的风险加剧。因此,为积极防治大血管疾病,除了有效的血糖控制,对血脂异常的干预治疗同样意义重大。

第四节 糖尿病致心血管疾病的发病机制

一、糖尿病合并冠心病的发病机制

糖尿病容易合并冠心病,且早期即可出现,其发病机制主要在于:以遗传和环境因素为基础,发生胰岛素抵抗、糖代谢障碍、血压升高、血脂紊乱、氧化应激反应增强、内皮细胞功能受损、纤溶系统功能异常等一系列的病理情况,具体分析如下。

1. 胰岛素抵抗 胰岛素抵抗及由此代偿形成的高胰岛素血症是冠心病的独立危险因子。胰岛素抵抗、长期高胰岛素血症导致动脉粥样硬化的可能原因在于:①加剧血管内皮细胞的氧化应激及炎症反应,促进增加内皮细胞血管细胞黏附分子 1(VCAM-1)及内皮素 1(ET-1)的表达,直接损害血管内皮细胞功能,并可诱导内皮细胞凋亡,最终损伤动脉壁;②促进动脉壁脂质的合成与摄取,阻止胆固醇的清除,升高血脂,并加速脂质在动脉壁上的沉积;③通过胰岛素样生长因子 1(IGF-1)受体及其下游通路的激活,刺激动脉壁平滑肌细胞的分裂、增殖,促进其合成胶原并向内膜下迁移,诱发和加剧动脉粥样硬化形成;④抑制形成的斑块重吸收,刺激结缔组织增生。

2. 高血糖状态 高血糖时糖化血红蛋白(HbA1c)水平升高,使红细胞变形能力下降,微循环淤滞;血红蛋白携氧能力下降;葡萄糖酵解中 2,3-二磷酸甘油酸(2,3-DPG)下降,氧分离困难,最终引起组织缺氧。且 HbA1c 每增加 1%,冠心病的危险性可增加 10%,HbA1c 能有效预测缺血性心肌病。此外,糖尿病的代谢产物——糖基化终产物(advanced glycation end-product,AGE)具有毒性作用。AGE 可与内皮细胞、平滑肌细胞和巨噬细胞表面的 AGE 受体特异性结合,一方面诱导氧化应激机制,引起促炎因子 NF-κB、黏附分子等高表达,活性氧过量产生,氧自由基清除障碍,心肌细胞及血管内皮细胞受损;另一方面增加血管内膜的通透性,使糖化脂质颗粒更易进入血管壁间质,继而被氧化,大量细胞因子、炎症因子如 IL-1、TNF-α 等分泌释放,炎症反应加剧,刺激血小板聚集,糖化的脂质颗粒还可被巨噬细胞摄取形成泡沫细胞。再者,高血糖水平可增加 PKC 内源性辅因子二酰甘油(diacylglycerol,DAG)的含量,从而激活 PKC 途径。PKC 途径参与传递促增殖和炎症信息,促进多种生长因子的表达分泌,从而导致血管平滑肌细胞增殖加速,血管壁增厚。

3. 脂代谢紊乱 如前所述,2 型糖尿病患者脂代谢紊乱的特点是血清 TG 水平升高、HDL-C 水平降低及 sdLDL-C 水平升高。LDL 水平是冠心病的主要危险因子,而与其他普通 LDL 相比,sdLDL 的致动脉粥样硬化作用最强。高糖环境下,sdLDL 易被糖基化,易被多种氧化酶氧化,形成氧化低密度脂蛋白(ox-LDL)。ox-LDL 与正常 LDL 在理化、生物学特性及免疫原性上均有很大的区别,细胞毒性强,可直接损伤内皮细胞,并促进细胞因子的级联反应,进一步损伤血管内皮和平滑肌。同时 ox-LDL 可被巨噬细胞迅速吞噬,促进泡沫细胞的形成。糖尿病患者体内对 LDL 氧化的能力普遍增强,ox-LDL 水平显著高于正常人,高水平的 ox-LDL 是糖尿病患者动脉粥样硬化、大血管及微血管病变发生发展的重要因素之一。此外,sdLDL 较其他 LDL 颗粒与 LDL 受体亲和力下降,通过受体途径的降解相对缓慢,不易被清除,沉积在动脉壁,还易与血管壁上的蛋白多糖结合,黏附在血管壁上,均使 sdLDL 被氧化、被吞噬的机会增加。

4. 肥胖相关因子 研究逐渐证实,脂肪组织除了是一个能量储存器官,还是重要的内分泌器官,能合成、分泌大量具有生物活性的物质,包括瘦素、脂联素、抵抗素、TNF-α、IL-6等。瘦素与胰岛素抵抗密切相关,高瘦素血症可通过诱导氧化应激、参与炎性反应、引起内皮细胞功能紊乱、促新生血管形成、刺激血管平滑肌增殖和向内膜下迁移、增加泡沫细胞形成、诱导血小板聚集等多种作用促进动脉粥样硬化。同样,抵抗素也能通过对抗胰岛素效应,升高血糖,刺激脂肪细胞增殖,以及对血管内皮细胞的直接作用参与动脉粥样硬化的发生发展。而脂联素则具有明显的抗动脉粥样硬化作用,能抑制内皮细胞的炎症反应,抑制巨噬细胞功能,抑制平滑肌细胞的增殖迁移,阻止脂质在内皮下的聚积,保护血管内皮。瘦素及抵抗素水平与 BMI、腰围、胰岛素水平、TG、胆固醇、血压均呈正相关。冠心病患者中,瘦素水平显著升高,瘦素抵抗是 2 型糖尿病继发冠心病的独立危险因素。血清脂联素在冠心病患者中呈低水平表达,尤其在糖尿病合并冠心病患者中水平下降更明显。

5. 纤溶、凝血机制及血小板功能异常　2 型糖尿病患者发生动脉粥样硬化风险明显升高的潜在机制之一是纤溶活性降低。正常生理情况下,在组织型纤溶酶原激活物(t-PA)的作用下,纤溶酶原转变为纤溶酶,纤溶系统启动,开始对血栓进行分解。此过程受组织型纤溶酶原激活物抑制物 1(PAI-1)的阻断调控。t-PA 与其抑制物 PAI-1 之间呈动态平衡,从而血液正常流动。糖尿病患者中,在高胰岛素血症、多种细胞因子等的作用下,t-PA 的释放减少且活性降低,而 PAI-1 的合成、释放及活性均增加,t-PA 与 PAI-1 之间的平衡打破,纤溶系统受损,促进血栓形成。在凝血机制方面,糖尿病患者凝血因子Ⅻ、Ⅺ、Ⅷ及 von-Willebrand因子浓度升高,内源性凝血途径的接触活化增加,同时抗凝血酶Ⅲ活性降低,蛋白 C 相对缺乏,使血栓易于形成。糖尿病患者还存在血小板功能亢进。血小板对聚集剂如胶原蛋白花生四烯酸血小板活化因子、ADP、凝血酶等的敏感性更高,聚集性增强。血小板活化,合成释放血栓素 A_2 增加,进一步促进血小板聚集,并刺激血管收缩痉挛。此外,糖尿病患者的红细胞因细胞膜糖化及脂质过氧化,红细胞脆性增加,变形能力降低,高切变率下的全血黏度升高,红细胞不易变形通过毛细血管,易发生微血栓倾向。

上述各因素既独立存在,又共同作用、相互影响,共同导致糖尿病患者的动脉粥样硬化,最终引起冠心病发生。

二、糖尿病心肌病的发病机制

糖尿病心肌病在糖尿病初期即可出现,表现为心肌损伤和心肌顺应性下降,高血糖、高胰岛素血症、血脂异常,引起心肌代谢紊乱,逐渐发生心脏微血管病变、心肌结构改变并纤维化,随后左心室肥厚、顺应性下降,最终出现广泛心肌局灶性坏死。糖尿病心肌病的病理特征在于:大体可见心肌肥厚,心腔扩大,心肌重量增加;镜下可见心肌肥大、间质纤维化和PAS 阳性物质浸润,毛细血管基膜增厚,心肌壁内微血管病变。其功能改变特征在于:舒张功能受损早且明显,心室壁弹性减弱,晚期可进一步出现收缩期功能障碍,易发生充血性心力衰竭。糖尿病心肌病的发病机制仍未具体阐明,目前从以下几方面进行分析。

(一) 心肌细胞糖、脂代谢紊乱

高血糖状态是糖尿病心肌病发病和发展的主要因素之一。高血糖环境下,葡萄糖清除率降低,糖异生增加,葡萄糖转运蛋白 4 的活性下降,向心肌细胞内的葡萄糖跨膜转运减少,心肌细胞摄取葡萄糖减少,不能有效利用过高水平的葡萄糖,影响心肌细胞的能量代谢。同时,高血糖通过电子传递链生成过量的活性氧,诱导晚期 AGE 生成增加,引发己糖胺通路、多元醇通路及蛋白激酶 C 激活等一系列生化级联反应,氧化应激进一步增强,诱导心肌细胞凋亡、损伤。AGE 还可刺激胶原表达和堆积,胶原相互交联,促进心肌发生纤维化,继而心肌顺应性下降。

游离脂肪酸是心脏的重要供能物质,心脏收缩能量的 2/3 有赖于脂肪酸氧化。大部分糖尿病患者均会合并有血脂代谢异常,高血糖状态下,心肌细胞对葡萄糖的利用率下降,而脂蛋白脂肪酶及过氧化物酶体增殖物激活受体(PPAR-α)活性增强,脂肪 β 氧化增加,心肌对氧的需求增加,同时游离脂肪酸、甘油三酯脂质颗粒在心肌细胞内聚积。心肌脂代谢负担明显加重,细胞内线粒体解偶联,心肌钙调蛋白受损,最终引起心肌的收缩力下降及舒张功能不全。此外,游离脂肪酸氧化增加引起相关代谢产物如神经酰胺产生增加并堆积,脱氧核糖核酸片段断裂与之密切相关,心肌细胞凋亡程序被激活。

(二) 胰岛素抵抗

当机体发生胰岛素抵抗时,胰岛素受体底物 1 通路受抑制,下游信号 PI3K/AKT 激活减少,心肌细胞由胰岛素介导的对葡萄糖的摄取显著减少,游离脂肪酸氧化供能增加,脂肪酸堆积,心肌能量代谢发生紊乱。此外,胰岛素抵抗还可通过促进氧化应激、增加活化氧产生、诱导线粒体功能障碍、激活 RAAS 及交感神经系统、引起内皮细胞功能紊乱、刺激内质网应激等多方面作用,直接造成对心肌细胞的损害,导致心肌肥厚、纤维化,心肌细胞凋亡。研究发现,抗氧化防御系统的核因子 E2 相关因子 2(Nrf2)-抗氧化反应原件通路(ARE)与之密切相关,由氧化应激诱导产生的胰岛素抵抗及其介导的胰岛 B 细胞凋亡,能因 Nrf2 的抗氧化作用得到改善、减轻。糖尿病患者心脏中,Nrf2 蛋白水平显著下降,活化氧大量生成。在大鼠动物模型上敲除 *Nrf2* 基因后,即使大鼠血糖仅轻度升高,短时间内也可很快出现糖尿病心肌损伤。

(三) 炎症反应与炎症因子

2 型糖尿病是由多种因子介导的炎症和免疫性疾病。糖尿病心肌病的重要发病机制之一即促炎症细胞因子和趋化因子诱导的慢性炎症反应。研究发现,心功能尚正常的糖尿病患者中,心脏的 TNF-α mRNA 表达已明显上调,提示心肌慢性炎症,引起心肌细胞损伤。在糖尿病心肌病的大鼠模型中将 TNF-α 表达抑制后,大鼠的心肌纤维化情况和心脏功能均得到显著改善。白细胞介素炎症因子 IL-1β、IL-6 也参与了糖尿病心肌肥厚及心功能受损的过程。NF-κB 是细胞重要的转录调节因子,能刺激各因子活化,诱导多种基因表达。NF-κB 相关的信号通路参与自身免疫、炎症反应、肿瘤发生等重要生理病理过程。高糖环境下,心肌代谢紊乱,AGE 堆积,活化氧大量释放,NF-κB 被激活,继而启动 TNF-α、IL-6 等炎症因子的转录,心肌肥大、纤维化的相关基因继而被诱导表达。慢性心肌炎症还可刺激心脏成纤维细胞合成分泌 TGF-β 增多,促进 TGF-β 受体数量增加,导致胶原表达升高和纤维组织增生。持续的慢性炎症及活化的各炎症因子、细胞因子最终导致血管内皮细胞损伤、心肌细胞纤维化肥厚,促进糖尿病心肌病的发生。

(四) 肾素-血管紧张素-醛固酮系统的激活

研究表明,心脏周围也存在着完整的肾素-血管紧张素-醛固酮系统(RAAS),糖尿病可激活心脏局部血管紧张素Ⅱ/AT1 通路,血管紧张素Ⅱ表达升高,心脏 RAAS 失衡。其中的机制主要有以下几点:①高血糖直接刺激心肌细胞、心肌成纤维细胞及内皮细胞局部血管紧张素Ⅱ的生成;②高血糖环境下,心脏组织对血管紧张素Ⅱ的反应增强;③多种高血糖异常代谢产物的堆积刺激,如 AGE、各炎症因子等;④血管紧张素转化酶 2 水平下调,引起血管紧张素Ⅱ增多,血管紧张素 1~7 减少,RAAS 失衡;⑤糖尿病患者的血中肾素原水平明显升高。

血管紧张素Ⅱ具有调节血压、血管张力,平衡体内水盐水平,影响肌细胞新陈代谢,调控炎症因子等多种生理作用。在糖尿病患者中,心脏内血管紧张素Ⅱ表达上调,刺激 AT1 直接作用于心肌细胞和心脏的成纤维细胞,使胶原合成增多而分解减少,促进心肌肥厚和纤维化发生。长此以往,则导致心室顺应性降低,心脏结构发生改变,心脏负荷增加,最终甚至引起心功能不全。

(五) 心肌细胞内 Ca^{2+} 稳态失调

正常细胞的胞质内都存在游离的 Ca^{2+},作为一种第二信使,Ca^{2+} 是细胞信号转导的重要物质,在多种细胞生理过程中发挥了关键作用。心肌细胞内的 Ca^{2+} 稳态调节尤其精细、重要。心肌正常工作时 Ca^{2+} 及时地在心肌细胞和肌质网中转运,与心脏正常舒缩功能密切相关。高血糖时氧化应激增加,造成 ROS 增加,ROS 作用于 L 型钙通道,影响 Ca^{2+} 内流,还可诱导内质网功能障碍,导致 Ca^{2+} 转运速度下降,肌质网对 Ca^{2+} 的重摄取能力降低,细胞内 Ca^{2+} 堆积,直接引起心脏舒张和收缩功能障碍。进一步研究显示,糖尿病中,磷蛋白活性发生改变,受其调控的肌质网 Ca^{2+}-ATP 酶 SERCA2a 的活性降低,是肌质网重摄取 Ca^{2+} 功能下降的机制之一。糖尿病大鼠动物模型中,过表达心肌 SERCA2a 可改善大鼠心肌的 Ca^{2+} 稳态和心肌细胞收缩功能。

(六) 心脏微循环障碍

糖尿病微血管病变不仅存在于视网膜、肾脏,还存在于心肌。与原发性心肌病的病理不同,糖尿病心肌病可看到弥漫性心肌壁内微血管病变,小血管周围脂肪浸润,血管基膜增厚,内皮及内皮下纤维增生,心肌间质透明样物质沉积。高血糖通过多种途径激活蛋白激酶 C(PKC),引起扩血管因子内皮型一氧化氮生成减少,缩血管因子 ET-1 生成增加,导致内皮细胞功能紊乱及微血管舒缩功能障碍。高糖环境下,还可使红细胞膜上的 Na^+/K^+-ATP 酶表达及活性下降、膜蛋白糖基化、糖化血红蛋白升高等,继而引起红细胞内水钠潴留,红细胞变形性、膜流动性以及携氧能力均下降,而与氧的亲和力加强,释放的氧量减少,直接导致心脏微循环向组织细胞供氧减少,血液淤滞。此外,糖脂代谢紊乱、氧化应激、炎症反应等直接损伤内皮细胞,使血管壁通透性增加,基底组织增厚,加上血小板黏附聚集,凝血异常,血液呈高凝状态,极易形成微血栓。心肌小血管对血管活性物质的反应性亦降低,冠状动脉灌注的储备功能显著下降。上述多重因素引起心肌间血流灌注不足,心肌细胞缺血、缺氧,代谢产物的堆积更加严重,心肌出现代偿性肥厚,心脏结构发生改变,最终发展成为糖尿病心肌病。

(七) 心脏自主神经病变

心脏自主神经病变是指一类因支配血管和心脏的自主神经纤维受到损害而导致心率及血管动力学发生异常的病理改变。糖尿病患者中,一系列的代谢障碍可直接损伤神经细胞,同时微血管病变引起神经缺血、缺氧,神经生长因子缺乏,神经营养不良,引起心脏自主神经功能紊乱。糖尿病性心脏自主神经病变主要表现为 Schwann 细胞变性,常伴有神经纤维脱髓鞘及轴突变形。早期以心脏迷走神经受损为主,临床上可见静息性心动过速、直立性低血压,继续发展则迷走及交感、副交感神经均可受累,引起心肌微血管痉挛、狭窄甚至闭塞,心肌灌注受损,心肌纤维肥厚,患者出现心律失常、无痛性心肌缺血、心肌梗死甚至心源性猝死。

糖尿病心肌病的发生发展与众多环节密切相关,通过各种机制和信号通路诱导心肌肥大、心肌纤维化及心肌内小动脉病变,促进心脏结构改变,导致心肌肥大、舒缩功能异常。且各环节机制之间互相影响、促进或关联。复杂的机制导致临床上糖尿病心肌病难以有效地治疗,仍需进一步探讨发病机制,发现新的作用靶点,从而指导有效治疗,实现糖尿病心肌病预后的改善。

三、糖尿病合并高血压的发病机制

大量流行病学研究显示,不仅高血压患者中合并糖尿病的比例明显高于非高血压患者,糖尿病患者中高血压的患病率同样明显高于非糖尿病患者,提示在发病机制方面,两者存在共同基础,并且相辅相成。糖尿病促进高血压的发生发展,其具体机制除了公认的性别、年龄、吸烟、遗传因素、肾素-血管紧张素异常、血流动力学改变等,还存在多种物质代谢异常的影响。

(一) 高血糖

有研究显示,血糖与血压两者波动水平呈正相关,且独立于年龄、体重等其他危险因素。高血糖通过多种途径促进血压升高。血糖升高可造成血浆渗透压升高,血容量增加,同时肾脏近曲小管重吸收糖增加,伴随钠的重吸收也增加,细胞外液容量进一步增加。高血糖环境下,AGE堆积,诱导氧化应激及慢性炎症反应,活化氧大量生成,炎症因子激活,引起血管内皮细胞功能紊乱甚至凋亡,刺激血管平滑肌细胞增殖,细胞外基质增生,推动动脉粥样硬化的进程加速。AGE还能抑制舒血管因子如一氧化氮(NO)及内皮源性超极化因子(EDHF)的生成和活性,同时内皮细胞受刺激产生大量缩血管因子内皮素,舒血管因子不能有效地拮抗内皮素的缩血管效应,血管舒缩功能失去平衡,小动脉收缩。此外,高血糖还可增强血管平滑肌对交感神经的反应性,引起血管收缩,最终造成外周阻力显著增加。

(二) 胰岛素抵抗和高胰岛素血症

胰岛素抵抗及高胰岛素血症与高血压有着共同的遗传易感性,胰岛素抵抗或高胰岛素血症也可引起血压升高。首先,胰岛素抵抗能引发血脂代谢异常,血管壁的脂肪及脂肪酸合成增加,促进动脉粥样硬化的发生,使动脉顺应性下降。其次,水平升高的胰岛素通过胰岛素生长因子直接或间接刺激血管平滑肌细胞增生、肥大,导致血管壁增厚,血管腔变窄。高胰岛素血症还可刺激交感神经系统,引起血管收缩增强,心率和心排血量增加。再次,过量的胰岛素抑制前列腺素和前列环素的合成,对血管的舒张作用减弱。上述共同作用造成血管阻力增加。此外,胰岛素抵抗、血胰岛素水平升高,可影响肾小管细胞膜 Na^+ 的转运,使 Na^+ 重吸收增加,导致水钠潴留,血容量增加;可影响细胞膜内外的 Na^+ 与 Ca^{2+} 转运,升高细胞内 Na^+、Ca^{2+} 水平,造成小动脉平滑肌对血管加压物质的反应性提高;还可激活肾脏 RAAS,最终引起血压升高。

(三) 钙

电解质钠、钙、钾、镁均与高血压的发生发展密切相关,其中钙的作用尤为重要。临床多项调查显示人群每日钙摄取量与血压水平呈负相关,高钙摄入人群发生高血压的风险要低于低钙摄入人群。还发现高血压患者的尿钙排泄增多,当高血压患者增加钙摄取量时,血压可以下调;反之,减少钙摄取,则血压上升。其机制在于:①钙具有膜稳定作用,能降低细胞膜通透性,使兴奋阈提高,血管平滑肌得到松弛;②钙自身可阻断心肌和血管壁平滑肌细胞膜上的钙通道,阻止细胞外的 Ca^{2+} 向细胞内流,减少细胞收缩;③高钙可对抗高钠的有害作用。糖尿病患者因血糖水平升高,尿糖排出增多,尿量增多,引起尿钙流失比例增加,总体钙量下降,继而影响血压水平。

（四）血脂代谢异常与大血管病变

糖尿病患者的血脂异常通常表现为甘油三酯（TG）及小而密的低密度脂蛋白（sdLDL）升高，而高密度脂蛋白胆固醇（HDL-C）水平降低。多项研究显示高 TG 和低 HDL-C 水平的个体收缩压及舒张压均显著增高，在校正了 BMI 之后，TG 水平与血压仍呈显著正相关。这种正相关尤其是 TG 水平与舒张压之间的正相关，在 BMI 超过中位数的人群中较体重较轻的人群更为明显。同样，胆固醇水平升高，高血压发生危险性升高，且该联系不受随机血糖、年龄、吸烟、运动、社会经济状况等因素的影响。糖尿病患者血脂异常促进血压升高的机制可能在于使糖尿病患者并发动脉粥样硬化较非糖尿病患者提前且更为严重，大血管病变发生的风险增高，血液黏稠，血管顺应性下降，血管阻力增大，引起血压上升。

糖尿病患者中高血压的发生及进一步进展存在多种影响因素，两种慢性疾病各自独立又互相影响。由此，指导我们在疾病的防治过程中需要结合两者的发病机制，合理用药，进行有效的联合治疗。

四、糖尿病合并心力衰竭的发病机制

糖尿病患者发生心力衰竭是广泛合并或并发心血管疾病的主要转归，其发生原因除了上述的冠状动脉疾病、心肌病、高血压，还包括糖尿病微血管病变、内皮细胞功能障碍、交感神经系统反应性增高等。此外，糖尿病继发感染是促发和加重心力衰竭的主要诱因，占所有诱发因素的 51.9%。糖尿病继发感染最常见的是呼吸道感染，其次还有泌尿系感染、胃肠道感染或胆道、皮肤软组织感染。其他诱发因素还包括心律失常、贫血、入水量过多等。大多数患者的心力衰竭并不是由一项因素单独诱发，而往往是在多种疾病的基础上合并主要及次要因素诱发。

第五节　糖尿病心血管疾病的防治

流行病学调查结果显示，一方面，不论对于已经存在心血管疾病（CVD）的患者，还是尚未发生但具备 CVD 高危因素的人群，糖尿病均是 CVD 一个主要的独立危险因素，血糖升高均可显著增加他们发生心血管事件的风险。另一方面，CVD 是糖尿病患者常见的死亡原因，与未合并 CVD 的糖尿病患者相比，合并有 CVD 的糖尿病患者预后更差。因此，加强对糖尿病患者 CVD 相关风险的全面评估和综合管理有非常重要的意义，临床上应积极筛查并尽早干预。

一、筛查

根据 2017 年版《中国 2 型糖尿病防治指南》（简称：中国 T2DM 指南），在确诊时及诊断糖尿病后，患者应至少每年评估心血管病变的风险因素，包括年龄、心血管疾病史、家族史、吸烟、血脂紊乱、高血压、肥胖尤其是腹型肥胖等，还包括是否存在肾脏损害或心房颤动等。T1DM 患者也应及时进行上述方面内容的评估和筛查。

（一）血压筛查

高血压是糖尿病常见的伴发病或并发症，糖尿病患者的高血压诊断标准与其他人群相同。每次随访或就诊时，无论是 T1DM 还是 T2DM 患者均应常规进行血压测量，一方面可早期及时发现新发的高血压，另一方面对已诊断高血压的患者，可追踪其血压控制的情况。对于血压升高的患者,还应重复监测。

(二) 血脂筛查

美国相关临床声明建议心血管疾病低风险的成年 T1DM 患者每两年检查空腹血脂,而 10~21 岁的儿童或青少年患者,每 3-5 年检查空腹血脂。对 T2DM 患者,建议在首次诊断时、初次进行医学评估时及对年龄≥40 岁的糖尿病患者进行血脂筛查。之后,每 1~2 年定期进行随访。如果患者已经接受调脂药物治疗,可根据评估疗效的需要,酌情增加检测次数。

(三) 冠状动脉疾病筛查

对所有出现糖代谢异常的患者均要询问是否存在冠心病的症状,如果有相关症状,应及时给予进一步检查及治疗。而对于无相关症状的患者,因常规筛查冠状动脉疾病不能改善结局,目前并不推荐进行常规筛查。对存在以下情况的患者,方考虑进行冠状动脉疾病的筛查:①非典型的心脏症状,如不能解释的胸部不适、呼吸困难等;②与血管疾病相关的表现,如短暂性脑缺血发作、卒中、跛行、颈动脉杂音或外周动脉疾病等;③心电图异常,如心电图 Q 波等。无症状性冠脉疾病的筛查方法包括:静息状态下心电图、踝肱指数、负荷核素心肌显像及冠状动脉钙化评分等。

(四) 肾脏病筛查

糖尿病患者中慢性肾脏病(CKD)非常多见,且与不良健康结局相关。根据 2014 年美国改善全球肾脏病预后组织(Kidney Disease Improving Global Outcomes,KDIGO)的人群调查数据,美国成年人 2 型糖尿病患者中,糖尿病肾病(DKD,白蛋白尿或肾小球滤过率受损)的发生率达 43.5%,其中 32.2% 存在白蛋白尿(即尿白蛋白/肌酐比≥30mg/g),22.0% 有肾小球滤过率受损(GFR<60ml/(min · 1.73m^2))。美国糖尿病学会(ADA)及美国肾脏病基金会(National Kidney Foundation,NKF)推荐所有糖尿病患者在诊断时,同时进行糖尿病肾病的筛查,推荐筛查白蛋白尿(采用即时尿标本的白蛋白/肌酐比)和估算 GFR(采用血肌酐浓度计算)。所有 T2DM 患者、病程≥5 年的 T1DM 患者以及所有合并高血目前尚未发现某种基因突变固定与某种表型相关压的患者,至少每年对尿白蛋白进行定量评估,对 GFR 进行估算。伴有尿白蛋白升高(白蛋白/肌酐比≥300mg/g)或 GFR 受损的患者可接受肾素-血管紧张素系统抑制剂治疗。

二、生活方式干预

(一) 饮食与营养

营养治疗是有效的糖尿病整体治疗计划的一部分。因糖尿病患者个体差异,难以制定一个能针对所有患者的理想的热量来源比例(碳水化合物、蛋白质及脂肪)。建议对患者进行个体化营养评估,设定合理的代谢控制目标,同时充分考虑个体饮食喜好(如传统、文化、宗教、健康信条和目标、经济),以达到总能量及各种营养素摄入的合理与均衡。

1. 碳水化合物 碳水化合物的数量及质量均很关键。建议碳水化合物所提供的能量占膳食中总能量的 50%~65%。除 2 岁以内的儿童,碳水化合物优先从全谷类、蔬菜、水果、豆类和乳制品中摄取。选择种类时,还应注意血糖生成指数(glycemic index,GI),同等量食物如 GI 值低,则餐后血糖水平波动相对小。高纤维膳食有助于改善患者血糖水平,建议膳食纤维每日摄入量达到 10~14g/1 000kcal,豆类、水果、全谷物食物及蔬菜均是膳食纤维的良好来源。糖尿病患者适量摄入糖醇和非营养性甜味剂是安全的,但应控制添加糖的摄入,不喝含糖饮料。

2. 蛋白质　单纯蛋白质摄入并不会直接引起血糖升高,但有可能增加胰岛素的分泌。肾功能正常的成年糖尿病患者,推荐膳食蛋白质的摄入量占总能量的 15%~20%,与健康成年人基本相同。推荐蛋白摄入量约 0.8g/(kg·d),蛋白质来源建议以优质动物蛋白为主,复方 α-酮酸制剂可作为必要时的补充。肾功能正常的儿童及青少年患者蛋白质摄入水平可适当提高。

3. 脂肪　脂肪摄入虽对餐后血糖水平影响较小,但并不利于血糖、体重、血脂等的长期控制,也不利于胰岛素敏感性的改善。糖尿病患者理想的脂肪总摄入量需个体化,并且脂肪的质量比数量更为重要。富含单不饱和脂肪酸的饮食方式或许有助于糖尿病患者的血糖控制,改善血脂异常及糖耐量,有益于对心血管并发症的预防。因此,推荐脂肪提供的能量占总能量的 20%~30%,单不饱和脂肪酸摄入可占每日饮食总能量的 10%~20%,多不饱和脂肪酸摄入则不宜超过总能量的 10%,饱和脂肪酸摄入量不应超过总能量的 7%,反式脂肪酸摄入应尽量减少,而富含 n-3 脂肪酸的食物可适当增加摄入。此外,还应限制胆固醇的摄入,每天不超过 300mg。

4. 钠盐　过量摄入钠不利于血压的控制,对血糖的稳定也有间接的影响。中国 T2DM 指南建议,糖尿病患者应限制每天食盐摄入量(不超过 6g),每日钠摄入量不超过 2g,如患者还合并有高血压,应该更严格地限制。含钠高的调味品或食物,如酱油、味精、调味酱、腌制品等,其摄入均应限制。

5. 微量营养素　糖尿病患者容易缺乏的微量元素包括 B 族维生素、维生素 C、维生素 D 及铬、锌、硒、镁、铁、锰等,可依据评估的结果酌情进行适量补充。病情未有效控制、代谢不佳的 T1DM 患者可能存在水溶性维生素的负平衡,可酌情予以短期补充。长期服用二甲双胍的 T2DM 患者则应防止维生素 B_{12} 的缺乏。此外,是否需长期补充维生素 E、维生素 C 和胡萝卜素等具有抗氧化作用的制剂,因缺乏相关安全性证据,并不建议患者常规大量补充这类微量营养素。

(二) 运动

运动治疗是糖尿病患者综合管理的一个重要部分。规律运动有助于控制理想体重,增加胰岛素敏感性,有效控制血糖,促进青少年患者生长发育,以及改善心肺功能,减少心血管疾病的危险因素。运动前需对患者进行全面评估,制订个体化的运动计划,循序渐进,持之以恒。建议病情稳定的成年糖尿病患者每周运动至少 3d,至少进行中等强度的有氧运动达到 150min/周,不能连续 2d 以上不运动,减少静坐时间。中等强度有氧运动的心率为最大心率的 50%~70%[最大心率(次/min) = 220 - 年龄],包括骑车、快走、慢跑及打太极拳、乒乓球、羽毛球、高尔夫球等。无禁忌证的 T2DM 患者每周可进行 2~3 次抗阻运动,锻炼肌肉量和耐力,两次锻炼间隔≥48h。老年糖尿病患者可每周进行 2~3 次灵活性和平衡性训练,如瑜伽、做操、太极拳等,以增加柔韧性、肌肉力量和平衡。要注意预防运动中及运动后的低血糖,加强运动前后的血糖监测,必要时需额外补充含碳水化合物的食物。

(三) 戒烟

吸烟与糖尿病大血管及微血管病变均密切相关,劝诫所有 T1DM 或 T2DM 患者都不要主动吸烟,减少被动吸烟。戒烟同样是预防心血管疾病的重要方法。一项戒烟的观察性研究显示,尽管每例患者体重平均增加 3.6kg,但是一项戒烟的观察性研究显示,尽管近期戒烟(≤4 年)使糖尿病患者体重明显增加,平均达 3.6kg,但是戒烟仍减少了冠心病的发生。

（四）酒精

酒精除了可抑制糖原分解和糖异生，阻碍糖的利用，不利于糖尿病患者的血糖控制，还可引起脂肪、微量营养素的代谢失衡。糖尿病患者应避免饮酒。若有饮酒要求，要适度，并需计算摄入酒精的总能量。T2DM 患者的每日建议酒精摄入量：成年女性不超过 15g，成年男性不超过 25g（15g 酒精约相当于 45ml 蒸馏酒、150ml 葡萄酒或 350ml 啤酒），且每周不超过 2 次。此外，糖尿病患者饮酒还有增加迟发型低血糖发生的风险，尤其是应用胰岛素或胰岛素促泌剂的患者，需谨防酒精可能诱发的低血糖，避免空腹饮酒。

三、心血管疾病危险因素管理

（一）体重管理

肥胖与 T2DM 发病及心血管病变发生的风险增加显著相关。建议超重或肥胖的成年 T2DM 患者或有发生糖尿病风险的人群积极减重，每次就诊时均测量身高、体重，计算 BMI 并记录，目标在 3~6 个月减轻体重的 5%~10%。生活方式管理是体重管理的主要手段，包括：①饮食改变，如限制高热量食物摄入；②增加能量消耗，如每周 3~5d 的规律有氧活动；③与生活方式相关的行为改变。此外，应尽量选择没有增重效应的降糖药物。

部分患者积极采取了以上措施后，减重及血糖控制效果仍不理想，如符合相应适应证，可考虑减肥药物的应用。减肥药物治疗适用于 BMI 在 25~30kg/m² 并且肥胖有并发症的人群，或 BMI>30kg/m² 有或没有肥胖并发症的人群。如通过生活方式及药物治疗仍血糖控制不佳，且一般状况较好，手术风险较低，肥胖中 18~60 岁、T2DM 患者可考虑代谢手术治疗，可选适应证为：BMI≥32.5kg/m²，有或无合并症；慎选适应证为：27.5kg/m²≤BMI<32.5kg/m²，尤其存在其他心血管风险因素时。而以下情况暂不推荐代谢手术治疗：25.0kg/m²≤BMI<27.5kg/m²，有中心型肥胖（腰围男性≥90cm，女性≥85cm），且至少有额外的下述 2 条代谢综合征组分：高 TG、低 HDL-C、高血压。不同种族人群 BMI 切点可适当调整。建议在成熟、有整个多学科团队、进行糖尿病内科治疗和胃肠外科治疗经验丰富的大医院开展代谢手术。多项临床证据均显示，代谢手术能有效减轻体重，降低糖化血红蛋白，控制血脂血压，减少心血管事件的发生，改善肥胖相关疾病。

T1DM 患者在传统印象中都是消瘦个体，然而近年数据显示超重或肥胖 T1DM 患者的比例迅速增长。到目前，肥胖在 T1DM 中对心血管疾病风险的总效应尚不明确，同时 T1DM 超重或肥胖的逐渐增加似乎并未都使心血管事件结局发生恶化。为控制 T1DM 患者的体重过度增加，需谨慎推荐生活方式调整如增加运动及限制热量，同时必须配合足够的患者教育，使患者能做到充分的血糖监测及恰当的胰岛素剂量调整，以减少低血糖的风险。

（二）血糖管理

糖尿病是一种慢性疾病，逐渐进展，因长期高血糖导致的大血管病变是糖尿病患者致残、致死的主要原因。糖尿病心血管事件防治不可缺少的重要环节即加强血糖管理，包括高血糖的控制、血糖监测、患者教育等。不同研究的发现显示，早期强化控制血糖对大血管有保护作用，可降低糖尿病微血管病变、心肌梗死及死亡的发生风险；然而对年龄较大、糖尿病病程较长、已存在心血管病变或具有多项心血管危险因素的人群，强化血糖控制则与其全因死亡风险增加相关。因此，目前的指南及声明均建议应充分平衡强化血糖控制的利与弊，以糖尿病患者为中心，综合考虑不同个体的年龄、病程、预期寿命、并发症及合并症等，继而制订合理的个体化血糖管理。

T1DM 血糖控制目标,根据中国中华医学会糖尿病学分会的指南建议,HbA1c 控制目标:儿童和青春期<7.5%,成年人<7.0%,老年人<7.5%;根据美国 2020 年 ADA 指南建议,儿童与青少年的 HbA1c 目标须个体化并反复评估,<7%适合多数儿童,<7.5%适合低血糖时无症状或不能表述症状、无法监测血糖的患者,<8%适合曾发生过严重低血糖、预期寿命有限、合并症多的患者,在无低血糖发生、不影响健康、不增加护理负担情况下可考虑进一步控制<6.5%,<6.5%也适合蜜月期患者;无论怎样的控制目标,均应尽量避免低血糖的发生。

T2DM 血糖控制目标应在综合考虑患者各方面情况下合理定制:①对大部分成年非妊娠患者,目标为 HbA1c<7%;②对病程短、预期寿命长、无并发症或心血管合并症的患者,可更为严格地控制 HbA1c<6.5%,前提是不发生低血糖或其他不良反应;③对病程长、预期寿命较短、已有严重合并症、已有大血管或微血管并发症,或有严重低血糖病史的患者,在加强了糖尿病自我管理教育、给予了适当血糖检测、应用了包括胰岛素在内的多种有效剂量的降糖药物后,血糖仍难达标的糖尿病患者,可适当放宽到 HbA1c<8%。

血糖水平监测方面,患者应加强自我血糖监测,注意减少血糖波动。幼年 T1DM 儿童建议每年监测 6 次 HbA1c;年龄较大的儿童 T1DM 每年监测 3~4 次,条件限制时至少每 6 个月检测 1 次。治疗已达标且血糖稳定的 T2DM 患者,建议至少每年检测 HbA1c 2 次;对于血糖控制未达标或更改了治疗方案的 T2DM 患者,每 3 个月检测 1 次 HbA1c。同时应谨防低血糖的发生,一旦发生,需重新评估治疗方案,并注意评估患者的认知功能。

在降糖药物的选择上,T1DM 患者使用胰岛素降糖。T2DM 患者如无禁忌且能耐受,首选二甲双胍,且应在糖尿病的治疗方案中一直保留二甲双胍;如不适合应用二甲双胍,可选择胰岛素促泌剂或 α-糖苷酶抑制剂;如果应用非胰岛素单药已达最大耐受剂量,治疗 3 个月仍不能达到或维持 HbA1c 目标,则加用第二种口服降糖药、GLP-1 受体激动剂或基础胰岛素。新诊断的 T2DM 患者,若空腹血糖 ≥11.1mmol/L 或 HbA1c≥9%,同时伴有明显"三多一少"等高血糖症状,可考虑胰岛素短期强化治疗(2 周至 3 个月)。新近的研究显示,将恩格列净或利拉鲁肽加入降糖治疗中可减少心血管和全因死亡率,因此对于长期血糖控制不理想、已有动脉粥样硬化性心血管疾病的 T2DM 患者,可酌情考虑给予恩格列净或利拉鲁肽治疗。已经联合应用口服降糖药与基础或预混胰岛素但血糖仍不能达标的 T2DM 患者,应将治疗方案调整为多次胰岛素注射。

(三)血压控制

与其他人群相比较,糖尿病患者的高血压诊断标准一致,但血压控制目标略有不同。建议 T1DM 成人患者血压控制<130/80mmHg,儿童患者<正常血压的第 90 百分位。同样,对大部分合并高血压的 T2DM 患者,建议控制收缩压<130mmHg,舒张压<80mmHg。如果是老年或伴严重冠心病的糖尿病患者,则可制订相对宽松的降压目标值,如 150/90mmHg。而对合并有慢性高血压的糖尿病妊娠女性,从减少胎儿生长受损及优化长期产妇健康考虑,建议其血压控制在 120~160/80~105mmHg。

具体的初始降压方案,应根据糖尿病患者的血压升高水平来个体化制订。如糖尿病患者血压>120/80mmHg,为预防高血压的发生,即应开始生活方式的干预。生活方式干预包括合理饮食(低盐、低饱和脂肪和反式脂肪酸、富含膳食纤维)、规律运动、控制体重、戒烟、控制饮酒、健康教育、心理平衡等。如血压上升至 ≥140/90mmHg,在继续生活方式干预的基础上,需开始加用降压药物治疗,并根据血压合理调整药物剂量,使血压达标。若血压进一步升高至 ≥160/100mmHg,或高于目标值 20/10mmHg,应立即进行降压药物治疗,可直接给予两种降压药联合治疗。

在降压药物的选择上,推荐有高血压或白蛋白尿的 T1DM 患者使用血管紧张素转换酶抑制剂(ACEI),ACEI 可在儿童患者中使用。如 ACEI 不能耐受,可换用血管紧张素受体拮抗剂(ARB)。对 T2DM 合并高血压患者,同样建议以 ACEI 或 ARB 为主,需要时还可与利尿剂、钙通道阻滞剂(CCB)、β 受体阻滞剂等其他降压药物联用治疗。研究显示 ACEI、ARB、噻嗪类利尿剂、二氢吡啶类 CCB 可减少糖尿病患者心血管事件。具体选择药物时应从以下方面进行综合考虑:药物的疗效和安全性;是否有心肾保护作用;患者依从性等。此外,应用 ACEI、ARB 类降压药及利尿剂时应注意监测血肌酐及血钾水平。且对于妊娠特殊人群,ACEI 及 ARB 类降压药为禁用;利尿剂则因影响血容量,可能会减少子宫胎盘的灌注。

(四) 血脂控制

糖尿病患者维持健康血脂水平和控制血脂紊乱首先应强调健康的生活方式。超重或肥胖的患者应积极减轻体重,建议饮食摄入中胆固醇、饱和脂肪及反式脂肪的比例应减少,n-3 脂肪酸、黏性纤维及植物固醇/甾醇的比例则适当增加,并根据个体情况加强体力活动。

血脂控制无论是 T1DM 还是 T2DM,均以降低 LDL-C 水平作为首要目标。对成人 T1DM 患者,如没有合并心血管疾病,LDL-C 目标为<2.6mmol/L,如已合并心血管疾病则 LDL-C 目标为<1.8mmol/L。10 岁以上的儿童和青少年 T1DM 患者,若 LDL-C≥3.4mmol/L 且生活方式干预无效,考虑药物治疗。

同样,T2DM 患者中动脉粥样硬化性心血管疾病高危人群建议控制主要目标 LDL-C<2.6mmol/L,次要目标 non-HDL-C<3.4mmol/L,其他目标 TG<1.7mmol/L;极高危人群建议主要目标 LDL-C<1.8mmol/L,次要目标 non-HDL-C<2.6mmol/L,其他目标 TG<1.7mmol/L(表 20-1)。

表 20-1 T2DM 患者的心血管风险分层及血脂管理目标

心血管风险	临床疾患和/或危险因素	主要目标 (mmol/L)	次要目标 (mmol/L)	其他目标 (mmol/L)
高危	T2DM 合并血脂异常	LDL-C<2.6	non-HDL-C<3.4	TG<1.7
极高危	T2DM 合并血脂异常,并具有以下一种情况: ≥1 项其他危险因素* ASCVD	LDL-C<1.8	non-HDL-C<2.6	TG<1.7

注:ASCVD,动脉粥样硬化性心血管疾病。

* 危险因素包括:年龄(男性≥40 岁,女性:绝经期后)、吸烟、高血压、慢性肾脏病(CKD)或微量白蛋白尿、HDL-C<1.04mmol/L、体重指数≥28kg/m² 、早发缺血性心血管疾病家族史。

血脂未能达到上述标准的糖尿病患者均应通过生活方式干预降脂,如仍不能达标,则在此基础上加用他汀类药物。循证学依据已经充分证明他汀类药物可显著降低糖尿病患者的心血管疾病风险。他汀类药物是糖尿病合并血脂异常者降胆固醇治疗的首选。若患者应用一种他汀类药物时不能耐受,可尝试减低该他汀类药物的剂量或给药频次,或者换用另一种他汀类药物,还可将小剂量他汀类药物与胆固醇吸收抑制剂依折麦布或 PCSK9 抑制剂相联合进行降脂治疗。若单用他汀类药物治疗 LDL-C 不能达标,则在进一步强化调整生活方式的同时联合胆固醇吸收抑制剂依折麦布或 PCSK9 抑制剂。若 T2DM 患者在他汀类药物治疗前空腹 TG>5.6mmol/L,需积极生活方式干预,同时首选贝特类或高纯度鱼油等的降 TG 药物,以防发生急性胰腺炎;若在中等强度他汀类药物治疗后仍 TG≥2.3mmol/L,可在他汀类药物治疗基础上合用贝特类或高纯度鱼油,但他汀类药物联合贝特类药物需谨慎,应严密监测。烟酸类药物,因其长期治疗可升高空腹血糖,且尚无证据证明烟酸用于糖尿病患者中可降低心血管事件风险,并不推荐使用。降血脂治疗在血脂达标后仍需长期维持。

血脂水平的监测频率,对于血脂正常且无其他心血管风险的 T2DM 患者,建议在降糖治疗过程中每年至少 1 次血脂检测;如果血脂正常但已存在多重心血管风险因素,则每 3 个月监测血脂 1 次。而对于有血脂异常的 T2DM 患者,在刚开始生活方式干预或药物治疗时,或进行药物剂量调整期间,每 1~3 个月监测血脂 1 次,此后每 3~12 个月监测 1 次。

(五) 抗血小板药物的应用

糖尿病是冠心病的等危症,糖尿病患者中有 75% 最终死于血栓性疾病。血小板的激活在这个过程中发挥着重要的作用,因此,抗血小板治疗对糖尿病患者具有重要意义。阿司匹林是目前为止唯一有证据可用于糖尿病患者心血管事件一级、二级预防的药物。

对于 T1DM 患者,建议合并 CVD 的成年人(≥21 岁)应使用阿司匹林。对于 T2DM 患者,阿司匹林的应用与建议如下:①作为心血管疾病二级预防,用于有心血管疾病史的患者;②作为心血管疾病一级预防,用于无心血管病变但存在高危风险(年龄≥50 岁且合并至少 1 项主要危险因素,如高血压、血脂异常、吸烟、早发 ASCVD 家族史或蛋白尿)的患者,而中度心血管风险者应根据临床判断是否使用,心血管低风险者不推荐使用。不推荐 21 岁以下人群应用阿司匹林,因阿司匹林与 Reye 综合征发生风险有一定相关性。建议阿司匹林以小剂量应用,最大限度减少其不良反应,推荐 75~150mg/d,最常见剂量为 100mg。若患者必须接受抗血小板治疗,但对阿司匹林过敏或不能耐受,可考虑氯吡格雷(75mg/d)替代治疗。合理应用小剂量阿司匹林,可使糖尿病并发心血管疾病的风险降低,从而改善糖尿病患者的生活质量。

(周智广 戴志洁)

参 考 文 献

[1] WANG L,GAO P,ZHANg M,et al.Prevalence and Ethnic Pattern of Diabetes and Prediabetes in China in 2013.JAMA,2017.317(24):2515-2523.

[2] 胡大一.中国住院冠心病患者糖代谢异常研究—中国心脏调查.中华内分泌代谢杂志,2006,41(1): 7-10.

[3] LIU J,ZHAO D,LIU J,et al.Prevalence of diabetes mellitus in outpatients with essential hypertension in China:a cross-sectional study.BMJ Open,2013,3(11):e003798.

[4] SUN N,WANG H,SUN Y,et al.cDetecting diabetic risk using the oral glucose tolerance test in Chinese patients with hypertension:a cross-sectional study.Hypertens Res,2014,37(1):82-87.

[5] HOU X,LU J,WENG J,et al.Impact of waist circumference and body mass index on risk of cardiometabolic disorder and cardiovascular disease in Chinese adults:a national diabetes and metabolic disorders survey.PLoS One,2013,8(3):e57319.

[6] JI L,HU D,PAN C,et al.Primacy of the 3B approach to control risk factors for cardiovascular disease in type 2

diabetes patients.Am J Med,2013,126(10):925 e11-22.

[7] JIA G,DEMARCO V G,SOWERS J R.Insulin resistance and hyperinsulinaemia in diabetic cardiomyopathy. Nat Rev Endocrinol,2016,12(3):144-153.

[8] FRATI G,SCHIRONE L,CHIMENTI I,et al.An overview of the inflammatory signalling mechanisms in the myocardium underlying the development of diabetic cardiomyopathy.Cardiovasc Res,2017,113(4):378-388.

[9] 中华医学会糖尿病学分会.中国2型糖尿病防治指南(2017年版).中华糖尿病杂志,2018,10(1):4-67.

[10] 中华医学会内分泌学分会脂代谢学组.中国2型糖尿病合并血脂异常防治专家共识(2017年修订版). 中华内分泌代谢杂志,2017,33(11):925-936.

第二十一章

冠 心 病

第一节 概 述

冠状动脉性心脏病(coronary artery heart disease,CHD)是指由于冠状动脉管腔狭窄或阻塞,导致局部心肌供血不足、缺血坏死而表现为一系列心脏功能障碍的病变,亦称缺血性心脏病(ischemic heart disease,IHD)。引起冠状动脉管腔狭窄或阻塞的原因主要是冠状动脉粥样硬化(占95%~99%),另外还见于冠状动脉的栓塞、炎症、功能性痉挛等。其中由冠状动脉粥样硬化引起的 CHD 又称为冠状动脉粥样硬化性心脏病(coronary atherosclerotic heart disease,CAD),临床上常简称为冠心病。

冠心病多发生于40岁以上中老年人,男性多于女性,且以脑力劳动者居多,女性常在绝经期后表现症状。本病是美国和许多发达国家居民最常见的死亡原因,但20世纪60年代后,因为控制其危险因素和积极治疗心肌梗死,其死亡率有所下降。而在我国,其发病率和死亡率近30年来呈上升趋势,并趋低龄化。冠心病的发病有较显著的地区差异,我国的北方省市普遍高于南方省市。"十二五"期间我国冠心病的发病率城市为367.7/10万,农村为224.6/10万,男性为334.2/10万,女性为231.8/10万,结果表明城市普遍高于农村,男性高于女性。近年来农村生活条件逐渐改善,冠心病的发病率显著增高,但冠心病的防治意识薄弱,医疗资源相对匮乏,尤其急性心肌梗死的救治条件比城市差,其病死率快速上升,甚至超过城市,2015年中国城市居民冠心病死亡率为136.61/10万,农村为144.79/10万,2016年中国城市居民急性心肌梗死死亡率为58.69/10万,农村为74.72/10万。

冠状动脉是心脏的供血动脉,从主动脉根部的动脉窦内发出后,行走于心脏表面,分左、右两支冠状动脉主干,左主干前行一段后又分成左前降支和左回旋支。动脉粥样硬化病变可累及冠状动脉中的主干和分支,其中左冠状动脉前降支最多受累,然后依次为右冠状动脉、左冠状动脉回旋支和左主干。病变累及冠状动脉的近心端多于远心端,主支多于分支,易分布在分叉的开口处,且常偏于管壁的一侧。

正常情况下,心肌需氧量增加时,可通过神经和体液的调节,增加冠状动脉的血流量来增加供氧量,满足心肌的需要。当冠状动脉粥样硬化等原因引起冠状动脉狭窄时,冠脉的血流量减少;同时发生病变的冠状动脉调节代偿能力下降,影响心肌的供血,从而出现冠心病的各种表现。病变动脉的部位、狭窄程度决定冠心病的临床症状及预后。当管腔狭窄<50%,心肌供血一般不受影响,无临床症状,为隐匿型冠心病。当管腔狭窄达50%~75%,静息状态时,心肌的供血足够,但运动、情绪激动、心动过速等心肌需

氧量增加时,可造成心肌暂时性缺血缺氧,表现为一过性的胸痛等临床症状,称为"需氧增加性心肌缺血"(demand ischemia),这是引起大多数慢性稳定型心绞痛的原因。当冠状动脉粥样硬化的斑块破裂出血,血小板聚集或血栓形成,造成冠状动脉极度狭窄甚至血管堵塞,心肌供血量明显减少,出现严重而持久的心肌缺血缺氧或伴有心肌坏死、心脏功能障碍,称为"供氧减少性心肌缺血"(supply ischemia),这是引起大多数急性心肌梗死的原因。

心肌因缺血缺氧致高能磷酸化合物的产生和储备降低,细胞功能随之发生改变。短暂的反复缺血发作可使心肌对随后发生的缺血产生适应以延缓心肌细胞死亡并减少心肌坏死范围,称为"心肌预适应"(myocardial preconditioning)。冠状动脉再灌注后,短暂缺血的心肌重新恢复供血,无明显的心肌坏死,但心脏收缩和舒张的功能障碍仍持续一周以上,再逐渐好转,此现象称为"心肌顿抑"(myocardial stunning)。心肌在长期慢性缺血状态下,其功能下调,以减少能量消耗,维持心肌细胞的存活,避免心肌坏死的发生;当供血恢复后,心肌功能可完全恢复正常(尽管可能有延迟),此现象称为"心肌冬眠"(myocardial hibernation)。若冠状动脉病变严重,导致持续而严重的心肌缺血则可导致心肌细胞出现不可逆的损伤和坏死。

第二节 冠心病的病因

多种危险因素会增加冠心病的发病率和死亡率,包括可改变的危险因素和不可改变的危险因素。其中可改变的危险因素有血脂异常、高血压、糖尿病、吸烟、不良的生活方式等;不可改变的危险因素有遗传因素、年龄和性别等。

(一) 血脂异常

血液中的脂质主要包括胆固醇(TC)和甘油三酯(TG);血脂在血液循环中以脂蛋白形式转运,脂蛋白按密度分为乳糜微粒(CM)、极低密度脂蛋白(VLDL)、低密度脂蛋白(LDL)、中等密度脂蛋白(IDL)及高密度脂蛋白(HDL)。血脂异常是指人体内的脂质或脂蛋白代谢异常导致各种组成成分的浓度异常,临床上常指高脂血症或高脂蛋白血症,包括 TC、LDL、TG 升高和 HDL 降低等,是导致动脉粥样硬化的重要危险因素。

其中 LDL 易渗入受损的动脉内皮下,氧化后被巨噬细胞吞噬形成脂质沉积,并激动各级炎症反应,启动动脉粥样硬化。氧化的 LDL(ox-LDL)可刺激各种炎症因子释放,诱发免疫反应,进一步促进单核细胞的黏附迁移,引起内皮细胞早期炎症反应并参与动脉粥样硬化全程变化;ox-LDL 还会诱导平滑肌细胞由中膜向内膜迁移增生,并加快粥样斑块中的细胞凋亡,导致斑块的破裂出血。同时,高脂血症会增加血液的黏稠度,改变凝血系统和纤溶系统的功能,抑制纤维蛋白的溶解,并使血小板聚集增加,血栓形成加快,促进动脉粥样硬化的发展和心肌梗死的发生。

采用 3-羟甲基戊二酰辅醇 A(HMG-CoA)还原酶抑制剂(他汀类)调整血脂后,可使部分粥样硬化病灶减轻甚至消退,并降低各种心脑血管事件(包括致死性心肌梗死、缺血性脑卒中等)的危险性。

(二) 高血压

高血压是冠心病和脑血管疾病的独立危险因素,在冠心病的发生发展中有着极为重要的影响。高血压患者发生冠心病较正常者高出 3~4 倍,并加速冠状动脉粥样硬化的病变。个体收缩压每增加 10mmHg,其发生心肌梗死的危险性增加 31%。同时,半数以上的冠心病患者血压高于正常,通过降压治疗能有效减少急性心肌梗死等严重心血管事件的发生。

持续增高的血压会产生血流动力学变化,影响血管内皮的切应力,导致血管内膜损伤和内皮细胞功能障碍。内皮细胞损伤后,LDL 更易沉积于动脉血管内膜;增殖的平滑肌细胞从血管中膜迁移入受损内膜;高血压患者的血管紧张素 Ⅱ 产生增多,增加 ox-LDL 的生成,刺激炎症细胞因子的释放、黏附分子的表达,促进单核细胞向内皮细胞黏附渗透,而进入血管内膜下的单核细胞又会增强血管紧张素 Ⅱ 的致炎效应,导致动脉粥样硬化斑块发生发展。动脉粥样硬化又会导致血管管腔缩小、管壁变硬,血压进一步升高而形成恶性循环。

(三) 糖尿病

糖尿病会引起或加重动脉粥样硬化,是冠心病重要而强大的危险因素。相对于血糖正常的人群,糖尿病患者的冠心病发病和死亡危险性增加了 2~4 倍。

持续的高血糖状态下,细胞内外的蛋白发生糖基化,并最终产生稳定而不可逆的糖基化终末产物(AGE)。糖基化的 LDL 降解较正常的 LDL 明显减弱,并更易被单核巨噬细胞识别而在血管壁沉积,加速动脉粥样硬化进程;AGE 通过与细胞表面的 AGE 特异性受体(RAGE)相结合,在动脉血管的内皮细胞、平滑肌细胞、单核巨噬细胞的表达增加,导致内皮细胞损伤,刺激炎症因子的释放、平滑肌细胞增殖,对单核巨噬细胞产生趋化作用,促进巨噬细胞释放氧自由基,启动免疫反应,介导或加速动脉粥样硬化进程。

另外,血糖浓度升高通过增加糖酵解的中间产物二酰甘油形成而激活蛋白激酶 C(PKC)。AGE 形成、PKC 激活和其他途径的作用,引起氧化应激,共同促进动脉粥样斑块形成。

(四) 吸烟

吸烟是冠心病主要的独立危险因素,长期二手烟吸入也有同样的危险。吸烟者比不吸烟者的冠心病发病及病死率增高 2~6 倍,且与每日的吸烟量呈正相关。

大量吸烟可导致内皮细胞损伤和血中 ox-LDL 增多,HDL 水平降低。内皮损伤后,内皮细胞产生 NO 减少,抑制冠状动脉血管舒张,降低心肌供血储备能力,并增强血小板的黏附聚集,增加血液黏稠度,加速动脉粥样硬化的进展。香烟中的尼古丁和其他危险因素一样可刺激炎症细胞因子产生、黏附分子的表达,增加并活化白细胞,促进白细胞在内皮细胞上的黏附,激活炎症反应。此外,吸烟会协同增加其他危险因素对冠心病的影响,增加冠心病发病和死亡的危险。

(五) 不良的生活方式

大量观察表明,不良的生活方式会增加冠心病的发病,包括不良的饮食结构(高脂、高糖饮食等)、过量饮酒、缺乏体力活动等。通过对不同职业冠心病发病率的对比研究,与体力活动多的职业相比,久坐的职业人员患冠心病的危险增加近 2 倍。经常酗酒和很少进行体育活动者,冠心病死亡率更高。

高脂高糖饮食会导致血脂异常、高血压、糖尿病等其他危险因素的风险增加。适量饮酒虽然可以抑制血小板聚集并降低纤维蛋白原浓度,延缓动脉粥样硬化发展、降低心脑血管死亡率,但长期过量饮酒可导致高血压和心血管疾病的发生。适当的体力活动可以增加热量的消耗,减肥减重,改善患者的脂质代谢,降低血中 TG、LDL 的水平,提高 HDL 的水平,防止血小板聚集和血栓的形成;同时还可以增加机体对应激的负荷能力,使肾上腺素活性减低,降低血管紧张度,有助于降低血压,减缓动脉粥样硬化的发展;适当的体力活动还可以扩张冠状动脉,促进侧支循环的形成,改善冠状动脉的狭窄,提高冠状动脉系统的代偿能力,增加心肌供血。

(六) 遗传因素

遗传因素是冠心病较强的独立危险因素,表现为冠心病有明显的家庭聚集性,有显性家族史的冠心病患者死亡率更高。冠心病患者的亲属比对照组的亲属患冠心病的危险增大 2~4 倍,特别是双亲均为冠心病患者的危险性更高。

遗传因素对冠心病的影响主要是通过易感基因的表达,增加其他危险因素如肥胖、高血压、血脂异常和糖尿病等的风险。目前,通过一种遗传分析策略——全基因组关联研究技术,全球陆续发现了包括 9p21 位点在内超过 100 个与心血管疾病相关的易感基因位点,其中多个基因位点与冠心病的发生有关。研究中发现的多个基因单核苷酸多态性(single nucleotide polymorphism,SNP)影响冠心病相关基因的表达,或改变血管结构功能,或引起脂质代谢障碍,或参与炎性反应和异常免疫应答,从而参与了包括动脉粥样硬化在内的多种心血管疾病的发生和发展。

(七) 年龄和性别

冠心病多见于 40 岁以上的中、老年人,年龄越大,病情的进展越快,危险程度也越大。男性冠心病的发病率明显高于女性,男女比例为 2 ∶ 1,且女性患者的发病年龄较男性平均晚 10 岁,主要见于绝经期后的女性。

随着年龄增长,动脉管壁的弹性降低,血压升高,糖和脂肪的代谢异常增加,促进动脉粥样硬化病变。雌激素水平过高或过低,可影响糖和脂肪的正常代谢,导致肥胖、高血压和糖尿病等,促使冠心病发生发展;同时还可以促进血栓形成,激发冠状动脉痉挛,诱发心肌梗死。女性随着年龄增长,尤其在绝经期后,雌激素减少,黄体酮也急剧减少,从而导致冠心病、心肌梗死发病率的增高。女性口服避孕药(含雌激素和黄体酮)也可以明显增加冠心病的危险。

(八) 其他因素

其他的一些危险因素包括:①体重超重;②A 型性格(性情急躁、进取心强);③血液成分的改变,如某些凝血因子、纤维蛋白原、尿酸等成分增加;④部分微量元素的缺乏或过量摄入等。

第三节 冠心病的发病机制和病理变化

冠心病的发病机制主要是多因素的作用,其中动脉粥样硬化是冠心病的基础病变。

一、动脉粥样硬化

对于动脉粥样硬化形成的机制,曾有多种学说从不同角度来阐述,目前许多学者支持 1973 年提出的损伤-反应学说(response to injury),该学说认为各种危险因素(如高血压、血脂异常、糖尿病等)损伤动脉内皮,动脉对内皮损伤做出的炎症-纤维增生性反应而导致粥样斑块的形成。其中包括脂质浸润、平滑肌细胞迁移增殖、血小板聚集和血栓形成等多种学说的论点。另外,近年来提出的炎症学说也得到了广大学者的认可,该学说认为动脉粥样硬化是一种慢性炎症性疾病,具有炎症典型的变性、渗出及增生的特点,炎症反应贯穿动脉粥样硬化发病各个阶段,各种危险因素如高血压、糖尿病等也是通过炎症反应影响动脉粥样硬化的进程。临床发现粥样硬化的斑块内可检出病原体,不稳定的纤维帽有大量 T 细胞、巨噬细胞等炎症细胞的浸润,血清中炎性标志物如内皮黏附因子、细胞因子、C 反应蛋白(CRP)、尤其是高敏 C 反应蛋白(hs-CRP)的增高等现象为该学说提供了支持。

动脉内皮的损伤是动脉粥样硬化的始动因素。内皮细胞能合成和分泌多种生物活性物质以保证血管正常收缩舒张及维持凝血和抗凝血平衡,保持内皮细胞的完整性和稳定性,从而保持血液的正常流动和血管的通畅。在高血压、血脂异常或高血糖等危险因素作用下,内皮受到损伤,可表现为多种形式的功能紊乱。在长期血脂异常情况下,增高的脂蛋白(以 LDL 为主)通过受损的内皮进入内膜下沉积,并被氧化修饰为 ox-LDL。正常的内皮细胞可抑制单核细胞黏附,但内皮损伤后,单核细胞黏附在内皮的数量增多,并通过 ox-LDL 的趋化作用,从内皮细胞间迁移进入内膜,转化成有清道夫样作用的巨噬细胞,巨噬细胞吞噬脂质(主要为内膜下大量沉积的 ox-LDL)后成为泡沫细胞并在内皮下形成脂质条纹。

活化后的巨噬细胞能分泌多种炎症因子,如 IL-1、TNF-α 等,其中 IL-1 可刺激白细胞黏附,促进巨噬细胞迁移,TNF-α 可促进活性氧产生,加速内皮细胞功能紊乱。巨噬细胞还能分泌 TGF-β、血小板衍生生长因子(PDGF)、成纤维细胞生长因子(FGF)和血管内皮细胞生长因子(VEGF)等。这些生长因子协同作用,引导平滑肌细胞和成纤维细胞的迁移和增殖,导致平滑肌细胞从中膜迁移到内膜并克隆增殖,形成纤维帽,此时脂质条纹逐渐发展为纤维斑块。

随着平滑肌细胞的死亡大于增殖,基质的分解大于合成,斑块内部组织与沉积的脂质结合,纤维帽变薄、破裂等因素可使纤维斑块进一步演变为粥样斑块和复合病变。

在高血压、血管狭窄硬化等情况下,血流动力改变,血管壁面切应力变化,破坏了内皮细胞的完整性,使内皮下的组织暴露。暴露的泡沫细胞或(和)结缔组织,吸引血小板黏附、聚集继而形成附壁血栓。并且血小板可与巨噬细胞一样分泌多种生长因子,进一步促进平滑肌细胞的迁移和增殖,加快纤维斑块的形成。另外,斑块中富含的炎症细胞通过炎症反应和免疫应答促进动脉粥样硬化病变进一步发生发展。

近年来的研究表明,在动脉粥样硬化的发生发展中,炎症反应对其影响贯穿全程。动脉粥样硬化的各种危险因素如高血压、糖尿病、吸烟等通过炎症反应作用促进粥样硬化的形成发展;动脉粥样硬化早期,多种病原体(如肺原衣原体、疱疹病毒、幽门螺杆菌等)感染可引起动脉血管壁炎症,增加血管内膜通透性,有利于脂质渗入,并通过释放内毒素、热休克蛋白等物质,刺激机体产生抗体,激活补体,导致内膜损伤;渗入内膜下的脂质(以 ox-LDL 为主)有较强的致炎作用,可促进各种细胞因子、黏附分子、趋化因子的分泌和表达,参与局部炎症发展,加快动脉粥样硬化进程;在粥样硬化进展期,血管壁会出现增生性炎症,在炎症细胞因子和生长因子作用下,平滑肌细胞迁移增殖,引起血管壁增厚、硬化,并形成由平滑肌细胞、T 细胞、巨噬细胞、胶原纤维、弹力纤维、糖蛋白、脂质和坏死细胞碎屑组成的斑块纤维帽;在粥样硬化后期,局部炎症、T 细胞、巨噬细胞可促使斑块内细胞加速凋亡,增加斑块的不稳定性,同时斑块内炎症细胞可分泌生长因子和细胞因子,使得斑块内胶原酶增多,细胞外基质中的胶原纤维被降解,导致纤维帽变薄、粥样斑块破裂出血及继发性的血栓形成。

动脉粥样硬化病理进程分为 4 期。①第 1 期(脂纹脂斑期):单核细胞黏附在内皮细胞表面,并迁移到内皮下吞噬脂质变成巨噬细胞(泡沫细胞),在内皮细胞下聚集形成脂纹。肉眼可见动脉内膜黄色斑点、条纹。②第 2 期(纤维斑块期):平滑肌细胞由中膜迁移入内膜并增殖,大量胶原纤维、平滑肌细胞、少数弹力纤维和蛋白聚糖形成纤维帽。肉眼可见动脉内膜散在不规则隆起的淡黄色或黄色斑块,渐变成瓷白色。③第 3 期(粥样斑块期):是动脉粥样硬化的典型病变。纤维斑块深层的组织坏死,形成大量无定型的坏死崩解产物、钙盐和胆固醇结晶沉积。肉眼可见内膜表面隆起的灰黄色斑块,深层为黄色粥样坏死物质。④第 4 期(复合病变期):为在纤维斑块和粥样斑块基础上继发的病变,可表现为斑块内出血、斑块破裂、血栓形成、钙化、动脉瘤形成等,导致动脉管腔完全或不完全堵塞。

当粥样硬化斑块已开始形成,但管腔狭窄不明显,不影响组织或器官的供血时,亦无临床表现,属于临床的无症状期或隐匿期。当因动脉粥样硬化斑块导致管腔狭窄明显、可伴组织或器官缺血时,其中短暂的急性心肌缺血主要表现为各种类型的心绞痛,属于临床的缺血期。当因动脉粥样硬化的复合病变导致管腔急性完全堵塞而致心肌组织缺血坏死,则表现为急性心肌梗死(AMI),属于临床的坏死期。

有关动脉粥样硬化的危险因素及发生机制详见本书相关章节。

二、慢性心肌缺血

在冠状动脉粥样硬化的基础上,出现心肌的慢性缺血缺氧,临床主要表现为稳定型心绞痛,其发生机制是在心肌供血固定性减少的情况下,因需氧量的增加而产生心肌缺血缺氧。

正常情况下,当心肌需氧量增加时,可通过神经-体液的调节使冠状动脉扩张,增大冠状动脉血流量来满足心肌的氧需求。冠状动脉粥样硬化致血管狭窄或部分堵塞时,冠状动脉血流量降低,但尚能满足心肌平时的需要,故安静时可无症状。当患者因剧烈体力劳动、情绪激动、饱食、用力排便等原因,使得心肌负荷加重致心肌需氧量增加时,硬化的冠状动脉扩张性能减弱,增加的血流量不能满足心肌需求;或因吸烟或神经-体液调节障碍引起冠状动脉的痉挛、一过性血小板黏附聚集、血栓形成等,使冠状动脉血流量暂时性减少;或因休克、心动过速等使得循环血流量下降,冠状动脉的血流量也减少,心肌供血严重不足,引起心肌缺血缺氧。

心肌缺血缺氧时,有氧代谢受限,无氧酵解增强,生成大量的酸性代谢产物(如乳酸、丙酸、磷酸等)和某些类似激肽的多肽类物质,刺激心脏内的传入神经纤维末梢,上传至大脑中枢,并常传播到相应脊髓段的皮肤浅表神经,引起胸骨后及两臂尤其是左臂的前内侧与小指等部位的疼痛,即为心绞痛。另外,缺血缺氧状态下,心肌的无氧酵解产生的 ATP 明显减少,而产生的大量乳酸及其他酸性代谢产物又可限制无氧酵解的进行,使心肌细胞产生的能源进一步减少,降低心肌收缩力。同时,缺血缺氧使心肌细胞膜的通透性异常,钠钾泵功能下降,导致细胞内 Na^+ 浓度增高,加上增加的 H^+,共同抑制 Ca^{2+} 从肌质网释放,使细胞内 Ca^{2+} 浓度降低,心肌收缩功能下降。

以上引起心肌缺血缺氧的因素常为暂时性和可逆性的,随着这些因素的消失,心肌细胞的供血供氧和需求恢复平衡,临床症状将减轻甚至消失。

三、急性冠状动脉综合征

急性冠状动脉综合征(acute coronary syndrome,ACS)是指冠状动脉内不稳定的粥样斑块出现急性破溃或糜烂,引起血小板聚集并形成血栓,同时引起血管收缩而导致冠状动脉血流减少,表现为急性或亚急性的心肌缺血。

典型的不稳定斑块特点为脂质坏死核心大,富含组织因子和炎症细胞,纤维帽薄而易破裂。斑块破溃的方式有斑块破裂(主动破裂、被动破裂)和斑块糜烂。斑块破溃的主要机制包括冠状动脉内血压升高、血管痉挛收缩等引起血流对斑块表面的冲击或滋养斑块血管的破裂,诱发斑块破裂;肥大细胞或单核巨噬细胞分泌的蛋白酶消化纤维帽使斑块破裂。斑块破溃后,内膜下的脂核暴露,脂核吸引血小板黏附聚集并形成血栓,同时血小板释放缩血管物质(5-羟色胺、TXA_2等),导致冠状动脉狭窄程度的急剧变化,甚至完全阻塞而引起急性心肌梗死。斑块破溃易受外因的影响,如剧烈活动、情绪激动或寒冷刺激等,而且与血压、心率、血浆肾上腺素和皮质激素水平的昼夜节律变化一致,易高发于每天6~11h。

如果冠状动脉内形成的血栓是富含血小板的白色血栓,主要引起管腔内径狭窄或不全闭塞,血流呈急剧减少或间断性中断,临床上就表现为不稳定型心绞痛(unstable angina,UA)和非ST段抬高型心肌梗死(non-ST-segment elevation myocardial infarction,NSTEMI);若心肌缺血时间较短,尚未导致心肌细胞坏死,血清中心肌损伤标志物未升高,心电图表现为暂时性心肌缺血改变,则诊断为UA;若心肌缺血时间较长,已经导致心肌细胞坏死,血清中心肌损伤标志物异常升高,心电图表现为持续性心肌缺血改变但无ST段抬高和异常Q波出现,则诊断为NSTEMI。如果冠状动脉内形成的血栓是富含红细胞和纤维蛋白的红色血栓,则使管腔完全闭塞,血流持续中断,闭塞动脉所供区域的心肌透壁性坏死,临床上表现为典型的ST段抬高型心肌梗死(ST-segmentelevation myocardial infarction,STEMI)。急性心肌梗死发生8周以上,坏死的心肌纤维逐渐溶解,肉芽组织增生形成瘢痕组织,没有心肌梗死的临床表现,血清中未见心肌损伤标志物异常升高,心电图遗留异常Q波,ST-T可正常,临床上称为陈旧性或愈合性心肌梗死。

第四节　冠心病的临床类型与临床表现

根据冠状动脉病变的部位、范围、程度及心电图、血清心肌损伤标志物等变化,1979年WHO将冠心病分为5种临床类型。①隐匿型:又称无症状性心肌缺血,患者无临床症状,心肌无组织形态改变,但心电图、放射性核素检查可见心肌缺血性改变;②心绞痛型:可分为稳定型和不稳定型心绞痛,主要表现为发作性胸骨后疼痛,无明显的心肌坏死,心电图可见ST-T波心肌缺血改变,无血清心肌损伤标志物升高;③心肌梗死型:为危重的冠心病临床类型,因冠状动脉阻塞导致严重而持续的心肌缺血,可伴心肌坏死,心电图可见典型的心肌缺血坏死改变,血清心肌损伤标志物升高;④缺血性心肌病型:为慢性心肌缺血导致心肌纤维组织增生,临床可表现为心脏增大、心力衰竭和心律失常多种类型;⑤猝死型:为最危重的冠心病临床类型,病变的心肌局部发生电生理紊乱,突然出现严重的心律失常,心搏骤停,迅速死亡。近年来,根据冠心病的发病特点和治疗原则,又将其分为慢性冠状动脉疾病和急性冠脉综合征两大类。

一、慢性冠状动脉疾病

慢性冠状动脉疾病主要发病机制为需氧增加性心肌缺血,包括稳定型劳力性心绞痛、隐匿型冠心病和缺血性心肌病。其中稳定型劳力性心绞痛是慢性心肌缺血症候群中最常见和最具代表性的临床类型。

(一) 稳定型劳力性心绞痛

稳定型劳力性心绞痛临床又称为稳定型心绞痛(stable angina pectoris),多在冠状动脉粥样硬化基础上,心肌负荷加重,导致暂时性心肌缺血引起。另外,少数还可因为心瓣膜病(主动脉瓣狭窄或关闭不全)、动脉炎、肥厚型心肌病等引起。

稳定型心绞痛以发作性胸痛为主要临床表现,疼痛的特点为:

(1)部位:主要位于胸骨体上段或中段之后。常放射至心前区,甚至整个前胸,还可放射至左肩、左臂内侧达无名指和小指,或至颈、咽和下颌部。

(2)性质:疼痛常为压榨性、闷胀性或窒息感,但不尖锐,不像针刺感,也可有烧灼感,或偶有濒死的恐惧感。发作时患者一般被迫停止任何劳力性活动。

(3)诱因:发作多因劳累或情绪激动所诱发,另外寒冷、吸烟、饱食、休克、心动过速等也是常见诱因。多于劳累或激动的当时发生疼痛。

(4)持续时间和缓解方式:疼痛一般持续3~5min,常先逐步加重,然后在休息或停止活动后逐渐消失,或舌下含用硝酸甘油数分钟后亦会缓解。发作频率可一日内多次发作,或数天数周发作一次。

典型的稳定型心绞痛在1~3个月内发作的频率大致相同,常由类似的原因诱发,每次发作时疼痛的部位和性质相似,持续时间基本相同,疼痛有效缓解方式和起效时间相似。少数老年患者或糖尿病患者疼痛可位于胸骨下段、左心前区或上腹部,疼痛可很快消失或仅有左前胸不适、发闷感。

心绞痛发作时,患者常见表情焦虑、皮肤湿冷、心率增快、血压升高;可出现第三心音或第四心音奔马律、交替脉;部分患者可由于急性乳头肌功能不全,出现一过性心尖部收缩期杂音;有时出现呼吸困难,肺部啰音。

根据心绞痛的严重程度及其对体力活动的影响,加拿大心血管分会(CCS)将稳定型心绞痛分为Ⅳ级(表21-1):

表 21-1 稳定型心绞痛的加拿大心血管分会(CCS)分级

分级	心绞痛的严重程度及其对体力活动的影响
Ⅰ级	一般日常活动不引起心绞痛,费力、速度快、长时间的体力活动引起发作
Ⅱ级	日常体力活动稍受限,在快速步行、饭后、寒冷或情绪激动时受限制更明显
Ⅲ级	日常体力活动明显受限制,以一般速度在一般条件下平地步行200m内或上1层楼即可引起心绞痛发作
Ⅳ级	轻微活动即可引起心绞痛发作,甚至休息时也可发作

注:此分级标准只适用于稳定型心绞痛而不适用于急性冠状动脉综合征的患者。

(二) 隐匿型冠心病

隐匿型冠心病(latent coronary heart disease)又称无症状心肌缺血,无胸痛、胸闷等临床症状,但客观检查有心肌缺血的表现,即心电图、放射性核素心肌显影或超声心动图显示心脏供血不足,冠状动脉造影显示冠状动脉几乎均有明显狭窄,属于冠心病的早期病变。隐匿型冠心病患者可转为各种有症状的冠心病临床类型,包括心绞痛或心肌梗死,亦可能逐渐演变为缺血性心肌病,个别患者发生猝死。

(三)缺血性心肌病

缺血性心肌病(ischemic cardiomyopathy)为冠状动脉粥样硬化病变使心肌长期缺血缺氧导致的心肌纤维化、心肌瘢痕形成,心脏收缩和/或舒张功能下降,引起心脏硬化、扩大,出现心律失常和充血性心力衰竭等临床表现,与扩张型心肌病表现相似,属于冠心病的一种特殊类型或晚期阶段。其也称为心律失常型和心力衰竭型冠心病或心肌硬化型冠心病。本病可表现为:

(1)心脏增大:长期缺血缺氧导致心肌弥漫性纤维化、肥厚增大,以左心室肥厚增大为主,后期两心室均增大,X 线检查可见心脏明显扩大。大多数患者有心绞痛或心肌梗死等心肌缺血缺氧的病史,少数患者由隐匿型冠心病发展而来,可无明显的心绞痛或心肌梗死史。

(2)心力衰竭:心力衰竭的表现多逐渐发生,在心肌肥厚阶段,心脏顺应性降低,引起舒张功能不全,随着病情的发展,收缩功能也衰竭。大多数患者先出现左心力衰竭,然后进展为全心力衰竭。

(3)心律失常:长期慢性的心肌缺血可出现心肌坏死、顿抑、冬眠或纤维化,从而导致心肌的电活动异常,冲动的形成及兴奋的传导均可异常,表现为各种心律失常,以室性期前收缩、心房颤动及各种传导阻滞多见。心律失常出现后常长期存在。

二、急性冠状动脉综合征

ACS 指冠心病中急性发病的临床类型,包括 UA、NSTEMI 和 STEMI。近年又将前两个合称为非 ST 段抬高型 ACS(NSTE-ACS),约占 3/4,与 STEMI 的鉴别取决于急性期是否能检测到心肌损伤标志物的升高;第三个又称为 ST 段抬高型 ACS,约占 1/4(包括小部分变异型心绞痛,往往一过性 ST 段抬高)。由于心肌缺血范围、程度和侧支循环建立的不同,ACS 可有不同的临床表现,其危险预后亦有所不同。其中 UA 和 NSTEMI 若未及时治疗,可能进展成 STEMI。

(一)非 ST 段抬高型 ACS

1. NSTE-ACS 的临床表现

(1)UA 的临床表现:介于稳定型心绞痛和急性心肌梗死之间,以发作性胸痛为主,往往无明显诱因,疼痛的部位、性质与稳定型心绞痛类似。根据临床表现主要有以下三种类型,①静息型心绞痛:常在静息时或夜间安静时发作心绞痛,持续 20min 以上;②初发型心绞痛:1 个月内新近发生的心绞痛,可为劳力型或静息型心绞痛,但程度更严重;③恶化型心绞痛:近 1 个月心绞痛恶化加重(发作更频繁、疼痛更严重、持续时间更长或新部位的放射痛)。另外,糖尿病、老年、女性等患者临床症状不典型,可仅表现为腹痛或呼吸困难等,应特别关注。大部分 UA 发作时无特异性体征,部分高危患者可有一过性的舒张期奔马律和二尖瓣关闭不全的体征。心电图可出现一过性的 ST-T 的动态变化,主要为 ST 段压低或 T 波低平倒置。

(2)NSTEMI 的临床表现:与 UA 相似,但症状更重,心电图改变更明显持久,同时伴有血清心肌损伤标志物明显升高。

2. UA 分级　　Braunwald 分级根据 UA 发生的严重程度将之分为Ⅰ、Ⅱ、Ⅲ级,而根据其发生的临床环境将之分为 A、B、C 级(表 21-2)。

表 21-2　UA 的严重分级(Braunwald 分级)

分级	定义	1 年内死亡或心肌梗死
严重程度		
Ⅰ级	严重的初发型或恶化型心绞痛,无静息时心绞痛	7.3%
Ⅱ级	静息型亚急性心绞痛(在就诊前 1 个月内发生),但近 48h 内无发作	10.3%
Ⅲ级	静息型急性心绞痛,在 48h 内有发作	10.8%
临床环境		
A 型(继发性 UA)	在冠状动脉狭窄的基础上,存在冠状动脉以外的加重心肌缺血的诱发因素:①增加心肌氧耗的因素:感染、快速性心律失常或甲状腺功能亢进等;②减少冠状动脉血流的因素:低血压;③血液携氧能力下降:贫血和低氧血症	14.1%
B 型(原发性 UA)	无加重心肌缺血的冠状动脉以外的疾病	8.5%
C 型(心肌梗死后 UA)	急性心肌梗死后 2 周内发生的 UA	18.59%

3. NSTE-ACS 的危险评估　　早期识别 ACS 的高危人群,做出危险性评估并及时给予不同的治疗措施可明显改善其预后。危险性评估包括先明确 NSTE-ACS 诊断,再进行临床分类和危险分层,最终确定治疗方案。NSTE-ACS 危险性分层的主要参考指标是临床表现、心电图表现和血清心肌损伤标志物(表 21-3)。

表 21-3　美国心脏病学会/美国心脏病协会(ACC/AHA)NSTE-ACS 危险性分层评判标准

参考指标	高风险(至少具备下列一条)	中度风险(无高风险特征但具备下列任一条)	低风险(无高、中度风险特征但具备下列任一条)
病史	48h 内缺血症状加重	既往心肌梗死、脑血管疾病或 CABG,使用阿司匹林	
胸痛特点	持续静息时胸痛(>20min)	持续静息时胸痛(>20min),但目前缓解;夜间心绞痛;静息时胸痛(<20min)或因休息或含服硝酸甘油后缓解	过去 2 周内新发 CCSⅢ~Ⅳ级心绞痛,时间<20min;心绞痛发作频率增加,程度加重或持续时间延长,诱发阈值下降
临床表现	缺血引起肺水肿,新出现二尖瓣关闭不全杂音或原杂音加重,第三心音或新出现啰音或原啰音加重,低血压、心动过速,年龄>75 岁	年龄>70 岁	
心电图表现	一过性 ST 段改变(>0.5mm);新出现束支传导阻滞或持续性心动过速	T 波变化,病理性 Q 波或多个导联持续 ST 段压低<1mm	胸痛时心电图正常或无变化

参考指标	高风险(至少具备下列一条)	中度风险(无高风险特征但具备下列任一条)	低风险(无高、中度风险特征但具备下列任一条)
血清心肌损伤标志物	明显增高(即 cTnT>0.1μg/L)	轻度增高(即 cTnT>0.01μg/L,但<0.1μg/L)	正常

注:NSTE-ACS 患者短期死亡和非致死性心脏缺血事件的风险评估是一个牵涉多因素的复杂过程,该表仅提供总的原则和解释,并非一成不变的教条,标准不一致时以最高为准。

(二) ST 段抬高型 ACS

急性心肌梗死(AMI)是由于冠状动脉粥样硬化的斑块破溃、血栓形成等,使得冠状动脉血供急剧减少或完全中断,其供血区域的心肌严重而持久的缺血导致部分心肌急性坏死。临床表现为胸痛、急性循环功能障碍,特征性心电图表现及血清心肌损伤标志物明显升高,主要分为 NSTEMI 和 STEMI,另外少数可能由其他非动脉粥样硬化的原因如冠状动脉栓塞、主动脉夹层累及冠状动脉开口、冠状动脉炎、冠状动脉先天性畸形等所导致。

2018 年欧洲心脏病学会(ESC)大会上公布的第四版心肌梗死通用定义中,将心肌损伤和心肌梗死进行了区分。心肌损伤是指心肌肌钙蛋白(cTn)中至少有一项升高且高于 99%参考值上限(URL)。如果有动态的 cTn 值升高和/或下降,则认为是急性心肌损伤。心肌梗死是指除 cTn 升高以外,还存在急性心肌缺血的临床证据(包括①心肌梗死的症状;②新发缺血性心电图改变;③新出现的病理性 Q 波;④与缺血相一致的新出现存活心肌缺失或节段性室壁运动异常的影像学证据)。

根据心肌梗死的病理、临床、预后及治疗策略,急性心肌梗死可分为五型。①1 型:自发型心肌梗死。临床最多见,由于冠状动脉斑块破裂、侵蚀或冠状动脉夹层引起冠状动脉内血栓形成。通过血管造影或尸解证实,在供应梗死心肌的动脉内存在急性粥样硬化血栓形成。②2 型:继发型心肌梗死。继发于心肌氧供需失衡(如冠脉痉挛、冠脉微循环障碍、心律失常、严重贫血、呼吸衰竭、高血压或低血压等)导致的心肌梗死。存在心肌氧供需之间失衡的证据。③3 型:猝死型心肌梗死。疑似为心肌缺血导致的心源性猝死或怀疑有新发缺血性心电图改变的心源性死亡。④4 型:与 PCI 相关的心肌梗死,可分为 4a、4b、4c 型。4a 型指与 PIC 治疗相关的心肌梗死,术后 48h 内 cTn 值升高超过 URL 的 5 倍以上;或术前 cTn 值已升高、稳定(变化不超过 20%)或下降的患者,术后 cTn 值升高必须超过 20%且超过 URL 的 5 倍以上。4b 型指与血管支架血栓相关的心肌梗死。4c 型指 PIC 治疗后再狭窄的心肌梗死。⑤5 型:与 CABG 相关的心肌梗死。术后 48h 内 cTn 值升高超过 URL 的 10 倍以上,或术前 cTn 值已升高、稳定(变化不超过 20%)或下降的患者,术后 cTn 值升高必须超过 20%且超过 URL 的 10 倍以上。

1. STEMI 的临床表现　与心肌梗死发生的范围、是否有冠状动脉侧支循环建立相关。

(1)先兆:多数患者在发病前 1~2d 或 1~2 周有乏力、胸闷、活动时气急、心悸、心绞痛等前驱症状,其中以初发型心绞痛和恶化型心绞痛最突出。

部分患者或因剧烈运动、情绪激动、饱食、寒冷、便秘、急性失血、休克、心动过速等因素发病。

(2)症状

1)疼痛:多为最先出现的症状。疼痛的部位和性质与稳定型心绞痛相同,但常于安静或睡眠时发生,无明显诱因,疼痛程度更重,可持续数小时或数天,休息或含服硝酸甘油多不能缓解;患者常感烦躁不安、大汗淋漓、恐惧或有濒死感。少数患者疼痛位于上腹部,或放射至下颌、背部上方,易被误诊。部分患者无疼痛,发病初即出现急性心力衰竭或休克,多见于老年人和糖尿病患者。少数患者在整个发病过程中均无疼痛或其他症状。

2)全身症状:主要是发热,体温一般在 38℃ 左右,很少超过 39℃,持续约 1 周。可伴心动过速、白细胞增高和红细胞沉降率增快等,与坏死物质吸收有关。

3)胃肠道症状:约 1/3 疼痛的患者,在发病早期可有恶心、呕吐和上腹胀痛,与迷走神经受坏死心肌刺激和心排血量降低组织灌注不足有关。

4)心律失常:发生率为 75%~95%,多发生在起病 1~2 周,尤以 24h 内最多见。前壁心肌梗死以室性期前收缩最多见,严重可引起心室纤颤,是心律失常最常见的死因。下壁心肌梗死多见房室传导阻滞和束支传导阻滞,可伴乏力、头晕甚至晕厥等症状。

5)低血压和休克:疼痛可致血压降低,但约 20% 的患者主要因为大面积心肌梗死(>40%),心排血量急剧下降而导致心源性休克,多在起病后数小时至一周内发生。若疼痛缓解而收缩压仍低于 80mmHg,表现为烦躁不安或神志淡漠、面色苍白、皮肤湿冷、脉搏细数、尿量减少(<20ml/h)甚至昏迷。

6)心力衰竭:发生率为 32%~48%,多为急性左心力衰竭,在起病 1 周内发生,或在疼痛、休克好转后出现,患者表现为呼吸困难、咳嗽、发绀等症状,严重可发生急性肺水肿或继发右心力衰竭,出现水肿、肝大、颈静脉怒张等。与梗死后心脏舒缩功能不协调或减弱有关。

(3)体征:心脏浊音界正常或轻中度增大,心率多增快,少数减慢;心尖区第一心音减弱,可出现第三或第四心音奔马律。虽极早期可有一过性血压增高,但几乎所有患者血压都会降低,且可能不再恢复到起病之前的水平。少部分患者在起病 2~3d 后出现心包摩擦音,多因反应性纤维性心包炎所致。心尖区可出现粗糙的收缩期杂音或收缩中晚期喀嚓音,与二尖瓣乳头肌功能失调或断裂有关。

2. STEMI 的并发症

(1)乳头肌功能失调或断裂(dysfunction or rupture of papillary muscle):发生率可高达50%,多因二尖瓣乳头肌缺血坏死后收缩功能障碍,导致二尖瓣脱垂或关闭不全,并出现相应的临床表现。心尖区可出现粗糙的收缩期杂音或收缩中晚期喀嚓音,严重者迅速发生急性左心力衰竭。

(2)心室壁瘤(cardiac aneurysm):发生率为 5%~20%,可发生在心肌梗死早期或梗死区纤维化的愈合期。因大面积梗死后,坏死的心肌被薄弱的纤维瘢痕组织代替,在心室压力下逐渐向外膨出,左心室多见。小的心室壁瘤一般无症状,但较大的心室壁瘤可能出现心力衰竭或在瘤内形成附壁血栓,血栓脱落后导致栓塞。心电图可见 ST 段持续抬高,X 线可见心界扩大,超声心动图、放射性核素等检查可见室壁瘤处的心缘突出、搏动减弱或反常搏动。

(3)心肌梗死后综合征(postinfarction syndrome,Dressler 综合征):发生率约 10%,一般于心肌梗死后数周至数月内出现,因坏死物质对机体的刺激,表现为反复发生的心包、胸膜或肺脏等部位的特异性炎症。

(4)心室游离壁破裂:发生率在 3% 左右,是心脏破裂最常见的一种,占心肌梗死患者死亡的10%。心室游离壁破裂常在发病1周内出现,早高峰在24h内,晚高峰在3~5天后。典型表现为持续性心前区疼痛,可迅速发生循环衰竭、急性心脏压塞而猝死。心室游离壁破裂偶可为亚急性,形成包裹性心包积液或假性室壁瘤,患者能存活数月。

(5)栓塞(embolism):发生率为1%~3%,心肌梗死后1~2周比较多见,若因左心室壁瘤的附壁血栓脱落,可经体循环导致脑、肾、脾或四肢等动脉栓塞。若下肢深部的静脉血栓脱落,可经肺循环导致肺动脉栓塞。

(6)室间隔穿孔:发生率为0.5%~2.0%,常于发病后3~7d出现,表现为胸骨左缘突然出现粗糙的全收缩期杂音或可触及收缩期震颤,或伴有心源性休克和心力衰竭。

第五节 冠心病的预防和治疗

从20世纪末以来,国际上各种心血管疾病防治指南均强调了心血管疾病预防中整体危险评估和分层治疗策略的重要性。加强筛查和早期诊断动脉粥样硬化病变是提高心血管疾病防治水平的关键环节。

一、冠心病的分级预防原则

(一)冠心病的一级预防(防发病)

冠心病的一级预防是指冠心病尚未发生,但已经具有一项或多项危险因素(如高血压、血脂异常、不良生活方式等)时,采取措施控制或减少冠心病的发生。一级预防的基础是提倡健康的生活方式(规律的运动、合理的饮食、限制饮酒和戒烟);同时积极控制血压,通过他汀类药物调脂,并可应用小剂量阿司匹林。

(二)冠心病的二级预防(防复发)

冠心病的二级预防是指积极治疗冠心病,控制病情的进展,防止严重心血管事件的发生。二级预防应积极提倡"ABCDE"原则:A. 通过阿司匹林或其他药物抗血小板聚集(Aspirin),应用硝酸酯类等药物进行抗心绞痛治疗(Anti-anginal therapy);B. 使用β受体阻滞剂减慢心率,减轻心脏负荷等(Beta blocker),控制血压(Blood pressure Control);C. 他汀类药物降低血脂水平(Cholesterol lowing),戒烟(Cigarette quitting);D. 控制饮食(Diet),治疗糖尿病(Diabetes);E. 对患者及其家属进行冠心病知识教育(Education),适当的运动(Exercise)。

二、动脉粥样硬化的防治

动脉粥样硬化的防治是冠心病防治的基础。通过生活方式的干预等措施预防动脉粥样硬化发生;动脉粥样硬化发生后通过积极治疗,延缓病情进展,减少病变组织缺血坏死、功能损伤,防止严重心血管事件发生,降低死亡率并提高生存质量。

(一)生活方式干预,控制危险因素

生活方式干预是动脉粥样硬化防治措施中的基石,不良生活方式包括膳食不平衡、体力活动不足、吸烟和酗酒等,它可引起冠状动脉内皮细胞功能损伤,增加血小板聚集活性,促进动脉粥样硬化的形成;还可直接增加肥胖、血脂异常、高血压、糖尿病等患者的发病风险。因此,改变不良的生活方式可以控制动脉粥样硬化的形成和发展,减少冠心病危险因素的出

现。同时应监测并控制血糖、血脂、血压,积极治疗相关疾病。

(二)药物治疗

1. 抗血小板药物

(1)阿司匹林:为血小板环氧化酶(COX)抑制剂,可显著降低 TXA_2 水平,抑制血管收缩和血小板活化,阻止血管血栓形成。主要不良反应有胃肠道不适和出血倾向,少数可有哮喘、荨麻疹等过敏反应。禁忌证包括血友病或血小板减少症、活动性消化性溃疡、严重控制不良的高血压、严重过敏等。建议剂量 50~300mg/d。

(2)二磷酸腺苷(ADP)受体拮抗剂:可阻断 ADP 与血小板受体结合,减少血小板表面磷脂暴露,抑制血小板聚集。如氯吡格雷,75mg/d;替格瑞洛 90mg,2 次/d。

(3)糖蛋白Ⅱb/Ⅲa(GPⅡb/Ⅲa)受体抑制剂:可抑制血小板纤维蛋白原与血小板 GPⅡb/Ⅲa 受体的结合而抑制血小板在动脉粥样硬化斑块上的黏附聚集,减少血栓形成。如阿昔单抗、替罗非班等。

(4)磷酸二酯酶抑制剂:通过抑制磷酸二酯酶,使血小板内环磷酸腺苷增高,抑制 Ca^{2+} 活性。双嘧达莫(dipyridamole,潘生丁)50mg,3 次/d;西洛他唑(cilostazol)50~100mg,2 次/d。

2. 调脂药物(lipid-altering drugs) 调脂药物可使血脂中 LDL 降低和 HDL 增高,能明显降低冠心病发病率和死亡率,故在冠状动脉粥样硬化的治疗中起重要作用。

(1)HMG-CoA 还原酶抑制剂(他汀类药物):他汀类药物可竞争性地抑制 HMG-CoA 还原酶的功能,阻碍 HMG-CoA 还原酶与 HMG-CoA 的结合,限制细胞内胆固醇的合成速度,使胆固醇的合成减少,降低血胆固醇水平;并且反馈性增加细胞膜表面 LDL 受体的数量和活力,使 LDL、VLDL 的清除加快,水平降低。主要不良反应有胃肠道不适、头痛等,长期应用可出现肝功能损害,少数患者可出现骨骼肌肌病的严重反应,特别对高龄、低体重、基础肾功能不全及严重心功能不全的患者应密切监测其不良反应。常用药物有:洛伐他汀 20~40mg/d,普伐他汀 20~40mg/d,辛伐他汀 10~40mg/d,阿托伐他汀 10~40mg/d,瑞舒伐他汀 5~20mg/d,均为每晚口服一次。

(2)氯贝丁酯类(clofibrate)(贝特类药物):可增加脂蛋白酶活性,使 CM 及 VLDL 加速降解,减少肝脏中脂蛋白的合成,从而降低血中 TG、VLDL-C 水平并减少组织胆固醇沉积。同时减少血小板黏附性、促进纤维蛋白溶解,从而防止血栓形成、延缓冠状动脉粥样硬化进展。不良反应主要有食欲不振、恶心呕吐,长期服用偶见血清转氨酶升高和肾脏损害。应定期进行肝、肾功能检查。与抗凝药合用时,要注意抗凝药的用量。常用药物有:利贝特,25~50mg/次,3 次/d;非诺贝特,100mg/次,3 次/d;吉非贝齐,600mg/次,2 次/d;苯扎贝特 200mg/次,3 次/d。

(3)烟酸类(nicotinic acid):烟酸为 B 族维生素,大剂量可抑制辅酶 A 利用和减少 VLDL 合成,从而降低血中 TG、VLDL-C 和 TC、增高 HDL-C。不良反应主要为头痛、面颈部潮红、皮肤干燥瘙痒、胃肠道反应等,长期应用偶见肝功能损害。烟酸每次剂量从 0.1g 逐渐增加到最大量 1.0g,3 次/d;烟酸衍生物阿西莫司(吡莫酸)不良反应较少,250mg/次,3 次/d。

(4)胆酸螯合树脂类(bile acid sequestering resin):或称碱性阴离子交换树脂,与肠内胆酸不可逆结合,阻断胆酸的肠肝循环,促进排出,同时加速血中 VLDL 降解,使血中 VLDL-C 下降。不良反应可见产气、腹胀、便秘等,并可干扰叶柄及其他脂溶性维生素吸收,用药时注意补充。考来烯胺(消胆胺),4~5g/次,3 次/d;另有微粒型制剂考来替泊,4~5g/次,3~4

次/d,更易耐受。

(5)胆固醇吸收抑制剂(cholesterol absorption inhibitor):可选择性作用小肠黏膜刷状缘的特殊转运蛋白,抑制肠内胆固醇的吸收,促进 LDL 代谢降解,降低血中 LDL 水平以及肝脏内 TG 储量。主要不良反应为头痛、恶心,少数可见肝功能损害。常用依折麦布,10mg,1 次/d。

(6)其他调节血脂药:①普罗布考(probucol)0.5g,2 次/d;②不饱和脂肪酸(unsaturated fatty acid)类,主要为鱼油制剂、n-3 脂肪酸制剂,可降低血中 TG 并升高 HDL-C 水平。

3. 其他药物 有扩张血管药物等。

三、稳定型心绞痛的治疗

稳定型心绞痛治疗以减少发作,缓解发作时症状,从而提高生存质量;预防急性心血管事件发生,降低心肌梗死的发生率和死亡风险为目的。

(一)减少发作

在动脉粥样硬化一级预防的基础上,提倡健康的生活方式(合理饮食、调节情绪、适当运动、戒烟限酒等)。通过改善生活方式和积极治疗相关疾病(如血脂异常、高血压、糖尿病等),并尽量避免各种诱发因素(剧烈的体力活动、情绪激动、饱食、寒冷等)的发生;从而减少心绞痛发作。

(二)药物治疗

1. 抗心绞痛和抗缺血治疗

(1)硝酸酯类药物(pirates):可与血管平滑肌上的特异性受体结合,使平滑肌松弛,从而扩张血管。通过舒张冠状动脉及侧支血管,使冠状动脉的血流量增加,侧支循环开放,增加心肌的血液供应;同时舒张周围血管,尤其是静脉血管,减少回心血流和外周血管阻力,减轻心脏的前后负荷,降低心肌耗氧,从而改善心肌缺血缺氧,其是缓解心绞痛发作的首选药。

1)硝酸甘油(nitroglycerin):含片 0.5~1.0mg,舌下含化,或喷雾剂喷 1~2 次 ,1~2min 见效,迅速缓解心绞痛发作,作用维持约半 h。如有需要可 5~10min 后再次给药,连用三次无效应立即送医。另有硝酸甘油缓释贴片睡前贴用,作用维持时间长,可用于夜间心绞痛的预防。

2)硝酸异山梨酯(isosorbide dinitrate):含片 5~10mg,舌下含化,或喷雾剂 1~3 次,每喷间隔 30s,用于缓解心绞痛急性发作。预防用药可口服 5~20mg/次,3 次/d 或缓释片 20mg/次,2 次/d。

3)单硝酸异山梨酯(isosorbide 5-mononitrate):20mg/次,2 次/d。长效或缓释制剂 50mg/次,1 次/d。

硝酸酯药物的不良反应有直立性低血压、面红、头晕、头胀痛、头部跳动感、心悸等。长期用药应每天保持服药间隔 6~8h,以防止产生耐药性。严重低血压、对硝酸酯类药物过敏或青光眼患者禁用。

(2)β受体阻滞剂:可与β肾上腺素受体结合,拮抗β受体,从而减慢心率、减低心肌收缩力、舒张血管而减少心肌耗氧量,从而缓解心绞痛。常与硝酸酯药物联合应用。主要不良反应有低血压、心动过缓、过敏等,与硝酸酯药物合用时剂量应偏小,停药时应先逐步减量直到停药。支气管哮喘、严重房室传导阻滞、心率<50 次/min 的患者禁用。常用的药物包括美

托洛尔(metoprolol),25~100mg,2~3 次/d,其缓释制剂 1 次/d;阿替洛尔(atenolol),12.5~50.0mg,1~2 次/d;比索洛尔(bisoprolol),5~10mg,1 次/d。

(3)钙通道阻滞药(calcium channel blockers,CCB):通过阻断心肌细胞上的钙通道,抑制 Ca^{2+} 内流,降低细胞内 Ca^{2+} 浓度,从而使心肌收缩力减弱,降低心肌耗氧量。同时可以作用于血管平滑肌细胞,使血管松弛,增加冠状动脉血流量,纠正心肌缺血;扩张周围动脉,减轻心脏负荷。其主要的不良反应为直立性低血压、头痛、颜面潮红、嗜睡、心动过速、心动过缓或房室传导阻滞、周围性水肿等。常用制剂:①二氢吡啶类(地平类)。硝苯地平(nifedipine),口服,亦可舌下含服,10~20mg,3 次/d,其缓释制剂 20~40mg,1~2 次/d。新一代具有血管选择性的二氢吡啶类包括非洛地平(felodipine)、氨氯地平(amlodipine)、尼群地平(nitrendipine)、尼索地平(nisondipine)、尼卡地平(nicardipine)、贝尼地平(benidipine)等。②苯烷胺类。维拉帕米(异搏定),40~80mg,3 次/d,或缓释片 240mg/d,另有噻帕米(tiapamil)等药物。③苯噻氮䓬类。地尔硫䓬(硫氮䓬酮),缓释片 90mg/d。

(4)代谢类药物:保护细胞的能量代谢,保证在缺氧状态下 ATP 的合成,从而维持心肌细胞内环境和功能稳定。曲美他嗪 20mg,3 次/d。

(5)窦房结抑制剂:伊伐布雷定(ivabradine)通过阻断窦房结起搏电流通道、降低心率,发挥抗心绞痛的作用。该药适用于对 β 受体阻滞剂和 CCB 不能耐受、无效或禁忌又需要控制窦性心律的患者。

2. 预防心肌梗死的药物治疗

(1)抗血小板药物:稳定型心绞痛患者至少需要服用一种抗血小板药物,常用药物包括:①阿司匹林,75~100mg/d。②氯吡格雷,75mg/d;替格瑞洛,90mg,2 次/d。③其他的抗血小板制剂:西洛他唑,50~100mg,2 次/d。④普拉格雷:为新型 ADP 受体拮抗剂,推荐应用于 PCI 治疗的患者。

(2)调脂药物:稳定型心绞痛患者即使只是出现轻到中度 LDL-C 或 TC 升高,也应使用他汀类或其他药物进行调脂,降低 TC 浓度,尤其要将 LDL-C 水平降到目标值。

(3)血管紧张素转换酶抑制剂(ACEI):并非是控制心绞痛的药物,但能逆转左室肥厚及血管壁增厚,延缓动脉粥样硬化进展,减少斑块破裂和血栓形成;并可降低交感神经活性,有利于心肌氧供/氧耗平衡,从而减少心肌缺血事件发生。可应用于冠心病患者的二级预防,尤其是合并糖尿病患者。

(三) 血运重建术

(1)经皮冠状动脉介入术(percutaneous coronary intervention,PCI):是指经心导管技术疏通狭窄甚至闭塞的冠状动脉,从而根本上改善心肌缺血的治疗方法,可直接减少心绞痛的发作并降低心肌梗死的发生率和死亡率,适用于有较大范围心肌缺血证据的稳定型心绞痛患者。

(2)冠状动脉旁路移植手术(coronary artery bypass graft,CABG):是使用患者自身的大隐静脉、乳内动脉或桡动脉等血管,在升主动脉和病变冠状动脉的远端建一条血管桥,使心脏搏出的血通过血管桥绕过病变冠状动脉,直接灌注缺血部位的心肌,从而缓解心绞痛,减少心肌梗死的发生。目前非体外循环下的旁路移植术即微创 CABG 比传统的手术应用更为广泛,手术风险更小,患者恢复更快。

四、急性冠状动脉综合征的治疗

急性冠状动脉综合征起病急,进展快,死亡率高。尽早地发现,迅速地诊断,及时地治疗可以减轻心脏损伤,改善其预后,降低死亡风险。其中特别强调发病时的就地处理;入院后应连续监测心电图和血清心肌损伤标志物,以及时发现病情变化。

(一) NSTE-ACS 的治疗

NSTE-ACS 的治疗目标是稳定斑块、积极抗栓治疗、消除症状、保护残余心肌功能。

1. 基础治疗 患者立即卧床休息,建立静脉通路,给氧,持续心电监护。可适当应用小剂量镇静剂以解除患者焦虑和紧张。以易消化的流质和半流质饮食为主,少量多餐。保持大便通畅,避免用力大便,必要时可给予缓泻剂。

2. 抗栓治疗

(1)抗血小板治疗:除非有禁忌证(最近有活动性出血或脑出血等),患者应常规选用小剂量阿司匹林,以 75mg/d 为基础,联合应用氯吡格雷 300~600mg/d 或替格瑞洛 180mg/d 治疗,早期保守治疗的 NSTE-ACS 联合应用至少 1 个月,支架植入术后的患者用药时间至少 12 个月并维持更长。阿司匹林禁忌证患者,可选用西洛他唑替代。

(2)抗凝治疗:通过抑制某些凝血酶的活性,或减少凝血因子的合成,阻止凝血过程。主要的不良反应为出血倾向(严重的可能会导致颅内出血)、过敏等,长期应用还可能引起肝功能损害、骨质疏松等。有活动性出血、严重凝血功能障碍和过敏的患者禁止使用。常用的药物有以下几个,①普通肝素(UFH):起始按体重给予 70~80U/kg 静脉注射,然后以 15~18U/(kg·h)的速度静脉滴注维持,给药过程中监测部分激活凝血酶时间(APTT),调整用量,使 APTT 达到治疗前的 1.5~2.5 倍。②低分子肝素(LMWH):依诺肝素 100U/kg 或达肝素 120U/kg 深部皮下注射,每 12h 一次,持续用药 5~10d。应注意监测血小板计数,肾功能不全的患者慎用。③磺达肝癸钠(fondaparinux sodium):2.5mg,皮下注射,每日 1 次。④水蛭素:比伐卢定(bivalirudin)等。

3. 抗心绞痛和抗心肌缺血治疗

(1)硝酸酯类药物。

(2)镇静止痛:疼痛严重的患者可给予吗啡 5~10mg 稀释后静脉注射;或哌替啶(度冷丁)25~100mg 肌内注射,必要时 4~6h 可重复应用,可能出现呼吸功能的抑制。

(3)β 受体阻滞剂:美托洛尔、阿替洛尔和比索洛尔等。

(4)钙通道阻滞药:氨氯地平、尼群地平等可谨慎使用。

4. 其他药物治疗 ACEI 长期应用能改善心室重构,延缓病情进展,从而减少缺血性心血管事件的发生,可改善患者预后。他汀类药物也应根据血脂情况长期应用。

5. 血运重建治疗 在药物治疗的基础上,NSTE-ACS 患者仍然有心绞痛发作或冠状动脉造影手术指征,可进行血运重建的早期保守性治疗(early conservative strategy);或 NSTE-ACS 患者只要没有手术禁忌证,即可在药物治疗的同时常规进行血运重建的早期侵入性治疗(early invasive strategy)。可根据临床情况和冠状动脉造影检查结果,选择 PIC 或 CABG。

(二) STEMI 的治疗

STEMI 病变进展快,死亡率高。其治疗目标是:尽快开通闭塞冠状动脉,恢复心肌供血,防止进一步梗死,有效缓解急性期症状;积极处理心力衰竭、心律失常及各种严重的并发症,减少猝死,提高急性期患者生存率;尽量保护和维持残余心肌功能,改善患者急性期后的生存质量。

1. 再灌注治疗 尽早开始再灌注治疗,是 STEMI 治疗中最重要的措施,通过再灌注可及早恢复冠状动脉血流,使心肌得到重新供血,防止心肌梗死的扩大,迅速解除疼痛,明显降低死亡率。对 STEMI 来说,尽量缩短患者入院至再灌注治疗开始的时间是非常重要的。

再灌注治疗包括药物静脉溶栓治疗和血运重建手术治疗,后者疗效更佳。

(1)药物静脉溶栓治疗:通过静脉给予纤溶类药物溶解冠状动脉内血栓,恢复血流再通。适应证和禁忌证见表 21-4。

溶栓药物:①特异性溶栓剂(选择性激活血栓中与纤维蛋白结合的纤溶酶原),为首选溶栓药物,必须在使用静脉肝素抗凝治疗的基础上进行。主要药物包括尿激酶原 50mg,先 20mg 加 10ml 生理盐水稀释后 3min 内静脉注射,再将 30mg 加 90ml 生理盐水稀释后 30min 内静脉滴注;瑞替普酶 18mg 溶于 5~10ml 无菌注射用水,静脉注射 2min 以上,30min 后重复使用一次;替奈普酶、阿替普酶等。特异性溶栓药物在治疗后应继续维持肝素静脉滴注 48h。②非特异性溶栓剂,对纤维蛋白无选择性、无抗原性,故再通率较低,出血率较高。主要药物为尿激酶(UK 或 rUK)和链激酶(SK 或 rSK);UK 30min 内静脉滴注 100 万~150 万单位,冠状动脉内用药剂量减半;SK 150 万单位静脉滴注,60min 内滴完。溶栓结束后继续皮下注射肝素 3~5d。

表 21-4 静脉溶栓治疗的适应证和禁忌证

适应证	禁忌证	
	绝对禁忌证	相对禁忌证
(1)胸痛符合急性心肌梗死	(1)脑出血或蛛网膜下腔出血病史,或 3 个月内有缺血性脑卒中(包括短暂性脑缺血发作)病史	(1)近期(2~4 周内)有内脏出血(消化性溃疡、咯血),做过外科手术、活体组织检查或不能实施压迫的血管穿刺,有创性心肺复苏术后,或有外伤者
(2)相邻两个或更多导联 ST 段抬高在胸导联>0.2mV、肢体导联>0.1mV,或新出现的左束支传导阻滞	(2)已知的颅内肿瘤和脑血管结构异常	(2)慢性、未控制的严重高血压(>180/110mmHg)
(3)若发病 12~24h 后,患者仍有严重胸痛,并且 ST 段抬高导联有 R 波者,仍可以考虑溶栓治疗	(3)活动性内脏出血(月经除外)	(3)抗凝治疗中,或有出血性疾病或出血倾向者
(4)年龄<75 岁,发病 12h 内,立即溶栓;年龄≥75 岁,慎重权衡后可考虑减量	(4)可疑主动脉夹层	(4)严重肝肾功能障碍及恶性肿瘤者
	(5)3 个月内严重头面部创伤	(5)妊娠
		(6)感染性心内膜炎

溶栓开始后应通过评估胸痛程度、心电图动态变化、心肌损伤标志物来判断再通效果:①2h 内胸痛明显缓解;②60~90min 内抬高的 ST 段回落>50%;③2~3h 内出现再灌注性心律失常(如加速性室性自主节律,房室或束支传导阻滞突然改善或消失,或下后壁心肌梗死的患者出现一过性窦性心动过缓、窦房传导阻滞)或低血压状态;④血清 cTn 峰值发病 12h 内,CK-MB 峰值提前至 14h 内。但上述指标均为判断溶栓再通效果的间接指征,确切评价必须通过直接指征——冠状动脉造影检查来判断,TIMI 分级达到 2、3 级者表明血管再通,但 2 级者通而不畅。

（2）血运重建治疗：

1）PCI：首选溶栓治疗前直接应用 PCI 术，尽早恢复心肌再灌注，降低近远期病死率和心力衰竭的发生。溶栓治疗失败后，可考虑做补救性 PCI（rescue PCI），同时使用 GP Ⅱb/Ⅲa 受体拮抗剂辅助治疗以改善预后。STEMI 患者成功行介入治疗后，无须常规使用肝素抗凝，但术后卧床时间延长者，抗凝治疗能预防深静脉血栓形成和肺栓塞。

2）CABG：适用于溶栓治疗或 PCI 术后效果不佳，不适合行 PCI 术，复杂左主干病变或多支冠状动脉病变，有心肌梗死并发症（如室间隔穿孔、二尖瓣关闭不全等），或抗血小板药物过敏的患者。

2. 抗血小板和抗凝治疗　无论是否采用再灌注治疗，所有 STEMI 患者均应使用抗血小板和抗凝治疗。急诊直接 PCI 术者，氯吡格雷负荷量可选用 300~600mg 或替格瑞洛负荷剂量 180mg。

3. 解除疼痛　血管再通、心肌供血恢复能迅速解除疼痛，所以尽快再灌注治疗是解除疼痛最有效的方法。但再灌注治疗前需联合应用吗啡或哌替啶、硝酸酯类药物、β 受体阻滞剂来帮助减轻疼痛。

4. 其他药物治疗

（1）ACEI：除非有禁忌证，所有 STEMI 患者应选用 ACEI。从小剂量开始，逐渐增加至目标剂量。

（2）调脂药物：所有 STEMI 患者均能从他汀类药物调脂治疗中获益，且宜尽早应用。

（3）CCB：除了能控制室上性心律失常外，非二氢吡啶类 CCB（维拉帕米或地尔硫䓬）对减少梗死范围或心血管事件并无益处，因此不建议常规应用。但使用硝酸酯类和洛尔类药物治疗后仍有心肌缺血或心房颤动伴心室率过快的患者可酌情应用。

5. 抗心律失常治疗　在心肌梗死早期静脉注射 β 受体阻滞剂，继以口服维持，可降低室性心律失常（包括心室纤颤）的发生率。

6. 纠正低血压和心源性休克治疗　一般选择性冠状动脉造影后施行 PCI 或 CABG 后可纠正，若手术后仍存在休克或循环血容量不足，可通过①补充血容量；②应用升压药（多巴胺、间羟胺、去甲肾上腺素等）；③应用血管扩张剂等方式治疗。

7. 积极抗心力衰竭及其他并发症治疗，保护心肌功能，减少猝死。

8. 康复和出院后治疗　出院后最初 3~6 周体力活动应逐渐增加，制订与生活方式、年龄和心脏状况相适应的有规律的运动计划，可降低缺血事件发生的风险，增强总体健康状况。对患者的生活方式提出建议，进一步控制危险因素，可改善患者的预后。"ABCDE"方案对于指导治疗及二级预防有帮助。

（张国刚　曹小川　钟巧青）

参 考 文 献

［1］陈灏珠.实用内科学.14 版.北京：人民卫生出版社，2013.

［2］王辰.内科学.3 版.北京：人民卫生出版社，2015.

［3］王迪浔.人体病理生理学.3 版.北京：人民卫生出版社，2008.

［4］王建枝.病理生理学.3 版.北京：人民卫生出版社，2015.

［5］杨永宗.动脉粥样硬化性心血管病基础与临床.2 版.北京：科学出版社，2009.

［6］胡盛寿，高润霖，刘力生，等.中国心血管病报告 2018 概要.中国循环杂志，2019，34（03），209-220.

［7］中国成人血脂异常防治指南制订联合委员会.中国成人血脂异常防治指南.中华心血管病杂志,2007,35(5):390-419.

［8］国家卫生计生委合理用药专家委员会,中国药师协会.急性ST段抬高型心肌梗死溶栓治疗的合理用药指南.中国医学前沿杂志,2019,11(1):40-65.

［9］THYGESEN K,ALPERT J S,JAFFE A S,et.al.Executive Group on behalf of the Joint European Society of Cardiology(ESC)/American College of Cardiology(ACC)/American Heart Association(AHA)/World Heart Federation(WHF)Task Force for the Universal Definition of Myocardial Infarction.Fourth Universal Definition of Myocardial Infarction(2018).Circulation,2018,138(20):e618-e651.

第二十二章

遗传性心血管疾病

第一节　肥厚型心肌病

1869 年法国病理学家 Liouville 等第一次描述"室间隔心肌不对称增厚"现象,1958 年 Teare 首先对肥厚型心肌病(hypertrophic cardiomyopathy,HCM)进行了详细描述。HCM 是一种特发性或不能解释的以心肌肥厚为特征的疾病,心室腔大小正常或较小,同时伴有高动力性心室功能和舒张功能障碍。HCM 可在任何年龄段发病,世界范围内的人群发病率约为 0.2%,我国患病率为 80/10 万,粗略估算目前中国成人患者超过 100 万。HCM 猝死发生率高,青少年和运动员心源性猝死(sudden cardiac death,SCD)多为该病引起。对于非梗阻性 HCM 患者年死亡率约为 1%,患者症状轻微,与正常人群的寿命相当,可接近正常生活。但对于梗阻性 HCM 患者,临床症状出现更早和严重,年死亡率约为 2%,且猝死风险增加 4 倍,也有小的亚群,年死亡率高达 5%。

一、分型

(1)根据超声心动图分型:是目前临床最常用的分型方法,有利于指导治疗方案的选择。通过测定左心室流出道与主动脉峰值压力阶差(left ventriular outflow tract gradient,LVOTG),将患者分为梗阻性、非梗阻性及隐匿梗阻性三种类型。

(2)根据肥厚部位分型:可分为心室间隔肥厚、心尖部肥厚、左心室中部肥厚、左心室弥漫性肥厚和双心室肥厚。

(3)MOGE(S)分型:是 2013 年世界心脏基金会针对心肌病新采用的综合分型系统,从形态学(morphology,M)、受累器官(organ,O)、遗传特性(genetics,G)、病因学(etiology,E)和心功能分级(stage,S)五个方面进行新的分类。保留了对心脏形态功能的识别,同时强调了疾病的遗传基础,但临床应用尚不成熟,只可作为临床参考。

二、病因及发病机制

肥厚型心肌病基础病因和发病机制尚不清楚。它是多种复杂的遗传学和非遗传学因素相互作用的结果,而遗传学因素强于非遗传学因素。绝大多数患者呈常染色体显性遗传,表现为编码肌小节结构蛋白的基因突变,至今已明确了 27 个相关的致病基因(表 22-1),分别编码粗肌丝、细肌丝、Z 盘结构蛋白或钙调控相关蛋白等。研究发现,在某些家族中,家族性 HCM 与 14 号染色体上的心脏肌球蛋白重链基因有关,但不是所有家族均是如此,具有遗传异质性,病变基因不同或某一特定基因发生突变可以解释家族性 HCM 临床表现不同。约

30%的患者为不明原因的心肌肥厚。除了遗传学发病机制之外,由于神经内分泌激活、原癌基因异常表达等,使心肌对正常儿茶酚胺反应异常也可能参与了心肌肥厚的发生和发展。

基因突变引起 HCM 的发病机制目前仍不明确,推测是由于基因突变导致肌纤维收缩功能受损,从而代偿性地出现心肌肥厚和舒张功能障碍。也有研究者提出基因突变可导致钙循环或钙敏感性受扰,能量代谢受到影响,从而出现心肌肥厚、纤维化、肌纤维排列紊乱及舒张功能改变。这些学说虽然互为补充地解释了 HCM 的发病机制,但均难以完全阐明。

表 22-1 肥厚型心肌病相关致病基因

基因	编码蛋白	检出频率(%)	遗传模式
粗肌丝			
MYH7	肌球蛋白重链 7	15~30	AD
MYH6	肌球蛋白重链 6	<1	AD
MYLK2	肌球蛋白轻链激酶 2	<1	AD
TTN	肌联蛋白	<1	AD
MYL2	肌球蛋白轻链 2	<1	AD
MYL3	肌球蛋白轻链 3	<1	AD,AR
中间丝			
MYBPC3	心脏型肌球蛋白结合蛋白 C	30~50	AD
细肌丝			
TNNT2	心肌肌钙蛋白 T2	1~5	AD
TNNI3	心肌肌钙蛋白 T3	1~5	AD
TNNC1	肌钙蛋白 C1	<1	AD
ACTC1	α 肌球蛋白 1	<1	AD
TPM1	原肌球蛋白 1	1~5	AD
Z 盘结构蛋白			
ACTN2	辅肌动蛋白 α2	<1	AD
LDB3	LIM 结合域 3	<1	AD
CSRP3	半胱氨酸和甘氨酸富集蛋白 3	<1	AD
ANKRD1	锚蛋白重复域 1	<1	AD
MYOZ2	肌原调节蛋白 2	<1	AD
TCAP	肌联蛋白帽	<1	AD
NEXN	结合蛋白 F 肌动蛋白结合蛋白	<1	AD
MYPN	肌钯蛋白	<1	AD
VCL	黏着斑蛋白	<1	AD
钙调控相关蛋白			
JPH2	亲联蛋白 2	<1	AD

基因	编码蛋白	检出频率(%)	遗传模式
CALR3	钙网膜蛋白3	<1	AD
PLN	受磷蛋白	<1	AD
其他			
CAV3	小窝蛋白3	<1	AD
DES	结蛋白	<1	AD
FLNC	细丝蛋白C	<1	AD

注:AD,常染色体显性遗传;AR,常染色体隐性遗传。

三、病理变化

心室最常受累,病变可发生在心室的任何部位,绝大多数累及室间隔,表现为室间隔的上部增厚明显而呈隆突状,少数可发生在室间隔的中部或者心尖部,绝大多数为非对称性,心室壁厚度通常在15~30mm,曾报道的最厚心室壁厚度为60mm。心脏质量明显增加,可达正常心脏的2倍以上。大体病理上可见心肌肥大、心室壁不规则增厚、心腔狭小。总体上室间隔比游离壁肥厚更严重,而导致流出道梗阻。中外侧壁的肥厚可以导致心室中部梗阻,右心室动脉圆锥处肥厚可以导致肺动脉瓣下狭窄。实际上,不对称性肥厚可累及除后基底部外的左心室任何部位。在某些患者,肥厚主要累及左心室心尖部(不对称性心尖肥厚)而不是流出道,这些患者并无心室内梗阻的临床特征。对大多数有左心室流出道梗阻的患者来说,突出的病理学特征通常包括二尖瓣前叶纤维性增厚和室间隔上部的斑块形成。二尖瓣前叶纤维性增厚被认为是与室间隔频繁接触的结果;室间隔上部的心内膜斑块可能是梗阻远端血流喷射性损伤所致,而心外膜冠状动脉粗大通畅。组织病理可见心肌肥大、心肌间质小冠状动脉异常(管壁增厚、管腔严重缩小)和间质纤维化,许多异常和排列无序的肌纤维与结缔组织呈十字形交叉特征,这些结缔组织缠绕着心肌束并将它们分隔开来。有时,肥厚的间隔表现为奇特的链形,从心尖到心底部向左面突出,在横断面上左室面凹陷,这种奇特的形状被认为与室间隔缺乏动力有关,纤维无序排列和局部肥厚可能是由链状室间隔的等长收缩引起的。

四、病理生理变化

(一)存在跨左室流出道的压力梯度

这种现象仅存在于肥厚梗阻型心肌病,是本病的特征。近年来通过超声心动图、心脏造影和心导管检查,证明部分患者有明显的肥厚心肌突出于心腔中,当心脏处于收缩期时心腔内由于流出道部位梗阻而形成压力阶差,左室流入道和心尖部是高压力区,而流出道是低压力区。当休息状态时收缩期两者压力差≥30mmHg,则认为存在心室流出道梗阻,随着压差越大,提示流出道梗阻越严重。流出道梗阻的产生机制是由于收缩期二尖瓣前叶前向运动与增厚的室间隔运动异常,称"收缩期二尖瓣前向运动"(systolic anterior motion,SAM),是基于流体力学上的"射流效应",即当血流经过狭窄的左室流出道时,流速增大,对周围组织产生吸力,这种吸力使二尖瓣前叶移向室间隔形成梗阻,使流出道的压力降低而流入道的压力则升高,造成压力阶差。为了克服心室内的阻力,左心室需要强力地收缩,进而导致流入道的压力更高。心脏收缩期压力梯度增大的反复出现作为一种机械刺激,对已肥厚的心肌来说可能是有害的,因为这是一个耗能过程,而有流出道梗阻的患者,在静息状态下或诱发心动过速时,心肌耗氧量将进一步增加。

(二) 心肌舒缩功能障碍

肥厚的心肌顺应性减低,舒张期心腔僵硬度增高,扩张能力下降,左心室扩张度降低,使心室舒张期充盈障碍,舒张末压升高,继而心搏量减少。影响因素可能有:①心肌细胞钙调节异常;②舒张期房室压差降低,快速充盈延迟;③流出道梗阻导致射血时间延长,使主动舒张延迟;④心肌肥大、心肌纤维化及心肌纤维排列紊乱使心肌顺应性降低。由于左心室舒张功能减退,左心室充盈压异常增高,左心房压和肺动脉楔压升高,引起肺淤血并产生疲倦和呼吸困难等症状。左心室舒张压过高,压迫冠状动脉而加重心肌缺血。在疾病晚期,约10%患者表现为心脏扩大、室壁变薄,左心室流出道压差降低,收缩力下降等,称扩张期肥厚型心肌病,为 HCM 终末阶段表现之一。

(三) 心肌缺血

心肌缺血的主要症状是心绞痛,由于左心室收缩压升高使室壁张力增大,并明显增加心肌耗氧,导致心绞痛样症状,但病理上可无冠状动脉粥样病变。其可能的机制:①心肌壁内小冠状动脉内膜和中膜增厚而致异常狭窄,这在多数患者的尸检中能发现;②冠状动脉储备损害,心内膜下心肌缺血的易感性升高,与毛细血管的密度减少有关;③患者在心动过速或运动时,左心室舒张功能损害加重及左心室舒张期充盈压升高本身可进一步限制冠状动脉的灌注,特别是心内膜下心肌;④压力负荷过重的心肌呈现缺氧和无氧糖酵解的利用能力下降;⑤左室肥厚和心肌纤维排列紊乱在等容收缩期不能同步收缩,导致心肌耗氧量增加;⑥可能存在冠状动脉痉挛。

(四) 心律失常和猝死

由于心肌电生理异常,产生多种心律失常,常见为室性心律失常、心房颤动和无症状性心动过速,其中恶性室性心律失常可引起心源性猝死,多见于青少年。发生特征如下:①青少年患者猝死发生率高,可能与青春期心肌肥厚进展快有关;②心肌缺血:心肌肥厚、心肌细胞排列紊乱、心脏微血管病变、左心室流出道梗阻、舒张功能不全、肌桥和冠状动脉阻力增加等均可导致心肌血供减少;③自主神经功能失调:常见于心率变异性降低;④血压反应异常:患者在直立体位时呈现异常的血压反应(血压不升高,反而下降),血压在运动时进一步降低,加重心肌缺血而触发心律失常;⑤运动员猝死:40%的猝死发生在运动过程中或运动量突然增加时;⑥房室旁道:小部分 HCM 患者心电图可出现短 PR 间期、宽 QRS 波群,部分患者有房室结加速传导,5%~10%的患者存在预激综合征。房室旁道可使快速性室上性心律失常进展为室性心动过速或心室纤颤。

五、诊断

(一) 症状

缓慢起病,轻症患者可长期无症状,也有以猝死为首发症状的患者。症状与左室流出道梗阻程度、是否合并心律失常等有关。

(1)呼吸困难:劳力性呼吸困难和夜间阵发性呼吸困难是最常见的症状。由于左室高动力和收缩力增强导致肺静脉压和左心房压的升高所致,与心室顺应性下降、心室充盈受限、舒张末期压增加和肺淤血有关,当同时合并二尖瓣反流时肺淤血更严重。

(2)心绞痛:为活动后胸闷、胸痛,也可有持续性疼痛或休息及餐后发生的情况,舌下含服硝酸甘油不能迅速缓解。

(3)心悸:患者可仅感觉到强烈的心跳,特别是在左侧卧位时。房性和室性心律失常是引起心悸最常见的原因。快速心律失常常伴有低血压和心排血量降低。单个或短阵室性和室上性期前收缩可以无症状。

(4)晕厥或先兆晕厥:常于突然站立、情绪激动或运动后发生,是由于左心室舒张期缩短,加重充盈不足,心排出量减低,导致体循环、脑动脉供血不足所致;另一方面,当活动或情绪激动时,由于交感神经作用使肥厚的心肌收缩加强,加重流出道梗阻,心排血量骤减而引起。

(5)心源性猝死:与恶性心律失常有关,如持续性或非持续性室性心动过速、心室纤颤、心脏停搏、严重房室传导阻滞等。

(6)心力衰竭:是病情发展到晚期的表现。随着心肌顺应性进一步降低,心室舒张末期压和心房压力显著增高,心房压力也升高,同时心肌广泛性纤维化,心室收缩功能显著减弱,导致心力衰竭。猝死率高,心力衰竭死亡多发生于中年患者。

少部分患者可发生左心室扩张,即扩张期 HCM,表现为心肌组织缺失和纤维替代,为HCM 终末阶段表现之一,临床症状类似于扩张型心肌病。

(二) 体征

轻症者可无明显阳性体征,临床体检可完全正常或接近正常。常见的体征:①心浊音界向左下扩大,心脏搏动呈抬举性。②心脏听诊可于胸骨左缘第 3~5 肋间闻及收缩中晚期粗糙的喷射性杂音,向心尖部传导,可伴有收缩期震颤。杂音产生于左室流出道梗阻和二尖瓣反流,其强度及持续时间可随不同情况而发生变化。当出现心肌收缩力降低或心脏负荷增加时,由于左心室的血容量增加,流出道梗阻程度减轻而使杂音减弱,如使用血管收缩药、维拉帕米、β 受体阻滞剂或作仰卧、紧握拳、下蹲动作等;当出现心肌收缩力增强或心脏负荷减低时,由于回心血量减少,左室流出道梗阻加重而使杂音增强,如使用洋地黄类、硝酸酯类药物或 Valsalva 动作、站立、室性期前收缩后。约半数患者心尖区可闻及收缩期杂音,系相对性二尖瓣关闭不全所致。③第二心音反常分裂,有时可闻及第三心音,系左室射血受限、主动脉瓣延迟关闭所致。

(三) 辅助检查

1. 心电图检查　心电图变化出现较早,灵敏度高,但缺乏特异性。超过 90% 患者有心电图改变,通常显示左心室肥大伴胸前外侧导联 QRS 电压升高或 ST-T 波改变(V_4 ~V_6)。由于部分患者尽管心脏质量增加,但可能不存在左心室肥厚征象,因此心电图正常并不能排除 HCM 的诊断。偶尔见到异常宽大的 Q 波是室间隔除极的结果,这种假性梗死的心电图改变并不常见。心尖肥厚者可有 V_3 ~ V_5 导联 T 波深而对称性倒置。其他特征包括短 PR 间期、Wolff-Parkinson White 综合征、左前半支传导阻滞和完全性左束支或右束支传导阻滞。房性、室性期前收缩和心房颤动常见,部分患者合并预激综合征。

2. 动态心电图检查　为评估患者发生恶性心律失常和猝死的风险,建议所有 HCM 患者均行 24~48h 动态心电图监测。

3. 超声心动图检查　超声心动图检查是诊断 HCM 最重要的方法。有助于评价室间隔和左室后壁的厚度及其在收缩期的运动;舒张末期和收缩末期左室腔沿其短轴的厚度;左室流出道大小(二尖瓣前叶与室间隔之间的间隙);以及二尖瓣和主动脉瓣运动的功能方面;还可以区分向心性和非对称性肥大。对于静息左心室流出道与主动脉峰值压力阶差(left ventricular outflow tract gradient,LVOTG)<50mmHg 的有症状患者,推荐在站立、坐和半仰卧位的运动过程中检测左心室流出道梗阻和运动诱导的二尖瓣反流。

超声心动图的表现:①室间隔肥厚及左室流出道狭窄。左室肥厚形态可呈壶腹状,即中间大、两头小或弥漫至心尖部。病变部位室壁运动幅度减低,收缩期增厚率减小。严重者心室腔变小明显,收缩期甚至呈闭塞状。少数患者可表现为弥漫性对称型肥厚。心尖肥厚型患者的心肌肥厚限于心尖部,前侧壁心尖部尤其明显,最厚处可达 14~32mm。若不按照常规作系列标准切面很容易漏诊,心电图特征性改变者必须对心尖部作仔细检查。梗阻性患者左心室流出道狭窄,一般小于 20mm。②左心室房瓣反流。合并左房室瓣关闭不全者病死率较高,发生严重并发症如晕厥、严重心功能不全的概率较高,预后较差。③SAM 现象和肥厚的室间隔相接触。SAM 这种前移开始于收缩期的前 1/3 末,在收缩期中 1/3 呈平台样和室间隔接触,形成流出道狭窄,而在收缩期的后 1/3 退回原位。M 型超声将 SAM 现象分为 3 度:a,二尖瓣前叶与室间隔的距离>10mm 为轻度;b,二尖瓣前叶与室间隔的距离≤10mm,或短暂地与室间隔相接触为中度;c,二尖瓣前叶与室间隔接触时间占总收缩时间的 30% 以上,且主动脉瓣收缩中期部分关闭或主动脉瓣提前关闭为重度。④左心室舒张功能障碍,包括心室肌顺应性降低,主动脉瓣在收缩期提前关闭,快速充盈时间延长,等容舒张时间延长。

成人 HCM 诊断标准:左心室心肌任何节段或多个节段室壁厚度≥15mm,或者有明确家族史者厚度≥13mm,并排除高血压、心脏瓣膜病等可引起心脏负荷增加的疾病。

分型标准:①安静时左室流出道压力阶差(LVOTG)≥30mmHg 为梗阻性;②安静时LVOTG 正常,负荷运动时 LVOTG≥30mmHg 为隐匿梗阻性;③安静和负荷运动时 LVOTG均<30mmHg 为非梗阻性。另外,约 3% 的患者可表现为左心室中部梗阻,可能无左心室流出道梗阻,也无 SAM 征象,有研究认为此类患者的临床表现及预后与梗阻性相同,甚至更差。

食管超声心动图检查适用于经胸超声心动图不能明确是否存在梗阻、二尖瓣反流情况、二尖瓣下结构及主动脉瓣下结构,且不能行磁共振检查患者。也适用于拟行外科切除术患者,以确定需要切除心肌的长度和范围,评价与左心室流出道梗阻无关的二尖瓣反流的强度,确定是否存在乳头肌结构异常。对于拟行室间隔心肌消融术患者,推荐围术期行经食管超声心动图检查,确认左心室流出道梗阻机制,指导制订手术策略,明确间隔支动脉附近的解剖结构,指导消融,评价手术效果和术后并发症,并检测残余左心室流出道梗阻的程度,必要时可行经冠状动脉超声心动图声学造影,以确定消融位置。

4. 运动负荷检查　左心室流出道与主动脉之间的 LVOTG 是动态变化的,受各种改变心肌收缩力和负荷因素(如脱水、饮酒、饱食、运动、体位、用药等)的影响,因此对静息时无左心室流出道梗阻而有症状的患者,可做心电图运动负荷检查,以排除隐匿性梗阻。运动负荷检查前应做好术前准备,检查时及恢复过程中应密切关注患者的症状、血压、心率、LVOTG的变化及有无新发的心律失常等情况,检查室应配备相应的急救人员及设施。运动负荷检查方法有限制 Bruce 方案,如果无法行该方案,可以选择药物激发(即亚硝酸异戊酯、多巴酚丁胺、异丙肾上腺素)试验和 Valsalva 试验。

5. 心脏磁共振检查　心脏磁共振检查是目前最敏感、可靠的无创诊断方法,可观察局部心肌肥厚,注射造影剂可观察瘢痕、纤维化,定量观察肥厚程度,可以探查到超声所不能发现的解剖结构异常,特别是右心室和左心室心尖部结构。钆对比剂延迟强化(late gadolinium enhancement,LGE)是目前识别心肌纤维化最有效的方法,约65%的患者出现LGE,多表现为肥厚心肌内局灶性或斑片状强化,以室间隔与右心室游离壁交界处局灶状强化最为典型。LGE与死亡、心源性猝死等风险呈正相关。推荐心脏磁共振成像检查指征:①可疑HCM,但超声诊断不明确;②可疑心尖部或侧壁肥厚及非缺血性心尖室壁瘤的患者;③需进一步评估左心室结构(乳头肌病变等)及心肌纤维化;④与其他以左心室肥厚为表现的心肌病进行鉴别诊断,如心脏淀粉样变,Anderson-Fabry疾病及LAMP2心肌病;⑤拟行外科心肌切除术,如超声心动图不能清晰显示二尖瓣和乳头肌的解剖结构;⑥条件允许,所有确诊或疑似HCM的患者均应行心脏磁共振检查。

6. X线胸片　后前位和侧位胸片常正常。左心室扩大的证据可能不明显,因为心腔大小没有增加。左心房大小正常或仅轻度增大,晚期失代偿除外。可见肺静脉怒张,但明显肺水肿和肺动脉高压少见。

7. 冠状动脉造影或冠状动脉CT血管造影　冠状动脉造影或冠状动脉CT血管造影适用于有明显心绞痛症状,冠状动脉情况将影响下一步治疗策略的患者或拟行心脏手术的患者;对于有心脏停搏的成年幸存者,或合并持续性室性心律失常的患者也建议行冠状动脉评估。

8. 左心内导管检查及左室造影　疑诊HCM,存在以下一种或多种情况,可行心内导管检查:①需要与限制型心肌病或缩窄性心包炎鉴别;②怀疑左心室流出道梗阻,但临床表现和影像学检查之间存在差异;③需行心内膜活检鉴别不同病因的心肌病;④拟心脏移植的患者术前评估。左室造影对HCM诊断有帮助,如心尖肥厚型心肌病约半数以上可以看到造影右前斜位心脏舒张期"黑桃A"样改变,左室流出道无梗阻,同时冠状动脉造影显示冠脉正常。

(四) 基因筛查

及早进行基因筛查,致病基因的外显率(即携带致病基因患者最终发生HCM的比率)为40%~100%,诊断准确性达99.9%,敏感性达50%~70%,是诊断的金标准。基因诊断对于患者及其家属非常重要,应建立HCM及可疑患者、家系患者的基因诊断程序,若已先找到先证者的基因突变,则其他家系成员的筛查就容易了。目前推荐的检测方法是定制的多基因深度靶向测序。有条件者可行全外显子或全基因组筛查。高通量检测方法均有假阳性风险,需要对筛出的候选致病位点进行Sanger法测序验证。基因筛查应优先考虑编码肌小节的致病基因,同时考虑筛查相关综合征的致病基因。对于合并特殊并发症(如心律失常)的患者,还应考虑可能独立于HCM单独导致并发症的遗传学病因(如心脏离子通道病)。检测到明确致病突变的家庭,如果先证者筛查出明确的致病突变,其直系亲属无论是否具有临床表现,均推荐Sanger法测序检测此致病突变。

六、鉴别诊断

需要除外左心室负荷增加引起的心室肥厚,包括高血压心脏病、主动脉瓣狭窄、先天性主动脉瓣下隔膜、运动员心脏肥厚、冠心病等;内分泌异常如嗜铬细胞瘤、肢端肥大症导致的心肌肥厚。此外,需排除临床罕见的全身疾病如异常物质沉积(系统性淀粉样变、糖原贮积症)、Anderson-Fabry 病、血色病、心面皮肤综合征、线粒体肌病、Danon 病、Friedreich 共济失调等遗传代谢性疾病引起的心肌肥厚,这些疾病一般会同时累及其他系统或器官,并且各有特点。基因诊断是主要的鉴别手段。

七、防治

(一) 预防

应防止劳累、激动、突然用力,避免使用增强心肌收缩力的药物(如洋地黄、β 受体兴奋药等)和减轻心脏负荷的药物(如硝酸甘油等)。如有二尖瓣关闭不全,应预防发生感染性心内膜炎。治疗旨在改善症状、减少合并症和预防猝死,包括减轻流出道梗阻、改善心室顺应性、防治血栓栓塞事件、识别高危猝死患者。治疗需要个体化。心尖 HCM 的病变主要累及心尖部室间隔和右心室游离壁,一般不会影响左室流出道,对心脏血流动力学影响比较少,药物治疗临床预后良好。

此外,应重视对 HCM 患者心血管猝死的预防,临床对患者进行心源性猝死危险分层来判断未来发生猝死的风险十分重要,患者应避免参加竞技性体育运动,药物如胺碘酮可能对预防心源性猝死有效,但不明确。目前安装植入型心律转复除颤器(ICD)是预防心源性猝死的唯一可靠的方法。而植入 ICD 前,需对每一位患者及其家境特征,包括焦虑程度、生活状态、对死亡的态度和个体接受 ICD 治疗的风险-效益比进行评价,以期从 ICD 获得最大益处。

(二) 治疗

1. 左心室流出道梗阻的治疗

(1)药物治疗:β 受体阻滞剂是梗阻性 HCM 的一线治疗用药,可降低心肌收缩力,减轻流出道梗阻,减少心肌氧耗,增加心室舒张期充盈时间,增加心搏出量,减少室性及室上性心动过速。非二氢吡啶类钙通道阻滞药也具有负性肌力作用以使心肌收缩下降,可改善心肌顺应性而有利于舒张功能,对减轻左心室流出道梗阻也有一定治疗效果,常用于 β 受体阻滞剂疗效不佳或者哮喘病患者。β 受体阻滞剂与钙通道阻滞药联合应用可导致心率过缓和低血压,需要慎重。此外,丙吡胺能减轻左心室流出道梗阻,也是候选药物,但其心脏外副作用相对多见。

(2)经皮室间隔心肌消融术:经冠状动脉前降支的一或多支室间隔支注入无水乙醇造成相应梗阻肥厚部分的心肌梗死,使室间隔基底部变薄,以减轻 LVOTG 和梗阻的方法,术中消融一般不能大于或等于第 3 穿隔支,因为有可能术后引起乳头肌功能不全。临床适应证:①经过严格药物治疗 3 个月、基础心率控制在 60 次/分 左右、静息或轻度活动后仍出现临床症状、既往药物治疗效果不佳或有严重不良反应、美国纽约心脏病协会(NYHA)心功能Ⅲ级及以上或加拿大胸痛分级Ⅲ级的患者;②尽管症状不严重,NYHA 心功能未达到Ⅲ级 ,但 LVOTG 高及其他猝死的高危因素,或有运动诱发的晕厥的患者;③外科室间隔切除或植入带模式调节功能的双腔(DDD)起搏器失败;④有增加外科手术危险的合并症患者。

(3)室间隔心肌切除术:包括经典 Morrow 手术和改良扩大的 Morrow 手术。适应于:①药物治疗效果不佳,经最大耐受剂量药物治疗仍存在呼吸困难或胸痛(NYHA 心功能Ⅲ或Ⅳ级)或其他症状(如晕厥、先兆晕厥),且静息或运动激发后,由室间隔肥厚和二尖瓣收缩期前移所致的 LVOTG≥50mmHg;②症状较轻(NYHA 心功能Ⅱ级),LVOTG≥50mmHg,但出现中重度二尖瓣关闭不全、心房颤动或左心房明显增大等。经典 Morrow 手术切除范围:主动脉瓣环下方 5mm,右冠状动脉窦中点向左冠状动脉窦方向 10～12mm,向心尖方向深达二尖瓣前叶与室间隔碰触位置,切除长约 3cm 的心肌组织,切除厚度为室间隔基底部厚度的50%。改良扩大的 Morrow 手术心肌切除的范围扩大至心尖方向,切除长 5～7cm 的心肌组织,包括前和后乳头肌周围的异常肌束和腱索,右侧接近室间隔膜部,左侧至二尖瓣前交界附近,并对除室间隔膜外的部分后间隔和左前侧游离壁肥厚的心室肌进行切除,有效扩大左心室容积。

(4)植入永久性起搏器:通过缩短房室间期改变左心室激动顺序,使远离肥厚室间隔部位的心肌提前激动和收缩,而室间隔的激动和收缩相对滞后,从而减轻左室流出道梗阻。适应于静息或刺激时 LVOTG≥50mmHg、窦性心律且药物治疗无效者,合并经皮室间隔心肌消融术或室间隔切除术禁忌证,或术后发生心脏传导阻滞风险较高者。

(5)二尖瓣置换:旨在解决 SAM 征,但梗阻性 HCM 合并的二尖瓣关闭不全,在解除梗阻后二尖瓣反流大部分可消除,除非能证实有严重的独立二尖瓣反流,否则不适于置换二尖瓣以解除流出道梗阻。

2. 合并心力衰竭的治疗　疾病后期可出现左心室扩大伴收缩功能减低和慢性心功能不全,治疗药物选择与其他原因引起的心力衰竭相同,包括 ACEI、ARB、β 受体拮抗剂、利尿剂、螺内酯甚至地高辛。

3. 合并胸痛的治疗　对于心绞痛样胸痛且无左心室流出道梗阻患者,可考虑使用硝酸盐类药物、β 受体阻滞剂和钙通道阻滞药改善症状;对于胸痛合并左心室流出道梗阻患者,治疗同左心室流出道梗阻治疗中的药物治疗部分。

4. 合并心房颤动的治疗

(1)药物治疗:胺碘酮能减少阵发性房颤的发作,对于持续性房颤,可予 β 受体阻滞剂、维拉帕米和地尔硫草控制心室率。除非禁忌,需要终身口服抗凝药。

(2)介入治疗:如果抗心律失常药物无效或不能服用,在未出现严重左心房扩张的情况下,可考虑导管消融术。如果房室结消融术后,LVEF≥50%,阵发性心房颤动患者建议植入DDD 起搏器,持续性或永久性心房颤动患者建议植入单腔(VVIR)起搏器。

第二节　扩张型心肌病

扩张型心肌病(dilated cardiomyopathy,DCM)是一类异质性心肌病,以心室扩大和心肌收缩功能降低为特征,发病时除外高血压、心脏瓣膜病、先天性心脏病或缺血性心肌病等,也是除冠心病和高血压以外,导致心力衰竭的常见病因。临床表现为心脏逐渐扩大、心力衰竭、室性和室上性心律失常、传导系统异常血栓栓塞及猝死。该病临床上常见,各年龄组均有发病,但以中青年为多见,男性多于女性,近 20 年来 DCM 的发病呈上升趋势。该病起病隐匿,发展迅速,病死率高,以往本病心力衰竭的临床诊断一旦确定,其 5 年存活率低于50%,死亡可发生于疾病的任何阶段,大部分患者需要接受心脏移植。近年来随着 ACEI 及β 受体阻滞药在慢性心力衰竭治疗中的广泛应用,预后已有改观。

一、分类

基于遗传学将扩张型心肌病分为原发性和继发性。

1. 原发性 DCM

（1）家族性 DCM（familial dilated cardiomyopathy，FDCM）：发病率在 20%~50%。为常染色体遗传。

（2）获得性 DCM：遗传易感与环境因素共同作用引起。

（3）特发性 DCM：原因不明，需要排除全身性疾病，据文献报道约占 DCM 的 50%。

2. 继发性 DCM 全身性系统性疾病累及心肌，心肌病变仅是系统性疾病的一部分。

二、病因及发病机制

（一）遗传机制

25%~50%的患者有基因突变或家族遗传背景。主要为常染色体显性遗传，而 X 染色体连锁隐性遗传及线粒体遗传较少见。目前已发现超过 30 个染色体位点与常染色体显性遗传的 DCM 有关（表 22-2），2/3 的致病基因位于这些位点，最常见的是肌联蛋白（TTN）、核纤层蛋白 A/C（LMNA）和心脏肌节基因，这些基因大多是编码细胞骨架和/或收缩成分的蛋白，包括肌营养不良蛋白、心肌肌动蛋白、结蛋白、核纤层蛋白及血管紧张素转换酶等，主要影响心肌细胞的能量产生、能量传输、机械收缩和信号转导。另外，编码细胞核骨架和离子通道蛋白的基因突变也是导致 FDCM 的"元凶"。由于 FDCM 患者具有明显的遗传倾向，因此患者的家庭成员特别是一级亲属，均应进行 DCM 筛查。如果一个家系的致病基因已经明确，其亲属应当进行分子学检测以确定这一致病基因突变是否存在。非致病基因突变携带者发生 FDCM 的风险很低，而对于致病基因突变携带者，即使无症状，均必须定期随访超声心动图，因为 FDCM 致病基因不完全外显，其外显率将随着年龄增加而升高，因此无症状的致病基因突变携带者发生 FDCM 的风险将会逐年升高。

表 22-2　家族性扩张型心肌病相关基因频率

基因	定位	蛋白	频率（%）
TTN	sarcomere	titin	25~30
LMNA	nucleus	lamin A/C	10~15
MYH7	sarcomere	β-myosin heavy chain	5~10
MYH6	sarcomere	α- myosin heavy chain	5~10
TNNT2	sarcomere	cardiac tropinin T	5~10
ACTC1	sarcomere	cardiac actin	5~10
BAG3	co-chaperones	Bct2 associated athanogene 3	1~5
DSP	desmosome	desmoplakin	1~5
MYBPC3	sarcomere	myosin-blinding protein C	1~5
RBM20	regulator of mRNA splicing	RNA-binding motif protein 20	1~5
SCN5A	ion channel	sodium channel protein type5 subunit alpha	1~5
TPM1	sarcomere	α-tropomysin	1~5

注：未列入频率<1%的基因。

（二）免疫机制

自身免疫异常可直接损伤心肌,导致心肌继发性改变及体内各种细胞因子和激素的改变,启动心室重塑,引起心脏形态和功能变化。因此,自身免疫反应可能在 DCM 发病机制中起重要作用。其中,抗心肌抗体是机体产生的针对自身心肌蛋白质分子抗体的总称,在 DCM 发病中发挥重要作用,包括抗心肌线粒体 ADP/ATP 载体(ANT)抗体,抗肾上腺素能 β_1 抗体、抗胆碱能 M_2 受体抗体、抗肌球蛋白重链抗体和抗 L 型钙通道抗体等,均具有致病作用。近年来发现抗热休克蛋白抗体、抗心肌细胞膜抗体、抗肌凝蛋白抗体、抗心肌肌纤维膜抗体、抗线粒体 M1 抗体等均可能与 DCM 相关。

1. 心肌线粒体 ANT 抗体　ANT 是线粒体内膜上的一种蛋白质,与病原体蛋白存在相同的抗原决定簇,病毒感染导致线粒体隔离抗原释放或引起心肌抗原性质的改变,使 ANT 成为 DCM 患者体内的自身抗原,抗 ANT 抗体结合于线粒体膜面,抑制心肌 ADP/ATP 转运,导致心肌细胞能量供给与需求的平衡失调,使心肌能量匮乏,损害心肌功能。

2. β_1 受体抗体和 M_2 受体抗体　β_1 受体抗体能激活受体的钙通道,引起细胞钙超载,M_2 受体抗体具有拟胆碱样作用,减弱心肌收缩力,减慢心率,同时,两者不仅能阻断受体与特异性抗体结合,还对受体有激动剂样效应,干扰其正常调节功能。

3. 肌球蛋白抗体　由心肌的肌球蛋白作为自身抗原刺激产生,介导心肌免疫损伤。

（三）感染

病原体直接侵袭和由此引发的慢性炎症和免疫反应是造成心肌损害的机制,以病毒最常见,主要为 RNA 家族中的小核糖核酸病毒,包括柯萨奇病毒 B、ECHO 病毒、小儿麻痹症病毒、甲乙流感病毒、腺病毒、巨细胞病毒、人类免疫缺陷病毒等。急性病毒性心肌炎患者经长期随访,有 30% 可最终发展转变为 DCM,研究观察临床诊断 DCM 的患者,心内膜心肌活检发现存在心肌炎者不少。因此,病毒性心肌炎是 DCM 公认的致病原因。

（四）中毒、内分泌和代谢异常

很多化学合成物能导致 DCM,最常见的是酒精消耗过量和某些具有特异性心肌毒性药物(如阿霉素等恩环类抗癌药物、锂制剂、依米丁等)。酒精性心肌病发生于长期过量饮酒的人群,饮酒是导致心功能损害的独立因素,其病理机制可能与乙醇通过线粒体氧化磷酸化和脂肪酸氧化而损害细胞功能;而某些化学物质及抗癌药能与心肌细胞核及线粒体中的 DNA 结合抑制酶系统,导致心肌能量代谢障碍,使心肌细胞的生存及增生能力减退,引起进行性心肌损伤,再加上某些诱发因素如劳累、感染、毒素、酒精中毒等,最终导致 DCM。某些维生素和微量元素缺乏也可导致 DCM,如硒的缺乏可导致克山病,与硒参与心肌细胞 β 受体功能的调节有关。嗜铬细胞瘤、甲状腺疾病等内分泌疾病也是 DCM 的常见病因。

三、病理变化

心脏扩大为普遍性,即全心扩大,各房室腔均扩大,少数病例仅限于左心或右心。二尖瓣和三尖瓣瓣环扩大,部分瓣叶边缘增厚。心脏外观呈苍白色。心室壁扩张、肥厚,心腔内可有附壁血栓形成。显微镜下可见心肌细胞变性,伴随着不规则肥厚及心肌纤维的萎缩。有广泛的裂隙形成和血管周围纤维化。电镜下,心肌细胞内线粒体肿胀,嵴断裂或消失;肌质网扩张,糖原增多,有纤维状物质与颗粒状脂褐素;肌原纤维含量减少甚至消失。

四、病理生理变化

1. **心肌收缩力减弱** 由于心肌纤维增粗、变性、坏死及广泛纤维化,早期左心室等容收缩左心室内压力上升速度减慢,射血速度也减慢。随着心肌收缩力进一步减弱,LVEF 及心肌储备功能下降,心排血量减少,心脏残余血量增多。这些血流动力学变化将触发神经内分泌机制,过度激活神经内分泌系统,包括交感神经系统(SNS)、肾素-血管紧张素系统(RAS)和血管升压素。一方面,随着心排血量持续性减少,肾血流量的减少使肾素分泌增加,激活的 RAS 使外周血管阻力(由血管紧张素Ⅱ介导)和血管内容量(醛固酮分泌增加)增加。这些代偿机制在早期有助于防止心排血量的降低,但最终因产生水钠潴留,加快心率和收缩血管,进一步代偿继而加重心肌损害,加速心肌重塑和纤维化,心腔逐渐呈现被动扩张,逐渐出现左心力衰竭。而左心房、肺动脉压力相继升高,最后出现右心力衰竭。尽管心房肽已有激活,但不足以抵消 SNS 和 RAS 的负面影响,亦是导致心肌重塑和心力衰竭逐渐加重的重要原因。少数病例以右心室病变为主,最终导致右心力衰竭。

2. **瓣膜反流** 心室扩张可致房室瓣口相对性关闭不全,引起收缩期二尖瓣和三尖瓣反流。瓣膜反流可引起三种有害后果:①过多的容量和压力负荷作用于心房,引起心房扩大,常导致心房颤动的发生;②血液反流入左心房将减少进入主动脉和体循环的前向每搏输出量;③在心室舒张期,反流的容量返回左心室,使更多的容量负荷作用于已经扩张的左心室,加重左心室重构。

3. **心律失常** 心肌病变累及心电起搏和传导系统可引起各种心律失常。

4. **心肌缺血** 心室腔扩大,心室壁内张力增加,氧耗增多,出现心动过速导致心肌相对缺血,而心肌摄氧的能力已达极限,因而引起心绞痛。

5. **血栓形成** 患者发生血栓形成和栓塞并发症的风险较高,其原因:①收缩功能降低后心室内血液淤滞;②心房扩大或心房颤动的发生使心房内血液淤滞;③循环内血液减少致静脉淤血。外周静脉或右心室血栓可能导致肺栓塞,左心室血栓脱落可栓塞在体循环动脉的任何部位,发生后果严重的脑血栓、心肌梗死或肾梗死。

五、诊断

(一)临床表现

1. **症状** 最常见的症状为肺淤血引起的气促、端坐呼吸和夜间阵发性呼吸困难;与组织灌注减少相关的劳力性呼吸困难;心排血量减低引起的疲乏、头晕;心悸也是常见症状,可由于心动过速引起;慢性体循环淤血引起腹胀、腹水、双下肢水肿。这些症状可呈隐匿性出现,患者仅主诉体重增加(间质水肿)和体力活动时气短。

2. **体征** 早期很少有体征。常出现心排血量减低的体征,包括四肢发凉(外周血管收缩所致)、脉搏较弱、低血压和窦性心动过速。静脉充血时可闻及肺部湿啰音。胸腔积液出现时,叩诊肺底呈浊音。心脏检查可发现心脏向左下或两侧扩大,心尖冲动弥散。心脏听诊常可闻及第三心音和第四心音(收缩功能减低所致),二尖瓣反流的杂音(左心室显著扩大所致)。发生右心力衰竭时出现体循环淤血的体征,包括颈静脉怒张、肝大、腹水和外周水肿。右心室扩大,收缩功能减低时常伴有三尖瓣反流的杂音。

3. **右心室扩张型心肌病的临床表现** 病变限于右心室或以右心室受损为主要表现者

不常见,可能属于一种特殊病理类型,其临床表现差异很大,可分为三类:①右心功能减退或衰竭型,以右心室腔扩大及其收缩减弱为主,室壁局部运动障碍或呈瘤样室壁膨出,左心室形态和功能大致正常;②室性心律失常型,主要为频发室性和反复发作的左右束支阻滞型室性心动过速,有以晕厥和猝死为首发症状的,常无右心功能减退征象,有时心电图表现与致心律失常性右心室发育不全难以鉴别;③无症状心脏扩大型,右心室病变范围和程度较轻,通常在做 X 线和超声心电图检查时发现心脏异常,有的患者通过磁共振、核素心脏造影、右心室造影或右心室心内膜活检方能确诊。

(二)实验室和辅助检查

1. 血液和血清学检查　血清脑钠肽(BNP)或 N 端脑钠肽(NT-pro-BNP)升高,部分可出现 cTnI 轻度升高。血常规、电解质、肝肾功能等检查虽然对诊断无特异性,但有助于对患者总体病情的评估和预后判断。

2. 胸部 X 线检查　胸部 X 线检查显示心影增大,心胸比例>50%,可出现肺淤血、肺水肿及肺动脉压力增高,有时可见胸腔积液。

3. 心电图检查　心电图检查多有异常,但无特异性。少数患者可于前间壁出现病理性 Q 波,系心肌纤维化所致,合并有 R 波振幅减低、室内传导阻滞、左束支传导阻滞或 ST-T 改变,QRS 波增宽常提示预后不良。期前收缩、非特异性室性心动过速、心房颤动、传导阻滞等多种心律失常可见。

4. 超声心动图检查　超声心动图检查是最重要的检查手段,早期可仅表现为左心室轻度扩大,后期各心腔均有扩大,以左心室扩大为主,常合并二尖瓣和三尖瓣反流、肺动脉高压。心室壁运动普遍减弱,室壁相对变薄,心肌收缩功能下降,左室射血分数显著降低,可见附壁血栓(多发生在左室心尖部)、少量心包积液。临床诊断标准:①左心室舒张末内径(LVEDd)>5.0cm(女性)和 LVEDd>5.5 cm(男性)(或大于年龄和体表面积预测值的117%,即预测值的 2 倍 SD+5%);②左室射血分数(LVEF)<45%(Simpsons 法),左室短袖缩短率(LVFS)<25%,合并右室收缩功能下降时,三尖瓣环位移距离(TAPSE)<1.7cm、右室面积变化分数(FACS)<35%;③其他:附壁血栓常见于左室心尖部。

5. 心脏磁共振检查　心脏磁共振检查能明确心脏各腔室大小,测量心肌厚度,评价局部心肌活动能力,发现缺血区域,评价预后;LGE 可以清晰识别心肌组织学特征(包括心脏结构、心肌纤维化瘢痕和心肌活性),有助于鉴别浸润性心肌病、致心律失常性右室心肌病、心肌致密化不全、心肌炎和结节病等。

6. 心肌核素显像　核素血池扫描可见舒张末期和收缩末期左室容量增大。运动或药物负荷心肌显像可用于除外冠状动脉疾病引起的缺血性心肌病。

7. 冠状动脉 CT 检查　冠状动脉 CT 检查可除外冠状动脉明显狭窄造成的心肌缺血、坏死和缺血性心肌病。

8. 冠状动脉造影和心导管检查　冠状动脉造影和心导管检查有助于除外冠心病,心导管检查不是常用和关键检查。可见左心室舒张末期压、左心房压和肺毛细血管楔压增高,心排血量、心脏指数减低。心室造影见左心室扩大,弥漫性心室壁运动减弱,心室射血分数低下<50%。

9. 心内膜心肌活检　心内膜心肌活检主要适应证包括近期出现的突发严重心力衰竭、伴有严重心律失常、药物治疗反应差、原因不明,尤其对怀疑曾经发作爆发性淋巴细胞心肌炎的病例,心肌活检可以明确是否为巨噬细胞心肌炎所致,后者经免疫抑制治疗可以获益。

（三）病因诊断

1. 家族性扩张型心肌病（FDCM） 符合 DCM 临床诊断标准，具备下列家族史之一者即可诊断：①一个家系中（包括先证者）在内有≥2 例 DCM 患者；②在 DCM 患者的一级亲属中有尸检证明为 DCM，或有不明原因的 50 岁以下猝死者。推荐进行遗传标志物检测，包括TTN、LMNA、MYH7、MYH6、TNNT2、ACTC1、BAG3、DSP、MYBPC3、RBM20、SCN5A 和 TPM1等，为基因诊断提供证据，但由于参与 FDCM 的基因数量多，突变位点多，且仍然有相当数量的致病基因突变未被识别，加之 DCM 是一种高度遗传异质性的心肌疾病，还受基因外显率和环境因素等的影响，因此，目前 FDCM 的遗传学检测并不能得到广泛应用。

2. 获得性 DCM

（1）免疫性 DCM：符合 DCM 临床诊断标准，血清免疫标志物检测阳性，或具有以下 3 项中的一项证据：①存在经心肌活检证实有炎症浸润的病毒性心肌炎病史；②存在心肌炎自然演变为心肌病的病史；③肠病毒 RNA 持续表达。

（2）其他如心动过速性心肌病、酒精性心肌病、围生期心肌病等。

3. 特发性 DCM 符合 DCM 临床诊断标准，病因机制尚未阐明。41%～85%的患者抗心肌抗体检测为阳性。需要排除全身性疾病。

4. 继发性 DCM

（1）自身免疫性心肌病：符合 DCM 临床诊断标准，具有系统性红斑狼疮、胶原血管病或白塞综合征等风湿结缔组织疾病相关证据。

（2）代谢内分泌性和营养性疾病继发的心肌病：符合 DCM 临床诊断标准，具有嗜铬细胞瘤、甲状腺疾病、肉毒碱代谢紊乱或微量元素（如硒）缺乏导致心肌病等证据。

（3）其他器官疾病并发心肌病：如尿毒症性心肌病、贫血性心肌病或淋巴瘤浸润性心肌病等，符合 DCM 临床诊断标准。

（四）早期诊断线索与筛查

对于 FDCM 患者的家族成员和急性病毒性心肌炎心力衰竭患者的追踪观察有助于DCM 的早期诊断。诊断路径如下。

（1）出现不明原因的心脏结构和/或功能变化，具有以下之一者：①左心室扩大（LVEDd>年龄和体表面积预测值得 2 倍 SD+5%），但 LVEF 正常；②LVEF 45%～50%；③心电传导异常。

（2）检测到与心肌病变有关的基因变异。

（3）血清抗心肌抗体检测为阳性。

（4）磁共振 LGE 检查显示心肌纤维化。

六、治疗

目标是减轻症状，预防并发症，延缓病情进展和提高生存率。

（一）心力衰竭的药物治疗

DCM 的心力衰竭多属于难治性心力衰竭，初始治疗包括限制盐的摄入、利尿药的使用、应用血管紧张素转化酶抑制剂（ACEI）或血管紧张素受体拮抗剂（ARB）及 β 受体阻滞剂，醛固酮受体拮抗剂用于已接受 ACEI/ARB 及 β 受体阻滞药治疗而仍然持续存在症状的（NYHA Ⅱ-Ⅳ级）、LVEF≤35%的所有心力衰竭患者。另外，沙库巴曲缬沙坦钠片（血管紧张素受体脑啡肽酶抑制剂)能降低心力衰竭患者的发病率和病死率。一些晚期心力衰竭和肾功能不全患者对利尿药不敏感,体外超滤法能够在较短时间内安全排出大量液体,既能改善血流动力学,又能增加运动高峰氧耗,从而缩短住院时间,降低医疗费。

(二) 心律失常的预防和治疗

进展期患者中常见房性和室性心律失常,室性心动过速或心室纤颤可造成接近40%的患者死亡。在这类患者中维持血浆电解质(特别是钾、镁)在正常范围非常重要,可以避免引起严重的心律失常,特别在使用利尿药治疗时。而抗心律失常药并不能预防患者的室性心律失常造成的死亡,事实上,对于左心室功能较差的患者,很多抗心律失常药物会进一步加重节律的紊乱。胺碘酮是使用最多的抗心律失常药物,虽然并没有令人信服的证据表明其可降低室性心律失常的致死率,但胺碘酮是治疗 DCM 患者心房颤动和其他类型室上性心律失常最安全的药物。

植入型心律转复除颤器(ICD)是临床上治疗恶性室性心律失常,预防心脏性猝死的一个重要手段,被推荐用于慢性有症状的、收缩功能减低(如左室射血分数≤35%)的患者,而无须监测到室性心律失常。

心脏再同步化治疗(cardiac resynchronization therapy,CRT)能同时刺激双侧心室,使心室收缩更好地同步。特别是有左束支传导阻滞或其他传导异常伴 QRS 波显著增宽的患者。CRT 适用于窦性心律且 QRS≥150ms 伴左束支传导阻滞,经标准和优化的药物治疗后仍持续有症状且 LVEF≤35%的患者。

(三) 血栓的预防

患者应用抗凝药的明确适应证为心房颤动、既往栓塞病史或超声心动图检查发现心腔内血栓形成。心室功能重度减低的患者(左室射血分数<30%),推荐长期口服抗凝药物(如华法林)预防血栓。而对于窦性心律的患者,抗凝治疗的疗效尚未在前瞻性研究中得到证实。

(四) 心脏移植

对于合适的患者,心脏移植可明显改善 5 年预后,5 年和 10 年的生存率分别为74%和55%,但心脏供体的缺乏很大程度上限制了这项技术的开展。因此,其他机械性装置已在研发并不断地进行实验性改良,包括心室辅助装置和完全植入式人工心脏。

第三节　致心律失常性右室心肌病

致心律失常性右室心肌病(arrhythmogenic right ventricular cardiomyopathy,ARVC)又称致心律失常性右心室发育不良(arrhythmogenic right ventricular dysplasia,ARVD),以右心室扩大、室性心律失常和心脏性猝死为典型临床特征,晚期发展为心力衰竭,是引起青少年心源性猝死,特别是运动性猝死的主要原因之一。人群中发病率为80~100/10 万,家族性病例占 15%~80%,多数学者认为在 50%以上。自然病程主要与恶性心律失常性导致心脏猝死有关。早期诊断及治疗可以明显地降低死亡率,尤其对于青少年患者预防猝死有着重要的意义,并可提高长期生存率。

一、病因

ARVC 是一种遗传性、细胞连接蛋白性疾病。主要表现为常染色体显性遗传,少数为常染色体隐性遗传。目前发现的相关基因已超过12种(表22-3),其中大部分是编码桥粒蛋白的基因,包括 plakophilin-2(*PKP2*)、desmoplakin(*DSP*)、plakoglobin(盘状球蛋白)、desmoglein-2(*DSG2*)以及 desmocollin-2(*DSC2*)等;少部分为编码非桥粒蛋白的基因,包括:转化生长因子 β₃ 基因(*TGF-β₃*)、心脏 ryanodine 受体基因(*RYR2*)和 *TMEM43* 等。由于患者大部分具有家族遗传性,因此,针对突变基因应用梯级筛选方法对其家族成员进行诊断评估非常重要,特别是针对早期无任何特异症状的青少年患者。

表 22-3 ARVC 相关基因及编码蛋白

ARVC 分型	基因	染色体定位	编码蛋白	遗传模式
ARVC1	*TGF-β₃*	14q23-q24	转化生长因子 β₃	AD
ARVC2	*RYR2*	1q42-q43	兰尼碱受体 2	AD
ARVC3	unknown	14q12-q22		AD
ARVC4	unknown	2q32. 1-q32. 3		AD
ARVC5	*TMEM43*	3p21. 3;3p23	跨膜蛋白 43	AD
ARVC6	*PTPLA*	10p12-p14	蛋白酪氨酸磷酸酶类成员 A	AD
ARVC7	unknown	10q22. 3		AD
ARVC8	*DSP*	6p24	桥粒斑蛋白	AD
ARVC9	*PKP2*	12p11	亲斑蛋白 2	AD
ARVC10	*DSG2*	18q12. 1-q12. 2	桥粒核心糖蛋白 2	AD
ARVC11	*DSC2*	18q21. 1	桥粒糖蛋白 2	AD
NAXOS	*JUP*	17q21	连接盘状球蛋白	AR
Carvajal	*DSP1*	6p24	桥粒斑蛋白 1	AR

注:AD,常染色体显性遗传;AR,常染色体隐性遗传。

二、发病机制

尚不十分明确,认为是由于编码桥粒蛋白的基因发生突变,桥粒功能受到损害,引起细胞间连接障碍和心肌基质变化,使心肌细胞在机械应力作用下细胞与细胞发生分离,从而导致细胞死亡,进而在局部产生炎症,并最终被纤维脂肪组织替代。其中,炎症反应与心肌损伤同时出现,已经证明在尸检中达 2/3 的病例心脏发现散在的淋巴细胞浸润灶,随后出现纤维脂肪替代性修复。另外,细胞凋亡也起着重要作用。而根据 Laplace 定律,室壁应力和室壁厚度成反比,所以右心室室壁经受的机械应力明显高于左心室,而右室流出道、右心室心尖部和右心室下隔部构成的"发育不良三角"正是右心室壁较薄的部位,使之成为病变的好发部位。

三、病理变化

心肌细胞萎缩,随后被纤维脂肪组织进行性替代。常常在青少年时期开始发生,病变呈灶性或弥漫性,主要累及右室的"发育不良三角"。右心室多呈球形增大,心腔扩张,可伴室壁瘤形成。心壁肌层变薄,可见层状、树枝状或云彩状分布的黄色脂肪浸润区。部分

（20%~50%）患者可累及室间隔和左室。心脏瓣膜及冠状动脉等形态正常。超微结构可见心肌细胞间质纤维组织退行性变。光镜下典型病理改变为右心室全部或局部被纤维脂肪组织所替代，肌小梁变平，心内膜纤维化，局部偶有单核细胞或炎症细胞浸润，室间隔较少受累，但可见局灶间质纤维化表现。

四、病理生理变化

本病的两大特征是室性心律失常，右心室形态和功能异常。

（一）室性心律失常

由于心肌被纤维脂肪组织取代，导致部分心肌细胞被绝缘的纤维细胞分割，形成电生理传导阻滞，使得病变与邻近的正常心肌之间形成电生理折返环，导致右室源性心动过速反复发作；桥粒蛋白的异常可伴有细胞缝隙连接蛋白如 connexin43 的异常，后者的异常可能导致室性心律失常；钙稳态失衡可能导致心律失常发生。

（二）右心室形态和功能变化

右心室心肌的病理改变，使右心室壁薄弱，可导致右心室形态和机械收缩功能减低，引起一系列右心力衰竭的临床表现。

五、诊断

（一）临床表现

主要症状为反复晕厥，猝死者不少见。室性心律失常最多见，以反复发作室性心动过速为主要特征，室性心动过速多起源于右心室，呈左束支阻滞型，可发展为心室纤颤。病情严重程度与病变累及的范围有关，其自然病史分为 4 个阶段：

1. 无症状期（早期隐匿期）　症状隐匿，但有猝死风险，特别是在剧烈运动中。右心室结构变化轻微，病变局限在"发育不良三角"的某一区域。可见轻微室性心律失常。

2. 局部结构改变伴电不稳定期（显性电紊乱期）　出现心律失常并有症状，右心室形态和功能明显异常。典型心电图表现为左束支阻滞型的心律失常图形，可为孤立的室性期前收缩、非持续性或持续性室性心动过速。

3. 右室衰竭期　可出现肝大、颈静脉怒张、下肢水肿和腹水等，左心室功能相对正常。

4. 双室衰竭期　疾病晚期，当病变累及左心室，出现相应的形态和功能异常，临床类似于扩张型心肌病出现心力衰竭的表现。

（二）辅助检查

1. 心电图检查

（1）心肌复极异常：右胸导联（V_1~V_3）T 波倒置是常见而最具特征性的表现，当 V_4~V_6 导联出现 T 波倒置则提示病变可能累及左心室。

（2）心肌传导异常：表现为左束支阻滞型的 QRS 波，右胸导联 QRS 时限>110ms 并出现 Epsilon 波、晚电位、QRS 波终末激动持续时间（TAD）延长（≥55ms），表明右心室室内传导阻滞，反映出有脂肪和纤维组织浸润区域心肌细胞的电传导延迟。V_1 导联 QRS 时限>110ms 并大于 Ⅰ 导联和 V_6 导联 QRS 波时限，对诊断本病的特异性接近 100%。

（3）室性心律失常：最常见，也可以伴其他类型的心律失常。24 小时动态心电图的室性期前收缩>500个,晕厥发作患者可表现为室性心动过速,可以为持续性的,也可以为非持续性的。典型的室性心动过速起源于右心室,表现为左束支阻滞图形伴有电轴向上,或右室流出道型伴有电轴向下,也可见到多形、多源性室性心动过速,心室扑动及心室纤颤,在运动试验或负荷状态下更易诱发,可能为运动使右心室后负荷增加,继发右室壁张力增加和儿茶酚胺分泌增多所致。

2. 超声心动图检查　主要诊断依据:①右室舒张末期内径扩大,右室与左室的舒张末期内径比>0.5,右室与左室收缩末期容量比>1.8;②右室受累部位(单个或多个)表现室壁的低动力或无动力运动状态;③右室局部受连累部位阶段性膨出或囊样突出;④右室流出道扩张而不伴右室弥漫性增大;⑤右室舒张期结构变形,肌小梁排列紊乱及右室节制带异常。右室功能性改变不能作为诊断的单独条件,必须结合临床,对无临床可解释的右室壁结构或右室扩大应注意ARVC的可能。多普勒血流频谱可见右室充盈峰流速下降。二维斑点追踪技术用于测量患者的右室收缩和舒张功能,在病变早期即发现右室参数的异常变化,为ARVC的早期筛查提供证据。

3. 心脏磁共振成像(MRI)检查　能检测右室心肌内脂肪量并判断左室是否受累,包括心肌的组织形态异常、局部功能和右心室/左心室舒张功能。还用于患者家族成员的早期筛查及长期随访。目前反转恢复延迟成像技术(DE imaging)能显示纤维脂肪组织,其无创的优势或可替代心内膜心肌活检。

4. 心内电生理检查　能检测到心室传导缓慢的病变部位,为射频消融治疗定位。目前采用的方法是心内膜标测技术和非接触三维电解剖标测系统的应用。

5. 心内膜心肌活检　能明确有或无心肌细胞被脂肪替代。主要指标是至少1个标本经形态学分析残留心肌细胞<60%(或估计<50%),伴右室游离壁心肌组织被纤维组织替代,部分病例的表现为右室壁极薄、心肌纤维缺如或消失并代之以脂肪纤维组织,考虑是先天性心肌结构发育不良所致,常见于无家族史的ARVC患者。由于部分患者右心室病变较局限,室间隔一般不受累,故取材室间隔的活检结果阴性尚不能排除ARVC。另外,正常人右室心肌细胞间常存在岛状脂肪组织,故活检阳性也需进行谨慎的临床评估。

6. 心室造影检查　可检测右室壁的运动障碍和结构改变,包括室壁低动力或无动力改变,心室壁局部(单个位置或多个位置)运动不协调或局部膨出,也可以表现为弥漫性室壁运动障碍和心室腔扩大。右室造影采用的X线投照角度尽可能全面,两个平面相互垂直,通常采用右前斜位30°和左前斜位60°。心室造影时出现局限性室壁运动障碍和膨出的位置常位于所谓的"发育不良三角"即位于右室流出道、心尖部和下壁,如在左侧位时发现右室后壁造影剂滞留有诊断参考意义。

六、防治

目前病因尚未阐明。由于有家族遗传倾向,因此,临床确诊病例后,可对其家系进行遗传学调查和分子遗传学筛查,以利于早诊治。对确诊患者,不宜参加竞技性运动或耐力训练。治疗目标是控制心律失常,防治猝死。

1. 药物治疗　β受体阻滞剂、钙通道阻滞剂或胺碘酮等用于治疗心律失常,心功能不全者应进行规范的抗心力衰竭的药物治疗。

2. 植入型心律转复除颤器(ICD)治疗　ICD可防止猝死和治疗致命性室性心动过速,主要适应证包括:发生过心搏骤停复苏成功者、抗心律失常药物无效或不能耐受者、有家族史患者的一级亲属有心脏性猝死者。

3. 射频消融治疗　方法与一般室性心动过速的消融方法相似,但成功率较特发性室性心动过速低,危险性高,而且复发的机会也较多,总的治疗有效率仅接近50%,影响消融成功的主要因素是病变范围和室性心动过速起源部位。

4. 外科治疗和心脏移植　首要是去除造成室性心律失常的病理基础,通过在心外膜最早激动处切除部分心肌以消除心律失常起源,右室分离术通过分离右室/左室,防止室性心动过速由右室向左室蔓延。当右心室极度扩张、反复出现致命性恶性心律失常、病变累及左心室及全心力衰竭时可考虑选择心脏移植。但目前外科治疗会对患者造成巨大创伤,影响心室功能,应该对外科治疗的危险性和效果做充分评估后才能施行。

5. 基因治疗　ARVC 作为一种主要由编码心脏桥粒蛋白基因突变所致的遗传性心肌疾病。目前已经发现在某些 ARVC 患者可出现多个基因联合突变,而这类患者的猝死风险较高。基因治疗可以延缓或终止 ARVC 的自然病程,从本质上根治疾病,改善患者的预后,但目前还处于细胞水平和转基因动物研究阶段,可行性及风险仍有待进一步观察。

第四节　限制型心肌病

限制性心肌病(restrictive cardiomyopathy,RCM)是以单侧或双侧心内膜和/或心内膜下心肌纤维化,或者心肌的浸润型病变,心室充盈受限及顺应性下降,心脏舒张功能严重受损,而收缩功能正常或轻度受损为特征的一种少见的心肌疾病。病程发展快慢不一,左心室病变为主者比右心室病变为主者预后略好。住院病死率为25%~37%。一般来说,一旦出现心力衰竭,则预后极差,在儿科病例中尤甚,心脏移植通常是唯一的治疗方案。疾病自然病程为1~4年,9%的患者猝死于心力衰竭和/或肺梗死,但也有存活达15年者。近年来手术治疗带来一定希望。

一、病因及发病机制

RCM 属于混合性心肌病,约一半为原发性(病变单纯局限于心肌),另一半为继发性(心肌病变是全身系统性疾病的一部分)。通常分为以下三类。①浸润性:为细胞内或细胞间有异常物质或代谢产物堆积。常见的疾病包括淀粉样变性、结节病、血色病、糖原贮积症、戈谢病、Fabry 病。②非浸润性:包括特发性 RCM,部分可能属于和其他类型心肌病重叠的情况如轻微扩张型心肌病、肥厚型/假性 HCM,病理改变以纤维化为特征的硬皮病以及糖尿病心肌病等。③心内膜病变:主要包括病变累及心内膜为主,如病理改变与纤维化有关的心内膜弹力纤维增生症、高嗜酸性粒细胞综合征、放射性药物、蒽环类药物以及类癌样心脏病和转移癌等。

RCM 具有遗传易感性。糖原贮积症是一种常见的与遗传相关继发性 RCM,该病多由糖代谢相关酶蛋白基因突变引起:位于染色体 17q23-25 上编码酸性-α-葡萄糖苷酶(GAA)基因突变,造成溶酶体中 GAA 缺乏,导致糖原分解障碍并过度沉积在心脏可引起 Pompe 病,表现为病理性心肌肥厚。糖原脱支酶(GDE)基因突变引起 GDE 活性缺乏导致糖原支链不能完全被分解,最终致使大量糖原在心肌贮积引起 Forbes 病;糖原分支酶缺陷则可引起 Anderson 病;编码 AMPK γ2 调节亚基的基因(*PRKAG2*)突变,导致 AMPK 活性异常增加,使心肌细胞内糖原贮积可引起 PRKAG2 心脏综合征。特发性 RCM 也可以通过家族遗传的方式获得,呈常染色体显性遗传。家族性 RCM 主要发生在基因编码心肌肌钙蛋白 I(TnI)和肌间线蛋白。*TNNI3* 基因是 cTnI 基因中的一段保守序列,2003 年,Mogensen 等首次明确了 *TNNI3* 基因突变可以导致 RCM,并通过基因分析确定了 cTnI 中某些特定区域中参与重要细丝相互作用的基因突变(*D190H*、*R192H*、*K178E*、*R145W*、*A171T*、*L144Q* 等)。近来的研究证实,心肌肌动蛋白(ACTC)、肌凝蛋白重链(MHC)和 cTnT(*TNNT2*)基因突变也与 RCM 相关。

二、病理变化

在浸润性 RCM 病变所致的患者中,有淀粉样变性(间质中淀粉样物质累积)、类肉瘤(心肌内肉瘤样物质浸润)、血色病(心肌内含铁血黄素沉积)、糖原贮积症(心肌内糖原过度累积)等种类。在非浸润性 RCM 中,有 Loffler 心内膜炎和心肌心内膜纤维化(endomyocardial fibrosis,EMF)两种,前者多见于温带地区,后者多见于热带地区,但目前认为前者是疾病的急性期,后者属疾病晚期。心脏外观轻度或中度增大,病变可局限于一侧心室,亦可双侧心室先后受累。心内膜显著纤维化与增厚,增厚的心内膜可达 4~5mm,以心室流入道与心尖为主要部位,乳头肌、腱索和房室瓣也可受累,纤维化可深入心肌内。易形成附壁血栓。心室腔缩小,心肌心内膜也可有钙化。显微镜下可见心内膜表层为玻璃样变性的纤维组织,其下为胶原纤维层,间有钙化灶,再下面为纤维化的心肌,心肌有间质水肿和坏死灶。

三、病理生理变化

早期无明显改变,随着心内膜及心内膜下心肌的纤维化,心室顺应性明显下降,心室舒张受阻。在舒张早期心室充盈迅速,但很快到达心室舒张的限度,心室内舒张压迅速升高,血液回流受阻,其结果是心房储备上升和心室腔充盈下降。心室的收缩功能多不受影响。随着瘢痕组织的收缩及心内膜血栓的不断形成和机化,使心室腔越来越小,近于闭塞,出现心排血量下降。病变发展到晚期,心脏呈轻度到中度增大,心室腔并不扩大。病变进展可波及二尖瓣后瓣或三尖瓣后瓣及间隔瓣,亦可波及乳头肌及腱索,导致严重的二尖瓣或(和)三尖瓣关闭不全,双侧心房扩大而左室正常。

四、诊断

(一) 临床表现

起病较缓慢,早期可无症状或仅有头晕、乏力和劳累后心悸等。疲乏和活动耐量的减低是心排血量减低的表现。失代偿期则表现为严重的舒张功能障碍。常以右心力衰竭、体循环淤血(常较肺淤血症状明显)引起颈静脉怒张、外周性水肿、腹水伴肝大和压痛。心律失常如心房颤动常见。浸润性病变累及心脏传导系统时,可出现心电传导阻滞。

充血性心力衰竭的体征常见,包括肺部啰音、颈静脉怒张、腹水、外周性水肿。与缩窄性心包炎相似,吸气时颈静脉怒张加重(Kussmaul 征),机制为僵硬的右心室不能适应静脉回心血量的增加。心脏搏动常减弱,浊音界轻度增大,心音低钝,可闻及舒张期奔马律。心包积液也可存在。可见左心耳栓塞、肺栓塞等。

（二）辅助检查

1. X线胸片　X线胸片可示心脏大小正常或轻度心脏扩大,可见到心内膜心肌钙化,肺淤血表现,可有胸腔积液。

2. 心电图检查　心电图检查示肢体导联低电压,可见心房或心室肥大,非特异性ST段和T波改变,传导障碍如房室传导阻滞或束支传导阻滞、心房颤动,也可在V_1、V_2导联上有异常Q波。

3. 超声心动图　超声心动图可见下腔静脉和肝静脉显著增宽,心肌心内膜结构回声密度异常。左、右心房扩大,右心室心尖部心内膜增厚,甚至心腔闭塞,形成一僵硬变形的异常回声区,使整个心腔变形。心肌壁可以增厚,也可正常或厚度不均,室壁收缩活动减弱。当病变累及房室瓣时,可引起二尖瓣和三尖瓣反流。心包膜一般不增厚。

4. 心导管检查和造影　心导管检查和造影可见舒张功能严重受损的压力曲线改变,舒张期心室压力曲线呈现早期下陷,晚期高原波型,与缩窄性心包炎相似。患者左、右两侧血流动力学改变不完全平行,左心房平均压增高超过右心房,左心室舒张末压多高于右心室,肺动脉压增高明显。

5. CT和磁共振成像　CT和磁共振成像检查可发现缩窄性心包炎的心包增厚,而限制型心肌病无心包增厚,有利于鉴别诊断。

6. 心内膜活检　心内膜活检90%可以确诊,主要特征是心内膜增厚和心内膜下心肌纤维化,如为浸润性,也可能发现浸润性物质的存在,如淀粉样蛋白、含铁沉淀物(血色素沉着症)或转移性肿瘤。但如病变属散在局灶性或病变主要累及左心室而在右心室活检,则可能检出率很低。

五、防治

预防仅限于避免并发症,避免劳累和防止感染。治疗以对症为主,包括限制盐的摄入和适当应用利尿药,以改善体循环和肺循环充血症状,有心房颤动者可给予洋地黄类药物。因收缩功能通常是正常的,应用血管扩张药物并无益处。维持窦性心律(如转复心房颤动)可最大限度保障心室舒张期充盈和心排血量,因此非常重要。有些患者易发生心腔内血栓形成,应给予长期口服抗凝药物。外科行纤维化增厚的心内膜剥离术和瓣膜置换术的即时疗效满意,可延长生命,但长期疗效尚不确定。特发性或家族性RCM伴有顽固性心力衰竭者可考虑心脏移植治疗,有研究显示这类儿童患者即使没有明显的心力衰竭症状,仍有较大的猝死风险,所以主张对诊断明确的患儿早期进行心脏移植,可改善预后。

有原发性疾病者,如在血色素沉着症早期进行静脉切开术和铁螯合治疗。已证实原发性淀粉样变性(AL型)患者在心脏受累早期进行自体骨髓干细胞移植后,再给予化学治疗是有效的治疗方法。

第五节　左室心肌致密化不全心肌病

左室心肌致密化不全心肌病(left ventricular non-compaction cardiomyopathy,LVNC),又称海绵状心肌病、胚胎样心肌病等,是一种因胚胎时期疏松的心肌组织致密化障碍所致,以进行性心力衰竭、心律失常和血栓栓塞等为临床特征的先天性心肌病。常合并其他先天性心脏畸形。人群发病率为 0.014%~0.032%,男性发病率多于女性,以儿童多见。近年来,随着超声心动图和心脏磁共振等检查的广泛开展,对该病的发现日趋增多,因而实际发病率也会增加。目前是否存在过度诊断还备受争议。预后与病变范围、发病时的心功能状态有关,若心肌病变范围较大,则容易发生严重心功能不全,预后较差,另外,心力衰竭出现越早,年龄越小,预后越差。

一、病因及发病机制

LVNC 被认为是先天遗传性疾病,有散发性和家族性聚集两种,前者较多见。由致病基因突变所致,多为 X 连锁隐性遗传或常染色体显性遗传,少数为常染色体隐性和线粒体遗传。另外,各种染色体异常的患者也经常被诊断出该病。目前已经证实的相关致病基因有10 余种,这些基因通常编码肌动蛋白或细胞骨架蛋白。发病机制尚不清楚,目前有两种假说。

1. 胚胎发育异常假说 多认为可能是胚胎时期心肌致密化过程停止。在胚胎发育的第一个月,冠状动脉循环形成前,心脏由一团松散的、海绵状相互交织的心肌小梁组成,其间形成深陷的隐窝,心腔的血液通过这些隐窝为心肌提供营养。胚胎发育的第二个月,心肌小梁内的间隙消失,心肌从心外膜向心内膜、从基底部向心尖部开始致密化,隐窝也逐渐致密化形成冠状动脉微循环系统。当某些致病基因发生突变,使胚胎这一正常致密化过程失败或停止,导致过多突起的肌小梁和深陷小梁内的隐窝不能正常致密化而持续存在,肌小梁发育异常粗大,而相应区域的致密心肌减少。

2. 遗传学假说 LVNC 有显著的家族发病倾向,可发生在同胞子女、异父母兄弟、父母和子女及父母的近亲中。在儿童中,X 连锁、常染色体显性遗传和母系线粒体遗传均有报道,但在成年人中常染色体显性遗传较为多见。遗传基因缺陷可能是家族性 LVNC 及某些散发病例共通的发病机制。目前报道的参与基因突变的有 *MYBPC3*、*FKBP12*、*mtDNA*、*TAZ/G4.5*、*DTNA*、*LMNA*、*ZASP/LDB3*、*SCN5A*、*MYH7*、*ACTC*、*TNNT2* 及 11p15、1q43、1p36 位点的致病基因,其中参与肌节蛋白相关基因突变最常见。除此之外,5 号染色体长臂(5q) 末端缺失、13 三体综合征也与 LVNC 有关,但目前尚未发现某种基因突变固定与某种表型相关。有研究者在 LVNC 患者一级亲属中发现了 HCM 患者,并推测HCM 和 NVM 的遗传背景存在关联。LVNC 与其他原发性心肌病之间的关系尚不明确,有待深入研究。

二、病理变化

心室内膜面的心肌小梁化和深陷的隐窝是特征性的病理学改变。表现为左室过多肌小梁形成,并与肌小梁间的深隐窝共存,交错成较多的“海绵”样网状结构。组织学可见非致密化部位心肌细胞体积较小,排列不规则,并且有核萎缩,心内膜下纤维组织、纤维弹性组织变性及胶原纤维增生明显,心肌机构破坏、肌小节不完整,纤维化、瘢痕形成,偶见炎症细胞浸润,肌小梁间隐窝与心室内膜相连,但不与冠状动脉系统相沟通。心室腔扩大,心肌质量增加,由心底至心尖部的心肌逐渐变薄,受累的部位呈现两层结构,外层由正常致密化心肌组成,内层由非致密化心肌组成。受累的心肌分布一般不均匀,常累及左心室心尖部、侧壁或下壁,少数可累及右心室,较少累及室间隔。在心肌隐窝中可见左室附壁血栓形成。冠状动脉供血大多正常,心腔内窦状隙型供血增加,或者形成海绵状心肌由心腔内直接供血。

三、病理生理变化

由于患者心肌微循环系统由多个粗大的肌小梁取代,导致心内膜下心肌缺血,影响心肌收缩功能,并使局部冠状动脉血供受损,引起电传导延迟而诱发异位心律失常;若累及乳头肌,则可引起乳头肌功能不全,导致瓣膜关闭不全;心室心肌小梁化和心肌纤维化,可使室壁僵硬度增加,导致室壁顺应性下降,舒张功能障碍,这可能也是导致心律失常的原因之一。危及患者生命的主要原因是失代偿性心力衰竭、恶性心律失常和猝死。

由于左室心肌致密化不全,粗大的肌小梁及隐窝结构导致血流缓慢,易导致附壁血栓的形成,因此血栓栓塞事件发生率高。

四、诊断

(一)临床表现

任何年龄均可发病,个体临床症状差异性大,从无症状到进行性心力衰竭,可发生猝死。可合并其他遗传性疾病如先天性心脏畸形、Barth 综合征、梅尼埃综合征等,也可合并扩张型心肌病或肥厚型心肌病等其他心肌病。

1. 心力衰竭 最常见,也是患者就诊的主要原因,进行性加重,包括收缩功能不全和舒张功能不全。成人较儿童更多见,是病程逐渐进展的结果。其严重程度与病变范围密切相关。

2. 心律失常 很常见,表现多种多样,最常见的是室性期前收缩、室性心动过速、束支传导阻滞和心房颤动。其他心电图异常包括心房扑动、交界性心律失常、房室传导阻滞、异常 Q 波、预激综合征等,ST-T 改变也很常见。

3. 血栓栓塞 发生率较高,包括脑梗死、短暂性脑缺血发作、肠系膜动脉栓塞和其他外周血管栓塞等,并发心房颤动时会进一步增加血栓栓塞的风险,而当附壁血栓发生在右心室时,可以导致肺梗死。

(二)辅助检查

1. 心电图 心电图检查无特异性,常见的有室性心律失常、束支阻滞、心房颤动、心室肥大等。由于心律失常与心源性猝死相关,定期的动态心电图监测是必要的检查手段。

2. 超声心动图 超声心动图检查是诊断本病最经济、最可靠的首选检查方法,可特异性地显示病变心肌结构特点与功能,还可同时诊断并存的心脏畸形。确诊标准(Jenni 标准):①同一室壁部位非致密化心肌与致密化心肌厚度之比值大于 2.0,幼儿大于 1.4(心脏收缩末期胸骨旁短轴);②测量应在胸骨旁短轴切面,收缩末期进行;③彩色多普勒血流显像可探及深陷隐窝之间有血流灌注并与心腔交通,而不与冠状动脉相通;④排除其他心脏畸形。必要时可行经食管超声心动图检查或造影超声心动图检查以鉴别突出的正常肌小梁、肥厚型心肌病、扩张型心肌病和左室心尖部血栓形成等。在胎儿期应用胎儿超声可作出诊断,并能诊断是否伴有其他先天性畸形。

3. MRI MRI 检查有较好的敏感性(86%)和特异性(99%),能很好地弥补超声心动图的不足,更加清晰地显示非致密与致密心肌两层结构,心室节段性及整体运动功能异常,心肌血流灌注及纤维化的程度和范围,尤其是在舒张末期更好地显示及精确计算评估非致密化心肌,诊断标准:心室舒张末期非致密化心肌和致密化心肌的最大比值大于2.3。钆对比剂延迟强化(LGE)通过对纤维化心肌的标记,从而更好地评价 LVNC 患者的预后。研究发现,在超过一半的 LVNC 患者中心肌有 LGE 的表现,而且其表现程度与疾病临床表现、心电图异常改变及射血分数降低有关。

4. CT CT 和多排 CT 检查可显示非致密化心室壁的异常构架,定量和定性评估心功能,并可排除冠状动脉疾病,但由于带来的 X 线辐射,特别是患者需要长期重复监测,限制了 CT 检查的开展,且目前仍无普遍被接受的诊断标准。

5. 心室造影 心室造影可见心室舒张期心内膜边界不清楚,收缩期造影剂残留在小梁隐窝中。左心室舒张末容量正常而舒张末压力增高,左室室壁运动减弱,无左室流出道梗阻。

6. 心内膜活检 心内膜活检为增厚的纤维组织,心肌纤维粗短,肌束明显肥大,排列交错紊乱;大量胶原纤维,可见炎症细胞浸润;突出的肌小梁中可见浦肯野纤维。

7. 心肌灌注显像 ²⁰¹Tl 心肌灌注显像可提示相关区呈低灌注改变。

五、治疗

目前尚无能够取得十分显著效果的治疗方法。大多仅是针对其三种典型的临床表现的治疗:心力衰竭、心律失常和血栓栓塞事件,如对收缩舒张功能有改变的患者应用 ACEI/ARB 药物、β 受体阻滞剂、利尿剂等相应的药物以控制其心功能的减退。而针对心律失常、猝死风险高的患者,安装心脏辅助装置如植入型心脏复律除颤器或进行心脏再同步化治疗。双心室起搏器适应于射血分数减低合并高度房室传导阻滞的患者,可降低心源性猝死发生率。卡维地洛可改善婴幼儿左室功能、左室质量、神经内分泌紊乱。对于症状严重及预后不良者可考虑心脏移植术。针对栓塞事件的防治,无论患者是否存在血栓均推荐进行长期预防性抗凝治疗,特别是严重左心室或左心房扩张伴有心房颤动的患者。对于终末期患者可以考虑心脏支持设备的应用或者进行心脏移植。

(邓　平)

参考文献

[1] CORRADO D,WICHTER T,LINK M S,et al.Treatment of arrhythmogenic right ventricular cardiomyopathy/dysplasia:an international task force consensus statement.Eur Heart J,2015,36(46):3227-3237.

[2] FORLEO G B,SUMMARIA F,ROCCA D G D,et al.Arrhythmogenic right-ventricular cardiomyopathy and cardiac microvascular disease:a rare association or a possible link.J Cardiovasc Med,2017,18(10):796-797.

[3] BASSO C,PILICHOU K,BAUCE B,et al.Diagnostic Criteria,Genetics,and Molecular Basis of Arrhythmogenic Cardiomyopathy.Heart Fail Clin,2018,14(2):201-213.

[4] MUCHTAR E,BLAUWET L A,GERTZ M A.Restrictive Cardiomyopathy:Genetics,Pathogenesis,Clinical Manifestations,Diagnosis,and Therapy.Circ Res,2017,121(7):819-837.

[5] MUCHTAR E,DERUDAS D,MAUERMANN M,et al.Systemic immunoglobulin light chain amyloidosis-associated myopathy:presentation,diagnostic pitfalls,and outcome.Mayo Clin Proc,2016,91(10):1354-1361.

[6] ZUCCARINO F,VOLLMER I,SANCHEZ G,et al.Left ventricular noncompaction:imaging findings and diagnostic criteria.Am J Roentgenology,2015,204(5):519-530.

[7] HALAND T F,SABERNIAK J,LEREN I S,et al.Echocardiographic comparison between left ventricular noncompaction and hypertrophic cardiomyopathy.Int J Cardiol,2017,228(1):900-905.

［8］中华医学会心血管病学分会中国成人肥厚型心肌病诊断与治疗指南编写组.中国成人肥厚型心肌病诊断与治疗指南.中华心血管病杂志,2017,45(12):1015-1032.

［9］BOZKURT B,COLVIN M,COOK J.et al.Current Diagnostic and Treatment Strategies for Specific Dilated Cardiomyopathies:A Scientific Statement From the American Heart Association.Circulation,2016,134(23):e1-e69.

［10］PINTO Y M,ELLIOTT P M,ARBUSTINI E,et al.Proposal for a revised definition of dilated cardiomyopathy,hypokinetic non-dilated cardiomyopathy,and its implications for clinical practice:a position statement of the ESC working group on myocardial and pericardial diseases.Eur Heart J,2016,37(23):1850-1858.

第二十三章

主动脉瘤

主动脉是血液从心脏左心室传送到全身各个脏器的一级管道。其中从左心室主动脉瓣上至无名动脉称为升主动脉;升主动脉与降主动脉之间称为主动脉弓;降主动脉起自左侧锁骨下动脉远心端,在膈肌水平移行为腹主动脉;腹主动脉结束于双侧髂总动脉分叉处。主动脉瘤(aortic aneurysm, AA)可以发生于主动脉的各个节段。其预后根据发病部位及病因不同有很大差异。本章拟从主动脉瘤发生的病理特征、危险因素、发病机制及防治原则等方面予以阐述。

第一节　主动脉瘤的病理特征

一、主动脉瘤的定义

正常成人的主动脉直径小于 4cm,其中升主动脉正常直径范围在 3.2cm±0.5cm,主动脉根部水平正常直径范围在 3.7cm±0.3cm,降主动脉正常直径范围在 2.5cm±0.4cm。主动脉瘤的定义为与扩张段近心端正常主动脉相比,血管直径增加 50%。它可分为真性主动脉瘤和假性主动脉瘤。形态学上真性主动脉瘤主要分纺锤形和囊袋形,前者为主动脉环周扩张,后者特征为管壁局部外凸。假性主动脉瘤患者主动脉不一定有扩张,但是仍然存在主动脉破裂的风险,同时真性主动脉瘤可以破裂形成假性主动脉瘤。

二、主动脉瘤的病理特征

主动脉瘤组织学表现会随年龄而变化,与之对应的是,年龄 50 岁以下极少发生腹主动脉瘤(abdominal aortic aneurysm, AAA),但是之后发病率快速增加。AAA 的病理改变主要发生在腹主动脉的内膜和中层,但以负载的中层最为明显。中层的弹力纤维和层板失去正常排列,出现变薄、分裂、磨损和碎裂等情况,并伴随着胶原纤维和基质增加、钙质沉积,由此导致动脉壁弹性承重单位的退变和断裂,使动脉壁变弱、伸长、以至动脉壁随着年龄的增长而膨胀。

有不少研究表明,动脉瘤演变的病理过程与动脉硬化有关。有临床观察发现,在 AAA 的患者中,90%合并有冠心病。但是更多的研究发现主动脉瘤有着不同于动脉硬化的病理改变,如血管中层及外膜支撑力减弱,导致主动脉变薄,管壁应力增加,形成血管的扩张性改变,而自然病程的结局是血管破裂或形成主动脉夹层。主动脉壁的中层是由弹性纤维和血管平滑肌细胞(VSMC)与胶原纤维、蛋白多糖、葡糖胺聚糖、各种黏附蛋白相互交联,其所形成的细胞外基质(ECM)赋予血管弹性和抗拉强度的重要功能。主动脉瘤的组织病理特征在于血管中层胶原和弹性蛋白破坏,新生血管形成,血管平滑肌细胞减少和炎症细胞浸润。弹性蛋白为 ECM 的主要蛋白。通过赖氨酰氧化酶(LOX),弹性蛋白单体的交联形成弹性蛋白质分子,并逐步通过微纤维交联形成弹性纤维,从而提供主动脉的弹性性能,对血管形态有重要作用。弹性蛋白与整合素 avβ3 结合促进细胞黏附和调节细胞增殖。如果弹性蛋白和其他细胞成分之间的相互作用发生改变,会导致 VSMC 增殖失控,如弹性蛋白单体缺失小鼠可发生主动脉瓣上狭窄,对小鼠敲除弹性蛋白基因则可导致严重血管闭塞性疾病发生。然而,这些小鼠并不发展为胸主动脉瘤或夹层。这表明孤立的弹性蛋白的缺陷并不形成动脉瘤,但随着弹性蛋白丢失,胶原代偿性过度增加,在此基础上某些信号通道通过促进胶原酶产生,使胶原降解增加,使得主动脉扩张、动脉瘤破裂的风险增大。但是主动脉不同部位的动脉瘤病理特征不尽相同。

胸主动脉瘤最常见的病理改变是囊性中层变性(cystic medial degeneration)。这种情况下,主动脉壁平滑肌细胞减少,弹力组织发生微小的破碎,导致血管壁衰弱和动脉瘤的形成(图 23-1A,见文末彩插)。

2. 降主动脉和胸腹主动脉瘤 如图 23-1B 所示,动脉瘤发生在降主动脉和胸腹主动脉瘤节段时,大多与动脉硬化有关,导致主动脉退化性改变及血管壁的衰弱。

3. 腹主动脉瘤(图 23-1C) AAA 的组织学特征是弹性板的碎裂和弹性蛋白的大量丢失,由此体现为主动脉壁中层的退化过程。一方面,弹性蛋白被胶原取代,血管中膜变薄,导致主动脉壁整体变薄。另一方面,虽然在动脉瘤组织的血管内膜能够发现典型的动脉硬化改变,但是通常与动脉硬化的血管内膜及中膜增厚改变不同,动脉瘤组织是血管中层的变薄。瘤体管腔内膜表面往往有附壁血栓,以致虽然血管壁扩张,但是血流的通道不一定有增大。同时由于主动脉瘤体内的血管弹性板的碎裂和弹性蛋白的丢失,动脉壁弹力及支撑力减弱,血管壁扩张形成动脉瘤及拉伸形成扭曲。

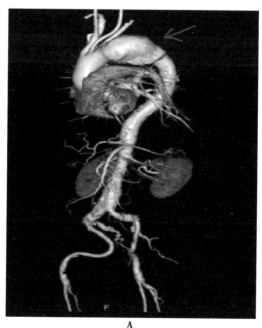

A

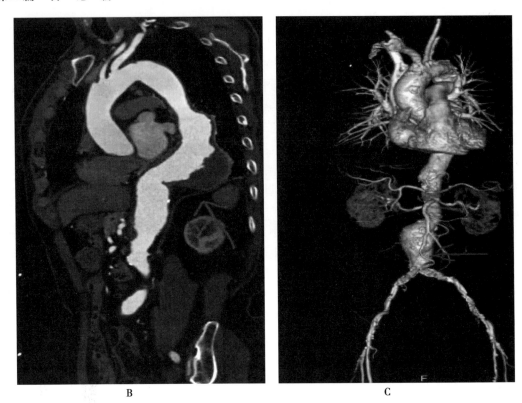

图 23-1 主动脉瘤

A. 胸主动脉瘤；B. 胸腹主动脉瘤；C. 腹主动脉瘤

AAA 的另一个主要的特征是瘤体中存在慢性透壁性炎症，在血管外膜和瘤体外层存在大量的淋巴细胞、单核巨噬细胞，而通常动脉硬化病变中浸润的炎症细胞主要存在于病变内膜。

第二节 主动脉瘤的危险因素

一、遗传

主动脉疾病的传统病理分类强调主动脉粥样硬化疾病，以及感染性或炎性病因的动脉炎。遗传性心血管疾病的主动脉病变通常被认为是心血管受累于特定遗传性疾病的主动脉表现，包括马方综合征、洛伊迪茨综合征、埃勒斯-当洛斯综合征、特纳（Turner）综合征、家族性主动脉瘤和夹层等。至少 20% 的动脉瘤是遗传疾病所致。

1. 马方综合征　在众多与主动脉瘤相关的遗传性疾病中，最常见、研究最多的是马方综合征（Marfan syndrome，MFS）。MFS 由儿科医生 Parisian 于 1896 年首次发现，20 世纪 40 年代发现此病与胸主动脉瘤和主动脉夹层有关。MFS 是常染色体显性遗传疾病，其编码原纤维蛋白（Fibulin1，FBN1）的基因发生突变，影响结缔组织，表现为患者心血管、眼晶状体、骨骼等系统异常，其具体表现形式可以不同。

MFS 在分子遗传学方面的研究突破出现于 1991 年，相关学者在两个不同家系的 MFS 患者中发现 *FBN1* 错义突变。*FBN1* 编码的原纤维蛋白，与弹性蛋白相互作用共同构成

ECM。*FBN1* 突变对微纤维蛋白的不良影响可以很好地解释 MFS 患者存在的心血管、眼睛、骨骼、肺和神经等方面的异常。一项 *FBN1* 基因突变的临床和分子相关性研究发现,171 例 MFS 患者中,有 66% 的患者携带 *FBN1* 基因突变,而非 MFS 患者中,88% 的患者 *FBN1* 基因突变阴性。

另一方面,有些 MFS 家族常染色体显性遗传主动脉病变的患者虽然 15q21.1(FBN1)未见异常,但是 3p24.1 位点染色体易位突变导致 TGF-βR2 异常,引起 2 型 MFS。其机制在于 TGF-βR1 和 TGF-βR2 通过自身磷酸化和经过跨膜丝氨酸/苏氨酸激酶介导的下游信号激活了多种信号通路,而其突变阻碍了下游信号转导。

2. 洛伊迪茨综合征 洛伊迪茨综合征(Loeys-Dietz syndrome,LDS)是一种常染色体显性遗传性结缔组织疾病,大部份因 *TGF-βR1* 或 *TGF-βR2* 突变,少数由 *SMAD3* 或 *TGF-β₂* 突变所造成。LDS 患者的心血管、骨骼系统病变与 MFS 类似,以致经常被误诊为 MFS,但其动脉瘤增长速度、主动脉破裂的危险性均远超 MFS,因此其早期诊断至关重要。

根据临床表现,LDS 可分为四型:其中 Ⅰ 型占大多数,主要累及颅面、血管、骨骼和皮肤。颅面部表现有眼距过宽、唇颚裂或悬雍垂分叉、或颅骨过早愈合等症状;Ⅱ 型无上述颅面表现,其余同 Ⅰ 型;Ⅲ 型主要为血管及骨关节炎表现;Ⅳ 型主要累及血管、骨骼和皮肤的症状。上述各型动脉瘤均进展很快,患者大多在年轻时因为动脉瘤破裂死亡。

3. 埃勒斯-当洛斯综合征 埃勒斯-当洛斯综合征(Ehlers-Danlos syndrome,EDS),也称埃-当综合征或先天性结缔组织发育不全综合征。EDS 大多有家族史,但是不同的分型患者遗传方式并不相同。大部分为常染色体显性遗传,也有部分家系患者呈现性连锁隐性遗传。EDS 的主要表现为皮肤弹性过强且过度拉伸性、挫伤趋势增加、组织脆性过大、关节活动度增高、皮肤薄瘢痕形成延迟愈合等。EDS 有许多分型,Ⅰ 型和 Ⅱ 型由 Ⅴ 型胶原 α 链基因(*Col5al*)突变导致,是一对等位基因的不同表现。Ⅲ 型由前胶原基因(*Col3al*)突变所致,特异性的缺陷尚未知。Ⅳ 型是由于 2 号染色体长臂 *Col3al* 基因缺陷导致 Ⅲ 型胶原突变所致,其临床特征表现为大血管的破裂,故又称血管型,患者大多于 20 岁前死亡;不仅如此,此型的女性患者有很高的妊娠相关并发症的风险,包括妊娠期主动脉瘤、腔静脉和子宫破裂等。Ⅴ 型为 X 连锁隐性遗传,X 染色体缺陷位点目前尚不清楚。Ⅵ 型为常染色体隐性遗传,赖氨酰羟化酶缺陷影响了胶原链内和链间键的形成。

资料显示 EDS Ⅰ 型和 Ⅲ 型患者多合并主动脉窦扩张,其原因或许来源于主动脉瓣反流。

4. Turner 综合征 Turner 综合征是目前已知的唯一性染色体单体病(sex chromosome monosomy),由于 X 染色体缺失或者结构异常导致。女性正常具有 2 条 X 染色体,Turner 患者其中的 1 条 X 染色体缺失或者结构异常,临床中最常见(约占 50%)的染色体核型为 45,X;大约 1/4 患者有一部分细胞的染色体缺失,而剩余的另一部分细胞染色体却完全正常,这称为嵌合体(mosaicism),如 45,X/46,XX;此外,X 染色体结构发生改变,如长臂或短臂缺失、等臂染色体、环状染色体,也可引起本病的发生。Turner 综合征的主动脉改变包括主动脉缩窄、升主动脉瘤或扩张、二叶主动脉瓣及主动脉夹层等。

5. 家族性主动脉瘤和夹层 通过对家族性主动脉瘤和夹层成员的家系鉴定,发现了几个遗传位点,包括 5q14-15、3p24-25、11q23-24 等。在 3p24-25 位点上,发现了 *TGF-βR2* 突变为致病原因。

有研究发现,平滑肌细胞肌球蛋白重链基因(*MYH11*)突变引起家族性胸主动脉瘤。另外,也有研究表明14%的家族性胸主动脉瘤和夹层存在 *ACTA2*(10q23.3)突变。*ACTA2* 突变家系的病理结果显示血管中层变性伴有局部中层平滑肌丢失、增殖和紊乱。

另外,在胸腹主动脉瘤家族中发现了Ⅲ型前胶原基因的突变。同时有确凿证据表明 *Col3ql* 基因的突变与非 MFS 动脉瘤有关。

6. 腹主动脉瘤 一直以来,AAA 的成因都被认为是动脉硬化。但是一系列的研究发现大约20%AAA 患者的一级亲属患有同样的疾病,对大于55岁的 AAA 患者的亲属通过超声检查发现20%~30%的男性亲属存在 AAA。有家族史的女性发生 AAA 的机会是同比男性的2.5倍。

近年来,全基因组关联研究在寻找 AAA 相关的位点方面取得了重要的突破。2008年首次发现 AAA 与单一多形性蛋白的关联出现在单核苷酸多态性(SNP)的 G 等位基因 rs10757278 位于 9p21.3 染色体上,OR 1.31(95% CI 1.22~1.41,$P<0.0001$)。这种突变可通过增强 P53 信号通路来刺激平滑肌细胞凋亡。2010年,对冰岛和荷兰的 1 292 名 AAA 患者和 30 503 名对照者的研究表明,9q33 上 rs7025486 的等位基因与 AAA 相关。rs7025486 编码的 DAB2IP,是 RAS-GTPase 激活蛋白家族的成员,具有抑制细胞存活和增殖,促进细胞凋亡的作用。

在另一项类似设计的研究中,入选 1 866 名 AAA 患者和 5 435 名对照者,发现另一个多态性 rs1466535 位于低密度脂蛋白受体(LDLR)相关蛋白 1(LRP-1)的内含子 1 中,该位点与 AAA 有显著的相关性($P=0.0042$),但与冠状动脉疾病、血压、糖尿病或高脂血症无关,表明该位点可能与 AAA 有关。LRP-1 在 AAA 形成中的作用可能反映了 ECM 重塑和 VSMC 迁移和增殖的调控。随后的研究发现,rs725229(编码 IL-6R 的变异体命名为 *ALA358*)与 AAA(OR 0.84;95% CI 0.80~0.89)的风险显著相关。在 IL-6 刺激后,IL-6R *ALA358* 的存在与 STAT3、MYC 和 ICAM-1 的减少有关。这些结果表明 IL-6 可能是 AAA 发生的一个致病途径。

二、危险因素

许多疾病都可以引起主动脉瘤,包括:①创伤,如外伤、手术及各种经主动脉的介入操作等;②遗传性疾病,如 MFS、EDS、Turner 综合征、LDS;③先天性心脏病,如二叶主动脉瓣,主动脉缩窄等;④主动脉夹层、穿透性主动脉溃疡(PAU)及主动脉壁间血肿(intramural hematoma,IMH);⑤血管炎性疾病,如多发性大动脉炎、系统性红斑狼疮、类风湿关节炎、结节病、Reiter 综合征、Cogan 综合征及巨细胞动脉炎等;⑥感染性疾病,如梅毒、结核病等。高龄、男性、吸烟、家族史、动脉硬化、高血压、高胆固醇血症及其他部位血管瘤等是较为公认的主动脉瘤危险因素。

吸烟是动脉瘤发生的首要危险因素。根据 Whitehall 研究,在 40~64 岁的 18 403 名男性公务员中,与非吸烟者比较,吸烟者各种致命性动脉瘤发病率增高 6.5 倍;吸烟斗或雪茄者增高 6.7 倍;手卷香烟者更是增高 25 倍。AAA 的风险与吸烟的数量、时间、非过滤嘴烟呈正相关,戒烟后风险降低。

高胆固醇血症与 AAA 发病率有直接关系,在芝加哥心脏协会的一项有关当地工人人群的长期随访观察研究中,纳入 1967~1973 年有危险因素的 10 574 名男性和 8 700 名女性,基线年龄为 40~64 岁,平均随访 30 年,发现胆固醇每增加 40mg/dl,AAA 形成的风险增加 30%。其中低密度脂蛋白增加与动脉瘤形成关系密切,同时存在冠脉与周围血管动脉硬化的患者动脉瘤发病率也增高。

糖尿病是动脉硬化和心血管疾病的独立危险因素,但一系列的研究却发现它与 AAA 的形成呈负相关。一项入选 73 451 人和另一项 52 745 人的 50~79 岁退伍军人的调查发现,AAA 的主要负相关因素包括糖尿病、女性与黑人,其原因未明。

肥胖与主动脉瘤的关系目前仍有争议。一项 300 多万人口调查显示体重指数(BMI)>25 与 AAA 风险增加有关。但是,也有前瞻性研究并没有发现高 BMI 与 AAA 风险间的相关性。最新的人群队列研究发现,腰围增加与 AAA 风险增加有关,而高 BMI 与之无关。这可能因为 BMI 反映的是机体总的脂肪多少,而腰围更能反映内脏脂肪量。因此,在 AAA 的发展过程中,内脏脂肪发挥着更重要的作用。

第三节 主动脉瘤的病因与发病机制

主动脉瘤(AA)的形成与动脉血管壁的两个主要成分弹性蛋白与胶原的丢失和/或破坏有关。AA 形成的主要机制包括炎症、生物力学应力作用、结缔组织蛋白水解酶降解、主动脉解剖异常。

一、炎症

在主动脉壁,VSMC 的凋亡和 ECM 的破坏会伴有炎症程度的增加,T 细胞、巨噬细胞、肥大细胞和中性粒细胞的存在证明了这一点,表明炎症通过调节主动脉壁的动态平衡而参与了 AA 的发病机制。T 细胞和巨噬细胞弥漫分布在中层或局灶性累积在 VSMC 层之间和滋养血管壁内,提示可能是从外膜迁移到主动脉壁中。另外,患者 AA 组织标本显示,黏附分子表达明显增高,包括细胞间黏附分子(ICAM-1)及血管细胞黏附分子(VCAM-1)。动脉瘤内各种炎症因子水平都明显升高,包括肿瘤坏死因子 α(TNF-α)、单核细胞趋化蛋白 1(MCP-1)、干扰素 γ(IFN-γ)、白细胞介素 1β(IL-1β)、IL-6 和 IL-8 等。而且在破裂的 AA 体内细胞因子水平显著高于无症状,从而提示炎症程度与动脉瘤进展可能有关。

目前对于引发炎症细胞趋化的信号机制仍未确定。有研究认为主动脉壁上存在自身抗原,如 AA 相关蛋白 40(AAAP-40)。该蛋白可能是猪和牛主动脉特异、微纤维相关的糖蛋白 36(MAGP-36)的人同源体。此蛋白存在于整个主动脉,但是在腹主动脉处表达最强。另外,Chew 等在人体动脉瘤血管壁中层发现定位于胶原纤维上的一个微纤维蛋白 80kDa 蛋白,认为此蛋白可能是 AAA 病中自身免疫反应的靶点之一。

有研究显示,与正常人主动脉 IgG 亚类相比,AAA 组织内 IgG1、IgG2、IgG3、IgG4 水平分别增加 193 倍、160 倍、389 倍和 627 倍,补体 C3 水平升高 125 倍,这显示自身抗原及补体可能是促进 AAA 中基质蛋白水解的重要机制。另有研究发现,AAA 患者 *HLA-DR β_1* *0401* 等位基因亚型发生率显著高于正常人群组(12.5 vs 5.2%,$P = 0.02$,OR 2.59),而 *HLA-DR B1* *01* 等位基因亚型发生率(12.5% AAA vs. 21.3% 对照组;$P = 0.09$,OR 0.5)显著低于正常人群组,提示 HLA-DR B1 的遗传变异可能在动脉瘤的形成与进展中起作用。

二、生物力学应力作用

动脉壁的弹性成分主要是胶原蛋白和弹性蛋白,动脉壁中间层中的弹性成分及其排列是主动脉力学性能的决定因素。主动脉近端和远端动脉壁弹性蛋白和胶原蛋白的相对含量有很大差异,胸主动脉弹性蛋白与胶原蛋白含量的比值约为 6:4,而胸外段动脉的弹性蛋白与胶原蛋白含量的比值为 3:7。胶原蛋白的弹性模量是弹性蛋白的 300 倍以上,因此近端主动脉相比腹主动脉远端在同样的血压下,发生弹性变形较大。另外,血管壁环周排列的弹力纤维多集中于胸主动脉,每一薄层由弹性蛋白束及血管平滑肌组成,这种薄层在胸主动脉可达 55~60 层,而腹主动脉仅有 28~32 层。随着年龄的增加,平滑肌细胞数量减少,黏液样物质增多,胶原纤维增多。这导致管壁变弱,并伴随扩张。由于腹主动脉薄层较少,单位薄层弹性蛋白所承受的血压增大。同时由于腹主动脉壁滋养血管较少,血液灌注少,使管壁僵硬,顺应性降低,所以,腹主动脉壁对抗压力的能力较胸主动脉低。这些因素造成临床上 AAA 相对多见。

随着年龄的增长,动脉壁的脉动压力(即周期性的脉动应力)由于早期的波反射而增大,而重复循环应力对中层弹性纤维和板层的疲劳作用导致弹性蛋白纤维最终断裂,使主动脉发生扩张及退行性变。不仅如此,遵循拉普拉斯定律,应力随着直径的增大而增大,因此与年龄相关的主动脉壁退行性变进一步加速,诱发了一个恶性循环。

在动脉瘤实验模型中发现,肾动脉以下段震荡性血流较多,与肾上段比容易产生反射性压力波,形成湍流,可以导致动脉壁张力增高。而局部主动脉扩张后,又促进了涡流和湍流的形成,进一步加重血管壁应力损害。临床上已经有应用多层(multilayer)裸支架来治疗 AA,这种支架的设计理念就是使瘤体部位的不规则的涡流和湍流变成规则的层流,减少因湍流对血管壁的应力损害。从目前的随访资料看,疗效较为肯定。

在动脉瘤形成后,瘤体内绝大多数有或多或少的附壁血栓,这种血栓对于动脉瘤来说是把“双刃剑”。它一方面对主动脉壁起到保护作用,有主动脉 CT 血管造影研究显示,血栓可以减少血管壁的应力达 1/3 以上,降低瘤体管壁张力,减低破裂风险。但另一方面,血栓也隔绝了氧分从瘤腔向血管中层的扩散。使瘤壁的抗张强度减低,这可以解释临床上常见的快速进展的 AAA 往往伴随着大量或高负荷的附壁血栓。此外,通过对动脉瘤附壁血栓的研究发现,血栓处有异常增高的蛋白水解酶,也会加重动脉瘤血管壁结构的破坏。

三、蛋白降解

目前已经确认某些酶对主动脉壁的支撑成分有降解作用,如基质金属蛋白酶(MMP)。MMP 家族是一类活性依赖于 Zn^{2+} 和 Ca^{2+} 的蛋白水解酶,其主要功能是降解 ECM。正常情况下,MMP 是由内皮细胞、血管平滑肌细胞和外膜成纤维细胞分泌,并且参与血管壁的重构。病理状态下可以由巨噬细胞和淋巴细胞分泌。

目前已发现的 MMP 超过 23 种,主要分为六类。①胶原酶:包括 MMP-1(间质胶原酶)、MMP-8(中性粒细胞胶原酶)、MMP-13(胶原酶 3),其主要水解底物是纤维类胶原,即 Ⅰ、Ⅱ、Ⅲ 型胶原。②明胶酶:分为明胶酶 A(MMP-2)和明胶酶 B(MMP-9),主要水解变性胶原及基膜的主要成分Ⅳ型胶原。③间质溶解素:包括 MMP-3(基质降解酶 1)、MMP-7(基质溶解因子 1)、MMP-10(基质降解酶 2),其中 MMP-3 和 MMP-10 的水解底物比较广泛,如Ⅳ型胶原、蛋白聚糖、明胶及糖蛋白等。④膜型基质金属蛋白酶（MT-MMP）：包括 MMP-14（MT1-MMP）、MMP-15（MT2-MMP）、MMP-16（MT3-MMP）、MMP-17（MT4-MMP）、MMP-24（MT5-MMP）、MMP-25（MT6-MMP）。⑤基质溶解酶：包括基质溶解因子 1（MMP-7）和基质溶解因子 2（MMP-26）。⑥其他 MMP：MMP 在生理状态下参与胚胎形成、新生血管的形成及伤口的愈合，在病理状态下参与组织重构、风湿性关节炎、恶性肿瘤转移、动脉粥样硬化和急性冠状动脉综合征的病理进程。

二十余年前就有研究证实 MMP 在 AA 的瘤体局部增高。其中 MMP-1、MMP-2、MMP-3 和 MMP-9 是 AA 瘤体内的主要弹性蛋白酶。其中 MMP-2 可以由血管平滑肌细胞和浸润的炎症细胞白细胞合成及分泌，作为弹性蛋白酶及胶原酶对纤维胶原起作用。有动物实验提示，MMP-9 主要由巨噬细胞分泌，动脉瘤体积增大时 MMP-9 表达也增加，提示其可能与动脉瘤破裂相关。

MMP-1 主要由间质细胞分泌，能降解 Ⅰ 和 Ⅲ 型胶原，但是它在动脉瘤形成中的作用未明。MMP-12 和 MT1-MMP 都由巨噬细胞分泌，在动脉瘤中表达增加，但有实验表明，MMP-12 基因敲除并不影响动脉瘤的形成。MT1-MMP 可能是 MMP-2 酶原的激活因子。

此外，动脉瘤时蛋白水解酶的激动剂和拮抗剂平衡失调。如纤溶酶原激活物可以激活 MMP，尿激酶型纤溶酶原激活物（u-PA）及组织型纤溶酶原激活物（t-PA）是 MMP-2 和 MMP-9 的特异性生理调节剂，在动脉瘤组织表达增加。同时，纤溶酶原激活物抑制因子 1（PAI-1）的表达正常或降低，从而打破了平衡状态，使 MMP 激活，纤维蛋白溶解和组织降解增多。大鼠动物实验证明，PAI-1 过度表达抑制了动脉瘤的进展和破裂。

其他 MMP 拮抗剂如金属蛋白酶组织抑制因子（TIMP）的表达和活性水平在 AA 中也会下降。*TIMP* 基因敲除大鼠的 MMP 活性和动脉瘤形成率均增高。

以多西环素为代表的四环素类药物被公认是 MMP 的全身抑制剂。在器官培养及啮齿类动物动脉瘤膜型中已经证实了这类药物对动脉瘤形成的抑制作用。研究显示，AAA 患者接受多西环素治疗可以降低血液中 MMP-9 水平。一项 32 例的小规模临床试验显示，给予 AAA 患者每天 150mg 多西环素治疗 3 个月，减少了动脉瘤的扩张率。但是其具体效果仍需进一步的大规模临床研究验证。

此外，氧化应激也可以由 MMP 激活。他汀类药物被认为能通过降低氧化应激和巨噬细胞分泌 MMP 抑制动脉瘤形成。回顾性临床研究发现，在诊断肾下型 AAA 的患者中，平均随访 3.1 年（中位数），长期使用他汀类药物组与不使用组患者的 AAA 瘤体直径年增长分别为 2.0mm/年 vs 3.6mm/年（$P = 0.001$）。另一项多中心研究入组 640 例接受开放性动脉瘤切除手术的 AAA 患者，结果发现使用他汀类药物组 30d 与总随访（随访时间中位数 3.93 年）死亡率分别下降了 62% 和 38%。

四、主动脉的解剖异常对动脉瘤形成的影响

主动脉不同部位的解剖和细胞来源不同，造就了其不同部位的动脉瘤形成的机制并非都一样，同一病因在不同部位的影响也不一样。如主动脉不同节段的细胞来源，包括神经嵴、间充质和内脏中胚层，对应于不同的节段。胸主动脉的神经嵴细胞前体对各种细胞因子和生长因子的反应与腹主动脉的中胚层前体不同，导致对相同的刺激具有不同的细胞反应性。如 TGF-β 受体突变可能导致胸主动脉瘤，但对腹主动脉的影响不大。这可能是由于炎症通路或 TGF-β 在血管部位之间的差异功能所致。

此外,腹主动脉的内侧层通常是完全无滋养血管的,而胸主动脉的内侧层则含有较多的滋养血管。因此,腹主动脉中层比胸主动脉更容易缺氧。当血管病变形成腔内血栓时可阻止氧的腔内灌注,导致病变的内膜和中膜均出现缺氧。此外,动脉硬化和内膜增生可导致血管外膜血管狭窄,加重腹主动脉组织缺氧。

另外,主动脉壁不同部位的结构差异也造成动脉瘤在不同部位的发病率不同,将在之后阐述。

第四节 主动脉瘤的防治原则

一、主动脉瘤的自然病程

AA 患者可以无症状存活,只是在体检和检查时发现,更有甚者是在尸检时被发现。但也可以出现破裂,一旦破裂,死亡率极高。

AA 根据不同的病因、部位及大小,破裂的风险存在差异。有研究显示,AAA 瘤体直径是破裂最好的预测因素(表 23-1)。

表 23-1 腹主动脉瘤直径与年破裂风险

腹主动脉直径(cm)	年破裂风险(%)
<4	0~0.4
4~5	0.5~5.0
5~6	3~15
6~7	10~20
7~8	20~40
>8	30~50

目前的研究并没有显示出某个特定的主动脉易破裂直径,提示还有其他因素影响瘤体的破裂,包括血管腔内的压力。许多临床研究发现,血压是预测动脉瘤破裂的独立危险因素,根据英国的小动脉瘤研究,血压每增加 1mmHg,瘤体破裂风险增加 2%。

有资料显示慢性支气管炎并阻塞性肺气肿(COPD)与 AA 破裂有关。这除了咳嗽引起胸腔及血管腔内压力急剧变化诱发破裂外,还可能由于主动脉壁和肺实质中的结缔组织蛋白酶破坏增加的共同的潜在机制。另外,吸烟可以使破裂风险增加 50%;女性动脉瘤破裂风险是男性的 3 倍。有家族史的患者破裂风险明显比一般患者高,同时破裂发生年龄较轻。

另外,血管瘤的形态也与其破裂有关,偏心或囊状动脉瘤特别是局部突出与对称梭形动脉瘤相比有更高的破裂风险。

瘤体扩张与瘤体直径密切相关。当 AAA 直径在 3.0~3.5cm 时扩张率中位数为 0.18cm/年;在 4.0~5.4cm 时,瘤体直径每年扩张 0.32~0.33cm。此外,瘤体的扩张与年龄进展、吸烟、合并严重心血管疾病、卒中、高血压及瘤体内附壁血栓容量增加等因素有关。

动脉瘤发生在其他部位情况也相似,通常升主动脉瘤以 1mm/年速度增大,而降主动脉瘤进展更快,达 3mm/年。而 MFS 的胸主动脉瘤直径以 0.5~1.0mm/年增加,此类患者即使已经接受了一期升主动脉置换手术,降主动脉直径也会不断增大,速度可达平均(0.58±0.5)mm/年。而 LDS 患者 AA 增长速度更可以达到 10mm/年,其结果是患者平均死亡年龄为 26 岁。

与单纯胸主动脉瘤相比,胸腹主动脉瘤(病变累及胸主动脉及邻近的腹主动脉)破裂的风险增加 50%。

二、主动脉瘤的防治

AA 防治的首要目的就是预防破裂。除已经破裂需进行抢救的患者外,其他患者一经发现都应当进行全面的评估,包括病因、瘤体的部位和大小、累及范围和风险等。如患者未达到手术标准,可以接受以降压和控制心率为目标的内科保守治疗,积极治疗原发病。如达到手术标准,可以视具体情况接受外科手术或介入治疗。

AA 的患者无论是否已经接受手术,都应当避免剧烈运动。同时都应当接受长期的随访,根据病因及瘤体的大小和接受手术种类方式,具体的随访间隔应参照主动脉治疗指南。

2014 年欧洲心脏病学会(ESC)《主动脉疾病诊断和治疗指南》主要内容包括:

1. 非手术治疗原则 ①药物治疗的主要目的是通过控制患者血压及心肌收缩,减轻患者主动脉病变处的层流剪切力损伤。②相当一部分主动脉病变患者伴有糖尿病、冠心病、高脂血症等疾病,因此,治疗过程中应对症治疗相应伴发疾病。③戒烟对于主动脉病变患者意义重大,已有研究指出吸烟可加剧 AAA 的扩大。④适度运动可以减缓主动脉粥样硬化进程,但是应避免激烈的竞技运动,以防血压陡升。⑤合并阿尔茨海默病患者可服用 β 受体阻滞剂,达到减慢心率及血压的目的。⑥慢性主动脉病变患者的血压宜控制在 140/90mmHg以下。⑦对于 MFS 患者,预防性使用 β 受体阻滞剂、ACEI、ARB 等药物可以减缓主动脉扩张或相关并发症的进程。

2. 血管内治疗 胸主动脉腔内修复术(TEVAR)及腹主动脉腔内修复术是主动脉病变手术治疗中常用的方式,有关两者技术原理不做赘述。不同部位的 AA 手术时机和方式有所不同,具体如下。

瘤体累及升主动脉:主动脉根部瘤且最大升主动脉直径≥50mm 的 MFS 患者,推荐进行手术治疗。对于以下类型的主动脉根部瘤患者可考虑进行手术治疗,分别为最大升主动脉直径≥45mm 且存在风险因素的 MFS 患者、最大升主动脉直径≥50mm 且存在风险因素的二尖瓣病变患者、最大升主动脉直径≥55mm 且无其他弹性组织缺乏症的患者;对于身材较小的患者,或是病情进展快、主动脉关闭不全或有妊娠打算的患者,可考虑根据患者体表面积适度减低干预治疗的阈值。

主动脉弓部瘤手术干预的阈值一般定为主动脉弓部最大直径≥55mm。

降主动脉瘤患者解剖学状况良好,相比手术治疗,TEVAR 更为理想;若降主动脉瘤患者病变处最大直径≥55mm,可考虑治疗 TEVAR;若最大直径≥60mm 且 TEVAR 技术上暂不可行,可考虑手术治疗;MFS 患者或其他弹性组织缺乏症者,外科开放手术较 TEVAR 治疗更为理想。

ESC 2014 指南指出:AAA 患者瘤体直径超过 55mm 或进展快速(≥10mm/年)AAA 开放式修复术和 EVAR 的适应证。症状型 AAA 患者有相关症状主张尽早手术,已破裂患者需急诊手术,开放式修复术及主动脉内修复术皆可。而我国的《腹主动脉瘤诊断与治疗指南》中

AAA 干预的指征较为宽松,定义为无症状者男性>5.0cm,女性>4.5cm;每半年增长>5mm;出现由瘤体引起的疼痛。

(黄文晖)

参 考 文 献

[1] 刘媛,罗建方,黄文晖,等.腹主动脉瘤患者冠状动脉造影的临床意义.心肺血管病杂志,2010,1:88.

[2] LEEPER N J,RAIESDANA A,KOJIMA Y,et al.Loss of CDKN2B promotes p53-dependent smooth muscle cell apoptosis and aneurysm formation.Arterioscler Thromb Vasc Biol,2013,33(01):e1-e10.

[3] BOWN M J,JONES G T,HARRISON S C,et al.Abdominal aortic aneurysm is associated with a variant in low-density lipoprotein receptor-related protein 1.Am J Hum Genet,2011,89(05):619-627.

[4] ROLPH R C,WALTHAM M,SMITH A,et al.Expanding horizons for abdominal aortic aneurysms.Aorta(Stamford),2015,3(01):9-15.

[5] HARRISON S C,SMITH A J,JONES G T,et al.Interleukin-6 receptor pathways in abdominal aortic aneurysm.Eur Heart J,2013,34(48):3707-3716.

[6] ROBINSON D,MEES B,VERHAGEN H,et al.Aortic aneurysms-screening,surveillance and referral.Aust Fam Physician,2013,42(6):364-9.

[7] IBRAHIM W,SPANOS K,GUSSMANN A,et al.Early and midterm outcome of Multilayer Flow Modulator stent for complex aortic aneurysm treatment in Germany.J Vasc Surg,2018,68(4):956-964.

[8] MATHISEN S R,ABDELNOOr M.Beneficial effect of statins on total mortality in abdominal aortic aneurysm(AAA)repair.Vasc Med,2017,22(5):406-410.

第二十四章

血管成形术后再狭窄

1977 年 Gruentzing 采用自制的双腔带囊扩张狭窄的血管,成功进行了世界上第一例经皮冠状动脉腔内成形术(percutaneous transluminal coronary angioplasty,PTCA),此后,PTCA 作为一项重要的冠心病血管重建技术迅速在世界范围内推广应用,从此拉开了冠心病介入治疗的序幕。发展至今,在 PTCA 基础上,冠状动脉介入治疗(percutaneous coronary intervention,PCI)技术也不断得到发展,因其创伤小、疗效快、操作简便而受到广大患者和医务者的青睐。全球每年都有数百万患者接受 PCI 治疗。我国第一例 PCI 手术是在 1984 年,经过 30 多年的发展,PCI 技术日渐成熟和广泛应用,已成为冠心病治疗的主要手段。由于目前临床上在冠状动脉狭窄的介入治疗中已极少采用 PTCA 的方式,所以本章讨论的血管成形术后再狭窄主要指的是 PCI 术后再狭窄,即支架内再狭窄(in-stent restenosis,ISR)。

ISR 是指冠状动脉造影示:支架植入段、近段和远端边缘 5mm 以内节段新发管腔直径狭窄≥50%,参考血管为支架远端的正常血管。根据再狭窄长度与支架的关系将 ISR 分为:①局灶型:再狭窄位于支架内或支架边缘部,且长度≤10mm;②弥漫型:再狭窄位于支架内且长度>10mm,但不超出支架边缘;③弥漫增生型:再狭窄长度>10mm,且累及支架的一端或两端边缘;④完全闭塞型:支架节段完全闭塞,心肌梗死溶栓治疗,TIMI(thrombolysis in myocardial infarction)血流 0 级。ISR 是影响 PCI 疗效及预后的主要因素,它是一个复杂的病理过程,本章将就 ISR 发生发展的影响因素、病理机制及防治策略等方面分别进行阐述。

第一节 血管成形术后再狭窄的影响因素

ISR 是亟待解决的一个临床问题,许多因素均会影响 ISR 的发生,但其共同点均是作用于内皮细胞,导致内皮细胞的炎症和损伤,进而出现血管平滑肌细胞(VSMC)增殖、产生过多的细胞外基质,最终导致 ISR。目前关于血管成形术后再狭窄的影响因素主要可分为以下几方面。

一、患者因素

(一)吸烟

吸烟本身就是影响冠状动脉粥样硬化发生、发展及预后的重要因素。有研究显示,在 PCI 术后的患者中,吸烟者的 ISR 发生率明显增高。有 2 000 多种化合物在香烟燃烧过程中产生,包括一氧化碳、尼古丁等多种物质均可以干扰脂质代谢,导致血液黏度增高、脂质沉积,从而诱发冠状动脉痉挛和心肌缺氧。同时吸烟还可以影响血脂构成,减少高密度脂蛋白胆固醇,增加低密度脂蛋白胆固醇,减弱血清抗氧化作用,使血管细胞黏附分子1(VCAM-1)的血浆浓度升高,进而导致血管内皮的损伤和炎症反应。这些都会促进支架内新生动脉粥样硬化斑块(in-stent neoatherosclerosis,ISNA)的发生、发展,从而导致ISR。虽然影响ISR发生的因素有很多,但目前公认的导致ISR的首要因素还是患者的不良生活习惯。而术后戒烟已经被公认为是减少ISR发生、改善PCI术后远期预后的重要措施。

(二) 糖尿病

另一个影响PCI术后患者发生ISR的重要危险因素就是糖尿病,其主要机制就是高血糖导致的血管重塑和血管内膜的过度增殖。首先,几乎所有的2型糖尿病患者都伴有不同程度的胰岛素抵抗和高胰岛素血症,胰岛素除了有降血糖的生物学作用外,其本身还是一种生长因子,可诱导刺激动脉内膜层VSMC的增殖和迁移,而目前的研究认为,VSMC的增殖迁移正是ISR的主要原因之一。并且,高血糖和高胰岛素血症更易促进脂质沉积于血管壁,当植入支架后,由于球囊与支架扩张产生的机械性刺激,会进一步损伤血管内皮和加重炎性反应,加之糖尿病患者体内的糖基化反应和前列腺素代谢增强等代谢紊乱会明显增加脂质过氧化物的水平,降低抗氧化酶的活性,这些都是促进ISNA形成的重要因素,最终导致ISR。另外,糖尿病患者体内TXA_2的合成增多及PGI_2合成减少,会促进血小板聚集和导致血管痉挛,从而引起血栓形成,导致支架管腔狭窄或闭塞。

(三) 术后服药情况

各国指南均强调,PCI术后需规律服用抗血小板类药物。研究证实,双联抗血小板治疗(阿司匹林和氯吡格雷)可有效减少PCI术后的ISR发生,并且有Meta分析结果表明,使用双联抗血小板药物组其ISR发生率显著低于单用阿司匹林组和单用氯吡格雷组。而患者PCI术后如不能规律规范地服用药物则会显著影响预后。有研究显示,高龄、药物不良反应、经济情况差及对长期服药的错误认知是导致PCI术后患者服药依从性差的主要因素,在临床中应该给予积极干预。

(四) 其他

1. 基因型　目前有研究发现,遗传因素也与ISR的发生具有相关性,ACE基因I/D多态性与冠状动脉ISR的相关性研究显示,不同基因型ISR的发生率分别为:ACE DD基因型35.56%、ACE DI基因型16.39%、ACE II基因型3.85%。另外有研究发现PON1 Q192R基因型是预测ISR的一个独立的危险因素。

2. 基质金属蛋白酶(MMP)　MMP是一类主要参与细胞外基质代谢的蛋白水解酶,含有Zn^{2+}和Ca^{2+},是影响伤口愈合、纤维化及新生血管形成的重要因素,同时也参与了ISR时VSMC的迁移。有研究显示,MMP水平的升高是发生ISR的独立危险因素。

3. 炎症　炎症反应是发生ISR的重要影响因素,有学者发现白细胞介素17a(IL-17a)参与了PCI术后的炎性反应,而且IL-17a对ISR的发生具有一定的预测价值,是ISR的独立危险因素,说明患者血清中IL-17a水平越高,其PCI术后发生ISR的风险越大。

4. 尿酸　人体内的嘌呤代谢产生尿酸,既往研究发现尿酸升高可增加炎症介质的产生,主要机制是通过黄嘌呤氧化酶介导了氧化应激反应;另外,高血尿酸水平还可以促进血小板的黏附、聚集,使其结晶沉积于动脉壁,加重血管内膜的损伤,以上因素均可促进ISNA的形成并导致ISR的发生。另外有研究发现,PCI术后1年发生ISR的患者体内血清尿酸的水平明显高于对照组,且高尿酸血症是发生ISR的独立危险因素。

二、冠状动脉病变特点

（一）左主干病变

冠状动脉左主干狭窄较其他血管病变更易发生 ISR,有研究结果显示,左前降支及开口病变是 ISR 的预测危险因素之一,该研究纳入并随访了 62 例 PCI 术后患者,结果显示前降支及开口病变发生 ISR 的比例均明显高于无狭窄组。

（二）病变血管的直径

病变血管的直径与 ISR 的发生率呈负相关,直径偏细的血管是支架植入后发生 ISR 的独立危险因素。在 PCI 术后血管内膜修复的过程中,小血管的内膜增生可导致晚期管腔丢失,而较大直径的血管,内膜增生常不会对管腔造成明显影响;而对于小直径的血管,中度的内膜增生就可能导致管腔发生明显的狭窄。

（三）分叉病变

在临床上,PCI 患者中冠状动脉病变为分叉病变的约占 PCI 总数的 20%,且分叉病变发生 ISR 的发生率高达 30%。因分叉病变的血管主支与分支间存在一定的角度,会对局部血液的血流动力学产生影响,造成分叉处血管内膜的损伤,并诱发炎症反应,促进内膜增生,导致 ISR,所以血管壁面剪切应力等血流动力学因素是导致分叉病变发生 ISR 的主要原因。另外,在心脏收缩时分叉病变处形成的血管夹角会产生相向运动,使植入病变处的支架出现不良的形态改变,也会造成血管内皮的损伤,从而引起 ISR。

三、支架因素

（一）裸金属支架与药物洗脱支架

既往研究显示,植入裸金属支架(bare metal stent,BMS)后的 ISR 发生率约为 30%,而植入药物洗脱支架(drug-eluting stent,DES)后的 ISR 发生率仍达 5%~10%,并且还可能发生迟发性再狭窄、迟发性血栓及各种不良心血管事件。由于支架膨胀扩张后会导致血管内膜和中膜的损伤,诱发 VSMC 的增殖、迁移,使新生内膜形成,而 DES 表面被以特殊方式涂抹了抗血栓、抗增殖药物,并在植入血管后缓慢释放,可有效抑制上述病理过程,其中的抗增殖药物可使内皮细胞增殖受阻,同时抑制 VSMC 的增殖,从而改善血管负性重构,达到减少 ISR 发生率的目的。

（二）生物可降解支架

近年来,出现了一种治疗冠心病的新型支架,即生物可降解支架(bioresorbable scaffolds,BRS)。BRS 可促进支架植入处的血管内膜内皮化,并在达到治疗目的后逐渐降解,其支架晚期血栓形成发生率低,并且对边支血管及血管内皮的功能影响小。BRS 的短期和中期纵向支撑力较好,等同于或接近于金属支架(包括 BMS 和 DES)的支撑力。目前,美国食品药品监督管理局(FDA)已批准了 GT1 型生物可吸收式心脏支架系统的上市,该支架会在植入人体后 3 年内被逐渐吸收,并释放免疫抑制剂,抑制血管内膜的过度增生,从而减少 ISR 的发生。但目前有关 BRS 在 ISR、血栓形成发生率等方面的大型临床对照研究的结论还较少,且仍存在争议,故 BRS 的优越性和安全性有待日后进一步验证。

（三）支架匹配度

一般来说,PCI 术中选择支架的长度是以能把病变处完全覆盖为标准。而今年来的研究表明,植入支架的长度与发生 ISR 的概率呈正相关。相关指南建议,植入支架的长度应比病变的长度长 2mm,直径应比血管的直径大 1.0~2.0mm,如果选择的支架规格偏小或扩张不充分,术后发生 ISR 的概率会增高;若支架规格偏大,则容易对血管内皮造成损伤,这是导致 ISR 的重要因素之一。如果因病变部位长度较长而需植入两个或多个支架,则 ISR 的发生率也将相应增高。有病例报道发现,植入的多个支架若大小不一致,则在支架重叠处下方容易产生空隙,由此造成支架的不完全扩张和支架变形,最终成为 ISR 的主要诱因。

(四)支架断裂

植入体内的支架在某些时候中可能会发生断裂。曾有多位学者报道了支架在植入体内后发生了断裂,这被认为是导致 ISR 的一种新的诱因。有研究随访了 2 728 名植入了 DES 的患者,发现支架断裂是临床上发生 ISR 的另一个重要因素。

(五)支架扩张

近年来有大量研究发现,病变部位的应力和张力会在支架植入后发生改变,导致血管壁的重塑和血管重构。有研究表明,支架扩张不充分也是导致 ISR 的一个重要原因。还有临床研究表明对于急性心肌梗死接受 PCI 治疗的患者,其发生 ISR 的主要原因不是血管内膜的增生,而是支架的不完全扩张。

第二节 血管成形术后再狭窄的病理过程

目前的已有研究认为,造成 ISR 的主要原因有以下三个方面:①血管内膜损伤导致的细胞外基质大量形成以及 VSMC 的过度增殖;②以早期的血管弹性收缩和晚期血管重塑性狭窄为主要表现的血管结构紊乱;③血小板、纤维素在内皮损伤部位沉积形成血栓及之后的血栓机化;④ISNA 的形成。

一、内皮损伤修复过程中组织增生造成的再狭窄

大量的人体材料研究表明,在 PCI 过程中,为了获得更大的管腔面积,球囊以及支架的扩张必然会造成血管壁的损伤。在修复损伤的过程中,造成再狭窄的主要病理基础就是新生的血管内膜和中膜过度增生及细胞外基质的形成。而影响 ISR 发生的主要因素是病变血管所得管腔面积与所失管腔面积之比,而不是内皮增生的绝对量。

人类冠状动脉属于血管内膜较厚的肌型动脉,若发生粥样硬化,则内膜厚度会更加明显。PCI 过程中的球囊扩张会对病变处造成两种形式的损伤:一种是仅累及斑块或仅内膜的损伤;另一种则是同时累及中膜的损伤,而后者在许多动物实验中很难见到。在富含脂质核心的斑块病变内,发生的损伤往往仅限于内膜,并常伴有附壁血栓,当内膜损伤后,会形成以 VSMC 增殖为主的新的内膜,在这个过程中,附壁血栓的机化参与其中。而累及中膜的损伤则会形成深达中膜的裂隙,然后由中膜 VSMC 增殖修复,在此类损伤的组织病理切片上可以清晰地观察到增殖的 VSMC 从中膜迁徙至损伤处并在内膜增生。

支架植入后,不论是发生内膜损伤还是中膜损伤,其新生内膜的生长都是血管局部损伤后内皮修复的一部分,在理想状态下,支架植入后支架丝表面会被一层薄薄的内膜所覆盖,新生内膜可以阻隔支架与血液中凝血性物质的接触,防止血栓的形成(图 24-1,见文末彩插),当新生内膜即 VSMC 过度增殖后,便会发生 ISR。

VSMC 的增殖往往伴随着表型的转化,内皮损伤部位的 VSMC 首先发生去分化,主要表

现为肌丝减少、细胞器增多,并由收缩型变为合成型,然后逐渐再分化,肌丝增多、细胞器减少,由合成型变为收缩型。VSMC 增殖会受到如 PDF、FGF、TGF-β 等生长因子的调控,这些因子由血管内皮细胞、巨噬细胞和 VSMC 所产生,形成网络效应并互相影响。此外有研究发现,在支架植入后的血管新生组织中发现了某些血管活性物质,如血管紧张素转化酶、内皮素等,这些物质除了引起血管收缩,还可以明显促进 VSMC 的迁移和增殖。VSMC 在增殖和表型转变的同时还会产生大量的如胶原纤维、纤维连接蛋白、层粘连蛋白及氨基葡萄糖聚糖等细胞外基质成分,并逐渐纤维化。不论在人体还是动物实验中,VSMC 增殖导致 ISR 都已得到了病理组织学的确认,而 VSMC 增殖也是目前关于 ISR 的研究重点。

另外,支架植入引起血管几何形态的改变会导致血管弯曲率增加和血管内切应力的改变,有可能形成血液的涡流,影响血流运行,特别是支架边缘会出现高切应力和低切应力区,从而损伤血管内膜,引起 VSMC 增殖,同时还会引起合成扩血管物质(如一氧化氮和腺苷)的能力受损,使冠状动脉出现矛盾性的血管收缩,最终导致血流动力学相关的 ISR。

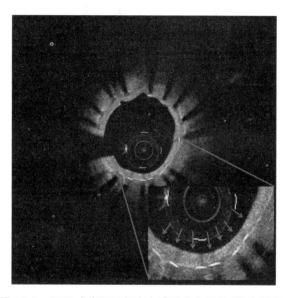

图 24-1　OCT 成像显示新生内膜覆盖支架丝(箭头所指)

二、血管重塑与再狭窄

支架植入后,血管的大小、管腔面积会随着新生内膜的形成而发生变化,这个变化过程称为血管重塑。目前,血管重塑的概念比较混乱,有学者认为血管重塑是一种动态性血管构形变化的过程,该过程包括细胞的增殖、坏死、迁移及细胞外基质的生成、分解,该过程还与血流动力学变化、生长因子及血管活性物质的变化等因素有着密切的关系。还有其他学者提出代偿性扩大(compensatory enlargement)、收缩性重塑(constrictive remodeling)、早期弹性收缩(early elastic recoil)及慢性弹性收缩(chronic elastic recoil)等均属于血管重塑的范围。

早期弹性收缩多是由于病变呈偏心性狭窄或者球囊规格过大导致血管壁过度伸展而引起,常发生在 PCI 时球囊预扩张后。慢性弹性收缩指的是球囊扩张数周或数月后发生的再狭窄,该过程常发生在血管外膜,并被认为是在早期弹性收缩的基础上逐渐形成的,往往伴有明显的内膜增生,其主要病理机制被认为与病变新生组织内血管舒张物质(如心房钠尿肽)的浓度减少、血管收缩-舒张物质浓度的不平衡有关。

三、血栓形成与再狭窄

不稳定型心绞痛或急性心肌梗死患者的病变斑块多为不稳定斑块,此类斑块以薄的纤维帽、大的脂质核心及大量巨噬细胞浸润为特征。不稳定斑块容易发生自发性破裂,并且PCI过程中的球囊扩张容易损伤其纤维帽,由于该类斑块的脂质核心极易导致血小板、纤维素的沉积,当纤维帽受损后容易形成血栓,所以支架内血栓形成多见于急性冠状动脉综合征患者的PCI治疗术后。该类血栓多数为覆盖于损伤部位内膜处的纤维素性血栓,只有少数为阻塞性大血栓。这可能与动脉血流较快或抗凝治疗有关。血栓随后会逐渐被VSMC、巨噬细胞和血管内皮细胞取而代之,然后增殖的VSMC会形成新的血管内膜或纤维帽并造成管腔狭窄。一些研究表明,支架植入术后支架丝未由内膜覆盖也可能带来血栓形成的风险。有学者进行尸体解剖研究发现支架植入后新生内膜愈合延迟与晚期支架内血栓(late stent thrombosis,LST)发生相关,光学相干断层扫描(optical coherence tomography,OCT)成像显示的冠状动脉支架植入部位每个截面中未覆盖支架丝与总支架丝的比值是LST发生的重要形态学预测因子,无内膜覆盖的支架丝>30%,其支架内血栓(stent thrombosis,ST)发生的危险度比(odds ratio)为9.0。还有研究发现内皮细胞对贴壁不良的支架丝的覆盖较贴壁完全的支架丝明显延迟。

大量研究证实,支架丝贴壁不良(stent strut malapposition)也是发生支架血栓形成的主要原因之一。支架丝贴壁不良是指金属支架丝与血管壁不贴合,支架丝表面与管腔内膜表面的轴向距离大于支架丝厚度(包括多聚物涂层的厚度)。支架丝贴壁不良可引起局部血流动力学的变化,容易增加血栓事件的发生风险。长期随访发现,小的支架丝贴壁不良能够被新生内膜组织覆盖,但是大的支架丝贴壁不良则不易被覆盖,可能会增加ST形成的风险(图24-2,见文末彩插)。有学者用OCT对比了DES植入术后出现极晚期ST、一年后复发心绞痛伴晚期支架内再狭窄及无事件的患者,发现极晚期ST组的支架丝未覆盖率最高,而极晚期ST组支架丝贴壁不良的发生率也明显多于无事件组。这与病理研究中内膜覆盖延迟及支架丝贴壁不良多见于极晚期ST患者的发现相一致,这些血管修复不良的表现也被认为是导致植入DES后出现极晚期ST的可能机制之一。

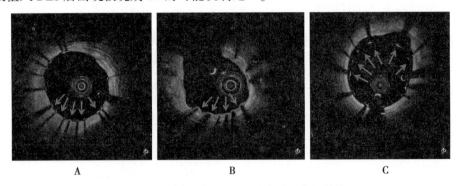

图24-2 支架植入术后OCT随访显示支架丝情况

A. 支架丝贴壁良好但无新生内膜覆盖; B. 支架丝贴壁良好且有新生内膜覆盖;

C. 支架丝贴壁不良且无新生内膜覆盖

四、支架内新生动脉粥样硬化斑块的形成

先前的研究发现,在 BMS 植入后 6~12 个月,新生内膜增生引起管腔狭窄,其后随着组织的成熟,管腔狭窄会趋于稳定甚至有所改善。但是近年来越来越多的研究发现这些支架内稳定的纤维化内膜组织能够逐渐发展成不稳定的粥样斑块组织,即出现支架内新生动脉粥样硬化斑块(ISNA),容易形成支架内再狭窄或者破裂,从而引起血栓形成并导致管腔闭塞。有学者进行的尸检研究发现,在 179 名植入 Palmaz-Schatz 支架的患者中,有 28% 的支架出现晚期再狭窄,并且伴有支架内富含脂质的斑块以及斑块破裂。另外有研究将 102 例确定的 ST 患者进行导管抽吸所得到的血栓与 42 例急性冠状动脉综合征(ACS)患者血栓的成分进行了比较,发现早期、极晚期 ST 与 ACS 患者均看到含有动脉粥样硬化斑块的碎片。相关病理学和 OCT 研究已经认识到支架植入后新生内膜组织内可发生复杂的动脉粥样硬化,将其定义为 ISNA。ISNA 指支架内新生内膜组织内发生动脉粥样硬化改变,组织学上定义为内膜有含脂质的泡沫样巨噬细胞。血管内成像技术使我们能够在体内动态观察新生粥样硬化斑块的形成,Takano 等首先报道并描述了 BMS 植入术后不同时间间隔新生内膜的特点及 OCT 下的新生动脉粥样硬化表现,该研究发现 OCT 下新生动脉粥样硬化主要为脂质或钙化新生内膜,早期(<6 个月)新生内膜具有均一的特征,表现为缺乏脂质负荷,而晚期(>5 年)则形成具有斑块破裂特征的富脂内膜,晚期与早期相比更易形成富含脂质的 ISNA。而 ISNA 易发生纤维帽破裂,增加血栓形成风险,这可能是晚期 ST 形成的重要原因之一。DES 植入后也可发生新生动脉粥样硬化,特别是第一代 DES,常见于支架内再狭窄并出现 ACS 表现的患者中。有学者研究观察了 138 个有新生内膜的支架(>100μm),根据植入时间分为早期(<9个月)、中期(9~48 个月)和晚期(>48 个月),结果发现与 BMS 相比,DES 在早期及中期更易发生 ISNA,而晚期没有差别,提示 DES 植入后支架内皮化延迟可能加速了 ISNA 的发展。

一项研究利用 OCT 对 66 例 PCI 术后再狭窄病变进行了观察,比较第一代与第二代 DES 植入后 ISNA 形成的特点,发现 ISNA 在第一代和第二代 DES 植入后 1 年内的发生率分别为 19.4% 和 11.7%(P<0.01),在 1 年以上的病变中则分别为 7.0% 和 19.3%(P<0.01),表明两代 DES 在植入后血管愈合过程中存在显著差异。另有研究比较了 BMS(10 例)、DES(11例)和生物可降解涂层支架(biodegradable drug eluting stent,BES)(12 例)植入 5 年后的 OCT 随访结果,发现 BES 的 ISNA 检出率显著低于 DES 组,且和 BMS 组相当,说明 BES 也许能够减少晚期 ISNA 的发生。值得注意的是,多项研究均显示,传统的心血管危险因素如性别、高血压、糖尿病和高血脂无法预测支架植入术后 ISNA 的发生,说明尽管 ISNA 和原发动脉粥样硬化的组织学和影像学特征相似,但两者的发生机制可能存在显著差异。随着评价手段的进步,对 ISNA 的研究会更加深入,积极控制 ISNA 相关的危险因素,必将有助于改善 PCI 术后的长期预后。

综上所述,ISR 是一个涉及多种因素的十分复杂的病理生理过程。内膜或中膜组织增生、血管重塑和血栓机化及 ISNA 形成是目前已知的主要因素,但各个因素并不是孤立的,它们常常交互影响,如血栓机化可以参与内膜增生,组织增生亦可以参与血管重塑,血管活性物质不仅可以促进 VSMC 增殖,还可引起收缩性狭窄等。但是,尽管近年来支架植入的相关技术已有了长足的进步,ISR 仍然无法被完全避免和控制,这说明我们对 ISR 的病理过程的认识还远远不够,其详细机制可能比已经知道的要复杂得多,仍然需要深入细致的研究。

第三节 血管成形术后再狭窄的发生机制

多年来,ISR 的发生机制经过众多学者的不断探索后,目前被认为是一种经典的损伤-修复反应的变异形式,球囊扩张和支架的释放损伤血管内皮,引起血管重构,并导致局部的炎症反应和血栓形成,同时 VSMC 向内膜迁移和过度增殖,在该过程中产生多种细胞基质和细胞因子,最终导致内膜增生和 ISR 的形成。

一、血管及内皮细胞损伤

研究表明,ISR 的启动因素是血管内皮的损伤,同时伴有内皮细胞功能的减退。血管内皮细胞能表达和/或分泌多种生物活性物质:如血管内皮黏附分子 1、细胞间黏附分子 1、E-选择素、5-羟色胺、内皮素 1(ET-1)等,它们共同维持着血管的舒缩平衡。支架的扩张在损伤内皮的同时会使内皮细胞的分泌功能失调,打破原有的各种活性物质之间的平衡。这些物质中,ET-1 的缩血管作用是最明显的,ET-1 主要由心肌细胞、血管内皮细胞和 VSMC 合成释放。ET-1 在调节心肌和血管平滑肌收缩的同时,还会导致 VSMC 和心肌肥大,该过程主要是通过激动心肌细胞及 VSMC 的内皮素受体 A(endothelin receptor-A,ETA)诱导细胞增殖而实现的。ET-1 还可以增加细胞内的 Ca^{2+} 水平,使 c-jun、ras、fos 等癌基因的表达得到加强,促进 CD-2 和 cyclin A 等细胞周期调节基因的表达,诱导 VSMC 有丝分裂并改变其表型。冠状动脉血管内皮损伤时,内皮素水平明显增高,PTCA 及支架植入术中机械性压力与牵拉致使血管内皮细胞损伤,与同时发生的缺血-再灌注会导致大量 ET-1 的释放,而过多的内皮素又会加重这些损伤。有学者对行 PCI 术治疗后的 ACS 患者进行研究后发现,PCI 术后未发生 ISR 的患者 ET-1 水平即刻达高峰,在术后 1 周恢复至术前水平,2 周降至正常,而发生 ISR 的患者 ET-1 水平术后 2 周没有降至正常,而呈持续性升高,并在术后 3~6 个月出现第 2 次高峰。

二、血栓形成

血管的基膜会在内皮损伤后发生暴露,使胶原、纤维粘连素和促凝物质释放入血,TXA_2/PGI_2 值升高,激活外源性和内源性的凝血系统,在分泌凝血因子和激活凝血酶的同时,使损伤部位聚集和黏附大量血小板,形成局部血栓。之后新的血小板会不断聚集和黏附在已形成的血栓上,使血栓进行性增大,血管内膜增厚导致血管狭窄。还有研究发现,在支架植入后,血管内膜表面被纤维蛋白原覆盖,并吸引单核细胞、血小板等黏附在其表面,也会导致血栓的形成。其中,晚期支架内血栓形成(LST)是冠心病患者 PCI 术后的严重并发症之一,发生率在 0.4%~0.6%,以急性 ST 段抬高型心肌梗死为主要表现。停用抗血小板药物过早是发生 LST 的重要危险因素。临床研究显示 DES 植入后 LST 的发生率较 BMS 高,超晚期支架内血栓形成(very LST,VLST)的发生率也较 BMS 明显增加。病理研究发现,内膜覆盖的延迟和不完全愈合是 DES 植入后发生 LST 的重要原因。

三、炎症反应

近年来的研究证实,ISR 的发生与 PCI 术后的血管炎症反应密切相关,目前已确认的主要参与 ISR 过程的炎症因子主要有:

1. C反应蛋白(CRP) CRP是炎症反应中的标志性炎症因子,是一种急性反应蛋白质,有学者发现CRP是导致ISR的众多炎症递质之一,PCI后由于血管内膜的损伤和支架对血管壁的持续刺激,会激活多种炎症递质,引起VSMC的迁移增殖和细胞外基质的沉积,最终导致ISR的发生。炎症反应是PCI术后的必然结果,而ISR正是由于持续和反复的炎症反应所导致,因此在预防ISR的治疗理念中,控制PCI术后的炎症反应已成为至关重要的一环。目前认为,支架植入后的高炎症反应的标志便是血浆CRP水平的增高,它是PCI术后近期及远期预后的重要影响因素,血浆CRP水平越高,其术后不良事件及再狭窄的发生率也越高。另外,炎症反应基因的表达被发现可以被西罗莫司所抑制,从而减少炎症因子的释放,抑制血管损伤后的炎症细胞聚集,因此西罗莫司药物涂层支架被认为能够预防ISR,其机制可解释为西罗莫司的抗炎症作用。另有研究发现,DES植入后患者的血浆CRP水平明显低于BMS植入术后的患者。

2. 白细胞介素(IL) IL是一种在免疫应答过程中参与白细胞相互作用的细胞因子,具有诱导免疫活化细胞的成熟、活化、增殖、分化的作用,并且与ISR的病理过程有着密切联系。有研究发现,支架扩张导致的斑块破裂和内皮损伤可导致IL-1β和IL-6的释放,它们都是局部促炎症细胞因子。另外有研究认为,IL-6、IL-8是反映支架植入早期是血管炎性反应的敏感指标,支架植入后IL-6、IL-8水平越高,发生心血管事件和ISR的概率也越高。还有研究发现,IL-6浓度在PCI后1h明显增高,说明IL-6可能参与启动了支架植入后的早期炎性反应。

3. 肿瘤坏死因子α(TNF-α) TNF-α可以增加炎性反应中的内皮细胞黏附因子的表达,同时增加血小板活化因子的合成,促进血小板活化,并且刺激SMC产生诱导型一氧化氮合酶,使SMC收缩减弱及异常增殖。同时与IFN-γ、IL-1β、IL-6等构成细胞因子网络,新生内膜的增生和血管管腔的狭窄均是在细胞因子网络效应的调节下发生的。所以,TNF-α作为炎性递质在ISR的整个过程中都发挥着影响。有学者发现患者血清中的TNF-α含量会在PCI术后显著增加,说明TNF-α是反应PCI后炎症反应的敏感指标,对ISR的发生具有一定的预测价值。

四、平滑肌细胞增殖及内膜增生

VSMC有两种表型,分别为合成型和收缩型,是一种特异化很高的细胞,在正常情况下处于细胞循环的G_0期。相关实验证明,支架植入引起血管内皮的损伤后,中膜VSMC由正常的收缩型开始向合成型转变并向内膜迁移,同时分泌和产生细胞外基质、胶原以及多种细胞因子和生长因子,引起新生内膜的增生最终导致ISR,而新生内膜正是由增殖的VSMC、细胞外基质、微血栓、内皮细胞所组成。有研究表明,细胞外基质的沉积是导致ISR的重要因素。有学者在PCI术后新生内膜的病理组织切片中发现其细胞成分占内膜组织的11%,细胞外基质达到89%,而细胞外基质是由VSMC分泌的,所以VSMC的数量与细胞外基质含量呈正相关。目前关于VSMC数量的增加的机制有以下两种:

(一)内皮祖细胞向损伤内皮区域移行、增殖及分化

内皮祖细胞(endothelial progenitor cell,EPC)在支架植入并损伤血管内皮后,会向损伤区域移行、增殖,以覆盖内皮的剥脱区,使损伤区域再内皮化。有学者发现,PCI术后患者血液中的集落形成单位内皮细胞(colony-forming unit-endothelial cell,CFU-EC)浓度会逐渐升高,而CFU-EC与EPC的功能活性密切相关。有动物实验表明,大鼠颈动脉在被球囊损伤后

的第 7d,其损伤内膜会开始增生,14d 后内膜明显增厚,但若在大鼠动脉损伤早期就将 CFU-EC 和内皮细胞增殖的相关因子输入大鼠体内,则会发现损伤 2 周后的内膜增生明显减少,这说明内皮细胞增殖越快,内膜增厚越不明显。

虽然机体在支架植入后动员 EPC 覆盖损伤内膜的表面在理论上可以达到内膜的完全修复,但是接受 PCI 术的患者常常存在以下情况:高龄、肥胖、合并糖尿病、高血压等基础疾病,这些因素会减弱 EPC 的迁移和增殖能力,不但无法实现内皮的修复,反而会因血小板衍生生长因子(PDGF)的诱导使 EPC 向 VSMC 分化,导致 VSMC 数量增加,所以有研究认为 EPC 数目的减少是内膜广泛增生的潜在机制。

(二) 中膜 VSMC 增殖并向内膜迁移

当支架植入导致血管损伤后,为了修复受损的中膜,中膜的 VSMC 会在碱性成纤维细胞生长因子(basic fibroblast growth factor,bFGF)等因子的介导下被激活、增殖。有研究发现,在支架植入后,人体内会有多种细胞因子的浓度出现增高,如乙酰胆碱、一氧化氮、PDGF、ET-1、细胞间黏附分子及基质金属蛋白酶(MMP)等,这些细胞因子对 VSMC 的分裂、增殖和迁移都具有影响作用,而其中以 MMP 的作用最为明显。具体过程:PCI 术后,局部纤溶酶原激活因子表达增强,这些激活因子通过纤溶酶使 MMP 从酶原状态转变成具有活性的酶,降解了 SMC 周围的细胞外基质,这时,中膜 VSMC 向内膜迁移的屏障解除,可向内膜迅速迁移。同时,MMP 还具有使收缩型 SMC 向合成型 SMC 转型的能力,使内膜 SMC 的数量增加。

五、其他

有学者在对发生 ISR 患者冠状动脉中膜平滑肌中的 *p53* 基因表达进行检测后发现,平滑肌细胞的增殖和凋亡受到 P53 的调节,而支架植入处的血管平滑肌对 P53 的调控更加敏感,细胞增殖异常活跃,这被认为也是导致 ISR 的机制之一。还有学者对 PCI 术后 3h 至 3年的冠状动脉病理标本经原位杂交和免疫组化后发现,铁沉积、血小板源生长因子、氧化特异性抗原决定簇、血管内皮生长因子等是 ISR 发病过程中的重要影响因素,也许在未来可以作为预防 ISR 发生的治疗靶点。

第四节 血管成形术后再狭窄的防治

在早期,为了控制 ISR 的发生,临床上主要采用强化药物治疗、强化对高危患者的随访以及对 ISR 相关危险因素进行控制的方式。近年来,出现了切割球囊扩张、斑块消融及药物球囊扩张术等新技术,各种方法效果不一。

一、控制危险因素

吸烟、高脂高碳水化合物饮食、缺乏运动、肥胖及糖尿病、高血压和高血脂等基础疾病均是 PCI 术后发生 ISR 的高危因素,改变生活不良习惯、积极治疗基础疾病等都可以在一定程度上减少 ISR 的发生。另外,可以根据不同患者的个体情况,根据病变特点和危险因素进行基因、蛋白质组方面的检测,然后给予相应的干预措施,也就是从分子生物学层面针对病理特征进行个体化的治疗。例如,对于检测出发生 ISR 风险较高的患者,可以提前给予药物干预或在术中尽量减少血管内皮的损伤,以减少 ISR 的发生。

二、口服药物

PCI 术后通过常规使用抗血小板聚集药物可减少支架内血栓形成和再狭窄的发生,如阿司匹林肠溶片、硫酸氯吡格雷及替格瑞洛等,除常规抗血小板药物外,以下药物也在防治再狭窄方面发挥着不同程度的作用。

(一) 他汀类药物

PCI 术后患者使用他汀类药物的目的除了调整血脂水平外,还在于保护血管内皮、抗炎和降低 ISR 的发生率。他汀类药物的调脂作用主要体现在可以使总胆固醇和低密度脂蛋白胆固醇(LDL-C)降低,同时使高密度脂蛋白胆固醇(HDL-C)水平升高。除调脂作用外,它还可以抑制 LDL 氧化成 ox-LDL,达到预防血管内皮损伤的目的;并且他汀类药物还具有激活内皮源性一氧化氮合酶(eNOS)的作用,可以使内皮细胞迅速释放一氧化氮,使血管发生内皮依赖性的舒张反应,同时提高 eNOS mRNA 的稳定性,减少 ox-LDL 对 eNOS 的负向调节,从而达到改善因支架植入导致的血管内皮受损的效果。另外,他汀类药物可下调巨噬细胞 TNF-α、IL-lβ、IL-6 的表达,抑制内皮细胞与白细胞的黏附。有研究证实,他汀类药物能抑制单核细胞和内皮细胞表达(ICAM-1,该物质的减少可以使单核细胞对血管内皮的黏附作用减弱,抑制支架植入后的血管炎症反应,从而降低血管内皮的损伤。

另外有动物研究发现,他汀类药物可以诱导 VSMC 的凋亡并抑制内膜增生,干预动脉粥样硬化的发生和发展。有学者在培养 VSMC 的过程中使用辛伐他汀和阿托伐他汀进行干预,发现 VSMC 会因 Bcl-2 的表达抑制而出现凋亡,该过程与使用他汀药物具有时间和剂量上的相关性,并且发现原本无活性的半胱氨酸蛋白酶 9 可以被激活,这可能也是 VSMC 发生凋亡的诱发因素之一。还有研究发现,患者在接受 PCI 术后其血浆内的 survivin 水平会明显增高,可能与支架植入导致的血管内膜损伤和内皮细胞功能的紊乱及炎症反应有关,survivin 具有减缓 VSMC 凋亡的作用,而有学者发现阿托伐他汀除了可以诱导 VSMC 凋亡,还可以显著抑制 survivin mRNA 和相关蛋白的表达,这与 PCI 术后患者服用阿托伐他汀后其血浆 survivin 水平明显下降的现象一致。以上结果表明,他汀类药物在诱导 VSMC 凋亡的同时还抑制了 *survivin* 基因的表达,从而达到抑制血管内膜增殖和减少 ISR 发生的作用。

(二) 普罗布考

普罗布考与他汀类药物一样,在调整血脂的同时,还具有抗氧化和抑制 VSMC 增殖的作用,已有临床研究证实了普罗布考具有减少 ISR 发生的效果。在 1997 年的一项研究中,Tardif JC 等将普罗布考和多种维生素进行比较,以探讨两者之间在防治 ISR 方面的差异性,证实普罗布考具有防治 ISR 方面的价值,这是目前为止规模最大的关于普罗布考防治 ISR 的研究。该研究将 317 名接受了 PTCA 的患者随机分为普罗布考组(500mg/d)、安慰剂组、多种维生素组(维生素 C 500mg、维生素 E 700U、β 胡萝卜素 30 000U)及普罗布考+维生素组。给药时间从术前 1 个月至术后 6 个月。结果显示,安慰剂组管腔内径平均减少 0.38 ± 0.50mm,多种维生素组 0.33 ± 0.51mm,联合组为 0.22 ± 0.46mm,普罗布考组为 0.12 ± 0.41mm;再狭窄发生率分别为 38.9%、40.3%、28.9% 和 20.7%;实验表明,普罗布考可以显著降低 PTCA 再狭窄发生率。

(三) 罗格列酮

研究表明,对于伴有代谢综合征的 PCI 术后患者,罗格列酮可以降低其不良心血管事件的危险性和发生率,从而改善临床预后。相关的动物实验表明,介导 VSMC 迁移和增殖的生长因子可以被罗格列酮抑制,而 VSMC 的迁移和增殖是 PCI 术后血管内膜增生过程中的关键因素。

三、放射治疗

既往研究证实,无论是 β 射线还是 γ 射线的同位素照射都可以造成 VSMC 细胞核中的 DNA 单链或双链出现断裂,抑制 VSMC 过度增殖,所以在冠状动脉内进行放射治疗可以抑制血管内膜增生,使 ISR 的发生率明显降低,但前提是合理地控制放射剂量。并且射线对周围正常血管的影响还在进一步研究中,另外近距离放射治疗对设备要求高,晚期血栓形成风险高,目前还无法广泛应用于临床。

四、基因治疗

基因治疗是在分子生物学的理论和技术基础上,通过特制导管将生长因子或细胞因子基因、血管活性物质基因等导入内皮细胞、VSMC 等靶细胞中,使其转录翻译,从而达到治疗 ISR 的目的。该过程大多采用反转录的方式,转染血管内皮细胞,使内皮细胞得到修复或者诱导 VSMC 凋亡或抑制其增殖。基因治疗包括细胞毒性基因治疗及针对细胞内信号转导因子、转录因子、细胞因子、生长因子等一系列的基因治疗方法,目前均限于动物实验阶段,尚未进入临床。

五、斑块消融治疗

(一)准分子激光冠状动脉斑块消融术

20 世纪 80 年代,准分子激光首次使用于动脉粥样硬化的治疗中,最初是用于下肢动脉的粥样斑块的消融,以改善由于血管狭窄导致的肢端缺血。在冠状动脉支架出现之前,临床上只能对冠状动脉狭窄处进行单纯的球囊扩张术,其术后血管发生再狭窄或闭塞的风险较高,所以有学者提出了用激光治疗冠心病的理论,并且由于粥样硬化组织可以将激光吸收而不会损伤周围组织,激光冠状动脉斑块消融术在当时成为治疗冠心病的一种新方法。

虽然当时的几个大型临床研究都对激光在冠状动脉狭窄的治疗效果上进行了肯定,但在之后的临床应用中仍然遇到了一些难点。首先,用于治疗的激光发射装置体积庞大,操作复杂,在使用前需要长时间的校准和预热。其次,当时的介入导管不论在材质和操作性上远未达到今天的水平,所以激光治疗的优势和效果受到了一定程度的限制,同时如何精确控制用于治疗的激光能量也是当时存在的一大技术难题。因此,各种并发症如冠状动脉夹层、急性血栓等的发生率在当时的激光治疗围术期一直较高,故激光治疗逐渐被其他技术取代。

后来,随着介入材料和激光技术的不断进步,激光发射器的体积不断缩小,操作的便捷度和安全性也较之前有了大幅提高,在疗效和临床预后方面得到了保障。故近年来,激光治疗再次出现在心血管介入治疗的手段当中,尤其是在 ISR 的治疗方面。尽管 PCI 治疗经过了数十年的发展,其药物洗脱支架相较于裸金属支架在 ISR 的发生率方面也得到了明显降低,但仍有高达 10% 的患者在 PCI 后会发生 ISR。一项临床对照研究显示,激光冠状动脉斑块消融术在治疗 ISR 时与单纯球囊扩张相比可以获得更大的管腔横截面积和直径,同时可以减少更多的内膜增生组织,通过平均 6 个月的随访发现,激光冠状动脉斑块消融术治疗的靶血管再次发生血管事件的概率更低,证实了激光消融在治疗 ISR 时是安全有效的。

（二）冠状动脉支架内旋磨术

冠状动脉支架内旋磨术的基本原理是通过高速旋转的磨头去除支架内增生的内膜组织，来达到治疗 ISR 的目的，旋磨后仍需要进行支架内的球囊扩张，将残存的增生组织贴壁，保证支架内管腔内的通畅。但有研究显示，旋磨治疗 ISR 后 6 个月的支架内最大直径要比常规球囊 PTCA 治疗后的支架内直径小，说明旋磨治疗后的支架内管腔面积在后期丧失较大，可能与旋磨刺激内膜增生有关，因此目前旋磨治疗不能作为治疗 ISR 的首选方法。

六、切割球囊

在 PCI 术中，切割球囊可以通过侧面的数个刀片在扩张时对粥样斑块组织进行纵行切割，减少球囊扩张中发生的"西瓜子效应"，即病变两端扩张不充分，从而减少支架植入后的 ISR 发生。另外对于 ISR 病变，也可以通过切割球囊对支架内增生的内膜组织进行切割并再次植入支架进行治疗。

国外有研究通过血管内超声（IVUS）发现，切割球囊治疗 ISR 病变并植入 BMS 与单独应用 DES 治疗 ISR 的疗效相当。还有学者将 428 例 BMS 植入术后发生 ISR 的患者随机进行切割球囊和普通球囊的治疗，随访后发现，两组患者再次发生 ISR 的概率及最小管腔直径、主要不良心血管事件的发生率均没有发现统计学差异，但切割球囊组在球囊扩张过程中发生球囊移动的比例相较于普通球囊组更低，而球囊移动会对周围组织造成损伤以增加额外的 ISR 发生的风险。

七、药物涂层支架

随着数十年的发展，DES 的 ISR 发生率已较前有了明显下降，其表面涂抹的药物能有效抑制内膜增殖。有研究结果显示，在 ISR 发生率方面，西罗莫司 DES 组为 14.3%、紫杉醇 DES 组为 21.7%、单纯球囊扩张组为 44.6%，西罗莫司 DES 组的再狭窄率和靶血管血运重建率均低于紫杉醇 DES 组和单纯球囊扩张组。而对于再次植入支架治疗 ISR 方面，目前存在的争议主要集中在再次植入的 DES 是相同药物涂层还是不同药物涂层。不同药物涂层的 DES 从理论上来说可以解决药物抵抗导致 ISR 发生的问题，但有研究显示，对于西罗莫司支架植入后发生的 ISR，再次植入相同支架后其再狭窄发生率、晚期管腔丢失率及靶血管血运重建方面，相对于植入紫杉醇支架后并没有统计学差异。

八、药物涂层球囊

目前药物涂层球囊在首次 PCI 治疗患者中的使用仍存在较大争议，但是已有大量研究证实了其在 ISR 治疗方面的有效性。日本有学者将药物球囊在治疗 ISR 方面的疗效与普通球囊做了对比，发现在随访 6 个月后，药物球囊组治疗后的再狭窄发生率为 4.3%，而普通球囊组则为 31.9%。还有国外的另一项随机对照研究将药物球囊治疗 ISR 的效果与 DES 做了比较，发现在治疗后的最小管腔直径方面，DES 植入组优于药物球囊组，但是在临床事件和再狭窄的发生率方面，两组没有发现统计学差异。在国内的一项多中心研究中，将 220 例 ISR 患者随机分为紫杉醇药物洗脱球囊治疗组和紫杉醇支架植入治疗组，经过 9 个月的随访后发现，两组在治疗后的血管晚期管腔丢失和再狭窄的发生率方面无统计学差异，且两组在术后 12 个月时的复合临床事件发生率方面也无统计学差异。关于在治疗 ISR 方面究竟是药物球囊还是 DES 更具优势，目前尚存在争议，但对于已经在狭窄段植入多个支架，或对延长双联抗血小板治疗的出血风险较大的 ISR 患者,药物球囊的优势已经得以证实。

九、生物可降解支架

近年来,冠心病介入治疗中的重大突破之一便是 BRS 的出现,它不仅克服了 DES 的一些缺点,如植入后血管出现的即刻弹性回缩及后期的血管重塑,其携带的抗增殖药物也可抑制内皮增殖,并且在植入后逐步降解,可以解除支架对血管的弹性束缚,使内皮细胞功能得到恢复的同时增加管腔面积,减少支架晚期贴壁不良的概率。另外,可以很大程度地减少由于内皮化不全所导致的晚期支架内血栓形成,还可以在植入后进行计算机断层扫描(CT)和磁共振成像的影像学随访而不引起伪像。BRS 植入冠状动脉后一般在 3 年左右可完全降解吸收,无残留的异物结构,避免了支架内部结构的长期暴露,因此可以降低晚期和极晚期支架内血栓形成的风险。不仅如此,研究者还发现以镁合金作为骨架的 BRS 在降解过程中产生的负电荷还具有抗血小板的作用。除此以外,支架长度也是支架内血栓形成的危险因素之一,BRS 的降解过程可以减少支架长度对支架内血栓形成的影响。但 BRS 进入临床应用时间尚短,还存在一定的局限性及安全性的问题。目前 ABSORB 系列 BRS 有较充足的临床数据,尽管在最初的小规模单组试验中表现出了较低的 5 年主要不良心血管事件发生率,但在随后的更大规模与 DES 的随机对照研究(ABSORB Ⅱ)中,其 1 年随访结果并未与 DES 组呈现显著差异。同时也有学者质疑 BRS 并不能完全避免晚期支架内血栓形成,还可能导致比 DES 更多的晚期管腔损伤,其优越性和安全性有待更大规模的随机对照试验加以验证。

十、其他新型支架

ISR 的发生与支架本身的特点也具有一定相关性,如支架的材质、形态、直径、长度、嵌入内膜深度、支撑面厚度、药物释放速度等,都可以改变支架植入后的血管微环境、凝血状态和血流动力学状态,这些改变都会对血管内膜的增生和血管重构产生影响,从而导致 ISR 的形成。所以基于这一理论,近年来涌现出了一批新型材料及设计的支架,但均还处在动物实验阶段,尚未进入临床。

1. Combo 支架　该支架以不锈钢作为骨架材料,表明涂层药物为可降解的聚合物载体(西罗莫司)和抗 CD34 抗体。动物实验证实,Combo 支架可以捕捉血小板内皮细胞黏附分子,从而最大程度地抑制血管内的炎症、免疫反应和内膜增生,减少 ISR 的发生。

2. 携带一氧化氮(NO)纳米颗粒支架　生理状态下,NO 可以调节冠状动脉血流量,有效减少血栓形成。有研究利用热扫描法、傅里叶转换红外光谱分析及电子显微镜等发现,携带一氧化氮(NO)纳米颗粒的支架能明显降低血小板黏附率,也许可以成为未来减少 ISR 发生率的支架之一。

3. Aktl 小干扰 RNA 嵌入支架　Aktl 蛋白具有促进 VSMC 增殖的作用,有研究将含有 Aktl 小干扰 RNA 纳米粒子的透明质酸涂抹至支架表面,并以二硫低分子交联聚乙烯亚胺作为基因载体,其植入动物血管后的 ISR 发生率明显低于 DES 植入组,显示出良好的安全性和稳定性。

4. 携带阿仑膦酸脂质体支架　PCI 术后血管内膜过度增生的重要机制之一就是免疫和炎性反应,有研究将阿仑膦酸脂质体涂抹于支架表面,植入动物血管后可通过抑制血管内皮的白细胞聚集,减少内膜增生,从而预防支架内再狭窄的发生。

经过广大科学工作者的不断探索,再狭窄的防治取得了一个又一个成果,ISR 的发生率不断下降。随着对支架内再狭窄的发生机制及危险因素的进一步研究,以及治疗支架内再狭窄的一些新技术、新方法的出现,相信 ISR 发生率会进一步下降,冠状动脉支架治疗冠心病的长期治疗效果也会进一步改善。

（杨毅宁）

参 考 文 献

［1］KOMASTU T,YAGUCHI I,KOMASTU T,et al.Impact of insulin resistanceon neointimal tissue proliferation after 2nd-generation drug-eluting stent implantation.Tex Heart inst J,2015,42(4):327-332.

［2］ISAAZ K,BAYLE S,LAMAUD M,et al.Immediate and long-termresults of a modified simultaneous kissing stenting for percutaneous coronary intervention of coronary artery bifurcation lesions.J Invasive Cardiol,2013,25(3):126-131.

［3］KUME T,OKURA H,MIYAMOTO Y,et al.Natural history of stent edge dissection,tissue protrusion and incomplete stent apposition detectable only on optical coherence tomography after stent implantation preliminary observation.Circ J,2012,76:698-703.

［4］BONTA P I,POLS T W,van TIEL C M,et al.Nuclear receptor Nurrl is expressed in and is associated with human restenosis and inhibits vascular lesion formation in mice involving inhibition of smooth muscle cell proliferation and inflamation.Circulation,2010,121(18):2023-2032

［5］BONTA P I,POLS T W,van TIEL C M,et al.Nuclear receptor Nurrl is expressed in and is associated with human restenosis and inhibits vascular lesion formation in mice involving inhibition of smooth muscle cell proliferation and inflamation.Circulation,2010,121(18):2023-2032.

［6］LI W,WANG H,KUANG C Y,et al.An essential role for the Id1/PBk/Akt/NFKB/Survivin signalling pathway in promoting the prolifevation of endothelial progenitor cells in vitro.Mol Cell Biochem,2012,363(1-2):135-145.

［7］OZAKI Y,LEMOS P A,YAMAGUCHI T,et al.A quantitative coronary angiography-matched comparison between a prospective randomized multicenter cutting balloon angioplasty and bare metal stent trial(REDUCEⅢ) and the Rapamycin-Eluting Stent Evaluation At Rotterdam Cardiology Hospital(RESEARCH) study.Eurolntervention,2010,6(3):400-406.

［8］PARK S J,KIM K H,OH I Y,et al.Comparison of plain balloon and cutting balloon angioplasty for the teatment of restenosis with drug-eluting stents vs bare metal stents.Circ J,2010,74(9):1837-1845.

［9］张瑶俊,徐波,陈绍良.光学相干断层成像技术在冠心病中的临床应用与进展.南京:江苏凤凰科学技术出版社,2016,139-147.

第二十五章
干细胞在心血管疾病治疗中的应用

第一节 概　述

干细胞(stem cell,SC)是一种存在于多细胞生物中能分化成其他类型细胞的细胞,并可以分裂产生更多相同类型的干细胞。对干细胞的研究源于 20 世纪 60 年代多伦多大学 Ernest A. McCulloch 和 James E. Till。在哺乳动物中,有两种广泛存在的干细胞类型:从胚泡内细胞团分离的胚胎干细胞,以及在各种组织中发现的成体干细胞(祖细胞)。在成人生物体中,干细胞和祖细胞充当身体的修复系统。在发育中的胚胎,干细胞可以分化为特化细胞,如外胚层、内胚层和中胚层(参见诱导性多能干细胞),也参与维持再生组织(如血液、皮肤或肠组织)的正常周转。

在人类有三种已知的自体成体干细胞来源:骨髓、脂肪组织(脂肪细胞)和血液,干细胞也可以在出生后从脐带血中取出。在所有干细胞类型中,自体采集涉及风险最小。根据定义,自体干细胞来自患者本身。随着技术的发展,可以将干细胞转化(分化)为具有与肌肉或神经等各种组织细胞特征一致的特化细胞类型。目前认为,通过体细胞核转移或去分化产生的胚胎细胞系和自体胚胎干细胞将是未来干细胞治疗的新策略。

干细胞具有两个属性,即自我更新和分化潜能。自我更新指在保持未分化状态的同时经历多次细胞分裂循环的能力。分化潜能指分化为特定细胞类型的能力。严格意义上,要求干细胞是全能的或多能的,即能够产生任何成熟的细胞类型。目前认为存在两种机制来确保维持干细胞群的自我更新。①强制性不对称复制:干细胞分裂成与原始干细胞相同的一个母细胞和分化的另一个子细胞。当干细胞自我更新时,它会分裂并且不会破坏未分化的状态,这种自我更新需要控制细胞周期及多能性;②随机分化:当一个干细胞发育成两个分化的子细胞时,另一个干细胞发生有丝分裂并产生与原始干细胞相同的两个干细胞。

细胞潜能指干细胞的分化潜能(分化成不同细胞类型的潜力)。人胚胎干细胞,包括尚未分化的干细胞集落和神经细胞(分化后细胞类型)。多能胚胎干细胞起源于胚泡内的内细胞团(inner cell mass,ICM)细胞,这些干细胞可以成为胎盘外的体内任何组织。只有来自胚胎早期阶段的细胞(称为桑椹胚)才具有全能性,即能够成为体内所有组织和胚胎外的胎盘。

多能(又称全能)干细胞(pluripotent stem cell,PSC)可分化为胚胎和胚外细胞类型,最终发育成一个完整的生物体。由卵子和精子细胞融合而成的受精卵细胞,在前几个分裂产生的细胞也是全能的,因此保证了人体组织和器官形成。多能干细胞是全能细胞的后代,并且可以分化为几乎所有的细胞,即来自三种胚层中的任何一种的细胞。多能干细胞可以分化成许多细胞类型,但只能分化成密切相关的细胞系。寡能干细胞只能分化为少数细胞类型,如淋巴或骨髓源性间充质干细胞(bone marrow-derived mesenchymal stem cells,BMSC)。单能细胞只能产生一种细胞类型,它们自身具有自我更新的特性,这使它们与非干细胞(如不能自我更新的祖细胞)区别开来。

通常通过是否可以再生组织来区分与鉴定干细胞。例如,明确是否为骨髓或造血干细胞(hematopoietic stem cell,HSC)可观察移植细胞修复机体的能力。这表明细胞可以长期产生新的血细胞。也可以从移植个体中分离干细胞,其本身可以移植到没有 HSC 的另一个体中,表明干细胞能够自我更新。

干细胞的性质可以用体外实验方法来证实,如克隆形成测定法可评估单个细胞的分化和自我更新能力。干细胞也可以通过细胞表面标记来分离。然而,体外培养条件可以改变细胞的行为,因此,关于一些成体细胞群是否为真正的干细胞存在相当大的争议。

胚胎干细胞(embryonic stem cell,ESC)是胚泡内胚层细胞的早期胚胎细胞。受精后 4~5d,人胚胎达到囊胚期,此时它们由 50~150 个细胞组成。ESC 是多能的,在发育过程中产生三种主要胚层的所有衍生物:外胚层、内胚层和中胚层。换而言之,当对特定细胞类型给予足够和必要的刺激时,它们可以发育成成体的 200 多种细胞类型中的所有类型。

在胚胎发育期间,内细胞团细胞不断分裂和分化。例如,胚胎背部的外胚层分化为神经外胚层,将分化为未来的中枢神经系统。在发育后期,神经调节使神经外胚层形成神经管。在神经管阶段,前部经历脑部化以产生或“模仿”大脑的基本形式。在这个发展阶段,中枢神经系统的主要细胞类型被认为是神经干细胞。这些神经干细胞是多能的,因为它们可以产生许多不同神经元类型的大量多样性,每种类型具有独特的基因表达、形态学和功能特征。从干细胞产生神经元的过程称为神经发生。神经干细胞的一个突出例子是放射状神经胶质细胞,因为它具有独特的双极形态,并且可以跨越神经管壁厚度而伸长的能力,因此在历史上它具有一些神经胶质特征。放射状神经胶质细胞是发育中的脊椎动物中枢神经系统的原代神经干细胞,位于发育中心室系统附近的心室区。神经干细胞向神经元谱系(神经元、星形胶质细胞和少突胶质细胞)发育,因此它们的分化潜能有限。

迄今为止,几乎所有研究都采用源自早期内细胞团的小鼠胚胎干细胞(mice embryonic stem cell,mESC)或人胚胎干细胞(human embryonic stem cell,hESC)。这两种干细胞都具有干细胞的基本特征,但它们维持未分化状态需要非常不同的环境。在体外培养时,mESC 需要一层明胶作为细胞外基质(用于支持),并且需要在血清培养基中添加白血病抑制因子(leukemia inhibitory factor,LIF)。近来研究发现,含有 GSK3B 和 MAPK/ERK 抑制剂的药物也可以维持培养的干细胞多能性。hESC 可以在小鼠胚胎成纤维细胞(MEF)的饲养层上生长,但需要 bFGF/FGF-2)。失去干细胞干性维持的条件,ESC 将快速分化。

hESC 通常由几种转录因子和细胞表面蛋白来界定。转录因子 Oct4、Nanog 和 Sox2 形成核心调节网络,抑制分化和维持多能性。最常用于鉴定 hESC 的细胞表面抗原是糖脂阶段特异性胚胎抗原 3 和 4 以及硫酸角质素抗原 Tra-1-60 和 Tra-1-81。通过使用 hESC 在实验室中产生神经细胞或心脏细胞等特化细胞,科学家们可以在不从患者身上取出组织的情况下获得成人细胞。通过这些特殊的成人细胞,探讨疾病的发病机制以及细胞对潜在新药的反应。

第一项干细胞人体试验于 2009 年 1 月获得美国食品药品监督管理局的批准,真正的人体试验直到 2010 年 10 月 13 日才开始,是在亚特兰大进行脊髓损伤研究。但 2011 年 11 月

14 日,进行该试验的 Geron 公司宣布停止进一步开发干细胞。作为多能细胞的 ESC 需要特定信号进行正确分化,如果直接注入另一个体内,ESC 将分化成许多不同类型的细胞,导致畸胎瘤。将 ESC 分化为可用细胞同时避免移植排斥仍然是当前面临的障碍。但由于其无限增殖及其多能性,ESC 仍然是再生医学和组织替代重要的潜在细胞来源。

胎儿位于胎儿器官中的原始干细胞被称为胎儿干细胞。有两种类型的胎儿干细胞,流产后获得的胎儿组织以及出生后获得来自胚外膜的胚外胎儿干细胞。胎儿干细胞与成体干细胞不同,它们并非不死,但是具有高水平的细胞分裂,并且是多能的。

成体干细胞也称为体细胞干细胞,是维持和修复相应组织的干细胞。儿童以及成人均存在成体干细胞。多能成体干细胞很少见,通常数量很少,但在脐带血和其他组织中少量存在。骨髓是成体干细胞的丰富来源,已被用于治疗包括肝硬化、慢性肢体缺血和晚期心力衰竭在内的多种疾病。骨髓干细胞的数量随着年龄的增长而降低。在干细胞和构成干细胞环境的细胞中,DNA 损伤随着年龄的增长而累积,DNA 损伤是干细胞功能衰竭的主要原因。

大多数成体干细胞具有谱系限制性,通常涉及其组织来源(间充质干细胞、脂肪干细胞、内皮干细胞、牙髓干细胞等)。应激耐受细胞是最近发现的多能成体组织中的多能干细胞类型,包括脂肪、皮肤成纤维细胞和骨髓,可通过其 SSEA-3(一种未分化干细胞的标志物)和一般间充质干细胞标志物(如 CD105)来识别。当进行单细胞悬浮培养时,细胞将产生类似胚状体形态及基因表达的簇,包括经典多能性标记 Oct4、Sox2 和 Nanog。

成人干细胞治疗已成功用于多年,通过骨髓移植治疗白血病和相关骨/血癌。成人干细胞也用于动物肌腱和韧带损伤的治疗,在研究和治疗中使用成体干细胞并不像使用 ESC 那样具有争议性,因为成体干细胞的来源不需要破坏胚胎。此外,如果成体干细胞是从预期的受体(自体移植物)获得的,那么基本上就无排斥的风险。因此,美国政府正在为成人干细胞研究提供更多资金。

羊水中也存在多能干细胞。这些干细胞非常活跃,在没有饲养细胞的情况下也能迅速扩增,并且不具有致瘤性。羊膜干细胞是多能的,并且可以在脂肪细胞、成骨细胞、成肌细胞、内皮细胞、肝细胞和神经细胞系中分化。羊水中的干细胞克服了使用人类胚胎作为细胞来源的伦理障碍。第一个羊膜干细胞库于 2009 年在美国马萨诸塞州梅德福市由 Biocell Center 公司开放,并与世界各地的医院和大学合作。

与 ESC 不同,成体干细胞的分化潜能有局限性。然而,重编程允许从成体细胞中产生多能细胞,被称为诱导多能干细胞(induced pluripotent stem cell,iPSC)。这些细胞不是成体干细胞,而是成体细胞,成体细胞(如上皮细胞)被重编程以产生具有多潜能性的细胞。利用蛋白质转录因子进行遗传重编程,得到了具有 ESC 样功能的多能干细胞。有学者使用转录因子 Oct3/4、Sox2、c-myc 和 Klf4 首次将小鼠成纤维细胞重编程为多能细胞。随后其他学者使用了另一套因子 Oct4、Sox2、Nanog 和 Lin28 证实成体细胞重编程能力。

iPSC 和 ESC 虽然具有许多相似的性质,如多能性和分化潜能,多能性基因的表达,表观遗传模式,拟胚体和畸胎瘤形成及可行的嵌合体形成等,但它们并不等同。有趣的是,iPSC 的染色质似乎比 ESC 更为"闭合"或甲基化。同样,ESC 和 iPSC 之间的基因表达模式,甚至是来自不同来源的 iPSC 之间的基因表达模式存在明显的差异。由于体细胞的可"重编程",帮助制造第一只克隆动物多利羊的伊恩维尔穆特宣布他将放弃体细胞核移植作为研究的途径。

此外,诱导的多能干细胞具备治疗优势。像 ESC 一样,它们是多能的,具有巨大的分化潜力;从理论上讲,它们可以在人体内产生任何细胞。此外,与 ESC 不同,它们可能允许医生为每个患者创建多能干细胞系。事实上,冷冻血样可以用作诱导多能干细胞的来源,为获得有价值的细胞开辟了新的途径。患者特异性干细胞允许在药物治疗之前降低移植排斥的风险。尽管目前 iPSC 在治疗上的用途有限,但它仍具有将来用于医学治疗和研究的潜力。

为了确保自我更新,对称分裂产生具有干细胞特性的两个相同的子细胞。另一方面,不对称分裂仅产生一种干细胞和具有有限自我更新潜力的祖细胞。祖细胞可以在最终分化成成熟细胞之前经历几轮细胞分裂。对称和不对称分裂之间的分子差异可能在于子细胞之间细胞膜蛋白(如受体)的差异分离。另一种理论是干细胞由于其特定的环境因素而保持未分化。干细胞在离开特定的环境时就会分化,或者不再接收这些信号。

干细胞治疗是使用干细胞来治疗或预防疾病或病症,骨髓移植是干细胞治疗的一种形式。干细胞治疗具有一些优点。它可能会减轻正在治疗的疾病或病症的症状,从而减少患者的药物摄入量。但也存在一些缺点,如在移植之前需用放射方式移除人的原有细胞,或者因为患者的免疫系统可能靶向干细胞而可能需要使用免疫抑制。避免免疫反应的方法是使用来自同一患者的干细胞。某些干细胞中的多能性也可能导致难以获得特定的细胞类型。因为不是所有细胞群体均匀分化,获得所需的确切细胞类型较为困难。

正在研究干细胞治疗的疾病和病症包括糖尿病、类风湿关节炎、帕金森病、阿尔茨海默病、骨关节炎、卒中和创伤性脑损伤修复、由于先天性疾病导致的学习障碍、脊髓损伤修复、心肌梗死、抗癌治疗、秃顶逆转、替换缺失的牙齿、修复听力、恢复视力并修复角膜损伤、肌萎缩侧索硬化症、克罗恩病、伤口愈合、由于精原干细胞缺失导致的男性不育等。

利用干细胞产生类器官的研究也在进行中,这将有助于进一步了解人类发育、器官发生和复制人类疾病模型。

第二节 干细胞参与组织再生的机制

随着再生医学的发展、细胞移植,尤其是干细胞移植将会成为治愈如帕金森病等各种顽症最有潜力和疗效的方法,关于修复的机制,有一种观点认为组织接受损伤信号后,损伤部位或迁移入损伤部位的干细胞增殖、分化,以完成组织重建。现在认为干细胞移植后,作用于组织再生和修复的机制主要有:干细胞横向分化为受体组织特性细胞、干细胞诱导受体组织生成新生细胞及细胞融合。

一、细胞融合

体内组织中,特别是肝脏、胎盘、肌肉、骨骼、脑等,多数的细胞移植试验中均有细胞融合现象的发生;而在其他一些组织中,似乎修复后的新生细胞与细胞融合并无关联。体内干细胞与体细胞的融合,对于机体组织,特别是肝脏、大脑、肌肉等重要脏器再生和自我修复功能来说是一种可能的机制,而细胞融合在发育生物学和多细胞有机体生理学上又有着重要的意义。

(一) 体内干细胞融合的机制

最简单的细胞融合机制为 SNAREs 和 class Ⅰ 病毒融合蛋白诱导发生的病毒与细胞的融合及酵母间的融合。它们通过 α-螺旋束结构来促使膜的毗邻和融合。现在的研究表明,干细胞与组织细胞的融合似乎不是通过这种机制使脂质双分子层彼此接近。因为除了syncytin(一种后病毒包膜蛋白),在各种细胞融合过程中还没有发现一种与 SNAREs 和 class Ⅰ病毒融合蛋白相似的细胞表面蛋白。Ⅱ型病毒与宿主细胞的融合没有 α-螺旋束的形成,这也证实了 α-螺旋束的形成并非细胞融合所必需的。细胞融合机制是胞内的信号蛋白在融合位点富集后于下游细胞表面受体处发挥作用。其他类型的细胞融合也可能包含着这一类似的胞内信号转导通路。这种细胞间融合事件可能使用一种双向融合体系,而不是像病毒融合蛋白那样的单一的融合剂。多蛋白复合体通过改变附加膜蛋白活性直接或间接地使脂质双分子层稳定性解除,从而形成融合孔,使毗邻的两个细胞融合。

(二) 细胞骨架肌动蛋白和细胞融合

成肌细胞融合过程中的多种细胞融合蛋白在调节细胞骨架肌动蛋白中发挥作用。这些蛋白包括 Drac,控制肌动蛋白聚合;Mbc、Drac 的上游调控子;Kette 及威-奥综合征蛋白依赖性肌动蛋白细胞骨架重组的调控子等。Drac 的结构变异或 Kette 的功能失活不影响融合过程的早期阶段,但都阻断融合孔的形成。细胞骨架肌动蛋白可能在转运必需蛋白至融合位点的过程中起作用,或者可能像脚手架一样起到稳定细胞膜和胞内生物膜之间的作用。另外,细胞骨架可能通过在脂质双分子层上产生机械拉伸直接影响脂质融合。因此,细胞骨架肌动蛋白可能是细胞间融合的基本需求。而且,除了细胞间融合外,细胞骨架还在其他膜融合事件中有广泛的作用。

(三) 细胞融合的组织差异

对干细胞融合的深入研究发现,它是在某一组织中特定的细胞类型条件下进行的。移植的干细胞可以与肝细胞、心脏细胞和浦肯野细胞融合。而这些受体细胞本身就有着非常特殊的特性:肝细胞和心脏细胞通常有两个或更多的核,并且先前的研究还显示浦肯野细胞也可以是多倍体。这些细胞如何变成多倍体的,是通过融合还是未完全分裂尚不得而知。因此,干细胞与这些细胞系的融合可能会是形成它们通常的多倍体状态最简单的一种方法。移植干细胞后形成血管首次证明了成体干细胞具有多能性,这表明骨髓来源的细胞有成血管潜能。成血管细胞是胚胎中血细胞和生成血管细胞的祖细胞。通过 FISH 和流式细胞检测,融合细胞染色体倍性正常,表明这个过程不是融合的结果。给受体移植脐带血后,在眼睛里会有旺盛的新生血管生成。因此,人和小鼠的 HSC 都可以不通过融合而形成新生的血管,非融合而成的成血管细胞应当是 HSC 发育的正常途径。

二、干细胞诱导组织再生

间充质干细胞(mesenchymal stem cell,MSC)通过其多潜能分化能力、免疫调节特性及通过营养促进愈合的能力在组织稳态和再生中发挥重要作用。因此,作为许多组织类型的损伤和疾病的治疗方式,MSC 越来越受到关注。特别是在连接组织中,MSC 能够调节急性损伤后的炎症微环境,并观察到它们与天然的组织细胞相互作用,促进细胞增殖和基质合成。尽管如此,利用 MSC 输送进行结缔组织修复的疗法在体内产生了不同的结果。这可能是由于周围的微环境与植入的 MSC 信号传递的不协调,这种损伤在很大程度上被破坏。在健康的组织中,干细胞存在于促进自我更新,控制活化并防止干细胞群消耗的微环境中。损伤后,这种微环境经历了许多突变,导致其他细胞类型和密度的不同、可溶性信号的浓度和组合及潜在的基质通道位置的差异。这种基因改变可能影响 MSC 的反应,在设计能够指导MSC 分化、驱动免疫调节、刺激信号转导和促进功能愈合的工程化干细胞微环境方面引起了人们巨大的兴趣。

由于成体 MSC 具有自我更新和多能分化的能力,以及它们在营养信号转导和免疫调节中发挥的关键作用,因此成年 MSC 是再生医学的有力候选细胞类型。MSC 是首次在成年骨髓中发现的非造血多能细胞的异质群体,它们在异体移植后形成骨。这些细胞表现出成纤维细胞样形态和自我更新的能力,这些细胞可以分化为间充质谱系。尽管目前还没有已知的基因表达谱来确切鉴定 MSC,但国际细胞治疗学会的间充质干细胞和组织干细胞委员会已经设计了一套确定这些细胞的最低标准。细胞必须是基质黏附的,分化成骨细胞、脂肪细胞和软骨细胞,并表现出表面标记子集的特定表达谱。

有人提出,干细胞存在于组织中的血管周围,闭塞的血管可以通过从骨髓中募集细胞来补充缺失的 MSC。血管周围的微环境也涉及维持干细胞的增殖,如神经组织、牙髓和骨髓基质等。血液中的旁分泌信号和细胞间相互作用可能对干细胞的维持和功能有重要影响。

干/祖细胞群位于组织本身内,并且细胞更多地依赖于与周围细胞外基质(ECM)直接接触以维持和调节功能。在肌腱中,通过跟踪小鼠髌腱内肌腱干细胞的位置,在组织内鉴别出干细胞群体。观察到这些细胞位于平行的胶原原纤维链之间,表明 ECM 在维持肌腱干/祖细胞群方面具有重要作用。同样,在韧带中也鉴定出能够多向分化的细胞。然而,负责维持肌腱和韧带内多能干细胞群体的机制尚不清楚。当前有研究者构建干细胞微环境模型,用于阐明健康和结缔组织受损者干细胞诱导的机制。

干细胞具有促进组织修复和重建的营养能力,以及调节受伤后免疫应答的能力,因此具有很强的临床应用前景。具体而言,与病原体暴露或凋亡后的适应性和先天免疫系统中的细胞类似,MSC 主动应对压力或损伤。尽管未分化的 MSC 不表达主要组织相容性复合体 II 类抗原,但是研究发现在暴露于炎性微环境后主要组织相容性复合体 II 类抗原在细胞表面上调。MSC 可以抑制其他炎症细胞类型(包括 B 细胞和自然杀伤细胞)的增殖和细胞因子释放。在特定的连接组织中,MSC 可以减少动物模型中修复肌腱内的炎症细胞和肌腱与骨界面的浸润。间充质干细胞与自然结缔组织细胞类型之间的细胞通讯很重要,但其他研究人员也研究了这些在生理相关基质上的相互作用,以了解细胞-基质相互作用在调节细胞类型之间的通讯中发挥的作用。

三、干细胞横向分化为受体组织特性细胞

干细胞是一种未充分分化、尚不成熟的细胞,具有再生各种组织器官和人体的潜在功能,医学界称为"万用细胞"。干细胞最大特征是具有自我更新、高度增殖、多向分化的潜能,可以定向诱导分化为几乎所有的细胞,具有多次反复分裂和自我复制的能力,能够在各种机体组织内分化成相应的细胞。干细胞的发育受多种内在机制和微环境因素的影响。

目前人类 ESC 已可成功地在体外培养。ESC 是全能的,具有分化为几乎全部组织和器官的能力。而成年组织或器官内的干细胞一般认为具有组织特异性,只能分化成特定的细胞或组织。研究发现,ESC 可以横向分化为其他类型的细胞和组织,为干细胞的广泛应用提供了基础。

干细胞的横向分化是指在一定环境诱导下干细胞转变为其他组织系统的细胞,即跨系统甚至跨胚层分化的特征,也称为"可塑性""脱分化""反向分化"或"转决定",这是 20 世纪末干细胞领域的突破性进展。骨髓间充质干细胞是骨髓基质的重要组成部分,是骨髓中除造血干细胞以外的另一类具有多向分化潜能的干细胞,具有获取方法简单、体外扩增培养

容易、移植后免疫反应轻和组织修复速度快的优势。由于骨髓间充质干细胞可分化为成骨细胞、神经细胞、心肌细胞、软骨细胞、脂肪细胞、肌腱细胞、肾小管上皮细胞、消化道上皮细胞、肺细胞、肝细胞等,骨髓间充质干细胞已成为移植领域最有前景的种子细胞。肝卵圆细胞来自终末小胆管 Hering 管细胞,其数量与肝损伤的严重程度有关。卵圆细胞具有双能干细胞特征,能增殖分化成肝细胞和胆管细胞。卵圆细胞膜表面表达造血干细胞的一些抗原标志,如 c-kit、flt-3、Thy-1 和 CD34。这提示肝细胞与造血干细胞之间有密切关系。随后越来越多的研究证明造血干细胞参与了肝组织损伤后的再生和修复过程。

关于横向分化的调控机制目前还不清楚。大多数观点认为干细胞的分化与微环境密切相关。骨髓移植可致受体在肝损伤后肝内出现少量肝细胞样细胞,在一定病理条件下,骨髓细胞可能作为肝细胞的祖细胞,提示干细胞根据所处不同环境,其分化方向有较大的可塑性。肝损伤时骨髓中的某些细胞可分化为肝细胞,而在肝脏没有损伤时却未发现任何骨髓源性干细胞演变为肝细胞或胆管细胞的证据,将骨髓间充质干细胞和肝细胞混合培养,既可以促进成熟肝细胞体外增殖,同时又可以促进骨髓干细胞向肝细胞分化,这表明肝实质细胞与骨髓干细胞是相互作用的。

目前治疗肝衰竭最有效的方法是进行肝组织或肝细胞移植,但由于肝源匮乏,自体肝细胞获取困难,增殖性差,给治疗带来一定的难度。利用自体骨髓干细胞在肝损伤等选择性压力下可横向分化为肝细胞的特性,实现肝组织重建,纠正肝细胞代谢和合成功能障碍,而且自体骨髓干细胞具有获取和培养较容易,无来源限制,无免疫排斥,不易受病毒、肿瘤污染等的优点,骨髓干细胞转化为肝干细胞可作为生物人工肝的肝细胞来源。干细胞的医学应用还包括体外制造人体器官,然而这比体内移植干细胞要复杂得多。干细胞和动物工程的结合将有可能解决这一问题,如通过形成嵌合体(在严格的控制下,使动物的某些器官来源于人体干细胞),这些来自人体干细胞的器官可应用于临床移植治疗。

干细胞技术可为细胞治疗、基因治疗和组织工程研究开辟新途径。不同组织干细胞的横向分化的发现拓展了组织再生与修复研究的新领域,为组织再生、修复创造新途径。通过多能干细胞定向诱导分化为不同目的细胞和应用基因修饰体外进行改造,进行细胞治疗和基因治疗已成为近年的研究热点。

第三节 干细胞移植与缺血性心肌病治疗

一、干细胞在缺血性心肌病中的应用概述

在世界范围内,心力衰竭(heart failure,HF)的患病率日益增加,给患者和公共卫生系统带来了沉重负担。迫切需要更为有效的治疗手段来改善目前心血管疾病防治现状。近年来干细胞技术发展迅速,缺血性病因(特别是心肌梗死后)所致的心力衰竭,通过心肌再生手段可望极大地改善患者心脏功能和生活质量。

缺血性心肌病(ischemic cardiomyopathy,ICM)是指由于长期心肌缺血导致心肌局限性或弥漫性纤维化,从而导致心肌收缩和(或)舒张功能受损,引起心脏扩大或僵硬、充血性心力衰竭、心律失常等一系列临床表现的综合征。其临床表现与特发性扩张型心肌病相似,但在本质上 ICM 是一种由冠状动脉供血减少引起的严重心肌功能失常。本病 5 年病死率为50%~84%,预后不佳,其主要死亡原因是进行性心力衰竭、心肌梗死(myocardial infarction,

MI)、严重心律失常和猝死。心肌缺血诱导的心肌细胞凋亡,成纤维细胞增生,导致心室重构和左心室收缩能力下降。尽管药物治疗、冠状动脉旁路移植术(CABG)和经皮冠状动脉介入治疗(PCI)等常用治疗策略能够一定程度恢复缺血部位的血液供应,并相对减轻患者疼痛,但因心肌缺血坏死,而心肌细胞再生能力低,患者预后较差。因此,最理想的治疗可能是使心肌细胞再生的心脏祖细胞或其他外源性多能干细胞疗法。

干细胞通过诱导分化为心肌细胞,促进血管生成,促进内源性心脏干细胞增殖,并分泌细胞因子、趋化因子和生长因子以激活内源性修复反应来修复损伤的心脏,抑制细胞凋亡和纤维化,抑制心室重建并改善短期/长期心脏功能。干细胞治疗(stem cell therapy,SCT)克服了传统疗法的诸多缺陷,成为 ICM 治疗领域的研究热点。在过去 10 年中,已经使用包括 iPSC、BMSC、ESC、MSC、骨骼肌成肌细胞(skeletal myoblasts,SM)和 HSC 在内的不同细胞类型来评估基于细胞治疗的潜力。有研究人员对 17 名心脏病患者进行了心脏干细胞移植治疗,一年后瘢痕组织减少了大约 50%,心功能得以改善。虽然针对 ICM 的 SCT 为患者带来了新的希望,但仍面临艰巨挑战。首先是安全问题,如 iPSC 存在致瘤性,而且效率低,传统途径生成 iPSC 的效率不足 1%。此外,干细胞的给予形式、细胞类型和剂量,细胞分离程序和细胞移植的时机可能对心脏功能恢复及相关不良反应有着重大影响。

Menasche 及其同事在 2001 年首次报道了使用 SM 治疗 MI 后左心室功能障碍的研究。随后研究者就干细胞在 ICM 中的治疗作用进行了多项体内和体外试验,还包括多项临床试验。美国 NIH 数据显示迄今已有 27 项关于干细胞在 ICM 中作用的临床研究(表 25-1)。

表 25-1 干细胞在缺血性心肌病治疗中的部分临床试验

试验时间(年)	临床试验编号	干细胞类型	移植途径	结果
2009~2012	NCT00824005	BMC	心肌内	无显著差异
2008~2013	NCT00768066	MSC+BMSC	心肌内	心肌梗死面积减少,心功能改善
2008~2012	NCT00684060	BMSC	冠状动脉内	无显著差异
2009~2013	NCT00474461	c-kit$^+$CSC	冠状动脉内	心肌梗死面积减少,心功能改善
2009~2012	NCT00893360	CDC	冠状动脉内	瘢痕面积减少
2008~2015	NCT00711542	BMC	冠状动脉内	心功能改善
2013~	NCT01569178	BMC	冠状动脉内	Ⅲ期受试人员招募中

注:BMC,骨髓源性祖细胞;BMSC,骨髓间充质干细胞;MSC,间充质干细胞;CSC,心脏干细胞;CDC,心肌球源性细胞;更多有关于干细胞在缺血性心肌病中的临床试验信息参见 https://clinicaltrials.gov。

二、间充质干细胞

在众多的干细胞类型中间充质干细胞(MSC)具有其独特性,使其可能成为比其他细胞类型更好的心脏修复选择。与其他成体干细胞相比,MSC 免疫原性低,并具有免疫调节性质,因此可以将它们视为同种异体细胞治疗产品。此外,MSC 能够产生多种有益的旁分泌细胞因子,促进移植后梗死部位的毛细血管和内源性心肌细胞的生成,且来源丰富,故而是干细胞治疗的很好选择。许多随机对照试验(randomized controlled trial,RCT)和荟萃分析显示 MSC 移植可安全有效地增加左室射血分数(left ventricular ejection fraction,LVEF),减少 MI 面积并改善心功能。然而,也有一些 RCT 和荟萃分析表明,MSC 移植对心脏功能改善有限。

MSC 移植治疗的一个主要限制因素是移植的祖细胞存活率低。据报道,移植后 4d 祖细胞存活率低于 0.44%。其可能原因是由局部炎症反应,局部缺血、缺氧,坏死心肌组织细胞毒性细胞因子的产生增加所导致。为了提高移植干细胞的存活率,研究者进行了大量试验,Pouzet 等发现注射细胞的剂量与治疗效果呈线性关系。Meruz 等就此进行了第一次临床研究,以调查移植干细胞剂量与治疗效果之间的关系。在 3 个月的随访调查中,他们发现患者 LVEF 改善程度显著依赖于移植细胞的数量。然而也有不一致的研究结果。Strauer 等的研究表明,当患者接受不同剂量的移植干细胞时,患者受益情况并无明显差异。TOPCARE-AMI 临床试验(临床试验编号:NCT00711542)结果显示,干细胞给予剂量与左心室功能的改善和梗死面积的减少无关。一些研究甚至表明,给予干细胞数量的增加可能会使 LVEF 恶化。这是因为心肌细胞微环境中细胞存活的有限支持物质只能保证一定数量的细胞存活。当移植细胞的数量过高时,难以获得足够的氧气和营养,细胞死亡率较高。此外,更高数量的移植细胞可能会刺激细胞凋亡,从而不能增加梗死区域细胞存活率。

由于 MSC 治疗的细胞剂量与疗效之间的关系仍存在争议,因此研究的重点是通过多种方法改善 MSC 移植后细胞的存活率和治疗效果。这些方法包括应用基因工程 MSC 加上合适的组织工程材料,以及药物预处理。另外一项大型的多中心临床研究(NCT01569178)的 Ⅰ/Ⅱ 期临床试验结果显示了 MSC 良好的安全性和治疗效果。除此之外还有正在进行的关于自体和同种异体 MSC 在急性(NCT00877903)和慢性 MI(NCT00768066)中疗效的临床试验,其结果将有助于 MSC 治疗措施的开发和安全有效性评估。

三、胚胎干细胞

尽管 MSC 具有优势,但胚胎干细胞是胚泡衍生的细胞,与自然过程最为接近,ESC 可通过直接分化为心肌细胞或通过旁分泌作用改善心肌缺血后的心脏功能,且 ESC 衍生的心肌细胞不需要添加任何重编程诱导基因。然而,ESC 也存在重要的限制因素,如免疫排斥和伦理学问题,因而 ESC 一直未进入临床试验。在几项临床前研究中,Menasché 等将非致畸人 ESC 衍生的心脏祖细胞移植到大鼠和非人灵长类动物的心肌梗死模型中,证实了这些细胞对心脏功能改善的有效性。此外还发现将 ESC 衍生的心脏祖细胞的纤维蛋白斑块移植到心力衰竭患者的梗死区心外膜比多次肌内注射更有效。这些数据为进入 Ⅰ 期临床试验奠定了基础。最新研究利用 hESC 生成的心肌细胞,成功修复了心肌梗死猴子受损的心肌(受损组织的修复成功率平均可达约 40%),首次在灵长类动物身上成功完成了此试验。首次人类胚胎干细胞衍生祖细胞在严重心力衰竭中作用的临床试验(ESCORT,NCT02057900)于 2013 年启动,其中一例在 3 个月随访时间点的时候检查显示 LVEF 从 26% 改善至 36%,且未发生心律失常、肿瘤形成或免疫抑制相关的不良事件。这些数据表明 hESC 衍生祖细胞转移至患病心肌具有相对良好的安全性和耐受性。然而,仍需要更广泛、长期的随访以及更多的受试者来进一步探明 hESC 在心脏再生医学中的安全性和有效性。

四、诱导性多能干细胞

诱导性多能干细胞发现至今已十余年。2006 年,Takahashi 等发现小鼠成纤维细胞可以在导入 *OSKM*(*Oct4*、*Sox2*、*Klf4* 和 *c-myc*)基因后生产 iPSC(图 25-1),其特征与 ESC 相似,可以分化为几乎任何类型的细胞。2007 年,Thomson 等通过引入不同的因子,包括 OSNL(Oct4、Sox2、Nanog 和 Lin28)成功生成了人的 iPSC。2012 年 Yamanaka 和 Gurdon 因其对

iPSC 的杰出贡献而获得诺贝尔生理学或医学奖。iPSC 相较于 ESC 最大的优势在于 iPSC 来自于自身重编程的体细胞,很大程度上减少了伦理学争议和免疫排斥问题,因而具有更好的应用前景。尽管如此,iPSC 也存在许多不足,最突出的是安全性(因为要导入相关基因,如 c-myc 具有致瘤性,并且作为载体的病毒也存在安全问题),此外效率低下和体细胞的选择也是尚未彻底解决的问题。

最近,人类 iPSC 已成功实现三个心脏谱系的分化(心肌细胞、平滑肌细胞和内皮细胞),当移植到心肌梗死的猪模型中时可以观察到细胞植入的心肌细胞和心脏功能的改善,且无室性心律失常的发生。但也有不同的报道,有研究发现将人类 iPSC 衍生的心肌细胞植入缺血性心肌病的猪模型后 8 周可检测到植入的心肌细胞,虽然未观察到肿瘤的形成,但移植细胞的长期存活率低,并且心脏功能得到改善。这些矛盾的研究结果和 iPSC 本身存在的安全问题,都提示我们在临床应用 iPSC 之前,需要探明体细胞选择、植入途径、诱导条件、安全性保障等问题。

诱导IPS细胞

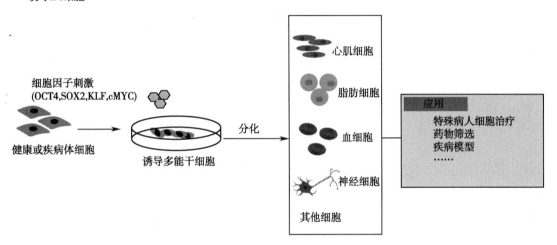

图 25-1　IPSCs 的诱导分化及应用

五、总结与展望

心肌依靠稳定的富氧血液来维持细胞存活和正常生理功能。心肌缺血发生后,犯罪血管供血区域开始出现心肌死亡,并在该区域形成瘢痕组织。尽管心脏收缩能力强,但缺血后受损的部分心肌便不能如正常心肌般收缩泵血。由于心肌细胞的损失和再生不足,随着时间的推移,这种心肌损伤常常导致慢性心力衰竭。因此,缺血性心肌病患者可能会面临一生的维持治疗(包括药物和其他治疗)来预防再次心脏病发作并尽可能维持其正常功能。这促使人们努力通过细胞移植或通过促进内源再生过程来寻找心肌细胞替代疗法。细胞移植治疗的发展正在迅速推进,有些正在临床试验中进行评估。

使用干细胞的新疗法可能会修复和再生损伤的心脏组织,这种干细胞可能会分化成为各种心脏细胞类型(表 25-2)。然而,干细胞在心血管疾病中的应用尚处于初期阶段,一些研究表明干细胞移植后心脏功能改善甚微,而另外一些研究显示心脏功能改善显著。研究产生了如此多样化的结果,部分原因是研究人员采取了不同的方法来收集和使用干细胞。一些干细胞是从捐献者的骨髓中提取的,有的则来自患者自己的心脏,目前尚不清楚哪种干细胞和移植途径的组合是最佳方案。像任何其他疗法一样,将干细胞注入心脏可能会失败或导致副作用。如果干细胞来自异种或同种异体,那么人体的免疫系统可能会产生排斥反应。移植的干细胞如果不受心脏传导系统的支配将会导致心律失常的发生。移植细胞存活低等问题也是未来需要攻克的难题。此外,通过刺激内源性再生过程也是很好的选择,因为它可能提供非侵入性治疗途径并规避同种异体移植所需的免疫抑制。

表 25-2 各类干细胞在缺血性心肌病中应用优势与缺点

干细胞类型	优势	缺点
间充质干细胞	免疫原性低,可以使用异体细胞	需要更多的研究判断其长期疗效
胚胎干细胞	有效地分化为三个主要胚层	伦理学问题,免疫排斥
诱导性多能干细胞	来源丰富,再生能力强且可与宿主心肌细胞整合	致瘤性,移植前需要进行诱导分化

第四节 干细胞移植与糖尿病治疗

据美国国家卫生研究所数据表明,截至 2018 年,糖尿病患者已达到 3 000 万人,8 400 万人有糖尿病前期症状;接近 10% 的人已经患有糖尿病,33% 的人面临糖尿病的威胁,其医疗开销占美国医疗保健费用的 1/4。患有 2 型糖尿病(T2DM)的人群中 90%~95% 的患者伴随血糖水平升高,一方面是体内胰腺 B 细胞分泌的胰岛素不足,另一方面是组织不能有效利用胰岛素。在胰岛素分泌不足或胰岛素抵抗的情况下,葡萄糖就会留在血液中,无法被人体有效利用和转运。与 1 型糖尿病(T1DM)不同的是,它不是代谢性疾病而是一种自身免疫性疾病,而高血糖可能是因为 B 细胞受到免疫系统的攻击,使其功能紊乱,进而胰岛素分泌水平下降。目前,*The Edmonton Protocol* 已经使很多顽固性的 T1DM 患者受益。这则议定书旨在通过移植等方式代替失功能的 B 细胞,来恢复胰岛细胞功能。然而,这种方法面临着移植排斥和免疫抑制治疗带来的风险。移植可以有效地控制 T1DM 的进展,但只有 10% 的人在胰岛移植 5 年后不依赖胰岛素的注射。胰岛移植也面临着器官供不应求的问题。因此,有效的 B 细胞替代,降低 B 细胞死亡,是十分必要的。而目前诱导腺管祖细胞向 B 细胞发展引起了广泛的关注。

干细胞治疗糖尿病同样是围绕着其分化为胚胎内任何细胞的能力这一概念而展开的。利用这一多能性,通过精密地控制其分化为特定的组织类型,为多种疾病治疗提供另一选择,包括 T1DM 中的胰腺 B 细胞替代治疗。

一、人胚胎干细胞和诱导性多能干细胞的应用

胚胎干细胞(ESC)具有向胰岛素样细胞分化的潜能。大量研究表明 FGF 可以诱导 ESC 向胰岛样细胞分化。体内外试验表明,移植 hESC 诱导的胰腺内皮层后,可促进小鼠机体糖代谢和细胞增殖能力增加。极小胚胎样干细胞(very small embryonic-like stem cell,VSEL)通过给伴有胰腺坏死小鼠静脉注射后,结果表明其能够移植到宿主胰腺,同时存活下来。

除了在 hESC 保持其多能性的时候对其进行提取,通过 iPSC 同样也被应用于提取多

能性细胞。值得注意的是,iPSC 是通过诱导分化成熟的成体细胞的多能性而产生。hESC 是一种胚胎干细胞,通过掌控其未分化的状态保持其多能性。不同的是,iPSC 通过对已经分化成熟的细胞进行逆向工程,转化为有多能性的细胞。在 Nandal 等的一项研究中,通过成簇规律间隔短回文重复序列(clustered regularly interspaced short palindromic repeats,CRISPR)/Cas9 系统将人胰腺细胞成功诱导为 iPSC,并提供了详细的试验方案。这种方法非常诱人:①在糖尿病研究中,一个主要的治疗方法是构建胰岛细胞移植到 T1DM 患者体内,不然患者只会面临 B 细胞密度减少、功能降低的后果。如果最终的目标是创造出能工作的胰岛细胞移植到胰腺,从胰腺细胞开始,构建一个 iPSC 将使治疗更容易和更有效,因为其保留了一定的胰腺功能。②许多当前的 iPSC 创建方法都需要使用病毒作为一种 DNA 重建和/或传递的载体。在构建 iPSC 的工程中减少了病毒转基因或外源性因素干扰的发生。因此,外源因素对降低抗原产生和移植排斥反应的发生率的影响较小。③CRISPR/Cas9 系统价格低廉,容易操作,更加直观。这个系统使基因工程科学的成果造福更多人。简单地说,iPSC 构建和研究条件较为理想,也可以最大限度地发挥干细胞研究的潜力和影响。

然而,iPSC 技术是否优于 hESC? Rezania 组将人胚胎 S7 细胞和 iPSC 细胞系进行了比较以回答这个问题。正常生理状态下,胰腺 B 细胞是自我调控的,这意味着针对葡萄糖水平,B 细胞自身分泌胰岛素应对,在葡萄糖水平降低时胰岛素分泌减少防止低血糖的出现。然而,模仿这种生理功能较为困难,特别是在体内研究。当给小鼠模型注射 Rezania 组的人胚胎 S7 胰岛素分泌细胞时,有对葡萄糖敏感阳性的表现。但是,对葡萄糖的反应能力较正常 B 细胞低,S7 细胞的治疗有逆转糖尿病的表现。事实上,胚胎诱导的 S7 细胞在小鼠体内逆转糖尿病的速度较胰腺祖细胞诱导的 iPSC 速度更快。因此,iPSC 产生胰岛素分泌细胞的效率不高,可能较 hESC 效率低下。在小鼠实验中这 2 种细胞的使用对于糖尿病逆转有可比性,联合使用或许是一种选择。

不同研究者同时利用 iPSC 和 hESC 成功构建了多种功能型人胰腺 B 细胞(SC-B 细胞)。这种 SC-B 细胞在体内可分泌糖敏感型胰岛素,比功能低下的胰岛细胞和人 B 细胞效率更高。当给小鼠注射这种 SC-B 细胞后,分泌的胰岛素可直接入血,当机体摄入葡萄糖后可刺激分泌人胰岛素。体内 SC-B 细胞克服了人 B 细胞替换的诸多限制;然而,临床应用这种细胞及预防免疫排斥仍需要进一步研究。

成人干细胞构建胰岛素生成细胞(insulin-producing cell,IPC)中,hESC 的使用存在伦理争议,也有其致肿瘤风险的报道,这 2 种因素都限制了 hESC 治疗 T1DM 的可能。同时因为构建 iPSC 的方法问题,其也有致肿瘤及基因突变的可能。但是,经过深入研究后,成人组织诱导干细胞构建 B 细胞仍成为可选择的治疗方法。

研究表明从胎儿胰腺提取的人祖细胞可在体内产生功能型胰岛素生成细胞 IPC,小鼠体内注射可维持小鼠血糖正常水平。然而,如果肠道祖细胞体内可以被诱导分化为 B 细胞,同时可以保持在 T1DM 患者体内正常工作,避免自身免疫攻击,那么这种方法治疗 T1DM 可以被认为是合理的。但这种诱导方法涉及 B 细胞生长复杂的分子信号通路。在一项突破性的研究中,证明 IPC 可通过小鼠肠道祖细胞诱导生成,这种方法是敲除了叉头框蛋白 O1(forkhead box protein-O1,FOX-O1),它是一种胰腺发育过程中 B 细胞生长的转录因子。这个项目中的研究人员发现了许多敲除 FOX-O1 后下游重要的因子和信号通路。FOX-O1 敲除可以激活 Wnt 信号,从而抑制了神经源素 3(Neurog3)对内分泌细胞分化的作用。激活 Wnt 信号通路也可以增加氨基端增强子(Aes)的分解,这对抑制 Notch 信号和 HES-1(两者参与抑制胰腺的发育)从而促进 IPC 十分重要。体外试验通过敲除 FOX-O1 而产生的 IPC 能够分泌胰岛素来对血糖水平做出反应,这意味着这种方法在 T1DM 的治疗中有研究的价值。这个发现为 B 细胞再生提供有力证据,也使 T1DM 的治疗迈出了重要的一步。

脂肪组织诱导的干细胞(adipose-derived stem cell,ADSC/ASC)也被证明有治疗 T1DM 的可能(表 25-3)。Chandra 等的研究中探索出了一种新的试验方案,能够诱导 ASC 向胰岛样细胞分化。这种方法效率较高,可产生 57%~71% 的 PDX-1+细胞(一种调控胰腺发育和 B 细胞分化的因子),以及 47%~51% 的 C 肽阳性细胞(诊断糖尿病的重要标记)。这种胰岛样细胞发育在体内外都可起作用:可使注射的小鼠保持正常的血糖水平 1 个月。也有研究人员通过静脉移植 ASC 治疗 STZ 诱导的糖尿病。这种方式可成功为糖尿病小鼠胰腺移植 ASC,并且发育出有功能的 B 细胞。发育后的 B 细胞同时又具有再生功能。

表 25-3 治疗糖尿病干细胞的优势和弊端

来源	潜在利用	优势	弊端
人胚胎干细胞(hESC)	1. 胰岛素生成细胞 2. 包含 hESC 的移植载体 3. 物种间器官生成	1. 体内 hESC 诱导胰腺细胞向 B 细胞分化 2. 基因整合时意外发生较少 3. 逆转小鼠糖尿病较 iPSC 快 4. 产生胰岛素生成细胞较 iPSC 快	1. 涉及医学伦理问题 2. 缺乏公众支持 3. 胚胎来源受法律限制
诱导多能干细胞(iPSC)	1. 胰岛素生成细胞 2. 与囊胚互补,体外生成功能型胰岛细胞 3. 物种间器官生成	1. 外源性的 iPSC 可产生功能型胰岛 2. CRISPR/Cas9 系统的使用可降低组织生成的时间和资金消耗 3. 排除了畸胎瘤的风险 4. 逆转糖尿病的效率和 hESC 类似 5. 避免了伦理问题	1. 使用前需要提升机体免疫耐受能力 2. 在产生胰岛素生成细胞方面效率较 hESC 低下 3. 有病毒基因转入机体的可能
肠道祖细胞(IPC)	胰岛素生成细胞	B 细胞生成较为简便	为控制其向葡萄糖相关胰岛素分泌,需要控制多种转录因子
脂肪组织诱导干细胞(ADSC/ASC)	胰岛样细胞群	1. 从脂肪组织获取干细胞较为方便 2. 目前的方法生成 ASC 效率高	生成方法需要在大型实验动物体内验证

二、间充质干细胞的应用

(一) 向 IPC 分化

向 IPC 分化的潜能被认为是 MSC 能减轻 T2DM 的首要机制。胰腺内分泌区的分化受转录因子如 PDX-1、Ngn-3、NeuroD1、Pax4 和 Pax6 的调控。为了诱导 MSC 分化为 IPC，需要正确的细胞编辑来激活这些通路。有研究通过培养鼠骨髓源性间充质干细胞（bone marrow-derived mesenchymal stem cell，BM-MSC），在高糖培养基中加入烟酰胺、高浓度葡萄糖、β-巯基乙醇，第一次获得未完全分化且表达胰岛素和巢蛋白的 IPC。此后，许多研究人员对此方案进行改进，提高了分化和生成效率；然而，在体内的试验结果不尽人意。Moriscot 等通过使用腺病毒载体编码鼠 PDX-1 诱导的人 BM-MSC 向 IPC 分化，以及由此产生的细胞有根据葡萄糖水平释放胰岛素的能力。Chandra 等报道了从小鼠脂肪组织诱导干细胞生成 IPC，这种细胞体内培养 10d 后可以在胞质内产生许多分泌颗粒。海藻酸钙包裹的 IPC，移植时转入链脲佐菌素诱导的糖尿病小鼠，可以保持血糖正常 2 周。一些研究人员最近指出，脐带血干细胞，尤其是华顿氏胶诱导的间充质干细胞（Wharton′s Jelly-derived Mesenchymal stem cell，WJ-MSC）可以成功地分化成 IPC，其他比较研究也证明了这一点，且与骨髓源性间充质干细胞相比，WJ-MSC 向成熟的 B 细胞表型分化潜能较好。Tsai 等注射了未分化的 WJ-MSC 表达绿色荧光蛋白（green fluorescent protein，GFP）到非肥胖糖尿病（non-obese diabetes，NOD）小鼠并观察共定位胰腺中 C 肽和 GFP 的变化，提示 WJ-MSC 在体内可以分化为 IPC。有人比较了 WJ-MSC 的分化潜能和 BM-MSC，结果显示两者均能够形成胰岛样群。这种试验的培养基中含有烟酰胺、激活素、肝细胞生长因子、exendin-4、五肽胃泌素。PDX-1、胰岛素分泌、胰岛素 mRNA 的表达以及分化的 WJ-MSC 中 C 肽的水平和 BM-MSC 有极大的相关性。

然而，许多试验中分化细胞生存时间较短，这也限制了有效组织和腺病毒载体的使用。直接移植 MSC 被认为是一种避免不理想结果出现的有效方式。事实上，移植未分化的人胎盘诱导 MSC 或者有生物兼容性的微囊为载体的 IPC 都能降低 STZ 诱导糖尿病小鼠的高血糖，同时保持 15d 的正常血糖水平。移植的 MSC 能够很好地定位于糖尿病小鼠损伤胰腺组织。但是只能找到小部分的胰岛素阳性细胞，因此不能完全地促进胰岛细胞再生。Ianus 等的研究中，移植 BM-MSC 后检测到成熟 B 细胞，尽管只有 1.7%～3.0% 是骨髓源性。这种方法在 Lechner 等的研究中却没有发现明显移植 BM-MSC 向胰腺 B 细胞分化。这些研究会让人觉得胰岛细胞再生不能分化为胰岛祖细胞，因此，MSC 能否保持血糖水平正常仍有争议。

（二）促进胰腺 B 细胞再生

除了能够促进向 IPC 分化，MSC 也能够促进内分泌胰岛 B 细胞再生。许多细胞因子和生长因子可由 MSC 通过旁分泌和自分泌的途径增加表达，从而参与修复过程。单独或者配合注射 MSC 后，可以观察到显著的分泌型 B 细胞再生和胰岛结构恢复。这可能受到 MSC 的调控，实验培养 MSC 后移植到小鼠体内同样能够调控血糖水平。旁分泌因子，如血管内皮细胞生长因子（VEGF）-α、胰岛素样生长因子（IGF）-1、PDGF-BB 及血管生成素也参与了细胞再生的过程。

（三）保护内分泌性胰腺 B 细胞

除了促进再生能力，MSC 被认为有免疫调控能力。MSC 因其低表达二型主要组织相容性蛋白（major histocompatibility complex，MHC）和共刺激分子，也被认为是一种免疫增强细胞。作为适应性免疫的主要效应器，T 细胞在自身免疫疾病和移植排斥中起了主导作用。然而，MSC 可以通过抑制 T 细胞的能量产生和使用，降低其增殖能力，进而促进 T 细胞耐受。此外，MSC 还抑制 B 细胞的增殖，降低多种免疫细胞功能，如分泌细胞因子，促进细胞毒性 T 细胞、自然杀伤（NK）细胞增殖和 B 细胞的成熟及相关抗体的分泌。MSC 的免疫抑制作用可以减轻自身免疫对胰腺 B 细胞的破坏。

有报道称 MSC 能促进胰岛在缺氧和氧化应激下的存活。在 Chdravanshi 等的研究中,与华顿氏胶诱导 MSC 共培养 48h 后,与未共培养的对照组相比,胰岛细胞表现出更高的存活率和更少的凋亡。除了增强抗炎因子在转化生长因子 β(TGF-β)的表达,也能降低促炎因子肿瘤坏死因子(TNF-α)的表达。MSC 共培养的胰岛细胞活性氧、一氧化氮和超氧离子水平下降,这说明 MSC 对胰岛细胞起到抗氧化损伤的保护功能。鉴于氧化应激损伤引起的高血糖是公认的糖尿病发展的主要病因之一,进一步研究 MSC 抗氧化能力促进胰岛存活的作用,或许能说明 MSC 联合胰岛移植的实用性。自噬是一种常见的细胞自我降解过程,细胞的降解和循环有利于维持细胞稳态。基础水平的自噬对于维持胰腺 B 细胞的结构和功能十分必要,缺乏和增强自噬都有可能促进 T2DM 的发生。Zhao 等发现和 BM-MSC 共培养可以显著缓解 INS-1 细胞的糖耐受。对 INS-1 的糖毒性表现为细胞活性下降、凋亡增加、基础胰岛素分泌和葡萄糖刺激胰岛素分泌受损。有研究表明 BM-MSC 可以促进自噬和自噬小体的生成。脐带间充质干细胞(UC-MSC)也能够通过自噬改善糖尿病病理状态。

(四) 缓解胰岛素抵抗

T2DM 患者胰岛细胞分泌胰岛素功能障碍与胰岛素抵抗同时存在,因此,上述试验中 MSC 治疗糖尿病的机制并不能完全用 MSC 的分化能力来解释胰岛细胞功能改善。Si 等首次发现 BM-MSC 移植通过激活胰岛素受体底物(IRS)-1 信号通路,减轻高脂饮食/STZ 诱导的 T2DM 大鼠的高血糖状态。炎症导致谷氨酸(glutamic acid,GLUT)-4 的易位和水平增加,进而导致 BM-MSC 介导的外周胰岛素靶组织胰岛素抵抗的改善。注入 MSC 在早期阶段(7d)可以恢复 B 细胞功能,减轻胰岛细胞的破坏,促进 MSC 募集至损伤组织,降低胰岛素抵抗,而在晚期(21d)输注仅改善胰岛素抵抗,这提示糖尿病有合理的早期治疗时间窗。Xiu 等发现 MSC 治疗的心肌梗死小鼠中外周组织的糖摄取增加,包括骨骼肌和脂肪组织。事实上,通过 Akt 的磷酸化检测和 GLUT-4 的表达可以反映出糖摄取的增加和胰岛素信号通路有一定的相关性。然而,MSC 降低胰岛素抵抗的机制还未完全阐明。

目前认为胰岛素抵抗与全身慢性低水平炎症有关。脂肪组织中的 M1 型巨噬细胞产生的细胞因子和趋化因子,如 TNF-α 和 IL-1β,被认为可以促发炎症和胰岛素抵抗的发生发展。然而,一种被称为 M2 型活化巨噬细胞已被证明在预防胰岛素抵抗中发挥作用。体内和体外试验表明骨髓间充质干细胞已被证明在皮肤创面和横纹肌溶解诱导的肾损伤中,可以促进巨噬细胞向 M2 极化。通过诱导 M1 巨噬细胞向 M2 型转化,UC-MSC 可以减轻 T2DM 小鼠的胰岛素抵抗。分析结果显示,IL-6 的表达增加归因于 M1 对 UC-MSC 的刺激。进而 IL-6 可以增加 IL-4R 在细胞内的表达,促进巨噬细胞 STAT6 磷酸化,最终将巨噬细胞诱导为 M2 表型。此外,来自脂肪组织来源的基质细胞也可以逆转细胞胰岛素抵抗,通过上调 GLUT4 基因,降低 IL-6 和纤溶酶原激活物抑制剂 1(PAI-1)基因表达,可恢复胰岛素水平和刺激葡萄糖摄取。还有研究表明,UC-MSC 通过调节周围胰岛素靶组织中 NLRP3 蛋白的表达,也可以减轻 T2DM 大鼠的胰岛素抵抗。关于 MSC 和胰岛素抵抗仍有许多问题尚待探索。但是,这些结果也为 MSC 治疗肥胖相关的胰岛素抵抗提供了新方向。

三、间充质干细胞治疗 T2DM 的临床应用

间充质干细胞治疗在动物模型上被大量证明能够恢复胰岛功能,降低胰岛素抵抗。这些结果都表明 MSC 用于临床的可能。目前关于 T2DM 的治疗有 96 项 Ⅰ/Ⅱ 期临床试验申请。有 13 篇研究评估了 MSC 治疗 T2DM 的效果。在这些评估方法中,糖化血红蛋白(glycated hemoglobin,HbA)和胰岛素水平常被用来评估 MSC 对 T2DM 的疗效。2008年,Estrada 等基于一年的随访第一次发现,联合 BM-MSC 移植和高压氧气治疗(hyperbaric oxygen therapy,HOT)可以有效降低糖化血红蛋白的水平。2009 年,Bhansali 等证明,单独 BM-MSC 的移植,10 例患者中有 7 例的胰岛素需求下降了 75%,其中 3 例停止了胰岛素的使用。然而,MSC 治疗有效期的衡量也是一个关键性的问题。Wang 等发现 HbA 水平会在治疗不到 1 个月内下降,然而,随后的下降水平并不明显。这使得 MSC 治疗 T2DM 需要进一步思考。

MSC 治疗的疗效较低是否因为使用频率较高仍需明确。另一方面,许多研究表明,MSC 分泌的生物学活性因子,如 VEGF、IGF-1 及 FGF,能够调控损伤组织的局部微环境,抑制细胞凋亡,提升免疫系统活性,增加组织再生和血管形成。系统性的注射要优于局部注射,因为 MSC 主要作用是其分泌性,而不是分化性。静脉注射不仅能够降低创伤,应用也很方便,特别是对于需要重复注射的患者。MSC 注射后,标记 MSC 后到达胰腺,然而常规使用 MSC 对其有效性的影响仍然未知。为了明确这个问题。Sood 等通过外周静脉常规注射 F-FDG 标记的 BM-MSC,来显示其进入体内后在胰十二指肠动脉和脾动脉的目标路径。PET 成像后表明 MSC 注射后归巢效果较好。静脉给药组没有明显的归巢现象,静脉给药首先入肺,然后才进入体循环。临床试验结果同样表明静脉给药效率较胰十二指肠动脉和脾动脉给药低。

另一需要思考的问题是,很少有动物实验将单独注射和多次注射对于糖尿病的治疗进行比较。研究结果指出,单次注射 MSC 的效果可能只会持续一段时间,不会超过 4 周。然而,有效时间一直没有定论。考虑到单次注射不会持续较长时间的有效性,许多临床试验开始采用多次注射,如 2~4 次/每 2~12 周。Bhansali 等的研究指出 12 周后第二次肘正中静脉注射 MSC 效果较胰十二指肠效果好。这也说明多次注射可能产生更久的有效性。

MSC 治疗的剂量仍是没有明确的问题。许多因素都会影响注射浓度,如细胞注射路径、活性、纯度和患者病情等。然而,动物实验结果表明 MSC 的疗效呈现浓度依赖性。在一项随机、安慰剂、浓度递增的实验中,患有 T2DM 的患者口服剂量为 $0.3×10^6$、$1.0×10^6$ 及 $2.0×10^6/kg$ 体重的 BM-MSC。12 周后,血红蛋白 HbA<70mg/L 患者达到 33%,这些患者接受的剂量都为 $0.3×10^6/kg$ 体重。报告高剂量有效的研究较少,对于合理的细胞剂量及其安全性仍然需要继续研究。

HOT 可以通过增加一氧化碳的机体合成浓度,促进干细胞活性及内皮祖细胞释放。有研究认为同时使用 HOT 和 MSC 移植具有协同作用。Estrada 和 Wang 等的研究表明,联合使用 HOT 和 MSC 可以降低 HbA 水平和胰岛素需求,且没有观察到 HOT 和 BM-MSC 的相互作用。目前,尚无对不同来源 MSC 治疗的临床效率进行比较的研究,或许是因为缺乏明确MSC 表型和功能的标准。

第五节 干细胞移植与其他心血管疾病的再生修复治疗

一、干细胞治疗与先天性心脏病

先天性心脏病(congenital heart disease,CHD),简称先心病,是一种发生于孕期最普遍的先天性异常。这种异质性疾病可能从心房或心室缺陷到复杂畸形,如主要血管的移位或完全缺失心腔。尽管不同的先心病死亡率可能有显著差异,但随着护理和医疗研究的进步,近年来总体预后有显著改善。手术是治疗先心病的的黄金标准,基于不同类型的先心病,采用单阶段或分阶段的干预。手术时间取决于缺陷的严重程度,患者在几天内或出生后数周内需要进行手术干预。对于法洛四联症患者,通常在出生后 3~6 个月需要手术治疗一次,其目的是缓解右心室而来的血流阻塞及关闭室间隔缺陷,但在病情进展中,患者需要更换手术中的内置物,如支架和假体等。尽管在胎儿和新生儿护理上取得了显著进展,对先心病患者的干预仍存在问题,如早期阻塞对于支架、假体植入物与婴儿的心脏生长不匹配。最终,许多先心病患者会发展为心力衰竭而急需心脏移植。即使在心脏移植后,患者 5 年生存率约为 60%。因此,多年来人们一直在努力为有先天性心脏缺陷患者寻找替代治疗方案。

考虑到干细胞具有再生潜能,使其成为包括冠心病在内的心血管等领域有效治疗手段。近年来,众多的临床前和临床研究评估了干细胞治疗在缺血性和非缺血性心肌病的疗效,显示了可行性和科学性。干细胞的不同群体如间充质干细胞和骨髓单核细胞在治疗心肌病方面也显示出令人鼓舞的安全性和有效性。

由于先心病解剖学的异质性和复杂性,研究出一种近似人类生理状态的动物模型相当具有挑战性。压力或容量性负荷过重而引起的右心室功能障碍和心力衰竭是大多数先心病的主要特征,包括左心发育不全综合征(hypoplastic left heart syndrome,HLHS)和法洛四联症。研究表明,采用肺动脉结扎法在大鼠、绵羊、猪压力过大右心模型上进行了评估,评价 26 种不同类型的干细胞(包括骨骼肌成肌细胞、脐带血干细胞、间充质干细胞)进行动物心内或心外注射的治疗作用,所有的研究都报告了这些干细胞能改善右室功能的结果。

此外,Yerebekan 等还对右室容量负荷过重的猪模型进行了心肌内脐带血单核细胞(umbilical cord blood monocytes,UCBMC)移植。作者植入了一个跨环补片和扭曲的肺动脉瓣,从而造成肺功能不全和右房容量过载,以此模拟法洛四联症血流动力学校正后的情形。结果显示脐带血单核细胞植入有增强右室舒张功能的作用,可能与血管生成增加有关。近年来 UCBMC 移植的安全性和可行性在猪模型中进行的评估得到了广泛的关注,这些研究都说明干细胞疗法在临床应用的可能。

尽管干细胞疗法对扩张型心肌病患儿有一定疗效,但对先心病患儿的疗效却很少报道,因此目前的认知相当有限。在先心病的各种类型中,人们一直更多关注干细胞疗法对 HLHS 的作用。2010 年,Rupp 等率先报道了给予伴有 HLHS 和持续性心力衰竭的重症 11 月龄婴儿冠状动脉内注射自体的骨髓源性祖细胞(bone marrow-derived progenitor cell,BMC),治疗 3 个月后,临床表现显著改善,降低脑钠肽,增加左室射血分数水平(从 22% 提升到 44%)。另一项研究报道了第一次在接受 II 期姑息治疗的 4 个月婴儿自体脐带血干细胞注射。随访 3 个月,右室射血分数从 30% 增加到 50%。然而,这一改善是否可归因于干细胞治疗、手术姑息或联合治疗仍不清楚,但干细胞治疗的作用不可否认。

一项针对患有 HLHS 的儿童在Ⅱ期或Ⅲ期姑息性手术后 4 或 5 周评估自体心肌球源性干细胞(cardiosphere-derived cell,CDC)冠状动脉注射的安全性和可行性的研究没有发现严重的副作用,表明该方法的安全性。与基线相比,在接受 CDC 治疗的患者中心功能(右室射血分数)显著增加。在 18 个月的随访中,与对照组相比,经 CDC 治疗组儿童表现出躯体生长正常、心力衰竭降低的状态。在 3 年的随访中这些儿童仍然保持着这种缓解的水平。

Rupp 等评估了 9 例伴随心力衰竭的重症儿童冠状动脉内灌注自体骨髓源性单核细胞的情况。无与手术相关的意外不良反应发生。此外,有 5 名患者的美国纽约心脏病协会评分和脑钠肽水平降低,说明自体骨髓源性单核细胞治疗对充血性心力衰竭应用有效。

二、干细胞治疗勃起功能障碍

勃起功能障碍(erectile dysfunction,ED)是一种影响着男性的常见性功能障碍性疾病,无关乎文化、宗教信仰和国籍。许多疾病发展至末期会出现勃起功能障碍,如糖尿病、高血压、动脉粥样硬化、创伤、盆骨手术及衰老的病理生理进程。基于干细胞的全能性,应用于 ED 治疗后可向平滑肌、内皮和神经组织分化,因此可起到修复阴茎组织损伤和恢复勃起功能的作用。

(一) 干细胞在糖尿病引起的 ED 中的作用

ED 是糖尿病的重要并发症。通过胰岛素控制血糖水平可以调整阴茎组织内炎症反应,降低糖基化产物(advanced glycation end products,AGE)及其受体。正常生理的勃起功能需要健康的神经、内皮和平滑肌组织。然而糖尿病会通过慢性的高血糖水平、缺氧和降低 NO 调控平滑肌松弛功能,损伤阴茎内血管动态平衡。另外,糖尿病会导致血管收缩因子如血管经张素Ⅱ和内皮素 1 活性增加。在 Bahk 等的研究中,给同时患有糖尿病和 ED 的患者海绵体内注射 HUCB-SC 约 1.5×10^7,可提升阴茎勃起功能。这种方法不仅没有发现免疫排斥的结果,还能够提升患者性欲、勃起功能和血糖水平。在动物模型中,移植 ASC 可显著提升糖尿病患者的勃起功能,这也说明干细胞治疗恢复勃起功能的合理性。糖尿病诱导的氧化应激也可调动骨髓内的内皮祖细胞(endothelial progenitor cell,EPC)至血液循环。Qui 等的一项研究表明褪黑素通过恢复海绵体内压力和平均动脉压可动员 T1DM 小鼠 EPC 和促进勃起功能。褪黑素可增加骨髓内超氧化物歧化酶水平、降低脂质过氧化物。组织学分析中,较高的内皮密度可增加海绵体,提高内皮细胞标志物,如血管内皮细胞(VE)钙黏蛋白和内皮型一氧化氮合酶(eNOS)水平。但是,当降低肾上腺髓质素水平时,成人干细胞治疗 ED 的效果就消失了。肾上腺髓质素的降低与 VE 钙黏蛋白和 eNOS 的表达降低有关。腺病毒诱导肾上腺髓质素过表达可显著改善这些糖尿病大鼠的勃起功能。VE 钙黏蛋白和 eNOS 的表达增加也与过度的肾上腺髓质素有关。给糖尿病引起的 ED 小鼠移植转染 VEGF-165 的 EPC 可改善勃起功能。表达 VEGF 的 ASC 通过刺激内皮细胞功能、增强平滑肌和周细胞含量对糖尿病大鼠勃起功能有治疗作用。ASC 和胰岛素同时治疗链脲佐菌素诱导的糖尿病大鼠能更加明显改善糖尿病大鼠 ED 和病理变化,使之接近正常水平。ASC 可表达 VEGF、抑制组织金属蛋白酶 1 和脂多糖诱导的趋化因子(lipopolysaccharide induced chemokines,LIX),保护部分海绵状内皮细胞、平滑肌细胞和 eNOS 阳性神经细胞,减少糖尿病大鼠细胞凋亡情况。

胰岛素治疗一方面可控制炎症反应,另一方面促进阴茎中衰老产物的代谢。骨髓间充质干细胞克隆注射通过恢复海绵状内皮细胞和平滑肌细胞、阴茎 nNOS、神经丝含量及诱导的 eNOS 磷酸化(Ser1177),勃起功能的各项指标均明显恢复。编码的 *KCNMA* 基因可在细胞膜形成活化的钾通道蛋白,其表达可引起功能离子通道介导细胞内 K^+ 流出,膜超极化,减少细胞的兴奋性。KCNMA1 增强了骨髓间充质干细胞治疗糖尿病相关 ED 的作用,能够提升糖尿病鼠的勃起功能。

(二)干细胞治疗在前列腺癌根治术引起 ED 的应用

前列腺癌(prostatic cancer,PCa)在北美和欧洲的发病率较高,但近年来,亚洲各地发病率增加。大约 94% 的前列腺癌患者都会采用前列腺癌根治术(radical prostatectomy,RP)。虽然保留神经手段的 RP 能够使得 ED 的发生率较低,但仍有相当数量的男性 2 年内有发生 ED。因此,理想的治疗方法以减少并发症和恢复损伤的海绵状神经为目标,以防止细胞凋亡,提高必要的血管舒张因子水平。许多临床前试验评估了干细胞疗法在 CNI 大鼠模型勃起功能再生中应用的研究。大鼠胚胎干细胞脑源性神经营养因子(brain-derived neurotrophic factor,BDNF)可诱导囊胚分化为神经细胞,转染并注射到模型鼠小腿或盆腔神经节,治疗组的勃起功能明显改善,同时神经丝增加。特性干细胞促进组织再生的能力,使之作为治疗 ED 的新的方向。关于 ASC,这些细胞已经被证明可以分化成施万(Schwann)细胞,它在轴突上形成髓鞘,被用来为周围的神经导管,促进神经修复。ASC 分泌神经营养因子导致神经细胞再生。临床前研究脂肪细胞的分化作用,结果也显示出其也能够促进勃起功能改善的结果。将 MSC 和非造血成体骨髓间充质干细胞移植导入小鼠模型中,与注射 p75dMSC 的动物相比,注射 rMSC 部分恢复了勃起功能。p75dMSC 分泌的 bFGF 可起到保护海绵体神经的作用。

因此,干细胞疗法对于在多种病理状态下引起的 ED,如动脉粥样硬化、糖尿病等,有一定的治疗作用,但其具体机制和有效性仍需要后期的探究。

(王　佐　曾召林　陈姣姣　陶　军)

参 考 文 献

[1] 陈灏珠.实用内科学.14 版.北京:人民卫生出版社,2013.

[2] 王国宏.干细胞治疗缺血性心肌病研究进展.中国介入心脏病学杂志,2015,48(5):286-290.

[3] ZENG Z L,LIN X L,TAN L L,et al.MicroRNAs:Important Regulators of Induced Pluripotent Stem Cell Generation and Differentiation.Stem cell reviews,2018,14(1):71-81.

[4] CHONG J J,YANG X,DOn C W,et al.Human embryonic-stem-cell-derived cardiomyocytes regenerate non-human primate hearts.Nature,2014,510(7504):273-277.

[5] D'AMARIO D,CABRAL-DA-SILVA M C,ZHENG H,et al.Insulin-like growth factor-1 receptor identifies a pool of human cardiac stem cells with superior therapeutic potential for myocardial regeneration.Circ Res,2011,108(12):1467-1481.

[6] ROTA M,PADIN-IRUEGAS M E,MISAO Y,et al.Local activation or implantation of cardiac progenitor cells rescues scarred infarcted myocardium improving cardiac function.Circ Res,2008,103(1):107-116.

[7] CAMBRIA E,STEIGER J,GÜNTER J,et al.Cardiac Regenerative Medicine:The Potential of a New Generation of Stem Cells.Transfus Med Hemother,2016,43(4):275-281.

[8] TSILIMIGRAS D I,OIKONOMOU E K,MORIS D,et al.Stem Cell Therapy for Congenital Heart Disease:A Systematic Review.Circulation,2017,136(24):2373-2385.

［9］SKYLER J S,FONSECA V A,SEGAL K R,et al.Allogeneic mesenchymal precursor cells in type 2 diabetes：a randomized,placebo-controlled,dose-escalation safety and tolerability pilot study.Diabetes Care,2015,38(9)：1742-1749.

［10］COOMBE L,KADRI A,MARTINEZ J F,et al.Current approaches in regenerative medicine for the treatment of diabetes：introducing CRISPR/CAS9 technology and the case for non-embryonic stem cell therapy.American journal of stem cells,2018,7(5)：104-113.

第二十六章

心血管疾病的基因治疗

第一节 概　述

心血管病（cardiovascular disease，CVD）严重危害人类健康，其死亡人数占死亡总数的1/3。虽然药物治疗和介入性技术能有效缓解和改善 CVD 症状，但仍迫切需要研发新的治疗方法防治心血管病。近年来，对 CVD 发生的致病基因及其分子机制的深入解析，使得通过基因治疗手段来调控特定基因表达水平和改善基因分子功能，从而达到防治 CVD 的策略成为一种可能。

1992 年人类首次成功地应用低密度脂蛋白受体基因治疗家族性高胆固醇血症，揭开了心血管疾病基因治疗的序幕。目前针对 CVD 的基因治疗方案的研究已取得很多进展，多项研究已经处于临床试验阶段。基因载体、体内导入方式、目的细胞类型、靶向基因等是影响基因治疗效果的主要方面。近 10 年，通过基因组编辑技术直接在体内修复致病突变或者敲除特定基因进行 CVD 防治的潜在新基因治疗方法已得到广泛关注。

人类基因治疗最初着眼于遗传病。目前发现的单基因病已有 6 000 余种，其中有临床表现的遗传病约 3 000 种。用基因治疗医治遗传病是一条理想的途径，当前治疗的对象主要是单基因缺陷遗传病，如腺苷脱氨酶（ADA）缺陷病、囊性纤维化、家族性高胆固醇血症、血友病 B（凝血因子Ⅸ缺乏）和黏多糖贮积症等。随着基因治疗基础研究的不断突破，基因治疗不仅用于治疗多种遗传病（如血友病等），也已开展恶性肿瘤、某些传染病（如艾滋病）、心血管疾病和糖尿病等的基因治疗研究。今后临床基因治疗的研究和应用范围将会进一步扩大。

作为一种新的治疗手段，基因治疗为许多疑难病症患者带来了希望，在临床疾病治疗中有着极大的发展潜力。然而，基因治疗还存在着许多问题和困难，其中一些在目前还是难以逾越的障碍。基因治疗在先天遗传性及后天获得性心血管疾病治疗中均具有广阔的发展前景。对心血管疾病致病机制的深入认识和疾病基因组学研究的发展，进一步促进了临床前基因治疗研究的发展。但基因治疗过程中存在的机体细胞免疫反应、外源基因表达水平不足、在体基因转导效率低等因素都成为基因治疗基础研究向临床应用转化的瓶颈。

近年来，基因导入载体和基因组编辑技术的发展为上述问题的改善和解决提供了新的思路。目前成簇规律间隔短回文重复序列（CRISPR）/Cas9 基因组编辑技术已经成功应用于动物模型的在体基因编辑，达到了显著改善血脂指标的疗效。进一步研究体内组织特异和高效的基因导入方式，提高基因编辑的靶向效率和特异性，并建立全面有效的安全评估实验体系，将推动基因治疗向临床应用的转化。

心血管基因治疗的潜力在 20 世纪 80 年代末开始显现,当时发现血管内导管技术可以直接进行动脉内基因转移。同时,高脂血症成为基因治疗的靶点,而支架内再狭窄、静脉移植物狭窄、心力衰竭、心律失常、难治性心绞痛和周围血管疾病等情况被认为是基因治疗的潜在靶点。在临床上的开创性工作是利用质粒基因转移治疗严重外周血管疾病,腺病毒载体首次应用于人类局部血管内导管介导的基因治疗。

尽管临床上有很大的热情和积极的临床前效果,但心血管疾病基因治疗的临床转化尚未取得很好的效果。有许多因素可能导致这种负面效应,包括目标位点的基因传递不足,破坏了转基因的潜力;特定转导策略的转基因表达时间太短;对潜在病理生理机制的了解不足,导致了回顾性不良的策略;以及往往缺乏有力的临床试验设计。已经产生了阴性结果甚至失败的几个突出的试验使研究人员回到实验室重新评估和设计更好的心血管疾病的载体和基因治疗方法。

在过去的 5 年里,心血管基因治疗在临床和概念上取得了重大进展。世界上第一种被批准的基因药物格里贝拉(Glybera),被认为是治疗严重脂蛋白脂肪酶缺乏的药物。尽管这种情况极其罕见,但它是整个基因治疗领域的一个重要里程碑。此外,基因传递技术得到了显著改进,特别是在导管疗法方面,最近将强大的新治疗基因靶向于心肌已经产生了有希望的结果。因此,新一代心血管临床试验为评估基因治疗在精心挑选的患者群体中的潜力做好了准备。这一波试验必须包括精心记录的基因转移效应,以及血液流量、代谢活动和心脏功能等参数的客观可测量的变化,因为这些结果的影响不可低估。心血管疾病基因治疗的潜在靶标如图 26-1 所示。

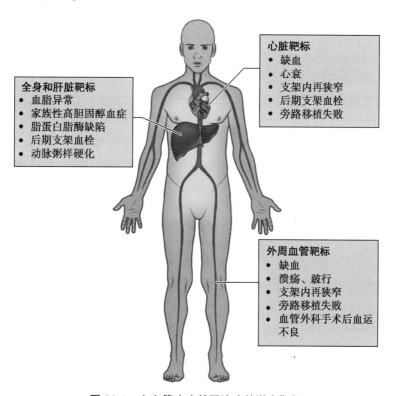

图 26-1　心血管疾病基因治疗的潜在靶标

第二节　基因治疗原理、途径、策略

随着人类对疾病的认识深入到基因水平,尤其是分子生物学理论和技术的快速进展,在载体的构建、靶基因的界定和活体内基因转移技术等方面所取得的重要突破,使许多因基因结构或表达异常引起的心血管疾病利用基因治疗可获得根治,从而诞生了从基因水平治疗疾病的策略。

一、基因治疗的概念

基因治疗(gene therapy)是以基因转移为基础将某种遗传物质导入患者细胞内,使其在体内表达并发挥作用,从而达到治疗疾病目的的一种方法。通过基因治疗:①可以将外源性正常基因导入到病变细胞中,产生正常基因表达产物以补充缺失的或失去正常功能的蛋白质;②可以采用适当的技术抑制细胞内过度表达的基因,达到治疗疾病的目的,还可以将特定的基因导入非病变细胞,在体内表达特定产物,达到治疗疾病的目的;③可以向功能或生物学特性异常的细胞中导入细胞本不表达的基因,利用其表达产物达到治疗疾病的目的。在这些治疗研究中,所应用的目的基因就像临床上使用的药物一样,在治疗中发挥作用。

二、基因治疗的基本类型

基因治疗可以根据靶细胞类型或治疗实施方案进行分类。

根据靶细胞类型可分为生殖细胞基因治疗(germ cell gene therapy)和体细胞基因治疗(somatic cell gene therapy)。广义的生殖细胞基因治疗以精子卵子和早期胚胎细胞作为治疗对象。由于当前基因治疗技术还不成熟,以及涉及一系列伦理学问题,生殖细胞基因治疗仍属禁区,仅限于以动物为模型的基因治疗研究。体细胞基因治疗是将遗传物质导入患者体细胞,以达到治疗疾病的目的,其基因信息不会传至下一代。目前临床上已批准的基因治疗方案都属于体细胞基因治疗。

根据基因治疗实施方案可分为间接法或回输法基因治疗和体内法或直接法基因治疗。间接体内基因治疗通常是先将合适的靶细胞从体内取出,在体外增殖,并将外源基因导入细胞内使其高效表达,然后再将这种基因修饰过的靶细胞回输患者体内,使外源基因在体内表达,从而达到治疗疾病的目的。直接体内基因治疗是将外源基因直接或通过各种载体导入体内有关组织器官,使其进入相应细胞并进行表达。体内基因转移可以是局部(原位)或全身性的,并通过特异靶向传递系统或基因特异性表达调控系统而实现其靶向性。

三、基因治疗的基本程序

如前所述,基因治疗可以按照靶细胞种类或实施方案而有不同分类。不同的基因治疗方案其治疗程序也不尽相同。间接体内基因治疗其实质就是基因工程中外源基因的体内表达,只不过表达的目的是治疗疾病而已,其基本程序也大同小异。下面以间接体内基因治疗为例介绍其基本程序。

1. 目的基因的选择和制备　选择目的基因是基因治疗研究的首要问题。对于遗传病,一般是用野生型的正常基因;对于非遗传性疾病,则有多种类型的治疗基因可供选用。目的基因一般需要被克隆于合适的表达载体中。

2. 基因导入方式的选择 基因导入体内的方式有三种:第一种方式是体内(in vivo)法,直接向体内组织或器官导入基因,使其表达后在全身发挥作用,现已在多种组织器官中获得成功,但目前存在基因转移和表达效率低等的困难。第二种方式是离体(ex vivo)法,先选择适当的靶细胞(一般取自患者),在体外进行基因转移,筛选出表达外源基因的细胞,再将这些转基因细胞回输到患者体内。这是目前应用较多的方式,但其操作比直接法烦琐。第三种方式是原位(in situ)法,将基因直接导入患者疾病部位(如肿瘤、肺)的组织,使其表达后在病变局部发挥作用。

无论选用何种方式,目的基因都必须进入细胞内才能表达和发挥作用,而如何将外源基因导入靶细胞是基因治疗的一个关键因素。在基因治疗中通常把基因转移的运载媒介称为载体(vector)。依据使用载体的差异,基因转移技术可分为两大类,即病毒学方法和非病毒学方法。

3. 基因治疗靶细胞的选择 基因治疗中,选择合适的靶器官或靶细胞是成功的一个重要因素。目前由于技术和伦理等限制因素,基因治疗的靶细胞仅限于体细胞。因为疾病种类不同,基因治疗的靶器官和组织也多种多样,包括骨髓、胃肠道及呼吸系统的上皮组织、肝脏、肾脏、腹膜间皮组织、肌肉、神经、眼组织、胰腺、皮肤和血管内皮等。常用的靶细胞或受体细胞种类很多,在实际应用中也需根据疾病发生的器官和位置等多种因素综合考虑、灵活选用。

(1)疾病本身的考虑:主要包括疾病的发生部位、发病机制和体内组织屏障等。根据疾病的发生部位不同,既可以选择病变器官本身的细胞,也可以选择病变器官以外的其他细胞作为基因治疗的靶细胞。

(2)靶细胞方面的考虑:在间接法基因治疗中靶细胞应该具备以下特征:容易取出和移植、容易在体外培养、容易实现基因转移和应具有较长的寿命。

4. 转染细胞的筛选和导入基因的鉴定 基因转入细胞通常效率较低,即使是用病毒作载体,转染效率也很难超过 30%。在采用间接回输方式时,一般需把转染后的细胞进行筛选,只有把稳定表达目的基因的细胞回输后才能发挥治疗作用。转染细胞与非转染细胞在形态上难以区分,需要利用载体上的标记基因进行筛选,如 neo 基因筛选出转染细胞后,需要直接对转染细胞中的目的基因进行鉴定,检测目的基因是否在细胞基因组 DNA 中存在,并检测其在转录水平和翻译水平的表达。

5. 基因治疗临床试验的审批 美国是最早开展基因治疗的国家,每个用于临床基因治疗的方案需经过几个机构的审查。先通过一个地方伦理小组和一个地方生物安全小组审核,再呈送国立卫生研究院(NIH)的重组 DNA 顾问委员会(RAC)下属的人类基因治疗分委员会(Human Cene Therapy Subcommittee,HGTS),HGTS 审查后呈送 RAC,RAC 审查后再送交食品药物监督管理局(FDA)。RAC 的审查要点是治疗方案对受治患者与大众的安全性,对预期疗效与潜在危险进行评估。FDA 主要考虑治疗程序的特点,用于基因转移的生物制品的产品质量控制与鉴定。RAC 与 FDA 审查要点有交叉,但对于基因治疗这一全新领域,这种重复审核被认为是合理的。

我国卫生部于 1993 年颁布了《人的体细胞治疗及基因治疗临床研究质控要点》,国家食品药品监督管理局于 2003 年颁布了《人基因治疗研究和制剂质量控制技术指导原则》,对基因治疗的技术标准和操作规范进行了详细的说明,并明确指出基因治疗目前仅限于体细胞。凡国内单位及国外单位或中外合资单位所研制的人基因治疗制剂在我国境内进行临床研究,均须按这两个指导原则进行申报和审批。卫生部的指导原则中详细列举了需要准备的材料,如基因治疗制剂的性质制备工艺及质控;基因治疗的有效性试验;基因治疗的安全性试验;基因治疗临床试验方案;伦理学考虑等。

四、基因治疗的主要策略

开展基因治疗研究应该具备以下条件:合适的疾病种类,其发病机制及相应基因的结构、功能清楚;目的基因已被克隆,且该基因表达调控机制清楚;目的基因具有合适的受体细胞并在体外高效表达;安全有效的载体和转移方法,以及可供利用的动物模型。在此基础上,基因治疗通过在特定的靶细胞中有效表达重组目的基因而得以实现。从分子水平上讲,基因治疗有以下几种策略。

(一) 基因干预

基因干预(gene interference)是指采用特定的方式抑制某个基因的表达,或者通过破坏某个基因而使之不能表达,以达到治疗疾病的目的。此类基因治疗的靶基因往往是过度表达的癌基因或者是病毒复制周期中的关键基因。该方法包括反义核酸、核酶及 RNA 干扰和 miRNA 等多种基于核酸的基因沉默技术,目的是抑制靶基因的表达;还可以采用细胞内抗体(intrabody)等技术,封闭或干扰靶基因的表达产物。

(二) 基因置换

基因置换(gene replacement)又称为基因矫正(gene correction),是指将特定目的基因导入特定细胞,通过体内基因同源重组,以导入的正常目的基因原位替换病变细胞内致病缺陷基因,使细胞内的 DNA 完全恢复正常状态。基因置换的目的是将缺陷基因的异常序列进行矫正。基因置换是对缺陷基因进行精确的原位修复,不涉及基因组的其他任何改变。理论上来讲,基因置换是最为理想的治疗方法,但由于技术原因,目前仍停留在体外细胞试验研究阶段,尚不能达到临床实际应用的水平。

(三) 基因添加

基因添加(gene augmentation)也称基因增补,通过导入外源基因使靶细胞表达其本身不表达的基因。基因添加有两种类型:一是针对特定的缺陷基因导入其相应的正常基因,使导入的正常基因整合到基因组中,而细胞内的缺陷基因并未除去,通过导入的正常基因表达正常产物,从而补偿缺陷基因的功能;二是向靶细胞中导入靶细胞本来不表达的基因,利用其表达产物达到治疗疾病的目的。例如,首例基因治疗患者就是其白细胞代偿性地表达腺苷脱氨酶(ADA)。目前的基因治疗多采用此种方法。

(四) 基因标记

基因标记(gene marking)是指仅把标记基因导入人体。常见的方法是将含 neo 基因的重组反转录病毒载体在体外转染细胞,然后将细胞回输给患者,跟踪标记细胞在体内的命运。标记试验的目的是获取信息,由于未接受发挥治疗作用的目的基因,受试的患者不能直接获得治疗效果。

第三节　心血管疾病基因治疗方法与技术

一、基因治疗的载体构建与基因转移方法

(一) 基因治疗的载体构建方法

虽然裸露 DNA 对转导心肌细胞尚有效,但对大多数其他类型细胞无效。因此,构建安

全、有效的载体至关重要。反转录病毒和腺病毒是常用的基因转导载体。前者的优势在于可转染各种细胞，并能直接整合到宿主基因组中并稳定表达，缺点是宿主细胞需处于分裂期及由于启动子随机插入有激活原癌基因的可能性。腺病毒载体对分裂期和非分裂期细胞均能转导，不整合入宿主基因组中，缺点是由于转化细胞的同时也表达腺病毒结构蛋白，可招致免疫攻击而使外源基因只能短暂表达，一般仅能持续数天到数周，从而限制了反复转染的有效性。另外，某些靶细胞缺少腺病毒受体也是腺病毒载体的一个缺点。目前又构建了低免疫原性的第二代腺病毒载体及几种抑制宿主免疫的方法。其他病毒载体如重组腺病毒相关载体，可将病毒编码的蛋白全部缺失，只保留长末端重复序列（LTR），无病原性，安全性高，应用宿主范围广泛，适用于分裂及非分裂细胞，并可整合入宿主染色体上特定位点，长期表达目的蛋白，缺点是制作复杂，可插入外源片段过小（5kb）。还有人类单纯疱疹病毒，对神经组织有特异亲和力，可插入外源片段大（40~50kb），但有较高的细胞毒性。近来构建的慢病毒载体，既能同反转录病毒载体一样可稳定表达靶基因，又能同腺病毒载体一样可同时转导分裂期和非分裂期细胞。脂质体介导的 DNA 转染相对安全，具有较低的免疫原性，载入 DNA 的分子大小不受限制，同时适用于分裂和非分裂细胞，制作简单，但转染效率较低，有些脂质分子对细胞有一定毒性。目前正努力研究如何提高脂质体介导的基因转移效率。有报道结合型抗 E-选择素抗体脂质体对激活的内皮细胞转导效率是非激活内皮细胞的275 倍。

利用脂质体病毒集合物构建的复合型载体，可同时兼顾脂质体的安全性和病毒载体的高效率，如 Dzan 等发展的融原型病毒脂质体载体利用日本血凝病毒可与细胞融合的特点，使 DNA 易于直接导入细胞，避免在溶酶体内降解，从而提高转导效率。

（二）基因的转导方法

基因转导方法学：对基因转导活体血管的研究主要集中在冠状动脉、颈动脉、肢体血管的转导。大多数通过导管系统行血管腔内定位导入，如双囊导管系统和改良的多孔灌注气囊导管。这种血管基因转移有以下缺点：①除内皮外，动脉壁其他部位如中膜、外膜的转移效率低下。若通过气囊或管内给予高压损伤内膜，提高中膜细胞的转导效率就会影响对血管反应性的研究，因为完整的内膜对正常血管功能必不可少。②血流稀释影响转移效率，若用双囊导管基因转移则需要阻断血流数分钟，限制了对心脑血管行此操作。③基因转移仅局限于一小段血管。近年来发展了血管周围基因转移法可克服以上缺点。向动脉鞘内注射含目的基因的腺病毒载体可使目的基因在动脉外膜获得表达。近年体外转基因研究显示将基因导入动脉外膜能有效改变血管反应性。这种基因转移方法可保持血管内皮完整性及转导部位较高浓度的表达载体，除血管外膜和平滑肌层外，内皮细胞也能被不同程度的转化。

国外还有学者将含有目的基因的腺病毒载体注入鼠脑脊液（CSF）中以期转化颅内血管。如将含有 NOS 基因的载体注入 CSF 中后，NOS 基因可在血管外膜和管周 CSF 中表达，产生的 NO 可高度自由扩散，使附近脑血管扩张。将含有 IL-1 受体拮抗蛋白基因的重组腺病毒注入 CSF 中，CSF 和脑中 IL-1 受体拮抗蛋白浓度增加 5~50 倍，可使大脑中动脉闭塞24h 的梗死发生率减少 64%。

活体基因转移心脏被视为将来基因治疗心脏疾病的重要方法，该方法是将含有外源基因的重组病毒载体、脂质体或裸露 DNA 直接导入活体心脏内，可提高局部心肌细胞转移效率。因开胸手术法难以被广泛接受，所以可采用静脉注射法、经胸壁注射法、冠状动脉内灌注法、经皮导管心肌注射法。其中静脉注射法最为简便,但载体用量大,缺乏转移的定位性,主要用于基础研究。亦可以在载体中选用心肌细胞特定的启动子或心肌细胞特异性配体使外源基因局限在心肌内表达。经胸壁注射法具有操作简便,但可致心肌机械损伤的特点。冠状动脉注射法是用普通动脉导管将外源基因载体注入冠状动脉口,该法简便、可靠、无伤,但仍有一定程度的心脏外组织非特异表达。经皮导管注射法是将尖端附有针头的注射导管插入左心室壁,并注入含有外源基因的载体,也可引起一过性局部心肌炎症反应。还有学者将腺病毒载体导入心包,导入的目的基因可表达蛋白产物并释入心包液中。设想如果这种蛋白产物是一种血管内皮生长因子,心脏浸浴在这样的心包液中,就有可能促进心包脏层下心肌侧支血管形成,为活体基因转移心脏开辟了一条新途径。近年又创建了基因缝线、基因电针、基因支架、基因气囊导管等新的直接基因转移法。

二、基因治疗的基因转移方法

(一) 病毒载体介导的基因转移

病毒学方法是以重组病毒作载体,通过感染将基因导入靶细胞。采用病毒学方法进行基因转移效率高,但操作条件要求较高。常用载体包括 RNA 病毒和 DNA 病毒两类,前者主要是反转录病毒(retrovirus,RV)、慢病毒(lentivirus,LV),后者包括腺病毒(adenovirus,AV)、腺相关病毒(adeno-associated virus,AAV)、单纯疱疹病毒(herpes simplex virus,HSV),以及近年发展起来的 EB 病毒(Epstein-Bar virus,EBV)、痘苗病毒(vaccinia virus,VV)等。不同类型的病毒载体在实际应用中各有优势和缺点(表 26-1,表 26-2)。

病毒载体通过识别并结合细胞表面的特异性受体进入细胞,最终将治疗基因运载到靶细胞中。衣壳和囊膜蛋白可以直接将治疗基因转运到细胞核并保护治疗基因不受溶酶体的降解。总体来说,病毒载体的效率比非病毒载体要高,具有长期表达治疗基因的潜力。并且,工程化的病毒载体已经剔除了核酸骨架上原有的病毒基因,除了早期的腺病毒载体仍然保留了一些残余的病毒基因外,其他病毒载体都完全不存在病毒基因,有效避免了病毒基因表达带来的安全隐患。但是,病毒载体的临床应用也面临诸多挑战,其中之一是机体对病毒载体和基因修饰后细胞发生的免疫反应,这种免疫反应会引起载体二次给药后的基因转移受到阻碍,基因体内表达时间缩短,甚至导致基因修饰的细胞被免疫清除。

1. 腺病毒载体　腺病毒(AV)是无囊膜包被的、非整合性的双链 DNA 病毒。在自然界分布广泛,至少存在 100 种以上的血清型。其基因组长约 36kb,两端各有一个反向末端重复区(inverted terminal repeat,ITR),ITR 内侧病毒包装信号。基因组上分布着的 4 个早期转录元(E1、E2、E3、E4),承担调节功能,还有一个晚期转录单元负责结构蛋白的编码。早期基因 E2 的表达产物是晚期基因表达的反式因子和复制必需因子,早期基因 E1A、E1B 的表达产物是 E2 等早期基因表达所必需。因此,E 区的缺失可造成病毒在复制阶段的流产。E3 为复制非必需区,其缺失则可以大大地扩大外源基因插入容量。由于 AV 基因组大、酶切位点复杂,不易直接重组,因此常用同源重组的原理构建 AV 载体。目前常用的 AV 载体大多以 5 型(Ad5)、2 型(Ad2)为基础。

AV 载体主要通过与柯萨奇-腺病毒受体(Coxsackie-adenovirus receptor,CAR)结合,由网格蛋白介导的内吞作用进入细胞,并随后将双链 DNA 运送到细胞核。AV 载体可以在大多数分裂和非分裂的细胞中高效转导外源基因,包括心肌细胞、骨骼肌细胞和平滑肌细胞等。AV 载体感染心脏细胞后转导基因的表达能力很强,但是表达的持续时间较短(12 周),限制了 AV 载体在 CVD 中的应用。然而在缺血性心脏病、外周动脉闭塞性疾病和肢体缺血等疾病中,利用 AV 载体能够短期促进血管生成,起到很好的治疗作用。

AV 载体的一个主要缺点是会引发机体的炎症反应,继而影响 AV 载体在临床试验中的导入效率和安全性,尤其在早期的 AV 载体中,由于依然残留 AV 病毒基因,从而在体内触发 T 细胞介导的免疫反应,使得基因修饰后的细胞被机体大量清除。最新一代的 AV 载体通过清除载体中所有残留的 AV 基因,降低了 T 细胞介导的免疫反应,但仍然会迅速激活先天免疫系统,造成显著的剂量限制性毒性。虽然通过导管介导的心肌内局部载体运输可以大大降低这种风险,但是与免疫系统激活相关的潜在风险依然存在,因此在人体中最终运用 AV 载体进行基因治疗还需要进一步仔细评估。

2. 腺相关病毒载体　腺相关病毒(AAV)是一种单链 DNA 病毒,AAV 载体具有良好的安全性,被认为是目前最具临床应用前景的病毒载体。AAV 载体能够在包括心脏组织在内的多种组织中持续表达转导基因。与 Ad 载体相比,AAV 载体引起的机体炎症反应较弱,而这一优势让 AAV 载体在心脏疾病的基因治疗方面引起人们的广泛关注。目前已经发现了超过 100 种不同血清型的 AAV 载体。不同血清型的 AAV 由于独特的衣壳蛋白结构而表现出了独特的组织感染特异性。如 AAV1、AAV6、AAV8 和 AAV9 被认为是具有较高心脏特异性的血清型,主要用来感染心肌细胞,但是它们感染其他心脏细胞的能力(如心脏中成纤维细胞)还没有被系统评估。目前已经证明至少在小鼠中 AAV9 是感染心脏细胞最有效的血清型。近期的研究利用小鼠模型报道了在单剂量静脉注射后,AAV9 比 AAV1 增加了超过 200 倍的心肌转导效率,这证明了 AAV9 在心脏中转导基因的优越性。

3. 慢病毒载体　典型的慢病毒(LV)起源于Ⅰ型人类免疫缺陷病毒。LV 载体是囊膜单链 RNA 载体,可以将自身基因组反转录成互补 DNA,并稳定整合到分裂和非分裂细胞的染色体上,因此 LV 载体非常适用于长期表达治疗基因。LV 载体已经被成功运用于治疗单基因造血障碍症,并且获得了长期稳定的治疗效果。但由于 LV 载体体内感染心肌细胞的效率相对较低,因而限制了其在 CVD 治疗中的应用。这可能受物种、年龄或导入方式等多种因素的影响。因为 LV 载体可以将外源基因整合到靶细胞基因组上,存在触发插入癌变的内在风险,所以其安全性一直备受关注,但是这种风险也许可以通过优化载体的设计和靶细胞的类型来降低。

4. 反转录病毒载体　反转录病毒(RV)是一类正链 RNA 病毒,包括顺式功能基因和反式功能基因。RV 包膜上 *env* 编码的糖蛋白能被许多哺乳动物细胞膜上特异性受体所识别,并能介导 RV 的遗传物质高效地进入宿主细胞内;同时,RV 结构基因 *gag*、*env* 和 *pol* 的缺乏不影响其他部分的活性,因此可用外源性基因代替这部分病毒基因,外源性基因最大容量为 8.0kb 左右,适用于大部分目的基因,并且病毒在自身表达的整合酶催化作用下可高效地整合入宿主细胞染色体中,这有利于外源基因在宿主细胞的永久表达。

目前,基因治疗中采用的 RV 载体大多改建自莫罗尼鼠白血病病毒(MoMulv)。这是一种双嗜性 RV 载体,能感染人和鼠等的细胞,该病毒通过其包膜蛋白与靶细胞表面的磷酸转运载体 Ram-1(Pit-2)结合而进入细胞。重组 RV 的生产包括两个结构单元:RV 载体构建和 RV 包装。

5. 单纯疱疹病毒载体　单纯疱疹病毒(HSV)是一类双链 DNA 病毒,病毒基因组包括长单一成分(UL)、短单一成分(US)及其两侧与复制、包装相关的反向重复序列。HSV 生命周期分为裂解期和隐性期两种。在隐性感染期内,病毒基因组环化、甲基化,并被压缩为较有序的染色质样结构,大部分病毒基因不表达,但是仍有病毒启动子保持转录活性。在一定条件下,隐性感染的病毒可被激活。

单纯疱疹病毒载体的优点是宿主范围广,能将外源基因导入终末分化细胞及有丝分裂后静止期细胞中表达,对神经系统有天然的亲嗜性,并能在神经元中建立长期稳定的隐性感染。因此,发展 HSV-1 载体将有助于神经系统疾病基因治疗,如帕金森病、阿尔茨海默病等的基因治疗。除对神经细胞有亲和性之外,单纯疱疹病毒还能感染多种细胞,包括肌肉、肿瘤、肺、肝和胰岛细胞等。病毒滴度较高,可达 $10^8 \sim 10^9$ PFU/ml。在目前所知的病毒载体系统中,HSV 载体的包装容量最大,可达 30kb。因此,可以同时装载多个目的基因。然而,HSV-1 用于神经系统基因治疗的安全性及可靠性、对隐性感染的再激活及病毒蛋白表达对宿主细胞的毒性等问题仍待深入研究和认识。

表 26-1　基因治疗常用病毒载体的基本特点

病毒名称	优点	缺点
反转录病毒	1. 所获病毒滴度相对较高($10^6 \sim 10^7$ pfu/ml) 2. 宿主细胞类型广泛 3. 能整合入细胞基因组,使外源基因长期稳定表达 4. 对感染细胞毒性较小 5. 外源基因插入总容量约 10kb 6. 基因转移效率高	1. 只能感染分裂期细胞 2. 随机整合可导致靶细胞基因突变 3. 存在通过同源重组产生具有复制能力病毒的可能 4. 病毒颗粒可被补体途径降解 5. 有与体内病毒发生重组的可能 6. 分裂细胞表面需有特殊受体
慢病毒	1. 所获病毒滴度相对较高($10^6 \sim 10^7$ pfu/ml) 2. 带有 VSV-G 外壳蛋白的假病毒,宿主细胞类型广泛 3. 可以感染非分裂期细胞 4. 能整合入细胞基因组,使外源基因长期稳定表达 5. 外源基因插入总容量约 10kb	1. HIV-1 载体可能导致血清转换为 HIV-1 阳性 2. 病毒调节蛋白(TAT、REV 等)的存在可能导致细胞功能失调 3. 随机整合可能导致靶细胞基因突变 4. 存在通过同源重组产生具有复制能力病毒的可能 5. 有与体内病毒发生重组的可能
腺病毒	1. 所获病毒滴度非常高(10^{12} pfu/ml) 2. 外源基因可得到瞬时高表达 3. 可感染包括非分裂期细胞在内的多种细胞 4. 外源基因插入容量 7~8kb 5. 基因转移效率高	1. 容易诱发机体炎症或毒性反应 2. 免疫原性强,可能被体液免疫反应所中和 3. 外源基因不能长期稳定表达 4. 基因组结构过于复杂 5. 感染细胞缺乏特异性
腺相关病毒	1. 可感染包括非分裂期细胞在内的多种细胞 2. 通过整合入细胞基因组,使外源基因长期稳定表达 3. 定点整合入人细胞 19 号染色体 4. 不具致病性,毒性小	1. 外源基因容量相对较小(约 4kb) 2. 需在 AV 或疱疹病毒的协助下包装,因此较难获得纯的高滴度病毒颗粒 3. 重组 AAV 往往失去定点整合的特性,随机整合存在产生插入突变的可能性

续表

病毒名称	优点	缺点
单纯疱疹病毒	1. 所获病毒滴度在 $10^4 \sim 10^8$ pfu/ml 2. 感染癌细胞并导致细胞坏死 3. 外源基因插入容量大,可达 30kb 4. 可将外源基因携带入神经细胞	1. 不能整合入靶细胞基因组,因此外源基因不能长期稳定表达 2. 基因组结构过于复杂 3. 容易引起机体免疫反应、炎症和毒性

表 26-2　心血管疾病基因治疗应用的不同基因转移载体类型

指标	载体类型			
	质粒	腺病毒载体	腺相关病毒载体	慢病毒载体
直径/nm	N/A	$70 \sim 90$	20	$80 \sim 100$
基因组大小/kb	DNA/N/A	dsDNA/±36	(ds)ssDNA/±4.8	RNA/±10.0
心脏基因转导	转导效率低	转导效率高	嗜心性 AAV	血清型转导效率低
持续表达时间	可达 2 个月	2 周	可以长期表达	可以长期表达
主要缺点	转导效率低	较高的抗体和炎症反应	中和抗体和 T 细胞免疫反应	基因组整合和突变风险
CVD 临床运用	+	+	+	−

(二) 基因导入的非病毒学方法

基因导入的非病毒学方法是通过物理或化学法将基因导入靶细胞,常用方法有脂质体法和直接注射法等。非病毒学方法基因转移的效率较低,但操作相对简便。

非病毒载体导入由于避免了病毒载体潜在的安全隐患而具有独特的优势。但由于非病毒载体体内导入效率低下,因而基因治疗效果并不十分明显。目前已有多种研究策略用于提高非病毒载体的导入效率,如相对单独的 DNA 导入,脂质体-DNA 复合体的形成可以增加 DNA 稳定性,防止 DNA 被机体循环迅速清除;而以多聚 L-赖氨酸和聚乙烯亚胺等聚合物为基础的多聚 DNA 复合体也能够保护 DNA 不被核酸酶消化,促进细胞对 DNA 的摄取。此外,超声波靶向微泡(ultrasound-targeted microbubbles,UTM)技术作为一种可行的质粒运载技术,具有低毒性和低免疫原性的特点,尤其是在啮齿类动物模型中,进行冠状动脉结扎后,利用脂质微泡运输血管内皮生长因子(VEGF)和干细胞因子(stem cell factor,SCF)可以显著提高心室和心肌灌输的能力。相似地,在心肌梗死大鼠模型中反复利用 UTM 运载 SCF 和干细胞衍生因子 1a 基因可以实现血管密度的增加、心肌功能的提高和梗死面积的减小。由于 UTM 没有明显的毒性,因此可以很好地适用于将微小 RNA(miRNA)运载入心肌细胞。在体外试验中,用 UTM 把 miR-133 运载到心肌细胞中可以实现心肌肥大的逆转。

非病毒载体所面临的问题是相对较低的效率和较短的基因表达期,如何将这些研究成果运用到大型动物模型中并最终运用到临床是目前科学家们面临的一大挑战。

1. 脂质体法　本法最初用于体外细胞的转染,以后又被用作基因体内导入的载体。脂质体(liposome)是由脂质双分子层组成的封闭囊泡,无毒、无免疫原性。脂质体可以与 DNA 形成复合体,保护 DNA 不被核酸酶降解,与细胞膜结合后形成内吞小体(endosome),把 DNA

释放进细胞质。

传统的脂质体是由胆固醇和磷脂酰丝氨酸组成,它带有负电荷,转染效率低。改进后的脂质体带正电荷,如商品化的脂质体,它既利于 DNA 包裹,又利于复合体同细胞膜的融合。脂质体的脂双层分子可以插入糖和抗体等归巢装置(homing device),使脂质体具有靶向性,通过静脉注射后选择性地进入靶细胞中。

2. 直接注射法　直接注射法应用最广泛的是肌内注射,可将裸 DNA 直接注射。外源基因在肌组织中的表达量与注入的外源性基因含量成正比,与溶液体积无关。在肌组织中植入的 DNA 颗粒(DNA pellet)也可有效表达外源基因,其表达效率与植入的 DNA 团块的数量相关。重复注射外源 DNA 比一次注射效果虽好,但并不与注入的外源 DNA 量成正比,这可能与重复注射损伤肌组织有关。在治疗肿瘤时,瘤体直接注射的方法也多被采用。

3. 受体介导的基因转移技术　这一技术通过受体介导的细胞内吞作用(receptor-mediated endocytosis)而实现。细胞膜上存在一些专一性受体,是组织或器官特异的。当这些受体专一性地与相应的配体结合后,所形成的受体-配体复合体就会在细胞膜上某些特定区域富集,通过细胞的内吞作用实现这些配体向细胞内转移。受体介导的基因转移方法之一是利用蛋白质(配体)和多聚赖氨酸(polylysine,PL)制备核酸运载工具。将配体蛋白与 PL 共价结合(或融合表达)得到配体-PL 复合体。在 pH 中性的环境中,多聚赖氨酸带有大量的正电荷,而核酸带有大量的负电荷,因此,将配体-PL 与核酸混合,经过适当处理可以形成配体- PL-DNA 复合体。这种复合体可被细胞表面的特异性受体识别,并被吞噬到细胞中,如携带的核酸为适当的真核表达载体,即可在细胞中表达外源基因。

4. 其他方法　物理方法,包括电穿孔法、显微注射法、颗粒轰击法、超声波法等;化学方法如 DNA-磷酸钙共沉淀法。

(三) 基于 CRISPR/Cas9 的基因治疗技术方案

成簇规律间隔短回文重复序列(clustered regularly interspaced short palindromic repeats,CRISPR)/Cas 系统作为近年来发展迅速的新一代基因组编辑工具,由于其易于载体构建、靶向位点选择灵活、基因组编辑效率高,已成为潜在的用于基因治疗的新方案。

CRISRP/Cas 系统中的 Cas9 和单链向导 RNA(single guide RNA,sgRNA)复合体可以特异识别特定目标基因组序列,进行切割后形成 DNA 双链断裂(DNA double-stranded break,DSB)。细胞继而通过非同源末端接合(non-homologous end-joining,NHEJ)或同源模板修复(homology-directed repair,HDR)对断裂 DNA 进行修复。

利用这一生物学过程,研究人员可以通过在基因编码区引入移码突变对致病突变基因进行靶向敲除;也可通过外源模板(单链或双链 DNA)对致病基因突变进行定点修复;还可通过同时靶向多个位点引入染色体结构变异,包括染色体区域缺失(deletion)、插入(insertion)、重复(duplication)、易位(translocation)和倒位(inversion)等,对染色体结构变异引起的遗传疾病进行针对性修复。相对于传统的化合物、单抗、RNAi 及基于基因过表达的基因治疗方案,基于基因组编辑技术的基因治疗方案由于可以从根本上修改基因组遗传信息,因此可能达到通过一次治疗彻底治愈疾病的疗效。

该技术对基因组遗传信息的改变是永久性的,因而靶向基因的选择尤为重要,基因信息的改变可能导致的副作用也需要进行充分评估。可作为基因组编辑治疗 CVD 的靶向基因或者基因组位点大致可以分为两大类:一类是诱发心血管疾病的遗传突变基因位点,这类突变大多会导致先天性心脏病的发生,利用 CRISPR/Cas9 技术进行在体基因突变修复是一种潜在的基因治疗方案。如长 QT 综合征(long QT syndrome,LQTS)是一种常染色体显性遗传先天性心脏病,多个基因的杂合突变均可能导致 LQTS,其中一些基因突变位点和分子机制已经相对清晰,如编码电压门控钾通道的成孔亚基蛋白的 hERG 基因突变。hERG 基因主要在心肌、平滑肌等细胞类型中表达和行使功能,其突变会引发致命性的室性心律失常,利用 CRISPR 技术在体靶向修复心肌细胞中的 hERG 基因突变,可能成为治疗此类 LQTS 的一种有效策略。

由于目前利用 CRISPR 基因组编辑技术诱发同源重组进行点突变修复的效率仍然相对低下,且 CRISRP 技术在体导入心肌细胞的方式和效率也有待进一步摸索,因而此类研究仍处于初期探索阶段,尚未见相关报道。另一类潜在的基因靶点同样来自人类遗传学研究,和上述致病基因突变位点不同的是,此类突变对心血管系统具有明显的保护作用。如 *PCSK9* 基因无义突变携带者血液中低密度胆固醇(LDL-C)水平与正常人相比显著降低(一个等位基因的突变对应血液 LDL-C 含量降低 30%~40%);*APOC3* 基因无义突变携带者血液中甘油三酯(TG)含量与正常人相比显著降低(一个等位基因突变对应血液 TG 含量降低约 40%);两种突变同时携带者的心脏病发病率比正常人降低 80% 以上,并且临床其他各项生理指标正常,提示抑制 *PCSK9* 和 *APOC3* 基因表达可以作为防治心血管疾病的潜在治疗方案。由于这两种基因主要在肝脏细胞中表达,一种设想是通过基因组编辑技术直接在体靶向肝脏细胞中的 *APOC3* 或者 *PCSK9* 基因,引入无义突变,继而从根本上抑制蛋白合成,达到长期稳定的治疗效果。作为验证性试验,已有研究通过 AV 或者 AAV 在体导入 CRISPR 直接靶向小鼠肝脏的 *PCSK9* 基因,发现一次导入便能引起血液中分泌的 PCSK9 蛋白和血液胆固醇含量明显下降,提示该治疗方案的可行性。

基于基因组编辑技术的基因治疗方案可以从根本上改变基因组信息,非预期基因的永久性突变可能带来严重的副作用,因而对该方案可能存在的脱靶(off-target)效应的全面评估显得尤为重要。关于 CRISPR/Cas9 技术可能存在的脱靶效应,研究人员进行了充分的研究和评估,结果表明影响脱靶效应高低的因素主要包括靶向 DNA 序列、Cas9 在细胞内的表达时间和强度、靶向细胞类型等。目前已经研发出多种方法来降低 CRISPR 脱靶率,最常见的是对 Cas9 蛋白的改造,如将 FokⅠ内切酶融合到无催化活性的 dCas9 蛋白上,以增加 DNA 识别特异性。同时,也可以通过优化 sgRNA 序列设计、构建特异性表达启动子、利用非病毒载体降低表达时间等方式来进一步降低 CRISPR 的脱靶率。值得一提的是,脱靶率的检测结果受检测方法敏感性和全面性的影响,现有的认识还不足以对具体的 CRISRP 靶向可能存在的脱靶效应做出准确预测,因而对 CRISRP 用于临床基因治疗可能存在的脱靶效应,需要有针对性地在所采用的具体靶向体系设置(如特定靶向 DNA 序列、靶向细胞、靶向导入方式等)中进行全面检测。

第四节　心血管疾病的基因治疗研究

一、动脉粥样硬化发生发展相关环节的调控

动脉粥样硬化是以脂蛋白代谢紊乱、血管内皮细胞功能损伤、炎症细胞浸润、斑块破裂和血栓形成为特征的慢性病理过程。

动脉粥样硬化不是单基因致病,除了寻找更多的基因治疗靶点外,还应加强多基因联合

治疗方面的研究,找到最佳的联合致病基因组合并指导基因治疗。在不久的将来,基因治疗动脉粥样硬化将会有更大的潜力和发展前景,对临床心血管疾病的治疗将产生重大的影响。

(一) 靶向脂代谢的基因治疗

一些血脂异常甚至动脉粥样硬化可以通过提高载脂蛋白 A1(ApoA1)水平来治疗,因为 ApoA1 是抗动脉粥样硬化高密度脂蛋白(HDL)颗粒中的关键成分。卵磷脂胆固醇酰基转移酶(LCAT)是 HDL 成熟的关键酶,也是治疗的潜在靶点。此外,微粒体甘油三酯转运蛋白的抑制显示有可能控制严重的动脉粥样硬化脂蛋白谱。基因治疗方法可以控制血脂异常和动脉粥样硬化,只有在非常严重的情况下,如他汀类药物和胆固醇吸收抑制剂等特征良好和有效的常规疗法,才有可能达到预期的治疗效果。

1. 载脂蛋白家族基因 载脂蛋白(Apo)是血浆脂蛋白中的蛋白质部分,Apo 是构成血浆脂蛋白的重要组成部分。Apo 主要在肝脏合成(部分在小肠)。研究证明其基因突变与冠状动脉粥样硬化性心脏病等疾病的发生有关。其中 *ApoA1*、*ApoB100*、*ApoE* 基因突变与动脉粥样硬化的形成和发展有密切关系。

(1)*ApoA1* 基因:ApoA1 主要分布在 HDL 中,是 HDL 的主要 Apo。ApoA1 在胆固醇逆转运过程中发挥关键作用,可促进 HDL 对胆固醇的摄取,降低胆固醇在周围组织的沉积,此外还通过抗炎、抗血栓形成和内皮保护作用抑制动脉粥样硬化的形成和发展。通过重组腺相关病毒(rAAV)同时介导人 ApoA1 与人 B 族 I 型清道夫受体(SR-B I)双基因对大鼠动脉粥样硬化模型鼠治疗作用的研究发现,双基因联合后的治疗效果优越于单独基因治疗。

(2)*ApoB100* 基因:ApoB100 由肝脏合成,是 VLDL、LDL 的结构蛋白,参与脂质转运。目前,在 ApoB100 结构域和 LDL 受体结合部位中已发现一些基因突变点,其中有 3 个基因突变点能显著降低 ApoB100 与 LDL 受体结合的能力,这三个突变热点分别为:第 3 500 氨基酸突变(*R3500Q*、*R3500W*)和第 3 531 氨基酸突变(*R3531C*),其中最为重要的变异是 *R3500Q*,可直接导致个体高脂血症的发生,该位点基因的控制可能会成为动脉粥样硬化基因治疗的靶点之一。研究发现,ApoB100 可作为反义寡核苷酸治疗的目标靶点与脂蛋白(a)[LP(a)]一起通过特定位点的切割来阻止 LDL 和 LP(a)的表达,以起到治疗高胆固醇血症的目的。

(3)*ApoE* 基因:ApoE 作为脂蛋白的配体及结构与功能蛋白,参与脂质的肝脏代谢,尤其是致动脉粥样硬化脂类乳糜微粒残基的代谢。*ApoE* 基因缺失导致严重的高胆固醇血症和动脉粥样硬化,它是另一个能够降低血浆胆固醇的靶点基因。研究表明,肌内注射携带人 *ApoE2* 基因的质粒,能明显减少小鼠主动脉的粥样斑块。另外,*ApoE* 基因具有遗传多态性,它有 3 个等位基因,即 *ε2*、*ε3* 和 *ε4*,共构成 6 种不同的基因型:3 种纯合型(*ε2/ε2*,*ε3/ε3*,*ε4/ε4*)和 3 种杂合型(*ε3/ε4*,*ε2/ε3*,*ε2/ε4*)。 经研究发现,*ApoEε4* 是动脉粥样硬化发病的独立危险因素,而 *ApoEε2* 等位基因则是其保护因素。高脂饮食喂养 *ApoE* 基因敲除小鼠形成的脂质条纹和纤维增生病变的时间较短,且建模相对容易,*ApoE* 基因敲除小鼠已成为动脉粥样硬化研究领域最强有利的工具。

(4)LP(a)基因:LP(a)由胆固醇、甘油三酯、磷脂、ApoB100 及 Apo(a)所构成。在一例对健康人进行随机对照试验的研究中发现,Apo(a)的等位基因 *rs3798220* 与 LP(a)的表达密切相关,而且能成倍增加心血管疾病发生的风险。研究已发现 LP(a)与动脉粥样硬化的发生密切相关,它主要位于内皮细胞,参与动脉内膜的损伤及功能紊乱的过程。同时,LP(a)可通过特有的渗透作用参与泡沫细胞形成,从而为脂质斑块形成和平滑肌增殖提供条件。

2. 低密度脂蛋白受体和高密度脂蛋白受体基因　LDL 增多和 HDL 减少是导致动脉粥样硬化形成和发展的主要危险因素。许多环境因素以及多基因遗传位点的突变均可导致血浆 LDL 水平升高。在家族性高胆固醇血症中发现导致 LDL 升高的单个基因位点，通过向肝脏定向转染 LDL 或 VLDL 受体基因恢复肝脏对 LDL 的摄取，可降低血浆胆固醇水平，从而达到治疗高胆固醇血症和阻止动脉粥样硬化形成的目的。另外，调节 HDL 水平的 *LCAT* 基因治疗也可通过增强 LDL 代谢而降低血浆 LDL 水平，基因治疗是将有治疗作用的目的基因转入患者相关器官或组织中，即通过基因的修复、替换使 LCAT 成为治疗高胆固醇血症的最佳基因靶点。

3. 家族性高胆固醇血症　家族性高胆固醇血症(FH)是人类首次将基因治疗应用于临床的成功例子。在 FH 动物模型中，用二步法将人 LDLR 基因导入体外培养的肝细胞，再将肝细胞回输到动物体内，可使血浆胆固醇水平显著下降。对人体用同样的方法可使血浆 LDL 浓度显著降低 17%，并保持 18 个月。近年来还发展了用直接法导入目的基因来纠正动物模型的高胆固醇血症。如用腺病毒载体将含有编码人类 ApoA1 的目的基因转导正常小鼠可增加循环中的 HDL，但基因表达水平迅速下降，转导 12d 后降至峰值的 10% 以下。对某些疾病而言，短暂表达可能已足以产生治疗作用，但对一些慢性疾病，如高胆固醇血症，外源基因的稳定表达对发挥长期治疗作用是非常关键的。目前还鉴定了其他一些防治脂代谢异常的候选基因，如极低密度脂蛋白受体基因可加速肝对 VLDL 的摄取；胆固醇 7α-羟化酶基因可将胆固醇转化为胆汁酸；ApoBEC-1 基因可减少 ApoB 100 生成，降低 LP(a)水平；卵磷脂胆固醇酰基转移酶基因促进胆固醇逆向转运等。

基因治疗可用于治疗严重的遗传性和获得性脂蛋白代谢障碍。西方第一种已被批准的基因药物是格里贝拉，它是一种表达脂蛋白脂肪酶的 AAV1 载体。这种治疗主要是针对严重脂蛋白脂肪酶缺乏导致的餐后血浆甘油三酯水平异常高和重症胰腺炎发作疾病。这种治疗是通过多次肌内注射进行的。

从历史上看，纯合子家族性高胆固醇血症是由 *LDLR* 突变引起的，是第一种在临床上进行基因治疗的疾病。第一次试验非常费劲，大范围的肝切除和肝细胞采集，随后反转录病毒介导的 *LDLR* 基因转移和细胞返回患者。虽然少数患者的血浆胆固醇水平有所下降，但结果并不令人信服。目前，一项临床试验计划通过表达 LDLR 的 AAV 载体来治疗纯合子常见的高胆固醇血症。根据 AAV 载体治疗血友病的良好临床经验，这一方法听起来很有希望，尽管 AAV 载体的潜在免疫应答仍然是一个值得关注的问题。抗 LP(a)的稳定的肝靶向反义寡核苷酸已取得了良好的效果。LP(a)是冠心病的独立危险因素，据报道皮下注射反义寡核苷酸在降低动脉粥样硬化性 LP(a)水平方面是安全和非常有效的。其他降低动脉粥样硬化 LP(a)水平的靶点是 PCSK 9 和载脂蛋白 C-Ⅲ，目前正在根据反义寡核苷酸或 RNAi 技术进行人体治疗。米波美森(mipomersen)已被批准用于降低家族性高胆固醇血症和其他严重高胆固醇血症患者的 ApoB100 水平。然而，米波美森也有明显的副作用，而且这种药物不常用于治疗。然而，肝脏似乎是脂质和脂蛋白疾病的反义和 RNAi 治疗的一个很好的靶点。

(二) 靶向内皮细胞功能障碍的基因治疗

一氧化氮合酶(NOS)主要分为三种异构体：神经型、诱导型和内皮型。Yatera 等发现，对三种异构体进行单、双、全一氧化氮合酶基因敲除的小鼠经西方高脂饮食后都出现严重的脂质代谢紊乱、动脉粥样硬化和急性心脏猝死，表明内皮型一氧化氮合酶系统在维持脂质稳态中起重要作用。最近 Shimokawa 等研究发现，内皮型和神经型一氧化氮合酶对心血管起保护作用,而诱导型则起到相反或双向的作用。Raman 等提出,诱导型一氧化氮合酶在阻止粥样斑块形成中有重要作用。争论的焦点在于诱导型一氧化氮合酶对动脉粥样硬化的具体作用。目前已经明确的是一氧化氮合酶系统催化生成的一氧化氮具有舒张血管、调节血流、抑制血管平滑肌细胞增殖、抑制血小板聚集黏附和白细胞趋化激活等重要功能,是抗动脉粥样硬化、防止血栓形成和维持正常血管舒缩反应中必不可少的保护因子。

(三) 靶向血管壁炎症反应的基因治疗

1. C 反应蛋白基因　C 反应蛋白(CRP)是一种急性期反应蛋白,可促进血管内皮细胞增殖、迁移及动脉内膜增厚,调节单核细胞聚集,与膜攻击复合物共同存在于早期粥样硬化病变中,造成血管内膜受损,诱导内皮细胞致炎因子表达,导致血管进一步损伤。利用人源 CRP 转基因小鼠与 *ApoE* 基因敲除小鼠杂交产生 CRPtg$^{+/0}$/ApoE$^{-/-}$ 小鼠进行研究,发现人源 CRP 表达可以加速主动脉粥样硬化斑块的进展。虽然大量研究表明 CRP 可能为基因治疗动脉粥样硬化的一个新型靶点,但由于 CRP 是一种进化中高度保守的蛋白,动物与人的同源性非常高,能否单独对血管内皮造成损伤仍不清楚。最近一项研究表明增加 CRP 浓度本身并不能引起动脉粥样硬化,而只能作为发生动脉粥样硬化炎性反应和动脉粥样硬化易损斑块的一个生物学标志。所以,采用靶向 CRP 的基因治疗动脉粥样硬化还有待进一步研究其实施的可行性。

2. *TLR* 基因　Toll 样受体(toll-like receptor,TLR)是主要作用于脂多糖的信号转导受体,参与促炎性反应、促进免疫细胞成熟分化及免疫应答调节。TLR 主要分布在心肌细胞、血管内皮细胞及动脉粥样硬化斑块中的巨噬细胞。研究发现,在动脉粥样硬化斑块中,TLR1、TLR2、TLR4 的表达水平明显升高,并可激活 NF-κB 信号通道导致一系列与动脉粥样硬化有关的炎症细胞因子的合成和释放。其中对 TLR4 信号途径介导的先天免疫反应和炎性物质释放的调节可能成为基因治疗动脉粥样硬化的一个有效靶点。

3. 其他炎性基因　有研究发现,IL-1 通过增强血管内皮细胞的促凝活性,促使冠状动脉内血栓形成。同时可增加细胞外基质的降解,减少基质中胶原蛋白的合成,促进动脉粥样斑块的破裂。IL-6 作为动脉粥样硬化炎症事件重要的局部标志物,在动脉粥样硬化的发生中可能比 CRP 更重要。而 IL-10 在动物实验中发现,对动脉粥样硬化损伤的发展有重要保护作用,IL-10 能降低斑块中基质金属蛋白酶(MMP)的活性,减缓粥样硬化病变进展。因此,IL-1、IL-6 和 IL-10 都可能成为治疗动脉粥样硬化的潜在靶基因。

(四) 靶向易损斑块和粥样血栓形成的基因治疗

导致斑块破裂和血栓形成的斑块易损的因素很多,胶原和 MMP 在其中扮演着十分重要的角色,与稳定斑块比较,易损斑块表现为脂质核心大、纤维帽薄、炎症细胞多及炎症因子高表达。在易损斑块中 MMP 表达增加,同时 Ⅰ 型胶原/Ⅲ 型胶原的比例也增加,两者可作为判断斑块易损性的间接指标。

MMP 在动脉粥样硬化病理过程中发挥重要作用,动脉粥样硬化斑块内 MMP 降解细胞外基质使纤维斑块易损,诱发动脉粥样硬化斑块破裂。研究发现在动脉粥样硬化患者中 MMP-9 的 T 等位基因频率与血浆 MMP-9 浓度高度相关,其中 MMP-9 中 *C156T* 基因多态性可影响其产物的表达。此外,MMP-9 能够增强 NF-κB 的转录活性,作为炎性基因与 CRP、可溶性 CD40 配体、IL-14 一起成为动脉粥样硬化的危险因素,有可能成为基因治疗动脉粥样硬化的新靶点。

冠状动脉内血栓形成是心肌梗死最主要的原因,是冠状动脉闭塞导致心肌缺血坏死的基本环节。在触发血栓形成中血小板的激活是最为重要的环节。能激活血小板的物质有胶原、凝血酶、二磷酸腺苷（ADP）和血栓素 A_2（TXA_2）等。最近研究认为，血管内 TXA_2 受体与动脉粥样硬化形成的关系比 TXA_2 更为密切。研究报道，新一代 TXA_2 受体拮抗剂 BM573 对于 *LDLR* 基因缺陷小鼠的动脉粥样硬化形成具有保护作用。

将重组的组织型纤溶酶原激活剂（t-PA）基因导入内皮细胞，使其表达 t-PA，可以防止血栓形成。在体外应用重组有 t-PA 的反转录病毒载体，转染动脉和静脉的内皮细胞，并在支架和移植膜上培养，再将培养后的内皮细胞植入血管内，结果血液中的 t-PA 浓度升高 20～30 倍，并持续 2~3 个月，可以有效地防止试验性血管内血栓形成。将 t-PA 反转录病毒载体通过 t-PA 包装细胞形成伪病毒，直接注入局部血管内，亦可高度表达出 t-PA。利用单链尿激酶原（pro-UK）和 t-PA 基因 cDNA，重组到反转录病毒载体上，经辅助细胞包装产生假病毒，再感染培养的血管平滑肌细胞。结果表明 pro-UK 和 t-PA 基因可以整合到血管平滑肌细胞的染色体上，并能表达出有生物活性的纤溶酶原激活物。由于血管平滑肌细胞在体内的生存时间长，其本身又不产生 pro-UK 的抑制物，其表达产物同样可以分泌到血液循环，因此利用 pro-UK 基因导入血管平滑肌细胞可能是防治血栓形成的另一条重要途径。有研究报道，将血管细胞黏附分子 1（VCAM-1）基因导入猪颈静脉，并将其移植插入猪颈动脉上，通过抑制单核细胞黏附于血管内皮细胞，从而防止早期移植物血栓形成。

二、心肌缺血的调控

冠心病是由冠状动脉主干动脉粥样硬化狭窄导致的心肌血流不足引起的。众所周知，有些患者可以发展出侧支动脉，尽管有狭窄，但仍能挽救心肌。因此，可以通过为缺血心肌提供新的血流来治疗，这种情况是合乎逻辑的。冠状动脉旁路手术和血管成形术技术是这一治疗原则的极好例子。然而，并不是所有的患者都能够通过这样的治疗方法解决心肌缺血问题，而且有越来越多的严重心绞痛患者，即所谓的难治性心绞痛。

由于血管生成和血管形成的基本机制已经为人们所熟知，治疗性促血管生长是一种潜在的新的治疗方法。过去曾使用过几种生长因子来实现这一目标，但直到最近，在 II／III 期临床试验中还没有取得任何有临床意义的结果。治疗性血管生长的最有希望的候选因素似乎是血管内皮生长因子（VEGF）和成纤维细胞生长因子（FGF）家族的成员，肝细胞生长因子（HGF），以及基因治疗与细胞治疗相结合的方法。

在过去几十年中，随机对照试验已经测试了裸质粒或腺病毒载体治疗严重冠心病。EuroinjectOne、Kat、REVASC、NORTHERN、NOVA、VEGF-Neurogen、和 GENESIS 等试验已经测试了 VEGF 的心肌内给药方式（表 26-3）。基因转移在旁路手术和心外膜注射小型开胸手术中也得到了应用。重要的是，这些试验的安全性非常好，即使经过 10 年的随访。目前，有 5 个血管生成基因治疗试验正在进行中，而且最近报告了心肌缺血和正常部分之间的最终结果（表 26-3）。其中两项试验正在使用经皮心内膜注射腺病毒载体在难治性心绞痛患者中测试一种新的 VEGF-DdNdC。针对缺血冬眠心肌的靶向性是采用电解剖映射和 15O-H_2O-正电子发射断层扫描（PET）相结合的方法进行的，这使得治疗应激性缺血区成为可能。关键的是，15O-H_2O-PET 可以测量心肌绝对血流，并与潜在的临床受益相关联。由于 VEGF-DdNdC 既是一种血管生成因子，又是一种淋巴管生成生长因子，除了血管生成效应外，它还代表了一种治疗难治性心绞痛的新策略（即治疗性血管生长）：刺激淋巴管循环有助于减轻心肌水肿，这是促血管治疗后常见的副作用。VEGF-DdNdC 还可以通过诱导治疗后的干细胞和祖细胞来诱导再生效应。基于心肌内注射,开胸心肌内注射也已计划实施。这些研究以表达三种主要血管内皮生长因子 A(VEGF-A)亚型的腺病毒为基础,通过在心肌缺血区和常氧区之间产生更自然的生长因子梯度,从而产生更好的血管生成效应。

冠状动脉内注射腺病毒-FGF-4 已经在一系列的药物试验中进行了彻底的测试。目前,在开放标记设计中,ASPIRE 试验将比较无安慰剂组的护理标准,并根据心肌的相对灌注变化进行比较,如^{99}Tc-SPECT 显像在 8 周时测量的那样。对于稳定型心绞痛的妇女,还计划用冠状动脉内腺病毒(Ad)FGF-4 进行随机、双盲、安慰剂对照的临床试验(表 26-3)。这两项试验都是基于在第 3 和第 4 项试验中发现的运动耐受性试验中的显著阳性效应,HGF 已被用作质粒和腺病毒结构物,用于治疗冠心病,但到目前为止,仅报道了一些小的开放标签研究。一种有效治疗难治性心绞痛的新疗法包括上调低氧诱导因子 1a、胸腺素 B4,修饰稳定RNA、GalNac-反义寡核苷酸、纳米颗粒、启动子激活小干扰 RNA(siRNA)和外泌体(exosome),可以同时向缺血心肌提供生长因子和微 RNA(miRNA)。然而,胸腺素 B4 是一个有趣的候选,因为它激活了与以前使用的生长因子部分不同的信号级联。此外,心外膜激活心肌细胞增殖和组织修复可防止有害的重构,可能是治疗的有用途径之一。

三、心肌重塑和心脏功能的调控

心力衰竭是各种心血管疾病死亡的主要原因之一,是严重危害人们健康的疾病。心力衰竭的治疗主要采用药物疗法,目前已经能够用药物较好的控制,但是不能从根本上治疗心力衰竭。随着分子生物学发展及对人类基因的研究进展,现代认为心力衰竭与心肌细胞某些先天基因表达、调控异常有关。应用基因治疗心力衰竭已经成为一个新的前景。现在基因治疗心力衰竭在动物试验模型中获得成功,并已成功地应用于人的心脏,开辟了基因治疗的新时代。

心力衰竭是大多数心血管疾病的终末阶段,如果能加以基因干预,达到阻断心功能恶化的目的,将会对心血管疾病治疗产生深远影响。鉴于心力衰竭时出现的心肌肥大、收缩功能下降和成纤维细胞相对增多,可用转基因方法使成纤维细胞肌源化并恢复收缩功能;另外,依据心力衰竭时神经内分泌失调,可用转基因方法导入这些致病因子的拮抗物基因以逆转心力衰竭恶化。如用转基因方法控制心力衰竭时心肌内过度表达的 TNF-α对病情有利。

对于某些严重血管功能不全的患者,血管再通非常困难,此时促进侧支循环形成对维持组织灌注很有意义。重组型血管形成生长因子用于缺血动物模型可促进侧支动脉形成。如将 VEGF 基因转移入缺血动脉壁中,可促进侧支循环形成。有人将 VEGF 基因利用气囊导管定向转移入阻塞的动脉壁。同样地,将具有促进冠状动脉侧支循环形成的血管新生因子基因如成纤维细胞生长因子(FGF)、VEGF 基因导入心脏可增加冠脉侧支循环,减少心肌缺血或坏死。心肌梗死后,将肌源性决定基因(myoD)导入成纤维细胞,可使成纤维细胞肌源化,恢复收缩功能,可能为心肌梗死区提供收缩组织,以期改善心功能。

心力衰竭是老年人越来越普遍的问题,因此对冠心病和急性心肌梗死的治疗方法得到了改进。对心力衰竭发病机制的认识进展导致了最近的基因治疗试验(表 26-4)。CUPID 2试验测试了慢性收缩期心力衰竭或非缺血性心肌病患者的腺苷相关病毒(AAV)1-肌质网钙ATP 酶 2a(SERCA2a)。以前的较小规模的试验显示了积极的影响;因此,令人惊讶的是,CUPID 2 试验的所有终点都是阴性的。AAV1 载体经一次冠状动脉内输注后,其基因转移

表 26-3 近期完成或正在进行的心血管疾病（CAD 和 PAD）基因治疗临床试验

临床试验	疾病	载体	治疗剂	给药方法	研究设计	样本量（例）	主要终点	主要结果
KAT301	CAD	Ad	VEGF-DdNdC	NOGA/PET 导引经皮心肌内注射	I期，RCT	30	安全性，缺血区灌注储备（PET）	阳性，1年时治疗区灌注储备增加
ReGenHeart	CAD	Ad	VEGF-DdNdC	NOGA/PET 导引经皮心肌内注射	II期，RCT	180	6分钟步行测试，缺血区灌注储备（PET/SPECT）	未提供
ASPIRE	CAD	Ad	FGF-4	经皮冠状动脉内注射	III期，开放式	100	可逆灌注缺损（SPECT）	未提供
AWARE	CAD	Ad	FGF-4	经皮冠状动脉内注射	III期，RCT	300	运动耐受测试（ETT）缺血ECG变化	未提供
VEGF-A116A	CAD	Ad	VEGF-A116A	开胸心肌内注射	I/II期，开放式	41	运动耐受测试ST压低1min时间	未提供
HGF-X7	CAD	Ad	HGF	经皮心肌内注射	I期，开放式，无对照	12	安全性	未提供
MULTIGENE ANGIO	PAD	RV	VEGF-A165，Ang I 细胞治疗	经皮动脉内注射	I期，开放式，无对照	23	安全性，无截肢生存	阳性，1年时无截肢生存率为72%
JVS-100	PAD	PI	SDF-1	肌内注射	II期	48	安全性，截肢率	未提供
HGF-X7（VM202）	PAD	PI	HGF	肌内注射	II期	50	直观类比标度	未提供
HGF-X7（NL003）	PAD	PI	HGF	肌内注射	II期，RCT	200	溃疡面积，直观类比标度	未提供
KAT-PAD101	PAD	Ad	VEGF-DdNdC	肌内注射	I期，RCT	30	安全性，治疗区域灌注（PET）	未提供
Neovasculgen	PAD	PI	VEGF-A165	肌内注射	II/III期，RCT	100	无痛步行距离	阳性，1年时无痛步行距离增加了167%

续表

先前已完成的 CAD 和 PAD 临床试验

临床试验	疾病	载体	治疗剂	给药方法	研究设计	样本量（例）	主要终点	主要结果
KAT	CAD	Ad,Pl	VEGF-A165	在血管成形位置冠状动脉内注射	II期,RCT	103	心肌灌注改善（SPECT）	阳性,6个月时灌注增加（仅腺病毒）
REVASC	CAD	Ad	VEGF-A121	开胸心肌内注射	II期,RCT	67	运动耐受测试ST压低1min时间	阳性
VEGF thoractomy	CAD	Ad	VEGF-A121	开胸心肌内注射	I期,开放式,无对照	21	安全性,心绞痛分类	阳性,30d时心绞痛分类改善
EuroinjectOne	CAD	Pl	VEGF-A165	经皮心肌内注射,NOGA导引注射	II期,RCT	74	心肌灌注改善（SPECT）	阴性
Genesis	CAD	Pl	VEGFR-2	经皮冠状动脉内注射	III期,RCT	295	运动耐受测试	阴性
NORTHERN	CAD	Pl	VEGF-A165	经皮冠状动脉内注射,NOGA导引注射	II期,RCT	93	心肌灌注变化（SPECT）	阴性
NOVA	CAD	Ad	VEGF-A121	经皮心肌内注射,NOGA导引注射	I／II期,RCT	17	运动耐受测试	阴性
VEGF-Neurogen trial	CAD	Pl	VEGF-A165,hGCSF	经皮心肌内注射,NOGA导引注射和hGCSF全身给药	II期,RCT	48	心肌灌注变化（SPECT）	阴性
AGENT-3	CAD	Ad	FGF-4	经皮冠状动脉内注射	III期,RCT	416	运动耐受测试	阴性,55岁女性亚组为阳性
AGENT-4	CAD	Ad	FGF-4	经皮冠状动脉内注射	III期,RCT	116	运动耐受测试	阴性

续表

临床试验	疾病	载体	治疗剂	给药方法	研究设计	样本量（例）	主要终点	主要结果
VEGF peripheral trial	PAD	Ad,Pl	VEGF-A165	在血管成形位置经皮动脉内注射	II期,RCT	54	血管造影血管增多	阳性
RAVE	PAD	Ad	VEGF-A121	肌内注射	II期,RCT	105	峰值步行时间	阴性
WALK	PAD	Ad	HIF-1α/VP16	肌内注射	III期,RCT	289	峰值步行时间	阴性
Delta-1	PAD	Pl	Del-1	肌内注射	II期,RCT	105	峰值步行时间	阴性
Groningen trial	PAD	Pl	VEGF-A165	肌内注射	II期,RCT	54	截肢率降低	阴性
HGF-STAT	PAD	Pl	HGF	肌内注射	II期,RCT	104	TcPO$_2$测量肢体灌注	阳性,6个月时高剂量组TcPO$_2$增加
HGF研究	PAD	Pl	HGF	肌内注射	II期,RCT	40	改善休息疼痛,缩小溃疡大小	阳性,主要终点改进70%
TALISMAN	PAD	Pl	FGF-1	肌内注射	II期,RCT	125	溃疡愈合	阴性(次要终点截肢率阳性)
TAMARIS	PAD	Pl	FGF-1	肌内注射	III期,RCT	525	大截肢或死亡时间	阴性

注:CAD,冠心病;PAD,周围血管疾病;RCT,随机对照试验;Pl,质粒;Ad,腺病毒载体;ECG,心电图;TcPO$_2$,经皮氧分压;hGCSF,人粒细胞集落刺激因子;PET,正电子发射断层扫描;SPECT,单光束发射计算机断层摄影术。

效率明显偏低,无法诱导任何可测量的阳性效应。AGENT-HF 和 SERCA-LVAD 试验将分别在充血性心力衰竭和左心室辅助装置(LVAD)患者中测试相同的 AAV 1-SERCA2a(表 26-4)。

STOP-HF 试验测试了心力衰竭患者的 SDF-1 质粒。用导管装置进行多次心内膜注射治疗。以 6min 步行距离为主要终点,但这项试验也是阴性的。似乎基因转移效率太低,无法取得可衡量的积极结果。RETRO-HF 试验将测试一个类似的 SDF-1 质粒,使用逆行方法给心肌给药。腺病毒腺苷酸环化酶 6 将在充血性心力衰竭患者中使用剂量增加的形式进行检测。主要终点将包括运动耐受性测试和心功能测量。然而,这些试验的结果尚未公布(表 26-4)。腺苷酸环化酶试验的一个明显的关注点是腺病毒的短表达时间和潜在的免疫反应,特别是在需要重复注射的情况下。

值得注意的是,尽管心力衰竭最常见的是由晚期冠心病引起的,但心力衰竭的治疗基因与冠心病和心肌缺血的治疗基因有很大不同,主要针对兴奋-收缩耦联和逆向重构。在未来,结合短期血管生成疗法可以帮助平衡心脏代谢改变和衰竭心肌微循环血流。VEGF-B 显示了一些有用的作用,如心脏特异性血管生成活性和改善心脏能量代谢,可在临床试验中测试。基因和细胞联合疗法也有可能在今后的试验中得到积极的治疗结果。

心力衰竭是逐渐发展起来的,而在早期,靶向性心肌力量、收缩性和逆向重构对治疗是有用的;在后期,心肌细胞的凋亡、纤维化和心律失常给后期治疗带来了巨大的挑战。由于心力衰竭需要治疗大多数心室心肌细胞,因此这些适应证需要非常有效的载体和基因传递技术。AAV 在临床前模型中显示出显著的长期疗效,但这仍需临床验证。近年来,具有缓慢降解的纳米粒子和外显子的核酸转移已成为潜在的治疗方法,新的治疗基因,如 S100A1 和具有较好的心脏取向性的载体正在被开发用于心力衰竭治疗。最佳方案显然是一种有效的早期治疗心肌梗死,以防止重构和进展为心力衰竭。改善急性心肌梗死后可挽救心肌的血流量,促进心肌细胞增殖,在这方面可能有一定的应用价值。

四、心律失常的调控

心律失常是心脏发病率和死亡率的重要原因。心房颤动是一个非常常见的问题,可导致严重的临床后遗症。理论上,最严重的室性心律失常和传导系统缺陷可以接受基因治疗。例如,一个功能失调的窦房结可以被局部引起的新起搏点所取代,从而控制心律。然而,这些方法在体内是非常困难的,到目前为止,还没有在这个领域进行临床试验。

迄今为止,靶向电重构的基因治疗充血性心力衰竭的心房在临床前研究中检查的基于基因的方法中,大多数在猪模型中有针对性的心房颤动,在该模型中快速心房起搏用于诱导心房颤动。这个模型不仅导致了快速的心房起搏在心房中引起电重构,但也导致左心室收缩功能下降,由于快速心房起搏期间的心室率较快。多数在这些研究中具有靶向离子通道或间隙连接,其有助于心房中的电重构(有效不应期缩短或传导减缓)。

有研究结果显示,在心房颤动中不应期缩短可通过过量表达显性阴性而在该模型中防止 I_{Kr} 通道的突变体,导致心房颤动降低。猪心房颤动模型中显示,降低心室功能的心房颤动模型心房再极化 Trek-1(K2P2.1)K_1 通道可能会导致心房颤动与心力衰竭的电重构。虽然快速心房起搏通常导致不应期缩短,但是由于快速心室率导致的心力衰竭发作可最终引起心房有效不应期延长。研究者发现 Trek-1 过量表达心房中的基因导致心房缩短(正常化),用心力衰竭治疗猪的有效不应期,结果心房颤动减少。窦性节律的恢复也导致右心房纤维化程度降低。这被认为应归因于节律控制、心室缩小的组合效果及 Trek-1 中的速率和改善的心脏功能。

除了靶向离子通道和缝隙连接外,也有报道认为心房自主神经信号的靶向对心房颤动底物也有一定的作用。遗传上调 GAI 蛋白或基因抑制猪房室结气体蛋白在心房颤动中提供了速率控制。在相关的研究中,以心房肌自主神经信号为靶点,而不是房室结,并证明通过心房注射表达 C 端 GAI 和/或 Gao 基因的质粒可以成功地阻止正常犬迷走神经诱发的房颤。

敲除心房 caspase-3 基因。Ad-siRNA-SCA3 基因转移抑制或延缓发病细胞凋亡减少与持续性心房颤动的预防心房传导延迟,在纤颤中发生的形态学改变心房纤维化被认为是特别重要的。心房颤动患者心房纤维组织含量增加,随着 I、III 型胶原表达的增加,基质金属蛋白酶 2 上调,蛋白与组织抑制剂下调金属蛋白酶。心肌纤维化的分子机制是复杂的。TGF-β信号转导促进了表型转化,使心脏成纤维细胞活化为肌成纤维细胞,从而刺激成纤维细胞产生胶原蛋白、纤维连接蛋白和蛋白多糖。TGF-β 信号也促进细胞凋亡,这可以间接地导致替代性纤维化。SMAD2/3 介导的经典 TGF-β 信号与非经典信号(ERK1/2,p38MAPK)参与 TGF-β 诱导的心脏纤维化。TGF-β 还激活活性氧,诱导心脏的氧化还原敏感信号通路。

未来的方向就如同基于基因的方法靶向心室中的关键信号通路一样,如通过上调 SER-CA2a 来帮助心室肌细胞的兴奋-收缩耦联正常化,在逆转心力衰竭疾病状态方面也显示出了一些前景,类似的针对心房电和结构重构所不可或缺的信号通路的方法很可能会使心房颤动者受益。除了为基因治疗发现新的分子靶点外,心房颤动基因治疗面临的一个关键挑战是需要开发微创方法,以便于在心房中进行安全有效的基因传递。这些传递技术不仅包括向细胞内注入基因药物的手段,而且至少在非病毒载体的情况下,还包括一种便利细胞内基因传递的手段(如通过电穿孔之类的物理方法)。

五、PTCA 术后再狭窄、支架内再狭窄和静脉移植物再狭窄的调控

成功的经皮冠状动脉腔内成形术(percutaneous transluminal coronary angioplasty,PTCA)术后冠脉再狭窄发生率为 30%~50%,可能是血管重构的结果,包括平滑肌细胞激活、增生、迁移和细胞外基质合成。全身给药防治再狭窄疗效很差,因而研究重点放在对 PTCA 术后血管壁的局部治疗,可通过特制的导管向 PTCA 术后局部血管注药,将反义寡核苷酸导入局部损伤的血管,可抑制平滑肌细胞增殖,使用反义技术抑制血管内膜增殖,抑制的靶基因常为原癌基因,这些基因调节细胞的激活和增殖。如将 c-myb 或 c-myc 反义寡核苷酸链导入血管受损部位可以抑制平滑肌细胞(SMC)聚集增殖。另一种防治再狭窄的方法是在血管局部转导一个基因以抑制内膜增殖。目的基因的表达可能只是暂时的(数周时间),但对防治血管再狭窄仍有效。研究表明,再狭窄多发生在血管受损早期,数周到数月病变恢复稳定状态。如腺病毒介导 ras 信号转导蛋白突变基因,腺病毒介导细胞周期抑制蛋白 Rb 基因,导入球囊损伤的大鼠颈动脉可显著减少内膜增厚和中层细胞增殖。

血管损伤后动脉重塑的主要因素包括基质金属蛋白酶、转化生长因子 β、一氧化氮和氧化应激。再狭窄基因治疗主要集中在 SMC 增殖和迁移、血管内皮化、血栓形成和氧化损伤的靶向标志物上。目前的基因治疗方案可被描述为抗增殖(细胞毒性、细胞静止性或抑制性基因)、抗血栓,或根据其细胞靶点和作用方式而具有混合机制。如前所述,与小动物相比,猪是研究再狭窄机制的一个更有利的模型,因为猪体型大,能够自发地发展动脉粥样硬化(可以通过喂给它们高脂肪和/或高胆固醇的饮食来加速动脉粥样硬化),它们具有类

似人类的脂蛋白谱,并在冠状动脉内形成病变。目前的实验模型包括 Rapacz 家族性高胆固醇血症猪、Yucatan 微型猪、糖尿病高胆固醇血症猪、PCSK9 功能猪和 Ossabaw(代谢性疾病)猪模型。

腺病毒介导的递送靶基因已被发现是安全、有效的,并且可有效改善内膜增生的特征血管损伤后再狭窄。然而,一些临床试验还有更多的工作要做,还没有支持在动物模型中看到的结果。利用腺病毒载体进行基因治疗早期临床试验之一是预防支架内再狭窄的库奥皮奥血管生成试验(KAT)。患者给予支架 PTCA 与 VEGF 腺病毒、VEGF plasmid 脂质体或林格乳酸盐为对照组。在 6 个月随访中发现腺病毒基因转移质粒脂质体无须任何修饰。主要基因转移相关不良反应,没有临床再狭窄率或最小管腔直径的差异;然而,心肌灌注增加。血管内皮生长因子治疗的患者,8 年随访研究局部 Ad-VEGF 基因的长期效应测定转移,发现虽然 8 例患者死亡,但是差异无统计学意义。VEGF 腺病毒与 VEGF 质粒的死亡率与安慰剂组比较,主要不良反应发生率与心血管事件、癌症或糖尿病没有差异。

介入治疗冠状动脉闭塞不可避免地对血管内皮和动脉内侧层造成明显损害,暴露出血栓形成分子。血小板活化、血栓形成、白细胞黏附、平滑肌细胞增殖、基质积聚和血管重塑都参与了再狭窄的发病机制,即对损伤的反应,导致血管再狭窄。药物洗脱支架明显改善了治疗结果,减少了治疗动脉的重塑、后坐力和急性梗阻,但有些患者仍有晚期支架血栓形成。然而,很难看出基因治疗与目前的药物洗脱支架是如何竞争的。此外,先前的一项临床再狭窄试验结果为阴性(表 26-4)。

静脉移植狭窄是旁路移植术后的另一个常见问题。由于大多数旁路移植术仍使用自体大隐静脉作为搭桥的导管,长期来看仍有很大的失败风险。基因治疗方法的基本原理是在植入后即刻阻止病理性静脉移植重建,因为静脉适应高血压和手术处理。静脉移植为血管内或血管周围基因转移提供了很好的机会。基质金属蛋白酶组织抑制因子(TIMP)被认为是一种潜在的治疗方法,但由于在制造临床级 AdTIMP-3 方面的问题,目前尚无临床结果。E2F 转录因子反义诱饵已在临床试用,但结果令人失望(表 26-4)。血管移植和透析吻合口狭窄也可以通过血管外膜表面的基因转移来治疗。Ⅰ/Ⅱ 期研究表明,VEGF 的局部转导可能通过增加移植体中一氧化氮和前列环素的生成来减少狭窄。然而,这些研究没有最终的临床试验结果。

六、高血压的调控

高血压是一种危害人类生命健康最常见、最严重的疾病之一。迄今为止,关于高血压的发病机制还远未阐明。但近年来发现一些蛋白质或多肽类激素在高血压的发病中具有重要作用。基因治疗已成为高血压治疗的新途径,并有着较好的前景。高血压的形成和发展牵涉因素复杂,候选基因较多。如心房钠尿肽具有强大的利钠利尿、扩张血管、降低血压和抑制平滑肌细胞增殖的作用。研究人员将心房钠尿肽基因导入实验动物体内,可使血压降低,并可维持整个生命过程。又如,血管紧张素、内皮素等可以促进血管平滑肌细胞增殖,收缩血管,升高血压。导入反义内皮素或血管紧张素基因,抑制内皮素和血管紧张素基因的过量表达,可达到降低血压的目的。研究人员用抗 AT1 受体的反义寡核苷酸治疗鼠高血压获得成功。用调控血管紧张素原表达的基因抑制或调控 eNOS 基因表达的转基因技术也可能成为治疗高血压的有效方法。另外,激肽释放酶基因参与血压调控,亦可能作为候选基因治愈高血压。

表26-4　正在进行的、计划中的或最近在心力衰竭、高脂血症、再狭窄或静脉移植疾病中的试验

临床试验	疾病	载体	治疗剂	给药方法	研究设计	样本量（例）	主要终点	主要结果
CUPID2	心力衰竭	AAV1	SERCA2a	经皮冠状动脉内注射	II期，RCT	250	反复发生心血管事件的时间	阴性
SERCA-LVAD	LAVD患者慢性心力衰竭	AAV1	SERCA2a	经皮冠状动脉内注射	II期，RCT	24	安全性与可行性	未提供
AGENT-HF	心力衰竭	AAV1	SERCA2a	经皮冠状动脉内注射	II期，RCT	44	左室收缩末期容积的变化	未提供
STOP-HF	心力衰竭	PI	SDF-1	经皮心肌内注射，螺旋灌注导管介导的注射	II期，RCT	93	6分钟步行距离	阴性
RETRO-HF	心力衰竭	PI	SDF-1	经皮经冠状动脉静脉逆行注射	I/II期，部分开放式和部分RCT	52	6分钟步行距离	未提供
AC6	心力衰竭	Ad	6型腺苷酸环化酶	经皮冠状动脉内注射	I/II期，RCT	56	多巴胺类应激前后运动耐受测试与心功能的联合研究	未提供
Lp(a)	高LP(a)水平	反义寡核苷酸	靶向Lp(a)的反义寡核苷酸	每周皮下注射	II期，RCT	64	血浆Lp(a)浓度的变化	阳性，血浆Lp(a)浓度降低67%
LP(a)-L	高LP(a)水平	GalNac偶联的反义寡核苷酸	靶向Lp(a)的小干扰RNA肝内给药	每周皮下注射	I/II期，RC	58	血浆Lp(a)浓度的变化	阳性，血浆Lp(a)浓度降低66%~92%
PCSK9	高LDL胆固醇水平	小干扰RNA	靶向PCSK9 mRNA小干扰RNA	每月/每月皮下注射	I期，RCT（健康志愿者）	69	血浆LDL胆固醇的变化	阳性，血浆LDL胆固醇降低51%~60%

续表

临床试验	疾病	载体	治疗剂	给药方法	研究设计	样本量（例）	主要终点	主要结果
apoC-III	高甘油三酯血症	反义寡核苷酸	靶向载脂蛋白C-III的反义寡核苷酸	每周皮下注射	II期,RCT	85	血浆载脂蛋白C-III水平的变化	阳性,血浆ApoC-III水平降低40%~80%
AAV-FH	由于LDL受体变导致的FH纯合子	AAV	LDL受体	肝脏定点给药	I期,开放式	10	安全,降低血浆LDL胆固醇	未提供
FH试验	由于LDL受体变导致的FH纯合子	RV	LDL-受体	离体将基因转移到患者肝细胞,然后再注入患者体内	I期,开放式	5	安全性,降低血浆LDL胆固醇水平	3例患者LDL胆固醇轻度降低
先前已完成的心力衰竭、高脂血症、再狭窄或静脉移植疾病中的试验								
Glybera试验	脂蛋白脂酶缺陷	AAV1	脂蛋白脂酶S447X	肌内注射	I/II期,开放式	19	餐后高甘油三酯血症,重症胰腺炎	阳性,胰腺炎减少50%,餐后乳糜微粒代谢改善
Mipomersen试验	严重高胆固醇血症	反义寡核苷酸	靶向载脂蛋白B的反义寡核苷酸	每周皮下注射	III期,RCT	158	血浆LDL胆固醇的变化	阳性,血浆LDL胆固醇降低37%
Italics	支架内狭窄	反义寡核苷酸	靶向c-myc的反义寡核苷酸	支架植入后经冠脉内局部给药	II期,RCT	85	IVUS测量新内膜容积堵塞百分比	阴性
Prevent III	PAD静脉移植失败	寡核苷酸	E2F寡核苷酸诱饵	压力介导的离体静脉移植物给药	III期,RCT	1 404	移植物再介入或因移植失败而截肢的时间	阴性
Prevent IV	CABG静脉移植失败	寡核苷酸	E2F寡核苷酸诱饵	压力介导的离体静脉移植物给药	III期,RCT	2 400	血管造影静脉移植失败	阴性

注:CABG,冠状动脉旁路移植术;IVUS,血管内超声;FH,家族性高胆固醇血症;LDL,低密度脂蛋白;AAV,腺相关病毒。

七、外周血管疾病干预

周围血管疾病是由下肢主要动脉粥样硬化闭塞引起的,产生跛行、休息疼痛和溃疡愈合不足等症状。患者通常比那些有冠状动脉症状的人年龄大,这使得这个人群很难治疗。目前的药物治疗对于严重肢体缺血或严重外周动脉疾病并不十分有效,也不是所有的患者都适合进行血管内手术。在冠心病基因治疗中使用相同因素的治疗性血管生长已经在动脉内和肌内给药途径中进行了试验。然而,在最近的一项随机对照试验的 Meta 分析中,没有发现血管生成基因治疗在周围血管疾病中的一致性受益。这说明了这一群体面临的挑战,但创新的动力来自于巨大临床需求。

慢性下肢动脉缺血的主要病理基础是阻塞动脉缺乏足够的代偿性侧支循环,因此基因治疗的基本策略是向阻塞动脉近端转移具有血管再生作用的生长因子基因,如 *VEGF* 基因,利用其生物活性,形成大量新生血管,建立丰富的侧支循环乃至"自体旁路血管",改善血运,从而达到治疗的目的。1993 年研究人员用水凝胶球囊导管直接将 *VEGF* 基因转染缺血动脉近端。一系列血管造影和组织学观察显示术后 3~10d 新生血管开始形成,3 周后新生侧支循环包绕阻塞血管,并重新与远端动脉血管沟通,表明 *VEGF* 基因能够作为动脉缺血性疾病治疗性血管再生有效的治疗手段。1994 年 12 月 7 日,*VEGF* 基因治疗慢性下肢动脉缺血的第一例实施,从而开创了人类非遗传性心血管疾病基因临床治疗的先河。

质粒和腺病毒介导的 *VEGF-A* 基因治疗均有阳性报告。此外,还报告了增氧作用改善、步行时间和溃疡愈合的临床试验结果。一种基于质粒的 VEGF-A 产品已被批准用于外周动脉疾病的临床应用。有两项大的 FGF-1 质粒试验,TALISMAN 和 TAMARIS,尽管 TALISMAN 试验显示出了有益的效果,但没有在治疗的患者中发现明显的功能改善,如严重缺血患者截肢率的改善。目前,用 Sendai 病毒载体对外周血管疾病进行了 FGF-2 的治疗试验,但结果尚未见报道。在先前的其他大型试验中,一项试验是质粒 Del-1(Delta-1 试验)和腺病毒 HIF-1a/vp16(WALK 试验),目的是刺激血管生成信号途径,但结果为阴性。

动脉粥样硬化狭窄的长时间、分流和流向较少缺血区的血流量增加的偷窃效应、不稳定的新生血管及转基因表达时间太短等问题都被列为失败的潜在原因。在设计先前的试验时,似乎没有充分考虑到诸如外周肌内血液灌注这样的生理因素。在设计未来的临床试验时,需要考虑毛细血管过度扩张、毛细血管血液转运时间的改变和周围肌内氧气的不足。最近的试验旨在通过将反转录病毒 *VEGF-A* 和血管生成素 1 基因转移到外周血管疾病患者的内皮细胞和平滑肌细胞中,从而改善诱导的新生血管的功能。

由此看来,在未来,严重肢体缺血患者应与较轻的跛行患者分开研究,并应更多地强调准确的影像学和代谢及功能研究,作为治疗效果的代名词,因为步行距离、截肢率或溃疡愈合可能无法捕捉这些患者住院次数或相关变量的改善。只有外周血管疾病患者才能从治疗性血管生长中获益,而其他患者实际上可能存在血管发育不足以外的问题。在今后的临床试验中,重要的是确定最有可能对新疗法做出积极反应的患者亚组。

第五节 基因治疗存在的问题与未来展望

心血管疾病基因治疗在过去 20 年取得了令人瞩目的成就,但大多数仍处于动物实验向临床应用的过渡阶段,距离广泛应用于临床这一既定目标还很远。

一、存在的主要问题

相对肿瘤等其他疾病而言,心血管疾病的基因治疗的风险/受益比较高,大多数心血管疾病是多基因异常,因而对导致心血管疾病的靶基因的界定也相应比较困难。随着心血管疾病病理分子生物学、人类遗传学、治疗学等多学科的快速发展,研究人员有望鉴定出新的有效靶向基因,研发出更安全的基因载体用于心血管疾病的基因治疗。同时,基因组编辑技术提供了一种新的潜在的基因治疗方案,可有针对性地提高该技术序列靶向效率和特异性,寻找体内组织和细胞特异、高效的导入方式,以及建立全面有效的安全评估试验体系,这将实际推动基因治疗向临床应用的转化。

1. 安全性问题 无论是非载体系统还是载体系统,基因治疗都会涉及内、外源基因的重组,从而可能导致细胞基因突变,甚至引起细胞恶变的潜在风险。外源基因表达产物(包括目的基因和载体系统)在患者体内可能导致严重的免疫反应。目前基因治疗多采用间接体内法,靶细胞经体外长期培养处理后,其生物学特性可能发生改变。

2. 技术性问题 在以前的许多心血管试验中,基因转移的效率似乎太低,无法取得有意义的临床效果。通常,在临床前动物模型中,基因转移载体所使用的剂量比在人类试验中可能使用的剂量高得多。动脉内给药方法似乎远不如心肌内注射或肌内注射有效。因此,治疗性蛋白质在靶组织中的浓度可能尚未达到足够的水平和/或持续时间不够长,无法达到生物效应。分泌的治疗蛋白更有可能产生积极作用,因为目前很难在人体心脏或周围肌内获得 10%~20% 及以上的转导效率。此外,治疗性基因的可控性也是制约基因治疗临床应用的问题。基因治疗时,患者体内导入的治疗性基因必须在适当的组织器官内以适当的水平或方式表达才能达到治疗的目的,但目前的研究结果还不尽如人意。

许多情况下,基因治疗都需要治疗性基因在患者体内长期稳定表达才能达到治疗目的。然而,由于细胞在体内的生存期有限,目的基因的丢失及机体的免疫排斥等,上述目标尚难以实现。尽管人们尝试了多种方法来将治疗性基因导入患者体内,但至今尚未找到一种既安全又高效的转移方法。

3. 医学伦理学问题 基因治疗的技术尚未成熟,遵从一定的伦理原则显得十分必要。传统的伦理原则在现阶段对基因治疗仍具有规范作用,但需重新诠释,以适应基因治疗临床应用的特殊性。这些原则包括:①在实施基因治疗方案前,须向患者说明该治疗方案属试验阶段,以及可能的有效性及可能发生的风险;②保证患者有权选择或终止该方案治疗,以及保证一旦终止治疗能得到其他治疗的权利;③严格保护患者的隐私;④优后原则,即只有确认其他治疗方法都无效,在迫不得已的情况下经患者同意方可进行基因治疗。

二、未来的研究展望

1. 基因传递载体与转导效率 载体和转基因载体的体积、基质结合特性等因素影响转基因产物在处理后组织中的分布。物理上的(即通过手术或通过导管)或者可能是载体的遗传靶向是可取的。在治疗性血管生长中,转基因的表达时间应该足够长,以引起生物学效应,但如 VEGF 等生物学效应强大的因子表达时间过长,会对组织结构产生不利影响。在未来,重要的是开发可由小分子或生理刺激调控转基因表达的载体。如果基因缺陷需要终身的治疗效果,集成载体可以最好地得到应用。重要的是,在临床前研究和第一阶段试验中,必须确定转基因产物确实可以在血浆或靶组织中进行测量,并且可以证明其剂量效应。

2. 患者群体　在先前的许多试验中,已经招募了不再有资格接受任何其他治疗的严重、"无选择"患者。然而,在未来的缺血和心力衰竭试验中,应该招募更健康的患者。在严重缺血患者中,临床困难的主要原因之一可能是内源性血管生成一开始就失败了,这些患者不再能够对血管生成疗法作出反应。只有某些亚组的患者才会对基因治疗方法作出积极的反应。非常希望找到生物标志物或其他特征,以便为今后的临床试验选择最理想的患者。在许多以前的心血管基因治疗试验中,安慰剂的作用很强,只有随机、盲法、对照的试验设计才能提供关于临床效益的可靠结果。强烈的安慰剂效应的原因在一定程度上尚不清楚,但患者通常要经过大量的预评估筛选过程,并进行多次实验室和影像学检查,而基因治疗本身就对严重受影响的患者提出了更高的期望。因此,安慰剂组的积极反应也就不足为奇了。此外,在肌内注射时,针或导管造成的组织损伤可导致局部炎症和生长因子的产生,并产生一些积极的影响。这些因素在未来临床试验的设计中应考虑到。

3. 观察终点　在以前的试验中,基因药物的技术或药理学缺陷是否已导致临床失败,目前尚不清楚。然而,传统的终点,如存活、运动耐受性、截肢频率或溃疡愈合,在严重受影响的患者中似乎要求很高。显然有必要为心血管试验开发有效的替代终点,其基础是组织灌注、侧支流、代谢改善和减少医疗服务的使用负担,从而更好地获取潜在的治疗效益。这一点,连同那些最有可能受益于新疗法的患者的选择,应在今后的临床试验中加以考虑。

每项试验都应包括对先前存在的抗体水平和对治疗的免疫反应的评估,并与潜在的治疗结果相联系。在未来的试验中,基因治疗也应该与现有的治疗相结合,如旁路移植术或血管成形术作为辅助治疗。这将允许新的治疗方法,如外周血管疾病,在旁路移植术前进行基因转移,以开放外周毛细血管,避免不良的逃逸综合征。其他合并疾病会显著影响治疗结果,因此,患者应该准确地分层治疗糖尿病、类风湿关节炎或其他自身免疫性疾病,以避免混淆结果。迄今为止,大多数治疗方法都是基于单剂量应用。由于许多慢性心血管疾病有可能进展,应该评估是否可以重复用药。

就心血管疾病基因治疗的安全性而言,即使经过 10 年的随访,大多数试验仍显示出很好的安全性。这有助于鼓励临床测试新的治疗方法,改进载体和基因传递方法。目前的成像技术可以用来指导治疗方法,这样就可以将非常低的剂量应用于对缺血心肌这样靶点的干预,并与标准疗法相结合。由于基因药物批准的规则已经建立,预计一些新的心血管疾病基因治疗方法将在不久的将来进入临床试验。

(易光辉)

参 考 文 献

[1] 胡维新.医学分子生物学,2 版.北京:科学出版社,2015.

[2] 丁秋蓉,陈彦好.心血管疾病的基因治疗.上海大学学报(自然科学版),2016,22(6):270-279.

[3] 翟慧,杨毅宁.动脉粥样硬化基因治疗的研究进展.医学综述,2013,19(4):577-580.

[4] HAJIGHASEMI S,MAHDAVI GORABI A,BIANCONI V,et al.A review of gene-and cell-based therapies for

familial hypercholesterolemia.Pharmacol Res,2019,143:119-132.

[5] MEMI F,NTOKOU A,PAPANGELI I.CRISPR/Cas9 gene-editing:Research technologies,clinical applications and ethical considerations.Semin Perinatol,2018,42(8):487-500.

[6] FORSTER R,LIEW A,BHATTACHARYA V,et al.Gene therapy for peripheral arterial disease.Cochrane Database Syst Rev,2018,10:CD012058.

[7] YEREVANIAN A,YEREVANIAN A,HAJJAR R J.Progress in gene therapy for heart failure.J Cardiovasc Pharm,2014,63(2):95-106.

[8] MALI P,YANG L H,ESVELT K M,et al.RNA-guided human genome engineering via Cas9.Science,2013,339(6121):823-826.

[9] YIN H,SONG C Q,DORKIN J R,et al.Therapeutic genome editing by combined viral and nonviral delivery of CRISPR system components in vivo.Nat Biotechnol,2016,34(3):328-333.

第三篇 实 验 篇

第二十七章
心血管研究的常用实验技术与方法

第一节　心肌细胞实验技术

在心血管疾病机制的研究中,通过基因敲除和转基因小鼠建立的心血管动物模型在器官与组织水平上,做出了极大的贡献;在细胞分子水平上,原代培养心肌细胞已经成为无可替代的一种体外实验研究模型,它能够排除神经、体液、内分泌等因素的干扰而单独地研究心脏的发育及心血管疾病的发生、发展机制。高效率的原代心肌细胞培养有利于从细胞分子水平探讨心血管疾病的发病机制及其治疗手段;有助于从细胞生物力学、信号通路、凋亡、受体下调等分子生物学方面对心脏的安全性用药作出筛选及评价。体外培养心肌细胞可保持与在体结构及功能上的某些特点,且具有搏动性、自发性和节律性。

【实验原理】

心肌细胞培养(cardiomyocytes culture)技术在医学研究领域应用前景广阔,是心血管研究较为常用的基本方法和手段之一。在心脏细胞构成中,主要包括心肌细胞和非心肌细胞,心肌细胞占心脏细胞总数的1/3,其他为非心肌细胞,主要包括内皮细胞、血红细胞、成纤维细胞和结缔组织等。

根据组织学、电生理特性和功能上的特点,心肌细胞可分为两大类:普通心肌细胞和特殊心肌细胞。普通心肌细胞包括心房肌和心室肌细胞,含有丰富的肌原纤维,具有收缩功能,故称为工作心肌细胞(working cardiaomyocyte)。这类细胞不能自动产生节律性的兴奋,属于非自律性细胞,但具有产生兴奋和传导兴奋的能力。另一类是特殊分化了的心肌细胞,构成心脏的特殊传导系统,主要包括 P 细胞和浦肯野细胞,这类细胞具有自动产生节律性兴奋的能力,故称为自律细胞(autorhythmic cell);同时具有兴奋性和传导性,但由于肌原纤维稀少且排列不规则,故基本不具有收缩性。还有一种细胞位于特殊传导系统的结区,既不具有收缩功能,也没有自律性,只保留了很低的传导性,是传导系统中的非自律细胞,特殊传导系统是心脏内发生兴奋和传播兴奋的组织,起着控制心脏节律性活动的作用。两类心肌细胞分别实现一定的职能,互相配合,完成心脏的整体活动。

体外培养的心肌细胞形态学观察呈不规则形状,类似长梭形或多角形,胞核小,胞质致密,部分有聚集倾向。传代的心肌细胞未贴壁呈圆形或椭圆形,24h 贴壁后伸出伪足,在 20 或 40 倍物镜能够观察到单个细胞自行蠕动,当生长成片后可见呈岛屿状搏动,搏动频率大致为 130~150 次/min,心肌细胞搏动可作为检测心肌细胞纯度指标。培养心肌细胞 HE 染色细胞形态饱满、细胞膜完整;透射电镜观察细胞完整,胞膜皱褶整齐,细胞中肌丝、线粒体清晰、分布均匀,细胞核完整。心肌细胞表达肌动蛋白,可以作为鉴定,但不是唯一的特征性指标,因为平滑肌细胞也表达。

【实验器材】

仪器:CO_2培养箱,超净工作台,恒温水浴箱,显微眼科手术剪刀、镊子三套,倒置相差显微镜,倒置荧光显微镜,恒温离心机。

材料:出生1~2d的乳小鼠(或SD大鼠),雌雄不限,SPF级。

试剂:D-Hank液,0.1%新洁尔灭,胎牛血清,DMEM培养基,胰蛋白酶,Ⅱ型胶原酶,5-溴脱氧尿嘧啶核苷(BrdU),青链霉素双抗,α-横纹肌肌动蛋白(α-SA)单克隆抗体、免疫组化试剂盒。

【实验步骤】

1. 心肌细胞的分离

(1)取出生2d的乳鼠,浸泡75%乙醇8~10s消毒后迅速送入超净工作台,将其固定于无菌泡沫板上,无菌条件下开胸取心脏放入预冷的Hank液,将多余心房肺组织等除去。

(2)随后将心脏移到干净的装有预冷的Hank液培养皿中,将心脏剪裂3下(裂而不断),再用预冷的D-Hank液洗涤3遍。

(3)将心脏移至干净的培养皿中剪成约$1mm^3$大小,加入3ml 0.08%的胰蛋白酶消化液,放入培养箱中消化10min,期间轻轻摇动2下,弃上清液,此操作重复2次。

(4)加入终浓度为0.1%的Ⅱ型胶原酶3ml,放入培养箱中消化1h(未消化可适度延长时间至2h)期间每隔10min摇匀一下,用移液枪轻轻吹打一次。

(5)加入等量的含10%胎牛血清的DMEM培养基终止消化,用移液枪轻轻吹打细胞,然后转移到15ml离心管中,放入离心机中,1 000r/min,离心5min,弃上清液,重悬细胞后重复2次。

(6)吸取3ml含100U/ml青霉素、100μg/ml链霉素和15%胎牛血清的DMEM培养基重悬细胞,吹打均匀后经200目细胞筛,滤除较大细胞团和未消化的组织块细胞,移到培养皿中混合均匀,放在37℃,5%CO_2的培养箱中培养。

2. 心肌细胞纯化　最后获得的悬浮细胞除了心肌细胞外,还有内皮细胞、成纤维细胞和残余的血细胞;他们虽然数量少,但是增殖能力强于心肌细胞。若不排除其他细胞则短时间内可大量增殖,影响心肌细胞。

心脏组织中绝大多数为贴壁细胞,其中成纤维细胞在培养过程中贴壁速度最快,其次是内皮细胞和血细胞,而心肌细胞的贴壁速度最慢。根据细胞贴壁速度不同和增殖能力大小,心肌细胞的纯化可用差速贴壁法或化学试剂抑制法,国内有研究显示以两种方法联合应用效果更好。

(1)将获得的原代细胞悬液移到较大培养容器即10cm培养皿中(最好有足够底面积和深度)静置培养60~90min,仔细吸取培养液(富集尚未贴壁的心肌细胞)移于另一培养皿中培养。已贴壁细胞基本为成纤维细胞,可做其他研究用。

(2)加入适量BrdU(10mg /ml)母液于培养基中,配成终浓度为0.1mmol/L来纯化心肌细胞,24h后更换正常培养基,之后根据细胞生长情况1~2 d更换培养基,每天观察细胞状态。

3. 原代细胞接种　将纯化后的心肌细胞消化成悬液后进行细胞计数,根据实验目的将细胞稀释种板。心肌细胞稀释倍数原则如下:以单细胞为研究对象,则将细胞密度稀释<1×10^5/ml。当细胞密度为 $5×10^5$/ml 时,细胞可形成松疏的单层细胞网;细胞密度>$1×10^6$/ml 时,可形成单层细胞或多层细胞,或形成细胞簇。较高的细胞密度利于心肌细胞搏动趋向同步化。培养基中加 100U/ml 青霉素、100μg/ml 链霉素,预防细菌污染。接种后细胞置 5% CO_2,37℃恒温培养箱中静止培养,间隔 36~48h 换培养液 1 次,培养 3~4d 后使用。

4. 心肌细胞活性鉴定 台盼蓝(trypan blue)是检测细胞膜完整性最常用的生物染色试剂,它可穿过变形的细胞膜,与解体的 DNA 结合,使其着色。健康的正常细胞能够排斥台盼蓝,而死亡的细胞,细胞膜的完整性丧失,通透性增加,细胞可被台盼蓝染成蓝色。依据此原理,故可以鉴别死细胞与活细胞。细胞存活率(%)= 活细胞数/细胞总数×100%。

取细胞悬液,稀释至细胞密度为 10^6/ml,用 0.4%台盼蓝染色,死细胞被染成淡蓝色,未着色的是活细胞,在 3min 内,显微镜下血细胞计数板上计数 200 个细胞,计算细胞存活率。

5. 心肌细胞纯度测定 利用相差显微镜观察细胞形态及搏动情况可以大体判断心肌细胞的纯度,α-横纹肌肌动蛋白(α-sarcomeric actin,α-SA)仅存在于心肌和骨骼肌细胞中,不存在于平滑肌细胞中。所以在检测心肌细胞的纯度时,可以用免疫组化法-链霉菌抗生物素蛋白-过氧化物酶连接法(streptavidin peroxidase conjunction method,简称 S-P 法)检测胞质中的结蛋白和 α-SA 含量来确定心肌细胞的纯度;另可采用免疫细胞化学(测定肌动蛋白、肌球蛋白、肌联蛋白等)鉴定。

取细胞悬液,稀释至细胞密度为 10^6/ml,心肌细胞爬片,培养第 3d 时,用 PBS 洗涤 3 遍,4%多聚甲醛固定 15min,用 α-SA 作免疫组化进行纯度鉴定。

【注意事项】

(1)消毒时,不要用碘酒擦拭乳鼠皮肤,因碘酒易造成污染。

(2)乳鼠开胸时尽量只剪开胸廓,不要打开腹腔。

(3)培养皿、培养液必须防止污染,手术器械等,要严格消毒后才能使用。

(4)心肌细胞的观察、照相时间不可过长,频率不可太高,否则能增加污染概率。

(5)培养过程中每一步操作都应严格遵循实验原则和无菌要求。

(屈顺林　邓文艺)

第二节　离体心脏实验技术

为了排除神经-体液等因素对心脏泵功能的影响,准确观测冠状动脉系统的作用,建立定量化的心脏缺血-再灌注研究模型,离体灌流心脏则是较好的选择。目前在哺乳动物中根据主动脉插管灌注流向,可分为两种离体心脏模型来监测心脏固有的泵功能:一种通过主动脉逆行灌注法的称为 Langendorff 模型,另一种以主动脉顺行灌注法的称为工作心脏(Working heart)模型。

利用主动脉逆向插管技术灌流哺乳动物离体心脏的方法,即 Langendorff 模型,更多应用于对心脏泵功能进行生理、药理学的相关研究中。工作心脏模型由于更接近于生理上的灌注方式及可靠的测定方法,更倾向用于心脏保护相关研究中。但实际应用中,由于 Langendorff 离体心脏灌注模型具有较高的可重复性、良好的稳定性和相对较低的技术要求等优势,成为心血管研究领域中最为广泛使用的实验模型之一。

【实验原理】

Langendorff 模型采用主动脉逆向插管技术进行灌注,为心脏保持跳动提供营养物质。逆向灌注使主动脉瓣关闭,灌流液通过左右冠状动脉开口进入冠状动脉系统后,除了少量直接进入心腔外,绝大多数通过心小、中、大静脉汇集到冠状窦,最后经右心室和肺动脉排出(图 27-1)。

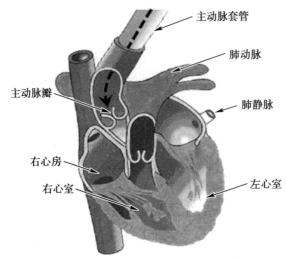

主动脉套管

肺动脉

主动脉瓣

肺静脉

右心房

右心室

左心室

图 27-1　Langendorff 制备心脏灌流原理

逆行灌流的含氧的 Krebs-Henseheit(K-H)缓冲液,由冠状动脉灌流入心肌,灌流液经冠状静脉窦从右心房、肺动脉和腔静脉断端流出,此流出液量为冠状动脉血流量(CBF),同时还可记录心肌收缩力。另外,从左室插水囊或气囊,测其左室内压(LVP)、左室舒张末期压力(LVEDP)、左室内压变化速率(dp/dt)及心率(HR)。

【实验器材】

仪器:主动脉插管,Langendorff 离体心脏灌流系统(含灌流装置、记录系统和所需的各种放大器、传感器及附件),纱布,1 号丝线,动脉夹,手术器械等。

材料:小鼠或 SD 大鼠。

试剂:生理盐水,10% 水合氯醛,肝素生理盐水,K-H 缓冲液。其成分为:氯化钠 118.5mmol/L,氯化钾 4.7mmol/L,氯化钙 2.5mmol/L,碳酸氢钠 25mmol/L,硫酸镁 1.2mmol/L,磷酸二氢钠 1.2mmol/L,葡萄糖 11mmol/L,持续充以 95%O_2 和 5%CO_2 混合气体,pH7.4。

【实验步骤】

1. 动物的麻醉　实验动物称取体重后,腹腔注射肝素(1 000U/kg)抗凝,防止冠状动脉及心室腔血栓形成,腹腔注射 10% 水合氯醛(300mg/kg 体重),使动物全麻(观察动物呼吸、角膜反射,用镊子检测肌松程度和疼痛反应)。

2. 打开胸腔　确定麻醉后,用手术剪从剑突下作切口,沿左右肋缘横向剪开腹前壁,再依次沿左右腋中线纵向剪开两胸侧壁,将胸壁翻至头侧,打开心包膜,暴露心脏。

3. 分离心脏　用左手示指和拇指轻柔提起心脏,暴露心底血管,迅速将其剪断,取出的心脏立即放入 4℃灌流液中停搏,降低心脏代谢,防止缺血损伤。去除黏附的心包和肺组织,确定主动脉位置,并恰好在其分支下方切断。

4. 工作心脏制备　在液面下夹住主动脉断端,将套管插入主动脉,主动脉插入套管后,不宜太深,以免损伤主动脉瓣或阻碍冠状动脉灌流,一般以右心房上缘约 2mm,不超过主动脉瓣口为宜。用动脉夹夹住主动脉,1 号丝线将主动脉结扎于插管上,结扎部位正好位于插管凹槽处。尽快恢复冠状动脉灌流,操作尽量轻巧,防止冠状动脉损伤。如冠状动脉灌流成功,残留在冠状血管内的血液瞬间冲出,数秒内心搏恢复。恢复灌流后,剪除多余组织,如需进行肺动脉插管,则插入 PE10 导管(测量心室肌氧耗量);如不需插管,在肺动脉根部剪一个小口,使灌流液流出通畅。心脏流出液可收集进行分析,也可废弃。

5. 心室内压测定　心脏灌流 3min 后,切开左心耳,经切口向左心室插入球囊,另一端接多导生理记录仪。向球囊缓慢注入生理盐水,使囊内压为 4~8mmHg。随心脏节律性收缩与舒张即可检测左心室收缩压、舒张末压等。

【注意事项】

1. 灌流模式的选择　在灌流模式中,Langendorff 灌流又分为恒压灌流和恒流灌流;大鼠离体心脏,恒压灌流时,灌流压一般设为 100~140mmHg,恒流灌流时,流速(量)一般为 8ml/min 至 12ml/min;小鼠离体心脏,恒压灌流时,灌流压为 80~82mmHg,恒流灌流时,流速(量)为 3~4ml/min;对于动物离体心脏,假如采用恒压灌流,其灌流流速(量)也不低于 5~8ml/min。

2. 球囊导管的连接　记录和测定 LVP 的球囊与导管间要扎紧,为了将球囊和导管里面装满纯水而将空气排尽,可以在水下面进行连接和结扎。导管球囊插入心室后,通过侧接的注射器向球囊内加压至 4~8mmHg,球囊压力不能过高,过高容易对组织产生挤压而导致心内膜缺血。

3. 校正和定标　仪器系统安装调试完后,首先通过对数据采集系统相关的压力和流速(量)分别进行校正和定标。

4. 灌注温度　灌注期间主要通过恒温循环器调控灌流系统的灌流液和器官浴槽等维持恒定在(37±0.5)℃。高温会使心肌收缩力和冠状动脉流量下降,甚至导致心肌细胞凋亡。特别是 41.5℃以上高温对离体心脏功能抑制和结构损伤明显,且随着温度的升高,抑制和损伤程度加重。低温灌注会引起心率减慢,心舒张期延长,心室舒张末期容积增加,心肌收缩力增强。

(屈顺林　邓文艺)

第三节　在体心脏实验技术

离体心脏和心肌细胞实验在单独研究心脏病理生理及药物作用机制方面具有重要作用,但心脏功能是复杂的,它受到神经-体液等多种因素的调节,在体心脏实验病理模型,可提供在神经-体液诸多因素作用、具有较完善调节机制的前提下,观察不同影响因素对局部心肌组织的作用,其结果更具有临床参考价值,是研究心脏病理机制和某些药物临床前试验的重要手段。

在体心脏实验技术中最主要的就是构造病理状态模型来研究某些临床现象,从而为我们研究心脏的作用机制和新药物开发提供更加具有代表性的作用载体。较常见的在体心脏实验动物模型有心肌缺血-再灌注损伤实验模型、心肌肥大实验模型、病毒性心肌炎实验模型、自身免疫性心肌炎实验模型、心律失常实验模型等,其中心肌缺血-再灌注损伤实验模型应用最多。本节主要介绍大鼠心肌缺血-再灌注损伤模型及小鼠病毒性心肌炎模型的制备技术。

一、在体心脏缺血-再灌注损伤模型技术

【实验原理】

心肌再灌注损伤模型有多种,但因为动物心脏的发育水平、实验造价等,选择性较为局限。目前,在体大鼠心肌缺血-再灌注损伤模型是研究心脏缺血-再灌注模型的主要方法。因其发育与人类较为接近,冠状动脉的侧支循环较少,心率相对稳定,经济便捷,可操作性高,成为国内外公认的首选动物模型。大鼠的实验操作相对简单,可在动物体内,短暂结扎左冠状动脉前降支,便可引起急性心肌缺血。随后去除阻断因素,在预定的时间内恢复冠状动脉的血液供应并给予再灌注,便可制备心肌缺血-再灌注损伤模型。这是目前模拟人类恢复血液供应治疗缺血性心脏病的通用实验方法。

【实验器材】

仪器:小动物人工呼吸机,多功能生物信息采集系统,心电图机,手术器械,气管插管,左心室导管,小圆针,充气硅胶管(直径 3mm,长 2cm),5-0 号线。

材料:健康雄性 SD/Wistar 大鼠。

试剂:2%戊巴比妥钠,青霉素。

【实验步骤】

1. 开胸前准备

(1)将大鼠称重后,腹腔注射 2%戊巴比妥钠(3ml/kg 体重)麻醉大鼠,将大鼠仰卧固定于手术台上,选取颈部及左侧胸壁备皮。做颈部正中切口,充分暴露气管,行气管插管并连接呼吸机。呼吸机参数为频率 50～60 次/min,潮气量 45ml,呼吸比 4:3。

(2)分离右颈总动脉,结扎远心端,近心端用动脉夹夹闭,在靠近结扎线处剪口,插入左心室导管,用线轻扎固定后松开动脉夹,然后将导管缓慢插入左心室,双重结扎固定,并连接多功能生物信息采集仪或生理记录仪用于测定心功能,连接标准肢体 II 导联记录心电图。

2. 开胸手术 胸骨左侧庞约 0.5cm 处、第 3～5 肋间做一长约 3cm 矢状皮肤切口,钝性分离胸肌群,注意勿伤及胸骨左缘的胸骨上动脉及腋动、静脉等大血管。打开胸膜,待大鼠呼吸、心率平稳后准备结扎。

3. 结扎缺血与再灌注

(1)开胸后,剪开心包膜,暴露心脏。小圆针穿好 5-0 号线备用,以左心耳为标志,在左心耳根部下方 2mm 处,由左冠状动脉前室间支左侧进针,绕过血管后在肺动脉圆锥旁出针。进针深度 1mm,将心脏放回原处。若心电图有严重的心律失常表现,可在心脏表面滴 2 滴肾上腺素。待大鼠呼吸心率稳定 10min 后,记录心电图、左室舒张末期压(LVEDP)及左室内压变化最大速率($\pm dp/dt_{max}$)。

(2)静脉注入肝素 100～200U,在左冠状动脉穿线上方放置硅胶管结扎动脉,结扎即为缺血开始时间,立即计时。5～10min 后可观察到心室壁颜色出现相应改变,以及心电图异常。缺血 40min 后,拉紧结扎线,用手术刀片尖端挑断结头,移去硅胶管,恢复血液灌流,给予再灌注。继续观察 30～60min,建模成功。

(3)记录解除结扎即刻及随后动态的心电图和心功能指标变化。

(4)观察结束后关闭大鼠胸腔,抽出胸腔内的气体,恢复胸腔内负压。分别缝合肌肉层

和皮肤层。移除呼吸机并辅助胸外按压数下，帮助大鼠恢复自主呼吸。术后予以肌内注射青霉素预防感染。

【注意事项】

（1）操作时注意室温，冬天需在室内加用简易取暖器，以保持温度在23℃左右，温度过低，大鼠耐受性下降，死亡率则升高。

（2）固定后，要使头颈部保持在一条直线上，轻微牵拉鼠舌，用干净棉签擦除口咽分泌物，以免堵塞气道。

（3）剥离心包膜时，心包膜不可全部剥脱，需保留部分心包膜限制心脏的活动，否则心脏跳动太剧烈，影响进针。

（4）整个操作过程熟练掌握，缩短操作时间，避免血管损伤，减少出血。

二、在体心肌炎动物模型实验技术

【实验原理】

各种原因引起的心肌炎性病变称为心肌炎，包括感染、物理、化学等因素。由于难以明确心肌炎的病原体，给临床心肌炎的诊治造成了困难，而提出动物模型概念。心肌炎动物模型可以明确病原体并且可以进行全面的心肌化学和病理学检查，适用于基础和临床研究。用柯萨奇病毒B3（CVB3）感染BALB/c小鼠，可引起小鼠病毒性心肌炎（viral myocarditis，VMC），其发生发展及心肌病变和人体感染VMC非常相似，因此该模型被广泛用于VMC的实验研究。

【实验器材】

仪器：光学显微镜，1ml注射器。

材料：纯种BALB/c小鼠，雄性。

试剂：CVB3m，测其$TCID_{50}$浓度为$3.67×10^{-4}$。

【实验步骤】

（1）经小鼠腹腔接种0.2ml CVB3m病毒（Nancy株）液即可建立重症型病毒性心肌炎模型。从第3d起大部分小鼠就会出现有竖毛、拒食、稀便和双后肢瘫软等表现。

（2）感染4~6d后，摘眼球取血，分离血清，采用TOSHIBA-40FR自动生化分析仪测定血清肌酸激酶同工酶（CK-MB）的含量；杀死小鼠，取心肌组织，做病理组织检查。

（屈顺林　邓文艺）

第四节　血管内皮细胞实验技术

内皮细胞在人体中广泛分布且功能多样，如增殖、凋亡、衰老、黏附、摄取、分泌等，在正常发育、体内稳态平衡和对病原体的免疫反应中发挥重要的作用。

一、人脐静脉内皮细胞的原代分离培养

【实验原理】

血管内皮细胞具有重要的生理和病理生理学作用。因人脐带具有易于获得，操作方便的优势，人脐静脉内皮细胞（human umbilical vein endothelia cell，HUVEC）的分离和培养成为血管内皮细胞体外实验的重要方法和模型，亦成为体外研究内皮细胞功能的重要手段。

【实验器材】

ECM 培养基、胰蛋白酶、胶原酶Ⅰ、EDTA、细胞裂解缓冲液、蛋白酶抑制剂和磷酸酶抑制剂混合物、双抗 P/S(青霉素/链霉素)、50mL 离心管。

【实验步骤】

(1)无菌条件提取健康新生儿的脐带长度不少于 20cm。

(2)用无菌 PBS 冲洗脐带数次,用剪刀剪去脐带上有夹痕的部位,确保留下来的无钳夹痕迹和没有破损。

(3)在超净台中,用含有双抗的 PBS 溶液冲洗脐带数次,洗至脐带没有血污,将其放入无菌平皿中。

(4)脐静脉一端接入含 10ml 0.1%胶原酶Ⅰ溶液的 20ml 注射器,向其灌注胶原酶Ⅰ溶液,使管腔充盈扩张。

(5)无菌条件下孵育 15min,充分消化细胞,促使细胞脱落。

(6)开放一侧鞘管,另一侧用空注射器将脐静脉内液体推出,促使黏稠液体从开放的鞘管流入注射器,并转移至 20ml 离心管中。

(7)用空注射器吸取 PBS 溶液,再次充盈脐带,并敲打,将冲洗液体移至 20ml 离心管中,反复收集残余细胞 2 次。

(8)将冲洗液以 1 200r/min 离心 5min,弃上清液,用 PBS 溶液吹打混匀。再以 1 200r/min 离心 3min,弃上清液,用 ECM 完全培养基吹打混匀,加入 $25cm^2$ 培养瓶中。

(9)镜下可见,内皮细胞易成团存在,亦有大量散在的单个细胞,可能存在少量红细胞。

(10)将培养瓶放入 37℃、5%CO_2 细胞培养箱中培养,2h 后镜下可见有贴壁的内皮细胞团。

(11)第 2d 观察,有较多细胞贴壁,并且还有少量细胞从细胞团中长出。在 12~24h 内给细胞进行首次换液,然后收集细胞,漂洗弃去未贴壁的红细胞及其他杂细胞。每 2d 对细胞更换培养基一次,镜下可见细胞逐渐向外生长成片状。

(12)培养一周后采用免疫组织化学方法检测Ⅷ因子相关抗原 vWF 因子,进行内皮细胞的鉴定。

二、血管内皮细胞的增殖

【实验原理】

细胞的增殖是生物体生长、发育、繁殖及遗传的基础。内皮细胞在内皮细胞生长因子存在的条件下可迅速增殖,并可传代。常用的 MTT 法、CCK8 法、流式细胞仪、^{3}H-TdR 掺入试验等可用于测定血管内皮细胞的增殖。

【实验器材】

人脐静脉血管内皮细胞系、多聚赖氨酸、0.25%胰蛋白酶、10%FBS 培养基、二甲基亚砜(DMSO)、MTT、CCK8 溶液、^{3}H-TdR 溶液、乙醇、碘化丙啶、96 孔细胞培养板、酶联免疫检测仪。

【实验步骤】

1. MTT 法

(1)收集对数期生长细胞,调整细胞悬液浓度为 $2×10^4$cells/ml。

(2)取 96 孔细胞培养板,每孔加入 200μl 细胞悬液。置细胞孵育箱培养 24h。

(3)在细胞完全贴壁后,加入实验设计所设置的药物。设 3~5 个复孔。

（4）继续培养结束后，每孔加入 20μl MTT 溶液（5mg/ml，即 0.5%MTT），继续培养 4h。

（5）终止培养，小心吸去孔内培养液。每孔加入 150μl 二甲基亚砜，置摇床上低速振荡 10min，使结晶物充分溶解。

（6）酶联免疫检测仪于 OD 490nm 处测量各孔的吸光值，反映 HUVEC 的增殖情况。

2. CCK8 法

（1）在 96 孔板中接种 100μl 的细胞悬液。将培养板在培养箱中培养 24h。

（2）在细胞完全贴壁后，加入实验设计所设置的药物。设 3~5 个复孔。

（3）继续培养结束后，向每孔加入 10μl CCK8 溶液（注意不要在孔中生成气泡，它们会影响 OD 值的读数）。

（4）将培养板在培养箱内继续孵育 1~4h。

（5）用酶标仪测定在 450nm 处的吸光度。

3. 流式细胞仪分析细胞周期

（1）使用胰蛋白酶和 EDTA 消化内皮细胞，并收集大约 $1×10^6$ 个细胞，以 1 500r/min 离心 3min。

（2）弃去上清液，加入 PBS 溶液洗涤 2 次。

（3）再加入 500μl PBS 重悬，充分吹打混匀。

（4）加入 5ml 的冷乙醇液，过夜。

（5）再以 1 500r/min 离心 3min，弃去乙醇液，加入冷 PBS 洗涤细胞 2 次，再加入 500 微升 PBS 重悬。

（6）加入碘化丙啶（500μl，浓度为 50mg/L），在 4℃下避光静置 30min。

（7）使用激发光波长为 488nm，发射光波长为 570nm 的流式细胞仪检测细胞周期。

4. ^{3}H-TdR 掺入试验

（1）细胞消化后接种于 96 孔板中。

（2）24h 后换成 20% 小牛血清的 DMEM 与 M199 1∶1 混合的培养液。

（3）分别按实验设计加入处理因素。

（4）在收集细胞前 16~18h 加入 ^{3}H-TdR。

（5）孵育 10h，冷 PBS 终止反应。

（6）在 Millipore 上经微孔滤膜收集并洗净细胞。滤膜干燥后加入闪烁液，用液闪仪测定其放射性计数。

【注意事项】

（1）接种时一定要注意细胞密度。

（2）MTT、CCK8 溶液现配现用。

（3）避免血清干扰。

（4）设空白对照组。

三、血管内皮细胞的凋亡

【实验原理】

血管内皮细胞是在血管壁内皮下的单层扁平细胞，众多刺激因素包括炎症因子，活性氧、内毒素等均可以引发内皮细胞的损伤，诱导内皮细胞凋亡。凋亡的内皮出现细胞固缩，体积变小。目前检测血管内皮细胞的凋亡主要有形态学观察法如 HE 染色、吖啶橙(AO)染色、台盼蓝染色和透射电镜法,生化特征检测法包括 DNA 凝胶电泳、TUNEL 法、Annexin V 法、caspase-3 活性检测法及流式细胞仪(PI/FCM)测定血管内皮细胞的凋亡。

【实验器材】

新生牛血清、DMEM 培养基、胰蛋白酶、PBS 溶液、碘化丙淀(PI)染液:PI 100mg/L。

【实验步骤】

流式细胞仪(PI/FCM)检测的步骤如下:

(1)将生长状态良好的血管内皮细胞接种于 6 孔板,再根据实验条件分组,处理完后收集各组细胞。

(2)用 0.125%胰蛋白酶加 0.02%EDTA 混合消化液室温消化,随后用完全培养基终止消化。

(3)用冷 PBS 溶液洗涤后轻轻吹打细胞,收集细胞悬液,800r/min 离心 5min,倾去多余的培养液,吹打成单细胞悬液。

(4)用冷 PBS 洗涤 2 次,制成每管含约 $1×10^5$ 细胞/100μl 的细胞悬液,离心后弃上清液,以 500μl 结合缓冲液重悬细胞。

(5)加入 5μl Annexin V-FITC,轻轻摇晃,室温避光孵育 15min 后,上机前加 5μl 碘化丙锭液染色,上机测试。激发波长 $E_x = 488$nm,发射波长 $E_m = 530$nm。

四、血管内皮细胞的迁移

【实验原理】

内皮细胞迁移受细胞内外多种因素的影响。在组织损伤修复、组织内的血管新生及肿瘤生长等生理过程中都存在内皮细胞迁移。测定血管内皮细胞的迁移一般采用 Transwell 小室实验。将 Transwell 小室放入培养板中,上下层培养液以聚碳酸酯膜相隔。将血管内皮细胞种在上室内,下室加入 FBS 或某些特定的趋化因子,上室细胞会向下室迁移,计数进入下室的细胞量可反映血管内皮细胞的迁移能力。

【实验器材】

人脐静脉内皮细胞系、明胶、DMEM 培养基、0.25%胰蛋白酶、胎牛血清(FBS)、乙酸。

【实验步骤】

(1)取生长状态良好的血管内皮细胞胰酶消化后加 10%FBS 培养基终止消化,吹打,离心,去掉培养基,用 2%FBS 培养基重悬,使用细胞计数板计数。

(2)用 1%明胶处理的 Transwell 经无血清的培养基于培养箱中平衡 1h 后。

(3)上室加入 100μl 用无血清培养基稀释的每孔 $5×10^4$ 个细胞及相应的处理药物,下室加入含 20%FBS 的培养基刺激迁移。

(4)置于二氧化碳培养箱中 8h。

(5)然后弃去孔中培养液,用 90%乙醇常温固定 30min,0.1%结晶紫常温染色 10min,清水漂净,用棉签轻轻擦掉膜内层未迁移的细胞。

(6)在正置显微镜上放置一块载玻片,将 Transwell 小孔倒置放在上面,观察并拍照,最后用 10%乙酸 100μl/孔抽提 10min,于 600nm 处测定 OD 值计算迁移率。

【注意事项】

(1)结晶紫是细胞核染液,不同的细胞染色时间可能不同。

(2)在将上室放入下室及擦拭膜内层未迁移的细胞时,动作要轻柔,避免气泡产生。

五、血管内皮细胞的衰老

【实验原理】

内皮细胞的衰老是在血管发生应激损伤或增龄时出现的一种现象,主要表现为细胞的功能障碍、永久性生长停滞和基因表达异常。测定血管内皮细胞的衰老一般采用 β-半乳糖苷酶(X-gal)染色法。血管内皮细胞衰老时,β-半乳糖苷酶活性水平上调。β-半乳糖苷酶染色以 X-gal 为底物,经 β-半乳糖苷酶催化后生成深蓝色产物,进而采用光学显微镜观察并计数蓝色的 β-半乳糖苷酶的细胞数。

【实验器材】

ECM 培养基,胰蛋白酶,EDTA、AngⅡ,化学发光试剂盒,NO 和 eNOS 检测试剂盒,CCK8 试剂盒,β-半乳糖苷染色固定液。

【实验步骤】

(1)取生长状态良好的内皮细胞接种于 6 孔板上,恒温培养箱中静置培养 4~6h。

(2)显微镜下观察细胞完全贴壁后移去培养基,用 PBS 溶液清洗 1 次。

(3)弃去培养瓶中的 PBS 溶液,加入 ECM 基础培养基,同时使饥饿细胞获得同步生长。

(4)同步化后处理的细胞用 AngⅡ刺激 48h。

(5)弃去细胞培养液,PBS 洗涤一次,加入 1ml β-半乳糖苷酶染色固定液,放置于培养箱中静置培养 12~16h。

(6)相差显微镜观察并拍摄照片。分别选择 8~10 个视野,计数正常细胞数和衰老细胞数(共计 100 个),计算衰老阳性率[衰老细胞阳性率(%)=衰老阳性细胞数/100 个细胞× 100%]。其中,变成蓝色的细胞即为表达 β-半乳糖苷酶的衰老细胞。

【注意事项】

(1)β-半乳糖苷酶染色固定液有一定的腐蚀性和毒性,操作时戴好口罩和手套。

(2)预先配好 PBS 溶液。

(3)β-半乳糖苷酶染色固定液使用前确保其沉淀全部溶解。

六、血管内皮细胞的黏附功能

【实验原理】

单核细胞向人脐静脉内皮细胞黏附是动脉粥样硬化形成的始动环节。采用 Calcein AM 对 THP-1 巨噬细胞进行荧光标记,进而将 Calcein AM 标记的 THP-1 细胞和 HUVEC 共同孵育,然后洗掉未黏附的 THP-1 细胞,多功能酶标仪检测黏附在 HUVEC 上的 THP-1 单核细胞的荧光强度,可用于反映血管内皮细胞的黏附功能。

【实验器材】

人脐静脉内皮细胞(HUVEC),RPMI1640 培养基,胎牛血清,Calcein-AM 荧光染料。

【实验步骤】

(1)取长势良好的 HUVEC 接种 24 孔板。根据实验分组,加入不同处理因素,作用细胞至所需时间。

(2)用无血清的 RPMI1640 培养基洗涤 THP-1 巨噬细胞,离心再洗涤 2 次,调整细胞浓

度到 $5×10^6/ml$，然后应用 Calcein AM 对 THP-1 巨噬细胞进行荧光标记。

（3）HUVEC 处理完后，每孔加入 100μl 已经用 Calcein AM 标记的 THP-1 细胞，在 5% CO_2、37℃ 条件下孵育 1h。

（4）将共同孵育的细胞用 RPMI1640 培养基充分柔和冲洗，洗掉没有黏附的 THP-1 细胞。

（5）在荧光显微镜下观察黏附情况。用多功能酶标仪检测荧光强度，激发波长为 490nm 和发射波长为 525nm，数值大小反映 THP-1 单核细胞黏附在 HUVEC 上的黏附效率。

【注意事项】

（1）使用 PBS 清洗每个孔里的悬浮液时，动作要轻柔，避免黏附的细胞脱落。

（2）测定荧光信号时应注意避光。

七、血管内皮细胞的通透性

【实验原理】

引起血管内皮单层通透性升高的外源性刺激种类繁多，绝大多数通过刺激内皮细胞肌动蛋白细胞骨架改变，使内皮细胞发生收缩和/或回缩，进而导致相邻内皮细胞间隙增大和内皮单层通透性增高。内皮细胞间连接破坏会使血管内皮细胞通透性增高，从而导致血管内液体和大分子物质流出。采用 Transwell 小室培养，上室中培养单层血管内皮细胞，并加入荧光标记白蛋白，从下室提取样品，计算荧光标记白蛋白含量，来检测血管内皮细胞的通透性。

【实验器材】

人脐静脉内皮细胞（HUVEC），DMEM 培养基，0.25% 胰蛋白酶，胎牛血清（FBS），荧光标记白蛋白。

【实验步骤】

（1）将内皮细胞接种于含有 1% 明胶的双层通透的培养皿（Transwell）顶层小室微孔膜上。

（2）待细胞长至融合后，用 PBS 充分漂洗含人脐静脉内皮细胞单层的小室 3 次。

（3）Transwell 上室加入浓度为 10mg/ml 的 FITC-BSA 0.5ml，下室加入等摩尔、无 FITC 标记的 BSA 1.5ml，在 5% CO_2、37℃ 培养箱避光环境下孵育。

（4）按照实验设计要求孵育不同时间后，从上室提取 0.3ml 和从下室提取 1.2ml 样品分别倍比稀释后，分光光度计分别检测上室样品的荧光能量值和下室样品的荧光能量值。

（5）计算内皮细胞单层对白蛋白通透性系数 Pa，按以下公式计算：$Pa = [A]/t×1/A×v/L$。式中，$[A]$ 为顶室蛋白浓度（以荧光强度表示）；t 为时间，以秒为单位计算，A 是滤膜面积，以平方厘米为单位计算；v 为底室液体量；L 为底室蛋白浓度。

八、血管内皮细胞的摄取功能

【实验原理】

血管内皮细胞功能受损参与动脉粥样硬化的形成，它可以摄取与破坏促血小板聚集的活性物质，如 5-羟色胺、血管内皮抑制素等，具有抗血栓作用。目前实验室一般采用流式细胞仪测定其摄取功能。

【实验器材】

HUVEC;新生牛血清;DMEM 培养基;胰蛋白酶;荧光素标记血管内皮抑制素;10×PBS、6 孔板。

【实验步骤】

(1)将细胞接种于 6 孔板内培养 12h,弃去上清液后加入新的培养基。

(2)往 6 孔板内加入 5μg/ml 的荧光素标记血管内皮抑制素,37℃放置 30min。

(3)用 PBS 洗涤,使用酸性洗涤溶液去除掉细胞膜表面黏附的血管内皮抑制素。

(4)用胰蛋白酶消化收集经处理因素处理的细胞,离心,加入 PBS 重悬,实验过程重复 2 次。

(5)最后将 $1×10^5$ 个人脐静脉内皮细胞重悬于 300μl PBS 中,对细胞悬液进行筛网过滤后使用流式细胞仪测定被内吞到细胞内的荧光素标记的血管内皮抑制素。

九、血管内皮细胞的分泌功能

【实验原理】

血管内皮细胞可产生和分泌一系列血管活性物质发挥调节血管紧张性、抑制平滑肌细胞增殖、抗血栓形成及血管壁炎症反应等功能。采用硝酸还原酶法测定血清一氧化氮(NO)浓度,放射免疫法测定血清 C 反应蛋白(CRP)浓度,酶联免疫吸附法(ELISA)测定内皮素 1 (ET-1)浓度,可用于反映血管内皮细胞的分泌功能。

【实验器材】

NO 测定试剂盒,CRP 放免测定,酶标仪,CF15R 离心机,96 孔板,移液器。

【实验步骤】

1. NO 测定

(1)按照试剂盒要求配成反应体系,充分涡旋混匀 30s,室温静置 40min,3 500~4 000r/min,离心 10min,取上清液显色。

(2)在上清液中加入显色剂,混匀,室温静置 10min。

(3)分光光度计 550nm 测吸光度值。计算公式:NO 含量(μmol /L) = (测定管吸光度−空白管吸光度)/(标准管吸光度−空白管吸光度)×样品测试前稀释倍数×标准品浓度。

2. 酶联免疫吸附法定量检测 ET-1

(1)加样,分别设空白孔、标准孔、零孔、待测样品孔。

(2)酶标板加上盖,37℃反应 120min。

(3)反应后,弃去液体,甩干,不用洗涤。

(4)每孔分别加生物素抗 ET-1 工作液 0.1ml(空白孔除外),37℃反应 60min,然后洗板次,每次浸泡 1min 左右。

(5)每孔加入 ABC 工作液 0.1ml,空白孔除外,37℃反应 30min,然后洗板 5 次,每次浸泡 1min 左右。

(6)依序每孔加入 TMB 显色液 90μl,37℃避光显色 10~15min。

(7)依序每孔加终止溶液 0.1ml,终止反应,此时蓝色立转黄色。

(8)酶联仪 450nm 波长依序测量各孔的光密度值。

(李兰芳)

第五节　血管平滑肌细胞实验技术

一、大鼠原代血管平滑肌细胞培养

【实验原理】

血管平滑肌细胞具有重要的生理和病理生理学作用。大鼠胸腹主动脉血管平滑肌细胞易于获得,操作方便。因此,大鼠胸腹主动脉的分离和培养成为血管平滑肌细胞体外实验的重要方法和模型,亦成为体外研究血管平滑肌细胞功能的重要手段。

【实验器材】

SD 大鼠、眼科剪、DMEM 或 M199 培养基、胶原酶、胰蛋白酶、EDTA、细胞裂解缓冲液、蛋白酶抑制剂和磷酸酶抑制剂混合物、双抗 P/S(青霉素/链霉素)。

【实验步骤】

1. 贴块法

(1)取清洁级 7~8 周雄性 150~200g SD 大鼠,颈椎脱臼处死。无菌条件取大鼠胸腹主动脉段,剥离外膜纤维脂肪组织,用预冷 PBS 清洗。

(2)用眼科剪纵行剪开血管,使内膜朝上。

(3)刀片轻刮血管内膜 2~3 遍去除内皮细胞,PBS 洗涤后,将血管剪成约 1mm³ 大小碎片,备用。

(4)将培养瓶中加入 3ml 左右 DMEM 或 M199 培养基。选用 15%~20% 浓度胎牛血清(FBS)加入双抗。

(5)组织块以 1~3 块/cm² 的密度接种到培养瓶中,倒置 3~5h 后翻转,于 37℃、5%CO₂ 的细胞培养箱中静置培养,2d 换液一次。4~7d 可见平滑肌细胞从组织块周边爬出,2~3 周出现致密细胞层。

2. 酶消化法

(1)前三步同前。

(2)将组织块放入 1% 胶原酶溶液中,37℃ 水浴搅拌消化 1~3h,至组织成絮状。

(3)加入 0.125% 的胰蛋白酶消化 5~10min。加血清培养液终止消化。吹打分散平滑肌细胞,离心 5min,速率 1 000r/min。

(4)吸去上清液,用培养液混悬细胞,接种在培养皿或培养瓶中,于 37℃、5%CO₂ 的细胞培养箱中静置培养,2d 换一次液。

【注意事项】

严格进行无菌操作,防止细菌、霉菌等污染。

二、血管平滑肌细胞增殖实验

【实验原理】

VSMC 异常增殖是血管增生性疾病发生的关键环节,病理条件下各种诱导因素导致血管壁受损、细胞浸润,继而释放多种生长因子、细胞因子促进 VSMC 的增殖。常用的 MTT 法、CCK8 法、流式细胞仪分析细胞周期、³H-TdR 掺入试验可用于测定血管平滑肌细胞的增殖。

【实验器材】

血管平滑肌细胞系、多聚赖氨酸、0.25% 胰蛋白酶、10% FBS 培养基、二甲基亚砜（DMSO）、MTT、CCK8 溶液、^{3}H-TdR 溶液。

【实验步骤】

1. MTT 比色实验

（1）选择状态良好的 VSMC，制成单个细胞悬液，密度 $10^5 \sim 10^6$cells/ml。

（2）按每孔 200μl 接种于 96 孔培养板培养 2~4d 后，每孔加入 20μl MTT（四甲基偶氮唑盐）溶液，37℃继续孵育 4h，终止培养，吸弃上清液。

（3）每孔加入 150μl DMSO，振荡 10min，使甲臜充分溶解。

（4）选择 490nm 波长，在酶标仪上测定各孔吸光度。以时间为横轴，吸光度值（A）为纵轴绘制细胞生长曲线。

2. ^{3}H-TdR 掺入率测定

（1）取处于融合状态的 VSMC 按 $5×10^5$cells/ml 接种于 24 孔培养板，培养 48h。

（2）换无血清 RPMI1640 培养基培养 24h。

（3）加入 ^{3}H-TdR 至终浓度为 $1.85×10^7$ Bq/L，孵育 10h，冷 PBS 终止反应。

（4）在 Millipore 上经微孔滤膜收集并洗净细胞。滤膜干燥后加入闪烁液，用液闪仪测定其放射性计数。

3. 三磷酸腺苷发光实验

（1）取对数生长期的 VSMC 按 $2×10^5$cells/ml 密度，每孔 1ml 细胞悬液接种于 24 孔培养板，培养 3~5d。

（2）弃去培养液，用无血清培养液漂洗 1 遍，每孔加 1ml 2%TCA，并用吸管轻轻吹打细胞。

（3）吸取 100μl ATP 抽提液，加 1ml 于试管中，再加等量 Tris 缓冲液中和，调 pH 至 7.8。然后吸取 20μl 中和的 ATP 样品，加 0.5ml 于试管中，放入生物发光仪样品槽中，即刻加入荧光色素-荧光色素酶试剂，反应 5s 即可测定 ATP 样品发光强度。

（4）以 ATP 相对含量（横坐标）对发光强度（纵坐标）绘制标准曲线。

【注意事项】

（1）接种时一定要注意细胞密度。

（2）MTT、CCK8 溶液现配现用。

（3）避免血清干扰。

（4）设空白对照组。

三、血管平滑肌细胞凋亡实验

【实验原理】

细胞凋亡是一种不同于细胞坏死的细胞死亡形式，是在正常生理或病理状态下受基因调控的细胞程序化死亡过程。众多刺激因素包括炎症因子、活性氧、内毒素等均可以引发血管平滑肌细胞凋亡。目前检测血管平滑肌细胞凋亡的主要有形态学观察法如 HE 染色、吖啶橙（AO）染色、台盼蓝染色和透射电镜法，生化特征检测法包括 DNA 凝胶电泳、TUNEL 法、Annexin V 法、caspase-3 活性检测法及流式细胞仪（PI/FCM）测定血管平滑肌细胞的凋亡。

【实验器材】

新生牛血清、DMEM 培养基、胰蛋白酶、PBS、戊二醛、乙醇、环氧树脂、碘化丙啶（PI）染液：PI 100mg/L、透射电镜、流式细胞仪。

【实验步骤】

1. 透射电镜观察细胞超微结构

（1）根据实验分组，加入不同处理因素，作用细胞至所需时间。

（2）PBS 缓冲液洗样本 2 次，弃上清液。

（3）加入 1ml 2.5％戊二醛固定，0.1mol/L 磷酸缓冲液洗 1 次，1％锇酸固定 30min。

（4）利用不同浓度的乙醇脱水，再用环丙烷置换 2 次，接着用环氧树脂浸透，采用胶囊法包埋。

（5）超薄切片经电子染色后，于透射电镜下观察其超微结构并摄片。

2. 流式细胞仪（PI/FCM）检测

（1）将生长状态良好的血管内皮细胞接种于 6 孔板，再根据实验条件分组，处理完后收集各组细胞。

（2）用 0.125％胰蛋白酶加 0.02％EDTA 混合消化液室温消化，随后用完全培养基终止消化。

（3）用冷 PBS 溶液洗涤后轻轻吹打细胞，收集细胞悬液，800r/min 离心 5min，倾去多余的培养液，吹打成单细胞悬液。

（4）用冷 PBS 洗涤 2 次，制成每管含约 1×10^5 细胞/100μl 的细胞悬液，离心后弃上清，以 500μl 结合缓冲液重悬细胞。

（5）加入 5μl Annexin V-FITC，轻轻摇晃，室温避光孵育 15min 后，上机前加 5μl 碘化丙锭液染色，上机测试。激发波长 $E_x = 488nm$，发射波长 $E_m = 530nm$。

四、血管平滑肌细胞钙化实验

【实验原理】

血管平滑肌细胞钙化是多因素、多通路介导的一种慢性病变，参与糖尿病、慢性肾病等多种慢性疾病的进程，机制复杂。碱性磷酸酶能水解有机磷酸酯，造成磷酸钙沉积，血管平滑肌细胞钙化过程中碱性磷酸酶活性发生变化。VSMC 中沉积的钙盐与茜素红可形成橘红色络合物而呈显色反应，通过茜素红染色效果检测钙盐的沉积。钙化组血管经 von Kossa 染色，中膜弹性纤维间可见大量黑色颗粒，正常组血管无黑色颗粒。比色法可对 VSMC 中的钙进行定量检测。

【实验器材】

新生牛血清、DMEM 培养基、胰蛋白酶、PBS、碱性磷酸酶试剂盒、茜素红、von Kossa 染液、碳酸氢钠、NaOH、多聚甲醛、硝酸银、浓硝酸、氯化锶。

【实验步骤】

1. 碱性磷酸酶活性（ALP）测定

（1）根据实验分组，加入不同处理因素，作用细胞至所需时间。

（2）培养的细胞弃培养液，PBS 缓冲液冲洗 2 次。加 1ml 1％Triton X-100 生理盐水，4℃放置 1h。超声波处理 20s 后反复吹打，使细胞充分裂解。

（3）12 000r/min，离心 10min，取上清液 120μl 加入 50μl 15mmol/L 对硝基苯酚磷酸二钠

盐,再加入 50μl 碳酸氢钠缓冲液,37℃孵育 30min,得到浅黄色溶液。

（4）每管加 1mol/L 的 NaOH 溶液 50μl 终止反应,测定 410nm 处的吸光度。

（5）以对硝基苯酚为标准物获得反应的标准曲线用以计算 ALP 活性,并用蛋白质定量（BCA 法）测出总蛋白含量,校正 ALP 活性。

2. 茜素红染色

（1）根据实验分组,加入不同处理因素,作用细胞至所需时间。

（2）弃去培养基,1×PBS 洗细胞 3 次。然后用 95%乙醇固定 20min。

（3）弃乙醇,双蒸水洗 3 遍。加入 1%茜素红 S,37℃孵育 20min。

（4）磷酸缓冲液冲洗 3 次,普通光学显微镜下观察。沉积的钙盐与茜素红形成橘红色络合物而呈显色反应,通过染色效果判定是否有钙盐沉积。

3. von Kossa 染色

（1）接种细胞前,6 孔板中放入盖玻片,让细胞爬到盖玻片上。

（2）根据实验分组,加入不同处理因素,作用细胞至所需时间。

（3）处理结束后,用 PBS 洗 3 遍。

（4）加入 4%多聚甲醛固定 30min。

（5）将固定的玻片依次放入 100%、95%、80%梯度乙醇后,水洗后,加入 1%硝酸银溶液 1ml,自然光下照射 30min。

（6）吸弃硝酸银溶液,加入 1ml 5%硫代硫酸钠溶液放置 1min,使用碱性品红返染 10s。再用 95%乙醇和无水乙醇逐级各脱水 2 次,二甲苯透明后用天然树脂胶封片,光学显微镜下观察。

（7）钙化的 VSMC 间可见大量黑色或褐色颗粒,正常组则无。

4. 钙定量检测（比色法）

（1）根据实验分组,加入不同处理因素,作用细胞至所需时间。

（2）收集各组细胞,150℃彻底烤干。

（3）加入 2mol/L 浓硝酸 0.3ml 消化 24h,220℃烤干,冷却后用 2ml 去离子水充分振荡复融,加入 1%氯化锶 200μl。

（4）在 575nm 波长测定各组吸光光度值,以标准曲线计算钙含量,每个处理设 3 个复孔。

（5）考马斯亮蓝法或 BCA 法测定蛋白含量,用蛋白含量标化钙含量。

5. 用 Western blot、免疫组化、PCR 等方式检测钙化相关蛋白表达

可供参考的标志物:碱性磷酸酶（alkaline phosphatase, ALP）、骨桥蛋白（osteopontin, OPN）、骨钙素（osteocalcin, OCN）、Runt 相关转录因子 2（Runt-related transcription factor 2）、骨形成蛋白 2（Bone Morphogenetic Protein 2,BMP2）等。

【注意事项】

（1）ALP 测定中加样动作轻柔,避免产生气泡。

（2）茜素红染色时间应根据钙盐的含量来确定。如染色时间过长,可能出现弥散现象。

五、血管平滑肌细胞收缩实验

【实验原理】

收缩效应是 VSMC 的重要功能,但参与的信号转导通路及详细的调控过程目前均未完

全阐明。胶原收缩实验,通过制备含有 VSMC 的胶原晶格,计算凝胶直径和面积反映细胞舒缩水平。细胞骨架染色实验,采用鬼笔环肽染细胞骨架,分别拍摄不同实验组的照片,测量不同细胞表面积的大小,用来反映细胞舒缩水平。

【实验器材】

新生牛血清、DMEM 培养基、胰蛋白酶、PBS、Ⅰ型鼠尾胶原、鬼笔环肽染料、NaOH、0.1% Triton X。

【实验步骤】

1. 胶原晶格实验

(1)将 6 孔培养板置于冰上进行操作,每孔加入 800μl Ⅰ型鼠尾胶原溶液,随后加入 0.1mol/L NaOH 溶液 142μl(溶液 pH 至 7.2)。

(2)每孔再加入 150μl PBS(10×)溶液,摇匀,最后加入 550μl 冰冷的双蒸水,胶原终浓度为 1.87mg/ml。

(3)将 6 孔培养板放置于 37℃温箱,1~2h 后培养孔中液体呈现凝胶状,制备成为胶原晶格。

(4)收集处于对数生长期的 VSMC,用含 20%FBS 的高糖 DMEM 培养基调整细胞混悬液密度为 $5×10^5$/ml。

(5)将细胞混悬液接种于胶原凝胶上,每孔 1ml(约 $5×10^5$ 个细胞/孔),于培养箱内培养 24h,使细胞贴附于凝胶表面后,细胞以无血清 DMEM 洗 3 次,更换细胞培养液为无血清 DMEM,并保持无血清 DMEM 环境 4h。

(6)小心吸出 6 孔板内的培养基然后加入相关药物进行干预实验,空白对照组重新更换无血清高糖 DMEM 培养基,并使用 200μl Tip 头小心从胶原周边将其剥离,使其悬浮于培养基中,将胶原晶格重新放回培养箱,继续培养 24h(在第 12hh 观察 1 次)。

(7)培养 24h 后取出 6 孔板,观察胶原凝胶收缩情况,如凝胶出现向心性收缩,边缘卷起,说明血管平滑肌细胞表现为收缩状态。拍照储存后,计算机图像处理计算凝胶直径和面积,进行统计学分析。计算公式:凝胶面积=(图像凝胶直径/图像孔直径×35mm/2)2×3.14,S 24h/S 初始×100%用来反映收缩程度(S 为凝胶面积)。

2. 鬼笔环肽染色检测 VSMC 轮廓及肌丝改变

(1)将 VSMC 用胰酶消化后,接种于有无菌盖玻片的 6 孔板中,37℃、5%CO_2 孵箱中培养。

(2)根据实验分组,加入不同处理因素,作用细胞至所需时间。

(3)用 PBS 清洗细胞 2 次,每次 5min。4%多聚甲醛室温固定 5~10min,PBS 清洗细胞 3 次。

(4)0.1%Triton X-100/PBS 室温破膜 5min,PBS 清洗细胞 3 次,每次 5min。

(5)5μg/ml TRITC-Phalloidin 用以染色,室温、密闭的湿盒内染色 45min,DAPI 染核。PBS 洗 3 次,每次 10min。

(6)荧光封片液封片,荧光或共聚焦显微镜拍摄照片。Image J 软件计算细胞的表面积($μm^2$)。

(7)收缩率=(原面积-收缩后面积)/原面积×100%;

舒张率=(舒张后面积-收缩后面积)/收缩后面积×100%。

【注意事项】

（1）鼠尾Ⅰ型胶原蛋白在室温下可迅速成胶，在操作过程中要在冰浴中进行。

（2）Phalloidin 可能产生细胞核非特异性染色。

六、血管平滑肌细胞迁移实验

【实验原理】

在各种因素的刺激下，血管内皮细胞功能紊乱和内皮损伤、炎症细胞浸润并释放大量致炎因子和生长因子，诱导 VSMC 的迁移。测定血管平滑肌细胞的迁移可采用划痕实验和 Transwell 小室实验。将 Transwell 小室放入培养板中，上下层培养液以聚碳酸酯膜相隔。将血管内皮细胞种在上室内，下室加入 FBS 或某些特定的趋化因子，上室细胞会向下室迁移，计数进入下室的细胞量可反映血管内皮细胞的迁移能力。

【实验器材】

血管平滑肌细胞系、DMEM 培养基、0.25%胰蛋白酶、胎牛血清（FBS）、Transwell 小室培养板。

【实验步骤】

1. 划痕实验

（1）器械严格灭菌：Marker 笔、直尺等在超净台内紫外照射 30min 以上。

（2）先用 Marker 笔在 6 孔板背后，用直尺均匀地划横线，每 0.5～1.0cm 一道，横穿过孔，每孔至少穿过 5 条线。在孔中加入约 $5×10^5$ 个细胞，接种原则为过夜后融合率达到 100%。

（3）第 2d 用枪头比着直尺，垂直于培养板背后的横线划痕，不能倾斜（不同孔之间最好使用同一只枪头）。

（4）用 PBS 洗细胞 3 次，去除划下的细胞，加入无血清培养基。放入 37℃、5%CO_2 培养箱培养，按 0、6、12、24h 取样拍照。

（5）用 Image J 软件打开照片，计算细胞间距均值。

2. Transwell 小室实验

（1）取状态良好的 VSMC 制成细胞悬液。

（2）取洁净的 24 孔培养板，在孔中加入 10%FBS 培养基 500μl，将 Transwell 小室（上室）放到孔（下室）中，取细胞悬液 200μl 加入 Transwell 上室后，加入处理因素，常规培养。

（3）若干小时后（以实验设计的需要而定）取出，吸去 Transwell 上室多余液体，用 PBS 清洗 2 次，用棉棒在上室中轻轻转动，吸干水分并擦去膜内侧的细胞。

（4）在上室中加入结晶紫染液，染色 5min，回收染液，用流水缓缓冲去染液。

（5）再次用棉棒在上室中轻轻转动，吸干水分。

（6）在正置显微镜上放置一块载玻片，将 Transwell 小孔倒置放在上面，拍照。在 100×视野下，对膜的上下左右及中间计数。

【注意事项】

（1）划痕实验中枪头应垂直于培养板。

（2）结晶紫是细胞核染液，不同的细胞染色时间可能不同。

（3）在将上室放入下室时及擦拭膜内层未迁移的细胞时，动作要轻柔，避免气泡产生。

七、血管平滑肌细胞衰老实验

【实验原理】

血管平滑肌细胞衰老在多种心血管疾病中起着重要作用,如动脉粥样硬化、高血压、心肌梗死、糖尿病等。血管平滑肌细胞的衰老主要表现为细胞的功能障碍、永久性生长停滞和基因表达异常。测定血管平滑肌细胞的衰老可采用β-半乳糖苷酶(染色法)和流式细胞仪。血管平滑肌细胞衰老时,β-半乳糖苷酶活性水平上调。β-半乳糖苷酶染色以X-gal为底物,经β-半乳糖苷酶催化后生成深蓝色产物,进而采用光学显微镜观察并计数蓝色的β-半乳糖苷酶的细胞数。

【实验器材】

胰蛋白酶、EDTA、β-半乳糖苷(X-gal)染液、PBS、乙醇、核糖核酸酶(RNaseA)、碘化丙啶染色液、相差显微镜。

【实验步骤】

1. β-半乳糖苷酶染色

(1)按β-半乳糖苷酶染色试剂盒说明书的步骤,经处理48h的6孔板中培养的VSMC,吸除细胞培养液,PBS洗1次,加1ml β-半乳糖苷酶染色固定液,室温固定15min,PBS洗3次。

(2)吸弃PBS,每孔加1ml染色工作液,37℃孵育过夜,相差显微镜下(×400)观察并摄片。

(3)β-半乳糖苷酶染色试剂盒以X-gal为底物,在衰老特异性的β-半乳糖苷酶催化下会生成深蓝色产物,光学显微镜下易观察到变成蓝色的表达β-半乳糖苷酶的细胞或组织。分别选择8~10个视野,计数衰老和正常细胞数(共计数100个),计算公式[衰老细胞阳性率(%)=衰老阳性细胞数/100个细胞×100%]。

2. 流式细胞术检测细胞周期变化

(1)VSMC以$2×10^4$个/ml密度接种于6孔板,培养24h。

(2)用药物处理到设定的时间,以0.25%胰蛋白酶消化收集细胞,1 000r/min离心5min,PBS洗涤3次。

(3)加入500μl预冷的70%乙醇,吹打均匀,4℃或-20℃过夜固定。

(4)100μl PBS重悬细胞,1 000r/min离心5min,以PBS洗涤2次。

(5)加入RNaseA(终浓度100μg/ml),37℃孵育30min,加入碘化丙啶染色液(终浓度50μg/ml),常温避光染色1h,200目滤网过滤,流式细胞仪检测分析细胞周期变化。

【注意事项】

(1)β-半乳糖苷酶染色固定液有一定的腐蚀性和毒性,操作时戴好口罩和手套。

(2)预先配好PBS溶液。

(3)β-半乳糖苷酶染色固定液使用前确保其沉淀全部溶解。

八、血管平滑肌细胞表型转化实验

【实验原理】

VSMC有两种不同的表型状态,即分化收缩型和去分化合成型,在多种刺激因素作用下,VSMC可从具有收缩功能的分化表型转化为有较强增殖和迁移能力的去分化合成型。收缩型血管平滑肌细胞表达细胞骨架调节蛋白 SMα-actin 和 SM-MHC。去分化合成型血管平滑肌细胞则表达人骨形态发生蛋白 2(bone morphogenetic protein-2,BMP-2)、骨桥蛋白(osteopontin,OPN)、成骨细胞特异性转录因子 2(runt-related transcription factor 2,RUNX)等蛋白。血管平滑肌细胞表型转化可采用 Western blot 检测这些标志性蛋白的变化。

【实验器材】

血管平滑肌细胞系、DMEM 培养基、0.25%胰蛋白酶、胎牛血清(FBS)、SDS、PVDF 膜、一抗、二抗。

【实验步骤】

(1)根据实验分组,加入不同处理因素,作用细胞至所需时间。

(2)弃培养基,用 PBS 漂洗 2 次,去尽残留培养基。

(3)加入 1×SDS 样品缓冲液,刮落细胞,转移到 EP 管,超声 10~15s。

(4)煮沸样品 5min 后离心 12 000g,5min,取上清液。

(5)BCA 蛋白定量后电泳分离:上样 15~20μl 至 SDS-PAGE 胶电泳分离。

(6)槽式湿转和半干转膜。转膜结束后,切断电源,取出 PVDF 膜。

(7)置膜于封闭液中 1h,室温封闭 1h,轻摇。TBST 洗 3 次,5min/次。

(8)孵育一抗,室温孵育 2h 或 4℃过夜,缓慢摇动。

(9)TBST 洗 3 次(5min/次),加入合适稀释度的碱性磷酸酶(AP)或辣根过氧化酶(HRP)标记的二抗,室温孵育 1h,缓慢摇动。TBST 洗 3 次,5min/次。

(10)采用显色法或发光法进行蛋白检测。

【注意事项】

刮细胞过程要冰上操作。

(李兰芳)

第六节　巨噬细胞的相关实验技术

巨噬细胞(macrophages,MP)是机体中重要的免疫细胞,它具有吞噬、凋亡、极化、胆固醇逆转运、泡沫化、表型转化和分泌等不同功能,在正常发育、体内平衡和对病原体的免疫反应中起到不同作用。

一、巨噬细胞吞噬功能的检测

巨噬细胞的吞噬作用,即通过直接暴露抗原决定簇,利用水解酶摧毁侵入的病原体,识别、附着、吞噬过程将细菌和衰老细胞等摄入胞质内形成吞噬体或吞饮小泡,并释放溶酶体酶将其消化分解的过程。巨噬细胞的吞噬功能,在一定程度上可以反映机体的免疫状态。可采用体内法和体外法测定判断巨噬细胞的吞噬功能。

【实验原理】

巨噬细胞对颗粒性异物具有识别吞噬功能,故当鸡红细胞(chicken red blood cell,CRBC)被注入小鼠腹腔时,会被腹腔内的巨噬细胞吞噬。鸡红细胞对于小鼠而言具有很强的免疫原性,能诱发小鼠巨噬细胞对其的吞噬作用;并且鸡红细胞具有细胞核,被吞噬后有助于染色观察。取小鼠腹腔液涂片、染色,在显微镜下可见到 CRBC 被吞噬的现象。计算吞噬百分率和吞噬指数可判断吞噬细胞的吞噬功能。进一步通过观察 CRBC 消化程度,可反映巨噬细胞的消化功能。

【实验器材】

PBS 缓冲液、1%可溶性淀粉溶液、0.9%氯化钠溶液(灭菌)、甲醇、肝素钠溶液、Alsever 溶液、Hank 液、Giemsa 染液。

5%鸡红细胞悬液:用已经灭菌的注射器,从鸡翼下静脉或心脏采血,按 1∶5 比例保存在 Alsever 溶液中,置于 4℃条件下可保存 1 周。临用前用灭菌的生理盐水将 CRBC 洗涤 3 次(2 000r/min,每次 5min),弃上清液,取压积红细胞用生理盐水配制成 5%CRBC 悬液。

【实验步骤】

1. 体内法

(1)小鼠腹腔注射 1%可溶性淀粉溶液 0.2ml,诱导小鼠产生腹腔巨噬细胞。

(2)3d 后小鼠经腹腔注射 5%的鸡红细胞 0.5ml。

(3)30min 后脱颈处死小鼠,立即由腹腔注入 Hank 液 2.5ml,轻揉小鼠腹部约 1min 以获得较多的巨噬细胞(腹腔注射时进针切忌过深,以免伤其内脏,使血管破损出血,影响实验取材)。

(4)剪开腹部皮肤,肌肉层上开口滴管伸入腹腔吸出腹腔液 2～3ml,置于滴有肝素钠的离心管中混匀,把腹腔液滴加在洁净的载玻片上,均匀推开。将载玻片置于带盖解剖盘中(盘底部放 2～3 盒湿沙布),37℃培养箱孵育 30min。

(5)取出玻片,生理盐水漂洗去上清液和未黏附在玻片上的细胞(漂洗标准:在显微镜下检查无重叠细胞层,且水流不要过急,以免将贴附在玻片上的巨噬细胞冲掉)。

(6)室温下冷风晾干载玻片,甲醇固定 5min,流水轻轻冲洗。

(7)Giemsa 工作染液染色 1～2min,纯化水冲洗去多余染液,晾干。干燥后在高倍镜或油镜下观察并计数计算出吞噬百分率和吞噬指数。

2. 体外法

(1)采用无菌 96 孔板,加入浓度为 $2 \times 10^8/L$ 的单核细胞悬液 200μl/孔,每孔加入 0.1%中性红生理盐水液 200μl,37℃孵育 1h。

(2)弃中性红,用温 PBS 缓冲液洗 3 次,去除未吞噬的中性红颗粒。

(3)加入乙酸-乙醇细胞溶解液 100μl/孔,室温放置 3h 后,在酶标仪波长 490nm 处检测吸光度(A 值),以 A 值代表细胞摄取中性红能力(吞噬功能),以细胞溶解液作对照组。

(4)镜下可见吞噬细胞核呈蓝色,被吞噬的鸡红细胞呈椭圆形,其胞质呈红色而核被染成蓝色。显微镜下随机观察巨噬细胞,计算吞噬率(%)= 吞噬鸡红细胞的巨噬细胞总数/随机选择的巨噬细胞数×100%

吞噬指数=吞入的鸡红细胞总数/随机选择的巨噬细胞数

【注意事项】

(1)小鼠腹腔注射时不要刺伤内脏。

(2)如小鼠腹腔液过少,可注入适量生理盐水。

(3)被吞噬的鸡红细胞时间过长可能会被消化,时间过短未被吞噬,必须掌握好吞噬作用时间。

(4)在吞噬试验中,于吸出的腹腔液中加少量肝素可防止因纤维蛋白析出而造成的试验失败。

（5）涂片的薄厚要适合,否则影响计数。

二、巨噬细胞凋亡的检测

【实验原理】

细胞凋亡(apoptosis)是一种在基因调控下的程序性细胞死亡(programmed cell death,PCD)。目前检测巨噬细胞的凋亡主要有形态学观察法如 HE 染色、吖啶橙(AO)染色、台盼蓝染色和透射电镜法,生化特征检测法包括 DNA 凝胶电泳、TUNEL 法、Annexin V 法、caspase-3 活性检测法。

【实验器材】

HE 染色试剂盒、台盼蓝、TUNEL 染色试剂盒、过氧化氢、甲醇、琼脂糖凝胶、透射电镜、荧光显微镜。

【实验步骤】

1. 形态学观察法

（1）HE 染色:光镜下可见凋亡细胞呈圆形,胞核深染,胞质浓缩,染色质成团块状,细胞表面有"出芽"现象。

（2）吖啶橙(AO)染色:光镜下可见凋亡细胞变圆,与周围细胞分离,胞质内溶酶体颗粒明显增多,胞质浓缩甚至消失,核染色质呈黄绿色浓聚在核膜内侧,核仁裂解,细胞膜皱褶卷曲呈泡状膨出,包裹细胞碎片成"凋亡小体",凋亡小体是细胞凋亡的特征性改变。

（3）台盼蓝染色:如果细胞膜不完整、破裂,则光镜下可见台盼蓝染料进入细胞,细胞变蓝,即为坏死。如果细胞膜完整,则细胞不被台盼蓝染色,则为正常细胞或凋亡细胞。此方法对反映细胞膜的完整性,区别坏死细胞有一定的帮助。

（4）透射电镜观察:可见凋亡细胞表面微绒毛消失,核染色质固缩,常呈新月形,核膜皱褶,胞质紧实,细胞器集中,细胞膜起泡,凋亡小体和凋亡小体被邻近巨噬细胞吞噬。

2. 生化检测法

细胞凋亡最明显的生化特征是 Ca^{2+}、Mg^{2+} 依赖性内源性核酸酶的激活,将细胞核染色体从核小体间断裂,形成由为 180~200bp 或其多聚体组成的寡核苷酸片段。

（1）DNA 凝胶电泳法:细胞发生凋亡时 DNA 断裂点均有规律的发生在核小体之间,分解成规则的 180~200bp 的 DNA 片段,而坏死细胞的 DNA 断裂点为无特征的杂乱片断。收集细胞,通过酚氯仿、氯仿抽提 DNA,琼脂糖凝胶电泳。琼脂糖凝胶电泳中凋亡细胞呈现特异的阶梯状 Ladder 条带,而坏死细胞 DNA 电泳则呈弥漫的连续性图谱。

（2）TUNEL 染色法:细胞发生凋亡时,染色体 DNA 双链断裂或单链断裂而产生大量断裂的 3′-OH 端。该法能对 DNA 分子缺口中的 3′-OH 进行原位标记,借助可观测的标志物(如荧光素、过氧化物酶、碱性磷酸酶或生物素形成的衍生物)对产生的 3′-OH 端进行原位标记,从而进行凋亡细胞的检测。

1）先在 24 孔板的孔中放盖玻片,以 $2×10^5$/孔细胞数接种于盖玻片上,待细胞长至 60%~80%,将 24 孔板拿出无菌室。

2）弃去培养液,摇床上 PBS 漂洗 3 次,每次 5min。吸干净孔内液体,加 3%过氧化氢-甲醇室温作用 10min。摇床上 PBS 洗 3 次,每次 5min。

3）吸干净孔内液体,加新鲜配制的 4%多聚甲醛-PBS 溶液,室温固定 60min。摇床上 PBS 洗 3 次,每次 5min。

4) 准备冰盒, 把孔板放在冰上, 加新鲜配制的渗透液 (0.1% TritonX-100 溶于 0.1% 柠檬酸钠溶液), 盖上板盖, 用冰埋上, 5min。摇床上 PBS 洗 3 次, 每次 5min。

5) 准备湿盒, 把玻片从孔板中夹出, 放在载玻片上, 标记好, 细胞面向上, 剪几块与玻片差不多大小的保鲜膜。

6) 配制 TUNEL 反应液: 准备冰盒和 1.5ml 的 EP 管 (冰上进行), 反应液加入量根据玻片上的细胞量决定。

7) 摇床上 PBS 洗 3 次, 每次 5min, 样本周围用吸水纸吸干。加 TUNEL 反应液, 把片子放在湿盒中, 盖上薄膜, 37℃, 避光, 60min。阴性对照组中仅加入标记液, 阳性对照组中加入 DNase1。

8) 在暗室内 PBS 漂洗; 加入 DAPI 染色液, 避光, 10min。PBS 漂洗, 用抗荧光淬灭封片剂进行封片。

9) 荧光显微镜下观察 TUNEL 呈绿色荧光, DAPI 显现蓝色。由于正常的或正在增殖的细胞几乎没有 DNA 的断裂, 没有 3′-OH 形成, 很少能够被染色。因此可根据绿色荧光的强弱判断凋亡的细胞。

(3) Annexin V 法: 磷脂酰丝氨酸 (phosphatidyll serine, PS) 正常位于细胞膜的内侧, 但在凋亡早期, PS 可从细胞膜的内侧翻转到细胞膜的表面, 暴露在细胞外环境中。Annexin V 是一种分子质量为 35~36kDa 的 Ca^{2+} 依赖性磷脂结合蛋白, 能与 PS 高亲和力特异性结合。将 Annexin V 进行荧光素 (FITC、PE) 标记, 以标记了的 Annexin V 作为荧光探针, 利用流式细胞仪或荧光显微镜可检测细胞凋亡的发生。碘化丙啶 (propidine iodide, PI) 是一种核酸染料, 它不能透过完整的细胞膜, 但在凋亡中晚期的细胞和死细胞中 PI 能够透过细胞膜而使细胞核呈红色。因此, 将 Annexin V 与 PI 匹配使用, 就可以将凋亡早晚期的及死细胞区分开来。

1) 把细胞培养液吸至离心管内, PBS 洗涤贴壁细胞一次, 加入适量胰酶细胞消化液消化细胞。室温孵育至轻轻吹打贴壁细胞, 吸除胰酶细胞消化液。

2) 收集细胞培养液, 混匀后转移到离心管内, 1 000r/min 离心 10min, 弃上清液, 收集细胞, 用预冷 PBS 洗 2 次, 轻轻重悬细胞制成单细胞悬液, 计数。

3) 取 $5×10^5~1×10^6$/L 细胞悬液, 1 000r/min 离心 5min, 弃上清液, 加入 195μl Annexin V-FITC 结合液轻轻重悬细胞。

4) 室温下避光孵育 10min。

5) 加入 10μl PI 染色液进行染色, 4℃避光染色 30min, 轻轻混匀。

6) 进行流式细胞仪检测, 可见 AnnexinV-FITC 呈绿色荧光, PI 呈红色荧光。可根据红、绿色荧光的强弱判断凋亡的细胞。

(4) caspase-3 活性的检测法: caspase-3 是介导细胞凋亡的关键执行分子。caspase-3 正常以酶原 (32kDa) 的形式存在于胞质中, 在凋亡的早期阶段可以被激活, 活化形式的 caspase-3 由两个大亚基 (17kDa) 和两个小亚基 (12kDa) 组成, 裂解相应的胞质胞核底物, 最终导致细胞凋亡。而在细胞凋亡的晚期和死亡细胞中 caspase-3 的活性明显下降。caspase-3 的活性可以采用 Western blot、荧光分光光度计及流式细胞术来进行分析。

三、巨噬细胞极化的检测

巨噬细胞是机体免疫系统的重要组成之一, 可根据所处微环境和生理病理条件的不同极化成不同的表型,具有高度可塑性和局部组织功能多样性。据其激活后表型和功能的不同可划分为多种类型,其中经典激活型 M1 型(classically activated type 1)和替代激活型 M2型(alternatively activated type 2)是两种极端状态。

【实验原理】

M1 型巨噬细胞可表达大量 TNF-α、IL-1、NO 和活性氧中间体等促炎细胞因子、诱导型一氧化氮合酶(iNOS)的高表达,分泌促炎介质如 IL-1β 和 TNF-α,发挥 Th1 型宿主免疫功能。其中共刺激分子 CD68/CCR7 被标记为 M1 型细胞标志物。M2 型巨噬细胞其活化后分泌大量 IL-10、TGF-β 等抑炎细胞因子,激活 Th2 型免疫应答,参与抗炎反应。M2 型巨噬细胞中高表达精氨酸酶1(arginase-1,Arg1)和甘露糖受体(mannose receptor,MR),其主要标志物包括 CD68/CD206。

【实验器材】

多聚甲醛、M1 型细胞标志物、M2 型细胞标志物、DCFH-DA 溶液、NO 检测试剂盒、Trizol、RT 试剂盒、自动酶标仪、流式细胞仪。

【实验步骤】

1. 免疫荧光细胞化学染色

(1)将适量分离出的巨噬细胞种植于 6 孔板中的盖玻片,培养过夜。

(2)4% 的多聚甲醛固定,PBS 冲洗 3 遍,再用 10% 正常山羊血清孵育细胞,37℃ 孵育 1h。

(3)弃去血清,分别加入一抗做 CD68/CCR7(M1 型细胞标志物)、CD68/CD206(M2 型细胞标志物)、CD68/TrkC 双标染色,4℃ 过夜。

(4)PBS 漂洗后再分别加入相应的二抗,37℃ 孵育 1h。

(5)弃二抗,用 PBS 充分漂洗后取出 6 孔板的盖玻片,30% 甘油封片。

(6)在荧光显微镜下观察并拍照。观察 CD68/CCR7(M1 型细胞标志物)、CD68/CD206(M2 型细胞标志物)与 CD68/TrkC 的染色情况。

2. 酶联免疫吸附试验(ELISA)测定细胞因子生成

(1)将上述收集到的细胞上清液于低温高速 20min,取其上清放于 -80℃ 保存待用。

(2)等到所有样品收集完全后,依据 ELISA 操作说明,检测各组上清液中促炎因子 TNF-α 和抗炎因子 IL-10 的水平,自动酶标仪在 450nm 处读取 OD 值。

3. 流式细胞仪检测细胞内活化氧水平

(1)收集小鼠腹腔巨噬细胞,3 000r/min 离心 3min 后吸去上清液,PBS 洗涤沉淀细胞 2 次。

(2)加入 0.5ml DCFH-DA 溶液(10μmol/L)重悬细胞,37℃ 下避光孵育 20min,3 000r/min 离心 3min,弃上清液,PBS 洗涤 2 次。

(3)用流式细胞仪检测细胞内 7′-二氯荧光素(7′-dichlorofluorescein,DCF)的荧光强度,以 DCF 的荧光强度来反映细胞内活化氧的含量。

4. Griess 法测定 NO 的生成

收集小鼠腹腔巨噬细胞培养上清液,按照 NO 检测试剂盒方法检测小鼠腹腔巨噬细胞培养上清液中的 NO 含量。

5. qRT-PCR 法检测细胞内 iNOS、IL-1β、Arg-1、MR 基因表达

(1)Trizol 法提取小鼠腹腔巨噬细胞的 RNA,根据样品的吸光度计算 RNA 浓度,并调整 RNA 浓度至 500mg/L。

（2）按 RT 试剂盒说明书逆转成 cDNA 样品后根据 PCR 试剂盒说明书进行聚合酶链式反应。独立实验重复 3 次。

6. Western blot 法检测 iNOS 和 Arg-1 蛋白表达

（1）提取小鼠腹腔巨噬细胞的蛋白样品，功率 150W，超声 3 次，每次超声 3s，间歇 2s。

（2）于提前预冷至 4℃的低温高速离心机中，12 000r/min 离心 15min，取上清液，用 BCA 蛋白测定试剂盒测定样品蛋白浓度。

（3）每孔中上样 30μg 蛋白在 SDS-PAGE 凝胶中电泳，转膜之后用 5%BSA 或牛奶封闭，检测 iNOS 和 Arg-1 蛋白表达。

四、巨噬细胞胆固醇逆转运功能的检测

【实验原理】

巨噬细胞的胆固醇逆转运（reverse cholesterol transport，RCT）是指把细胞中含有的游离胆固醇向胞外转移，并聚集至肝脏组织，进而以胆酸的形式被分泌到体外的过程。检测巨噬细胞内总胆固醇、胆固醇酯和游离胆固醇的水平，以及胆固醇逆向转运中的重要载体 ABCA1 和 ABCG1，可用于检测巨噬细胞的胆固醇逆转运。

【实验器材】

胆固醇酯含量测定试剂盒、乙醇、TritonX-100、Trizol、RT 试剂盒、EP 管、6 孔板、Western blot 常用试剂。

【实验步骤】

1. 细胞内胆固醇酯含量测定

（1）收集细胞，1 000r/min 离心 4min，弃去上清液。

（2）加入 80μl 无水乙醇，超声 10s，1 000r/min 离心 5min。

（3）转移上清液至 EP 管中，按照试剂盒说明书分别测定细胞内总胆固醇（TC）及胆固醇酯（CE）含量。

2. 巨噬细胞胆固醇外流率测定

（1）将细胞接种于 6 孔板，无酚红 RPMI1640 培养基洗涤 2 次加入胆固醇孵育液（使用无酚红 RPMI1640 基础培养基配制），37℃孵育 4h。

（2）弃去孵育液，用无酚红 RPMI1640 培养基洗涤 2 次。

（3）PBS 洗涤 2 次，加入 0.1%TritonX-100 裂解 5min，微量加样器吹打混匀，将细胞和裂解液移入 EP 管，12 000r/min，4℃，离心 10min。

（4）收集上清液加入黑色 96 孔板，使用荧光酶标仪检测细胞裂解液的荧光强度（荧光酶标仪激发光与发射光波长分别为 469nm 和 537nm）。胆固醇外流率＝诱导外流液荧光强度/（裂解液荧光强度+诱导外流液荧光强度）×100%

3. 荧光定量 PCR 检测 ABCG1 mRNA 转录水平　Trizol 法提取巨噬细胞 RNA，经 Takara 反转录试剂盒合成 cDNA，再通过引物进行荧光定量 PCR 扩增。实验结果用 β-actin 的 mRNA 标准化。

4. Western blot 方法检测 *ABCA1* 基因蛋白表达水平　收集细胞，提取蛋白，BCA 蛋白定量试剂盒检测蛋白浓度。30μg 蛋白样品与上样缓冲液混合后煮沸 10min。每孔中上样 30μg 蛋白在 SDS-PAGE 凝胶中电泳，转膜后用 5%BSA 或牛奶封闭，检测 ABCA1 蛋白表达。

五、巨噬细胞泡沫化的检测

【实验原理】

巨噬细胞摄入氧化低密度脂蛋白(oxidized low-density lipoprotein, ox-LDL)可形成泡沫细胞。诱导巨噬细胞转化为泡沫细胞后,通过酶联免疫法测定巨噬细胞内细胞内胆固醇酯水平、细胞胆固醇外流率;应用油红O染色观察细胞内脂质蓄积情况。

【实验器材】

佛波酯(PMA)、ox-LDL、无酚红RPMI1640培养基、TritonX-100、多聚甲醛、油红O、苏木精、EP管。

【实验步骤】

1. 酶联免疫法测定巨噬细胞内胆固醇酯水平

(1)在对数生长期,调整细胞密度为$1×10^6$/ml接种于培养皿或培养板,加100ng/ml的PMA刺激72h,更换新鲜培养基,培养24h,倒置显微镜下观察细胞贴壁、变形、伸出伪足,提示转化为巨噬细胞。

(2)将细胞培养基更换为无血清培养基过夜同步化。

(3)次日,更换为含ox-LDL的RPMI1640培养基,置入含有5%CO_2,37℃的恒温培养箱中静置培养24h,倒置显微镜下观察细胞形态,确认巨噬细胞是否被转变成泡沫细胞。

(4)收集细胞,1 000r/min离心4min,弃去上清液,加入80μl无水乙醇;超声10s,1 000r/min离心5min,转移上清液至EP管中,按照试剂盒说明书分别测定细胞内总胆固醇(TC)及胆固醇酯(CE)含量。

2. 巨噬细胞胆固醇外流率测定

(1)将细胞接种于6孔板,无酚红RPMI1640培养基洗涤2次加入胆固醇孵育液(使用无酚红RPMI1640基础培养基配制),37℃孵育4h。

(2)弃去孵育液,用无酚红RPMI1640培养基洗涤2次。

(3)PBS洗涤2次,加入0.1%TritonX-100裂解5min,微量加样器吹打混匀,将细胞和裂解液移入EP管,12 000r/min,4℃,离心10min。

(4)收集上清液加入黑色96孔板,使用荧光酶标仪检测细胞裂解液的荧光强度(荧光酶标仪激发光与发射光波长分别为469nm和537nm)。胆固醇外流率=诱导外流液荧光强度/(裂解液荧光强度+诱导外流液荧光强度)×100%

3. 油红O染色观察细胞内脂质蓄积

(1)将细胞培养于放有无菌盖玻片的6孔培养板中,经PBS洗涤3次。

(2)4%多聚甲醛溶液固定10min,PBS洗涤2次,0.5%油红O染色液室温染色15min,蒸馏水润洗后苏木精染色2min,水性封片剂封固。

(3)在显微镜下观察并拍照,鲜红色颗粒为脂滴,蓝色核团为细胞核,细胞内脂滴(油红O阳性)含量以细胞平均IA值表示。

六、巨噬细胞分泌功能的检测

【实验原理】

巨噬细胞具有很强的吞噬能力,同时又是一类主要的抗原递呈细胞,在机体固有免疫和获得性免疫应答、炎症反应及组织修复和重建中发挥重要的作用,并能通过分泌大量的细胞因子参与机体炎症反应。巨噬细胞分泌的多种炎症细胞因子和炎症介质如 TNF-α 和 IL 等，可使用酶联免疫吸附方法或 Western blot 方法检测这些炎症介质的水平，来反映巨噬细胞的分泌功能。

【实验器材】

ELISA 检测试剂盒、佛波酯(PMA)、96 孔培养板、酶标仪。

【实验步骤】

采用酶联免疫吸附试验(ELISA)测定细胞因子 TNF-α 和 IL 含量。

(1)将 $1×10^6$/ml THP-1 单核细胞悬液，加入 96 孔的细胞培养板，1ml/孔，每例 3 孔。

(2)用 PMA 诱导成巨噬细胞后，用培养洗去未贴壁细胞，加入含 ox-LDL 等量培养基继续培养 48h。

(3)收集上清液，低温高速下离心 20min，取其上清放于 -80℃ 保存待用。

(4)根据 ELISA 操作说明，检测上清液中促炎因子 TNF-α 和 IL 的水平，自动酶标仪在 450nm 处读取 OD 值。

(李兰芳)

第七节　离体血管实验技术

一、离体血管舒缩功能测定

【实验原理】

血管系统是一个负责运输血液的密闭管道系统，由于外界影响导致血管壁平滑肌收缩，进而改变血管的内径调节血管内压力，使器官的血液供应和机体血流的分布发生改变。离体血管舒缩实验是通过将离体动脉血管置于模拟机体内环境的装置中，在一定时间内，即使去除神经和体液调节的动脉血管仍可保持其对血管收缩剂或舒张剂的正常反应。

(一) 离体胸主动脉、腹主动脉舒缩功能的测定

【实验器材】

仪器：血管灌流及记录系统、TBM4M 放大器、FOPT 10 换能器(WPI 公司,美国)。

材料：手术剪刀，眼科剪，眼科镊，烧杯，培养皿，100μl、1ml 移液器，棉线。

试剂：

(1)Krebs-Henseleit 液(克氏液、K-H 液)：NaCl 118mmol/L，KC1 4.7mmol/L，

KH_2PO_4 1.2mmol/L，$MgSO_4$ 1.19mmol/L，$NaHCO_3$ 2.54mmol/L，glucose 10.0mmol/L，$CaCl_2$ 2.54mmol/L；95%O_2+5%CO_2，pH=7.5±0.3，37℃。

(2)Tyrode 液(台氏液)：NaCl 137mmol/L，KCl 5.4mmol/L，$MgCl_2$ · $6H_2O$ 0.5mmol/L，NaH_2PO_4 · $2H_2O$ 0.3mmol/L，HEPES 5mmol/L，glucose · H_2O 3.5mmol/L，$CaCl_2$ · $2H_2O$ 1.8mmol/L；100%O_2，pH=7.35±0.5，37℃。

上述溶液的配制组分，在不同的文献资料中可能有差异，但都是遵循模拟生理内环境的原则，包括水、无机盐、营养、葡萄糖、氧气、二氧化碳、缓冲对、酸碱度和温度等。

【实验步骤】

1. 以成年雄性(避免雌激素干扰)SD 大鼠腹主动脉环为例介绍实验步骤，击昏大鼠后处死，剪开腹腔，迅速取出腹主动脉放入盛有 4℃ 的混合气体饱和的克氏或台氏营养液的培

养皿中。

2. 细心分离主动脉表面的结缔组织,洗净管腔内血液,将腹主动脉剪成 4mm 长的环形标本数段。需要保存内皮的血管,操作动作应轻柔;需去除内皮的血管环,可用适合放入血管环的细钢丝或牙签轻轻刮去血管内皮。

3. 将血管环悬挂于 37℃ 的盛有克氏或台氏液浴槽内,浴槽内持续通入气体(克氏液通 $95\%O_2+5\%CO_2$,台式液通 $100\%O_2$),调节通气量至一个一个小气泡逸出为宜,利用张力换能器,记录血管张力的变化。

4. 大鼠腹主动脉血管环的基础张力为 1g(大鼠肺动脉血管环基础张力同为 1g;大鼠腹腔静脉、人的乳内动脉基础张力均为 0.5g),经平衡 1h 后(大鼠的肺动脉、腹腔静脉平衡时间也为 1h,兔的肺动脉、人的乳内动脉平衡时间则为 2h),加去甲肾上腺素(NE,norepinephrine)1μmol/L 以检测血管环活性(收缩幅度<300mg 者剔除)。

5. 然后用克氏液或台式液反复脱洗标本至其张力恢复到初始值,稳定 30min 后重复使用 NE,待血管收缩至稳定值后,再逐步增加舒血管物质(乙酰胆碱,钙通道阻滞剂)的浓度(最大浓度<10^{-4}mol/L),各浓度点推荐采用 $3×10$nmol/L(log3 = 0.47≈0.5)更易于制作量效曲线。在实验中,以乙酰胆碱(ACh)可否使血管舒张来判断血管内皮是否完整。

【注意事项】

(1)克氏液或台氏液 pH 的准确在实验过程中很重要,当血管环收缩功能不好时,应重新测定并调整 pH。

(2)1μmol/L 去甲肾上腺素内可加一滴维生素 C 注射液以防止去甲肾上腺素氧化失效。

(3)移动标本时勿用手拿,应用镊子取,标本亦不能在空气中暴露过久,以免失去兴奋性。

(4)标本可在 4℃ 冰箱保存 1~2d。

(二) 离体冠状动脉、大脑中动脉、肾动脉、肠系膜动脉舒缩功能的测定

【实验器材】

仪器:Multi Myograph System-610M(Danish Myo Technology A/S),Olympus SZX-ILLB200 离体显微镜(日本),Powerlab 生物信号采集分析系统(Powerlab,Australia)。

材料:手术剪刀,眼科剪,眼科镊,烧杯,培养皿,100μl、1ml 移液器,棉线。

试剂:PSS 液 (physiological salt solution):NaCl 119mmol/L, KCl 4.7mmol/L, $CaCl_2$ 2.5mmol/L, KH_2PO_4 1.18mmol/L, $NaHCO_3$ 2mmol/L, glucose 5.5mmol/L, $MgSO_4·7H_2O$ 1.17mmol/L,EDTA 0.027mmol/L;$95\%O_2+5\%CO_2$,pH=7.40±0.5,37℃。

上述药物浓度值均为浴管或浴槽中的终浓度值。由于温度和 $95\%O_2+5\%CO_2$ 混合气对克氏液或 PSS 液的 pH 有一定的影响,因此,建议先将克氏溶液加温到 37℃,同时通入 $95\%O_2+5\%CO_2$,再调 pH,并至少稳定 15min 后,方可开始实验。

【实验步骤】

(1)雄性 SD 大鼠颈部脱臼后,迅速取出心脏、大脑、肾脏和肠系膜浸入盛有 4℃ 的 PSS 液的平皿中。离体冠状动脉、大脑中动脉、肾动脉、肠系膜动脉血管环制备如下:

1)冠状动脉的制备:用大头针分别固定心脏的心尖端和升主动脉端于平皿,沿左心耳下面寻找冠状动脉,顺着冠状动脉走向行钝性分离,在前降支处剪取约 2mm 的血管环。

2)大脑中动脉环的制备:将贴近颅底面的脑组织固定于平皿内,可清楚地看到颈内动脉

的最粗大的分支-大脑中动脉,剥除大鼠硬脑膜及软脑膜,钝性分离大脑中动脉,于靠近内侧处剪取约 2mm 的血管环。

3)肾动脉环的制备:用大头针固定肾脏于平皿内,因肾组织中动脉较韧,可取镊子直接剥除肾组织暴露肾动脉各级分支,沿肾动脉剥离动脉的三级分支,分离血管周围的组织,剪取约 2mm 的血管环。若初次分离肾动脉,建议于腹主动脉分叉处固定肾动脉,顺动脉走行逐渐分离肾动脉的高级分支,分离后的肾动脉可与肾静脉、肾小管的高级分支区别。

4)肠系膜动脉环的制备:将肠系膜浸入含有 PSS 液的平皿内,用大头针固定动脉主干和肠管,肠系膜动脉和静脉伴行,一般情况下,动脉比静脉细,动脉分叉处呈 V 形,静脉分叉处呈 U 形,分离动脉周围的结缔组织,暴露三级分支,剪取约 2mm 的血管环。

(2)上述血管环制备完毕后,将两根长约 2cm、直径为 40μm 的钨丝穿入血管环。

(3)将血管环固定在 Multi Myograph System-610M 浴槽内的传感器上,浴槽内盛有 PSS 液,持续通入 95%O_2+5%CO_2 混合气体,恒温 37℃,血管环在浴槽内需平衡 60min,期间每 15min 以恒温 37℃ 的 PSS 液更换浴槽内液体一次。

(4)血管环经平衡后,分别用 60mmol/L 的 KCl 预收缩、10μmol/L 的 ACh 预舒张血管,连续两次刺激的最大收缩幅度差别小于 5% 者,为血管反应性稳定,可用于正式实验。

(5)将血管环标准化,以便使血管环处于最佳反应状态,分别调整冠状动脉环、大脑中动脉环、肾动脉环和肠系膜动脉环的跨壁压保持在 80mmHg、60mmHg、80mmHg、100mmHg 的基础状态。

血管环标准化操作过程如下:

1)挂血管环时将两根钨丝零距离平行,37℃ 温育 60min 后,利用逆时针旋转 Myograph 螺旋测微尺逐步牵拉血管环,获得不同直径时血管环的张力值,以得出其有效跨壁压 Pi。

$$Pi = 2\pi Ti/ICi$$
$$Ti = Fi/2L$$
$$ICi = 205.6 + 2xi$$

式中,Pi(kPa),有效跨壁压;Ti(mN/mm),单位长度血管环张力;ICi(μm),血管环内周长;Fi(mN),血管环总张力;xi(μm),两根钨丝间的距离,可由 Myograph 螺旋测微尺读出;L(mm):血管环长度,可由解剖纤维镜上的目镜测微尺读出。

2)以肠系膜动脉环为例,每 2min 牵拉一次血管环,当 Pi 超过其基础压力 100mmHg 后,可绘制横坐标为 ICi,纵坐标为 Ti 的指数曲线图,得出血管环内径为 90%IC100(跨壁压为 100mmHg 时的血管环内周长)时的螺旋测微尺的读数,顺时针旋转螺旋测微尺使其恢复到此位置(图 27-2)。

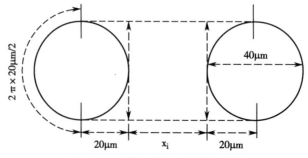

图 27-2 计算血管环内周长示意图

【注意事项】

(1)实验过程中记录每个血管环的直径,并对采用的血管环直径进行控制。

(2)在小动脉的分离过程中,尤其是分离冠状动脉和大脑中动脉时,血管周围的组织可不必分离得很干净,只要不影响实验就可以,因为分离得过于干净,血管很可能因意外损伤而丧失活性。

(3)常用的血管收缩剂和工具药:以 SD 大鼠为例,不同组织器官的离体血管实验常使用不同的血管收缩剂和工具药(表 27-1)。

表 27-1 常用的血管收缩剂和工具药物

大鼠	收缩剂	工具药
腹主动脉、胸主动脉、肾动脉、肠系膜动脉	KCl、$CaCl_2$、去甲肾上腺素、去氧肾上腺素、血管升压素、内皮素、血管紧张素、U46619、$PGF_2\alpha$ 等	NO 合酶抑制剂:L-NAME 环氧合酶抑制剂:吲哚美辛 钾通道阻滞药:四乙胺(TEA)、4-氨基吡啶(4-AP)、格列苯脲、甲苯磺丁脲、替地沙米、$BaCl_2$、Iberiotoxin、Charybdotoxin、Apamin
冠状动脉、大脑中动脉	KCl、$CaCl_2$、内皮素、血管紧张素、U46619、$PGF_2\alpha$ 等	

(4)实验数据整理:实验结果以药物的浓度或对数浓度为横坐标,以绝对张力或收缩百分率为纵坐标,绘制出药物的量效曲线。利用 Sigmaplot 软件或 Graphpad Prism 软件的 Pharmacology 模块对数据进行统计或曲线拟合,可以直接得出量效曲线的 EC_{50} 值。

(三)离体肺动脉血管环舒缩功能检测

利用离体动脉环灌流法观察记录急性缺氧对正常 SD 大鼠离体肺动脉舒缩作用的影响。

【实验器材】

仪器:显微解剖器械,离体血管灌流装置,张力换能器,PowerLab system 电生理信号采集记录仪,立体显微镜。

材料:20%氨基甲酸乙酯,乙酰胆碱,苯肾上腺素。

试剂:Krebs-Henseleit 缓冲液(克氏液、K-H 液):(NaCl 127mmol/L, KCl 4.7mmol/L, $CaCl_2$ 2.5mmol/L, $NaHCO_3$ 17mmol/L, $MgSO_4$ 1.17mmol/L, KH_2PO_4 1.18mmol/L, D-glucose 5.5mmol/L);95%O_2+5%CO_2 及 95%N_2+5%CO_2 混合气体。

【实验步骤】

(1)大鼠肺动脉血管环制备:20%氨基甲酸乙酯按大鼠 1g/kg 体重行腹腔注射麻醉,剪开胸腔,迅速取出心脏、肺和气管主干放入盛有 4℃ 的混合气体饱和的克氏液的培养皿中。

(2)漂净组织血液,在立体显微镜下,沿右心室寻找肺动脉主干,顺其向肺内轻柔分离周围结缔组织和肺泡组织,充分暴露肺动脉及其分支,将三级肺动脉(直径为 1.0~1.5cm)剪长约 4mm 的血管环 2~4 根备用。

1)需要保存内皮的血管,操作动作应轻柔。

2)需去除内皮的血管环,可用适合放入血管的细钢丝或牙签轻轻刮去血管内皮。

(3)血管环的固定:将不锈钢三角钩轻轻穿入血管环,并将另一三角形不锈钢挂钩也轻轻穿入,并将挂钩悬挂于 37℃ 的克氏液浴管内,固定于下方固定钩上,上方用一细钢丝挂钩连于张力换能器(图27-3),浴管内持续通入95%O_2+5%CO_2混合气体,调节通气量至一个一个小气泡逸出为宜。

(4)血管环的平衡:大鼠肺动脉血管环的基础张力为0.75g,需平衡1h,每隔15min换克氏液一次。张力换能器与PowerLab/4sAD Instrument电生理信号采集记录仪相连,记录血管张力的变化。

(5)肺动脉血管环舒缩功能检测

1)血管环活性及内皮完整性检测,加入苯肾上腺素(NE)1μmol/L预收缩平衡后肺动脉血管环以检测其活性,通常10~15min后血管环张力上升并稳定(收缩幅度<300mg者剔除),待达到平台期后,再加入1μmol/L乙酰胆碱舒张血管,舒张反应大于80%的血管环为内皮完整。

2)用Krebs Henseleit液冲洗血管环3次,每次10min待血管环重新稳定后,再用1μmol/L苯肾上腺素预收缩血管环,待张力上升并稳定后,改通95%N_2+5%CO_2混合气体,使浴槽内充分缺氧,给予血管环急性缺氧刺激60min,观察并记录血管环舒缩活动变化。

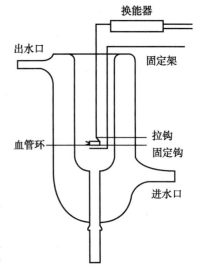

图27-3　血管灌流装置示意图

3)记录急性缺氧后大鼠离体肺动脉血管环张力变化情况,采用相对于1μmol/L苯肾上腺素引起反应的百分比表示,分析实验结果。

【注意事项】

(1)Krebs-Henseleit液必须临用时用新鲜蒸馏水配制。

(2)肺组织内气管、静脉和动脉均属于树权型分布,终末分支交错贯通,分支较多后,镜下观察不易区分,必须有主干作为区别的标志;分离动脉时切忌用力牵拉,以免损伤血管活性;悬挂血管环时避免接触血管内壁,以免损伤血管内皮。

(3)通入混合气体速度应控制好,既不影响血管张力记录,又要达到有效的缺氧条件。

二、离体颈动脉窦压力感受器活动的检测方法

【实验原理】

研究颈动脉窦压力感受器的方法可分为在体、离体两类。在体隔离灌流的方法是通过改变颈动脉窦压力,记录动脉血压变化,进而测定出压力感受器的功能曲线。此方法可通过完整反射弧,观察压力感受性反射的变化,但影响因素较多。离体标本研究颈动脉窦压力感受器,仅保留感受器和传入神经,可直接研究感受器放电活动,优点是影响因素少。现以离体颈动脉窦-窦神经标本灌流与记录一体化装置为例,介绍离体颈动脉窦压力感受器的检测方法。

【实验器材】

1. 仪器　标本槽,单极刺激电极,信号放大器前级(JB 101J,NIHON KONDEN)及后级(FZC-81,上海嘉龙教学仪器厂)。

2. 标本槽准备　将标本槽置于保温盒中并固定,标本槽(图27-4)包括血管槽(图27-4a)和窦神经槽(图27-4b)两部分。血管槽与窦神经槽之间隔一块有机玻璃板(图27-4l,厚

0.5cm)，两槽间仅有一窄缝(图 27-4k，宽 0.5cm)相通。管槽内两侧各放置一根不锈钢插管(外径 1.5cm)，分别与离体的颈总动脉端和颈外动脉端连接(图 27-4e、f)，在颈总动脉插管侧蠕动泵推动灌流液，灌流液从颈总动脉侧插管进入经颈动脉窦区、颈外动脉，再由颈外动脉侧插管流出，此为窦内(血管内)灌流的途径。标本可浸泡在血管槽内流动的生理溶液中，血管槽设有生理溶液的入口和出口(图 27-4h、i)，此为窦外(血管外)灌流渠道。血管槽底部靠近隔板窄缝处(图 27-4k)，有一不锈钢丝电极(图 27-4m)，作为记录窦神经放电的参考电极。颈动脉窦-窦神经标本窦神经部分(图 27-4n)可经血管槽和窦神经槽间隔板的窄缝(图 27-4k)进入窦神经槽。硅酯密封窄缝，以免两槽间液体的流动。在窦神经槽底部靠近窄缝(图 27-4k)2cm 处，设有一个有机玻璃小立柱(图 27-4o，直径 1.5cm，高 2cm)。小立柱中空，其间有一根不锈钢丝(直径 0.1cm，长 20cm)穿过。不锈钢丝的一端与标本槽外放大器输入端连接，从窦神经槽底板穿入经中空的小立柱穿出，悬于窦神经槽内，空悬部分长约 6cm，用于记录电极(图 27-4p)。实验时窦神经槽内充入液状石蜡，覆盖窦神经。血管槽内的窦内和窦外灌流途径需同时进行，两条途径使用的灌流液相同，但窦内灌流是通过蠕动泵进行脉动式灌流，灌流压由灌流液出口处的调节阀控制(图 27-4g)，并由连于入口处的压力换能器(图 27-4r)检测。窦内灌流压搏动频率取决于蠕动泵的转速，可控制在 100 次/min 左右，收缩压/舒张压变化幅度控制在 $13.2 \sim 18.0/8.0 \sim 12.0$ kPa；而窦外灌流是以 1ml/min 的方式匀速灌流(图 27-4h)，血管槽液体表面覆盖液状石蜡。

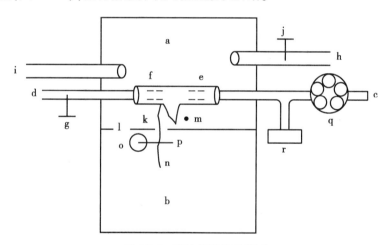

图 27-4　灌流槽结构示意图

a. 血管槽，b. 窦神经槽，c、d. 窦内灌流液入口和出口，e、f. 离体颈总动脉端和颈外动脉端分别与不锈钢插管连接，g. 窦内灌流液流量控制阀，与 q 共同决定窦内压，h、i. 窦外灌流液入口和出口，j. 窦外灌流液流量控制阀，k. 隔板上的窄缝，允许窦神经通过，用硅脂密封窄缝，l. 血管槽与窦神经槽之间的隔板，m. 血管槽底的参考电极，n. 窦神经，o. 窦神经槽上固定记录电极的绝缘立柱，p. 不锈钢丝记录电极，q. 蠕动泵，r. 压力换能器。血管槽和窦神经槽固定在保温盒(未示出)中，以便于循环灌流液保持恒定温度。参考电极与记录电极引线皆穿过槽底板(未示出)与放大器输入端连接

3. 材料　手术剪刀，眼科剪，眼科镊，烧杯，培养皿，100μl、1ml 移液器，棉线。

4. 试剂　灌流液：NaCl 154mmol/L，KCl 4.7mmol/L，MgCl$_2$ 1.1mmol/L，CaCl$_2$ 2.2mmol/L，

glucose 5.5mmol/L;EHEPE S-NaOH(5mol/L)调节 pH 为 7.4,持续以 100%O_2 平衡,灌流液温度控制在 36~37℃。

【实验步骤】

1. 离体颈动脉窦-窦神经标本制备 实验采用成年家兔(或猫),雌雄皆可,体重为 1.9~2.7kg。1%戊巴比妥钠麻醉实验动物后进行气管插管。游离颈动脉窦区和窦神经,取出颈动脉窦-窦神经,标本应包括颈总动脉约 7cm、颈外动脉 5cm、颈内动脉 5cm(应先结扎)及窦神经 7cm。

2. 窦神经放电活动的记录与分析

(1)将离体标本固定于标本槽以单极记录法引导窦神经放电,记录电极和参考电极分别放置于窦神经槽和血管槽,窦神经经隔板窄缝由血管槽引至窦神经槽。

(2)用硅酯将血管槽与窦神经槽间隔板窄缝封严,这是提高信噪比的关键。

(3)电压总增益为 10 000 倍(放电信号通过前级 JB 101J,NIHON KONDEN 及后级放大滤波 FZC-81,上海嘉龙教学仪器厂),频带 0.16~10kHz(前级放大器的噪声水平,应在上述记录频带范围内的噪声峰值小于 10aV)。

(4)信号经放大后输入生物信号采集系统,并对超过某一指定幅值的放电自动进行频率直方图处理。颈动脉窦窦内压信号与放电信号同步记录。

【注意事项】

(1)在实验中利用灌流泵的蠕动特点,模拟窦内压生理搏动性变化。以家兔离体颈动脉窦-窦神经标本上记录的多纤维放电为例。随着灌流压升高,压力感受器逐渐显现出与窦内压波动一致的规律性放电活动,其中高幅值放电在较高窦内压条件下出现,表明感受器不同压力感觉末梢的阈值不同。当窦内压突然降低,大部分压力感受器停止放电,但仍有一些低幅值放电,有些低幅值放电流淹没在背景噪声中。

(2)在实验中,应用游丝镊可将窦神经分为细束,还可记录到单纤维放电(single fiber discharge),单纤维放电具有单一形状和幅值的动作电位,可准确地观察到放电与窦内压之间的关系。还可以应用相应的软件进一步处理单纤维放电或多纤维放电,计算放电频率的直方图。具体算法是通过该软件对一定幅度范围内(幅度范围由研究者根据实验需要确定)的放电按固定时间间隔进行计数,得出时间系列直方图。

(3)上述试验中所制备离体颈动脉窦-窦神标本时还包括颈动脉体化学感受器及其化学感受纤维(传入纤维),因此在记录和分析窦神经放电时,应特别注意区分化学感受纤维和压力感受纤维的放电。两者在动作电位的形状上并没有差别,主要的鉴别方法是根据放电模式和感受器对特定刺激的反应。正常情况下,化学感受器放电是随机的,与窦内压无关;而压力感受器放电是规律的,与压力变化密切相关。在实验中,为了排除化学感受器放电,可升高灌流液的氧分压并降低二氧化碳分压,可采取应用纯氧平衡的灌流液,并在灌流槽液体表面覆盖液状石蜡等方法。

(唐志晗 向 琼)

参 考 文 献

[1] 刘雄涛,苏菲菲,尚福军,等.人类心房肌细胞的原代培养与鉴定.科学技术与工程,2014,14(2):5-7.

[2] 张碧鱼,徐嘉雯,陈笑霞,等.哺乳动物离体心脏灌流技术与仪器设备.实验室科学,2015,18(2):172-175.

［3］陈临溪,李兰芳,常福厚.血管平滑肌细胞药理与临床.北京:科学出版社,2017.

［4］谭玉珍.实用细胞培养技术.北京:高等教育出版社,2010.

［5］于利.医学机能实验学.北京:科学出版社,2018.

［6］周红.药理学实验指导.北京:中国医药科技出版社,2016.

［7］姜怡邓.动脉粥样硬化表观遗传学研究前沿及技术.北京:科学出版社,2015.

［8］朱妙章.心血管肾脏生理学实验技术方法及其进展.西安:第四军医大学出版社,2010.

［9］朱妙章.心血管生理学基础与临床.2 版.北京:高等教育出版社,2004.

［10］朱大年.生理学.8 版.北京:人民卫生出版社,2013.

第二十八章

心血管疾病研究的实验模型

第一节 心肌缺血实验模型

一、冠状动脉解剖概述

心脏在生命存续过程中是一个永不停歇的泵,可以为全身脏器输送富含能量和氧气的血液,同时泵也需要能源,其能量能源主要依靠动脉进行供血、供氧和供能。心脏的血液主要通过冠状动脉供应。冠状动脉常规分为左、右两支,分别开口于主动脉的左、右冠状动脉窦。除此之外,主动脉右冠状动脉窦附近还可发出一支至数支不等的小动脉,称为副冠状动脉。副冠状动脉是心脏本身四个重要侧支循环径路之一,在急、慢性缺血过程中发挥重要的代偿作用。

左冠状动脉在左房室沟处分为左前降支(left anterior descending artery,LAD)和左回旋支(left circumflex branch,LCX),在左冠窦至 LAD 支和 LCX 之间的血管称为左主干,长度为0.5~1.0cm。LAD 以反 S 形沿前纵沟绕过心尖至后纵沟的下 1/3 处,且在发出前降支的起点处分出室间隔支,从而满足左右心室前壁、室间隔、心尖等处的血液供给。LCX 支配区域常与右冠状动脉互相弥补,尤其在急慢性冠状动脉闭塞的过程中形成侧支循环。右冠状动脉(right coronary artery,RCA)供应邻近左、右心室和室间隔的血液,而靠近右心边缘则分出右边缘支,供应右心室前后面血液。

心肌缺血是人类常见疾病,随着我国人口老龄化进程的加快,越来越多的人暴露在心肌缺血的风险当中。需要找到有效的诊治方式,就要先揭示其发病机制,而选择适当的动物模型对于临床诊治具有重要意义。

大型动物模型如猪、犬、猴等,主要具有以下优点①易于进行冠状动脉造影等成像技术检查;②易于在同一动物多部位同时进行生理监测;③易于检测区域心肌供血和新陈代谢;④在结构和功能上更接近于人类的心肌生理状态。然而,大型动物模型价格高昂,还有较高的伦理要求,因此难以大规模用于实验室研究。

小型动物除了成本较低的明显优势,还有以下优点:①可以相对容易地复制不同的转基因动物,尤其在鼠类最常用;②可构建方法简单及速度快。然而,这些小型动物的心脏与人类心脏在代谢和功能方面可能有很大不同,在小动物身上进行生理监测也有很大难度,甚至不能并行测量。

二、心肌缺血的动物模型制备

【实验原理】

通过在实验动物的心肌冠状动脉血管中产生稳定的狭窄乃至完全闭塞,可建立适用于各种心肌缺血实验研究的动物模型。

（一）Ameroid 收缩环法

通过 Ameroid 收缩环限制冠状动脉血流量建立大型动物心肌缺血模型。此方法可进行缺血-再灌注损伤的研究，并可用于明确多种诱因所致心肌缺血的心肌的病理变化，但制作模型周期较长约需 6 周。

【实验器材】

仪器：手术无影灯、动物呼吸机、动脉导管、监护仪、2.25～2.50mm 型号的 Ameroid 收缩环、注射器。

材料：医用缝线、穿刺针（30-gauge）、成年犬（或者巴拿马小型猪）。

试剂：氯胺酮、赛拉嗪、阿托品、异氟烷及抗生素。

【实验步骤】

1. 麻醉　首先肌内注射赛拉嗪 1.5mg/kg、阿托品 0.05mg/kg 进入麻醉前诱导，后肌内注射氯胺酮 9mg/kg 基础麻醉，经口腔行气管插管术，外接动物呼吸机进行辅助呼吸，设定潮气量为 12～15ml，呼吸频率为 15～18 次/min，同时予以吸入 15～20g/L 异氟烷进行麻醉维持，后仰卧于操作台上。

2. 建立动脉压力检测　穿刺右腿弯部，植入 4F 动脉鞘管，外接监护仪进行血压检测。

3. 分离冠状动脉　第 4 肋间隙左侧行开胸术，剪断肋骨，切开心包，暴露左冠状动脉 LCX。

4. 缩窄 LCX　选取直径为 2.25～2.50mm Ameroid 收缩环套扎在 LCX 上。6 号聚丙烯纺织纤维线缝心包和胸腔，根据需要拔除呼吸机，静脉使用抗生素 3～5d，必要时可使用镇静和止痛药。

【模型鉴定】

采用冠状动脉造影检查检测冠状动脉狭窄情况；形态学观察可见心肌缺血部位组织水肿，局部毛细血管扩张，部分心肌细胞核固缩、深染，缺血坏死区周边可见中性粒细胞堆积。

【注意事项】

（1）严格遵守无菌操作原则。

（2）术中避免损伤肺部，导致急性肺部不张，术后严格关胸，清除坏死组织，避免留有窦道。

（二）Delran 收缩环法

通过 Delran 收缩环限制冠状动脉血流量建立大型动物心肌缺血模型，但制作模型周期较长，约需 10 周。

【实验器材】

仪器：手术无影灯、动物呼吸机、动脉导管、监护仪、1.5～1.7mm 型号的 Delran 收缩环、注射器。

材料：医用缝线、穿刺针（30-gauge）、巴拿马小型猪。

试剂：氯胺酮、赛拉嗪、阿托品、异氟烷以及抗生素。

【实验步骤】

1. 麻醉　首先肌内注射赛拉嗪 1.5mg/kg、阿托品 0.05mg/kg 进入麻醉前诱导，后肌内注射氯胺酮 9mg/kg 基础麻醉，经口腔行气管插管术，外接动物呼吸机进行辅助呼吸，设定潮气量为 12～15ml，呼吸频率为 15～18 次/min，同时予以吸入 15～20g/L 异氟烷进行麻醉维持,后仰卧于操作台上。

2. 建立动脉压力检测 穿刺右腿弯部,植入 4F 动脉鞘管,外接监护仪进行血压检测。

3. 分离冠状动脉 第 4 肋间隙左侧行开胸术,剪断肋骨,切开心包,暴露左冠状动脉 LCX 和 LAD。

4. 缩窄 LCX 和 LAD 选取直径 1.5~1.7mm Delran 收缩环套扎在 LCX 和 LAD 上。6 号聚丙烯纺织纤维线缝合心包和胸腔,根据需要拔除呼吸机,静脉使用抗生素 3~5d,必要时可使用镇静和止痛药。

【模型鉴定】

采用冠状动脉造影检查检测冠状动脉狭窄情况;模型动物 LAD 和 LCX 近段严重狭窄可造成局部功能失常,心脏彩超可见左室射血分数明显下降,左心室室壁运动幅度明显下降。形态学观察可见心肌缺血部位组织水肿,局部毛细血管扩张,部分心肌细胞核固缩、深染,缺血坏死区周边可见中性粒细胞堆积。

【注意事项】

(1)严格遵守无菌操作原则。

(2)术中避免损伤肺部,导致急性肺部不张,术后严格关胸,清除坏死组织,避免留有窦道。

(3)同时处理 LAD 和 LCX 有一定猝死的风险。

(4)Delran 出现心肌梗死的概率较低,但狭窄程度一旦确定,则较难更改。

(三) 冠状动脉结扎法

通过无损伤缝合线限制或者完全阻断冠状动脉血流量建立大型、小型动物心肌缺血模型。此方法可限制或者阻断冠状动脉任何部位的血流,从而建立不同类型的缺血损伤模型用于观察相应区域的病理变化,但制作模型周期依据缺血程度不同而不同,时间为 3~8 周。

【实验器材】

仪器:手术无影灯、动物呼吸机、动脉导管、监护仪、注射器。

材料:医用缝线、穿刺针(30-gauge)、巴拿马小型猪(犬、Wistar 大鼠)。

试剂:氯胺酮、赛拉嗪、阿托品、异氟烷及抗生素。

【实验步骤】

1. 麻醉 首先肌内注射赛拉嗪 1.5mg/kg、阿托品 0.05mg/kg 进入麻醉前诱导,后肌内注射氯胺酮 9mg/kg 基础麻醉,经口腔行气管插管术,外接动物呼吸机进行辅助呼吸,设定潮气量为 17~20ml,呼吸频率为 16~20 次/min,同时予以吸入 15~20g/L 异氟烷进行麻醉维持,后仰卧于操作台上。

2. 建立动脉压力检测 穿刺右腿弯部,植入 4F 动脉鞘管,外接监护仪进行血压检测。

3. 分离冠状动脉 第 4 肋间隙左侧行开胸术,剪断肋骨,切开心包,暴露左冠状动脉 LCX 和 LAD。

4. 缩窄 LCX 和 LAD 使用无损伤缝合线套扎在 LCX 和 LAD 上,从而使内径减少 50%~80%建立缺血模型,亦可以完全结扎 LAD 对角支,建立急性心肌梗死模型。6 号聚丙烯纺织纤维线缝合心包和胸腔,根据需要拔除呼吸机,静脉使用抗生素 3~5d,必要时可使用镇静和止痛药。

【模型鉴定】

采用冠状动脉造影检查检测冠状动脉狭窄情况;模型动物 LAD 和 LCX 近段严重狭窄可

造成局部功能失常,心脏彩超可见左室射血分数明显下降,左心室室壁运动幅度明显下降。形态学观察可见心肌缺血部位组织水肿,局部毛细血管扩张,部分心肌细胞核固缩、深染,缺血坏死区周边可见中性粒细胞堆积。

【注意事项】

(1)严格遵守无菌操作原则。

(2)术中避免损伤肺部,导致急性肺部不张,术后严格关胸,清除坏死组织,避免留有窦道。

(3)同时处理 LAD 和 LCX 有一定猝死的风险。

(4)Delran 出现心肌梗死的概率较低,但狭窄程度一旦确定,则较难更改。

（四）冠状动脉内血栓栓塞法

通过冠状动脉内注射明胶海绵微粒,实现完全阻断冠状动脉血流量建立大型动物心肌缺血模型。此方法可用于研究急性心肌缺血损伤研究及侧支循环建立。

【实验器材】

仪器:手术无影灯、动物呼吸机、动脉导管、监护仪、注射器、X 线数字减影机。

材料:医用缝线、穿刺针(30-gauge)、巴拿马小型猪(犬)。

试剂:氯胺酮、赛拉嗪、阿托品、异氟烷。

【实验步骤】

1. 麻醉　首先肌内注射赛拉嗪 1.5mg/kg、阿托品 0.05mg/kg 进入麻醉前诱导,后肌内注射氯胺酮 9mg/kg 基础麻醉,经口腔行气管插管术,外接动物呼吸机进行辅助呼吸,设定潮气量为 17~20ml,呼吸频率为 16~20 次/min,同时予以吸入 15~20g/L 异氟烷进行麻醉维持,后仰卧于操作台上。

2. 建立动脉通路　穿刺右腿弯部,植入 5F 动脉鞘管,沿鞘管送入导管至左右冠状动脉开口处。

3. 冠状动脉内给予明胶海绵微粒　沿导管往左或者右冠状动脉内注射明胶海绵微粒。退管拔鞘,加压包扎动脉穿刺点,根据需要拔除呼吸机,必要时可使用镇静和止痛药。

【模型鉴定】

采用冠状动脉造影检查检测冠状动脉狭窄情况;病理组织学检查心肌出现稳定的苍白色梗死区。

【注意事项】

(1)严格遵守无菌操作原则。

(2)避免较大的明胶海绵微粒阻塞左主干,引发大面积心肌梗死。

（五）冠状动脉内膜增殖法

通过冠状动脉球囊高压反复扩张,撕裂内皮细胞,导致内皮细胞增殖,引起冠状动脉狭窄,建立大型动物心肌缺血模型。此方法可用于研究慢性心肌缺血损伤研究。

【实验器材】

仪器:手术无影灯、动物呼吸机、动脉导管、2.5~3.0mm 球囊、监护仪、注射器、X 线数字减影机。

材料:医用缝线、穿刺针(30-gauge)、巴拿马小型猪(犬)。

试剂:氯胺酮、赛拉嗪、阿托品、异氟烷。

【实验步骤】

1. 麻醉 首先肌内注射赛拉嗪 1.5mg/kg、阿托品 0.05mg/kg 进入麻醉前诱导,后肌内注射氯胺酮 9mg/kg 基础麻醉,经口腔行气管插管术,外接动物呼吸机进行辅助呼吸,设定潮气量为 17~20ml,呼吸频率为 16~20 次/min,同时予以吸入 15~20g/L 异氟烷进行麻醉维持,后仰卧于操作台上。

2. 建立动脉通路 穿刺右腿弯部,植入 5F 动脉鞘管,沿鞘管送入导管至左右冠状动脉开口处。

3. 冠状动脉内球囊扩张 沿导管往左或者右冠状动脉内送入冠状动脉球囊,以 16~20 个大气压,反复多部位起球囊,每次持续 5~8s。退管拔鞘,加压包扎动脉穿刺点,根据需要拔除呼吸机,必要时可使用镇静和止痛药。

【模型鉴定】

采用冠状动脉造影检查检测冠状动脉狭窄情况;心脏彩超可见左室射血分数明显下降,左心室室壁运动幅度明显下降。形态学观察可见心肌缺血部位组织水肿,局部毛细血管扩张,部分心肌细胞核固缩、深染,缺血坏死区周边可见中性粒细胞堆积。

【注意事项】

(1)严格遵守无菌操作原则。

(2)避免球囊过大,导致血管破裂,引起心包急性填塞。

(六) 高脂饮食法

通过高脂饮食喂养,导致动脉粥样硬化形成,限制冠状动脉血流量,建立小动物心肌缺血模型。此方法可用于研究慢性心肌缺血损伤研究。该实验方法构建不稳定,且周期长。

【实验器材】

材料:Wistar 大鼠,ApoE$^{-/-}$ 小鼠等。

试剂:富含胆固醇(>10% 含量)的食物。

【实验步骤】

高脂饮食喂养,给予实验动物长时间(>1 个月)喂养富含胆固醇(>10% 含量)的食物。

【模型鉴定】

心脏彩超可见左室射血分数明显下降,左心室室壁运动幅度明显下降。血脂检测可见高脂血症,形态学观察可见大量动脉粥样硬化斑块形成。

【注意事项】

(1)严格遵守无菌操作原则。

(2)该方法病理过程与人类的自然发病过程相似,然而成功率及制备时间过长仍然是该实验目前的重点及难点。

(胡恒境)

第二节 心力衰竭实验模型

【实验原理】

通过人为制造实验动物的心脏负荷增加,模拟人类心力衰竭的形成和发展。

一、诱导快速心室率

快速心室率是目前制作心力衰竭模型最常用的实验方法之一。

【实验器材】

仪器:手术无影灯、动物呼吸机、双极起搏电极、监护仪、注射器、X线数字减影机、心电生理刺激仪。

材料:医用缝线、穿刺针(30-gauge)、注射器、犬(小型猪、兔)。

试剂:氯胺酮、赛拉嗪、阿托品、异氟烷。

【实验步骤】

1. 麻醉　首先肌内注射赛拉嗪 1.5mg/kg、阿托品 0.05mg/kg 进入麻醉前诱导,后肌内注射氯胺酮 9mg/kg 基础麻醉,经口腔行气管插管术,外接动物呼吸机进行辅助呼吸,设定潮气量为 12~15ml,呼吸频率为 15~18 次/min,同时予以吸入 15~20g/L 异氟烷进行麻醉维持,后仰卧于操作台上。

2. 建立静脉通路　穿刺右腿弯部,植入 5F 静脉鞘管,沿鞘管送入起搏电极至右心室。

3. 高频刺激　使用高频电刺激,心律 230 次/min,75Hz,电压 10V,持续 4 周,减低为 190 次/min,75Hz,电压 10V,再持续 4 周。在实验进程中给予抗生素,避免起搏器电极感染。

【模型鉴定】

使用动物心脏彩超测定左室舒张期内径和左室收缩期内径增加、主动脉及肺动脉内径增加及左室射血分数降低:在模型前和模型后进行心导管测压。测压方法:停止起搏电极刺激 1h 后,沿 5F 静脉鞘管送入 Swan-Ganz 导管,测定右房压、右室压、肺动脉压均明显增高。心肌病理检查显示,心肌细胞水肿、脂肪变性,少数坏死溶解,节段性心肌纤维化。

【注意事项】

(1)严格遵守无菌操作原则,注意起搏电极导线处的感染情况。

(2)注意动物实验伦理规范。

二、神经-体液因素改变

过量的儿茶酚胺能产生广泛的心肌损害和心肌纤维化重构,进而导致心肌泵功能显著下降。

【实验器材】

仪器:监护仪、注射器。

材料:Wistar 大鼠(兔)。

试剂:异丙肾上腺素。

【实验步骤】 皮下注射:将实验动物俯卧于操作台上,皮下注射 2.5mg(kg·d)异丙肾上腺素,连续 4 周。

【模型鉴定】

使用动物心脏彩超测定左室舒张期内径和左室收缩期内径增加、主动脉及肺动脉内径增加及左室射血分数降低。心肌病理检查显示,心肌细胞水肿、脂肪变性,少数坏死溶解,节段性心肌纤维化。

【注意事项】

(1)严格遵守无菌操作原则。

(2)注意动物实验伦理规范。

三、建立动-静脉瘘

通过建立动-静脉瘘,从而显著增加回心血量,增加容量负荷,最后导致心力衰竭的产生。

【实验器材】

仪器:手术无影灯、动物呼吸机、监护仪、注射器。

材料:医用缝线、0.6mm 穿刺针、注射器、兔(犬)。

试剂:氯胺酮、赛拉嗪、阿托品、异氟烷。

【实验步骤】

1. 麻醉 首先肌内注射赛拉嗪 1.5mg/kg、阿托品 0.05mg/kg 进入麻醉前诱导,后肌内注射氯胺酮 9mg/kg 基础麻醉,经口腔行气管插管术,外接动物呼吸机进行辅助呼吸,设定潮气量为 8~12ml,呼吸频率为 15~18 次/min,同时予以吸入 12~15g/L 异氟烷进行麻醉维持,后仰卧于操作台上。

2. 分离腹主动脉及下腔静脉 第 12 肋平面以下,腹正中,分离腹腔组织,暴露腹主动脉及下腔静脉。

3. 建立动-静脉瘘 采用外径为 0.6mm 的穿刺针穿刺近肾动脉的腹主动脉,并进入相邻的下腔静脉,形成贯通的通道,撤针后用黏合剂黏合主动脉穿刺点,形成动-静脉瘘。6 号聚丙烯纺织纤维线缝合腹腔,根据需要拔除呼吸机,静脉使用抗生素 3~5d,必要时可使用镇静和止痛药。

【模型鉴定】

使用动物心脏彩超测定左室舒张期内径和左室收缩期内径增加、主动脉及肺动脉内径增加及左室射血分数降低;心肌病理检查显示,心肌细胞水肿、脂肪变性,少数坏死溶解,节段性心肌纤维化。

【注意事项】

(1)严格遵守无菌操作原则,严格关腹,避免形成窦道。

(2)注意动物实验伦理规范。

四、建立主动脉瓣关闭不全

通过建立主动脉瓣关闭不全,从而显著增加回心血量,增加容量负荷,最后导致心力衰竭的产生。

【实验器材】

仪器:手术无影灯、动物呼吸机、监护仪、注射器,动脉导管、加硬导丝、X 线数字减影机。

材料:医用缝线、穿刺针(30-gauge)、注射器、兔(犬)。

试剂:氯胺酮、赛拉嗪、阿托品、异氟烷。

【实验步骤】

1. 麻醉 首先肌内注射赛拉嗪 1.5mg/kg、阿托品 0.05mg/kg 进入麻醉前诱导,后肌内注射氯胺酮 9mg/kg 基础麻醉,经口腔行气管插管术,外接动物呼吸机进行辅助呼吸,设定潮气量为 8~12ml,呼吸频率为 15~18 次/min,同时予以吸入 12~15g/L 异氟烷进行麻醉维持,后仰卧于操作台上。

2. 建立动脉通道 穿刺颈动脉,置入 4F 动脉鞘管。

3. 建立主动脉瓣关闭不全 采用加硬导丝反复多次穿刺主动脉瓣,导致瓣膜破裂,退导丝,退鞘,缝合颈动脉,使用抗生素及镇静止痛药。

【模型鉴定】

使用动物心脏彩超测定主动脉瓣出现大量反流。

【注意事项】

（1）严格遵守无菌操作原则,避免急性感染性心内膜炎发生。

（2）注意动物实验伦理规范。

五、诱导主动脉缩窄

通过主动脉收缩环限制主动脉血流量,增加心脏后负荷,诱导心力衰竭发生。

【实验器材】

仪器:手术无影灯、动物呼吸机、动脉导管、监护仪、0.5mm 型号的主动脉收缩环、注射器。

材料:医用缝线、穿刺针(30-gauge)、巴拿马小型猪。

试剂:氯胺酮、赛拉嗪、阿托品、异氟烷及抗生素。

【实验步骤】

1. 麻醉　首先肌内注射赛拉嗪 1.5mg/kg、阿托品 0.05mg/kg 进入麻醉前诱导,后肌内注射氯胺酮 9mg/kg 基础麻醉,经口腔行气管插管术,外接动物呼吸机进行辅助呼吸,设定潮气量为 12~15ml,呼吸频率为 15~18 次/min,同时予以吸入 15~20g/L 异氟烷进行麻醉维持,后仰卧于操作台上。

2. 建立动脉压力检测　穿刺右腿弯部,植入 4F 动脉鞘管,外接监护仪进行血压检测。

3. 分离腹主动脉　第 12 肋平面以下,腹正中,分离腹腔组织,暴露腹主动脉。

4. 缩窄腹主动脉　选取直径 0.5mm 主动脉收缩环套扎在腹主动脉上。6 号聚丙烯纺织纤维线缝合腹腔,根据需要拔除呼吸机,静脉使用抗生素 3~5d,必要时可使用镇静和止痛药。

【模型鉴定】

采用主动脉造影检查检测腹主动脉狭窄情况;使用动物心脏彩超测定左室舒张期内径和左室收缩期内径增加、主动脉及肺动脉内径增加及左室射血分数降低。

【注意事项】

（1）严格遵守无菌操作原则。

（2）注意动物实验伦理规范。

六、诱导高血压的发生

自发性高血压增加心脏负荷,常在 18~24 个月后常常进展为慢性心力衰竭。

【实验器材】

材料:Dahl 盐敏感大鼠。

试剂:8%NaCl 高盐饮食。

【实验步骤】

给 Dahl 盐敏感大鼠喂 8%NaCl 高盐饮食,16~30 周可形成慢性心力衰竭。

【模型鉴定】

使用动物心脏彩超测定左室舒张期内径和左室收缩期内径增加、主动脉及肺动脉内径增加及左室射血分数降低。

【注意事项】

（1）注意动物实验伦理规范。

（2）注意清洁饮食,避免腹泻降低血清钠浓度。

七、阿霉素诱导法

阿霉素可导致心肌纤维化增加,导致心肌收缩力明显下降,引起心力衰竭的发生。

【实验器材】

仪器:监护仪、注射器。

材料:Wistar 大鼠。

试剂:阿霉素。

【实验步骤】

将实验动物俯卧于操作台上,皮下注射 1.5mg/kg 阿霉素,每周 2 次,连续 7 周。

【模型鉴定】

使用动物心脏彩超测定左室舒张期内径和左室收缩期内径增加、主动脉及肺动脉内径增加及左室射血分数降低。心肌病理检查显示,心肌细胞水肿、脂肪变性,少数坏死溶解,节段性心肌纤维化。

【注意事项】

（1）注意动物实验伦理规范。

（2）注意化疗药物所致的免疫力降低,导致严重感染。

（胡恒境）

第三节　心肌肥大实验模型

【实验原理】

通过人为制造实验动物的心脏负荷增加,模拟人类心肌肥厚的形成和发展。

（一） 药物诱导

儿茶酚胺及血管紧张素Ⅱ可导致心肌纤维化增加,增加心肌肥大。

【实验器材】

仪器:监护仪、注射器。

材料:Wistar 大鼠。

试剂:异丙肾上腺素、血管紧张素Ⅱ。

【实验步骤】

将实验动物俯卧于操作台上,腹腔内注射 0.3mg/kg 异丙肾上腺素连续 7d,或者腹腔注射 1.4mg/kg 血管紧张素Ⅱ连续 7d。

【模型鉴定】

使用动物心脏彩超测定心脏重量（HW）、心指数（心脏重量/体重,HW/BW）,左心室重量（LVW）、左心室肥厚指数（左心室重量/体重,LVW/BW）、左心室壁相对厚度（LVWT）明显增加。在光镜下:心肌细胞形态,心肌胶原纤维形态、排列紊乱。

【注意事项】

1. 注意动物实验伦理规范。

2. 腹腔注射避免注射至内脏器官内,引发感染。

(二) 高血压

高血压诱导心力衰竭常伴随心肌肥厚,模型制作参见"心力衰竭实验模型"。

(三) 主动脉缩窄

主动脉缩窄诱导心力衰竭常伴随心肌肥厚,模型制作参见"心力衰竭实验模型"。

(四) 动-静脉瘘

动-静脉瘘诱导心力衰竭常伴随心肌肥厚,模型制作参见"心力衰竭实验模型"。

(胡恒境)

第四节 病毒性心肌炎实验模型

【实验原理】

通过使动物感染可导致心肌炎的病毒,模拟人类病毒性心肌炎的形成和发展。

一、柯萨奇病毒

【实验器材】

仪器:监护仪、注射器。

材料:BABL/c 小鼠。

试剂:柯萨奇病毒 B3。

【实验步骤】

1. 病毒传代复制 柯萨奇病毒 B3 经 Hela 细胞和乳鼠原代培养心肌细胞中活化增殖,依据 Reed-Muench 法计算病毒滴度,最终使病毒的滴度达到 3×10^3 PFU/ml,取 Hela 细胞和乳鼠原代培养心肌细胞的上清液无菌过滤分装于冻存管中,标记后短期冻存可放于 $-20℃$ 冰箱,长期冻存置于 $-80℃$ 冰箱。

2. 感染动物 取柯萨奇病毒 B3 冻存毒种一只,使用维持液 5 倍稀释,稀释后浓度为 $(0.6\times10^3$ PFU/ml),经小鼠腹腔注射 0.4ml,并于接种后的 1d,7d 进行心肌组织的柯萨奇病毒 B3 的病毒滴度,方法如下:

(1)无菌消毒 BABL/c 小鼠,取心脏组织。

(2)将心肌组织剪成大小约 $1mm^3$ 的碎块,用每毫升含 1% 双抗的 Hank 液洗涤 3 次,胰酶充分消化心肌组织 5min。

(3)按约 1:10 比例加入含 1% 双抗的病毒维持液(DMEM:FBS=98:2),研磨成细胞悬液后置于细胞培养瓶。

(4)反复冻融细胞悬液,将细胞培养瓶放入 $-20℃$ 冰箱冻存 2h,共 3 次。然后使劲摇晃瓶子,充分使细胞破裂释放出病毒颗粒。

(5)反复冻融 6h 后,将病毒液移入无菌离心管低温高速离心 4℃,8 000r/min,10min)。转移离心后的上清液,弃沉淀。

(6)取上清液无菌过滤分装于小试管中后收毒,将滤液接种于 Hela 细胞和乳鼠原代培养心肌细胞中,根据 Reed-Muench 法计算病毒滴度。

【模型鉴定】

小鼠血清特异性抗体检测柯萨奇病毒 B3 IgG 和 IgM 明显增高。心肌病理改变,表现为线粒体溶解,呈空泡状。

【注意事项】

(1)注意动物实验伦理规范。

(2)注意操作规范,避免病毒泄漏。

二、巨细胞病毒

【实验器材】

仪器:监护仪、注射器。

材料:BABL/c 小鼠。

试剂:鼠巨细胞病毒。

【实验步骤】

1. 病毒传代复制　鼠巨细胞病毒经 Hela 细胞和乳鼠原代培养心肌细胞中活化增殖,依据 Reed-Muench 法计算病毒滴度,最终使病毒的滴度达到 $1×10^4$PFU/ml,取 Hela 细胞和乳鼠原代培养心肌细胞的上清液无菌过滤分装于冻存管中,标记后短期冻存可放于-20℃冰箱,长期冻存置于-80℃冰箱。

2. 感染动物　取鼠巨细胞病毒冻存毒种一只,使用维持液 5 倍稀释,稀释后浓度为 $(0.2×10^4$ PFU/ml),经小鼠腹腔注射 0.4ml,并于接种后的 1d,7d 进行心肌组织的鼠巨细胞病毒的病毒滴度,方法如下:

(1)无菌消毒 BABL/c 小鼠,取心脏组织。

(2)将心肌组织剪成大小约 $1mm^3$ 的碎块,用每毫升含 1% 双抗的 Hank 液洗涤 3 次,胰酶充分消化心肌组织 5min。

(3)按约 1∶10 比例加入含 1% 双抗的病毒维持液(DMEM∶FBS＝98∶2),研磨成细胞悬液后置于细胞培养瓶。

(4)反复冻融细胞悬液,将细胞培养瓶放入-20℃冰箱冻存 2h,共 3 次。然后使劲摇晃瓶子,充分使细胞破裂释放出病毒颗粒。

(5)反复冻融 6h 后,将病毒液移入无菌离心管低温高速离心 4℃,8 000r/min,10min)。转移离心后的上清液,弃沉淀。

(6)取上清液无菌过滤分装于小试管中后收毒,将滤液接种于 Hela 细胞和乳鼠原代培养心肌细胞中,根据 Reed-Muench 法计算病毒滴度。

【模型鉴定】

小鼠血清特异性抗体检测鼠巨细胞病毒 IgG 和 IgM 明显增高。心肌病理改变,表现为以中性粒细胞和单核细胞浸润为主的慢性炎症。

【注意事项】

(1)注意动物实验伦理规范。

(2)注意操作规范,避免病毒泄漏。

三、单纯疱疹病毒

【实验器材】

仪器:监护仪、注射器。

材料:BABL/c 小鼠。

试剂:单纯疱疹Ⅰ型病毒。

【实验步骤】

1. 病毒传代复制 单纯疱疹Ⅰ型病毒经 Hela 细胞和乳鼠原代培养心肌细胞中活化增殖,依据 Reed-Muench 法计算病毒滴度,最终使病毒的滴度达到 $1×10^4$PFU/ml,取 Hela 细胞和乳鼠原代培养心肌细胞的上清液无菌过滤分装于冻存管中,标记后短期冻存可放于-20℃冰箱,长期冻存置于-80℃冰箱。

2. 感染动物 取单纯疱疹Ⅰ型病毒冻存毒种一只,使用维持液 5 倍稀释,稀释后浓度为 $(0.2×10^4$PFU/ml),经小鼠腹腔注射 0.4ml,并于接种后的 1d,7d 进行心肌组织的鼠巨细胞病毒的病毒滴度测定。方法如下:

(1)无菌消毒 BABL/c 小鼠,取心脏组织。

(2)将心肌组织剪成大小约 $1mm^3$ 的碎块,用每毫升含 1% 双抗的 Hank 液洗涤 3 次,胰酶充分消化心肌组织 5min。

(3)按约 1∶10 比例加入含 1% 双抗的病毒维持液(DMEM∶FBS=98∶2),研磨成细胞悬液后置于细胞培养瓶。

(4)反复冻融细胞悬液,将细胞培养瓶放入-20℃冰箱冻存 2h,共 3 次。然后使劲摇晃瓶子,充分使细胞破裂释放出病毒颗粒。

(5)反复冻融 6h 后,将病毒液移入无菌离心管低温高速离心 4℃,8 000r/min,10min)。转移离心后的上清液,弃沉淀。

(6)取上清液无菌过滤分装于小试管中后收毒,将滤液接种于 Hela 细胞和乳鼠原代培养心肌细胞中,根据 Reed-Muench 法计算病毒滴度。

【模型鉴定】

小鼠血清特异性抗体检测单纯疱疹Ⅰ型病毒 IgG 和 IgM 明显增高。心肌病理改变,表现为心肌细胞凋亡。

【注意事项】

1. 注意动物实验伦理规范。

2. 注意操作规范,避免病毒泄漏。

(胡恒境)

第五节 自身免疫性心肌炎实验模型

自身免疫性心肌炎(autoimmune myocarditis,AMC)是一类以心肌炎症细胞浸润、心肌损害、心肌纤维化为主要特征的疾病,最终往往进展为扩张型心肌病(dilated cardiomyopathy,DCM)。实验性自身免疫性心肌炎(experimental autoimmune myocarditis,EAM)动物模型包括心肌肌凝蛋白(cardiacmyosin,CM)诱导的 EAM 模型、心肌自身抗原表位诱导的 EAM 模型、活化自身免疫细胞诱导的 EAM 模型、干酪乳杆菌细胞壁成分(lactobacillus cell wall extract,LCWE)诱导的 EAM 模型等,不同模型均可部分模拟临床 EAM 的发生机制,为深入研究发病机制、药物治疗效果、判断预后提供信息。

一、心肌 CM 诱导的 EAM 模型

【实验原理】

正常人和动物体内与 CM 反应的免疫细胞在其分化过程中并未被克隆清除,由于 CM 位

于心肌细胞内,在心肌细胞表面并无抗原表达,所以正常状态下这些免疫细胞处于静止状态。注射 CM 后可激活淋巴细胞释放多种细胞因子,如白细胞介素 2、干扰素-γ、肿瘤坏死因子等,使心肌高表达主要组织相容性复合体Ⅱ分子和抗原肽复合物及黏附分子,从而使细胞毒性 T 细胞和中性粒细胞黏附于心肌细胞而产生损伤作用,同时 B 细胞通过 CD4$^+$T 细胞激活后分泌的肌凝蛋白也可通过补体依赖的细胞毒性反应和抗体依赖细胞介导的细胞毒性反应作用对心肌细胞产生损伤。

【实验器材】

光学显微镜,电子天平,酶标仪,移液枪,完全弗式佐剂,磷酸钾缓冲液,10%甲醛,肝素抗凝管,96 孔板,牛血清白蛋白,ELISA 试剂盒,PBS 缓冲液。

【实验方法】

(1)制备猪心肌肌凝蛋白:从猪左心室中提取并纯化 CM,其提取方法主要采用不同浓度含 K$^+$溶液、差速离心及分级饱和硫酸铵沉淀等,DEAE SephadexA-50 离子交换层析纯化,0.05 ~ 0.4mol/L KCl 梯度洗脱,目的蛋白质浓缩用 BCA 法测定蛋白质浓度,并调整为 1.0mg/ml。

(2)免疫小鼠:选择 6 周龄 BALB/c 小鼠,雌雄不限,分为实验组和对照组,将 CM 溶于 0.15mol/L 磷酸钾缓冲液中,使其终浓度为 2mg/ml,将浓度 2mg/ml 的 CM 溶液为与等体积完全弗式佐剂混合形成乳浊液,实验组于小鼠双侧腋下及腹股沟皮下注射 200μl 乳浊液,隔一周后再次免疫小鼠,于初次免疫后第 18d 处死小鼠。

【模型鉴定】

处死小鼠后取出心脏,生理盐水洗净后无菌纱布吸干水分,电子天平称重后 10%甲醛固定,石蜡包埋,切片,常规 HE 染色后于光学显微镜下检测心肌病理变化,初次免疫后第 18d 小鼠心脏即有局灶性炎症出现,心肌细胞肿胀、颗粒样变性,毛细血管扩张,周围可见到炎症细胞的渗出,主要为淋巴细胞。炎症细胞浸润主要集中在心外膜、心外膜下及心肌间质,同时伴有心肌细胞坏死,ELISA 检测血清中心肌抗 CM 抗体呈阳性,荧光免疫实验定量检测血清 cTnI 含量升高。

【注意事项】

(1)注意抗凝:由于采集小鼠血液较困难,常出现溶血,因此用肝素抗凝管收集小鼠血液后应轻轻摇匀,使肝素充分溶于血液中,以免影响实验结果测定。

(2)吸取不同液体时应注意更换枪头,移液枪吸样时保持匀速,避免产生气泡而使吸取量不准确,加样应直接加入反应孔底部,加在反应孔孔壁易溅出、污染邻近孔。每次用 PBS 洗涤 96 孔板后应尽可能将其拍干,拍干可在纱布或吸水纸上进行。加入显色底物溶液时应注意检查其有效期,切勿将显色底物溶液与终止液顺序弄反。

二、心肌 CM 抗原表位诱导的 EAM 模型

【实验原理】

CM 分子抗原表位序列即 CM 分子中主要的致病序列,与抗原提呈细胞(antigen presenting cell,APC)表面的主要组织相容性复合体Ⅱ类分子结合,形成抗原肽-MHCⅡ类分子复合物。APC 将抗原呈递给 CD4$^+$T 细胞识别,激活 CD4$^+$T 细胞,CD4$^+$T 细胞分为 Th1 和 Th2 两种,Th1 细胞分泌 IL-2、IFN-γ,刺激细胞毒性 T 细胞的增殖、巨噬细胞激活,起致炎作用,Th2 细胞分泌 IL-4、IL-5、IL-6、IL-10,主要与 B 细胞激活及体液免疫有关,起到抗炎作用,以上炎症介质相互作用,形成复杂的炎症介质环境,导致心肌炎症病变。

【实验器材】

光学显微镜,温育箱,人工合成多肽,PBS 缓冲液,10%甲醛,石蜡,生理盐水,无菌纱布,肝素抗凝管,H_2O_2,小牛血清,SP 试剂湿盒,DAB,乙醇,二甲苯透明,中性树脂。

【实验方法】

选择 6~8 周龄 BALB/c 小鼠,雌雄不限,将人工合成多肽溶于 PBS 缓冲液配制成 1.0mg/ml、2.0mg/ml、3.0mg/ml 三种不同浓度,与等体积完全弗氏佐剂乳化混合(混合多肽终浓度分别为 0.5mg/ml、1.0mg/ml、1.5mg/ml)。分别于双侧腋下及腹股沟多点皮下注射上述不同浓度乳化液 0.1ml。初次免疫 1 周后以相同方法再次免疫小鼠,初次免疫小鼠后第 14d、第 21d 处死小鼠。

【模型鉴定】

处死小鼠后取出心脏,生理盐水洗净后无菌纱布吸干水分,电子天平称重后 10%甲醛固定,石蜡包埋,切片,常规 HE 染色后于光学显微镜下检测心肌病理变化,病理结果显示初次免疫后第 14d 心肌细胞损伤,局部出现炎症细胞浸润;第 21d 心肌细胞损伤与炎症浸润更加严重;第 60d 炎症基本消退,呈间质纤维化,酶免疫组化法检测血清中心肌自身抗体呈阳性,荧光免疫实验定量检测血清 cTnI 含量升高。

【注意事项】

(1)注意抗凝:由于采集小鼠血液较困难,常出现溶血,因此用肝素抗凝管收集小鼠血液后应轻轻摇匀,使肝素充分溶于血液中,以免影响实验结果测定.

(2)孵育抗体必须在湿盒内进行,避免抗体蒸发和干片.

(3)滴加抗体时应与切片上的组织相吻合,滴加抗体前应注意甩净组织周围的水分,但不可导致干片。

三、回输自身免疫性 CD4+T 细胞诱导的 EAM 模型

【实验原理】

CD4+T 细胞是 EAM 发生发展过程中的重要发起者和中间介质,促进其活化后可分泌白细胞介素 2、干扰素-γ、肿瘤坏死因子等主要与细胞免疫相关的细胞因子,介导与细胞毒作用和局部炎症有关的免疫应答,造成组织的炎症和损伤。

【实验器材】

光学显微镜,电子天平,完全弗氏佐剂,大鼠血清,生理盐水,无菌纱布,RPMI1640 培养液,胎牛血清,刀豆素 A,注射器,10%甲醛。

【实验方法】

大鼠 CM 加完全弗式佐剂乳液免疫足底后 9d 取腘窝、腹股沟淋巴结,分离培养原代 T 细胞,在含 1%大鼠血清和 100μg/ml 肽的 RPMI1640 培养液中培养 3d 离心收集原代 T 细胞,在含 10%胎牛血清和 5%脾脏培养上清液的 RPMI1640 培养液中继续培养 4~6d,抗 CM T 细胞在含 10%胎牛血清、5%刀豆素 A 上清液、照射后的同种自体大鼠脾细胞的 T 细胞培养液中培养 3d。选择 6~7 周龄 Lewis 大鼠,将 CM 抗原表位多肽诱导的自身反应性 CD4+T 细胞从尾静脉回输入正常 Lewis 大鼠体内,每天称重和评估临床表现,共 3 周,3 周后每周称重并评估 3 次,2 月后每月称重并评估 1 次,第 160d 处死大鼠。

【模型鉴定】

处死大鼠后取出心脏,生理盐水洗净后无菌纱布吸干水分,电子天平称重后 10%甲醛固

定,石蜡包埋,切片,常规 HE 染色后于光学显微镜下检测心肌病理变化,病理切片上显示心肌细胞周围局部炎症细胞浸润及心肌细胞凋亡,6 个月后大鼠出现心室扩张、心肌肥大并伴有大量纤维化。

【注意事项】

从活体分离腋窝及腹股沟淋巴结后应注意低温保存,并尽快进行细胞分离实验,分离培养原代 T 细胞应严格注意无菌操作,操作前应洗手,进入超净台后用 75% 乙醇清洗双手,试剂等瓶口也需擦拭;操作应在酒精灯火焰附近进行,金属器械应反复灼烧,但时间不宜过长,且需等热退后才能夹取组织,以免造成组织损伤。实验前应将物品准备齐全,避免因往返拿取而增加污染机会。

四、回输刺激活化的自身树突状细胞诱导的 EAM 模型

【实验原理】

自身树突状细胞(dendritic cell,DC)摄取抗原后经一系列活化机制(刺激 Toll 样受体及 CD40 受体)可向 CD4$^+$T 淋巴细胞递呈自身抗原使其活化,引发自身免疫性心肌损伤。

【实验器材】

光学显微镜,电子天平,彩色多普勒超声诊断仪,RPMI1640 完全培养液,rrGM-CSF,rrIL-4,脂多糖,10% 甲醛,生理盐水,无菌纱布。

【实验方法】

选择 8 周龄 Lewis 大鼠,取 Lewis 大鼠双侧股骨和胫骨骨髓细胞,在 RPMI1640 完全培养液中培养,加入 rrGM-CSF(1.0ng/ml)和 rrIL-4(1.0ng/ml),培养 6d,加入脂多糖(1.0μg/ml)继续培养 18h,即得成熟树突状细胞,然后输入正常 Lewis 大鼠体内,初次免疫后第 21d 处死大鼠进行鉴定。

【模型鉴定】

处死大鼠后取出心脏,生理盐水洗净后无菌纱布吸干水分,电子天平称重后 10% 甲醛固定,石蜡包埋,切片,常规 HE 染色后于光学显微镜下检测心肌病理变化,造模后第 21d 开始出现局灶性炎症,心肌细胞肿胀、颗粒样变性,周围可见炎症细胞浸润,以淋巴细胞为主;超声显示左室内径增大,左心室心功能降低。

【注意事项】

分离培养细胞应严格注意无菌操作,操作前应洗手,进入超净台后用 75% 乙醇清洗双手,试剂等瓶口也需擦拭;操作应在酒精灯火焰附近进行,金属器械应反复灼烧,但时间不宜过长,且需等热退后才能夹取组织,以免造成组织损伤;实验前应将物品准备齐全,避免因往返拿取而增加污染机会;培养细胞过程中应隔天半量更换新鲜培养液。

五、干酪乳杆菌细胞壁成分诱导的 EAM 模型

【实验原理】

干酪乳酸菌是人类及哺乳动物肠道益生菌,参与肠道菌群的调节,干酪乳杆菌细胞壁成分(lactobacillus cell wall extract,LCWE)中的鼠李糖和 N-乙酰基半乳糖胺与小鼠心肌有交叉抗原性,可诱导小鼠心肌发生免疫损伤致心肌细胞破坏,暴露的心肌成分作为抗原产生更多的抗心肌抗体,进而发生 AMC。

【实验器材】

细胞裂解仪器,光学显微镜,超速低温离心机,37℃ 温箱,移液枪,培养基,电子天平,生

理盐水,无菌纱布,干酪乳杆菌鼠李糖亚种,10%甲醛,DNaseⅠ,RNase,胰蛋白酶,PBS 缓冲液,十二烷基磺酸钠。

【实验方法】

(1)制备 LCWE:将干菌种接种于培养基中,于 37℃温箱中厌氧培养 2d 后离心,PBS 反复洗涤 6 次后取沉淀物,加入 10 倍 4%十二烷基磺酸钠孵育,于室温过夜以溶解细菌,PBS 反复洗涤后弃去上清液,于 37℃下依次用 250μg/ml DNaseⅠ、RNase、胰蛋白酶孵育沉淀物 4h,PBS 洗涤后弃去上清液,称量沉淀物(重量 20g 需加入 60ml PBS),置于冰浴中,应用超声细胞裂解仪处理 2h,然后用超速低温离心机离心所得上清液为 LCWE,经酚/硫酸比色法测定鼠李糖浓度,以该浓度作为 LCWE 的浓度,然后用 PBS 稀释至 1mg/ml,置于-70℃储存备用。

(2)免疫小鼠:选择 6~8 周龄 BALB/c 小鼠,雌雄不限,分别于 0、3、5、10d 经腹腔皮下注射 0.5ml 的 LCWE,连续观察小鼠的一般行为变化,实验第 14d 和第 28d 分批处死小鼠。

【模型鉴定】

处死小鼠后取出心脏,生理盐水洗净后无菌纱布吸干水分,电子天平称重后 10%甲醛固定,石蜡包埋,切片,常规 HE 染色后于光学显微镜下检测心肌病理变化,小鼠在初次免疫后第 14d 出现不同程度的心肌炎病理改变,光镜下主要表现为心肌间质淋巴细胞浸润、局灶性心肌坏死和局灶性出血,并同时存在心内膜炎和心外膜炎。

【注意事项】

HE 染色过程中切片保持湿润,以免导致切片收缩、变形;吸取不同液体时应注意更换枪头;移液吸取上清液时应注意避免将下层沉淀物吸出,避免造成实验误差。

(肖云彬　黄　婷　刘倩君)

第六节　心律失常实验模型

心律失常(arrhythmia)主要是指心脏冲动的频率、节律、起源部位、传导速度或激动次序的异常,是临床上极为常见的一种疾病,常可引发猝死。简捷、安全的动物模型是更好地研究其发病机制及评价干预措施疗效的基础。

一、药物诱发大鼠心律失常模型

【实验原理】

抗心律失常药物主要通过干扰心肌细胞的正常电生理活动而起作用,临床上大多数抗心律失常药物在治疗心律失常的同时,又具有致心律失常作用。

【实验器材】

BL-420F 生物机能实验系统,电子天平,手术剪,止血钳,血管钳,鼠板,16 号灌胃针,一次性 2.5ml 注射器,医用手套。

【实验方法】

选取 8~10 周龄 SD 大鼠,可分别使用下列药物,①普萘洛尔:每日固定时间(每日 8~10时)灌胃给药一次,剂量为 15mg/kg,连续 7d。②氯化钙、氯化钡:大鼠腹腔注射戊巴比妥钠(1%,40mg/kg)麻醉后仰卧位固定于鼠板上,脱毛后消毒颈部,按无菌操作依次切开皮肤、分离肌肉,暴露气管及血管,钝性分离颈静脉,经颈静脉通路 1s 内快速静脉注射氯化钙溶液

(0.4mg/kg)、氯化钡溶液(0.4mg/kg)。③毒毛旋花子苷 C(哇巴因)、乌头碱:大鼠腹腔注射戊巴比妥钠(1%,40mg/kg)麻醉后仰卧位固定于鼠板上,脱毛后消毒颈部,按无菌操作依次切开皮肤、分离肌肉,暴露气管及血管,钝性分离颈静脉,经颈静脉通路恒速注射哇巴因、乌头碱(浓度:30μg/ml;速度:6μg/min)1h。④维拉帕米:大鼠腹腔注射戊巴比妥钠(1%,40mg/kg)麻醉后仰卧位固定于鼠板上,用血管钳拉出大鼠舌头,看到两条清晰的舌下静脉,用连有 4 号注射针头的注射器直接舌下静脉注射维拉帕米(5mg/kg)。

【模型鉴定】

戊巴比妥钠(1%,40mg/kg)麻醉大鼠固定于鼠板上,一次性针灸针刺入大鼠四肢与心前区皮下(确定未刺入肌肉组织,以免信号干扰),将红、黄、绿、黑、白五根导线分别与针灸针的针柄连接、固定,打开 BL-420F 生物机能实验系统,描记 II 导联心电图。普萘洛尔诱导心电图表现为心率缓慢,氯化钙、氯化钡诱导心电图表现为室性心动过速,哇巴因、乌头碱诱导心电图表现为室性期前收缩、心室纤颤,维拉帕米诱导心电图表现为心率缓慢。

【注意事项】

(1)麻醉剂量要精确。戊巴比妥钠是一类对中枢神经系统有抑制作用的药物,剂量过多时,可导致动物中枢麻痹而死亡,故一定要精准称量动物体重,准确给予麻醉药剂量,宁可不足再补给,也不要多给。

(2)氯化钙所用剂量应慎重,造模时死亡率可达70%,可先用当归灌胃预处理 1 周,以拮抗钙超负荷引起的组织损伤,减少实验动物死亡率。

(3)哇巴因诱导法与临床符合率较低,受动物体重、静脉注射部位等较多因素影响。

(4)使用维拉帕米造模时,不同的动物对药物反应差异大,诱导心率缓慢的程度及持续时间不易掌控。

二、电刺激诱发心律失常模型

【实验原理】

心律失常的电生理机制主要包括冲动发生异常、冲动传导异常及两者同时存在,电刺激诱发心律失常模型,主要通过直接人为施加电刺激,改变心肌细胞膜电导,增加心肌复极的不均一,使心脏冲动发生的起源部位、频率、节律发生改变,从而导致心律失常的发生。

【实验器材】

BL-420F 生物机能实验系统,Medlab 生物信号处理系统,高频率心脏起搏器,手术台,手术剪,乳突牵开器,蛙心夹,一次性 2.5ml 注射器,医用手套。

【实验方法】

选取成年健康新西兰种系家兔,雌雄不限,体重 2~2.5kg,使用下述方法之一可诱导心律失常。①术前 6h 禁食、禁饮,用戊巴比妥钠(3%,30mg/kg)腹腔注射麻醉后,将家兔仰卧固定于手术台,胸前正中局部备皮,常规消毒铺巾,按无菌操作依次切开皮肤、钝性分离组织,利用乳突牵开器撑开肋骨,轻提起心包膜,剪开,分别用蛙心夹将电刺激正负极固定在左室心尖部及右心室底部,间距 1cm,采用 Medlab 生物信号处理系统刺激,刺激参数:电压 5V,脉宽 0.4ms,频率 32Hz,连续方波,持续时间 10s;②行开胸手术(方法同前),于左心房部位轻提起心包膜,剪开,暴露左心房,将脉冲发生器置于腹部囊袋,钢丝电极经皮下隧道引至胸部切口,随后将钢丝电极头端塑成鱼钩状,穿过心房肌后夹紧成一环状固定于左心房游离壁,起搏器起搏模式设置为 AOO,起搏频率为(1 000±20)次/分(即起搏周期为60ms),电压为 6V,脉宽 1.0ms,持续起搏 30d;③用戊巴比妥钠(3%,30mg/kg)腹腔注射麻醉家兔后仰卧固定于手术台,参照 Sawyer 图谱,将双相电极定向插入家兔下丘脑后区、背侧区和背内侧核,刺激参数:连续方波脉冲,频率 50~80Hz,强度 0.3~1.0mA,波宽 0.5ms,持续时间为 15~30s,间隔 15min 刺激一次,连续 3 次。

【模型鉴定】

戊巴比妥钠(3%,30mg/kg)麻醉家兔固定于手术台上,一次性针灸针刺入家兔四肢与心前区皮下(确定未刺入肌肉组织,以免信号干扰),将红、黄、绿、黑、白五根导线分别与针灸针的针柄连接、固定,打开 BL-420F 生物机能实验系统,描记 Ⅱ 导联心电图。开胸手术正负极固定在左室心尖部及右心室底部并给予电刺激心电图表现为心室纤颤,高频率起搏刺激心电图表现为心房颤动,刺激下丘脑心电图表现为室性期前收缩。

【注意事项】

(1)麻醉剂量要精确。戊巴比妥钠是一类对中枢神经系统有抑制作用的药物,剂量过多时,可导致动物中枢麻痹而死亡,故一定要精准称量动物体重,准确给予麻醉药剂量,宁可不足再补给,也不要多给。

(2)行开胸手术放置心脏起搏器时,需注意起搏导线位置正确、是否存在导线脱位。

(3)下丘脑属于中枢神经系统,部位敏感,神经支配的范围多,定向插入双相电极时需严格参照 Sawyer 图谱,避免插入电极位置发生偏差,导致中枢性心律失常的发生,或其他方面如内分泌、呼吸等异常,造成实验动物死亡。

三、冠状动脉结扎建立大鼠心律失常模型

【实验原理】

冠状动脉结扎可引起心肌缺血、缺氧,缺乏能量和营养物质,更为重要的是不能消除乳酸、CO_2 和 H^+ 等代谢产物,心肌缺血后,心肌内的儿茶酚胺、cAMP、TXA_2、组胺、腺苷、游离脂肪酸等活性物质增多,心肌交感神经活性和肾上腺素受体数量发生变化,氧自由基生成增多,引起心肌细胞膜功能障碍,心肌细胞内外离子转运失调,分布不均一,从而导致心律失常的发生。

【实验器材】

BL-420F 生物机能实验系统,人工辅助呼吸机,电子天平,手术剪,玻璃分针,5-0 手术缝线,鼠板,医用手套,一次性 2.5ml 注射器。

【实验方法】

选取 8 周龄 SD 大鼠,戊巴比妥钠(1%,40mg/kg)腹腔注射麻醉,将大鼠仰卧位固定于鼠板上,脱毛后消毒颈部,按无菌操作依次剪开颈部正中皮肤、玻璃分针钝性分离肌肉,暴露气管,在气管上作 T 形切口后插入气管导管,用 5-0 手术缝线打结固定气管插管,连接人工辅助呼吸机,设置潮气量为 8~10ml,呼吸时间比值为 1.25:1,呼吸频率 55 次/min,剪去胸部皮毛,在胸部的左侧第 2~3 肋间行开胸手术(方法同前),剪开心包,暴露心脏,在肺动脉与左心耳缘下方交界处结扎冠状动脉左前降支。

【模型鉴定】

戊巴比妥钠(1%,40mg/kg)麻醉大鼠固定于鼠板上,一次性针灸针刺入大鼠四肢与心前区皮下(确定未刺入肌肉组织,以免信号干扰),将红、黄、绿、黑、白五根导线分别与针灸针的针柄连接、固定,打开 BL-420F 生物机能实验系统,描记 Ⅱ 导联心电图,心电图表现为室性异

位心律,包括室性期前收缩、阵发性室性心动过速和心室纤颤。

【注意事项】

(1)麻醉剂量要精确。戊巴比妥钠是一类对中枢神经系统有抑制作用的药物,剂量过多时,可导致动物中枢麻痹而死亡,故一定要精准称量动物体重,准确给予麻醉药剂量,宁可不足再补给,也不要多给。

(2)进行人工辅助呼吸时,由于剥离和切开气管,手术刺激造成动物气管内分泌物较多,为防止缺氧和窒息,插管前必须清理呼吸道分泌物,术中严密观察。

(3)结扎部位准确与否,是实验成败的关键。由于大鼠冠状动脉侧支循环丰富,变异性较大,有的左前降支比较明显,有的很难识别。对于血管不明显的动物,可靠近左心耳根部结扎,结扎松紧以结扎线拉紧为度。做到一看——看清左前降支,二扎——准确迅速结扎,三验证——经两人确认,再拉紧结扎线。

(肖云彬　李文凤　向金星)

第七节　肺动脉高压实验模型

肺动脉高压(pulmonary arterial hypertension,PAH)是一类以肺小动脉的血管痉挛、内膜增生、微血栓形成、肺血管阻力进行性增高为主要特征的疾病,患者往往最终死于右心力衰竭。肺动脉高压动物模型包括低氧模型、药物模型、分流模型、基因敲除模型、基因过表达模型、联合模型、栓塞模型等,不同模型均可为肺动脉高压发病机制和防治的研究提供信息。

一、低氧联合 SU5416 诱导小鼠肺动脉高压模型

【实验原理】

低氧可以引起肺小动脉中膜平滑肌增生,引起一系列病理改变,SU5416 作为血管内皮生长因子受体(vascular endothelial growth factor receptor,VEGFR)抑制剂,通过抑制 VEGFR,导致肺血管内皮细胞功能障碍,启动天冬氨酸特异性半胱氨酸蛋白酶 3,激活细胞内 B 淋巴细胞瘤 2 基因过度表达,使得肺血管内皮细胞产生凋亡抗性,在低氧环境刺激下内皮细胞过度增生,参与肺血管重构,两者联合可以诱导更严重的肺动脉高压模型,且两者联合只影响肺部血管,不会对其他器官血管造成影响,从而避免了其他因素的干扰。

【实验器材】

常压低氧培养舱,多导生理记录仪,电子分析天平,显微镜,注射器,DMSO,SU5416。

【实验方法】

选取 8~10 周龄健康 SPF 级雄性 C57BL/6 小鼠,置于常压低氧培养舱内,氧气浓度控制在 10%(体积分数),并皮下注射溶于 DMSO 的 SU5416(20mg/kg),每周 1 次,持续低氧 3 周。

【模型鉴定】

(1)检测右心室收缩压、右心室肥厚指数和右心室/体重值:肺动脉高压病变进展主要表现为右心室收缩压、右心室肥厚指数及右心室/体重值明显升高,建模 4 周后,称量小鼠体重(body weight,BW);经颈静脉或开胸经右心室插管检测平均肺动脉压、右心室收缩压;分离出小鼠心脏,剪去心耳,再沿室间隔剪下右心室,分别称量右心室(right ventricle,RV)、左心

室+室间隔(1eft ventricle plus interventricular septum, LV+S)的质量,并计算右心室肥厚指数=RV/(LV+S)×100%和右心室/体重比值(RV/BW)。

(2)观察肺小动脉病理改变:低氧联合 SU5416 可导致肺小动脉中膜平滑肌增生,肺血管重构,可通过 HE 染色观察肺小动脉病理变化。

【注意事项】本模型的建立需要注意 SU5416 的注射频率,SU5416 的注射频率与肺动脉高压模型建立的严重程度相关,如需建立较为严重的肺动脉高压模型可以提高 SU5416 的注射频率。

二、野百合碱诱导大鼠肺动脉高压模型

【实验原理】

野百合碱属于吡咯啶生物碱,本身无直接活性,在肝脏经 P450 单氧化酶转化成具有活性的野百合碱吡咯,通过选择性地损伤肺动脉内皮,使内皮源性的一氧化氮的合成和分泌减少,增加缩血管物质的释放,引起肺动脉持续性收缩、血管腔狭窄或闭塞,最终诱导肺动脉高压的发生,一般用于模拟特发性肺动脉高压。

【实验器材】

多导生理记录仪,电子分析天平,显微镜,注射器,野百合碱,无水乙醇,氯化钠。

【实验方法】

选择 6~8 周龄雄性 SD 大鼠,野百合碱用无水乙醇与 0.9%氯化钠注射液混合液(1:4)配成 1%溶液,皮下注射野百合碱(60mg/kg),饲养 4 周后进行模型鉴定。

【模型鉴定】

同前。

【注意事项】

由于野百合碱毒性较强,因此要注意注射剂量及注射部位。已有研究报道皮下和腹腔注射都可以诱导肺动脉高压,但由于腹腔面积大,吸收迅速,大大增加大鼠的死亡率,建议选用皮下注射;此外注射剂量一般控制在 60mg/kg 以内,剂量越低,建模时间需相对延长。同时,由于野百合碱作用剧烈,无需多次注射,一次即可形成肺动脉高压模型。

三、颈动-静脉分流建立兔肺动脉高压模型

【实验原理】

采用颈动-静脉吻合分流,动脉血分流入静脉,引起回流入右心的血液增加,右心射入肺动脉的血液增加,从而导致高动力型肺动脉高压。

【实验器材】

家兔手术器械,多导生理记录仪,戊巴比妥钠。

【实验方法】

新西兰白兔,雌雄、年龄不限,兔耳缘静脉注射 3%戊巴比妥钠(30mg/kg)麻醉后,采用颈部正中切口,将右侧颈外静脉显露,并在其第一个分支下方结扎远端。游离右侧颈总动脉近心端用小血管夹阻断血流,在颈内、外动脉分叉处下方约 0.5cm 处结扎并斜行切断颈总动脉。用小血管夹阻断颈外静脉近心端,于颈外静脉内侧适当位置做一个约 2mm 切口,使用缝合线进行颈动-静脉端侧吻合。

【模型鉴定】

同前。

【注意事项】

由于该模型容易出现分流闭塞,且主要由于异物炎症反应及吻合口狭窄引起,术中需要注意吻合时缝线异物对于家兔的影响,以及吻合操作的熟练度。另外,相较于其他手术分流模型,该分流模型相对简单、实验重复性好、动物死亡率低,且对实验动物体型要求不高,大鼠也可用于建模,成本较低且手术大多不需开胸,创伤较小,适用于先天性心脏病合并肺动脉高压发生发展机制和血管病变的研究。

四、低氧联合 5-羟色胺转运体基因过表达建立小鼠肺动脉高压模型

【实验原理】

5-羟色胺转运体(5-hdroxytryptamine transporter,5-HTT)作为 5-羟色胺(5-hdroxytryptamin,5-HT)转运载体,它可通过转运 5-HT 诱导肺动脉平滑肌细胞增殖,促进肺中小动脉结构重塑;联合低氧,可诱导更为显著的肺动脉高压模型。该模型建立方法可使小鼠在右心肥大和血管重构之前就出现右心压力升高,主要用于研究家族性肺动脉高压。

【实验器材】

C57BL/6 小鼠,5-HTT 目的基因 *SLC6A4*,酵母染色体质粒载体(pYAC-RC),鼠胎细胞(ES),工具酶,常压低氧培养舱。

【实验方法】

通过控制内切酶调节 5-HTT 目的基因 *SLC6A4* 的 DNA 酶切程度,并将酶切后的片段进行末端修饰,将修饰处理后的目的基因 DNA 琼脂糖凝胶块进行脉冲场电泳,选取 150～300kb 的区域;扩增、提取与纯化酵母染色体质粒载体,通过与目的基因相同方法对酵母菌人工染色体进行内切及修饰;将修饰好的酵母染色体质粒载体与目的基因进行连接,并将其与鼠胚胎干细胞融合,最后将整合有 *SLC6A4* 目的基因的鼠胚胎干细胞导入雌性 C57BL/6 小鼠囊胚,选取雌性 5~6 月龄 5-HTT 过表达小鼠,持续暴露于常压低氧培养舱中 4 周(氧气浓度为 10%)。

【模型鉴定】

同前。

【注意事项】

过表达 5-HTT 小鼠进行持续低氧饲养之前,需对过表达 5-HTT 小鼠进行基因鉴定,确保所用小鼠为 5-HTT 过表达小鼠。

五、低氧联合 *BMPR2* 基因敲除建立小鼠肺动脉高压模型

【实验原理】

骨形成蛋白受体 2(bone morphogenetic protein receptor 2,BMPR2)基因突变是家族性和特发性肺动脉高压的重要病因,将 *BMPR2* 基因敲除小鼠暴露在低氧环境中导致肺小动脉收缩、肌化及平均肺动脉压升高;通过基因修饰抑制肺血管平滑肌细胞的 *BMPR2* 等位基因表达的小鼠,在其肺血管中会出现类似肺动脉高压丛状病变的血管重构,该模型主要用于模拟家族性肺高压。

【实验器材】

C57BL/6 小鼠，*BMPR* II 基因，*neo* 基因标记的载体，鼠胚胎干细胞，常压低氧培养舱。

【实验方法】

将 *BMPR* II 基因与细胞内靶基因特异片段同源的 DNA 分子重组到带有 *neo* 基因标记的载体上，成为重组敲除载体；然后将该载体通过电转的方法注入鼠胚胎干细胞中，通过载体上的正负筛选基因及 PCR 和 Southern 分析获得阳性鼠胚胎干细胞，将阳性鼠胚胎干细胞以囊胚显微注射方法注入雌性 C57BL/6 小鼠囊胚中，通过杂交获得 *BMPR2* 基因敲除小鼠。选取 2~5 月龄 *BMPR2* 基因敲除小鼠，雌雄不限，持续暴露于常压低氧培养舱中 3 周（氧气浓度为 10%）。

【模型鉴定】

同前。

【注意事项】

基因敲除小鼠需对敲除基因进行鉴定，确保所用小鼠为 *BMPR2* 基因敲除小鼠。

六、缝线线段法建立犬类急性肺动脉高压模型

【实验原理】

急性肺栓塞是导致急性肺动脉高压最主要的原因，将缝线线段注入肺段肺动脉，引起凝血机制异常导致血栓形成并附着于缝线上，造成血管的完全阻塞，使得右室收缩压平稳升高，从而引起急性肺动脉高压。

【实验器材】

成年杂种犬，多导生理记录仪，心电监护仪，X 线机，戊巴比妥钠，肝素钠，7 号缝线，漂浮导管，造影剂，生理盐水。

【实验方法】

成年杂种犬，雌雄不限，3% 戊巴比妥钠（30mg/kg）静脉注射麻醉，通过穿刺股静脉分别置入漂浮导管和右心导管，在 X 线机监视下，分别将导管送入肺动脉和右心室，穿刺股动脉置入测压导管，并将导管沿主动脉逆行送入左心室，用于测定左心室和主动脉压。7 号缝线，均匀剪成 2~4cm 线段，断端保持毛糙，将线段在造影剂中浸泡数分钟，应用注满生理盐水的注射器，将缝线线段通过漂浮导管依次注入犬类肺段肺动脉。

【模型鉴定】

在 X 线机下，穿刺股静脉，通过股静脉置入右心导管，依次送入右心室、肺动脉，应用肺动脉造影的方法观察逐段栓塞的效果，当同步心导管测定的平均肺动脉压增高至基础平均肺动脉压测量值的 2.5 倍且保持恒定时表明动物模型建立成功。如需建立重度肺动脉高压模型，则穿刺股动脉，置入测压导管至主动脉和左心室，在中度肺动脉高压模型的基础上，继续进行缓慢的缝线线段注射，当肺动脉高压加重时，肺血管阻力增加，右心射血下降，回流到左心的血量下降，导致主动脉压下降，当 60min 内主动脉压力降至基准值的 50% 时，表明模型建立成功。

【注意事项】

确保 7 号缝合线断端处毛糙及能被顺利注入犬类不同肺段肺动脉。同时，在注射缝线线段过程中，应及时观察平均肺动脉压，以确保建模成功，避免压力升高过快而引起实验犬的死亡。

（肖云彬　彭虹艳　向金星）

第八节　高血压实验模型

高血压是指以体循环动脉血压增高为主要特征,可伴有心、脑、肾等器官的功能或器质性损害的临床综合征。高血压动物模型包括遗传性高血压模型、环境性高血压模型、药物性高血压模型、手术性高血压模型、间歇低氧高血压模型等,这些动物模型均有助于对人类高血压发病机制及治疗方法的研究。

一、肾血管性高血压模型

【实验原理】

单侧或双侧肾动脉的主干或其分支狭窄,使肾血流量减少,导致肾缺血激活肾素-血管紧张素系统,血管紧张素水平升高不仅直接收缩血管,而且增加交感神经递质的释放及醛固酮和内皮素等活性物质的释放,最终导致高血压形成。

【实验器材】

手术台,手术器械(如手术刀、剪刀、镊子、止血钳等),消毒用具(如碘酒、酒精、棉球等),5-0 手术缝线,0.25mm 针灸针,U 形银夹,鼠尾动脉血压仪等。

【实验方法】

选取 6~8 周龄 Wistar 大鼠,可分别以下述方法制备肾血管性高血压模型。①双肾单夹法:戊巴比妥钠(1%,40mg/kg)腹腔注射麻醉大鼠,固定于手术台上,脱毛后消毒腹部,按无菌操作依次切开皮肤、分离肌肉,暴露腹腔,钝性分离一侧肾动脉,然后穿入 5-0 手术缝线,把直径为 0.25mm 的针灸针与肾动脉血管长轴紧贴平行放置,用手术缝线扎紧肾动脉和针灸针然后抽出针灸针,造成单侧肾动脉狭窄,关闭腹腔。一般于术后 2 周初步形成高血压,3 周时血压持续稳定在高水平。②一肾一夹法:银夹或手术缝线结扎一侧肾动脉,同时切除另一侧肾。一般于术后 2 周形成高血压。③双肾双夹法:银夹钳夹双肾动脉。一般于术后 2 周形成高血压。

【模型鉴定】

用鼠尾动脉血压仪测量血压,检测模型是否建立成功。术前测一次基础值,术后每周测 1 次,每只大鼠测 3 次取平均值;当大鼠术后收缩压高于术前 30mmHg,并且大于 150mmHg 认为造模成功。

【注意事项】

此法具有动物来源广泛,饲养容易,模型复制方法简单等优点。双肾单夹法高血压形成率高、存活率高,而且抵达高峰后血压稳定,波动小,能为各种升压和降压实验创造良好的条件;一肾一夹法成功率较低,血压不能持续上升,限制了其使用范围,目前较少使用;双肾双夹法血压峰值高且稳定,随观察时间的延长,血压水平持续稳步升高,与人类高血压的血压演变过程基本一致。手术过程中应注意:①控制肾动脉缩窄程度,肾动脉残余管径太小可能造成肾脏缺血性坏死、肾衰竭,而肾动脉残余管径的血流量基本满足肾代谢需求则不易造成稳定的高血压。②术中应注意无菌操作,术后注意预防感染。

二、遗传性高血压模型

【实验原理】

高血压大鼠生长早期,其血管阻力持续增加,血压升高,心肌肥大,机体的肾素-血管紧张素系统激活,这一过程持续到生存晚期,并发展为更严重的心肌肥大和充血性心力衰竭。随着高血压的持续发展,高血压大鼠出现了与人类高血压患者相似的并发症,包括脑损害、心肌损害、肾硬化。

【实验器材】

鼠尾动脉血压仪。

【实验方法】

Okamoto 等将收缩压为 150~175mmHg 的雄性 Wistar 大鼠与收缩压为 130~150mmHg 的同种雌鼠交配,得到收缩压都大于 150mmHg 的子代,再选取血压高者作近亲交配,依次进行这种选择性近亲交配 20 代而获得稳定的高血压遗传性,从而建立自发性高血压大鼠模型。

【模型鉴定】

用鼠尾动脉血压仪测量血压,检测模型是否建立成功。收缩压超过 150mmHg 时模型制备成功。

【注意事项】

自发性高血压大鼠从发病机制、高血压心血管并发症、外周血管阻力变化、对盐的敏感性等多方面都与人类高血压患者相似,是目前国际公认最接近于人类原发性高血压的动物模型。但存在饲养条件高,价格较贵,遗传育种麻烦和耗费时间,且易变种或断种,难以广泛使用等缺点。

三、醋酸脱氧皮质酮盐性高血压模型

【实验原理】

醋酸脱氧皮质酮(deoxycorticosterone acetate,DOCA)是醛固酮的前体,其与醛固酮有相似的生理作用,反馈性抑制循环肾素-血管紧张素系统,导致血浆肾素活性低下,是一种低肾素型高血压模型。该模型是一种继发性高血压模型,与人类高血压中的原发性醛固酮增多症相似。故可用于原发性醛固酮增多所致高血压研究。

【实验器材】

手术台,手术器械(如手术刀、剪刀、镊子、止血钳等),消毒用具(如碘酒、酒精、棉球等),5-0 手术缝线,鼠尾动脉血压仪等。

【实验方法】

可分别采用下述方法:①选取 4~6 周龄 SD 大鼠,戊巴比妥钠(1%,40mg/kg)腹腔注射麻醉,取脊柱左侧肾区进行备皮,常规消毒皮肤后作一长约 1cm 的切口,暴露肾脏,紧贴肾门处以手术缝线结扎肾动静脉、输尿管后,行一侧肾脏切除术,逐层关闭腹腔。术后恢复 1 周后予以 DOCA[50mg/(kg·w)]皮下注射 2 次/w,饲喂 1%NaCl 溶液,约 5 周建模成功;②选取 8~9 周龄清洁级 C57BL/6 小鼠,戊巴比妥钠(1%,40mg/kg)腹腔注射麻醉,切除左侧肾脏,逐层关闭腹腔。然后于小鼠颈部皮下植入 DOCA 片(200mg/kg),术后给予含 1%NaCl 和 0.2%KCl 的饮用水。术后 1 周血压升高,约第 3、4 周达高峰。

【模型鉴定】

用鼠尾动脉血压仪测量大鼠、小鼠尾动脉血压,当收缩压超过 150mmHg 时视为模型制备成功。

【注意事项】

该模型是一种继发性高血压模型,与人类高血压中的原发性醛固酮增多症相似,可用于原发性醛固酮增多所致高血压研究。手术过程中应注意:①麻醉剂量要精确,避免麻醉剂过量而造成实验动物死亡。②术中应注意无菌操作,术后注意预防感染。

四、神经源性高血压模型

【实验原理】

脑干左侧舌咽、迷走神经根入脑区被血管压迫是原发性高血压的原因,在此理论基础上采用球囊固定动脉法在脑干左侧舌咽、迷走神经根入脑干区形成血管压迫来建立神经源性高血压模型。

【实验器材】

手术台,显微镜,各类手术器械,消毒用具,硅胶或乳胶球囊,明胶海绵,智能无创动物血压仪等。

【实验方法】

选取健康成年杂种犬,戊巴比妥钠(3%,30mg/kg)麻醉,取侧卧,四肢固定,沿犬后正中旁开1cm做长约5cm的切口,上达枕肌中央,下至 C_2 水平;显微镜下剪开硬膜,即可见到延髓外侧池,撕开蛛网膜释放脑脊液,待颅内压下降后轻抬小脑扁桃体外侧即可见到后组脑神经;小心分离小脑后下动脉髓外侧至小脑背外侧段,游离近段为 1.0~1.5cm 后将其贴附在延髓左侧舌咽、迷走神经根入脑干区,对其形成直接压迫;球囊固定血管压迫神经完备后,硬膜敞开,明胶海绵覆盖,依次缝合肌层、皮下组织及皮肤,切口再次消毒。

【模型鉴定】

采用智能无创动物血压仪(BP-10E 型)测量所有高血压模型犬,清醒状态下测量尾动脉血压。取建模后 2、4、6、12 周为监测时间点,监测结果显示血压在 6~12 周处于稳定状态,且收缩压>120mmHg,舒张压>75mmHg 认为造模成功。

【注意事项】

此模型特点是直接利用其自身的小脑后下动脉造成神经血管压迫,使动物保持自然的生理状态,为将来临床上利用微血管减压术治疗神经源性高血压提供实验基础,但此类模型所需手术操作过程复杂,技术难度大,动物病死率高,成功率低,不适宜大面积推广。手术过程中应注意:①麻醉剂量要精确,避免麻醉剂过量而造成实验动物死亡。②术中应仔细辨别各组神经,避免压迫错误,而且应严格遵循无菌操作。③术后注意保暖措施及预防感染。

五、间歇低氧高血压模型

【实验原理】

慢性间歇低氧可通过激活肾素-血管紧张素系统而导致高血压发生。

【实验器材】

间歇低氧舱,氮气,鼠尾动脉血压仪等。

【实验方法】

(1)选择 8~10 周龄 SD 大鼠,将大鼠置于间歇低氧舱内,白天给予间歇低氧干预(6%~8%的 O_2 40s,21%的 O_2 80s,如此往复循环 8h),持续至大鼠血压升高至大于建模前 30mmHg 并且大于 150mmHg,稳定 1 周后即建模成功。

(2)选择 8~10 周龄 SPF 级 C57BL/6 小鼠,置于低氧舱内,给予间歇低氧干预:正常氧(21%)与低氧(10%)交替(12 次/h,8h/d),约 4 周形成高血压即收缩压大于 150mmHg。

【模型鉴定】

用鼠尾动脉血压仪测量大鼠、小鼠血压,当收缩压大于建模前 30mmHg 并且大于 150mmHg 视为建模成功。

【注意事项】

实验过程中应注意精确控制气源通断时间;氮气罐使用过程中应严格按照说明操作,避免爆炸等事故发生。

（肖云彬　曾云红　向金星）

第九节　动脉粥样硬化模型

一、泡沫细胞模型

泡沫细胞是动脉粥样硬化病变早期出现的特征性病理细胞。建立离体泡沫细胞模型,有助于深入研究动脉粥样硬化的形成机制。因细胞模型复制迅速而简单,数十小时即可成功,同时,泡沫细胞比较适合用于细胞脂质代谢方面的实验研究,故应用广泛。动脉粥样硬化斑块内的泡沫细胞主要来源有两个,一是血液单核细胞,另一个是血管中膜平滑肌细胞,在此介绍这两种泡沫细胞模型。

（一）巨噬细胞源性的泡沫细胞模型

【实验原理】

在动脉粥样硬化形成的早期阶段,血液单核细胞来源的巨噬细胞或从血管中膜迁入内膜的平滑肌细胞通过细胞膜上的清道夫受体介导修饰变性的低密度脂蛋白(LDL),特别是氧化低密度脂蛋白(ox-LDL)摄入细胞,引起细胞内脂质蓄积并产生大量炎症因子,形成泡沫细胞。

【实验器材】

THP-1 细胞或 U937 细胞或 RAW264.7 细胞、小牛血清、RPMI1640 培养液、乙基哌嗪乙硫磺酸(HEPES、10mmol/L)、ox-LDL(50mg/L)、PMA、油红 O 染色液(3g/L)、异丙醇、盐酸乙醇溶液、氨水、甘油明胶、培养箱、显微镜、透射电镜。

【实验方法】

巨噬细胞的来源可通过原代培养和购买细胞株获得,原代巨噬细胞可在大鼠、小鼠、家兔等小型动物中经过外源性刺激获得。THP-1 细胞用含有 10% 小牛血清 RPMI1640 培养液,在 37℃、5%CO$_2$ 培养箱中静置培养。培养基中加 HEPES,在每次实验前用 160nmol/L PMA 孵育 24h,使其诱导分化成巨噬细胞,再用含 ox-LDL 无血清培养基培养 48h,吞噬脂质形成泡沫细胞。

【模型鉴定】

油红 O 染色:将 THP-1 细胞培养于放有消毒盖玻片的 6 孔培养板内,待细胞被诱导分化为巨噬细胞后,换无血清培养基培养 3h,加入 ox-LDL 处理 48h。用 PBS 轻轻洗涤细胞 3 次,依次用 50% 异丙醇固定 1min,油红 O 染色液染色 10min,单蒸水冲洗 3 次(每次 1min),苏木精染色 5min,流水轻轻冲洗 20min,用 1% 盐酸乙醇溶液分色 3s,再用氨水返蓝后,甘油明胶封片。显微镜观察细胞内脂质呈红色,细胞核呈蓝色;透射电镜下观察发现胞质内出现大量的脂质空泡(图 28-1,见文末彩插)。

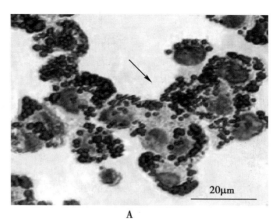

A

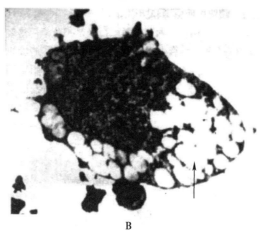

B

图 28-1 泡沫细胞

A. THP-1 巨噬细胞源性泡沫细胞(光镜);

B. U937 泡沫细胞(电镜)

【注意事项】

(1)在使用 PMA 诱导 THP-1 细胞分化为巨噬细胞时,应换用无血清的 RPMI1640 培养液培养,以促使细胞尽早贴壁,利于分化为巨噬细胞。如使用含血清的 RPMI1640 培养液会使细胞继续增殖,不利于细胞贴壁分化。

(2)尽量使用新过滤的油红 O 染色液染色。以油红 O 储备液(0.5%油红 O、98%异丙醇)用 4%水稀释,24h 后过滤使用。

(二) 平滑肌细胞源性的泡沫细胞模型

【实验原理】

在斑块形成的早期,主要是单核细胞源性巨噬细胞起作用。随着病变的发展,血管平滑肌细胞(VSMC)迁移于内膜下并大量增殖,吞噬修饰变性的 LDL,导致细胞内胆固醇酯大量堆积,转化成为平滑肌细胞源性泡沫细胞。这些细胞合成分泌大量基质,促使粥样斑块形成。平滑肌细胞有细胞系可购买,在此介绍原代平滑肌细胞的培养和造模方法。

【实验器材】

C57BL/6 小鼠、ox-LDL(50mg/L)、胎牛血清、DMEM/F12 培养液、α-actin 抗体、油红 O 染色液(3g/L)、异丙醇、盐酸乙醇溶液、氨水、甘油明胶、小动物手术相关器械、培养箱、显微镜、透射电镜。

【实验方法】

C57BL/6 小鼠,雌雄不限,4~6 周龄,体重 15~20g。将小鼠处死,在无菌状态下取出主动脉。在新鲜培养液中纵向剪开血管,轻度刮擦血管内壁破坏内皮后去除血管外膜,将中膜剪成 1~2mm³ 组织块,均匀贴放在 25cm² 细胞培养瓶底,并加入含 20% 胎牛血清的 DMEM/F12 培养液 5ml,4h 后等组织块贴壁后缓慢翻转培养瓶,使培养液覆盖组织并继续培养。待组织块周围细胞相互融合后剔除组织块,细胞生长至 70%~80% 视野即可传代。使用 ox-LDL 共孵育 72h,形成平滑肌细胞源性泡沫细胞。

【模型鉴定】

平滑肌细胞在镜下呈长梭形,细胞平行或呈放射状排列,可通过抗 α-actin 抗体免疫染色鉴定平滑肌细胞。经过 ox-LDL 干预后的平滑肌细胞可形成泡沫细胞。同样采用油红 O 染色和透射电镜下观察进行鉴定,方法同前。

【注意事项】

(1)小心分离主动脉,可用剪刀剪断血管小分支,应避免牵拉及血管破损。

(2)组织块剪成 1~2mm³,不宜过大,组织块过大细胞不易爬出。组织块间隔 2~3mm,要吸走组织块周围液体,有利于组织块尽快贴壁,减少组织脱落。

(3)尽量缩短整个操作流程,控制在 1h 以内。时间越短,组织块存活率越高。

二、食饵性家兔动脉粥样硬化模型

1913 年,Anitschkow 单纯使用胆固醇诱发出类似人类主动脉粥样硬化的病变,制备出第一个实验性动脉粥样硬化家兔模型,开启了动脉粥样硬化实验研究新纪元。家兔构建动脉粥样硬化模型的方法有喂养法、机械损伤法、免疫学方法和转基因法等。食饵性家兔动脉粥样硬化模型是动脉粥样硬化研究中最常用、最传统的实验模型,在此主要介绍这种方法。

【实验原理】

给动物饲喂高脂高胆固醇饲料,引起机体脂质代谢紊乱,血脂水平显著增加,引起血管内皮细胞受损、内皮细胞功能障碍、通透性增加,导致血管壁脂质浸润、动脉粥样硬化病变形成。

【实验器材】

新西兰白兔或日本大耳白家兔、高脂高胆固醇饲料(0.5% 胆固醇、5% 猪油、94.5% 基础饲料)、4% 多聚甲醛、苏丹Ⅳ染色试剂(5g/L)、油红 O 染色液(3g/L)、HE 染色试剂、乙醇溶液、异丙醇、动物手术相关器械、组织脱水机、包埋机、切片机、照相机、图像分析系统。

【实验方法】

采用 3~4 月龄、体重 2.0~2.5kg 的新西兰白兔或日本大耳白家兔,雌雄视实验目的而定,高脂高胆固醇饲料饲喂 12 周,可出现明显脂代谢紊乱,形成动脉粥样硬化病变。此外还可以在饲料中加用一定量的维生素 D、蛋氨酸、脱氧胆酸钠、丙硫氧嘧啶等物质来促进动脉粥样硬化发生。

【模型鉴定】

采用主动脉大体病变的苏丹Ⅳ染色、主动脉的油红 O 染色液或 HE 染色或 EVG 染色对动脉粥样硬化斑块面积进行形态学和病理学分析。

苏丹Ⅳ染色:将纵向剖开的主动脉置于 70% 乙醇溶液浸泡 2min;苏丹Ⅳ染色 30min;80% 乙醇溶液浸泡 20min;流水冲洗 30h;把动脉平铺固定于白板上照相,用图像分析软件分析动脉内膜脂质面积与内膜总面积,计算内膜脂质面积占动脉内膜总面积的百分比。

油红 O 染色:主动脉组织冷冻切片室温下晾干,油红 O 染色 30min,60% 异丙醇脱色分化间质至清晰,水洗 3 次;苏木精染色液 1s(可以根据染色结果和要求调整时间);水洗 3 次;盐酸乙醇溶液分色 3s,甘油明胶封片,光镜下观察并拍照。

HE 染色:主动脉组织冷冻切片室温下晾干,放置于苏木精液中浸染 2~3min,再用 1%的盐酸分化 3s,然后流水冲洗 5min,放入伊红中浸染 1min,再依次用 95%、100%乙醇溶液脱水各 10min,最后用二甲苯透明,中性树胶封片,制成 HE 染色切片(图 28-2,见文末彩插)。

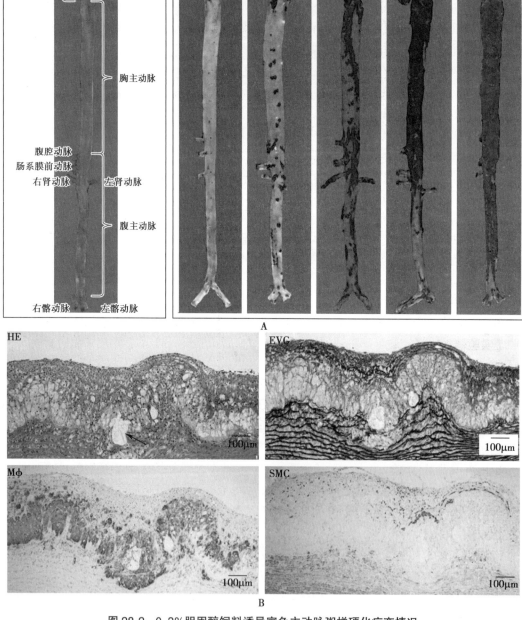

图 28-2　0.3%胆固醇饲料诱导家兔主动脉粥样硬化病变情况

A. 家兔主动脉大体病变的苏丹Ⅳ染色;B. 家兔主动脉弓镜下病变 HE 染色、
EVG 染色、巨噬细胞和平滑肌细胞免疫染色

EVG 染色：切片脱蜡，Verhoeff's 染液温室 15~30min，至颜色呈深黑色，蒸馏水冲洗。2%三氯化铁分化液分化 10~20s，光镜下观察到弹力纤维呈紫黑色，胶原纤维为红色，背景呈淡黄色，蒸馏水稍洗。5%硫代硫酸钠处理 1min 清除多余碘，蒸馏水稍洗。Van Gieson's 液复染 1min，脱水。二甲苯透明，中性树胶封片。光镜镜检，图像采集分析。

【注意事项】

（1）在选择动物时，尽可能使体重接近一致。

（2）动物饲料和饮用水要灭菌，保持卫生清洁，注意观察兔子的饮食、活动、精神状态，有没有出现腹胀、腹泻等症状，防止家兔长期高脂高胆固醇饮食继发感染而死亡。

三、基因敲除小鼠动脉粥样硬化模型

小鼠作为模型动物在动脉粥样硬化中的研究最为广泛。尽管 C57BL/6J 小鼠对动脉粥样硬化敏感，但是随着分子生物学、细胞生物学和基因工程技术的发展，加上小鼠易于基因操作，所以出现了许多基因修饰型小鼠用于动脉粥样硬化的研究，如载脂蛋白 E（ApoE）、低密度脂蛋白受体（LDLR）和金属羧肽酶抑制因子 1（metallocarboxy peptidase inhibitor-1，MCPI-1）等基因敲除小鼠，人 ApoB100、突变型 ApoE 和人清道夫受体 A I 等转基因小鼠。这些基因敲除或转基因小鼠比 C57BL/6J 小鼠更容易形成动脉粥样硬化病变或有利于研究某个发病机制，其中以 ApoE 敲除（ApoE$^{-/-}$）小鼠和 LDLR 敲除（LDLR$^{-/-}$）小鼠备受研究者青睐，在此主要介绍这两种动物模型。

（一）ApoE$^{-/-}$小鼠动脉粥样硬化模型

【实验原理】

ApoE 是血液中的主要载脂蛋白之一，是 VLDL、IDL、CM 和 CM 残基受体的配基。ApoE$^{-/-}$小鼠因 ApoE 缺失使得 VLDL、IDL 等不能与相关受体识别结合，以致这些脂蛋白清除被延缓，出现血脂、胆固醇和甘油三酯水平都升高，从而引起动脉粥样硬化病变。

【实验器材】

ApoE$^{-/-}$小鼠、高脂高胆固醇饲料（10%猪油、4%牛奶粉、2%胆固醇、0.5%胆酸钠、83.5%基础饲料）、4%多聚甲醛、油红 O 染色液（3g/L）、HE 染色试剂、乙醇溶液、异丙醇、小动物手术相关器械、组织脱水机、包埋机、切片机、照相机、图像分析系统。

【实验方法】

购买 6 周龄的雄性 SPF 级 ApoE$^{-/-}$小鼠，饲养在 SPF 级实验动物房内，适应性喂养 1 周后，在基础饮料中加以高脂高胆固醇，自由饮水，饲养 12 周。

【模型鉴定】

采用主动脉大体病变的苏丹Ⅳ染色、主动脉窦的油红 O 染色或 HE 染色对动脉粥样硬化斑块面积进行形态学和病理学分析（方法同前）（图 28-3，见文末彩插）。

【注意事项】

（1）动物应分笼在 SPF 级实验动物房中饲养，注意观察动物饮食情况，按需分配好每只小鼠的饲料。

（2）在分离主动脉时，用预冷的 4%多聚甲醛灌流心脏和血管，使器官变硬，再用眼科剪按顺序（升主动脉-主动脉弓-降主动脉-胸主动脉-腹主动脉-髂动脉）沿系带分离血管，并钝性分离血管周边纤维结缔组织和脂肪组织。如用于提取 RNA 和蛋白质，则改为预冷的 PBS 灌流。

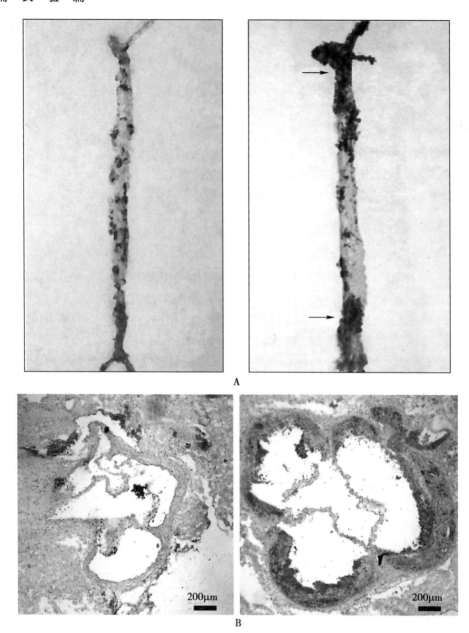

图 28-3 小鼠主动脉病变的染色

A. ApoE$^{-/-}$小鼠主动脉大体病变的苏丹Ⅳ染色;B. ApoE$^{-/-}$小鼠主动脉窦的油红 O 染色

(3)因小鼠血量少,要熟练掌握摘眼球取血。同时,采血时应当在动物空腹状态下集中短时间内取血,并即时或在当天完成指标检测。

(二) LDLR$^{-/-}$小鼠动脉粥样硬化模型

【实验原理】

LDLR 能与 LDL、VLDL 等脂蛋白结合,调节相关脂蛋白的转运与代谢。LDLR$^{-/-}$小鼠因 LDL 不能通过肝脏代谢、降解,导致高胆固醇血症,从而引起动脉血管动脉粥样硬化病变发生发展。

【实验器材】

LDLR$^{-/-}$小鼠、高脂饲料(15%脂肪、1.25%胆固醇、83.75%基础饲料)、4%多聚甲醛、油红 O 染色液(3g/L)、HE 染色试剂、乙醇溶液、异丙醇、小动物手术相关器械、组织脱水机、包埋机、切片机、照相机、图像分析系统。

【实验方法】

购买 6 周龄的雄性 SPF 级 LDLR$^{-/-}$小鼠,饲养在 SPF 级实验动物房内,适应性喂养 1 周后,高脂饲料喂养 12 周。

【模型鉴定】

采用主动脉大体病变的苏丹Ⅳ染色、主动脉窦的油红 O 或 HE 染色对动脉粥样硬化斑块面积进行形态学和病理学分析,方法同前。

【注意事项】

同上。

四、食饵性小型猪动脉粥样硬化模型

在动脉粥样硬化研究中,小型猪是除猕猴、狒狒、松鼠猴等非人灵长类动物以外首选的哺乳动物。目前国外常用的小型猪主要有 Yucatan、Landrace、Gttingen、Hanford 等品系,而我国主要有广西巴马小型猪、贵州小型猪、五指山小型猪和中国农大小型猪等。

【实验原理】

猪的血浆脂蛋白主要以 LDL 为主,而且体内合成的胆固醇主要分布在外周组织,因此猪对高脂和高胆固醇食物较为敏感,容易发生动脉粥样硬化病变。

【实验器材】

小型猪、高脂高胆固醇(1.5%~2%胆固醇、10%牛油、6%花生油、0.5%~1%胆盐、82%~83%基础饲料)、4%多聚甲醛、苏丹Ⅳ染色试剂(5g/L)、油红 O 染色液(3g/L)、HE 染色试剂、乙醇溶液、甲醛、异丙醇、大动物手术相关器械、组织脱水机、包埋机、切片机、数码成像系统、图像分析系统。

【实验方法】

正常饲料喂养小型猪 4~6 年,腹主动脉能自然形成动脉粥样硬化病变。选用 3~6 月龄小型猪,采用高脂高胆固醇饲料,通常按体重的 3%饲喂小型猪,饲喂 12 个月。小型猪使用的促动脉粥样硬化饲料配方相对较多,添加胆固醇的范围从 1%~4%,并且添加蛋黄粉、胆酸或胆盐促进病变形成,诱导时间也在 4~18 个月。

【模型鉴定】

采用主动脉大体病变的苏丹Ⅳ染色分析脂质条纹,腹主动脉的油红 O 染色或 HE 染色对动脉粥样硬化斑块面积进行形态学和病理学分析。

苏丹Ⅳ染色:实验结束时,用适量盐酸氯氨酮麻醉动物,股动脉插管放血,处死动物。取出整条主动脉(从主动脉弓至髂动脉分支下 1cm)、颈总动脉和冠状动脉,清除其外部的脂肪和结缔组织,生理盐水冲洗干净,10%甲醛溶液固定,沿动脉纵向剪开,37℃浸泡在由苏丹Ⅳ与 70%异丙醇配制的混合液中 15min,然后用 70%异丙醇冲洗 3 次,如此处理的血管标本,其病变区呈深红色。把动脉平铺后摄像,动脉脂纹通过数码成像系统记录,脂纹与动脉总面积用图像分析软件进行分析,计算脂质条纹占主动脉总面积的百分比。

油红 O 染色:腹主动脉组织于 10%中性甲醛溶液固定 24~48h,快速冷冻切片机切片,50%异丙醇固定 1min,油红 O 染色液染色 10min,单蒸水冲洗 3 次,每次 1min,苏木精染色 5min,流水轻轻冲洗 20min,1%盐酸乙醇溶液分色 1s,氨水返蓝后,水性封片剂封片,显微镜下观察并摄像。

HE 染色:腹主动脉组织冷冻切片室温下晾干,放置于苏木精液中浸染 2~3min,再用 1%

的盐酸分化 3s,然后流水冲洗 5min,放入伊红中浸染 1min,再依次用 95%、100%乙醇溶液脱水各 10min,最后用二甲苯透明,中性树胶封片,制成 HE 染色切片。

【注意事项】

(1)小型猪、雌雄各半,尽量单笼饲养。动物实验室保持温度 18~22℃,湿度 30%~70%,每小时通风换气 4 次。

(2)每日定时、定点饲喂两餐,自由饮水,并每月按时称重后调整饲料量。

(3)在整个喂饲过程中严密观察小型猪进食和排泄情况,防止动物感染(图 28-4,见文末彩插)。

五、食饵性大鼠动脉粥样硬化模型

大鼠是制备动脉粥样硬化动物模型可选择的动物之一。然而大鼠不能表达 CETP,血浆中高密度脂蛋白(HDL)含量高,50%的胆固醇由肝脏合成等特点,使得它对动脉粥样硬化的形成具有拮抗性,想要较短时间使大鼠发生明确的动脉粥样硬化病变,还需在促动脉粥样硬化饲料的基础上加入辅助药物或机械损伤或免疫刺激等手段,因此形成了喂养法、机械损伤法和免疫学方法等造模手段。喂养法简便易行,在此加以介绍。

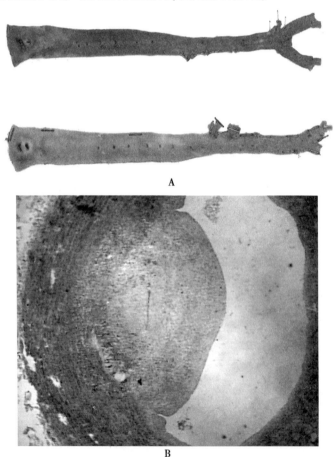

图 28-4　小型猪动脉斑块

A. 小型猪主动脉动脉粥样硬化斑块和脂质条纹(上为实验组,下为对照组);

B. 小型猪颈动脉斑块和脂质条纹内动脉粥样硬化斑块 HE 染色

【实验原理】

大鼠因无胆囊,对胆固醇等脂质吸收少,单纯的高脂饲料很难诱导大鼠动脉粥样硬化的形成,因此在高脂高胆固醇饲料加入一些促动脉粥样硬化形成的物质,如维生素 D、胆酸盐、丙硫氧嘧啶、白糖等,可以诱导大鼠产生高脂血症及动脉粥样硬化的形成。其中,维生素 D 可导致血钙升高,破坏动脉内皮的完整性,有利于血浆脂质对管壁的侵入和损伤,加速脂质和钙盐在血管壁的沉积及血流中炎症细胞的侵入,促进动脉粥样硬化的形成。胆酸盐能明显促进大鼠对胆固醇的吸收,丙硫氧嘧啶能够减少胆固醇代谢,从而导致血清总胆固醇升高,同样加速动脉粥样硬化的形成。

【实验器材】

Wistar 或 SD 大鼠、高脂饲料(3%胆固醇、0.5%胆酸、5%猪油、5%白糖、0.2%丙硫氧嘧啶、86.3%基础饲料)、4%多聚甲醛、苏丹Ⅳ染色试剂(5g/L)、HE 染色试剂、乙醇溶液、异丙醇、动物手术相关器械、组织脱水机、包埋机、切片机、照相机、图像分析系统。

【实验方法】

清洁级雄性 Wistar 或 SD 大鼠,6~8 周龄。适应性喂养 1 周后,开始给予高脂饲料及腹腔注射维生素 D_3,喂养 12 周。同时,在造模前腹腔注射 60 万 U/kg,造模后第 3、6、9 周各补充 10 万 U/kg 的维生素 D_3。

【模型鉴定】

方法同小鼠动脉粥样硬化模型。

【注意事项】

(1)在造模过程中,维生素 D_3 的使用剂量要大小适当。维生素 D_3 剂量过小(60 万 U/kg),不易形成典型的动脉粥样硬化血管病变。如剂量过大(每次给 60 万 U/kg、共 4 次),则会造成大鼠死亡。

(2)饲料中胆固醇含量不要过高,否则容易造成大鼠死亡。

(3)注意观察大鼠的饮食、体重、外观、活动情况,定期给予瓜子等杂食,改善其饮食,增强抵抗力。

(4)大鼠有用爪子刨食、浪费饲料的习惯,采取每日少量多次给食。

(李国华　姜志胜)

第十节　血管闭塞性脉管炎实验模型

血栓闭塞性脉管炎(thromboangiitis obliterans,TAO),又称伯格病(Buerger's disease),是常见的周围中小动静脉慢性闭塞性疾病之一。大鼠是 TAO 造模的首选动物,主要通过注射月桂酸、烟草致敏、寒冻等进行造模,但目前还没有完全模拟与人类 TAO 相吻合的实验动物模型。现将常用 TAO 造模方法概述如下。

一、化学刺激法

【实验原理】

月桂酸能够强烈损伤血管内皮细胞,在下肢动脉血管内局部注射月桂酸可造成内皮损伤、血栓形成,并引发坏疽。

【实验器材】

乙醚、氯胺酮注射液(50mg/kg)、月桂酸(1g/L)、动物手术器械、注射器。

【实验方法】

采用清洁级、健康雄性 SD 大鼠,先将大鼠用乙醚中度麻醉,再用氯胺酮注射液腹腔注射麻醉,约 1min 后大鼠麻醉进入平稳期。右下肢股内侧剪毛,碘酒皮肤消毒,纵行切开 1.5 ~ 2.0cm 切口,游离股动脉,在股动脉中段用动脉夹夹闭中断血流。在动脉夹下方 1.0cm 处向近心端注入足量月桂酸,直至血管明显充盈,在略显苍白而无明显肿胀时,轻柔取针,再回插向股动脉远端注入 0.2ml 中剩余的月桂酸,轻柔取针,15min 后再打开动脉夹。

【模型鉴定】

大鼠手术肢足爪变苍白,有的甚至青紫,皮肤温度降低,动脉搏动减弱或消失,受累的足趾会变黑,并逐渐向上发展,形成坏疽和木乃伊化。病理检查发现,管腔内红细胞沉积,血栓形成,成纤维细胞和单核细胞的浸润,内膜增厚,管腔狭窄,甚至完全闭塞,外膜有炎症细胞浸润。扫描电镜发现,内皮细胞损伤,呈梭形,表面皱缩,呈螺纹样改变。细胞间隙较大,可见裸露胶原。

【注意事项】

因月桂酸具有强烈的内皮损伤作用,需要掌握好月桂酸的注射量。

二、烟草致敏法

【实验原理】

吸烟是自身免疫紊乱的重要启动因子,烟草中的尼古丁和血中碳氧血红蛋白可以引起内皮细胞功能障碍和细胞损伤,造成血管内膜发生炎症反应,继发血栓形成。

【实验器材】

大鼠、干燥容器、燃烧罐、烟草、扫描电镜。

【实验方法】

先将大鼠置于大小适中的干燥容器内,取烟草 30g 于燃烧罐内缓慢燃烧,用塑胶管将烟雾导入干燥容器内,15min/次,1~2 次/d。同时将 25% 的烟草提取液皮下多点注射于大鼠后肢动脉周围,1 次/d,共 8 周。

【模型鉴定】

大鼠肢端出现上述体征,并出现反复发作的红肿、溃疡和坏死。病理检查、扫描电镜发现病变血管同样出现上述病理改变。

【注意事项】

该方法的缺点是烟雾浓度不易控制。在造模时,应将大鼠进行小浓度的适应性吸入,吸入烟雾浓度由低渐高,宜在 25% ~ 30%。浓度过高(>30%),易引起大鼠过敏反应,导致死亡。浓度过低(<20%),刺激减弱,复制周期延长。

(李国华)

第十一节 血管成形术后再狭窄实验模型

经皮冠状动脉介入治疗(percutaneous coronary intervention,PCI)是治疗冠状动脉粥样硬化性心脏病的重要手段,降低了急性心肌梗死患者的死亡率,提高了患者的生活质量,但是血管成形术后再狭窄(restenosis,RS)严重影响患者的预后。尽管各种药物和机械装置被用于再狭窄的预防,但仍未取得令人满意的结果。国内外学者多选用大鼠、兔、猪、犬和小鼠等动物进行 RS 实验研究,有关再狭窄动物模型介绍如下。

一、大鼠颈总动脉损伤后再狭窄模型

【实验原理】

使用球囊造成大鼠颈总动脉内膜损伤,一系列基因激活、异常表达,炎症细胞分泌大量的炎症因子,血管平滑肌细胞表型改变(由收缩型向合成型转化)、增殖、迁移,细胞外基质大量合成,使血管内膜增厚、管腔狭窄

【实验器材】

SD 大鼠、戊巴比妥钠(3%)、2F Fogarty 球囊或 Medtronic 球囊、肝素生理盐水、青霉素、HE 染色试剂、动物手术相关器械、组织脱水机、包埋机、切片机、图像拍摄及分析系统。

【实验方法】

200~250g 雄性 SD 大鼠,模型制备前 12h 皮下注射 600U/kg 低分子肝素。采用戊巴比妥钠 0.15ml/100g 腹腔注射麻醉,仰卧位固定。局部碘伏消毒,作正中切口,钝性分离左侧颈总动脉、颈内和颈外动脉及颈外动脉分支。靠颈总动脉近心端以 5 号丝线行临时结扎,颈内动脉以活结临时结扎,颈外动脉远端及相关分支永久结扎。沿颈外动脉结扎线近心端作一小切口,缓慢逆行插入 2F Fogarty 球囊导管(直径 2.0mm,长度 20mm)或 Medtronic 球囊导管(直径 2.0mm,长度 20mm),将球囊送至颈总动脉结扎线处。向球囊内注入 0.2ml 肝素生理盐水使其膨胀,并维持 3~4 个标准大气压 30s,缓慢回拉导管至平切口处,抽出球囊内液体,使压力降为零。重复 2~3 次,退出导管,用肝素盐水冲洗损伤血管腔。沿切口近心端结扎颈外动脉,解除颈内、颈总动脉结扎线,观察颈总动脉和颈内动脉是否搏动良好。用青霉素盐水冲洗切口,逐层缝合皮下组织及皮肤,肌内注射 20 万单位青霉素以预防感染。术后 24h 再次皮下注射低分子肝素以预防血栓形成。

【模型鉴定】

采用 HE 染色检测血管狭窄情况。实验结束后,腹腔注入过量的巴比妥钠处死大鼠。手术侧颈总动脉损伤段组织冷冻切片,HE 染色显示血管呈不规则显著狭窄,管腔内壁可见新生内皮细胞,呈不完全连续被覆,新生内膜显著增生,可见大量平滑肌细胞。

【注意事项】

(1)球囊可造成血管内皮细胞损伤甚至缺失,容易导致血栓形成,所以在手术前后对动物进行肝素化处理,并在术中球囊损伤后血管腔内普通肝素冲洗。

(2)依次按照颈总动脉、颈内动脉、颈外动脉、颈外动脉分支的顺序结扎血管,可减少术中出血;结扎颈总、颈内动脉采用活结,其他结扎线均为死结;结扎颈总动脉时,尽量靠近心端结扎。结扎之前,可先于颈总动脉下方预留一结扎线,有利于牵拉血管、防止大出血;结扎颈外动脉时,尽量靠近远心端结扎,尽量延长球囊可损伤血管的长度。

(3)插入球囊的过程是建模成功的关键,最好由两人配合完成。一人左手提拉颈外动脉的结扎线,将颈外动脉拉直,右手用显微镊拨开术野中的肌肉。手术者左手持球囊,右手持显微镊轻轻提拉颈外动脉上的剪口,将球囊由颈外动脉送至颈总动脉结扎线处;在插入球囊之前,可在球囊前端插入导丝,有利于球囊操作。

(4)熟悉大鼠颈部解剖、颈总动脉及其各分支走行、周围神经分布,避免误伤血管神经。

(5)逐层缝合切口,给予适量抗生素,预防动物感染。

二、兔髂动脉损伤后再狭窄模型

【实验原理】

兔是动脉粥样硬化易感动物,高脂喂饲容易促进兔的主动脉动脉粥样硬化形成。然而单纯高脂喂饲,不容易形成兔的髂动脉动脉粥样硬化。采用髂动脉内皮剥脱术后,辅以高胆固醇高脂喂养,很容易出现髂动脉动脉粥样硬化性狭窄。对狭窄病变扩张可引起新生内膜破裂,血小板黏附、聚集和纤维蛋白形成及平滑肌细胞增殖,导致扩张部位 RS。

【实验器材】

新西兰大白兔或日本大耳白兔、高胆固醇高脂饮食(1.5%胆固醇、6%花生油)、戊巴比妥钠(3%)、肝素生理盐水、青霉素、HE 染色试剂、动脉夹、动物手术器械、X 线造影机、5F 造影导管、PTCA 导引钢丝(直径 0.014 英寸,即 0.355 6mm)、普通 PTCA 球囊导管(直径 2.0~2.5mm、长度 20mm)、PTCA 压力泵。

【实验方法】

(1)髂动脉动脉粥样硬化性狭窄动物模型的建立:健康的新西兰大白兔或日本大耳白兔,2.5~3.0kg,雌雄不限。给予高胆固醇高脂饮食 1 周后,采用戊巴比妥钠 1ml/kg 耳缘静脉注射麻醉、固定。在无菌条件下,钝性分离右侧股动脉,结扎股动脉远端,近端用动脉夹阻断血流,沿结扎线靠近心端用显微剪做一小切口,由导丝引导经股动脉逆行插入 PTCA 球囊导管至髂动脉处,用肝素生理盐水充盈球囊,维持 4~6 个标准大气压,向下牵拉充盈的球囊 3~5cm,以剥脱髂动脉内皮。抽出囊内液体,使压力降为零,再向上置入 3~5cm,重复上述过程 3 次。结扎股动脉,缝合切口,继续饲以高胆固醇高脂饲料。

(2)髂动脉血管成形术:于髂动脉内皮剥脱术 6 周后,麻醉(方法同上)、固定。在无菌条件下,钝性分离出右颈总动脉,结扎远侧端,近端用动脉夹阻断血流。在 X 线监视下,将 5F 造影管送至腹主动脉分叉上方,经导管快速注射 38%泛影葡胺,行髂动脉造影,对局限性或弥漫性狭窄>40%的右髂动脉行血管形成术。根据病变邻近血管直径选用 PTCA 球囊导管,由 PTCA 导丝引导球囊至髂动脉狭窄处,向球囊内注入肝素生理盐水使球囊内压保持 4~6 个标准大气压,持续 1min,抽出肝素生理盐水使压力降为零,反复扩张 3 次。撤除球囊导管,重复髂动脉造影,观察扩张效果。术后静脉注射肝素 300 单位,肌内注射青霉素 80 万 U/d、连续 3d。继续饲以高胆固醇高脂饲料 4 周。

【模型鉴定】

采用髂动脉造影(见实验方法部分)、HE 染色检测血管狭窄情况。实验结束后,耳缘静脉注射过量的戊巴比妥钠处死兔子。狭窄髂动脉再扩张段组织冷冻切片,HE 染色显示,病变段动脉的大体病理与动脉硬化狭窄模型类似,内膜增厚,主要成分为泡沫细胞、平滑肌细胞和各种细胞外基质蛋白。

【注意事项】

(1)股动脉血液丰富,经股动脉逆行插入球囊扩张导管行髂动脉内皮剥脱术时,争取一次性成功,避免多次插入操作而引起周围组织血肿,以及用力不均造成血管破裂出血。

(2)在 X 线透视下确定髂动脉的位置并进行操作,以及血管造影检测髂动脉血管成形术前后的影像学形态,确保良好的重复性。

(3)遵守无菌操作,术后使用抗生素,以免动物感染甚至死亡。

三、兔颈总动脉损伤后再狭窄模型

【实验原理】

同"大鼠颈总动脉损伤后再狭窄模型"。

【实验器材】

新西兰大白兔或日本大耳白兔、戊巴比妥钠(3%)、肝素钠(200U/kg)、青霉素、HE 染色试剂、动物手术器械、普通 PTCA 球囊导管(直径 2.0mm、长度 20mm)、PTCA 压力泵。

【实验方法】

健康的雄性新西兰白兔或日本大耳白兔,1.2~1.5kg,模型制备前耳缘静脉注射肝素钠(200U/kg)。麻醉(方法同上)、固定,在无菌条件下,颈部正中切口,分离右侧颈总动脉、颈内外动脉。用动脉夹临时夹闭颈总动脉近心端、颈内动脉起始处,同时结扎颈外动脉远心端。沿颈外动脉结扎线靠近心端做一小切口,球囊扩张导管经颈外动脉至颈总动脉入主动脉弓,肝素生理盐水充盈球囊后维持 6~7 个标准大气压,缓慢回拉球囊后退,机械扩张颈总动脉,抽空球囊后重复 3 次,退出导管,用肝素盐水冲洗损伤血管腔。结扎颈外动脉,松开动脉夹,恢复颈总动脉、颈内动脉血流,用青霉素盐水冲洗切口,逐层缝合切口。普通饲料喂养 2 周。

【模型鉴定】

采用 HE 染色检测血管狭窄情况。颈总动脉组织冷冻切片,HE 染色显示,动脉管腔出现明显狭窄,血管内膜增厚,平滑肌细胞大量增殖,基质增多。

【注意事项】

(1)兔颈动脉比较粗,手术视野较大,便于分离颈动脉及操作。但是纤维组织增生不如人冠状动脉再狭窄明显。

(2)选择动物时,尽可能使体重相近。体重相差越小,兔颈动脉粗细变化越小,用同一型号球囊对动脉扩张造成损伤的程度越相近,误差越小。

(3)遵守无菌操作,逐层缝合切口,给予适量抗生素,预防动物感染。

四、猪冠状动脉损伤后再狭窄模型

【实验原理】

猪在心血管形态学、生理学、脂蛋白代谢和动脉粥样硬化易感性方面与人类接近,是一个用于复制动脉粥样硬化模型比较理想的动物。即使喂饲正常饮食猪的冠状动脉行球囊扩张术或支架植入术后,也可形成损伤性狭窄。还可在喂饲高脂饮食猪的髂内、外动脉行大球囊成形术,构建猪的 RS 模型。

【实验器材】

小型猪、大动物手术器械、硫酸氢氯吡格雷片、阿司匹林片、阿托品、氯胺酮、地西泮、3%戊巴比妥钠、磺胺异噁唑、肝素、心电监护仪、X 线透视仪、减影血管造影机、6F 动脉鞘管、球囊导管(直径 3.5mm、长度 30mm)、cordis 6F 左右冠状动脉造影导管、泛影葡胺、青霉素、HE 染色试剂。

【实验方法】

5~6 月龄、体重为 23~25kg 的正常小型猪,雌雄不限,喂饲普通饲料。术前 5d 开始给予硫酸氢氯吡格雷片 75mg/d、阿司匹林片 100mg/d。0.05mg/kg 阿托品、20mg/kg 氯胺酮、

0.05mg/kg 地西泮肌内注射诱导麻醉。待猪站立不稳,把动物固定于 V 形架上。静脉留置针穿刺耳缘静脉建立静脉通道,静脉注射 3%戊巴比妥钠 1ml/kg,速度 2ml/min。运送至心导管室,在腹股沟区域消毒、备皮、铺单。在腹股沟股动脉搏动处切开皮肤,分离暴露股动脉,结扎股动脉远心端,临时结扎近心端,切开股动脉,插入 6F 动脉鞘管,从动脉鞘的侧管注入肝素 200U/kg,在手术过程中每隔 1h 静脉注射肝素 5 000U。在心电监护和 X 线透视下,将导管引入冠状动脉左前降支近中段,基础冠状动脉造影后,肝素生理盐水充盈球囊,以球囊与动脉直径之比为 1.3∶1、8~10 个标准大气压扩张球囊 30~60s,每次间隔 1min,共 3 次。重复冠状动脉造影,评价血管的通畅性和损伤的程度。术后结扎股动脉,缝合切口,并静脉给予 480 万 U/d 青霉素,连续 3d。继续喂饲普通饲料 30d。

【模型鉴定】

采用冠状动脉造影、冠状动脉组织冷冻切片 HE 染色检测血管狭窄情况(方法同前)。

小型猪冠状动脉造影。麻醉、固定(同上),在腹股沟股动脉搏动处切开皮肤,分离暴露股动脉约 2cm,于动脉下穿丝线以提拉动脉,并备术后结扎止血。穿刺动脉,见鲜血流喷出,缓慢送入导引钢丝,沿导引钢丝送入 6F 动脉鞘管,给予肝素 5 000U。送入 cordis 6F 造影导管及导引导丝,始终使导丝伸出导管头端 4~5cm 长度。待导丝越过主动脉弓,固定导引钢丝,推送造影导管,待造影导管跨越主动脉弓时,撤离导丝,旋转并推注少量造影剂"冒烟",见冠状脉显影即可进行造影。以 2ml/s 的基础速率推注 76%泛影葡胺,最大不超过 4ml/s,30frames/s 行冠状动脉 X 线拍照。造影结束后拔除动脉鞘管,压迫止血。逐层缝合术区伤口,然后肌内注射青霉素 160 万 U。第 2d 即可进食。单独饲养 3~4d 以保持清洁。术后食物中添加阿司匹林 300mg/d,复方磺胺异噁唑 800mg/d,给药 30d。此后正常喂养。

【注意事项】

(1)猪不易获取,饲养成本高,饲养不方便。

(2)在实验过程中,对动物进行抗凝处理,防止大量血栓形成。

(3)在手术时,若猪有躁动,则腹腔注射戊巴比妥钠 3~5ml。

(4)小型猪对麻醉药较为敏感,戊巴比妥钠对呼吸有抑制作用,术中应观察猪的呼吸情况,防止戊巴比妥钠剂量稍高或注射稍快而导致呼吸抑制死亡。

(5)持续心电监护,如发生心律失常,可用利多卡因 1~2mg/kg 静脉注射,15min 后无效可反复使用,同时将 400mg 加入 250ml 补液中静脉滴注,待恢复窦性心律后再做手术。

(6)猪冠状动脉球囊扩张时,给予硝酸甘油 200μg,防止冠状动脉痉挛。

(7)猪的腺体分泌较多,可在术前肌内注射阿托品抑制猪的腺体分泌。

(8)右冠状动脉造影宜选择正位相,正位相下易于进行右冠状动脉超选。左冠状动脉造影分别宜选用左前斜 35°~40°和右前斜 25°~30°,右前斜位相下易于进行左冠状动脉超选。

(9)术后结扎股动脉、缝合切口,常规肌内注射青霉素,防止动物感染。

五、犬冠状动脉损伤后再狭窄模型

【实验原理】

同"大鼠颈总动脉损伤后再狭窄模型"。

【实验器材】

犬、氯氨酮、肝素、动物手术器械、心电监护仪、X 线透视仪、8F 动脉鞘管、导丝(直径 0.35mm)、球囊导管(直径 3.5mm、长度 30mm)、医用不锈钢支、青霉素、HE 染色试剂。

【实验方法】

15~18kg 犬,雌雄各半,喂饲正常犬饲料。采用 8mg/kg 氯氨酮肌内注射麻醉,仰卧位固定。在无菌条件下,分离右侧颈动脉,结扎远心端,近心端用动脉夹夹闭阻断血流,切开颈动脉,置入 8F 动脉鞘管,从动脉鞘的侧管注入 500U 肝素。在持续心电监护和 X 线透视下,将医用不锈钢支架置于球囊(球囊直径为 3.0~3.5mm)表面,用直径 0.35mm 导丝将球囊送至所选冠脉部位。用 8~10 个标准大气压扩张球囊 30~60s,5min 后重复 1 次。将医用不锈钢支架留在血管壁内,然后回抽球囊导管,用青霉素盐水冲洗切口,逐层缝合切口。肌内注射青霉素 80 万 U/d,连续 3d。普通饲料继续喂养 4 周。

【模型鉴定】

采用冠状动脉造影、HE 染色检测血管狭窄情况(方法同前)。

【注意事项】

(1)犬易于获取,饲养成本低,观察周期短,但是其中膜增厚与人类的内膜增厚不同。

(2)持续心电监护,如发生心律失常,可用利多卡因 1~2mg/kg 静脉注射,15min 后无效可反复使用,同时将 400mg 加入 250ml 生理盐水静脉滴注,待恢复窦性心律后再做手术。

(3)遵守无菌操作,逐层缝合切口,给予适量抗生素,预防动物感染。

六、小鼠股动脉损伤后再狭窄模型

【实验原理】

同"大鼠颈总动脉损伤后再狭窄模型"。

【实验器材】

雄性 C57BL/6 小鼠、戊巴比妥钠(0.3%)、利多卡因(1%)、解剖显微镜、6-0 手术丝线、消毒纱布或消毒纸巾、无菌 PBS 溶液、小动物手术器械、0.38mm 金属直弹簧丝、HE 染色试剂、青霉素。

【实验方法】

8~10 周龄、体重 20~25g 的雄性 C57BL/6 小鼠,采用戊巴比妥钠 0.15ml/10g 腹腔注射麻醉,仰卧位固定。酒精消毒小鼠大腿内侧、剃毛,用手术剪切开皮肤,在解剖显微镜下,小心地钝性分离股动脉、伴随股动脉的周围神经,用 6-0 手术丝线将分离的股动脉两端轻轻拉开。随后分离股动脉在股直肌和股内侧肌之间的小分支,在分支远端用手术丝线结扎,近端用手术丝线拉开,用显微外科手术镊将该处的静脉和周围组织从动脉周围分离。用手术丝线采用活套结扎法结扎股动脉两端,仅留一端线头作为牵拉股动脉使用。在暴露的股动脉血管分支处滴 1 滴 1%利多卡因扩张血管,用微型手术剪在股动脉分支的近心端作一横切口,从切口向腹股沟方向插入直径为 0.38mm 的金属直弹簧丝,深入股动脉内 5mm,停留 1min,以造成内膜剥离和动脉血管扩张。随后取出微型直弹簧丝,结扎股直肌和股内侧肌之间的股动脉分支近端,松开股动脉上的丝线,恢复血流,缝合皮肤。皮下注射 3~4 万 U/d 青霉素,连用 3d。普通饲料继续喂养 4 周。

【模型鉴定】

采用 HE 染色检测血管狭窄情况。股动脉组织冷冻切片 HE 染色显示,血管出现明显的狭窄,新生内膜增生增厚,新生内膜中绝大部分是平滑肌细胞。

【注意事项】

(1)小鼠股动脉较细,又与股静脉紧密相连,须在解剖显微镜下开展实验操作。

（2）因股动脉与股静脉及周围神经组织紧密相连,须用精密手术镊子钝性分离,一是不能伤及动脉壁,以免造成手术性动脉损伤。二是防止戳破股静脉血管引起大出血。三是不要伤及周围的神经组织。

（3）在手术时,如果不慎出现血管损伤出血,可用消毒纱布压迫止血,消毒纱布或消毒纸巾吸干血液。如仍看不清手术视野,可滴入无菌 PBS 溶液,然后用消毒纸巾吸干。

（4）遵守无菌操作,逐层缝合切口,给予适量抗生素,预防动物感染。

七、小鼠颈动脉损伤后再狭窄模型

【实验原理】

同"大鼠颈总动脉损伤后再狭窄模型"。

【实验器材】

雄性 C57BL/6 小鼠、戊巴比妥钠(0.3%)、解剖显微镜、6-0 手术丝线、小动物手术器械、0.35mm 金属导丝、HE 染色试剂、青霉素。

【实验方法】

8~10 周龄、体重 20~25g 的雄性 C57BL/6 小鼠,麻醉(方法同上),仰卧位固定。在解剖显微镜下,做颈部正中切口,分离暴露颈总动脉、颈外动脉和颈内动脉。在颈内动脉和颈外动脉分叉处的远端用 6-0 手术丝线结扎颈外动脉,活套结扎法结扎颈总动脉、颈内动脉,暂时性阻断供血。用显微剪在颈外动脉结扎线近心端横向剪开一个小口,经此切口插入直径0.35mm 的金属导丝进入颈总动脉,旋转导丝进退 3 次。结扎切口近心端颈外动脉,松开颈内及颈总动脉的结扎线,恢复血供,缝合颈部切口。皮下注射 3~4 万 U/d 青霉素,连用 3d。普通饲料继续喂养 4 周。

【模型鉴定】

采用 HE 染色检测血管狭窄情况(方法同前)。

【注意事项】

（1）小鼠颈动脉较细,手术视野小,不便于操作,应充分麻醉,将小鼠头部完全拉直,在解剖显微镜下开展实验操作。

（2）在分离颈外动脉时应避免碰伤周围的静脉血管,以免造成大出血。

（3）在插入金属丝时,用微型持针器夹紧金属丝,顺着颈外动脉连接颈总动脉的走行弧度插入。

（4）遵守无菌操作,逐层缝合切口,给予适量抗生素,预防动物感染。

（5）因小鼠术后颈部活动受限,可以在底料中放些饲料,给水瓶应尽量放低。

（李国华）

第十二节 主动脉瘤实验模型

主动脉瘤是常见的主动脉扩张性疾病,目前认为是解剖、遗传、环境、生物化学及血流动力学改变等多种因素共同作用的结果。主动脉瘤模型的建立对疾病的研究非常重要,目前比较成熟的有外科手术方法、基因方法、化学诱导方法。也有研究者设想通过血管介入技术,在血管局部植入支架后再通过球囊扩张形成动脉瘤;或者在主动脉上人为制造狭窄,导致狭窄处形成湍流、损伤血管壁,从而形成动脉瘤,这些造模方法的实用性有待进一步探讨。

一、外科手术

【实验原理】

人为地分离并切开或切除部分大鼠的主动脉壁,然后利用结构上相对主动脉壁血管较为薄弱的移植物或补片缝合修补,建立形态学上的动物主动脉瘤模型。

【实验方法】

将大鼠置于体重计上称重并记录;按 0.5ml/100g 剂量麻药麻醉大鼠;将麻醉好的大鼠固定在固定板上并根据手术切口备皮、消毒;取升主动脉根部用作主动脉移植物,将取下的血管片段放在肝素生理盐水中浸润并冲洗 2~3 次。称重、麻醉、备皮、消毒另一只大鼠,根据模型要求的主动脉瘤位置采用不同的切口,分离至目标主动脉位置后,使用小血管测量尺测量目标主动脉直径,重复测量 2 次取平均值,记录为造模前主动脉直径;然后钳夹上端血管,用显微剪在钳夹处下段开一小口并将取下的主动脉根部片段缝合上去,缝合完毕再次肝素水冲洗,关闭并消毒切口,复温大鼠。也有利用异种主动脉移植物制模,其方法是利用某节段的豚鼠主动脉替换相似位置的大鼠主动脉,移植物直径随时间逐渐增大,4 周后可见移植物形成动脉瘤。

【模型鉴定】

在造模结束之日,再次麻醉大鼠,逐层游离出目标主动脉,观察血管形态并用小血管测量尺测量主动脉最粗直径,重复测量两次取平均值,记录为造模后主动脉直径。也可以通过高频探头超声技术(ultrasound,US)观察并记录造模前后主动脉形态和直径。比较造模后与造模前目标主动脉直径,直径增加 50%,即认为主动脉瘤发生。

【注意事项】

外科手术方法创伤大,应注意控制麻醉时间和血管钳夹时间。同时游离主动脉时无须完全游离,避免损伤血管分支导致出血,如果是腹主动脉瘤模型构建,由于下腔静脉和腹主动脉在同一血管鞘内,离得非常近,分离的时候应该格外小心,防止刺破下腔静脉,导致动物失血过多死亡。另外,血管缝合应该尽量紧密,打结牢固,防止吻合口瘘的情况出现,但也有研究指出缝合并非越紧密越好,一般缝合 8 针左右即可。最后应注意无菌操作,手术完成之后可以给予一定量的抗生素,从而提高手术成功率和动物存活率。

二、基因方法

【实验原理】

FBN1、*TGFBRl* 和 *TGFBR2*、*ApoE* 是常见的主动脉瘤发病相关基因,通过转基因和基因敲除等技术造成基因表达改变,导致血管壁细胞外基质的某些缺陷,加速弹性蛋白与胶原蛋白的退化和/或提高血管紧张素的分泌量,从而导致主动脉瘤的形成和发展。

【实验方法】

利用 PGK 启动子介导新霉素(neomycin,neo)表达,在小鼠基因中插入 PGK-neo cassette(未删除外显子),形成 FBNl 低表达小鼠(mgR)。mgR/mgR 纯合突变小鼠出生时血管结构正常,8 周后形成主动脉瘤。也有将 FBNl 蛋白 1039 位点突变,使半胱氨酸突变为甘氨酸(C1039G)的小鼠,杂合突变小鼠寿命正常,出生 2 个月后主动脉血管中层渐进退变,最终形成动脉瘤。

【模型鉴定】

将模型小鼠麻醉后,逐层游离出目标主动脉,观察血管形态并用小血管测量尺测量主动脉最粗直径,重复测量两次取平均值,记录为造模后主动脉直径;选取在同样条件下喂养的相同体重的小鼠,采用同样的方法,测量相应位置主动脉直径,重复测量2次取平均值,记录为造模前主动脉直径。也可以通过高频探头US技术观察并记录造模前后主动脉形态和直径。比较造模后与造模前主动脉直径,直径增加50%,即认为主动脉瘤发生。

【注意事项】

PGK-neo cassette转基因片段插入受精卵,需要借助显微注射技术。显微注射所使用的受精卵固定吸管及注射针制备很困难,除影响操作时间外,也是影响转基因效率及基因注入后胚胎存活及转基因成功与否极其重要的因素。固定吸管内、外径分别为$30\mu m$、$80\mu m$较为合适,显微注射针自针尖起$20\mu m$处的外径为$4\mu m$时,可获得良好的转染效率。固定吸管的内径如果太小,会导致吸力不足,对受精卵操控不易;如太大,则受精卵易受伤害,影响胚胎的存活率。显微注射针尖如果太粗,则导致插入透明带及原核的阻力增加,且DNA流量过多,受精卵易于裂解;太细则导致针内DNA流出速率过慢,且易阻塞,而使DNA无法顺利流入原核内,影响注射效率。因此,进行受精卵雄原核的显微注射时,如何制备适用固定受精卵的吸管及显微注射针是关乎转基因效率极其重要的因素。转基因受精卵行输卵管移植时,在体外暴露的时间尽量短,否则会损伤输卵管的功能;将受精卵移植入输卵管的部位应该在壶腹部前端或者伞部,略停片刻再拔管,不要直接移植到输卵管后端或壶腹部;移植时尽量不要吹入气泡,分层缝合,操作应仔细,稍不注意会造成手术处粘连而影响受精卵的植入和发育。另外,转基因小鼠繁殖传代过程中需注意使用相同品系小鼠进行配种。

三、化学方法

【实验原理】

血管壁中层的弹性蛋白通过凝聚、交联等作用形成成熟的弹性纤维,对于维持血管的弹性与稳态发挥着关键作用。弹性蛋白富含甘氨酸和脯氨酸,通过赖氨酸残基形成共价键进行交联,赖氨酰氧化酶类(lysyl oxidases,LOX)介导这一交联过程。除介导弹性蛋白交联外,LOX还介导胶原蛋白的交联。β-氨基丙腈(β-aminopropionitrile,BAPN)作为LOX的抑制剂,可抑制这一交联过程,从而实现主动脉瘤模型的构建。N-2-氨基乙基-乙醇胺(N-2-aminoethyl ethanolamine,AEEA)作为BAPN的类似物,可造成血管壁发育过程中Ⅰ型和Ⅲ型胶原蛋白的缺失,也是主动脉瘤模型构建的常用试剂。而猪胰弹性蛋白酶(porcine pancreatic elastase,PPE)可降解细胞外基质中的弹性蛋白酶,氯化钙可诱导炎症反应从而损伤血管壁,也可用作主动脉瘤模型的构建。

另外,近年较为流行的还有血管紧张素Ⅱ(AngⅡ)诱导模型。AngⅡ能引起ApoE$^{-/-}$小鼠血管壁的炎症反应,扩张其肾动脉水平以上的腹主动脉并促进动脉粥样硬化、中膜肥厚、外弹性层巨噬细胞聚集及血栓形成。

【实验方法】

(1)PPE或氯化钙诱导法:选用16周小鼠,仰卧固定、备皮,取下腹正中切口约1.5cm,暴露目标主动脉,使用小血管测量尺测量目标主动脉直径,重复测量2次取平均值,记录为造模前主动脉直径。然后用含4U/mg PPE或1mol/L氯化钙溶液的吸水纸完全敷于暴露的主动脉段。浸润主动脉50min后,生理盐水冲洗腹腔,逐层关腹缝合,14d之后即可形成主动脉瘤模型。

（2）BAPN 诱导法：选用 250～300g 重的雌性 SD 大鼠，与雄鼠交配后，若检测到阴道栓可定为怀孕第 0d，从怀孕第 6d 开始以 250mg/（kg·d）的剂量饲喂 BAPN，一直到产后第 3d，即可诱导出子鼠为主动脉瘤及夹层动物的模型。

（3）AEEA 诱导法：选用怀孕 14d 的 SD 大鼠，按照 150mg/（kg·d）剂量的 AEEA 灌胃 1 周，新生大鼠 100% 形成主动脉夹层及动脉瘤模型。

（4）AngⅡ诱导法：选用 ApoE$^{-/-}$ 小鼠，以 1mg/（min·kg）剂量的 AngⅡ持续灌注 28d，可形成腹主动脉瘤模型，肾上型腹主动脉瘤模型使用此方法成功率较高。

【模型鉴定】

同外科手术法制备主动脉瘤模型。

【注意事项】

同外科手术法制备主动脉瘤模型。

（黄文晖）

第十三节　缺血性脑卒中实验模型

脑卒中是人类常见疾病，随着我国人口老龄化进程的加快，越来越多的人暴露在脑卒中的风险当中。要探求治疗脑卒中的方法，就要先研究其发病机制，而适当的动物模型对于预测临床试验的价值和效果至关重要。

大型动物模型如猪、犬、猴等，主要具有以下优点：①易于进行磁共振等成像技术检查；②易于在同一动物多部位同时进行生理监测；③易于检测区域脑血流和新陈代谢；④在结构和功能上更接近于人类的大脑。然而，大型动物模型价格高昂，还有较高的伦理要求，因此难以大规模用于实验室研究。

小型动物除了成本较低的明显优势，还有以下优点：①可以相对容易地复制不同的转基因动物，尤其在鼠类最常用；②可以通过评估神经感觉和运动行为来判断缺血损伤的程度；③可以应用体内快速冷冻技术进行生化和神经化学分析。然而，这些小型动物的大脑与人类大脑在解剖和功能方面可能有很大不同，在小动物身上进行生理监测也有很大难度，甚至不能并行测量。

【实验原理】

通过在实验动物的大脑中动脉供血区产生稳定梗死灶，可建立适用于各种脑缺血实验研究的动物模型。

一、四血管闭塞法

通过阻断双侧颈总动脉及椎动脉血流建立大鼠全脑缺血模型。此方法可进行缺血-再灌注损伤的研究，但手术较为复杂，实验效果依赖于术者熟练的实验操作。

【实验器材】

仪器：手术无影灯、微型双极电凝镊、微型动脉夹、注射器。

材料：医用缝线、成年雄性 Wistar 大鼠。

试剂：1% 戊巴比妥钠。

【实验步骤】

（1）麻醉：在实验动物腹腔注射1%戊巴比妥钠（50mg/kg）麻醉后，俯卧位固定于操作台。

（2）闭塞椎动脉：消毒后于颈后正中剪开皮肤约2cm，逐层钝性分离组织直至暴露第1颈椎，再沿第1颈椎斜向内上寻找到翼孔，插入微型双极电凝镊烧灼，造成双侧椎动脉永久闭塞。

（3）分离颈总动脉：逐层缝合颈后伤口，再将大鼠仰卧位固定于操作台上，沿正中线切开颈前区皮肤约2cm，沿气管两侧逐步分离暴露双侧颈动脉鞘，游离双侧颈总动脉后，置线并系活结，再消毒缝合伤口，将大鼠置于笼内喂养，自由饮食。

（4）夹闭颈总动脉：处理后24h重新将大鼠仰卧位固定于操作台，腹腔注射1%戊巴比妥钠（50mg/kg）麻醉后，拆开颈部缝合线，提取线结，用微型动脉夹夹闭双侧颈总动脉。

（5）复灌：夹闭动脉10min后松开动脉夹使血液再灌注，然后缝合伤口，自由饮食。

【模型鉴定】

采用跳台实验、避暗实验等方法检查大鼠的记忆与空间定位障碍；测定脂质过氧化物（LOP）、脂质过氧化物丙二醛（MDA）等血管活性物质以反映细胞损伤程度；形态学观察可见梗死区间质内大小不等的空泡、血管扩张、脑组织水肿，部分神经细胞核固缩、深染，部分神经细胞溶解、胞质疏松、细胞界线不清，坏死区周边可见中性粒细胞。

【注意事项】

（1）严格遵守无菌操作原则。

（2）在翼孔中插入微型双极电凝镊烧灼5～6次，每次持续2～3s。

二、血管阻断法

通过夹闭双侧颈总动脉合并低血压以减少脑血流量，造成急性脑缺血。此方法能用于探讨缺血性脑损伤的发病规律，但不利于研究血管狭窄后的行为学变化，有时可导致缺血后抽搐、癫痫等并发症。

【实验器材】

仪器：生物信号采集与处理系统。

材料：一次性静脉留置针（24G×3/4，0.7mm×19mm）、医用缝线、注射器、三通管、连接管、微型动脉夹、成年雄性SD大鼠。

试剂：1%戊巴比妥钠、肝素。

【实验步骤】

（1）麻醉：大鼠腹腔注射1%戊巴比妥钠（50mg/kg）麻醉后，仰卧位固定于操作台。

（2）结扎股动脉：消毒后切开右侧股动脉处皮肤，逐层分离皮下组织，游离出股动脉后以丝线结扎远心端，再穿2根线备用。

（3）分离颈总动脉：在颈前区沿正中线切开皮肤，钝性分离双侧颈总动脉，穿线备用。

（4）监测动脉血压：待结扎的股动脉充盈后，用微型动脉夹夹闭股动脉近心端，采用动脉留置针行动脉插管，后以丝线固定，将留置针和已充满肝素的三通管、连接管和生物信号采集与处理系统连接，再撤去微型动脉夹，通过三通管注射肝素（150U/kg）达到全身肝素化。

（5）缺血期：在生物功能实验系统监测动脉血压条件下，用三通管回抽血液至平均动脉压达到30～40mmHg，再用微型动脉夹夹闭双侧颈总动脉，观察眼球颜色变化及呼吸状况以判断缺血情况。

（6）再灌注：缺血 15~25min 后撤去微型动脉夹，使双侧颈总动脉血液回输。

【模型鉴定】

将脑组织固定后制成冷冻切片，HE 染色观察到：梗死区间质内大小不等的空泡、血管扩张、脑组织水肿，部分神经细胞核固缩、深染，部分神经细胞溶解、胞质疏松、细胞界线不清，坏死区周边可见中性粒细胞。电镜可见脑神经细胞缺血后的微血管状态、胶质细胞形态、神经细胞的形态、线粒体的变化等；也可断头取脑，分别称量左右脑片湿重，烘烤至恒重，检查脑组织含水量，以反映脑水肿的程度。

【注意事项】

（1）再灌注时间为 120min。

（2）注意动物实验伦理规范。

三、开颅阻断法

开颅法实验条件较恒定，缺血效果可靠，是应用最广泛的局灶性脑缺血模型。但开颅危险性较大，且闭塞血管后无法进行再灌注损伤研究。

【实验器材】

仪器：动物手术显微镜、小型电钻。

材料：微型双极电凝镊、注射器、成年雄性 C57BL/6 小鼠。

试剂：3.5% 水合氯醛。

【实验步骤】

（1）麻醉：大鼠腹腔注射 3.5% 水合氯醛（1ml/100g）麻醉后，右侧卧位固定于显微镜操作台。

（2）钻孔：在小鼠左侧眼眶与耳之间切开皮肤，剪断颞肌，再在颧弓和鳞状骨的交点处钻孔（图 28-5）。

（3）阻断：通过该颅骨小孔在显微镜下找到左侧大脑中动脉，电凝阻断该处血管（图 28-6）。

若选择阻断大脑中动脉近心端血管，则脑梗死面积更大，小鼠脑缺血后行为变化更严重，适用于脑缺血后长期神经功能缺损的康复治疗研究；若选择阻断大脑中动脉远心端血管，则梗死范围较小，侧支循环尚存，受累脑组织包括梗死中心区、缺血周围半暗带和接近正常的外围带（图 28-7，见文末彩插）。

（4）缝合：覆盖颞肌，缝合皮肤，注意保暖。

【模型鉴定】

将脑组织固定后切片、制成冷冻切片，HE 染色观察到：梗死区间质内大小不等的空泡、血管扩张、脑组织水肿，部分神经细胞核固缩、深染，部分神经细胞溶解、胞质疏松、细胞界线不清，坏死区周边可见中性粒细胞。电镜可见脑神经细胞缺血后的微血管状态、胶质细胞形态、神经细胞的形态、线粒体的变化等；也可断头取脑，分别称量左右脑片湿重，烘烤至恒重，检查脑组织含水量，以反映脑水肿的程度。

【注意事项】

（1）严格遵守无菌操作原则。

（2）注意动物实验伦理规范。

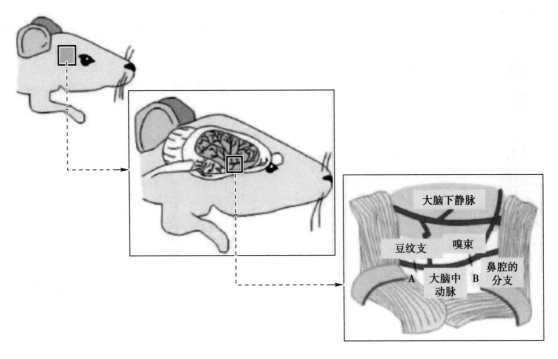

图 28-5 小鼠大脑中动脉解剖部位示意图

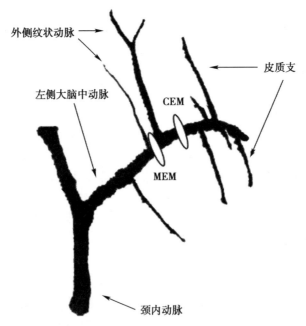

图 28-6 左侧大脑中动脉阻断部位示意图

四、光化学诱导法

通过用特定光源照射大鼠局部头颅,引起照射部位脑水肿而致脑梗死。这种方法动物存活时间较长,适用于慢性脑缺血研究。

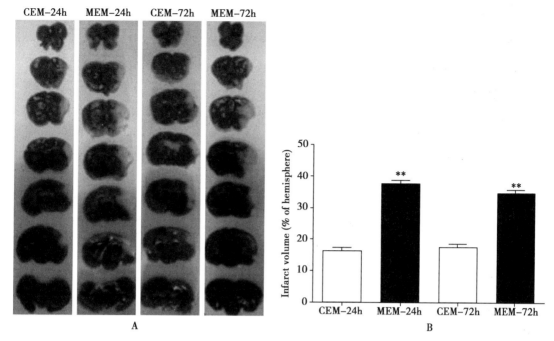

图 28-7　阻断大脑中动脉远心端(CEM)与近心端(MEM)所致脑梗死范围结果比较

A. 病变脑组织;B. 脑梗死范围比较的统计图

【实验器材】

仪器:立体定向仪、激光仪。

材料:医用缝线、注射器、成年雄性 Wistar 大鼠。

试剂:玫瑰红 B、伊文思蓝、1%戊巴比妥钠。

【实验步骤】

(1)麻醉:大鼠腹腔注射 1%戊巴比妥钠(50mg/kg)麻醉后,仰卧位固定于操作台。

(2)注射诱导剂:通过尾静脉向大鼠体内缓慢注射 5%玫瑰红 B(1.5ml/kg)。

(3)去除颅骨:在立体定向下,取双眼连线中点后 5mm 至双耳连线中点前 5mm 做一手术切口,剥除右侧骨膜,暴露右侧颅骨及前囟,磨除前囟门后 2.0mm、右 2.0mm 处直径约 5mm 范围颅骨骨质,保留完整硬膜。

(4)激光照射:在暴露硬膜处覆盖带孔直径约 4mm 的避光纸,然后在距脑组织约 1cm 处予以激光照射,激光强度为 10~12klx,照射时间为 5min。

(5)缝合:缝合头部皮肤。

【模型鉴定】

将脑组织固定后制成冷冻切片,HE 染色观察到:梗死区间质内大小不等的空泡、血管扩张、脑组织水肿,部分神经细胞核固缩、深染,部分神经细胞溶解、胞质疏松、细胞界线不清,坏死区周边可见中性粒细胞。电镜可见脑神经细胞缺血后的微血管状态、胶质细胞形态、神经细胞的形态、线粒体的变化等;也可断头取脑,分别称量左右脑片湿重,烘烤至恒重,检查脑组织含水量,以反映脑水肿的程度。

【注意事项】

(1)激光强度为 10~12klx,照射时间为 5min。

（2）注意动物实验伦理规范。

五、线栓法

通过插入线栓阻断大脑中动脉起始端及其所有侧支血流循环，导致局灶性缺血。

【实验器材】

仪器：手术无影灯。

材料：尼龙丝线、注射器、成年雄性 Wistar 大鼠。

试剂：1%戊巴比妥钠。

【实验步骤】

（1）麻醉：大鼠腹腔注射 1%戊巴比妥钠（50mg/kg）麻醉后，仰卧位固定于操作台上。

（2）制备线栓：血管内栓塞用丝线为美国产 4-0 单股蓝色心血管外科尼龙丝线，头端烫成光滑球形，球体直径约 0.2mm，消毒备用。

（3）结扎血管：常规消毒皮肤，沿中线切开颈部皮肤及皮下组织，暴露二腹肌肌腹，分离右颈总动脉，结扎颈总动脉近心端，向上分离右颈外动脉与颈内动脉，在近颈总动脉分叉处结扎颈外动脉，用微型血管夹夹住颈总动脉远心端，血管夹与颈总动脉结扎处保持约 5mm 的距离，再在此处放置一丝线，打结，暂不收紧线结。

（4）阻断大脑中动脉：在线结下端的颈总动脉剪一小口，插入栓线头端，收紧线结，松开微型血管夹，自颈总动脉经颈内动脉将栓线送至颅内，栓线插入深度约为 23mm，遇到阻力提示栓线头端位于大脑中动脉起始部。

（5）缝合：缝合皮肤，留置线头于体外，以备再灌注时抽提栓线。

（6）再灌注：栓线阻断大脑中动脉血流 6h 后再灌注，抽提栓线至颈内动脉内即可。

【模型鉴定】

将脑组织固定后制成冷冻切片，HE 染色观察到：梗死区间质内大小不等的空泡、血管扩张、脑组织水肿，部分神经细胞核固缩、深染，部分神经细胞溶解、胞质疏松、细胞界线不清，坏死区周边可见中性粒细胞。电镜可见脑神经细胞缺血后的微血管状态、胶质细胞形态、神经细胞的形态、线粒体的变化等；也可断头取脑，分别称量左右脑片湿重，烘烤至恒重，检查脑组织含水量，以反映脑水肿的程度。

【注意事项】

（1）栓塞用尼龙丝线头端需烫成光滑球形。

（2）注意动物实验伦理规范。

（尹 凯 陈 雯）

第十四节 出血性脑卒中实验模型

【实验原理】

通过人为制造实验动物的脑血管损伤，模拟人类脑出血后血肿的形成和发展。

一、自体血脑内注血法

自体血输注是目前制作脑出血模型最常用的实验方法之一。

【实验器材】

仪器:手术无影灯、立体定向仪、小型电钻、微量注射泵。

材料:医用缝线、穿刺针(30-gauge)、注射器、成年雄性新西兰兔。

试剂:1%戊巴比妥钠。

【实验步骤】

(1)麻醉:兔腹腔注射1%戊巴比妥钠(50mg/kg)麻醉后,俯卧位固定于操作台。

(2)钻孔:沿兔脑正中线切开皮肤、皮下组织等,暴露颅骨,在颅骨前囟前2mm,中线右侧6mm处钻孔,直径约2mm。

(3)穿刺:在立体定向下,将穿刺针沿钻孔插入距颅骨6mm深的右侧基底核处。

(4)注血:从右股动脉抽取兔新鲜自体全血,用微量注射泵先以25μl/min的速度,沿穿刺针向基底核内注血50μl,之后插入针芯固定7min。

(5)再次注血:用微量注射泵以40μl/min的速度,沿穿刺针向基底核内再次注血250μl,再将针芯插入固定8min待血凝块形成,之后缓慢退出穿刺针。

(6)缝合:骨蜡封闭颅骨穿刺孔,缝合皮下组织及皮肤。

【模型鉴定】

将脑组织固定后制成冷冻切片,HE染色可观察到血肿周围炎症细胞浸润;也可以应用免疫组化法观察脑组织基质金属蛋白酶MMP-2、MMP-9等脑出血相关蛋白表达。检查脑组织含水量[(湿重−干重)/湿重×100%]可反映脑水肿的程度。

【注意事项】

(1)需要控制注血的速度和时间,如注血时间过长则易发生血液凝固,导致注血失败。

(2)注意动物实验伦理规范。

二、细菌胶原酶诱导法

用细菌胶原酶替代自体血,产生的血肿大小基本一致,适用于出血周围脑组织的病理机制研究,但不能模拟血压变化导致的脑出血。

【实验器材】

仪器:手术无影灯、立体定向仪、小型电钻、微量注射泵。

材料:医用缝线、穿刺针(30-gauge)、成年雄性SD大鼠。

试剂:1%戊巴比妥钠、生理盐水、细菌胶原酶(Ⅶ型)。

【实验步骤】

(1)麻醉:大鼠腹腔注射1%戊巴比妥钠(50mg/kg)麻醉后,俯卧位固定于操作台。

(2)钻孔:沿大鼠脑正中线切开皮肤、皮下组织等,暴露颅骨,在前囟后0.2mm、中线右侧3mm处钻孔,直径约2mm。

(3)穿刺:在立体定向下,将穿刺针沿钻孔插入距颅骨6mm深的右侧尾状核处。

(4)注入细菌胶原酶:沿穿刺针向尾状核内注入0.6U细菌胶原酶3μl,速度为0.2μl/min,注射完成后固定10min,缓慢退出穿刺针。

(5)缝合:骨蜡封闭颅骨穿刺孔,缝合皮下组织及皮肤。

【模型鉴定】

将脑组织固定后制成冷冻切片,HE染色可观察到血肿周围炎症细胞浸润;也可以应用免疫组化法观察脑组织MMP-9等脑出血相关蛋白表达。检查脑组织含水量[(湿重−干重)/湿重×100%]可反映脑水肿的程度。

【注意事项】

(1)严格遵守无菌操作原则。

(2)注意动物实验伦理规范。

三、自发性脑出血动物模型

通过结扎双侧或单侧肾动脉复制肾性高血压大鼠模型,大约 10 周后可出现高血压引起的脑血管损伤。该模型与人体高血压脑出血的病理生理机制类似,但出血量和出血部位的可控性较差。

【实验器材】

仪器:手术无影灯。

材料:医用缝线、无菌针灸针(0.25mm×25mm)、注射器、成年雄性 Wistar 大鼠。

试剂:1%戊巴比妥钠、注射用青霉素钠、5%葡萄糖溶液。

【实验步骤】

(1)麻醉:在大鼠腹腔注射 1%戊巴比妥钠(50mg/kg)麻醉后,仰卧位固定于操作台。

(2)分离:消毒后沿腹正中线切开皮肤,分离皮下筋膜,剪开腹膜进入腹腔,充分暴露肾脏,钝性分离出左肾动脉,再穿入无菌丝线。

(3)缩窄肾动脉:将针灸针紧贴于左肾动脉并平行于血管长轴放置,再用针灸针将无菌丝线和肾动脉一起扎紧,打结后抽出针灸针,造成左肾动脉狭窄;可再用同样的方法造成右肾动脉狭窄。

(4)关腹:缝合伤口。

【模型鉴定】

将脑组织固定后制成冷冻切片,HE 染色可观察到血肿周围炎症细胞浸润;也可以应用免疫组化法观察脑组织 MMP-9 等脑出血相关蛋白表达。检查脑组织含水量[(湿重-干重)/湿重×100%]可反映脑水肿的程度。

【注意事项】

(1)严格遵守无菌操作原则。

(2)术后 3d 腹腔注射青霉素钠($3×10^4$U/d)预防感染。

(尹 凯)

第十五节 蛛网膜下腔出血实验模型

【实验原理】

由于脑表面和脑底的血管破裂出血,血液直接流入蛛网膜下腔所致动物模型。

一、脑池注血法

脑池注血法是一种简单易行的蛛网膜下腔出血模型制作方法。

【实验器材】

仪器:手术无影灯。

材料:医用缝线、注射器、成年雄性 Wistar 大鼠。

试剂:1%戊巴比妥钠。

【实验步骤】

(1)麻醉:大鼠腹腔注射 1%戊巴比妥钠(50mg/kg)麻醉,仰卧位固定于操作台。

(2)抽血:在股根部摸到股动脉搏动,做一长约 1cm 皮肤切口,钝性分离股动脉,从股动脉抽取 0.3ml 新鲜血备用,压迫股动脉止血。

(3)注血:在左右耳根连线摸到枕外隆凸下约 0.5cm 处有一凹陷,在此处分开皮肤,找到环枕膜并穿刺,进针约 1mm 有突破感,把血缓慢注入(0.1ml/min),注意保持动物俯卧并头低尾高位置,依靠重力使血液缓慢扩散至基底池。

(4)缝合:骨蜡封闭颅骨穿刺孔,缝合皮下组织及皮肤。

【模型鉴定】

采用 Bederson 法评价大鼠神经行为学改变,正常(0 级):①未见活动异常,大鼠被提尾悬空时两前肢向地面伸直;②置动物于软塑料板上,轻握鼠尾,在鼠肩后施加侧向推力使鼠滑动约 10cm,手感左右推动阻力相等。中度(1 级):①鼠被提尾悬空时,脑缺血对侧前肢呈屈曲、抬高、肩内收、肘关节伸直等状态;②基本同 0 级。重度(2 级):①同 1 级;②检查方法同上,但缺血半球对侧的侧向推动阻力明显降低。应用免疫组化法观察脑组织 MMP-9 等脑出血相关蛋白表达变化。还可检查脑组织含水量变化。

【注意事项】

(1)严格控制进针深度,如进针过深可损伤脑干致实验动物呼吸骤停死亡。

(2)严格遵守无菌操作原则。

二、枕大池二次注血法

此法脑血管痉挛的时间特征与人蛛网膜下腔出血后血管痉挛接近,适用于血管痉挛的机制和干预研究(图 28-8)。

【实验器材】

仪器:动物手术显微镜。

材料:显微手术器械、明胶海绵、注射器、成年 Wistar 大鼠。

试剂:1%戊巴比妥钠。

【实验步骤】

(1)麻醉:大鼠腹腔注射 1%戊巴比妥钠(50mg/kg)麻醉,仰卧位固定于操作台。

(2)抽血:暴露一侧股动脉,用 1ml 注射器抽取动脉血 0.3~0.4ml,随后压迫股动脉止血,再改为俯卧位。

(3)定位:常规消毒,以枕外隆凸为中点做一长约 0.1cm 的切口,分离皮下筋膜,纵行剪开浅层肌肉约 8mm,暴露颈夹肌间隙,初步定位枕骨和环枕膜。

(4)注血:将注射器与背部保持 15°~30°夹角,针头沿枕骨进至枕骨大孔处,刺破环枕膜有落空感,提示到达枕大池,进针深度在 5mm 以内,以 0.15ml/min 速度在 2min 内将血液注入枕大池。

(5)缝合:在环枕膜穿刺部位填塞明胶海绵,保持俯卧位头低 30°约 30min,缝合头部及股动脉处切口。

(6)二次注血:在第一次枕大池注血 48h 后,同法抽取另一侧股动脉血 0.2~0.3ml(1ml/kg)再次注入枕大池。

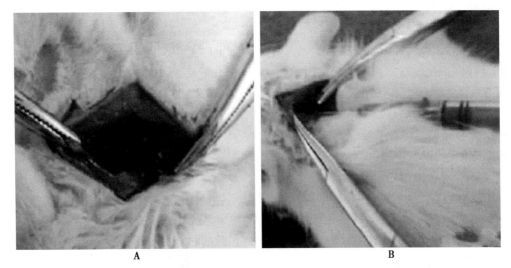

图 28-8 枕大池二次注血法构建 Wistar 大鼠蛛网膜下腔出血模型

【模型鉴定】

可采用 Bederson 分级法评价大鼠神经行为学改变,也可应用免疫原位杂交技术检测水通道蛋白 4(AQP4)在脑组织中的表达情况。

【注意事项】

(1)前次注血时易致周围组织损伤粘连,因此二次注血时难以体会进入枕大池的突破感。

(2)可利用 B 超进行定位。

三、交叉前池注血法

此法血液恒定分布于前循环,脑损害较轻,动物死亡率低,适用于研究蛛网膜下腔出血后急性脑血管痉挛的发病机制和干预研究。

【实验器材】

仪器:立体定向仪、小型电钻。

材料:明胶海绵、注射器、成年 Wistar 大鼠。

试剂:1%戊巴比妥钠。

【实验步骤】

(1)麻醉:大鼠腹腔注射 1%戊巴比妥钠(50mg/kg)麻醉,俯卧位固定于操作台。

(2)钻孔:切开皮肤,分离皮下组织,在立体定向下,用小型电钻在额正中部前囟前 7.5mm 钻孔。

(3)穿刺:与矢状面倾斜 30°进针,10mm 左右到达颅底,缓慢注入自体血 0.2ml(取血方法同前),注血时间为 2min。

(4)缝合:骨蜡封闭颅骨穿刺孔,缝合皮下组织及皮肤。

【注意事项】

(1)严格遵守无菌操作原则。

(2)麻醉后确保大鼠呼吸道通畅。

四、颈内动脉穿刺法

此法创伤性大,脑水肿严重,动物死亡率高,可用于蛛网膜下腔出血后脑损害的机制和干预研究。

【实验器材】

仪器:手术无影灯。

材料:尼龙线(直径0.26mm)、医用缝线、注射器、成年雄性Wistar大鼠。

试剂:1%戊巴比妥钠。

【实验步骤】

(1)麻醉:大鼠腹腔注射1%戊巴比妥钠(50mg/kg)麻醉,仰卧位固定于操作台。

(2)分离动脉:常规消毒皮肤,沿中线切开颈前区皮肤、皮下组织,依次分离右侧颈总动脉、颈外动脉和颈内动脉,并结扎颈外动脉和颈内动脉的吻合支。

(3)结扎动脉:将颈外动脉结扎并剪断,调整方向并拉直,使其与颈内动脉在一条直线上。

(4)刺破血管:以颈外动脉为入口,将锐化后的尼龙线导入颈内动脉,直至颈内动脉分叉处,感到有阻力时再向前推进3mm,使锐化的尼龙线刺破大脑中动脉和大脑前动脉分叉处,造成蛛网膜下腔出血(图28-9,见文末彩插)。

(5)拔线:将尼龙线在穿刺部位停留15s后,迅速拔出。

【模型鉴定】

应用Bederson分级法可评价大鼠神经行为学改变,免疫原位杂交技术检测水通道蛋白4(AQP4)在脑组织中的表达情况。

【注意事项】

(1)严格遵守无菌操作原则。

(2)注意动物实验伦理规范。

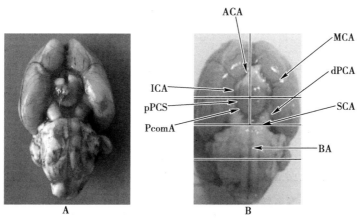

图28-9　蛛网膜下腔出血标本图与基底池分区图

A. 蛛网膜下腔出血标本图;B. 基底池分区图

ICA,颈内动脉;ACA,大脑前动脉;MCA,大脑中动脉;

PCA,大脑后动脉;BA,基底动脉;

PcomA,后交通动脉;SCA,锁骨下动脉

(尹　凯　陈　雯)

第十六节　颅高压实验模型

颅内压是指大脑颅腔内脑脊液对颅腔内的压力,成人卧位颅内压的正常值为 0.78 ~ $1.76kPa(80 \sim 180mmH_2O)$,其值随呼吸波动小于 $10mmH_2O$,儿童卧位颅内压为 $0.4 \sim 1.0kPa$ $(40 \sim 100mmH_2O)$。

颅内压增高的主要病因有颅脑损伤、颅内肿瘤、颅内感染、脑血管疾病、脑寄生虫病、颅脑先天性疾病、良性颅内压升高、脑缺氧等。由上述疾病导致颅腔内容物体积增加或者颅腔容积减小,致使颅内压增高而引起一系列病理生理改变。颅内压升高会引起脑疝,致使患者因呼吸循环衰竭而导致死亡,因此对颅内压增高的正确诊断和治疗极其重要。

颅内压增高的临床治疗亟待基础研究的进一步深入,以期获得更为高效的治疗措施和方法而寻求理想的动物模型,是探索其新治疗方案的重要基础。

一、小鼠血肿所致急性颅高压模型

【实验原理】

颅内占位性病变是增加颅内容积、破坏颅腔容量与颅内正常内容物容积之间稳态平衡,导致颅内压增高的常见原因。其中颅内血肿是最常见因素,当血肿占据不能扩张的有限颅内空间,或颅内占位性病变压迫脑组织时,脑组织移位甚至破坏,进而导致脑水肿,引发颅内高压。

【实验器材】

动物手术台,高通牙钻,微量注射器,手术刀,手术剪,止血钳,医用棉签,医用纱布,酒精,生理盐水,甲苯噻嗪,氯胺酮,Ⅳ型胶原酶,骨胶等。

【实验方法】

CD-1 小鼠,周龄 8 ~ 10 周,雌雄不限。先用 8mg/kg 甲苯噻嗪和 60mg/kg 氯胺酮肌内麻醉。固定于手术台上,将其体温维持在 37℃,用 0.5mm 钻头的高通牙钻从颅脑侧面钻孔深入 2.2mm 至前囟,再将 0.04U Ⅳ型胶原酶溶于 0.5μl 生理盐水并通过微量注射器注射于纹状体,然后从尾端取血 30μl 用微量注射器以同样的方法注射于纹状体。经过上述处理后,注射器固定 10min 以防逆流,然后用骨胶封闭钻孔,常规消毒缝合。

【模型鉴定】

用颅内压检测判断模型是否成功。在常规外科消毒处理后,切开皮肤暴露颅骨,通过钻孔将 Camino 光纤维内压探头放入脑内,骨胶封闭钻孔。大脑大体观下出现明显血肿,且周边有明显水肿带,中线向对侧移位等都体现了明显的颅内高压症状。

【注意事项】

在注射麻药时,密切注意动物生命体征,避免麻醉死亡。且在注射生理盐水和尾静脉血液诱导颅内高压时,需小心控制注射速度,不宜过快。

二、大鼠脑胶质瘤所致颅高压模型

【实验原理】

颅内占位性病变的另一个常见病因是脑肿瘤压迫,其中以胶质瘤最为常见,当胶质瘤瘤体在有限的颅内空间逐渐生长,就会压迫脑组织,诱发脑水肿,引起颅高压。

【实验器材】

动物手术台,高通牙钻,微量注射器,手术刀,手术剪,止血钳,医用棉签,医用纱布,酒精,生理盐水,戊巴比妥钠,胶质瘤细胞悬液,骨胶等。

【实验方法】

SD大鼠,体重300g左右,雌雄不限。0.4%戊巴比妥钠10ml/kg腹腔注射麻醉。固定于手术台,头顶部常规备皮,外科消毒后,切开头皮暴露颅骨。用钻头钻一1.0mm小孔,位置于前囟后1.0mm与矢状缝右3.0mm处。将连接于微量注射器的针头进针6mm后退1mm,使针尖距硬脑膜约5mm,切勿伤及硬脑膜。再将胶质瘤细胞悬液10μl缓慢(约10min)推送入脑内,留置针头5min后缓慢退针,再用骨胶封闭骨孔,缝合皮肤,外科消毒,一般饲养。

【模型鉴定】

由于肿瘤团块慢慢增大并且颅内出血坏死愈发严重而出现颅内高压,并出现颅高压相应的临床症状,如呕吐、视盘水肿。结合使用上述方法测定颅内压做进一步鉴定。

【注意事项】

麻醉时,控制药物注射的速度和剂量,同时密切关注生命体征,防止麻醉意外。在注射细胞悬液时,应注意进针深度,避免损伤大脑组织。

三、兔颅内压增高实验模型

(一)硬膜外加压灌注致兔颅高压模型

【实验原理】

类似于"大鼠脑胶质瘤所致颅高压模型",将诱发因素从实体肿瘤更换为脑膜外加压囊,通过人为占位改变,直接提高颅内压。

【实验器材】

动物手术台,高通牙钻,注射器,手术刀,手术剪,止血钳,动脉穿刺插管,颅内压监测探头,医用棉签,医用纱布,酒精,生理盐水,戊巴比妥钠,骨胶等。

【实验方法】

新西兰兔,体重2.5kg左右动脉穿刺插管,雌雄不限。耳缘静脉注射3%戊巴比妥钠(30mg/kg)麻醉后将其固定于手术台,左股动脉穿刺插管以监测血压。在左额顶部备皮,外科常规消毒后钻孔,直径约为0.6cm。在额颞及额顶部分别置入硬脑膜外加压囊和颅内压监测探头后用骨胶封闭骨孔。另通过上述操作对右侧额顶部消毒后置入经颅多普勒超声(TCD)探头。向囊内匀速加压输液,在40~50min内使颅内压与基底动脉舒张压相等后,调节速度,以维持该水平的颅内压。

【模型鉴定】

颅内压升高达120~160mmHg者,提示造模成功,因脑受压而导致脑血流减少,出现脑组织水肿。

【注意事项】

注射麻药时,注意注射速度,密切观察动物生命体征,防止麻醉意外。放置加压囊时和监测探头时,注意深度,勿伤及脑组织。严格消毒灭菌处理,防止颅内感染而造成的造模失败。

(二)硬脑膜下球囊加压灌注致兔颅高压模型

【实验原理】

类似于"硬膜外加压灌注致兔颅高压模型",将加压囊从硬膜外换于硬脑膜下,通过人为占位改变,直接提高颅内压。

【实验器材】

动物手术台,高通牙钻,注射器,手术刀,手术剪,止血钳,颅内压监测探头,球囊,电位记录仪,医用棉签,医用纱布,酒精,生理盐水,戊巴比妥钠,骨蜡等。

【实验方法】

新西兰兔,体重 2.5kg 左右,雌雄不限。耳缘静脉注射 3% 戊巴比妥钠(30mg/kg)麻醉后将其固定于手术台,于头顶常规备皮,外科消毒,切开皮肤,在兔头左顶部钻孔直径 1cm 后,将颅内压检查探头置于硬脑膜外。于右顶后部钻一 3mm 骨孔,再将诱发电位记录电极置于硬膜表面。球囊的放置方法分为两种:①在右冠状缝开一骨孔约 3mm 后切开硬膜,将球囊置于右顶硬膜下。②于右顶后部钻一 3mm 骨孔,将球囊沿着硬脑膜送于颅底。两种方法都以骨蜡封闭。初次向球囊注射 0.2ml 生理盐水,其后再以 0.1ml 梯度推送,直至 0.7ml。每次加量间隔 15min 并分别记录颅内压、脑干听觉诱发电位、体感诱发电位,在整个操作过程中维持动物正常体温在 38~39℃。

【模型鉴定】 参考"硬膜外加压灌注致兔颅高压模型"。

【注意事项】 参考"硬膜外加压灌注致兔颅高压模型"。

(三)侧脑室内加压灌注致兔颅高压模型

【实验原理】

脑脊液在脑室系统和蛛网膜下腔循环通路发生阻塞时,使脑脊液不能发生置换以缓冲颅内病变而造成颅内压增高;同时脑脊液又不断分泌,必然增加其所占据的颅腔容积而造成颅内压增高。脑脊液生成过多或脑脊液吸收减少,都会使脑脊液积聚起来,结果引起颅内压增高。

【实验器材】

动物手术台,高通牙钻,注射器,手术刀,手术剪,止血钳,颅内压监测探头,侧脑室插管,三通管,医用棉签,医用纱布,酒精,生理盐水,戊巴比妥钠,骨蜡等。

【实验方法】

新西兰兔,体重 2.5kg 左右,雌雄不限。耳缘静脉注射 3% 戊巴比妥钠(30mg/kg)麻醉后取俯卧位将其固定于手术台,根据 Sawyer 图谱定位侧脑室,坐标为 P4、H+7 和 LR5,将充满人工脑脊液的塑料管(外径为 0.6mm,内径为 0.3mm)一端进行侧脑室插管,另一端与三通管相连。三通管一端连接检压计监测颅内压,另一端与带有蠕动泵的充满人工脑脊液的容器相连,进行调节加压。

【模型鉴定】

通过三通管一端的检压计观察发现颅内压升高至 120~160mmHg,表明颅高压模型制备成功。

【注意事项】

参考"硬膜外加压灌注致兔颅高压模型"。

(四)小脑延髓池内灌注致兔颅高压模型

【实验原理】

类似于"侧脑室内加压灌注致兔颅内压增高模型",通过人为影响脑脊液循环,诱发颅内高压。

【实验器材】

动物手术台,高通牙钻,注射器,手术刀,手术剪,止血钳,颅内压监测探头,穿刺针,恒压灌注瓶,脑立体定位仪,医用棉签,医用纱布,酒精,生理盐水,戊巴比妥钠,骨蜡等。

【实验方法】

新西兰兔,体重2.5kg左右,雌雄不限。耳缘静脉注射3%戊巴比妥钠(30mg/kg)麻醉后将其仰卧位固定于手术台,气管切开,插管,保持呼吸道通畅,头部常规备皮,外科消毒后沿中线切开头皮至后枕部,在枕前骨粗隆下方用连接检压计的针头正中穿入,穿透脑膜刺入延髓池,测得正常颅内压。参照Sawyer图谱,找到APO·L4处,用一粗针刚好穿透颅骨后在脑立体定位仪下将穿刺针刺入脑室,穿刺针末端连于装有人工脑脊液的恒压灌注瓶,通过调节灌注瓶的高度,可获得不同的颅内压。

【模型鉴定】

通过检压计可以测出颅内是否出现高压,兔的正常颅内压为(0.088 ± 0.021)kPa,调节灌注瓶高度而提高颅内高压至2.67kPa后固定高度,可将颅内高压保持6h以上。当颅内压至10.67kPa时,会引起绝大多数动物呼吸抑制而死亡。

【注意事项】

参考"硬膜外加压灌注致兔颅高压模型"。

（五）脑内血肿所致兔颅高压模型

【实验原理】

类似于"小鼠血肿所致急性颅高压模型",通过诱发颅内血肿来破坏颅腔容量与颅内正常内容物容积之间的稳态平衡,从而引起颅内压升高。

【实验器材】

动物手术台,高通牙钻,注射器,手术刀,手术剪,止血钳,微量注射泵,颅内压监测探头,小号套管针,光纤路内压探头,医用棉签,医用纱布,酒精,生理盐水,戊巴比妥钠,骨胶等。

【实验方法】

新西兰兔,体重2.5kg左右,雌雄不限。耳缘静脉注射3%戊巴比妥钠(30mg/kg)麻醉后取左侧卧位将其固定于手术台,于颅顶备皮,经外科常规消毒后,切开皮肤以暴露颅骨,左侧冠状缝后0.5cm距矢状缝0.5cm处钻一0.3cm的圆形小孔后切开硬膜,将小号套管针经环枕韧带穿刺刺入颅内深0.5cm处,取出内芯,保留软管,骨胶封闭。在右侧对应位点经上述处理后,置入光纤路内压探头。取自体血液1.5ml后通过微量注射泵注入(注血速度为0.15ml/min)。

【模型鉴定】

通过硬膜下的光纤颅内压探头测定颅内压达120~160mmHg,说明产生了颅高压,模型复制成功。

【注意事项】

参考"硬膜外加压灌注致兔颅高压模型"。

（六）百日咳菌液致兔脑水肿颅高压模型

【实验原理】

百日咳菌液诱发的脑组织感染,可以损伤脑细胞及脑血管,造成细胞毒性及血管源性脑水肿,从而破坏脑组织,导致脑水肿而引起颅内压增高。

【实验器材】

动物手术台,高通牙钻,注射器,手术刀,手术剪,止血钳,动脉穿刺插管,颅内压监测探头,医用棉签,医用纱布,酒精,生理盐水,戊巴比妥钠,骨胶等。

【实验方法】

新西兰兔,体重 2.5kg 左右,雌雄不限。耳缘静脉注射 3% 戊巴比妥钠(30mg/kg)麻醉后将其固定于手术台,于颅顶正中处备皮,外科常规消毒后,切开皮肤,在中点钻 1.1cm×0.8cm 的椭圆孔,将传感器置入硬脑膜外持续监测颅内压。再于耳缘静脉输注 1ml/kg 的 2.5% 伊文思蓝,左颈外动脉逆行插管后注入 $9.8×10^{10}$ 个/ml 的百日咳菌液 0.5ml/kg,诱发成感染性脑水肿所致的颅高压模型。

【模型鉴定】

颅内压通过硬脑膜外的传感器检测,达 120~160mmHg 后提示颅高压发生。大脑病理学检测可发现脑沟回变浅变平,伊文思蓝含量增高,脑组织明显水肿,星形胶质细胞足突增加,胶质细胞增生,并出现细胞肿胀和大量吞饮小泡,毛细血管间隙增宽,出现典型的颅高压病理表现。

【注意事项】

注意麻药注射速度,密切观察模型生命体征,注意无菌操作,防止杂菌进入手术创口。

四、犬颅内压增高实验模型

(一)硬膜外加压灌注致犬颅高压模型

【实验原理】

类似于"硬膜外加压灌注致兔颅高压模型",将研究对象兔换为犬,通过人为占位改变,直接提高颅内压。

【实验器材】

动物手术台,高通牙钻,注射器,手术刀,手术剪,止血钳,气管插管,动脉穿刺插管,乳胶球囊,颅内压监测探头,医用棉签,医用纱布,酒精,生理盐水,戊巴比妥钠,骨胶等。

【实验方法】

健康杂种犬,体重 12kg 左右,雌雄不限。在禁食 12h 后,3% 戊巴比妥钠(30mg/kg)静脉注射麻醉,仰卧位固定于手术台,气管插管。左股动脉插管,采集血液并连接于血气分析仪和血压传感器测量血压。在左股静脉处开通静脉通路输注糖盐水维持生理需要。改俯卧位,外科常规消毒后顶,正中切开头皮,暴露头骨,双外侧外耳道连线距中线 1cm 处钻孔。左侧脑室通过穿刺测定颅内压,右侧额顶硬膜外加入乳胶球囊,并向其中注入 37℃ 生理盐水 3~6ml,在半分钟内使颅内压缓慢升至 8kPa 后调节输注速度,使颅内压稳定于 7.6~8.4kPa。

【模型鉴定】

本模型颅内压升高且稳定。动脉压在 2h 后出现轻微下降趋势。氧分压显著下降。其余参考"硬膜外加压灌注致兔颅高压模型"。

【注意事项】

注意麻药推入速度,密切观察动物生命体征,防止麻醉意外,往球囊中注入生理盐水时,应先水浴加热,防止动物体温骤然降低。

(二)血肿所致急性犬颅高压损伤模型

【实验原理】

类似于"小鼠血肿所致急性颅高压模型",将研究对象小鼠换为犬,通过诱发颅内血肿来破坏颅腔容量与颅内正常内容物容积之间的稳态平衡,从而引起颅内压升高。

【实验器材】

动物手术台,高通牙钻,注射器,手术剪,止血钳,留置针,颅内压监测探头,医用棉签,医用纱布,酒精,生理盐水,戊巴比妥钠,骨胶等。

【实验方法】

健康杂种犬,体重 12kg 左右,雌雄不限,在禁食 12h 后,3%戊巴比妥钠(30mg/kg)静脉注射麻醉,固定于手术台,外科常规消毒,于颅中线做正中切口,暴露冠状缝后在其右侧 10mm 前,距中线 8mm,作一垂直颅骨的 3mm 骨孔,此作为微透析监测通道及注射用通道。另一侧以同样方法钻孔作为对健侧的监测通道,骨蜡封闭。抽取 4ml 自体动脉血,用留置针缓慢进针 22mm 后推注 3ml 血液进入右侧颅腔。

【模型鉴定】

参照"硬膜外加压灌注致兔颅高压模型"。

【注意事项】

参考"硬膜外加压灌注致犬颅高压模型"。

五、猪急性颅高压实验模型

【实验原理】

类似于"硬膜外加压灌注致兔颅高压模型",将研究对象兔换为猪,通过人为占位改变,直接提高颅内压,并因继发脑水肿,可进一步加重颅内压升高。

【实验器材】

动物手术台,高通牙钻,注射器,手术刀,手术剪,止血钳,带气囊套管,留置针,颅内压监测探头,医用棉签,医用纱布,酒精,生理盐水,氯胺酮,丙泊酚,骨胶等。

【实验方法】

健康中型家猪(28kg 左右),3~4 月龄,雌雄不限。先用氯胺酮肌内麻醉后用丙泊酚静脉注射维持麻醉。固定于手术台上,于胸部采用心电监护,将颈前切开,钝性分离肌群后切开气管并置入带气囊套管,耳缘静脉穿刺并保留留置针,开通静脉通路。以冠状缝前 1cm、矢状缝旁 1.5cm 为中心常规消毒后,切开头皮,显露头骨,在切口中心颅骨出钻直径约 0.6cm 的钻孔并向骨孔后方硬脑膜外植入颅内压光纤探头,植入深度 1cm 用以监测颅内压和平均动脉压。在骨孔处不切开硬脑膜的基础上,用穿刺套管针垂直进针穿刺硬脑膜 1cm 后拔出金属内芯,以骨蜡封闭骨孔。取管壁肝素化的注射器抽取动脉血 10ml,再用静脉注射泵通过导管链接穿刺针后,向额叶内注入血液以制作急性颅内压增高模型,注血速度为 1ml/min,生理盐水冲洗术野,缝合切口,常规消毒。在注血过程和注血后 2h 持续监测颅内压及血压、心率等基础生命体征。

【模型鉴定】

手术后平均动脉压和颅内压急速上升,一般于注射血液后 30min 达到高峰。注血后 2h 行头部 CT 轴位检查(层厚 0.5cm),发现额叶脑实质内出现明显混杂密度血肿,且周边有明显水肿带,中线向对侧移位等都体现了明显的颅内高压症状。组织学检查可见脑大体标本额叶有明显血肿且将中线挤向对侧,周围出现明显水肿带。HE 染色镜下观显示位于血肿周围的脑组织皮质神经元出现明显变性且位置排列混乱。海马神经元也出现同样的病理改变,且胶质细胞显著增生并出现"嗜节现象",血管周围出现"淋巴套",有大量红细胞聚集于蛛网膜伴大量炎症细胞浸润。超微透射电镜提示血肿周围的脑神经元细胞肿胀显著,胶质细胞内细胞器大量减少,其中线粒体肿胀明显,嵴排列混乱无序甚至断裂。粗面内质网颗粒肿胀。血管内皮细胞水肿,基膜不平。血管周围有明显的水肿带包绕。

【注意事项】

注意麻药推注速度,防止麻醉意外,规范手术无菌操作,防止术中感染。

六、硬膜外加压灌注致猫颅高压实验模型

【实验原理】

类似于"硬膜外加压灌注致兔颅高压模型",将研究对象兔换为猫,通过乳胶隐囊模拟颅内占位性病变,直接诱发颅内压增高。

【实验器材】

动物手术台,高通牙钻,注射器,手术剪,止血钳,乳胶隐囊,留置针,颅内压监测探头,医用棉签,医用纱布,酒精,生理盐水,氨基甲酸乙酯,骨胶等。

【实验方法】

杂种猫,体重2.8kg左右,雌雄不限。20%氨基甲酸乙酯(5ml/kg)腹腔注射麻醉。固定于手术台,外科常规消毒,于颅顶正中做矢状切口,暴露颅骨,分别在左右顶区开直径为1.2cm和0.5cm的骨孔,分别置入乳胶隐囊后封闭骨孔。通过向隐囊注水的方式,按颅腔体积的10%向囊内注水,升高颅内压。在额骨、颞骨和枕骨埋置脑电图电极。前肢与前胸处安装心电图导联。

【模型鉴定】

以压力器测定颅内压,达到120~160mmHg及以上,并出现相应的颅高压临床症状,如呕吐、视盘水肿,说明模型复制成功。脑电沉默。BAEP波明显受到抑制。心率加快,ST段压低,QRS波变宽,偶发室性期前收缩,心跳变慢。

【注意事项】

注意麻药推注速度,防止麻醉意外,规范无菌操作,避免感染,且隐囊内水的温度需事先水浴加热,防止动物体温骤降。

(莫中成 李昱堃)

第十七节 脑水肿实验模型

脑水肿是中枢神经系统疾病的一个重要病理过程,严重影响着预后。多种因素如缺血、颅内损伤、炎症、脑代谢障碍、肿瘤及中毒都会引起脑水肿。脑水肿起病急、发病快,可导致颅内压的增高,严重者则会形成不可逆的继发性脑损害,发生脑死亡。

一、大鼠脑水肿模型

(一)闭合性颅脑损伤大鼠脑水肿模型

【实验原理】

创伤性颅脑损伤是在外部机械力的作用下引起的颅脑损伤,急性颅脑损伤后由于脑血流调节功能受损,造成脑微循环障碍。微循环障碍、脑缺血是引发脑继发性病理改变的基础,其中脑水肿是颅脑损伤病程中的重要病理特征。脑水肿具体机制十分复杂,一般认为与能量代谢、微循环障碍、血-脑屏障破坏、自由基毒性、钙超载等有关。

【实验器材】

动物手术台,注射器,手术刀,手术剪,止血钳,打击管,医用棉签,医用纱布,酒精,生理盐水,水合氯醛等。

【实验方法】

SD 大鼠,体重 250g 左右,雌雄不限。10%水合氯醛(0.3ml/100g)腹腔注射麻醉大鼠,俯卧位固定头部,做前正中切口,暴露颅骨,在前囟左后方 4.5mm 处做一直径 5mm 的骨窗,将打击管放置在骨窗上并进行压力为 1.8 个标准大气压的打击。对照组大鼠参照实验组的方法进行麻醉并在相同位置做骨窗,但不进行打击。

【模型鉴定】

与对照组相比,脑水肿模型组的脑组织含水量显著升高。镜下观察,伤后 15min,大鼠脑皮质、海马含水量显著增加,肿胀明显;伤后 3h 可见弥漫性轴索损伤的表现,神经元周围间隙变大;伤后 12h 神经纤维中轴索肿胀、排列不规则,髓鞘不规则脱落。

【注意事项】

要选择合适的致伤量,以控制大鼠死亡率、神经行为学缺损严重度、脑组织形态学改变程度,才可获得满意的闭合性颅脑损伤大鼠脑水肿模型。

(二) 脂多糖诱导大鼠脑水肿模型

【实验原理】

脂多糖可通过与靶细胞上的脂多糖结合蛋白/脂多糖受体结合,激活靶细胞释放大量炎症细胞因子,间接激活内皮细胞,使其表达大量黏附分子,从而促进白细胞浸润,造成组织损伤并造成感染性脑水肿。

【实验器材】

动物手术台,注射器,手术刀,手术剪,止血钳,动脉夹,医用棉签,医用纱布,酒精,生理盐水,水合氯醛等。

【实验方法】

SD 大鼠,体重 100g 左右,雌雄不限。10%水合氯醛(0.3ml/100g)腹腔注射麻醉大鼠,仰卧位固定于手术板上,去毛备皮消毒,做颈正中切口,分离左颈总动脉、左颈内动脉、左颈外动脉和右颈外静脉,结扎左颈外动脉,动脉夹暂时夹闭左颈总动脉近心端,从左颈总动脉远心端向脑内注入脂多糖(100μg/只),5~15s 内注射完毕。对照组注射等量的生理盐水。之后经右颈外静脉近心端注入 20g/L 伊文思蓝(EB)2ml/kg,推注时间为 1~2min。

【模型鉴定】

(1)脑组织含水量测定:取左侧大脑,干湿重法测定脑组织含水量,脑组织含量(%)=(湿重−干重)/湿重×100%;甲酰胺法测定脑组织 EB 含量,判断血-脑屏障破坏程度。大鼠在注射脂多糖 6h 后,其脑组织含水量和 EB 含量均较对照组显著增高;在注射 LPS 12h 后大鼠脑组织含水量和 EB 含量达高峰。

(2)脑组织病理学检查:大鼠脑组织用 0.9%氯化钠溶液清洗,10%中性甲醛溶液固定,样品进行石蜡包埋,组织切片。HE 染色后可见实验组大鼠在注射脂多糖 6h、12h、24h 后大脑血管周围间隙增宽,炎症细胞浸润;胶质细胞肿胀,神经元周围间隙增宽。对照组无上述水肿表现。

【注意事项】

注意麻药适量,严格无菌操作,防止术后感染。

(三) 大鼠冷冻伤血管源性脑水肿模型

【实验原理】

脑冷冻伤是一个经典的血管源性脑水肿模型,采用冷冻器建立大鼠颅骨外冷冻伤模型,冷冻伤后,氧自由基尤其是超氧化物可参与血-脑屏障通透性的改变及创伤缺血等损伤后脑水肿的发生。脑水肿进一步造成二次脑损伤,从而加重第一次脑损害的结果。

【实验器材】

动物手术台,立体定位仪,手术刀,手术剪,止血钳,液氮冷冻器,医用棉签,医用纱布,酒精,生理盐水,水合氯醛等。

【实验方法】

Wistar 大鼠,体重 200g 左右,雌雄不限,液氮冷冻器(圆形冷冻头,直径 5mm,冷冻器容积为 2ml,使用时装入丙酮,总重约 108g)。10% 水合氯醛(0.3ml/100g)腹腔内注射麻醉大鼠,俯卧位固定于立体定位仪上,矢状切开头皮,分离骨膜,暴露前囟冠状缝,矢状缝和左顶骨。将冷冻器浸泡于液氮预冷,使冷冻器温度为液氮温度(-196℃),将直径为 5mm 的冷冻头的中心垂直放置于距矢状缝往左 5.5mm 的骨面上(冷冻头前缘至冠状缝),冷冻 60s,使得左顶叶脑皮质发生冷冻伤。术毕自由进食水。

【模型鉴定】

(1)脑组织含水量测定(方法同前):伤后 2h 左侧脑组织含水量显著升高,水肿程度随时间延长加重,于 24h 最高,而右侧脑组织含水量未见明显变化。

(2)脑组织病理学检查(方法同前):伤后 2h 伤侧大脑皮质伤区中心神经元变形、坏死,并随时间延长程度加重;坏死区周围水肿明显,血管周围间隙增宽,细胞间隙增大。电镜下可见伤区脑组织内皮细胞肿胀,吞饮小泡增多,星形胶质细胞终足肿胀,髓鞘模糊,毛细血管内可见炎症细胞的浸润。

【注意事项】

在模型建立过程中,首先注意要使用立体定位仪固定大鼠,更有利于冷冻头与大鼠头部接触,同时需防止头部受压而导致呼吸道不畅,诱发缺氧或窒息。此外,手术时外界温度要求在空调房间 25℃ 情况下进行,以减少对探头温度的影响。

(四)大鼠脑缺血性脑水肿模型

【实验原理】

将栓塞线从颈总动脉插至颅内颈内动脉发出的大脑中动脉处,造成大脑中动脉栓塞以引起脑缺血,脑缺血在短期内引起细胞内三磷酸腺苷消耗增加,导致细胞上 Na^+-K^+ 泵功能障碍,使细胞内水和钠急剧增多,形成急性细胞毒性脑水肿。

【实验器材】

动物手术台,手术刀,手术剪,止血钳,栓塞线,注射器,医用棉签,医用纱布,酒精,生理盐水,多聚-L-赖氨酸,水合氯醛等。

【实验方法】

Wistar 大鼠,体重 200~300g,雌雄不限。10% 水合氯醛(0.3ml/100g)腹腔注射麻醉大鼠,仰卧位固定,在颈部正中线做一长约 2cm 切口,分离出右颈总动脉、右颈外动脉、右颈内动脉,结扎右颈总动脉、右颈外动脉,在颈总动脉分叉处剪一 V 形切口,插入栓塞线(直径 0.2mm,长 1.8~2.0cm 的尼龙线,末端用火烧圆,放入 0.1% 多聚-L-赖氨酸浸泡 12h,60℃ 烤箱 1h)至颅内颈内动脉发出的大脑中动脉处,结扎右颈内动脉,缝合皮肤。假手术组颈总动脉内不插入栓塞线,余实验步骤同实验组。对照组不作任何处理。

【模型鉴定】

脑组织病理学检查。光镜下可见模型组神经细胞肿胀,胞质变圆变大,随着术后时间延长,可见血管内皮细胞水肿及细胞之间的间隙增大,细胞核出现深染;细胞外水肿程度严重时还可见鬼影细胞(隐约可见轮廓的死亡细胞);梗死区周围可见肿胀、变形的细胞;术后24h,内皮细胞之间的间隙更大,可见内皮细胞空泡化,神经细胞肿胀、变性、坏死,胶质细胞可见浸润吞噬现象。电镜下可见细胞器肿胀明显,还可见细胞膜破裂、核溶解,血-脑屏障破坏明显。

【注意事项】

注意麻药适量,严格无菌操作,防止术后感染。栓塞线需要做好标记刻度,头端要磨钝,注意插入深度,通常以颈动脉叉为起始标记,插入深度为(1.8±0.5)cm。

(五) 大鼠缺氧性脑水肿模型

【实验原理】

脑对低氧非常敏感。脑处于缺氧环境中可导致交感神经兴奋,脑灌注压增高,脑血管扩张,脑血流量增加,脑微循环内静脉压升高,易引起液体外渗;脑细胞缺氧时,细胞膜钠泵功能障碍,导致细胞内钠堆积,继而水分聚集形成脑细胞肿胀。脑细胞肿胀、间质水肿和血管内皮细胞肿胀都可导致脑血流受阻,从而进一步加重缺血缺氧和脑水肿,形成恶性循环。

【实验器材】

动物手术台,手术刀,手术剪,止血钳,低氧舱,自动平台,医用棉签,医用纱布,酒精,生理盐水,水合氯醛等。

【实验方法】

Wistar 大鼠,体重 200g 左右,雌雄不限。低氧舱舱外接医用氧气及氮气,分别调整舱内氧气浓度为 6%、8% 和 10%,分别模拟不同程度的缺氧环境。舱内游泳箱内有自动力竭实验用的自动平台(可强制大鼠游泳,也可使大鼠离开水面休息),水位 20cm。将大鼠放到自动平台上,设置大鼠每 3h 游泳 50min。动物在低氧环境下持续 24h,取材观察模型复制效果。

【模型鉴定】

(1)脑组织含水量测定(方法同前):和对照组相比,脑水肿模型组的脑组织含水量显著增高;随着缺氧程度的加重,脑组织含水量也增加。

(2)脑组织病理学检查(方法同前):脑水肿模型组大鼠可见神经元细胞肿胀,形态不完整,胞质深染,细胞排列紊乱;海马区血管壁变薄,血管周围的间隙增宽。

【注意事项】

在实验过程中需要密切观察大鼠的状态,调整大鼠游泳时间的设置,避免持续运动造成大鼠死亡。

(六) 大鼠癫痫持续状态后脑水肿模型

【实验原理】

癫痫持续状态会致咳嗽反射减弱或消失,支气管痉挛,严重会导致肺水肿,引起脑缺血缺氧,从而造成脑水肿。

【实验器材】

动物手术台,手术刀,手术剪,止血钳,医用棉签,医用纱布,酒精,生理盐水,丁溴东莨菪碱,氯化锂,毛果芸香碱,地西泮,水合氯醛等。

【实验方法】

SD 大鼠,年龄 7~8 周,体重 280g 左右,雌雄不限。腹腔内注射氯化锂 3mEq/kg,20h 后腹腔注射丁溴东莨菪碱 2ml/kg,30min 后继续腹腔内注射毛果芸香碱 25ml/kg。观察大鼠的反应,大鼠出现全身强直-阵挛发作,以双侧前肢阵挛伴站立或全身痉挛伴站立不稳的抽搐状态并发作至少 1h 定义为癫痫持续状态。将癫痫持续发作 1h 以上的大鼠选为癫痫持续状态的动物模型。癫痫持续状态 1h 后缓解癫痫状态,未缓解者使用地西泮解除癫痫状态。

【模型鉴定】

(1)脑组织病理学检查(方法同前):光镜下可见模型组大鼠海马 CA3 区正常神经元排列紊乱,数量减少,神经元细胞、胶质细胞均出现水肿,细胞之间间隙增宽,胞质淡染;癫痫持续状态后 2~12h 神经元细胞水肿逐渐严重,血管之间、细胞之间的间隙逐渐增大;于癫痫持续状态后 24h 神经元细胞水肿程度达高峰,之后水肿程度逐渐下降,7d 后水肿基本消退。电镜下可见神经元胞质及胞核均水肿,线粒体水肿变性,线粒体嵴缺失,排列不规则。

(2)脑组织含水量测定(方法同前):模型组大鼠在癫痫持续状态后 2~12h 脑组织含水量升高,于 24h 达高峰,3d 后开始下降,于 7d 后下降明显。

【注意事项】

在实验过程中由于要注射的诱导癫痫持续状态的药物会引起大鼠的死亡,所以要注意药物剂量、预处理、惊厥持续状态持续时间。

二、犬脑水肿模型

(一) 严重烧伤致犬脑水肿模型

【实验原理】

严重烧伤会打破机体的稳态环境,引起多器官的损害,其中脑水肿为主要并发症之一,主要由于严重烧伤后机体缺氧、电解质紊乱、休克等多种因素而引起。

【实验器材】

动物手术台,手术刀,手术剪,止血钳,医用棉签,医用纱布,酒精,生理盐水,戊巴比妥钠,凝固汽油等。

【造模方法】

犬,体重 15kg 左右,雌雄不限。静脉注射 3%戊巴比妥钠(30mg/kg)麻醉,犬背部脱毛。在其颈背部、臀部和腹部均匀涂抹适量 3%凝固汽油,燃烧 30s 造成Ⅲ度烧伤,采用贴纸法计算致伤区域总面积,使其达总体表面积(TBSA)的 50%,然后经组织病理学检查验证烧伤深度。

【模型鉴定】

(1)脑组织病理学检查(方法同前):肉眼可见犬脑表面血管轻度扩张、充血;光镜下可见毛细血管扩张,血管周围间隙增宽,神经细胞发生缺血样改变,核固缩,少突胶质细胞出现水肿,脑白质明显疏松,髓鞘肿胀、脱失;电镜下见毛细血管内皮细胞肥大,细胞肿胀,细胞间间隙增大,各细胞器结构模糊。

(2)脑组织含水量测定(方法同前):脑组织含水量明显增高。

(3)核素脑显像变化:烧伤后 6h 有轻度的核素浓集分布现象,在 12h 较为明显。

【注意事项】

在实验过程中注意麻药应当适量,烧伤面积要控制恰当,注意无菌原则,密切关注犬的精神状态。

(二) 犬蛛网膜下腔出血后迟发性脑血管痉挛性脑水肿模型

【实验原理】

迟发性脑血管痉挛是蛛网膜下腔出血的严重并发症之一,可导致脑供血减少,进而发展为脑水肿。

【实验器材】

动物手术台,手术刀,手术剪,止血钳,穿刺针,注射器,医用棉签,医用纱布,酒精,生理盐水,氯胺酮,戊巴比妥钠等。

【造模方法】

犬,体重 20~25kg,雌雄不限。饲养 3d 无异常后禁饮禁食 6h。肌内注射氯胺酮注射液100mg 基础麻醉后,经 2~3min 动物步态不稳时,静脉注射 3%戊巴比妥钠(30mg/kg)麻醉。枕部脱毛,消毒。于枕大池无菌穿刺缓慢放脑脊液(0.2ml/kg),同时于股动脉抽取新鲜无抗凝血(0.2ml/kg),立即以 0.25ml/s 的速度注入枕大池,保持头低位 30min,48h 后重复上述过程。

【模型鉴定】

(1)脑组织含水量测定(方法同前):犬脑组织含水量显著增高。

(2)脑血管痉挛检测:注血后 30min 犬基底动脉上、中、下 3 点和双侧大脑后动脉起始部血管口径较注血前、同期对照组明显缩小,注血后 7h 痉挛更明显。

【注意事项】

实验过程中注意放脑脊液的速度不宜过快,以免造成颅内血肿、张力性气颅、颅内压过低;血液注入枕大池速度控制好,操作过程一定要注意无菌原则。

三、兔脑水肿模型

(一) 伤寒内毒素致兔脑水肿模型

【实验原理】

伤寒内毒素毒性很强,在严重毒血症基础上可引发中枢神经系统感染,常合并感染中毒性脑病,大量炎症因子浸润,从而引起脑水肿的发生。

【实验器材】

动物手术台,手术刀,手术剪,止血钳,动脉夹,注射器,医用棉签,医用纱布,酒精,2%伊文思蓝生理盐水,伤寒内毒素,戊巴比妥钠等。

【实验方法】

新西兰兔,体重 1.4~3kg,雌雄不限。耳缘静脉注射 3%戊巴比妥钠(30mg/kg)麻醉兔,仰卧位固定,颈部退毛,并沿正中线做一 4~5cm 的切口,暴露右侧的颈总动脉、颈内动脉、颈外动脉,分离颈内动脉,结扎颈内动脉不进入颅内的侧支。从右侧耳缘静脉注入 2%伊文思蓝生理盐水(1ml/kg)。用动脉夹夹住颈外动脉起始处,向颈内动脉注射伤寒内毒素 0.6ml/kg(伤寒内毒素成分:蛋白 0.382%,磷 0.155mg/ml,还原糖 1.28mg/ml,氨基己糖 0.64mg/ml),10~20s 内注射完毕,松开动脉夹。

【模型鉴定】

(1)脑组织含水量测定(方法同前):模型兔左右侧大脑均有水肿现象,但是操作时是从右侧颈内动脉注射的内毒素,故右侧脑组织含水量明显增高,而左侧脑组织含水量也有所增加,但不如右侧明显。

(2)脑组织钠、钾含量测定:与对照组相比,实验组右侧大脑皮质同部位钠含量增加,但仅右后部有显著性差异,左侧钠含量则减少。大脑皮质右侧同部位钾含量增加,左侧减少,但均无显著差异。

(3)脑组织蓝染情况:右侧大脑半球明显蓝染,范围大,颜色深。

(4)脑组织病理学检查:肉眼可见脑组织体积变大,脑膜紧张,脑回增宽,脑沟变浅。光镜下可见血管之间间隙变大,神经细胞、胶质细胞周围的空隙均增宽;水肿的区域可见血管扩张充血,偶见血管内皮细胞肿胀,大小锥体细胞、浦肯野细胞可见空泡样改变,外周可见缺血样改变;神经组织中可见神经细胞尼氏小体溶解消失,轴索肿胀、断裂或呈串珠样改变,水肿严重处可见髓鞘轻度脱失。电镜下可见毛细血管内皮细胞内微饮泡明显,线粒体肿胀,嵴较少,毛细血管周围胶质细胞肿胀,随着感染时间延长,胶质细胞肿胀越来越明显,神经细胞和胶质细胞胞质内出现大泡,细胞器消失,部分神经细胞甚至变性坏死。

【注意事项】

注意麻药适量,严格无菌操作,防止术后感染。

(二) 兔脑出血后脑水肿模型

【实验原理】

脑内直接注入自体动脉血或血凝块是比较常用的脑出血后脑水肿模型制作方法。脑出血后会引起机体和脑组织局部发生一系列的病理生理学反应,如凝血级联反应、炎性反应、细胞凋亡等,从而引起脑出血后水肿。

【实验器材】

动物手术台,细孔钻颅器,手术刀,手术剪,止血钳,注射器,硬膜外导管,医用棉签,医用纱布,酒精,戊巴比妥钠等。

【实验方法】

新西兰兔,体重 2.7～3.3kg,雌雄不限。耳缘静脉注射 3% 戊巴比妥钠(30mg/kg)麻醉兔,俯卧位固定兔的头部,剪掉头颅顶部的被毛,消毒,头顶正中线纵形切开约 3cm,剥离骨膜,用细孔钻颅器在中线旁 6mm、冠状缝前 1mm 处的两侧颅骨对称处各钻一直径为 2mm 的小孔,切开硬脑膜,将硬膜外导管与冠状面成 15° 向外下穿刺,刺入深度为 12mm 后拔出针芯,固定导管。从兔耳中央静脉抽取 1ml 的血液,将该未肝素化的新鲜自体血以 20μl/min 的速度在兔的双侧大脑半球基底核外侧区各注射 0.3ml。于注血后 4h、24h、48h、72h 后分别取材进行模型鉴定。

【模型鉴定】

(1)脑组织含水量的测定(方法同前):注入自体血后 4h 脑组织开始水肿,于 72h 达高峰。

(2)脑组织病理学检查(方法同前):注入自体血后 4h,光镜下可见血肿周围出现水肿,随着时间延长,脑组织水肿进行性加重,72h 后神经细胞肿胀严重,呈空泡状,同时可见炎症细胞浸润。

【注意事项】

在操作过程由于自体血注射时血液易破入脑室流入蛛网膜下腔,使血肿的大小与注入的血量无相关,这是本模型的不足之处,所以在注射过程应缓慢进行以避免这一现象的发生。

(莫中成 黄 琴)

第十八节 脑积水实验模型

脑积水是由于脑脊液生成或吸收过程发生障碍所致的脑室系统和/或蛛网膜下腔扩大而积聚大量脑脊液。脑积水多发于 2 岁内的婴儿,严重影响患者的生长发育及生活质量,甚至危及生命。脑积水亦是脑外伤、脑出血、脑膜炎后的常见并发症,其发病机制一般认为是外伤血凝阻塞中脑导水管,红细胞或纤维蛋白阻塞蛛网膜下腔,进而在脑底和大脑表面蛛网膜颗粒部位形成纤维粘连,导致蛛网膜颗粒脑脊液吸收障碍。脑积水的治疗措施多样,但远期疗效并不理想,且用动物模拟人类脑积水具有挑战性。因此,不断改善动物模型有助于探索人类脑积水疾病的病理生理机制和治疗方案的创新。目前,脑积水动物模型的复制机制主要包括闭塞脑脊液通路、基因干扰手段及病毒、细菌、致畸物诱导等。

一、大鼠脑积水模型

(一)白陶土致大鼠脑积水动物模型

【实验原理】

往大鼠枕大池注入白陶土混悬液是诱导脑积水动物模型的经典方法,其机制是通过白陶土导致蛛网膜下腔因无菌性炎症而粘连闭锁,从而在第四脑室出口水平阻塞脑脊液的循环通路,进而形成脑积水。

【实验器材】

注射器,手术显微镜,4.5 号注射针头,手术刀,止血钳,手术剪,手术镊,缝合线,缝线针。

【实验方法】

Wistar 大鼠,体重 0.2kg 左右,雌雄不限。水合氯醛 280mg/kg 腹腔注射麻醉,头颈部备皮后常规消毒;在手术显微镜下沿后颈部正中头颈交界处作一长 4~5mm 的纵切口,分离肌肉,暴露环枕筋膜,用 4.5 号注射针头穿刺枕大池,抽出脑脊液 0.1ml 后再注入 25%白陶土混悬液 0.1ml,注射时间大于 10min,注射完毕后留针 5min,拔针后用医用耳脑胶封闭针眼,缝合切口,头低位维持 15~20min;术后头孢唑林钠 50mg/kg 腹腔注射抗炎 5d,伤口清洁每日 2 次,直至伤口愈合。

【模型鉴定】

(1)MRI 评价:于术后 1 周、2 周、4 周及 6 周行大鼠头 MRI 检测,脑室扩大的 MRI 判断标准:a. 脑室对称性扩大,以侧脑室前脚为主;b. 侧脑室周围尤其是额角出现间质性水肿,表现为低信号;c. 脑室扩大明显于脑池扩大,不伴有脑沟回变化和脑组织软化。此模型脑积水诱导成功率约为 70%,MRI 检查提示有不同程度脑室扩大和脑室周围白质水肿。

(2)病理检查:脑积水大鼠脑表面蛛网膜下腔尤其是小脑和脑干表面有白陶土沉积,蛛网膜下腔粘连闭锁。在白陶土注射后 1~2 周,大鼠脑室系统扩大明显,而大脑皮质因受压而变薄;注射后 3~4 周脑室进行性扩大,脑室周围白质出现纤维萎缩、间隙增宽及纤维撕裂。

【注意事项】

手术过程中注意麻醉药的推注速度,防止麻醉意外,规范手术无菌操作,防止术中感染。本模型与临床上因颅内感染、出血而形成的脑积水相似。采用显微镜直视下注射白陶土混悬液能显著降低手术的死亡率,术后颅内压的升高也较缓慢,可用于模拟临床急、慢性脑积水的研究。

(二)白陶土致新生大鼠脑积水模型

【实验原理】

先天性梗阻性脑积水是新生儿神经外科常见疾病,其主要机制是脑脊液流出受阻,造成脑脊液积聚在脑室中所致。白陶土致脑积水则是闭塞脑脊液通路方式,即阻塞脑脊液流出通道使脑脊液大量积聚在颅内。

【实验器材】

动物手术台,大脑立体定向仪,微量进样器,注射器,Morris 水迷宫实验平台。

【实验方法】

SD 大鼠,生后 1d,雌雄不限,体重 0.012kg 左右,5%苯巴比妥钠 122mg/kg 腹腔麻醉并固定于大脑立体定向仪上,头颈部经 75%乙醇溶液消毒;按大鼠解剖图谱定位枕大池,在定向仪的引导下用 25μl 的微量进样器经皮穿刺皮下深 3～5mm,缓慢吸出脑脊液 10μl;然后注射无菌白陶土混悬液 10μl,速度为 1～2μl/s,注射完毕,大鼠保持头低位置入笼,苏醒后放回母鼠旁边;标准鼠笼饲养,不禁止饮食、饮水,并为鼠笼内因出现脑积水而无法抬头的大鼠提供饮食和水。

【模型鉴定】

(1)形态和行为学表现:脑积水大鼠头颅增大,前囟增宽,形体虚弱,出现弓背、曳足爬行、姿势歪曲、宽基步态和起步困难等共济失调的表现。

(2)MRI 评价:分别于术后 1 周、2 周、4 周及 6 周行大鼠头 MRI 检测。术后第 1 周,MRI检查均表现出不同程度的脑室扩大征象;至第 4 周表现为更为明显的脑室扩大和皮层变薄。

(3)Morris 水迷宫实验的训练及测试:模型大鼠在整个实验期间均无法准确找到平台。

【注意事项】

此模型的建立机制与白陶土致大鼠脑积水动物模型一样。但由于此模型选用的是出生后 1d 的大鼠,需在无菌的条件下进行实验。注射麻药时,注意给药速度,密切观察生命体征,防止麻醉意外。注意实验用品的消毒灭菌处理,防止颅内感染造成的造模失败。此外,对手术后无法抬头的大鼠需特别提供饮食和水。

二、犬脑积水模型

(一) 硅油致犬脑积水模型

【实验原理】

硅油有无毒稳定等特性,同时具有高的黏滞度,在注射入脑室后可自动塑性并黏附在第四脑室、枕大池,造成不完全性和机械性梗阻。

【实验器材】

动物手术台,注射器、剃刀、手术刀、止血钳、缝线针、手术剪、手术镊、缝合线、缝线针、一次性无菌敷料

【实验方法】

1～3 岁健康杂种犬,体重 14kg 左右,术前常规行颅脑 CT 薄层扫描及神经功能检查,排除先天性脑室扩大或神经功能异常。禁食、水 12h,陆眠宁Ⅱ 0.08～0.10ml/kg 臀大肌注射麻醉后置于恒温手术台上,呈俯卧位,颈部前屈用头架固定头部,头颈部备皮,常规消毒铺巾。术中若犬烦躁不安,追加 1/2 初始剂量的陆眠宁Ⅱ;自枕外隆凸至第 2 颈椎棘突做长约10cm 纵切口,暴露枕骨大孔及寰椎后弓,切除 1cm 寰椎后弓及 1cm 枕骨大孔,暴露寰枕筋膜,正中切开寰枕筋膜约 5mm,见透明蛛网膜,剪开蛛网膜可见清亮脑脊液流出,将细硅胶管置入第四脑室内(深度为 1.0～1.5cm)。缓慢放出脑脊液约 2ml 后,向第四脑室注入硅油2ml 后用明胶海绵、耳脑胶封闭,逐层缝合肌肉及切口;术后禁食 24h。术后当天使用一次抗生素。

【模型鉴定】

(1)行为学观察及神经功能评分:术后观察实验动物饮食、意识状态、步态及对刺激的反应,采用改良的 Tarlov 评分标准:0 级,下肢完全瘫痪;1 级,可觉察的下肢关节运动;2 级,下肢可自由运动,但无法站立;3 级,可站立但无法行走;4 级,下肢运动功能完全恢复,能正常行走。模型组术后 1~4d 均出现反应迟钝、淡漠、少食或拒食拒饮、嗜睡等症状,术后 7~9d 有不同程度缓解。部分术后出现走路不稳。

(2)CT 评价:分别于术后 7d、14d 及 60d 行犬头部 CT 检查,通过室间孔冠状切面的 CT 图像计算 Evan's 比率,公式为脑室宽度/大脑宽度,评价脑室扩张程度。此方法脑积水的诱导成功率约为 75%,并且在脑积水成功的模型中发现术后 7~60d 侧脑室、第三脑室均有不同程度的扩大。

【注意事项】

硅油是一种无毒、具有耐热性、抗氧化性、耐低温、耐放射性等特性的惰性液态高分子化合物,具有憎水性,在水中仍保持聚集,不会溶解。在给动物进行麻醉时,注意注射速度,密切观察动物生命体征,防止麻醉意外。放置细硅胶管时,注意深度,勿伤及脑组织。所用的实验器材均需严格消毒灭菌处理,防止颅内感染造成的造模失败。在向犬枕大池-第四脑室内注射硅油时注意推注速度及量的控制,此外,出口部位注意用明胶海绵填塞。由于硅油的流动性差,可自动塑形并黏附于第四脑室壁,即使在每日分泌的脑脊液的冲刷作用下仍可停留在原位,不会在蛛网膜下腔内扩散,更不会对远离注射位置的蛛网膜绒毛有直接影响。因此,由该方法诱导的脑积水不会在室管膜表面、蛛网膜或者软脑膜引起任何炎性反应及物理损伤,可更好地满足组织学和病理学的研究需要。并且与白陶土造模相比,硅油造模成功率更高,更适合于临床脑积水诊断和治疗技术的研究。

(二)氰基丙烯酸凝胶致犬梗阻性脑积水模型

【实验原理】

氰基丙烯酸凝胶具有无毒性及粘连性,在犬第四脑室内形成固体,阻塞脑脊液循环,形成脑积水。

【实验器材】

动物手术台,硅胶管、一次性无菌敷料、硅胶囊、脑压表、计量泵、显微手术器械。

【实验方法】

健康成年杂种犬,12kg 左右,雌雄不限,术前先行 MRI 或 CT 影像检查和神经功能评价,证实无脑积水,并计算 MRI 室间孔的冠状平面的 Evan's 比率,作为脑室大小的评价指标;氯胺酮 20mg/kg 诱导麻醉,建立前肢静脉通道。静脉注射氯丙嗪 25mg,防止动物肌肉痉挛,3%戊巴比妥钠 20~30mg/kg 静脉注射予以静脉全身麻醉。头颈部备皮,常规消毒铺巾。在右侧顶部沿标记线切开头皮、肌肉,乳突牵开器分开,显露颅骨,在耳间线前 17~20mm、中线旁右侧 5~7mm 行颅骨钻孔,骨蜡止血,十字切开硬脑膜,用脑室管穿刺右侧脑室,深约到脑室,见有脑脊液流出,确定其在脑室内,测量诱导前的基础颅内压,其后将一个能与储存脑脊液的囊相连接并固定于皮下,便于日后通过穿刺此囊定时地测量颅内压;行枕部后正中手术,分层切开到枕骨大孔后部,切除部分枕骨和寰椎,打开硬脑膜,显露小脑延髓池和第四脑室后正中孔,经硅胶导管向第四脑室注入氰基丙烯酸凝胶,待氰基丙烯酸凝胶凝固后切断硅胶管,缝合切口。

【模型鉴定】

(1)MRI 检查计算诱导后室间孔的冠状平面的 Evan's 比率。MRI 检查证实脑积水犬有不同程度的脑室扩张,此方法的脑积水诱导成功率约为 83%。

(2)行为学及神经功能观察:脑积水使犬出现食欲下降、呕吐、乏力、嗜睡、持续步态、平衡异常、肢体僵直及运动减少等症状和体征。

(3)颅内压测量:脑积水诱导成功的犬颅内压较实验前升高。

(4)组织病理学检查:脑积水的犬脑干和第四脑室周围组织的炎性反应轻微,大脑组织学检查未出现脑梗死表现。

【注意事项】

在给动物进行麻醉时,密切注意动物生命体征,避免麻醉死亡。放置硅胶囊时,注意深度,勿损伤脑组织。每次进行颅内压测量时注意无菌,避免因颅内感染而导致建模失败。通过手术向第四脑室注入氰基丙烯酸凝胶,能成功建立犬慢性梗阻性脑积水模型。此方法建立的模型成功率高,有可靠的脑室增大,颅内压保持轻度增高,没有明显的炎性反应,并且组织学检查无脑梗死,可为临床脑积水的研究提供有利条件。但此方法费用昂贵,操作复杂,不利于普遍推广和大样本研究应用。

三、猪脑积水模型

常用的猪脑积水模型一般是小型猪脑出血后致慢性脑积水模型。

【实验原理】

脑出血后引起慢性脑积水的具体的机制还尚不清楚,有研究报道可能是脑出血后血液急性破入脑室形成血块导致血管急性阻塞所致。也可能是脑出血或蛛网膜下腔出血后,机体出现应激反应及大量炎症因子释放,这些因子刺激蛛网膜合成分泌透明质酸、层粘连蛋白等细胞外基质成分,使蛛网膜下腔纤维化。脑组织的炎症反应与脑积水的形成同样有密切的关系。

【实验器材】

动物手术台,注射器、剃刀、手术刀、止血钳、缝线针、手术剪、手术镊、缝合线、缝线针、一次性无菌敷料。

【实验方法】

健康小型猪,体重 21kg 左右,雌雄不限。3% 戊巴比妥 27mg/kg 颈部皮下注射麻醉后,俯卧位固定于手术台上;沿正中线纵行切开额顶部头皮约 4cm,前至眉弓中点、后至耳根前缘平面。于冠状缝前 1cm、中线右侧 4mm 处钻一骨孔。以柠檬酸化后的 10ml 空针采集自体耳缘静脉血 8ml,充分摇匀,避免血凝,备用。在骨孔处电凝并切开硬脑膜,先以 9 号腰穿针(磨去针尖)穿刺侧脑室,深约 2cm,穿刺针的尖端最终深入 15~17mm,再以硅胶静脉留置针(取出针芯)小心沿穿刺孔道置入侧脑室,将自体血缓慢注入侧脑室(先缓慢注入 2ml,以后每间隔 5min 缓慢注入 2ml,共注入 8ml,最后用 1ml 生理盐水冲洗管腔),注血过程中密切观察动物生命体征。

【模型鉴定】

(1)SPECT 检查:脑室出血后 7d、14d、30d 行 SPECT 扫描。7d 后行腰椎穿刺,可见较黏稠的陈旧血性脑脊液流出,注入核素后 1h、3h 及 6h,仅有腰椎穿刺点附近显影;14d 行腰椎穿刺,仍可见暗红色陈旧血性脑脊液流出,注入核素后 1h、3h 及 6h,仅有腰椎穿刺点附近显影;30d 行腰椎穿刺,可见清亮透明脑脊液流出,注入核素后 1h、3h 及 6h 仅有腰椎穿刺点附近显影,核素仍不能上升至颅内。

（2）MRI 检查:分别于脑室出血后 1d、7d、14d、30d 行头部 MRI 扫描。脑室出血后 1d 可见穿刺侧脑室充满积血;7d 侧脑室仍充满积血、脑室周围水肿;14d 侧脑室积血逐渐吸收、脑室周围水肿、脑室轻度扩张;30d 侧脑室积血吸收。此方法的脑积水诱导成功率约为 63%。

（3）普通光镜观察:标本经石蜡包埋、切片,行常规 HE 染色及尼氏染色。模型猪蛛网膜下腔轻度增宽、水肿、脉络丛及室管膜萎缩。

（4）超微结构电镜观察:脑室出血后 30d,3% 戊巴比妥麻醉后,快速开颅,迅速取出标本,在 4℃、2.5% 戊二醛中,以锋利刀片将标本修剪成 1mm³ 大小组织块 3~5 个,2.5% 戊二醛 4℃固定 4h,用 7.5% 蔗糖漂洗 3 次,经 1% 锇酸固定 2h 后制成超薄切片,行透射电镜观察。脑积水诱导成功的猪蛛网膜细胞间隙纤维样结构明显增多。

【注意事项】

麻醉时,密切观察动物生命体征,控制麻醉药物的注射速度,不宜过快。在将自体血注入侧脑室的过程中注意输注的速度及输注的量,并在输注的过程中密切观察动物的生命体征。整个实验过程注意无菌操作,避免颅内感染。此小型猪慢性脑积水模型是采用自体血脑室内注射建立,很好地模拟了出血后急性脑室扩张或者急性梗阻性脑积水,能为临床脑积水的机制及治疗研究提供合适的模型。但其不足之处是经济性较差,建模效率及稳定性均不够,因此不便进行大样本的研究。

四、兔脑积水模型

（一）自体肌肉匀浆注射致兔脑积水模型

【实验原理】

自体肌肉匀浆致脑积水模型的机制同白陶土、硅油、氰基丙烯酸凝胶等致脑积水一样,造成蛛网膜下腔和枕大池粘连、阻塞,从而形成脑积水。但自体肌肉相较于白陶土、硅油等异物,动物术后不会出现强烈的拒食、呕吐等对异物反应的现象。

【实验器材】

动物手术台,注射器、5 号针、12 号针、剃刀、手术刀、止血钳、缝线针、手术剪、手术镊、缝合线、缝线针、一次性无菌敷料。

【实验方法】

新西兰兔,4~5 月龄,雌雄不限,体重 2.8kg 左右。地西泮 3.5mg/kg 和氯胺酮 35mg/kg 肌内注射麻醉,俯卧固定于手术台上,弓形夹保护、固定头部,颈项部备皮;纵行切开兔颈项部皮肤长约 3cm,分离肌肉,直达寰枕筋膜,切开寰枕筋膜外层,长约 0.5cm,5 号针穿刺枕大池,测量颅内压,后改为 12 号针穿刺枕大池,放出脑脊液 2.0ml 以防注入盐水肌肉匀浆（颈项部肌肉 5g 加入生理盐水 2ml 匀浆）引起颅内压增高。取匀浆 2ml 缓慢注入枕大池内,穿刺孔盖一小块明胶海绵,逐层缝合切口肌肉和皮肤。

【模型鉴定】

（1）颅内压的变化:手术 19d 后,同样麻醉方法,钻颅,测量颅内压,模型兔颅内压明显高于实验前。

（2）脑室的改变:19d 后,取全脑于固定液中固定 24h 后行病理切片,选择视交叉前缘、视交叉后缘、乳头体头部、乳头体尾部冠状面、中脑导水管和第四脑室中部横断面,测量脑室直径大小。脑室为最大弧的弦长,第四脑室为前后径与左右径的平均值。手术后右侧侧脑室、中脑导水管和第四脑室明显扩大。

【注意事项】

注意麻醉药的推注速度,防止麻醉意外。在进行脑室穿刺的过程中注意把握穿刺的力度,不要损伤脑组织。由异物注入枕大池诱导的脑积水会直接刺激延髓,术中常会出现动物呼吸停止甚至死亡,因此,在输注的过程中注意输注的速度及输注的量,密切观察动物的生命体征变化。且实验动物手术后对异物反应剧烈,多出现少食、拒食甚至死亡的现象。动态监测动物的行为变化。实验过程中规范手术无菌操作,防止术中感染。本模型采用兔自体肌肉匀浆注入枕大池,消除了异物诱导的缺点,避免了动物术中出现呼吸停止及死亡,术后反应轻微,麻醉及镇静解除后即开始进食,且诱导形成的蛛网膜下腔和枕大池粘连、阻塞更接近临床脑积水的病理过程。另外,实验动物费用低,抗病能力强,操作方法简便易行,诱导脑积水成功率高,术中及术后动物反应轻微,重复性和稳定性好,为进一步研究脑积水的发病机制、组织病理学、生化及治疗方法等提供了良好的实验条件。但在复制模型时要注意麻药适量,严格无菌操作,防止术后感染,肌质颗粒不能太小,注入速度要缓慢,勿刺伤延髓等。

(二) 脑室出血致早产小兔脑积水模型

【实验原理】

脑室内出血是早产儿颅内出血最常见的形式,它常常导致出血后脑积水。通过对早产兔仔腹腔注射甘油导致脱水和高血清渗透压,显著增加幼仔生发基质血管的选择性破裂出血及侧脑室周围的炎症反应,从而诱发脑积水的发生。

【实验器材】

动物手术台,保温箱、注射器。

【实验方法】

妊娠29d 的新西兰兔行剖宫产,幼仔立即擦干并保存在35℃保温箱中。在出生后2h,予以50%的甘油腹腔注射来诱导小兔脑室内出血。在出生后4h 饲喂1ml 兔奶,其后每隔12h 饲喂兔奶2ml。在出生后3d、5d、7d、10d、14d 分别予以猫奶粉及高级饲料125ml/kg、150ml/kg、200ml/kg、250ml/kg、280ml/kg 饲喂。

【模型鉴定】

(1)行为学及神经功能观察:具有明显的运动功能障碍。

(2)免疫组化分析:主要表现为巨脑室、胶质增生、白质损害、髓鞘生成减少。

【注意事项】

此模型由于是早产兔,在喂养的过程中应注意量的变化。另外,规范实验过程的无菌操作流程。此模型诱导的脑室出血的早产小兔脑积水模型与人类一样,表现为出血性脑积水、运动障碍、高张力、胶质细胞增生和白质髓鞘化减少。能为人类早产儿脑积水的研究提供良好的模型,但此法诱导的脑积水成功率较低,不利于大样本的研究。

五、遗传学与基因干预手段致鼠脑积水模型

1972 年,Borit 等首次培育出H-Tx 品系鼠中的先天性脑积水模型,为人类部分类型脑积水发病机制的研究提供了平台。1994 年,刘志勇等报道培育出了Wistar 系大鼠自发性脑积水模型,此脑积水模型为自发,孕期短,子代发生率高,脑标本体积大,是一种研究人类脑积水较为理想的动物模型。此外,尚有 *hy1*、*hy2*、*hy3*、*hpy*、*oh* 等基因突变鼠脑积水模型。这些

模型的建立,都是通过表型筛选,长期近交形成遗传背景一致的、表型稳定的遗传品系,有利于临床脑积水发病机制及治疗的研究。但由于这类模型来源困难、成本相对较高,并且抗病能力差、不易饲养等问题,限制了其广泛应用。

六、细菌、细胞因子及致畸物等方法致脑积水模型

近来的研究发现用病毒(牛痘病毒)、细菌(肺炎链球菌)、细胞因子(TGF-β_1)及致畸物(环磷酰胺)等方法也可诱导脑积水模型。但由于这些因素可直接损害脑组织,且对观察脑积水病变的结果有一定的干扰作用,因而从这些动物模型中得到的数据并不一定与各类型的人类脑积水相匹配,从而限制了这些模型在人类脑积水中研究的应用。

(莫中成　欧含笑)

第十九节　血栓形成实验模型

血管内血栓形成会导致组织缺血、坏死,进而引起器官功能障碍甚至危及生命。因为血栓性疾病对机体有着巨大的危害,故而对血栓形成的研究尤为重要。血栓形成涉及血管内皮、血流状态及凝血反应的改变。动脉内血流速度较快,血栓形成大多是由于动脉粥样硬化斑块破裂等损伤了血管内皮细胞,进而引起血小板黏附、聚集所致。静脉血栓的形成则主要是各种原因造成的血流淤滞及血液的高凝状态所致。因此,基于这些因素,国内外研究人员在研究血栓形成的过程中,采用化学或物理方法损伤血管内皮细胞、促使血小板黏附和聚集、造成血流淤滞及血液的高凝状态等手段,建立了很多动静脉血栓形成的实验模型。正是由于近年来血栓形成实验模型的不断完善,人们对血栓性疾病的诊断、病因及防治等方面的研究取得了显著的进步。下面介绍近年来一些较为常用的血栓形成实验模型。

一、物理损伤法建立血栓形成实验模型

(一) 机械损伤法致使血栓形成

【实验原理】

机械损伤血管内膜后,血管内皮下的细胞外基质被裸露,导致内皮下的胶原纤维与血小板接触,从而使血小板被激活并发生黏附、聚集。此外,凝血因子Ⅻ亦可因其与裸露的胶原纤维接触而被激活,损伤的血管内皮细胞亦可释放组织因子入血,进而引起内源性和外源性凝血反应,促使血栓形成。

【实验器材】

仪器:手术无影灯、显微外科眼镜、显微手术器械。

材料:医用缝线、动脉夹、注射器、微型刮匙、Fogarty 球囊导管。

试剂:3%戊巴比妥钠。

【实验方法】

机械损伤血管内膜的方法有两种,分别为刮匙搔刮损伤血管内膜和球囊剥脱血管内皮。实验动物通常选用家兔,从耳缘静脉注入3%戊巴比妥钠(1ml/kg)进行麻醉,麻醉满意后仰卧位固定于兔台上,根据不同的实验需要,可分离颈动脉或股动脉等血管,随后用微型刮匙搔刮血管内膜或者用球囊剥脱血管内皮。此方法也可用于制备静脉血栓模型,操作简便易行,术后24h 即开始有血栓形成,成功率达100%。

【模型鉴定】

对血栓形成模型的鉴定,可纵行剖开形成血栓的血管,采用游标卡尺测量血栓长度;亦可以采用血管彩色多普勒超声检查或数字减影血管成像系统进行动脉超选造影,观察血管通畅程度,还可以进行病理切片来检测血栓形成情况。

【注意事项】

(1)由于家兔颈动脉和股动脉等血管均比较细小,宜选用体重较大的新西兰兔,因为体重大的兔子往往血管相对较粗,易于操作。

(2)刮匙搔刮或球囊剥脱内皮时,动作应轻柔,避免动脉撕裂;同时,老龄动物因血管迂曲、僵硬、血管脆性大等,在机械损伤血管内膜的过程中容易造成血管破裂,故而不适合老龄动物血栓形成的研究。

(3)考虑到动脉血管容易痉挛,可于缝合动脉前在其表面喷洒0.3%的罂粟碱,促使动脉扩张,从而易于缝合。

(4)为了提高精确度,手术操作者应该佩戴显微外科眼镜。

(二) 电流损伤法致使血栓形成

【实验原理】

采用一定强度的直流电,持续刺激动脉壁内膜数分钟,从而损伤电刺激的局部血管内膜,导致血小板黏附、聚集并释放活性物质,激活凝血系统,致使血栓形成。实验动物可根据不同的实验目的而选用大鼠、兔、犬等动物,建立颈动脉、股动脉、髂动脉、冠状动脉等血管内血栓形成的实验动物模型。

【实验器材】

仪器:手术无影灯、外科手术器械、电刺激器、不锈钢电极、温度探子。

材料:医用缝线、动脉夹、注射器。

试剂:3%戊巴比妥钠。

【实验方法】

腹腔注射3%戊巴比妥钠(1ml/kg)麻醉实验动物后,颈部正中切口并剥离一侧颈总动脉(根据实验需要亦可选择剥离股动脉、髂动脉、冠状动脉等血管),将两根间距1.7mm、直径为1.3mm并弯曲成弧形的不锈钢棒作为刺激电极,把刺激电极和温度探子钩在动脉内膜上。用电流强度为1.5mA的直流电,持续刺激数分钟。当血流被形成的血栓阻断后,动脉远心端的温度将骤降,记录从电刺激开始到温度骤降所需时间,即为堵塞时间(occlusion time,OT),亦是血栓形成时间。

【模型鉴定】

见"机械损伤法致使血栓形成"。

【注意事项】

(1)对伤口周围的组织可用小片塑料布进行遮盖,从而防止伤口周围的组织温度影响血管壁表面温度,并避免刺激电极与周围组织接触。

(2)如需建立脑血栓模型,在封闭颈外动脉的状态下,把颈总动脉内形成的血栓赶入颈内动脉,并使其进入大脑中动脉的起始处,从而阻断大脑中动脉的血流。

此模型操作简单,且直流电刺激动脉壁内膜后所形成的血栓与人类动脉血栓在形态结构上较为相似,可比性较好,适用于抗血栓形成的药物筛选;但该模型受环境温度、动物年龄等因素的影响较大,因而其应用有一定局限性。

（三）结扎法致使血栓形成

【实验原理】

实验动物通常选用大鼠、家兔等动物,采用粗丝线结扎静脉血管,导致结扎局部的血流淤滞、缺氧,进而损伤血管内皮细胞,启动凝血过程。此外,由于血流淤滞,血小板易于黏附聚集,形成的凝血因子也易于停留和聚集在局部,致使静脉血栓形成。

【实验器材】

仪器:手术无影灯、外科手术器械。

材料:医用缝线、粗丝线、动脉夹、注射器。

试剂:3%戊巴比妥钠。

【实验方法】

腹腔注射3%戊巴比妥钠(1ml/kg)麻醉实验动物后,可根据实验需要选择分离不同的静脉血管,如下腔静脉等。下腔静脉分离后,采用粗丝线将其结扎,缝合腹壁,结扎2~6h后重新打开腹腔,在结扎线下方2cm处夹闭血管,剖开管腔,取出血栓,随后在60℃的温度下烘干血栓并称其质量,通常以血栓形成百分率或血栓质量作为指标。

【模型鉴定】

见"机械损伤法致使血栓形成"。

【注意事项】

手术中要注意及时止血。采用该法通常在结扎2h后,血栓形成率为60%~80%;结扎6h后血栓形成率为100%。

此模型操作简单,其形成的血栓为红色血栓,多用于判定溶栓药物的体内抗血栓作用。

二、化学药物法建立血栓形成实验模型

（一）胰蛋白酶法致使血栓形成

【实验原理】

胰蛋白酶可激活凝血酶原,导致凝血酶生成;同时,胰蛋白酶还有水解蛋白的作用,可造成血管内膜和血管部分肌层脱落,促进血小板黏附和聚集,致使血栓形成。

【实验器材】

仪器:手术无影灯、外科手术器械、输液泵。

材料:医用缝线、无创伤性针线、动脉夹、注射器、7号针头。

试剂:3%戊巴比妥钠、1%的胰蛋白酶、生理盐水。

【实验方法】

实验动物通常选用大鼠、家兔等动物,腹腔注射3%戊巴比妥钠(1ml/kg)麻醉实验动物后,暴露出待血栓形成的血管,如一侧颈总动脉,其近心端和远心端均用动脉夹夹住,分别在两端插入针头,用输液泵经近心端针头匀速(0.6ml/min)灌注1%的胰蛋白酶15min,灌注液经远心端针头排出。随后以相同速度灌注生理盐水进行冲洗,冲洗完成后拔出针头,针孔处用无创伤性针线缝合,打开动脉夹复通血流。

【模型鉴定】

见"机械损伤法致使血栓形成"。

【注意事项】

手术中要注意及时止血。

该模型操作简单,方法可靠,重复性好,血栓富含血小板和纤维蛋白,与临床上形成的动脉血栓相类似,多用于抗血栓药物的研究和筛选。

(二)角叉菜胶法致使血栓形成

【实验原理】

角叉菜胶是一种含硫酸多糖的物质,可由海藻中提取,角叉菜胶的致炎作用较强,可诱发血管内炎症,从而致使动脉血栓的形成。炎症时可释放大量的 IL-1、TNF 等炎症介质,破坏正常的凝血与纤溶之间的平衡,从而致使血栓形成;同时,炎症反应可损伤血管内皮细胞,使乙酰胆碱等舒血管物质分泌减少,而内皮素等缩血管物质分泌增多,促使炎症局部的血管痉挛、缺血缺氧加重,从而进一步损伤血管内皮细胞并促进血栓形成。

【实验器材】

材料:注射器。

试剂:4%角叉菜胶。

【实验方法】

实验动物通常选用大鼠或小鼠,用生理盐水将角叉菜胶配制成 4%的浓度,剂量为 20mg/kg,采用皮下注射或腹腔注射的方式,诱导实验动物尾动脉局部血栓形成。小鼠的皮下注射部位多选在腰背部,大鼠则多选在后肢足跖部。

【模型鉴定】

见"机械损伤法致使血栓形成"。

【注意事项】

(1)在皮下注射前,宜用乙醚吸入的方式麻醉实验动物,避免因动物挣扎而造成注射部位过深甚至动物死亡,或误扎伤实验人员手指。

(2)造模后将实验动物置于20℃以下环境中饲养,通常在 18℃±1℃的环境中,多数实验动物被注射角叉菜胶 3~14h 后,其尾尖部可出现暗红色血栓形成区,该血栓形成区可向尾根部逐渐扩大,48~72h 后,尾部颜色从发绀变为黑色,最终尾部变细、变干并脱落。

该模型形成的血栓位于尾部,血栓形成区有明显的界线,便于从体表观察并测量血栓形成出现的时间、波及的范围和程度等发展过程。在保持温度等实验条件的一致性后,多采用该模型来检测不同药物的抗栓效应。

(三)三氯化铁致使血栓形成

【实验原理】

该方法通过将吸有 $FeCl_3$ 溶液的滤纸片包裹动脉,促使铁离子侵入血管壁,进而导致血管内膜损伤,促使血小板黏附和聚集,从而致使血栓形成。

【实验器材】

仪器:手术无影灯、外科手术器械。

材料:医用缝线、注射器、滤纸片、塑料薄膜。

试剂:3%戊巴比妥钠、70%$FeCl_3$、生理盐水。

【实验方法】

实验动物通常选用大鼠、家兔等动物。腹腔注射 3%戊巴比妥钠(1ml/kg)麻醉实验动物后,暴露出待血栓形成的血管,如一侧颈总动脉,用吸有 70%$FeCl_3$ 溶液的滤纸片包裹动脉血管或者敷在动脉血管上,在持续 30min 后去除滤纸。随后用生理盐水反复冲洗局部组织,逐层缝合肌肉、皮肤。

【模型鉴定】

见"机械损伤法致使血栓形成"。

【注意事项】

在使用吸有 $FeCl_3$ 溶液的滤纸前,可置一小片塑料薄膜保护血管周围组织。

该模型具有操作方法简便易行、重复性好、形成的血栓为较接近于临床的混合血栓、血栓形成的部位固定便于进行血管观察等优点,常用于检验溶栓药和抗栓药的药效。

（四）光化学法致使血栓形成

【实验原理】

通常采用的光敏物质有血卟啉、四碘四氯荧光素钠、伊文思蓝、二碘曙红等,用于照射的光源多为单色绿光、He-Ne 激光和滤去紫外光的汞灯光等。在血管内注入光敏物质后,采用特定波长的光线照射靶血管,通过引起光化学反应而促使活性氧(如单态氧等)的产生,导致血管内皮损伤,促使血小板黏附聚集及白细胞附壁,从而致使血栓形成。

【实验器材】

仪器:微循环观察装置(包括显微镜、恒温灌流盒)、落射荧光显微镜。

材料:注射器、紫外滤光片。

试剂:3%戊巴比妥钠、血卟啉注射液。

【实验方法】

光化学法常用于诱导大鼠肠系膜微循环的血栓形成。腹腔注射 3%戊巴比妥钠(1ml/kg)麻醉实验动物后,选用血卟啉注射液(2.5~5.0mg/kg)经大鼠尾静脉注入。10min 后观察肠系膜微循环,并选择直径为 40~50μm 的细静脉作为血栓形成的靶血管,光源可选用 100W 落射荧光显微镜的汞灯,经过紫外滤光片滤去紫外光后,调节光斑直径为 200μm,照射靶血管,从而促使血栓形成。

【模型鉴定】

见"机械损伤法致使血栓形成"。

【注意事项】

手术中要注意及时止血;微循环观察部分应避免造成人为的损伤和出血。

该模型具有成功率非常高、方法简便快捷、可以控制血栓形成的程度等优点,被广泛用于抗血栓药物的研究。

三、自体血栓注入法建立血栓形成实验模型

【实验原理】

将动物自身的血液所形成的血栓制成难以自溶的颗粒状悬液注入动脉血管内,从而改变局部血流动力学,最终导致血管阻塞而致使血栓形成。

【实验器材】

仪器:手术无影灯、外科手术器械、玻璃研磨器。

材料:医用缝线、动脉夹、注射器。

试剂:3%戊巴比妥钠。

【实验方法】

该法常用于制备大鼠冠状动脉血栓形成的实验模型。通常取大鼠自身尾静脉的血液,使其在体外自然凝固形成血栓,然后用玻璃研磨器研磨成均匀颗粒状悬液备用。腹腔注射 3%戊巴比妥钠(1ml/kg)对大鼠进行麻醉后,剪开心包,暴露主动脉根部,动脉夹夹闭升主动脉,将制

好的颗粒状悬液注入主动脉根部,从而导致微动脉血栓形成。此外,也可通过取动物自身血浆,加入凝血酶,凝固成白色血栓并制成血栓条,再注入实验动物的颈内动脉,导致脑栓塞的形成。

【模型鉴定】

见"机械损伤法致使血栓形成"。

【注意事项】

手术中要注意及时止血;可选用直径 0.5mm 细针将颗粒状悬液注入主动脉根部。

该模型的血栓来源于实验动物自身,富含血小板、纤维蛋白和红细胞等,且具有操作方法简单、创伤小、梗死部位较稳定、缺血效果较可靠等优点,较为接近人类冠状动脉微栓塞形成和脑血栓形成的病理生理改变,为冠状动脉血栓形成所导致的心肌梗死和临床缺血性脑卒中的发病机制与防治研究提供了一种简便有效的手段。

上述各种血栓形成实验模型的实验原理和实验方法均各不相同,在具体应用时,应根据实际的研究需要来选择适合的实验模型。

(郭 芳)

第二十节 弥散性血管内凝血实验模型

弥散性血管内凝血(disseminated intravascular coagulation,DIC)是指在致病因子的作用下,机体凝血因子和血小板被激活,或大量促凝物质入血,从而在微循环中形成广泛的微血栓,继而消耗大量的凝血因子和血小板,并引起继发性纤维蛋白溶解功能增强,从而出现器官功能障碍、出血、休克和微血管病性溶血性贫血等临床表现,是以凝血功能障碍为特征的病理过程。DIC 实验模型的建立对研究其发病机制、诊断和防治有重要意义,下面对近年来较为常用的 DIC 的实验模型加以介绍。

一、注入富含组织因子的溶液建立 DIC 实验模型

【实验原理】

富含组织因子的溶液如家兔的肺组织浸液、脑组织干粉溶液、胎盘组织离心液等,经静脉注入实验动物体内后,溶液中的组织因子可快速激活外源性凝血系统;此外,溶液中还含有大量微小颗粒,可激活Ⅻ因子,从而启动内源性凝血系统,最终生成大量凝血酶,导致 DIC 的形成。该模型操作方法简单,可行性好,模拟了 DIC 的多种病因,应用范围较广。

【实验器材】

仪器:微循环观察装置(包括显微镜、恒温灌流盒)及图像分析系统、外科手术器械。

材料:医用缝线、动脉夹、注射器、动脉插管。

试剂:20%乌拉坦溶液、4%的兔脑粉生理盐水浸液。

【实验方法】

通常选取家兔作为实验动物,耳缘静脉注射 20%乌拉坦溶液(5ml/kg)麻醉实验动物后,以 2ml/kg 的剂量,从耳缘静脉注射 4%的兔脑粉生理盐水浸液,15~20min 缓慢注完。注射的原则是先慢后快,切忌过快,以免造成动物猝死,注射过程中密切观察动物呼吸情况,必要时酌情调整注射速度。

【模型鉴定】

(1)检测呼吸频率、发绀程度,可反映肺功能障碍倾向。

（2）血小板计数：急性 DIC 时，血小板的消耗大于生成。

（3）凝血相关指标：急性 DIC 时，凝血酶原时间延长，纤维蛋白原明显减少；在继发性纤维蛋白（原）降解产物大分子碎片存在的 DIC 中，血浆鱼精蛋白副凝试验阳性。

（4）肠系膜微循环：在右侧腹直肌旁做纵向中腹部切口，打开腹腔，找出一段游离度较大的小肠肠祥，从腹腔中拉出，放置在微循环图像分析系统连接的微循环恒温灌流槽内，用微循环图像分析系统观察肠系膜的微循环，急性 DIC 时，可见血细胞和血小板形态及血流速度变化、血栓形成、血浆外渗等现象。

【注意事项】

（1）手术中要注意及时止血。

（2）微循环观察部分不能移动、不能造成人为的损伤和出血。

（3）每次采集完血样，用生理盐水冲洗动脉插管以防管内凝血，注意不能使用抗凝剂，以免影响实验结果。

（4）拉出的小肠系膜需保持湿润，防止干燥造成血流中断。

二、注入凝血酶建立 DIC 实验模型

【实验原理】

多选取家兔作为实验动物，经静脉注入凝血酶和氨基己酸，注入的凝血酶能直接启动凝血过程；与此同时，上游的凝血因子亦可被注入的凝血酶激活，从而形成正反馈，放大凝血过程；此外，注入的氨基己酸可抑制网状内皮系统对活化了的凝血因子的消除作用，最终在微循环中形成广泛的微血栓。

【实验器材】

仪器：微循环观察装置（包括显微镜、恒温灌流盒）及图像分析系统、外科手术器械。

材料：医用缝线、动脉夹、注射器、动脉插管、静脉插管。

试剂：20% 乌拉坦溶液、凝血酶、氨基己酸注射液。

【实验方法】

通常选取家兔作为实验动物，耳缘静脉注射 20% 乌拉坦溶液（5ml/kg）麻醉实验动物后，分离颈外静脉或股静脉，进行静脉插管；采用静脉滴注的方式从实验动物的颈外静脉或股静脉恒速（1ml/min）滴注凝血酶 100U/kg、氨基己酸 50mg/kg。通常给药 1h 即可建立 DIC 实验模型。

【模型鉴定】

见"注入富含组织因子的溶液建立 DIC 实验模型"。

【注意事项】

见"注入富含组织因子的溶液建立 DIC 实验模型"。

三、注入高分子右旋糖苷建立 DIC 实验模型

【实验原理】

高分子右旋糖是一种大分子物质，其被注入血液后，可通过激活凝血因子 XII 从而启动内源性凝血反应，引起急性微循环障碍；与此同时，急性微循环障碍可引起组织细胞缺血缺氧性损伤，并释放出组织因子，从而启动外源性凝血反应，导致恶性循环，最终形成急性 DIC。该模型造模简单、迅速，实验动物通常在给药后 30~40min 即可出现凝血功能障碍与肠系膜微循环障碍，并出现血压下降、腹腔渗血、多器官功能障碍等典型 DIC 的临床表现，反映 DIC

的各项指标也基本与临床接近。

【实验器材】

仪器:微循环观察装置(包括显微镜、恒温灌流盒)及图像分析系统、外科手术器械。

材料:医用缝线、动脉夹、注射器、动脉插管、静脉插管。

试剂:20%乌拉坦溶液、10%高分子右旋糖苷溶液。

【实验方法】

一般选取家兔作为实验动物,耳缘静脉注射 20%乌拉坦溶液(5ml/kg)麻醉实验动物后,分离颈外静脉并进行静脉插管;通过颈外静脉以静脉缓慢推注的方式输入 10%的高分子右旋糖苷溶液(分子量为 30 万~50 万),剂量为 1g/kg(10ml/kg),从而建立 DIC 实验模型。

【模型鉴定】

见"注入富含组织因子的溶液建立 DIC 实验模型"。

【注意事项】

见"注入富含组织因子的溶液建立 DIC 实验模型"。

四、注入内毒素建立 DIC 实验模型

【实验原理】

感染性疾病是导致 DIC 的首要病因,内毒素来源于革兰氏阴性菌的胞壁,其主要成分是脂多糖(LPS),是引起感染性疾病的重要原因。血管内皮细胞可被 LPS 损伤并释放出组织因子;同时,被 LPS 激活的巨噬细胞、单核细胞亦可释放出炎症介质和组织因子,导致凝血过程的启动,从而形成 DIC。

【实验器材】

仪器:微循环观察装置(包括显微镜、恒温灌流盒)及图像分析系统、外科手术器械。

材料:医用缝线、动脉夹、注射器、动脉插管、静脉插管。

试剂:20%乌拉坦溶液、LPS 溶液。

【实验方法】

一般选取家兔作为实验动物,耳缘静脉注射 20%乌拉坦溶液(5ml/kg)麻醉实验动物后,分离颈外静脉并进行静脉插管;通过颈外静脉以静脉滴注的方法注入内毒素溶液[3mg/(kg·h)],通常 1h 后即可建立 DIC 模型。此外,也可用小鼠、大鼠、犬等其他动物作为实验动物。由于临床上创伤后往往会继发不同程度的感染,且更易导致 DIC,有学者在经典的注入内毒素建立 DIC 模型的基础上,添加创伤因素,建立了创伤合并内毒素所形成的 DIC 模型。此模型反映了创伤后继发感染导致 DIC 形成的病理过程,与临床实际情况较为吻合,可为创伤后继发感染所导致的 DIC 的防治提供了实验依据。

【模型鉴定】

见"注入富含组织因子的溶液建立 DIC 实验模型"。

【注意事项】

见"注入富含组织因子的溶液建立 DIC 实验模型"。

此外,临床上不少重症病毒感染常伴有 DIC 的发生,有国内外研究人员采用静脉注射麻疹活疫苗、肝炎病毒及腹腔注射出血症病毒等方法建立了病毒诱发 DIC 的实验动物模型,为病毒感染继发 DIC 的防治研究提供了实验依据。

(郭 芳)

第二十一节　休克实验模型

休克是指致病因素引起机体的有效循环血量减少和重要生命器官血液灌流不足,从而导致细胞与器官功能代谢紊乱的一种危重的全身性病理过程。休克的常见病因包括大出血、创伤、烧伤、感染、过敏、心泵功能衰竭等,国内外研究人员模拟这些因素建立了多种休克实验模型。用于构建休克实验模型的动物亦有很多种,从小型动物(如啮齿类)到大型动物(如犬、猪、灵长类等),这些由不同病因、不同动物所建立的休克模型各有特色,适用于不同的实验研究,为研究休克的发病机制及治疗措施提供了重要平台,亦为临床救治休克提供了有价值的救治措施和理论依据。下面主要针对近年来较为常用的几种休克实验模型加以介绍。

一、失血性休克模型

【实验原理】

失血性休克是临床上常见的危重症,也是导致创伤患者死亡的主要原因。本实验通常采用从实验动物的颈动脉或股动脉放血的方法,直接造成有效循环血量减少,促使血压下降,从而兴奋交感神经,收缩外周血管,急剧减少组织灌注量,最终形成失血性休克。

【实验器材】

仪器:微循环观察装置(包括显微镜、恒温灌流盒)及图像分析系统、外科手术器械、压力传感器、BL-420 生物信号采集分析系统。

材料:医用缝线、动脉夹、注射器、动脉插管、三通阀。

试剂:3%戊巴比妥钠、0.1%肝素。

【实验方法】

一般选取家兔、大鼠、犬等作为实验动物,静脉注射3%戊巴比妥钠(1ml/kg)麻醉实验动物后,分离颈总动脉并进行动脉插管。用三通阀的一端连接压力传感器,另一端连接动脉插管,第三端可用于放血。所有管道系统均注满 0.1%肝素溶液以防止血液凝固而影响放血和观测血压。将压力传感器连接 BL-420 生物信号采集分析系统,描记血压。

根据对休克模型指标的控制,常用的失血性休克的动物模型有三种:固定失血量性失血性休克模型、固定血压性失血性休克模型和非控制性失血性休克模型。

(1)固定失血量性失血性休克模型的制备:是在一定时间内通过动脉插管释放一定量的血液(通常为实验动物估计血容量的 40%以上),从而导致休克的发生。该模型在评估血流动力学(如代偿机制等)方面具有优势,但缺点是很难控制血压的变化程度。此外,有研究发现,相较于恒速放血,先快后慢的放血方式更符合实际出血情况,且实验动物的生理反应更为剧烈,模型制备的成功率亦更高。

(2)固定血压性失血性休克模型的制备:多采用动脉插管放血的方式将血压控制在预定的范围(通常为 30~40mmHg)内,并维持一段时间。该模型的优点是可根据需要建立可逆性或不可逆性休克模型,缺点是该模型会破坏机体本身的代偿作用,与临床实际差别较大。

(3)非控制性失血性休克模型的制备:通过对实验动物的肝或脾撕裂、主动脉损伤、剪尾等方法诱导出血,从而导致休克的发生。该模型更加贴近创伤或严重出血患者的临床表现,但为保证实验结果的均一性,制备该模型时有必要对低血压程度和持续时间及失血量等变量进行标准化控制。

【模型鉴定】

(1)观察血流动力学指标:急性失血性休克时,动脉血压降低,脉压明显缩小,中心静脉压下降,心率增快等。

(2)微循环图像分析系统观察肠系膜的微循环:急性失血性休克时,微循环内血流速度变慢;在休克早期,毛细血管的直径变小、开放数量减少;在休克中晚期,毛细血管的直径增大、开放数量增多,并可出现白细胞附壁和嵌塞。

(3)检测发绀程度、尿量及直肠温度,可反映皮肤及腹腔脏器的缺血状况。

【注意事项】

(1)麻醉深浅要适度,避免出现麻醉过深而严重抑制呼吸、麻醉过浅导致实验动物因疼痛而剧烈挣扎甚至引起实验动物出现神经源性休克等状况。

(2)尽量减少手术性出血,出血时要注意及时止血。

(3)牵拉肠袢时动作宜轻柔,避免出现肠系膜损伤而影响对微循环的观察甚至引起实验动物出现低血压等状况。

(4)应事先将肝素生理盐水充盈到压力传感器内并排尽气泡,压力传感器的安置高度应与实验动物心脏的水平一致。

(5)观察微循环时,注意区分微动脉、微静脉和真毛细血管,选定标志血管,并固定好视野,从而使前后观察视野保持一致。

二、创伤性休克模型

【实验原理】

骨折、挤压伤、内部脏器损伤、大手术等严重创伤都可导致创伤性休克,在合并失血、疼痛或伤及重要生命器官时更易发生休克。将失血和其他创伤相结合所建立的创伤性休克模型能更准确地再现这种危及生命的临床情况。

【实验器材】

仪器:微循环观察装置(包括显微镜、恒温灌流盒)及图像分析系统、外科手术器械、压力传感器、BL-420 生物信号采集分析系统。

材料:医用缝线、动脉夹、注射器、动脉插管、2kg 重量的铁锤。

试剂:3%戊巴比妥钠、0.1%肝素。

【实验方法】

最常见的方法是用铁锤分别击打实验动物左右大腿的中部,造成实验动物双股骨或胫骨骨折和大腿软组织损伤。30min 后进行股动脉放血,具体的放血量以实验要求为准。从而结合出血建立创伤失血性休克模型。相较于单纯的失血性休克模型,创伤性休克模型更符合临床实际情况。

【模型鉴定】

见"失血性休克模型的建立"。

【注意事项】

见"失血性休克模型的建立"。

三、感染性休克模型

【实验原理】

细菌、病毒、霉菌、立克次体等各种致病微生物严重感染,均可引起感染性休克,是临床上常见的休克类型。其中最常见的原因是革兰氏阴性菌感染,在革兰氏阴性菌引起的休克中,细菌内毒素的主要成分脂多糖(LPS)起着重要作用,因此又称内毒素休克。给动物注射LPS可导致与感染性休克类似的表现,从而复制出感染性休克动物模型。

【实验器材】

仪器:微循环观察装置(包括显微镜、恒温灌流盒)及图像分析系统、外科手术器械、压力传感器、BL-420生物信号采集分析系统。

材料:医用缝线、动脉夹、注射器、动脉插管。

试剂:3%戊巴比妥钠、0.1%肝素、粗制内毒素。

【实验方法】

通常多选用家兔和犬作为实验动物,静脉注射3%戊巴比妥钠(1ml/kg)麻醉实验动物后,分离一侧颈总动脉并进行动脉插管,经压力传感器连接BL-420生物信号采集分析系统,描记血压。插管前使所有管道系统均注满0.1%肝素溶液,防止血液凝固堵塞血压传导通路。在2min内,经下肢皮下静脉注入1ml/kg粗制内毒素(细菌浓度为1.0×10^{11}个/ml),从而建立感染性休克模型。近年来,有研究报道采用盲肠结扎穿孔的方式,在距盲肠末端8.0cm处结扎盲肠和血管,并在盲肠游离末端戳两个直径为0.5cm的孔;将盲肠复原放置回腹腔后缝合腹壁切口,从而诱导脓毒血症并导致感染性休克的发生。该方法制造的感染性休克改变了实验动物的内源性屏障功能,能模拟感染性休克的自然病程发展,更符合临床实际情况。

【模型鉴定】

见"失血性休克模型的建立"。

【注意事项】

见"失血性休克模型的建立"。

四、过敏性休克模型

【实验原理】

将青霉素等某些药物、血清制剂或疫苗注射到过敏体质的人和动物体内,可激发Ⅰ型变态反应,从而导致过敏性休克。过敏性休克的发病机制是抗原和IgE在肥大细胞表面结合,促使肥大细胞脱颗粒,引起大量组胺和缓激肽被释放入血,导致血管广泛舒张,血管床容积增大,毛细血管的通透性增加,造成有效循环血量锐减。建立过敏性休克的实验模型是研究过敏性休克发病机制、敏感客观的诊断指标及有效救治措施的主要方式。

【实验器材】

仪器:微循环观察装置(包括显微镜、恒温灌流盒)及图像分析系统、外科手术器械、压力传感器、BL-420生物信号采集分析系统。

材料:医用缝线、动脉夹、注射器、动脉插管。

试剂:3%戊巴比妥钠、0.1%肝素、多人混合血清。

【实验方法】

实验动物多选用家兔,皮下注射20%多人混合血清1ml,正常饲养3周后,经耳缘静脉快速注入50%多人混合血清5ml,从而诱发过敏性休克。

【模型鉴定】

见"失血性休克模型的建立"。此外,肺组织甲苯胺蓝染色见肥大细胞脱颗粒亦可证明过敏性休克的实验模型建立成功。

【注意事项】

见"失血性休克模型的建立"。

总之,各种休克实验模型的建立是研究各型休克及其继发性疾病的前提。实验模型的优化和完善对揭示休克的发病机制、对机体的影响、筛选合适的治疗药物和治疗方法均具有推动作用,对促进临床上治疗理念的更新和救治方法的改进具有重要意义。

(郭　芳)

第二十二节　肥胖症实验模型

【实验原理】

由肥胖诱发的 2 型糖尿病、心脑血管疾病等一系列症状称为肥胖症(obesity),严重影响人类健康。肥胖症动物模型有多种,单基因突变引起的肥胖模型(如 Ay 小鼠、ob/ob 小鼠和 db/db 小鼠);多基因突变引起的肥胖模型(NZO 小鼠、TSOD 小鼠、M16 小鼠、KK 小鼠、肥胖 Zucker 大鼠、ZDF 大鼠、Wistar Kyoto 大鼠、OLETF 大鼠);饮食诱导的肥胖模型。ob/ob 小鼠、db/db 小鼠、肥胖 Zucker 大鼠(fa/fa)和 ZDF 大鼠等为肥胖症研究的经典动物模型。ob/ob 小鼠与瘦素(leptin)缺乏相关,ob 为 obesity 的缩写,该小鼠是 1949 年由 Jackson 实验室首次发现的经典自发单基因突变引起肥胖的小鼠。瘦素是一种分泌的蛋白类激素,主要由白色脂肪细胞合成,广泛参与调节糖、脂及能量代谢,减少机体摄食量,增加能量释放,抑制脂肪细胞的合成,减轻体重。研究发现,ob/ob 小鼠因瘦素基因发生单个碱基对缺失突变,提前终止翻译,不能合成具有生物学功能的瘦素蛋白,因此,促进增加食欲的神经肽 Y 大量分泌,引起小鼠摄食过剩,诱发高血糖、葡萄糖不耐受及血浆内胰岛素增加等症状,最终形成肥胖症。本章节以 ob/ob 小鼠为例,采用饮食诱导的方式构建肥胖症模型。

【实验器材】

体重秤、DXA、刻度尺、精密电子秤、血脂检测试剂盒、苯巴比妥钠、1ml 注射器、26G 针头及小鼠手术常用器械。

【实验方法】

正常饲料饲养 ob/ob 小鼠数周即可构建肥胖模型。用诱导肥胖症饮食(diet induced obesity,DIO)饲养可加速模型的构建。每千克 DIO 饲料含 265g 酪素、4g 半胱氨酸、160g 糊精-麦芽糖复合剂、90g 蔗糖、310g 猪油、30g 豆油、65.5g 纤维素、48g 矿物混合物、3.4g 磷酸钙、21g 维生素复合物、3g 重酒石酸胆碱、0.1g 食用色素。喂养 8~20 周。

【模型鉴定】

ob/ob 小鼠从断奶后开始发胖,3 周龄左右发展为高胰岛素血症,4 周龄即可看出肥胖的表型,8 周龄表现出明显的肥胖,7 月龄产生显著的胰岛素抵抗,最终发展为严重糖尿病。通过检测体重、体脂和血脂等鉴定模型的构建情况。每周称量小鼠体重,测量鼻孔-肛门长,计算 Lee's 指数[体重$(g)^{0.33} \times 10$/鼻孔-肛门长(mm)],了解肥胖模型的构建情况。利用双能 X 线吸收仪(dual-energy X-ray absorptiometry,DXA)检测小鼠骨质和体脂等水平。下腔静脉取血,分离血清,生物化学角度检测各项血脂水平,侧面评估肥胖症模型的构建情况。麻醉处死小鼠后,称量肠系膜脂肪、附睾脂肪和肾周脂肪重量,计算肥胖指数(adiposity index)[(肠系膜脂肪重量+附睾脂肪重量+肾周脂肪重量)/体重×100],评估肥胖模型的构建。检测指标值可参考表 28-1。

表 28-1　8 周和 16 周 ob/ob 小鼠与对照组小鼠体脂成分及血脂检测

检测项目	8 周雄性		8 周雌性		16 周雄性		16 周雌性	
	ob/ob	对照	ob/ob	对照	ob/ob	对照	ob/ob	对照
BW/g	43.2 ± 1.6*	27.0 ± 1.2	42.3 ± 2.1*	21.1 ± 1.1	57.4 ± 2.2*	31.8 ± 1.8	60.7 ± 3.8*	26.2 ± 2.2
BMD/(g/cm²)	0.046 ± 0.001	0.050 ± 0.002	0.043 ± 0.001	0.047 ± 0.001	0.053 ± 0.003	0.056 ± 0.003	0.048 ± 0.002	0.055 ± 0.002
BMC/g	0.45 ± 0.03	0.41 ± 0.03	0.37 ± 0.03	0.35 ± 0.02	0.58 ± 0.07	0.51 ± 0.04	0.45 ± 0.06	0.47 ± 0.02
Bone area /cm²	9.7 ± 0.6	8.4 ± 0.7	8.6 ± 0.7	7.3 ± 0.4	10.8 ± 1.1	9.0 ± 0.6	9.5 ± 1.3	8.5 ± 0.3
Lean/g	17.7 ± 0.9$	20.4 ± 0.8	16.3 ± 1.1$	15.2 ± 0.9	21.5 ± 1.5	23.6 ± 1.5	20.3 ± 1.1$	18.0 ± 1.1
Fat/g	24.4 ± 2.3*	5.9 ± 0.8	24.8 ± 2.6*	5.1 ± 0.9	34.1 ± 2.8*	7.4 ± 1.5	38.0 ± 2.8*	7.1 ± 1.7
%Fat/%	57.9 ± 3.2*	22.4 ± 2.3	60.1 ± 3.3*	24.8 ± 3.5	61.3 ± 2.9*	23.8 ± 4.3	65.1 ± 2.2*	28.0 ± 3.8
TC/(mg/dl)	238 ± 22*	131 ± 20	267 ± 58*	103 ± 14	274 ± 34*	127 ± 14	198 ± 59*	95 ± 10
HDL-C/(mg/dL)	152 ± 13*	95 ± 12	160 ± 25*	74 ± 12	170 ± 14*	96 ± 9	136 ± 34*	72 ± 7
LDL-C/(mg/dl)	8.0 ± 1.3	4.4 ± 1.8	10.1 ± 2.7	6.1 ± 1.1	16.3 ± 4.4	2.5 ± 0.5	7.2 ± 4.2	4.8 ± 0.6
TG/(mg/dl)	218 ± 92*	153 ± 44	222 ± 47*	151 ± 27	131 ± 27	154 ± 30	114 ± 42	136 ± 29
BG/(mg/dl)	362 ± 72*	199 ± 29	261 ± 47*	168 ± 18	212 ± 46	191 ± 24	196 ± 51#	166 ± 18

*$P \leqslant 0.0001$，$^{\$} P \leqslant 0.001$，$\#P \leqslant 0.01$，与相应周龄和性别的对照组小鼠相比。数据为均数±标准差。

注：BW，体重；BMD，骨矿物质密度；BMC，骨矿物质含量；Bone area，骨面积；Lean，瘦肉；Fat，脂肪组织；%Fat，脂肪组织与体重比；TC，总胆固醇；HDL-C，高密度脂蛋白胆固醇；LDL-C，低密度脂蛋白胆固醇；TG，甘油三酯；BG，血糖。

【注意事项】

饲料应该于 4℃ 低温保存,每次添加在饲养笼的饲料不宜过多,避免饲料受潮变质。饲养笼内时刻不能缺水,保证小鼠不会因脱水而减轻体重。当机体内能量摄取和消耗失衡,引起过剩的能量以脂肪的形式存储在体内,最终个体体重指数(BMI)大于 $30kg/m^2$ 时定义为肥胖。不同的动物模型具有不同的特征,基于这些特征可以从不同的角度研究肥胖症的发病机制,要结合具体的实验内容,灵活选用正确的肥胖动物模型。

(张 敏)

第二十三节 高脂血症实验模型

【实验原理】

高脂血症(hyperlipidemia)以血脂异常或脂代谢紊乱引起的血液中脂质和脂蛋白异常增多为特征,是诱发动脉粥样硬化、冠心病和脑卒中等心脑血管疾病的主要危险因素之一。当与脂代谢相关的基因如载脂蛋白 E(apolipoprotein E,ApoE)、载脂蛋白 B(apolipoprotein B,ApoB)、低密度脂蛋白受体(LDLR)和低密度脂蛋白受体衔接蛋白 1(low density lipoprotein receptor adaptor protein 1,LDLRAP1)等基因发生突变或缺失时,脂代谢紊乱,辅以高脂饮食饲养,容易诱导形成高脂血症。其中 *ApoE* 基因敲除动物模型是诱导高脂血症的重要模型。ApoE 是一种 34kDa 的糖蛋白,主要由肝脏产生,是除低密度脂蛋白(LDL)颗粒外,所有脂蛋白颗粒和乳糜微粒的结构组分,其与 LDLR 和低密度脂蛋白受体相关蛋白(LDL receptor related protein,LRP)结合,从血浆中去除极低密度脂蛋白(VLDL)和乳糜微粒残留物,是协助转运和降低血脂的重要因子。当小鼠 *ApoE* 基因敲除后,产生严重的高胆固醇血症,其脂蛋白谱与人类的相近,其表征与人的 III 型高脂血症相似。本节以 *ApoE* 基因敲除($ApoE^{-/-}$)小鼠为例简述高脂血症的模型构建。

【实验器材】

体重秤、DXA、刻度尺、血脂检测试剂盒、苯巴比妥钠、1ml 注射器、26G 针头、小鼠手术常用器械、冷冻切片机、油红 O 染色试剂盒等。

【实验方法】

普通饮食喂养 $ApoE^{-/-}$ 小鼠,10 周后,开始出现脂质条纹损伤,15 周后产生泡沫细胞和平滑肌细胞增殖迁移,20 周后出现纤维动脉粥样硬化斑块。高脂高胆固醇饲料能加速高脂血症模型的构建。常规的高脂高胆固醇饲料成分为:脂肪 20%~23%,饱和脂肪酸(饱和脂肪酸占总脂肪酸>60%),蔗糖 34%,胆固醇 0.20%,单位均为重量百分比。胆酸钠有助于胆固醇和脂肪的吸收,能加速提升血脂水平,但其对肝脏有一定的损伤作用,同时易于诱发胆结石,如果实验设计允许使用胆酸钠,则可调整饲料成分为(重量百分比):脂肪 15%~20%,饱和脂肪酸(饱和脂肪酸占总脂肪酸>55%),蔗糖 30%~50%,胆固醇 1.00%~1.25%,胆酸钠 0.5%。高脂高胆固醇饲料饲养,诱导时间为 4~20 周。

【模型鉴定】

高脂高胆固醇饲养下,小鼠体重显著增加,双能 X 线吸收仪扫描体脂,检测结果可参考表 28-2。下腔静脉取血,检测血脂水平,总胆固醇和低密度脂蛋白均明显升高,诱发脂代谢紊乱。称量各脏器重量,计算肝系数,结果显示肝系数显著增大。检测结果值参考表 28-3。肝脏冷冻切片,油红 O 染色和 HE 染色,可发现肝脏发生脂肪样变,并可进一步引起脂肪肝其至肝硬化。该造模方法简单,条件均一,可控性好,成功率极高。高脂高胆固醇饲养ApoE$^{-/-}$小鼠在形成高脂血症的基础上易于诱发形成动脉粥样硬化,动脉粥样硬化模型的鉴定手段可辅助鉴定高脂血症模型的构建。

表28-2 饲养 ApoE$^{-/-}$小鼠普通饮食和高脂高胆固醇饮食饲养 12 周后体脂组成检测

检测指标	普通饮食	高脂高胆固醇饮食
BW(g)	27. 62±2. 145	33. 71±5. 799[*]
BMD(g/cm^2)	0. 060 05±0. 002 891	0. 058 51 ± 0. 001 686
BMC(g)	0. 572 7±0. 041 4	0. 635±0. 015 19
Bone area(cm^2)	9. 532±0. 397 8	10. 86±0. 695 9
Lean(g)	23. 56±1. 863	21. 98±2. 692
Fat(g)	4. 057±0. 486	11. 72±2. 716[**]
%Fat(%)	14. 70±1. 348	34. 04±6. 378[**]
肝系数	0. 052±0. 011 5	0. 074 15±0. 009 009[**]

[*] $P \leqslant 0.05$,[**] $P \leqslant 0.001$,与普通饮食饲养的 ApoE$^{-/-}$小鼠相比。数据为均数±标准差。

注:BW,体重;BMD,骨矿物质密度;BMC,骨矿物质含量;Bone area,骨面积;Lean,瘦肉;Fat,脂肪组织;%Fat,脂肪组织与体重比。

表28-3 ApoE$^{-/-}$小鼠与对照组 C57BL/6J 小鼠饲养 12 周后血脂检测

检测指标	ApoE$^{-/-}$		C57BL/6J	
	雌性	雄性	雌性	雄性
TC /(mg/dl)	470 ± 45[**]	531 ± 42[**]	93 ± 21	126 ± 18
LDL/(mg/dl)	33 ± 10[**]	29 ± 19[**]	6 ± 1	4 ± 1
HDL/(mg/dl)	56 ± 8	88 ± 12	64 ± 17	87 ± 9
BG/(mg/dl)	153 ± 17	148 ± 23	149 ± 17	163 ± 24
TG/(mg/dl)	171 ± 31	239 ± 62[*]	145 ± 31	169 ± 31
FFA/(mEq/L)	2.9 ± 0.3	2.9 ± 0.4	2.5 ± 0.4	2.4 ± 0.4

[*] $P \leqslant 0.05$,[**] $P \leqslant 0.001$,与相应性别的 C57BL/6J 小鼠相比。数据为均数±标准差。

注:TC,总胆固醇;LDL,低密度脂蛋白;HDL,高密度脂蛋白;BG,血糖;TG,甘油三酯;FFA,游离脂肪酸。

【注意事项】

高脂高胆固醇饲料比较柔软,不利于啮齿动物磨牙,在喂养过程中要经常检测小鼠的牙齿长度,避免牙齿过长影响进食而影响造模。此外,渡边兔(Watanabe heritable hyperlipidemic rabbit,WHHL)、圣·托马斯兔(St. Thomas mixed hyperlipidaemic rabbit,STMH)、外源性高胆固醇血症大鼠(exogenous hypercholesterolaemic rat,ExHC)、自发地高胆固醇血症大鼠(spontaneously hypercholesterolemic rat,SHC)、易动脉脂肪沉积症大鼠(arteriol-ipidosis-prone Rat,ALR)和低密度脂蛋白受体敲除小鼠(low density lipoprotein receptor deficiency,LDLR$^{-/-}$)等多种动物均可用来制备高脂血症模型,应结合具体实验设计选取适合的动物模型。

(张 敏)

第二十四节　糖尿病动物模型

一、1型糖尿病动物模型

【实验原理】

链脲佐菌素(streptozotocin,STZ)是从链霉菌中提取出来的一种抗生素,可通过以下4种途径损伤胰岛B细胞功能:①直接破坏胰岛B细胞;②诱导胰岛B细胞凋亡;③促进一氧化氮和自由基合成;④激活自身免疫反应,进一步损伤胰岛B细胞。

【实验器材】

STZ、6~8周龄SPF级Wistar大鼠、电子天平、柠檬酸、柠檬酸钠、pH计、便携式血糖检测仪、烧杯、注射器、7号针头、纱布、酒精棉球等。

【实验方法】

选用6~8周龄SPF级雄性Wistar大鼠作为实验对象,体重约为200g,标准饲养条件下适应性喂养1周,禁食24h(不禁水)后称重,根据大鼠体重称取适量STZ,溶解于冰浴中的柠檬酸缓冲液。柠檬酸缓冲液需临时新鲜配制。配方:柠檬酸2.1g加入双蒸水100ml中配成A液;柠檬酸钠2.94g加入双蒸水100ml中配成B液。将A、B两种液体按1:1.32比例混合,配制成0.1mol/L柠檬酸缓冲液(pH=4.2)。将STZ溶于柠檬酸缓冲液中,制备成1% STZ溶液。按65mg/kg体重的剂量单次腹腔注射1%STZ溶液。STZ注射后,将0.5%葡萄糖溶液作为大鼠饮用水,避免因STZ引起的血糖过低导致大鼠死亡,24h后再更换为普通清洁水。

【模型鉴定】

STZ注射72h后,尾静脉取血,血糖检测仪检测血糖水平,将血糖水平≥16.7mmol/L的大鼠继续喂以常规饲料。随着喂养时间的延长,大鼠有多饮、多食、多尿、体重下降等现象。8周后处死大鼠,取出胰腺组织。病理学检查显示胰岛体积缩小,形态不规则,HE染色可见胰岛内分泌细胞数目明显减少,排列紊乱,结构模糊,部分细胞核固缩;胰岛周围可见少量淋巴细胞浸润。

【注意事项】

诱导1型糖尿病时STZ的注射方法有一次性大量给药和小剂量多次给药两种方式。给药方式有腹腔注射和尾静脉注射等方法。小剂量多次给药容易激活大鼠的免疫系统,产生抗体,造成胰腺炎,疾病模型接近于2型糖尿病。大剂量注射STZ直接损害胰岛B细胞,与1型糖尿病模型更为接近。在给药方式的选择上,尾静脉注射成模率高但操作复杂、速度过快,可诱发心力衰竭而致死,而腹腔注射简便易行,致死率低。

二、2型糖尿病动物模型

【实验原理】

高糖高脂饮食可加重胰岛B细胞负担,造成细胞功能障碍,引起血糖、血脂增高;而小剂量链脲佐菌素(STZ)又能损伤部分胰岛B细胞,造成胰岛素分泌不足。

【实验器材】

3周龄SPF级雄性SD大鼠、高糖高脂饲料、电子天平、STZ、便携式血糖检测仪、烧杯、注射器、7 号针头、纱布、酒精棉球、血清胰岛素检测(ELISA 法)试剂盒等。

【实验方法】

选用 3 周龄 SPF 级雄性 SD 大鼠,体重约 50g,给予高糖高脂饲料喂养 4 周。高脂饲料配方(质量百分比):10% 猪油、8% 蛋黄粉、1.5% 胆固醇、20% 蔗糖、0.1% 胆酸钠和 60.4% 基础饲料混合而成。于高糖高脂饲料喂养第 4 周末,先将 SD 大鼠禁食 12h(不禁水),然后一次性腹腔注射 STZ,剂量为 45mg/kg。STZ 注射后,将 0.5% 葡萄糖溶液作为大鼠饮用水,避免因 STZ 引起的血糖过低而导致大鼠死亡,24h 后再更换为普通清洁水。

【模型鉴定】

高脂高糖饮食喂养大鼠 4 周后,尾静脉取血检测血糖血脂。血清胆固醇、甘油三酯、低密度脂蛋白胆固醇、血胰岛素水平均明显升高,而高密度脂蛋白胆固醇水平则明显降低,表明大鼠存在胰岛素抵抗。腹腔注射小剂量 STZ,1 周后行口服葡萄糖耐量试验,可发现大鼠空腹及餐后 1h、2h、3h 血糖均高于正常,且血糖高峰后移,空腹血浆胰岛素水平显著升高;胰腺切片可见胰岛数量明显减少,B 细胞溶解破坏并有炎症细胞浸润,部分 B 细胞有空泡样变性。以上结果说明 2 型糖尿病大鼠模型制备成功,该方法成模率高,稳定性好。

【注意事项】

STZ 具有特异性胰岛 B 细胞破坏作用,不同给药剂量和给药方式,可建立不同类型的糖尿病动物模型。如采用 STZ 一次性较大剂量(55~75mg/kg)静脉注射可建立大鼠速发型 1 型糖尿病模型;采用高糖高脂饲料喂养并结合腹腔注射小剂量 STZ(25~45mg/kg)可制备大鼠 2 型糖尿病模型。其原理可能与胰岛损伤程度的不同有关。STZ 剂量过低,动物的成模率下降,而剂量太大,胰岛破坏严重,动物模型更倾向于 1 型糖尿病,影响研究结果。一般认为,STZ 的剂量为 45mg/kg。高糖高脂饲料喂养可以引起大鼠外周组织广泛的胰岛素抵抗,再加小剂量一次腹腔注射 STZ,既可部分破坏胰岛的 B 细胞,又保存了部分胰岛的分泌功能,导致胰岛素分泌缺陷。所以两者结合诱导出的模型更接近人类 2 型糖尿病的病理特征。

(张 弛 周 凡)

第二十五节 胰岛素抵抗动物模型

【实验原理】

长期高脂饲料喂养,引起血浆游离脂肪酸水平持续增高,同时抑制外周组织对葡萄糖摄取,降低肝细胞胰岛素信号转导,减少肝糖原利用,引起葡萄糖转运蛋白水平降低和葡萄糖代谢障碍,导致高胰岛素血症和胰岛素抵抗。

【实验器材】

3 周龄 SPF 级雄性 C57BL/6J 小鼠、高脂饲料、电子天平、STZ、便携式血糖检测仪、烧杯、注射器、7 号针头、纱布、酒精棉球、血清胰岛素检测(ELISA 法)试剂盒等。

【实验方法】

采用 3 周龄 SPF 级雄性 C57BL/6J 小鼠,体重 10~12g,标准饮食适应性喂 1 周后,换用高脂饲料喂养 9 周。高脂饲料配方(质量百分比):猪油 10%、奶粉 10%、蛋黄粉 5%、基础饲料 75%。自由摄食、饮水。

【模型鉴定】

造模第 9 周时,所有小鼠均禁食 12h,断尾采血,便携式血糖检测仪测定小鼠空腹血糖

(fasting blood glucose, FBG)水平,并收集血液约 0.1ml,静置 2h 后,3 000r/min 离心 10min,将分离出的血清保存于-80℃冰箱。采用 ELISA 法检测空腹血清胰岛素(fasting insulin, FINS)水平,然后计算稳态模型胰岛素抵抗指数 HOMA-IR(HOMA-IR = FBG(mmoL/L)×FINS(mU/L)/22.5),HOMA-IR>2.5 可确定胰岛素抵抗,指数越高表示胰岛素抵抗程度越重。

【注意事项】

本实验中应用的高脂饲料由于脂肪含量显著高于普通饲料,导致小鼠自主饮食减少,所以在造模过程中应严格控制小鼠每日总热量的摄入,保持模型小鼠摄入总热量的同质性,避免因摄食量的差别影响胰岛素抵抗模型的成功率。此外,胰岛素抵抗的形成与幼年期小鼠(出生后 21d 以内)的周龄、高脂饲养时间长短密切相关。一般来说,幼年期小鼠周龄越大,饲养时间越长,越容易出现胰岛素抵抗。但即使是周龄、饲养时间相同,不同个体胰岛素抵抗的形成时间还是有所差别。因此,在小鼠的选择上不仅要限制体重,还要有周龄、性别等限制,使小鼠在这些因素上尽量保持同质性,提高模型制备的成功率。

(张 弛 周 凡)

第二十六节 糖耐量异常动物模型

【实验原理】

大剂量的 STZ 可对胰岛 B 细胞产生较强的破坏作用,然而新生 Wistar 大鼠胰岛 B 细胞具有较强的再生能力,可部分弥补胰岛功能的不足,但新生的 B 细胞对糖反应性下降,从而出现葡萄糖耐受不良。

【实验器材】

新生(出生 24h 以内)雄性 Wistar 大鼠、STZ、柠檬酸、柠檬酸钠、pH 计、便携式血糖检测仪、烧杯、注射器、7 号针头、纱布、酒精棉球、血清胰岛素检测(ELISA 法)试剂盒等。

【实验方法】

将 STZ 溶解于 0.1mol/L 新鲜配制的柠檬酸钠缓冲液(pH = 4.2)中,使终浓度为 1%。0.1mol/L 的柠檬酸缓冲液配方:柠檬酸 2.1g 加入双蒸水 100ml 中配成 A 液;柠檬酸钠 2.94g 加入双蒸水 100ml 中配成 B 液。将 A、B 两种液体按 1∶1.32 比例混合。新生(出生 24h 以内)雄性 Wistar 大鼠腹腔注射 STZ,剂量为 80mg/kg。新生大鼠断奶后正常饲料喂养,10 周后检测造模结果。

【模型鉴定】

正常饲料喂养 10 周后对两组大鼠行经腹腔葡萄糖耐量试验及血清胰岛素测定,模型组空腹血糖浓度不高,但糖负荷后 1h、2h 血糖水平明显升高,胰岛素分泌水平下降。

【注意事项】

本实验由于 STZ 注射剂量较高,对新生大鼠 B 细胞具有较强毒性,因此在 STZ 注射后 24h 之内应密切关注幼鼠存活状况并监测幼鼠血糖、胰岛素等指标,必要时应及时给予适量外源性胰岛素,控制血糖浓度过度升高,避免因严重的糖代谢紊乱引起幼鼠死亡。

(张 弛 周 凡)

参 考 文 献

[1] 姜志胜.动脉粥样硬化学.北京:科学出版社,2017.

［2］杨永宗.动脉粥样硬化性心血管病-基础与临床.2 版.北京:科学出版社,2009.

［3］刘恩岐.人类疾病动物模型.2 版.北京:人民卫生出版社,2014.

［4］姜志胜,王万铁.病理生理学.3 版.北京:人民卫生出版社,2019.

［5］彭万年.糖尿病肾病研究.北京:中国科学技术出版社,2012.

［6］赫连曼,王浩,赵海鹰,等.黄芩苷对肾性高血压大鼠血压及抑制左心室重构的作用.中国动脉硬化杂志,2017,25(7):693-700.

［7］胡琴,张运.基因工程小鼠动脉粥样硬化模型的研究进展.中国动脉硬化杂志,2006,14(8):725-727.

［8］徐仓宝,余琦,陈玉龙.动脉粥样硬化研究模型的制备.动脉粥样硬化学,2017,573-588.

［9］LEONG Z P,HIKASA Y.Effects of toceranib compared with sorafenib on monocrotaline-induced pulmonary arterial hypertension and cardiopulmonary remodeling in rats.Vascul Pharmacol,2018,110:31-41.

［10］LU H,DAUGHERTY A.Atherosclerosis.Arterioscler Thromb Vasc Biol,2015,35(3):485-491.

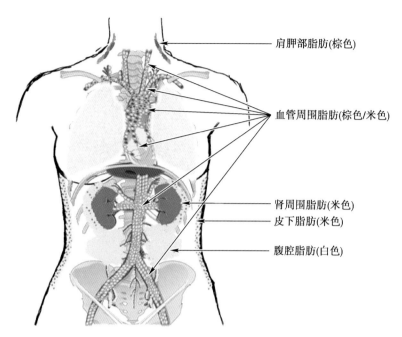

图 11-1　人体内脂肪的分布和类型

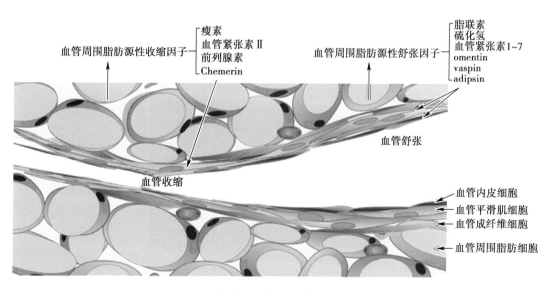

图 11-2　血管周围脂肪与血管收缩/舒张的关系

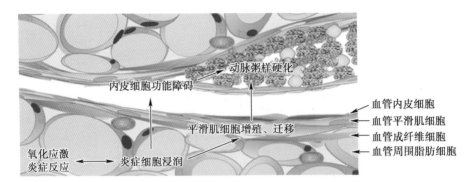

图 11-3　血管周围脂肪与动脉粥样硬化的关系

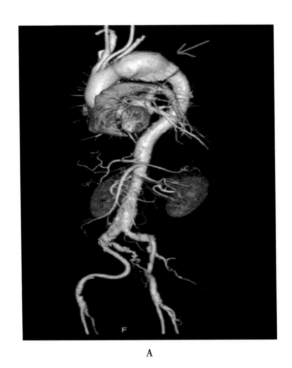

A

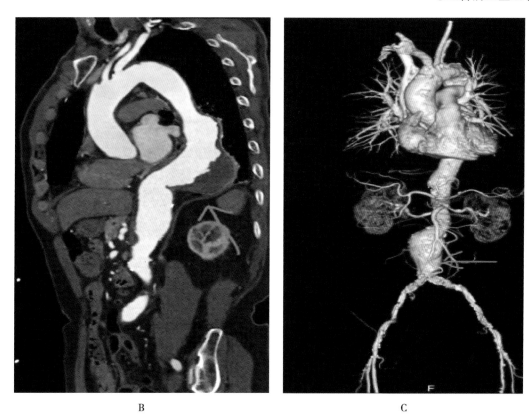

B C

图 23-1 主动脉瘤

A. 胸主动脉瘤；B. 胸腹主动脉瘤；C. 腹主动脉瘤

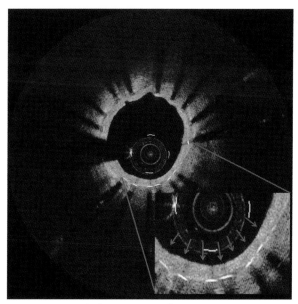

图 24-1 OCT 成像显示新生内膜覆盖支架丝(箭头所指)

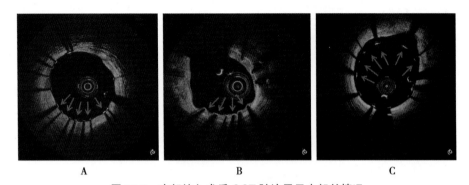

A   B   C

图 24-2　支架植入术后 OCT 随访显示支架丝情况

A. 支架丝贴壁良好但无新生内膜覆盖；B. 支架丝贴壁良好且有新生内膜覆盖；

C. 支架丝贴壁不良且无新生内膜覆盖

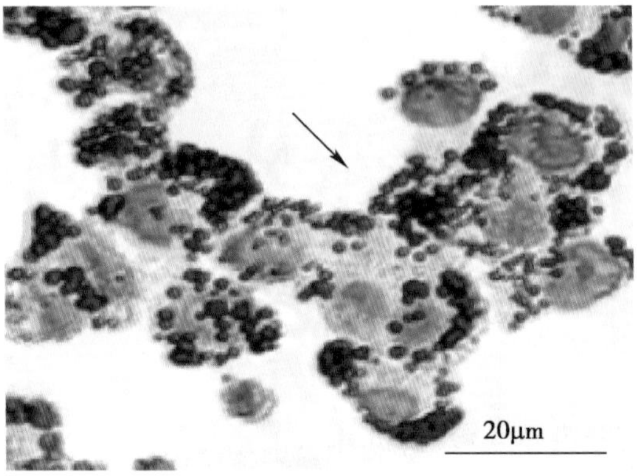

20μm

A

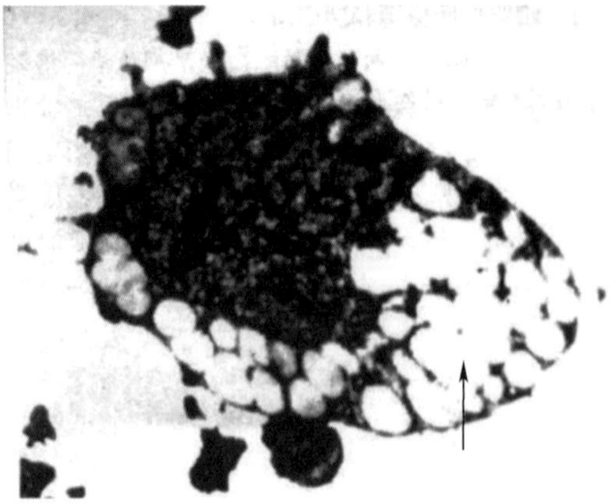

B

图 28-1　泡沫细胞

A. THP-1 巨噬细胞源性泡沫细胞（光镜）；B. U937 泡沫细胞（电镜）

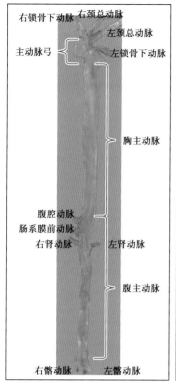

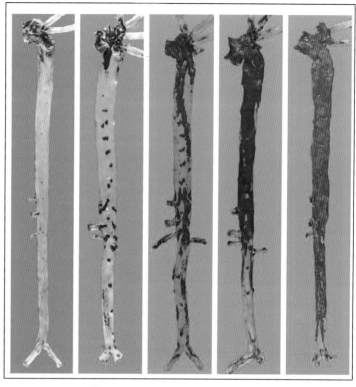

A

图 28-2　0.3%胆固醇饲料诱导家兔主动脉粥样硬化病变情况

A. 家兔主动脉大体病变的苏丹Ⅳ染色；B. 家兔主动脉弓镜下病变 HE 染色、
EVG 染色、巨噬细胞和平滑肌细胞免疫染色

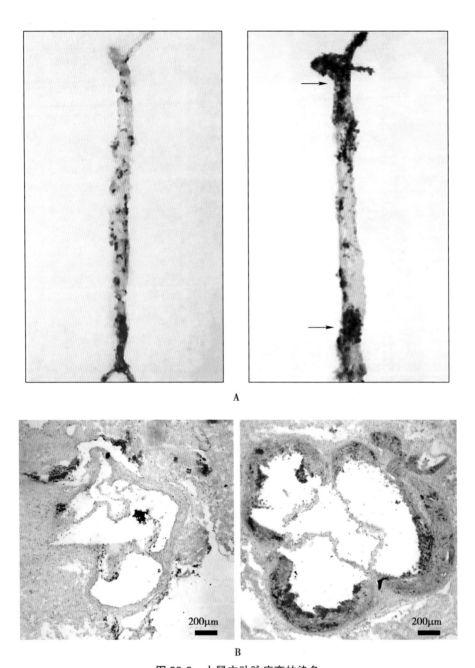

图 28-3　小鼠主动脉病变的染色

A. ApoE$^{-/-}$小鼠主动脉大体病变的苏丹Ⅳ染色；B. ApoE$^{-/-}$小鼠主动脉窦的油红 O 染色

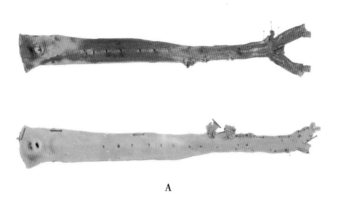

A

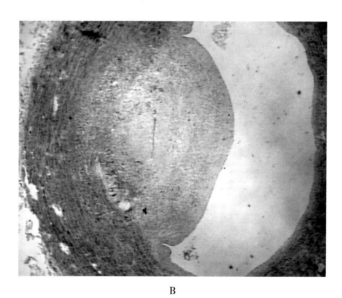

B

图 28-4 小型猪动脉斑块
A. 小型猪主动脉动脉粥样硬化斑块和脂质条纹(上为实验组,下为对照组);
B. 小型猪颈动脉斑块和脂质条纹内动脉粥样硬化斑块 HE 染色

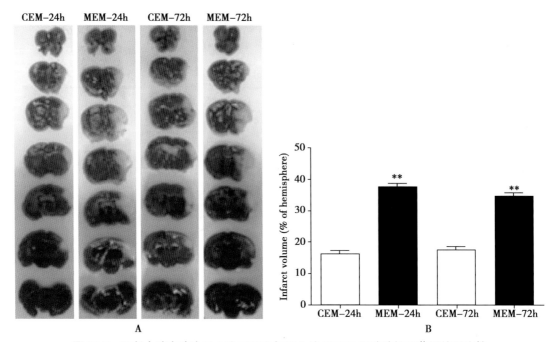

图 28-7　阻断大脑中动脉远心端（CEM）与近心端（MEM）所致脑梗死范围结果比较

A. 病变脑组织；B. 脑梗死范围比较的统计图

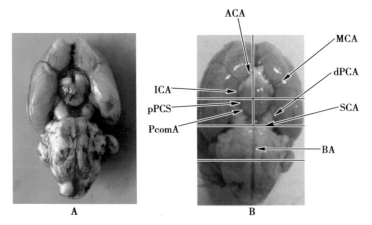

图 28-9　蛛网膜下腔出血标本图与基底池分区图

A. 蛛网膜下腔出血标本图；B. 基底池分区图

ICA，颈内动脉；ACA，大脑前动脉；MCA，大脑中动脉；

PCA，大脑后动脉；BA，基底动脉；

PcomA，后交通动脉；SCA，锁骨下动脉